国际超声医学名著

奥托超声心动图学

中文翻译版
原书第6版

Textbook of Clinical Echocardiography

原著 〔美〕凯瑟琳·M. 奥托（Catherine M. Otto）

主译 王 浩 舒先红 江 勇

科学出版社

北京

图字：01-2020-7474

内 容 简 介

全书共 18 章。第 1 ~ 7 章，对超声物理学基础理论、经胸和经食管切面的正常声像图、心腔内血流模式、超声心动图检查适应证，以及左心室收缩和舒张功能的评估，进行了框架式的描述。其中，第 4 章是超声心动图新技术的章节，介绍了三维超声心动图、心肌力学、超声造影和心腔内超声心动图的基本概念，这些新技术的临床应用会整合在后续章节中，按照与临床心脏病学实践相一致的疾病种类分别进行了描述。第 8 ~ 17 章对冠心病、心肌病、高血压心脏病、肺源性心脏病、心包疾病、瓣膜疾病、瓣膜反流、人工瓣膜、心内膜炎等疾病做了陈述，每一章都总结了基本原理、超声心动图操作方法、鉴别诊断、技术注意事项，同时提出诊断方法，示意图解说明了核心概念；超声心动图图像和多普勒数据显示了每个疾病过程的典型表现。经胸和经食管图像、多普勒数据、三维图像及其他新颖的成像方式贯穿全书，反映了它们在临床实践中的应用。最后一章讲述了心外科和介入术中超声心动图的内容。全书体系新颖完整，实用性强，既突出了临床与基础的衔接，又强调了理论与实践的结合，并附有病例演示及分析，是一本不可多得的理论性与实践性均较强的专业书籍。

本书适合超声心动图医师、麻醉科医师、心内科医师、急诊医师和有兴趣扩展更新该领域知识的同仁阅读参考。

图书在版编目（CIP）数据

奥托超声心动图学：原书第 6 版 /（美）凯瑟琳·M. 奥托（Catherine M. Otto）著；王浩，舒先红，江勇主译 . —北京：科学出版社，2022.12
书名原文：Textbook of Clinical Echocardiography
ISBN 978-7-03-073423-5

Ⅰ . ①奥…　Ⅱ . ①凯…　②王…　③舒…　④江…　Ⅲ . ①超声心动图　Ⅳ . ① R540.4

中国版本图书馆 CIP 数据核字（2022）第 189137 号

责任编辑：郭　威 / 责任校对：张　娟 / 责任印制：赵　博 / 封面设计：龙　岩

Elsevier（Singapore）Pte Ltd.
3 Killiney Road
#08-01 Winsland House I Singapore 239519
Tel：（65）6349-0200
Fax：（65）6733-1817

科 学 出 版 社 出版
北京东黄城根北街 16 号
邮政编码：100717
http://www.sciencep.com

北京九天鸿程印刷有限责任公司 印刷
科学出版社发行　各地新华书店经销
*

2022 年 12 月第 一 版　开本：889×1194　1/16
2022 年 12 月第一次印刷　印张：30 3/4
字数：1 013 000
定价：288.00 元
（如有印装质量问题，我社负责调换）

主译简介

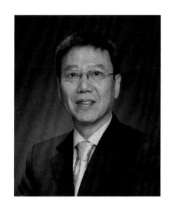

王 浩

国家心血管病中心、中国医学科学院阜外医院超声影像中心主任医师，博士生导师，兼任中国超声医学工程学会常务理事、超声心动图委员会主任委员；北京医学会超声医学分会常委；中国医药教育协会超声医学分会副主任委员；海峡两岸医药卫生交流协会超声医学分会常委兼心脏学组组长；中华医学会心血管病学分会第十届委员会心血管病影像学组委员；《中国循环杂志》常务编委等职。国家自然科学基金课题3项，部级科研课题两项，高校博士点基金、首都医学发展基金、首都临床特色应用研究与成果推广基金各一项。获部级课题科研成果2项。多次应邀赴美国、印度、日本和韩国做超声心动图专题报告。发表专业学术论著200余篇，其中SCI收录论文30篇（均为第一作者或通信作者），组织撰写《经食管超声心动图临床应用超声中国专家共识》（2018年）和《中国经食管超声心动图探头清洗消毒指南》（2020年），主编、主译著作4部、副主编著作2部、参与编写著作多部。共培养研究生24名，其中毕业硕士生5名，博士生12名，博士后1名。

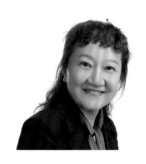

舒先红

复旦大学附属中山医院心内科主任医师，心脏超声诊断科主任，二级教授，博士生导师；上海市心血管病研究所副所长，上海市影像医学研究所副所长，复旦大学超声医学与工程研究所副所长；中国医师协会超声分会超声心动图专业委员会主任委员，中华医学会超声分会委员，上海医学会超声分会副主任委员，上海市生物医学工程学会超声医学工程专业委员会候任主任委员，上海医学会心血管病分会委员兼影像学组组长，上海市领军人才。主持国家自然科学基金课题5项及省部级课题20余项。发表论文300余篇，主编专著5部，获得专利8项，以第一完成人获得中华医学奖二等奖、上海市科技进步奖二等奖、上海市科技进步奖三等奖和上海医学科技奖一等奖。

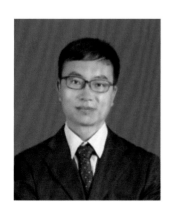

江 勇

中国医学科学院阜外医院深圳医院超声科主任，博士学位，硕士生导师，心脏疾病超声诊断经验丰富，熟悉胎儿先天性心脏病诊断，是大湾区重症先天性心脏病产前产后一体化诊治平台建设的重要推动者，也是超声引导心脏介入的重要推广者之一。2020年1月作为发起人首次在华南地区开展了无痛经食管超声检查，并常规化。兼任中国超声医学工程学会超声心动图专业委员会委员、秘书、青年委员会副主任委员；第三届海峡两岸医药卫生交流协会超声医学分会委员；北京医学会超声医学分会委员；亚太基层卫生协会超声医学分会人工智能专业委员会常务委员；广东省介入性心脏病学会心脏超声分会第一届委员会常务委员；深圳市医师协会超声影像科医师分会第三届理事会常务理事；深圳市医学会第七届超声专业委员会常务委员；深圳市超声医学工程学会第五届理事。发表专业学术论著30篇，担任副主编及副主译各1部、参编著作十余部。参与成功举办粤港澳大湾区母胎心脏病高峰论坛。

译者名单

主　译　王　浩　舒先红　江　勇
副主译　田新桥　吴伟春　王吴刚　董丽莉
译　者（以姓氏汉语拼音排序）

董丽莉　复旦大学附属中山医院心脏超声诊断科
黑晶晶　阜外华中心血管病医院超声科
胡岚雅　中国医学科学院阜外医院深圳医院
江　勇　中国医学科学院阜外医院深圳医院超声科
孔德红　复旦大学附属中山医院心脏超声诊断科
李　权　复旦大学附属中山医院心脏超声诊断科
林静茹　中国医学科学院阜外医院超声影像中心
刘　敏　阜外华中心血管病医院超声科
刘会芳　阜外华中心血管病医院超声科
刘梦怡　中国医学科学院阜外医院超声影像中心
骆志玲　云南省阜外心血管病医院超声科
马玉磊　阜外华中心血管病医院超声科
权　欣　中国医学科学院阜外医院超声影像中心
舒先红　复旦大学附属中山医院心脏超声诊断科
宋雪敏　云南省阜外心血管病医院超声科
田新桥　阜外华中心血管病医院超声科
万琳媛　中国医学科学院阜外医院超声影像中心
王翠翠　中国医学科学院阜外医院深圳医院
王　浩　中国医学科学院阜外医院超声影像中心
王建德　中国医学科学院阜外医院超声影像中心
王吴刚　河北医科大学第一医院超声科
王　晓　阜外华中心血管病医院超声科
吴伟春　中国医学科学院阜外医院超声影像中心
赵维鹏　复旦大学附属中山医院心脏超声诊断科
杨　帅　中国医学科学院阜外医院超声影像中心
张　冰　中国医学科学院阜外医院超声影像中心
周　琦　阜外华中心血管病医院超声科
钟新波　中国医学科学院阜外医院深圳医院超声科

校　稿　陈雅婷　唐宁宁　张梦娜　孟庆龙　隆吉俐
感　谢　陈文斌　郇致福　刘　微　马兰香　师智勇　田彦瑾　庹盈颖　周桂丽

译者序一

在心脏病学诊断中，超声心动图具有安全无创、方便直观、操作简单及可重复等优点，因而受到广大心血管病患者和超声医师的青睐，目前已成为心血管疾病临床应用最为广泛的常规检查手段。近年来，随着计算机技术、探头技术及声学理论的不断发展，超声心动图已从传统的M型和二维超声显像，进展到实时全容积三维超声显像、腔内超声显像及声学造影显像；从无创性的经胸途径发展到半有创性的经食管途径及有创性的经皮血管内和心腔内途径；从宏观的心血管结构和功能及血流的评估，深入到微观的组织和灌注的分析，拓宽了检查和评价范围，超声心动图在心血管疾病诊断、结构性心脏病介入治疗引导监测、外科术中手术方案制订、手术效果实时评估、麻醉术中血流动力学监测等方面具有重要价值。学习和掌握超声心动图技术已成为心血管病医师和超声医师专业训练的重要组成部分。

凯瑟琳·M.奥托博士是美国华盛顿大学心脏中心教授、国际公认的著名超声心动图专家，学识渊博，她所著最新版*Textbook of Clinical Echocardiography*内容丰富、全而不疏、通俗易懂、深入浅出、图片精美、体系完整。这本书为临床超声心动图知识的教科书，旨在供超声心动图医师、麻醉科医师、心内科医师、急诊科医师及有兴趣扩展更新该领域知识的同道学习。这本书的第4版中译本《临床超声心动图学》出版于2011年，由汪芳教授和郑春华教授主译，言简意赅、条理清楚、图文并茂，一出版就受到广大超声医学工作者和心内科工作者的欢迎，对我国超声心动图技术的普及和提高起到了积极的推动作用。时隔10余年，这本书的最新版即第6版问世。第6版对每一章都进行了重新修订，对推荐阅读资料也进行了更新，以反映该领域的最新进展；为了更清楚地阐明疾病的过程，大多数图片都用最新的病例替代。正常参考值的详细表格和定量评价超声心动图方法的研究总结也以表格的形式附在本书末尾，以便读者参阅。受科学出版社的邀请和委托，由我、舒先红教授和江勇教授组织各大医院经验丰富的专家翻译此著作，在参考第4版译著的基础上，努力做到忠于第6版原著。

本书围绕超声心动图诊断方法展开。首先，对超声物理学、经胸和经食管切面的正常声像图、心腔内血流模式、超声心动图检查适应证，以及左心室收缩和舒张功能的评估，在相关章节进行了框架式的描述。其次，在超声心动图新技术的章节，介绍了三维超声心动图、心肌力学、超声造影和心腔内超声心动图的基本概念。这些新技术的临床应用会整合在后续章节中，按照与临床心脏病学实践相一致的疾病种类分别描述。最后，每一章都阐述了基本概念、超声心动图操作方法、鉴别诊断、技术注意事项，同时提出替代诊断方法。示意图解说明了核心概念；超声心动图图像和多普勒数据显示了每个疾病过程的典型表现。经胸和经食管图像、多普勒数据、三维图像及其他新颖的成像方式贯穿全书，反映了它们在临床实践中的广泛应用。总之，本书体系新颖完整，实用性强，既突出了临床与基础的衔接，又强调了理论与实践的结合，并附有病例演示及分析，是一本不可多得的理论性与实践性均较强的专业书籍。

每个版次*Textbook of Clinical Echocardiography*的中译本都有无数人为之付出心血，正是由于众多译者的贡献，中译本的质量才能不断提升。在本书即将出版之际，衷心感谢科学出版社为本书最新版问世所做的努力！感谢全体译者为本书所付出的心血！感谢校稿小组无数个不眠之夜的兢兢业业、逐字斟酌！感谢阜外医院深圳医院超声科全体医师的支持！

由于译者水平有限、中西方文化差异且时间紧迫，不能准确表达原著者本意之处及翻译中存在的疏漏，还望体谅，不足之处请读者和同行批评、指正！最后，衷心希望本书的出版能够提高超声心动图实践的技能和水平，开阔视野，促进我国超声心动图领域的长足发展。

中国医学科学院阜外医院超声影像中心

王　浩

2022年2月

译者序二

阳春三月，春暖花开。非常荣幸收到中国医学科学院阜外医院超声影像中心王浩教授的热情邀约，参与翻译由学界著名的超声心动图专家凯瑟琳·M.奥托博士主编的 *Textbook of Clinical Echocardiography* 第6版。这本书传承了该系列图书图文精美、条理清晰、描写翔实、知识点密集的优点，在原有第4版基础上做了大量与时俱进的内容更新，并在每一章节后配有参考文献列表，实用性强，值得每一位有志学习超声心动图的朋友细细阅读。

自1954年瑞典学者Elder和德国学者Hertz将超声技术应用于心脏检查之后，心脏超声开启了在心血管疾病诊断方面大放异彩的时代。从最早的A型、B型、M型超声显像，迅速发展到二维灰阶、实时三维、经食管超声和心腔内超声显像。人们发现心脏超声是一项兼有无创、价廉、优质、可实时显像、允许多次重复检查、可靠程度高等诸多优点的临床诊断手段，正在拓展其应用边界，具有巨大潜力。临床上，心脏超声作为可获得性极高的可视化手段，正在受到包括心脏内外科、麻醉科、急诊科、重症科等多个相关学科医师等的重视。除了传统诊断之外，心脏超声还可以参与血流动力学不稳定的危重患者的快速诊疗决策，参与床旁监测置管及穿刺操作，或者在手术室用于瓣膜性心脏病或结构性心脏病介入治疗的术中监测等，大家对学习和应用心脏超声技术兴致勃勃。技术上，随着心脏超声研究的持续深入和技术的不断进步，心脏超声已经在实时三维显示心脏结构、局部及整体心肌功能评估、心腔和瓣膜血流动力学定性定量、声学造影、负荷试验等多个方面被广泛应用，国内外也相继推出多项技术和管理指南，以供广大相关专业医师作为临床实践的参考。

我很荣幸参与翻译目前最新版的 *Textbook of Clinical Echocardiography*，感谢中国医学科学院阜外医院超声影像中心王浩教授的邀约，感谢包括我科数位优秀同事在内的各位专家的大力支持，他们在繁忙工作之余对原书进行了精读和解析，力求字字求真，不留误处。但限于自身认知，难免有不妥之处，希望各位读者批评指正。

复旦大学附属中山医院心脏超声诊断科

舒先红

2022年4月14日

原 书 序

超声心动图是临床心脏病学中不可分割的一部分，在一系列心血管疾病的诊断、治疗和决策制订中有着重要应用。该技术不但适用于超声心动图诊室检查，还可应用于许多其他临床环境，如急诊室、冠心病监护室、重症监护室、手术室、导管介入室和电生理实验室，目的是诊断和监测治疗干预的效果。由于可以在床旁操作，并能以相对较低的成本和对患者最小的风险获得详细而精确的解剖和生理信息，超声心动图的应用范围持续扩大。

这本关于基本临床超声心动图知识的教科书旨在供超声心动图的初学者和有兴趣扩展更新该领域知识的人士阅读。本书的主要用途是供心脏病学临床医师在超声心动图室轮转时使用，对于普通内科、放射科、麻醉科、急诊内科的住院医师和主治医师，以及心脏超声专业的学生，本书同样具有使用价值。本书为临床实践的医师是提供了简明而实用的更新。

本书围绕超声心动图的诊断方法展开。首先，对超声物理学、经胸和经食管切面的正常声像图、心腔内血流模式、超声心动图检查适应证，以及左心室收缩和舒张功能的评估，在相关章节进行了基本原理的框架式描述。有关超声心动图新技术的章节介绍了三维超声心动图、心肌力学、超声造影和心腔内超声心动图的基本概念。这些新技术的临床应用会整合在后续章节中，按照与临床心脏病学实践相一致的疾病种类分别描述。

本书的每一章都总结了基本原理、超声心动图操作方法、鉴别诊断、技术注意事项，同时提出替代诊断方法。示意图解说明了核心概念；超声心动图图像和多普勒数据显示了每个疾病过程的典型表现。经胸和经食管图像、多普勒数据、三维图像及其他新颖的成像方式贯穿全书，反映了它们在临床实践中的应用。表格常用于总结定量超声心动图方法的研究，并强调每个超声心动图结果的临床相关性。在每章的结尾都有一个精选的参考文献列表，供有兴趣阅读某一特定主题的读者参考。

本书的一些特殊之处来源于我对内科医师和超声科医师的教学经验，包括"超声心动图检查清单"和"心中有数"两个模块。"超声心动图检查清单"由简明的表格组成，这些表格在每章末尾总结了该章节的关键概念。"心中有数"提供了超声心动图日常临床实践中使用的定量计算示例。我希望这两个模块能为日常实践提供快速参考指南。

本版对每一章都进行了重新修订，以反映该领域的最新进展，对推荐阅读资料也进行了更新，为了更清楚地阐明疾病的过程，大多数图片都用最新的病例代替。正常参考值的详细表格和定量评价超声心动图方法的研究总结表见本书末尾的附录。

如果想要获得超声心动图数据在临床中的进一步应用，请参阅另一本更为翔实的参考书——*The Practice of Clinical Echocardiography* 第 3 版［C.M.Otto（ed），2017］，该书也由 Elsevier 出版。有关额外的临床病例、数据采集的实用技巧和有详细答案的多项选择自我评估问卷可以在 *Echocardiography Review Guide* 第 4 版［Freeman，Schwaegler，Linefsky，Otto（Elsevier，2018）］中找到，该书与本教科书中的章节完全相似。

要强调的是，这本教科书（或任何一本书）只是学习超声心动图的起点或参考纲要。超声心动图的基本培训应包括实时采集和分析超声心动图及多普勒数据的能力。负荷超声心动图和经食管超声心动图的操作需要进一步的培训。随着超声心动图的不断发展及新技术的广泛应用，医师需要不断更新知识。显然，一本教科书不能取代对不同患者进行检查时所获得的临床经验，附带的示例图片也不能取代对患者实时数据的采集和回顾分析。关于超声心动图培训方面的指南在第5章后推荐阅读中列出，旨在明确超声心动图技术应具备的临床能力。虽然这本教科书并不能替代相关的培训和经验的累积，但我希望它能使那些刚刚涉足该领域的读者增长学习经验，并为目前从事超声心动图检查和分析的医师做一个总结。每位有临床适应证的患者都应得到有助于准确诊断的超声心动图检查，我们每个人都应朝着这个目标坚持不懈地努力！

Catherine M. Otto，MD

凯瑟琳·M.奥托博士

（田彦瑾 译 王吴刚 校）

致　谢

每个版本的 *Textbook of Clinical Echocardiography* 都有无数的人为之付出心血，正是由于他们的贡献，这本书的质量才能获得不断提升，很遗憾在这里不能单独感谢所有人。首先，我要特别感谢华盛顿大学的心脏超声学专家，感谢他们出色的超声心动图检查质量，感谢他们对我们关于图像采集和最佳超声心动图检查细节的频繁讨论。他们采集最佳图像的技巧为本书中许多图片的出现奠定了基础。感谢注册心脏超声诊断师：Pamela Clark，RDCS；Sarah Curtis，RDCS；Maurizio Corona，RDCS；Caryn D'Jang，RDCS；Margaret Falkenreck，RDCS；Michelle Fujioka，RDCS；Carolyn Gardner，RDCS；Deanna Knox，RDCS；Yelena Kovolenko，RDCS；Carol Kraft，RDCS；Carin Lodell，RDCS；Chris McKenzie，RDCS；Irina Nesterova，RDCS；Amy Owens，RDCS；Becky Schwaegler，RDCS；Joanna Shephard，RDCS；Karl Skinner，RDCS；Hoang Tran，RDCS；Yu Wang，RDCS；和Todd Zwink，RDCS。

感谢我在华盛顿大学的同事们贡献了他们的专业知识，并帮助筛选确定本书中的图像，特别感谢医学博士 Rosario Freeman、Jim Kirkpatrick、Don Oxorn 和 G. Burkhard Mackensen。华盛顿大学心脏病学的专科医师也提供了深思熟虑的见解，并帮助确定了符合教学质量图像的案例，特别是 James C. Lee。此外，我还要感谢那些允许我复制以前出版物中图片的个人。十分感谢医学插图画家 Joe Chovan 和 Starr Kaplan 提供如此清晰和详细的解剖图。

我还要真诚地感谢为我们不断精进提供宝贵建议的许多读者，特别要感谢医学博士 Jason Linefsky 和 Rosario Freeman。

非常感谢 Elsevier 的编辑 Delores Meloni 提供的编写此版本所需的支持与帮助，并感谢 Jennifer Ehlers 和制作团队精益求精的艰苦付出，正是他们的付出才使这本书得以问世。

最后，我非常感谢我的丈夫、女儿和孙女，感谢他们在生活的方方面面给予我坚定不移的支持！

Catherine M. Otto，MD

凯瑟琳·M.奥托博士

（田彦瑾　译　王吴刚　校）

专业术语：图表和公式中使用的缩写

2D = two-dimensional 　二维

3D = three-dimensional 　三维

A

A = late diastolic ventricular filling velocity with atrial contraction 　心房收缩期即心室舒张晚期充盈速度

A' = diastolic tissue Doppler velocity with atrial contraction 　心房收缩期即心室舒张晚期组织多普勒运动速度

A2C = apical two-chamber 　心尖两腔心切面

A4C = apical four-chamber 　心尖四腔心切面

AcT = acceleration time 　加速时间

a_{dur} = pulmonary vein a-velocity duration 　肺静脉A峰持续时间

A_{dur} = transmitral A-velocity duration 　二尖瓣A峰持续时间

AF = atrial fibrillation 　心房颤动

A-long = apical long-axis 　心尖长轴

A-mode = amplitude mode (amplitude versus depth) 　振幅模式（振幅与深度）

AMVL = anterior mitral valve leaflet 　二尖瓣前叶

ant = anterior 　前部的

Ao = aortic or aorta 　主动脉的或主动脉

AR = aortic regurgitation 　主动脉瓣反流

AS = aortic stenosis 　主动脉瓣狭窄

ASD = atrial septal defect 　房间隔缺损

ATVL = anterior tricuspid valve leaflet 　三尖瓣前叶

AV = atrioventricular 　房室的

AVA = aortic valve area 　主动脉瓣口面积

AVR = aortic valve replacement 　主动脉瓣置换术

B

BAV = bicuspid aortic valve 　二叶式主动脉瓣

BP = blood pressure 　血压

BSA = body surface area 　体表面积

C

c = propagation velocity of sound in tissue 　声波在组织中的传播速度

CAD = coronary artery disease 　冠心病

cath = cardiac catheterization 　心导管检查

cm = centimeter 　厘米

C_m = specific heat of tissue 　组织比热

cm/s = centimeter per second 　厘米每秒

CMR = cardiac magnetic resonance imaging 　心脏磁共振成像

CO = cardiac output 　心排血量

cos = cosine 　余弦

CPB = cardiopulmonary bypass 　体外循环

CS = coronary sinus 　冠状静脉窦

CSA = cross-sectional area 　横截面积

CT = computed tomography 　计算机断层扫描

CW = continuous-wave 　连续波

Cx = circumflex coronary artery 　冠状动脉回旋支

D

D = diameter 　直径

DA = descending aorta 　降主动脉

dB = decibels 　分贝

dP/dt = rate of change in pressure over time 　压力随时间变化率

DT = deceleration time 　减速时间

dT/dt = rate of increase in temperature over time 　温度随时间增加率

D-TGA = complete transposition of the great arteries 　完全性大动脉转位

$dyne \cdot s \cdot cm^{-5}$ = units of resistance 　阻力单位

E

E = early diastolic peak velocity 　舒张早期峰值速度

E' = early diastolic tissue Doppler velocity 　舒张早期组织多普勒速度

ECG = electrocardiogram 　心电图

echo = echocardiography 　超声心动图

ED = end-diastole 　舒张末期

EDD = end-diastolic dimension 　舒张末期内径

EDV = end-diastolic volume 　舒张末期容积

EF = ejection fraction 　射血分数

endo = endocardium 　心内膜

epi = epicardium 　心外膜

EPSS = E-point septal separation 　E峰顶点至室间隔距离

ES = end-systole 　收缩末期

ESD = end-systolic dimension 　收缩末期内径

ESV = end-systolic volume 　收缩末期容积

ETT = exercise treadmill test 　平板运动试验

F

Δf = frequency shift 　频移

f = frequency 　频率

FL = false lumen	假腔	MVA = mitral valve area	二尖瓣瓣口面积
F_n = near field	近场	MVL = mitral valve leaflet	二尖瓣瓣叶
F_o = resonance frequency	谐振频率	MVR = mitral valve replacement	二尖瓣置换术
Fs = scattered frequency	散射频率		

N

FSV = forward stroke volume	前向搏出容积	n = number of subjects	受试者人数
F_T = transmitted frequency	传播频率	NBTE = nonbacterial thrombotic endocarditis	

非细菌性血栓性心内膜炎

H

HCM = hypertrophic cardiomyopathy	肥厚型心肌病	NCC = noncoronary cusp	无冠状窦
HPRF = high-pulse repetition frequency	高脉冲重复频率		

P

HR = heart rate	心率	ΔP = pressure gradient	压差
HV = hepatic vein	肝静脉	P = pressure	压力
Hz = Hertz（cycles per second）	赫兹（每秒次数）	PA = pulmonary artery	肺动脉

I

I = intensity of ultrasound exposure	超声照射强度	PAP = pulmonary artery pressure	肺动脉压
IAS = interatrial septum	房间隔	PCI = percutaneous coronary intervention	

经皮冠状动脉介入治疗

inf = inferior	下面的	PDA = patent ductus arteriosus or posterior descending artery
IV = intravenous	静脉注射	（depends on context）

动脉导管未闭或后降支（视上下文而定）

IVC = inferior vena cava	下腔静脉	PE = pericardial effusion	心包积液
IVCT = isovolumic contraction time	等容收缩时间	PEP = preejection period	射血前期
IVRT = isovolumic relaxation time	等容舒张时间	PET = positron emission tomography	正电子发射体层成像

K

kHz = kilohertz	千赫兹	PISA = proximal isovelocity surface area	近端等速表面积

L

l = length	长度	PLAX = parasternal long-axis	胸骨旁长轴
LA = left atrium	左心房	PM = papillary muscle	乳头肌
LAA = left atrial appendage	左心耳	PMVL = posterior mitral valve leaflet	二尖瓣后叶
LAD = left anterior descending coronary artery	左前降支	post = posterior（or inferior-lateral）ventricular wall	

后（或下–侧）室壁

LAE = left atrial enlargement	左心房增大	PR = pulmonic regurgitation	肺动脉瓣反流
lat = lateral	侧面的	PRF = pulse repetition frequency	脉冲重复频率
LCC = left coronary cusp	左冠状窦	PRFR = peak rapid filling rate	峰值快速充盈率
LMCA = left main coronary artery	左冠状动脉主干	PS = pulmonic stenosis	肺动脉瓣狭窄
LPA = left pulmonary artery	左肺动脉	PSAX = parasternal short-axis	胸骨旁短轴
LSPV = left superior pulmonary vein	左上肺静脉	PV = pulmonary vein	肺静脉
L-TGA = corrected transposition of the great arteries		PVC = premature ventricular contraction	室性期前收缩

矫正性大动脉转位

		PVD = pulmonary vein diastolic velocity	肺静脉舒张期流速
LV = left ventricle	左心室	PVR = pulmonary vascular resistance	肺血管阻力
LV-EDP = left ventricular end-diastolic pressure	左心室舒张压	PWT = posterior wall thickness	左心室后壁厚度

LVH = left ventricular hypertrophy	左心室肥厚

Q

LVID = left ventricular internal dimension	左心室内径	Q = volume flow rate	容积流量
LVOT = left ventricular outflow tract	左心室流出道	Q_p = pulmonic volume flow rate	肺循环血流量

M

		Q_s = systemic volume flow rate	体循环血流量
MAC = mitral annular calcification	二尖瓣环钙化		

R

MI = myocardial infarction	心肌梗死	r = correlation coefficient	相关系数
M-mode = motion display（depth versus time）		R = ventricular radius	心室内径

M型模式（深度和时间）

		RA = right atrium	右心房
MR = mitral regurgitation	二尖瓣反流	RAE = right atrial enlargement	右心房增大
MS = mitral stenosis	二尖瓣狭窄	RAO = right anterior oblique	右前斜位
MV = mitral valve	二尖瓣	RAP = right atrial pressure	右房压

RCA = right coronary artery　　右冠状动脉

RCC = right coronary cusp　　右冠状窦

R_e = Reynolds number　　雷诺数

RF = regurgitant fraction　　反流分数

RFR = regurgitant instantaneous flow rate　　瞬时反流量

RJ = regurgitant jet　　反流束

R_o = radius of microbubble　　微泡半径

ROA = regurgitant orifice area　　反流口面积

RPA = right pulmonary artery　　右肺动脉

RSPV = right superior pulmonary vein　　右上肺静脉

RSV = regurgitant stroke volume　　每搏反流量

RV = right ventricle　　右心室

RVE = right ventricular enlargement　　右心室增大

RVH = right ventricular hypertrophy　　右心室肥厚

RVol = regurgitant volume　　反流量

RVOT = right ventricular outflow tract　　右心室流出道

S

s = second　　秒

SAM = systolic anterior motion　　收缩期前向运动

SC = subcostal　　肋下的

SEE = standard error of the estimate　　估计标准误差

SPPA = spatial peak pulse average　　空间峰值脉冲平均声强

SPTA = spatial peak temporal average　　空间峰值时间平均声强

SSN = suprasternal notch　　胸骨上切迹

ST = septal thickness　　室间隔厚度

STJ = sinotubular junction　　窦管交界处

STVL = septal tricuspid valve leaflet　　三尖瓣隔叶

SV = stroke volume or sample volume（depends on context）　　每搏量或取样容积（视上下文而定）

SVC = superior vena cava　　上腔静脉

T

$T_{1/2}$ = pressure half-time　　压力减半时间

TD = thermodilution　　热稀释法

TEE = transesophageal echocardiography　　经食管超声心动图

TGA = transposition of the great arteries　　大动脉转位

TGC = time-gain compensation　　时间增益补偿

Th = wall thickness　　室壁厚度

TL = true lumen　　真腔

TN = true negatives　　真阴性

TOF = tetralogy of Fallot　　法洛四联症

TP = true positives　　真阳性

TPV = time to peak velocity　　达峰时间

TR = tricuspid regurgitation　　三尖瓣反流

TS = tricuspid stenosis　　三尖瓣狭窄

TSV = total stroke volume　　每搏总输出量

TTE = transthoracic echocardiography　　经胸超声心动图

TV = tricuspid valve　　三尖瓣

V

v = velocity　　速度

V = volume or velocity（depends on context）　　容积或速度（视上下文而定）

VAS = ventriculo-atrial septum　　室间隔

Veg = vegetation　　赘生物

V_{max} = maximum velocity　　最大速度

VSD = ventricular septal defect　　室间隔缺损

VTI = velocity-time integral　　速度 - 时间积分

W

WPW = Wolff-Parkinson-White syndrome　　预激综合征

Z

Z = acoustic impedance　　声阻抗

符号	希腊语名称	用于
α	alpha	频率
γ	gamma	黏度
Δ	delta	差异
θ	theta	角度
λ	lambda	波长
μ	mu	微 -
π	pi	数学常数（约3.14）
ρ	rho	组织密度
σ	sigma	壁应力
τ	tau	心室松弛时间常数

计 量 单 位

变量	单位	定义
振幅	分贝（dB）	分贝＝描述声波振幅（"响度"）的度量单位
角度	度（°）	角度＝（π/180）rad。示例：截距角
面积	平方厘米（cm²）	平方厘米。二维描计值（如收缩末期面积）或计算值（如连续性方程计算的瓣口面积）
频率（f）	赫兹（Hz） 千赫兹（kHz） 兆赫兹（MHz）	赫兹（每秒振动次数） 千赫兹＝1000赫兹 兆赫兹＝1 000 000赫兹
长度	厘米（cm） 毫米（mm）	厘米（1/100米） 毫米（1/1000米或1/10厘米）
质量	克（g）	克。示例：左心室质量
压力	毫米汞柱（mmHg）	毫米汞柱，1毫米汞柱＝1333.2达因/平方厘米，达因是厘米克秒制的力的单位
阻力	（达因·秒）/厘米⁵[（dyne·s）/cm⁵]）	测定血管阻力
时间	秒（s） 毫秒（ms） 微秒（μs）	秒 毫秒（1/1000秒） 微秒
超声强度	瓦/平方厘米（W/cm²） 毫瓦/平方厘米（mW/cm²）	1瓦特（W）＝1焦耳/秒，焦耳＝（m²·kg）/s²（能量单位）
速度（v）	米/秒（m/s） 厘米/秒（cm/s）	米每秒 厘米每秒
速度时间积分（VTI）	厘米（cm）	多普勒速度（cm/s）时间（s）积分，单位是cm
容积	立方厘米（cm³） 毫升（ml） 升（L）	立方厘米 毫升，1毫升＝1立方厘米 升＝1000毫升
容积流量（Q）	升/分（L/min） 毫升/秒（ml/s）	通过瓣膜或心排出的血流量 L/min＝升/分钟 ml/s＝毫升/秒
壁应力	达因/平方厘米（dyne/cm²） 千达因/平方厘米（kdyn/cm²） 千帕（kPa）	径向或周向 壁应力 千达因每平方厘米 千帕，1 kPa＝10 kdyn/cm²

（王吴刚 校）

主 要 公 式

超声物理学	
频率	$f=$ 振动次数/秒 $=$ Hz
波长	$\lambda=c/f=1.54/f$（MHz）
多普勒方程	$v=c\times\Delta f/[2F_\mathrm{T}(\cos\theta)]$
伯努利方程	$\Delta P=4V^2$
左心室成像	
每搏量	
射血分数	EF（%）$=$（SV/EDV）$\times100\%$
室壁应力	$\sigma=$ PR/2Th
多普勒心室功能测定	
每搏量	SV $=$ CSA $\times$ VTI
压力上升速率	$\mathrm{d}P/\mathrm{d}t=32$ mmHg/MR 在 1m/s 和 3 m/s 的时间差
心肌做功指数	MPI $=$（IVRT $+$ IVCT）/SEP
肺血管压力与阻力	
肺动脉收缩压	$\mathrm{PAP}_{收缩期}=4$（$V_{三尖瓣反流}$）$^2+$右心房压
肺动脉压力（存在肺动脉狭窄时）	$\mathrm{PAP}_{收缩期}=[4$（$V_{三尖瓣反流}$）$^2+$右心房压$]-\Delta P_{右心室-肺动脉}$
肺动脉平均压	$\mathrm{PAP}_{平均}=$平均压 $\Delta P_{右心室-右心房}+$右心房压
肺动脉舒张压	$\mathrm{PAP}_{舒张期}=4$（$V_{肺动脉瓣反流}$）$^2+$右心房压
肺血管阻力	$\mathrm{PVR}\approx10$（$V_{三尖瓣反流}$）/$\mathrm{VTI}_{右室流出道}$
主动脉瓣狭窄	
峰值压差（收缩期平均压差积分）	$\Delta P_{\max}=4$（$V_{\max}$）^{2}
连续方程计算瓣口面积	AVA（cm^2）$=[\pi$（$\mathrm{LVOT}_\mathrm{D}/2$）$^2\times V'\mathrm{TI}_{左心室流出道}]/\mathrm{VTI}_{主动脉瓣狭窄-射流}$
简化的连续方程	AVA（cm^2）$=[\pi$（$\mathrm{LVOT}_\mathrm{D}/2$）$^2\times V_{左心室流出道}]/V_{主动脉瓣狭窄-射流}$
速度比	速度比 $=V_{左心室流出道}/V_{主动脉瓣}$
二尖瓣狭窄	
压力减半法计算瓣口面积	$\mathrm{MVA}_{多普勒}=220/T_{1/2}$
主动脉瓣反流	
每搏总量	TSV $=\mathrm{SV}_{左心室流出道}=$（$\mathrm{CSA}_{左心室流出道}\times\mathrm{VTI}_{左心室流出道}$）
搏出量	FSV $=\mathrm{SV}_{二尖瓣口}=$（$\mathrm{CSA}_{二尖瓣口}\times\mathrm{VTI}_{二尖瓣口}$）
反流量	RVol $=$ TSV-FSV
反流口面积	ROA $=$ RSV/$\mathrm{VTI}_{主动脉瓣反流}$
二尖瓣反流	
每搏总量（或二维/三维测定的左心室每搏量）	TSV $=\mathrm{SV}_{二尖瓣口}=$（$\mathrm{CSA}_{二尖瓣口}\times\mathrm{VTI}_{二尖瓣口}$）

搏出量	$FSV = SV_{左心室流出道} = (CSA_{左心室流出道} \times VTI_{左心室流出道})$
反流量	$RVol = TSV - FSV$
反流口面积	$ROA = RSV/VTI_{二尖瓣反流}$
近端等速表面积	
反流量	$R_{FR} = 2\pi r^2 \times V_{血流会聚区}$
反流口面积（最大）	$ROA_{max} = R_{FR}/V_{二尖瓣反流}$
反流量	$RV = ROA \times VTI_{二尖瓣反流}$
主动脉扩张	

正常预期窦部直径

    儿童（<18岁）：正常预期窦部直径＝1.02＋（0.98 BSA）

    成人（18～40岁）：正常预期窦部直径＝0.97＋（1.12 BSA）

    成人（>40岁）：正常预期窦部直径＝1.92＋（0.74 BSA）

    比值＝测量的最大直径/正常预期的最大直径

肺循环（Q_p）与体循环（Q_s）血流量比值

$Q_p : Q_s = [CSA_{肺动脉} \times VTI_{肺动脉}] / [CSA_{左心室流出道} \times VTI_{左心室流出道}]$

（王吴刚　校）

目　录

第1章 超声心动图图像获取和多普勒分析基础理论

　　了解超声成像和多普勒超声心动图的基本原理对采集超声数据和正确理解超声信息是非常必要的。虽然目前的超声仪器能够即刻显示清晰与细致的实时图像，就好像我们真的直接"看到了"心脏和血流，但是实际上，我们看到的图像和血流信号是超声波通过患者身体反射和背向散射回来的信息再经复杂的分析处理得到的。了解这种技术的优势及其局限性对于临床上做出正确诊断和治疗非常关键。一方面，超声心动图可协助临床上对各种情况做出决策，并有较高的精确性；另一方面，如果超声伪像被误诊为解剖学上的异常，患者就有可能接受一个不必要的、昂贵的和有潜在风险的诊断性试验或治疗性干预。

　　本章将简要地概述心脏超声成像和血流分析的基本原理。读者如果想了解更多的内容信息，可参阅章末所附"推荐阅读"。随着操作经验的增加，有关图像的处理细节、伪像的形成及多普勒的物理知识显得越发重要，读者在阅读其他章节时可以选择性返回本章，也可以在超声检查实践操作之后来翻阅相关基本理论。

一、超声波

　　声波是一种机械振动，其穿过任何物理介质均可引起相应的折射和压缩（图1.1）。和其他波一样，声波可用下列术语进行描述（表1.1）。

- ■ 频率：次/秒或赫兹（Hz）
- ■ 传播速度
- ■ 波长：毫米（mm）
- ■ 振幅：分贝（dB）

　　频率（f）是超声波在1秒间期的振动次数，其测量单位是赫兹，简称为每秒的圈数。1000次/秒的频率是1千赫兹（kHz），100万次/秒的频率是1兆赫兹（MHz）。人耳可以分辨的声波频率范围为20Hz到20kHz；频率在20kHz以上的声波称为超声波。医疗诊断使用的探头频率为1～20MHz。

　　声波穿越体内的速度称为传播速度（c），因其传播的介质而异。例如，在骨骼中的传播速度较快（约3000m/s），而在肺组织中较慢（约700m/s）。而在人体软组织中的传播速度，包括心肌、瓣膜、血管及血液等中的速度，基本是一致的，约1540m/s。

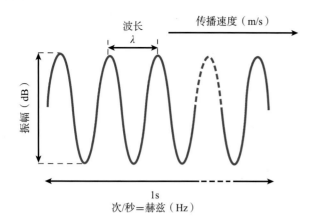

图1.1　超声波原理图

好；波长越长或频率越低，则深度穿透力越大。

超声波的声压或振幅反映超声信号的能量。功率是单位时间内能量的大小。声强（I）是单位面积上功率的大小。

$$声强（I）=功率^2 \qquad (1.2)$$

这个关系式表明，如果功率增加1倍，则声强增加4倍。超声的振幅采用一个相对参考值——分贝值，替代了能量压强的直接测量。分贝（dB）是一个标准的衡量声音响度的参数。

心中有数（ECHO MATH）：波长

波长（λ）是指超声波峰与波峰之间的距离。波长可以通过传播速度（c，单位m/s）除以频率（f，单位Hz）获得。

$$\lambda = c/f \qquad (1.1)$$

因为声波在心脏中的传播速度是个常数，约为1540m/s，若探头频率用MHz来计算，米（m）除以1000转换为毫米（mm），因此，任何探头的波长可以根据探头的频率来计算（图1.2）。

$$\lambda（mm）= 1.54/f$$

例如，频率为5MHz的探头发射的波长计算为

$$\lambda = 1540m/s \div 5\ 000\ 000次/秒 = 0.000\ 308m = 0.308mm$$

心中有数（ECHO MATH）：分贝

分贝是由测量到的振幅（A_2）与参考振幅（A_1）之比，再经对数换算得来。

$$dB = 20\log（A_2/A_1） \qquad (1.3)$$

如果比值是1000∶1，则

$$20 \times \log 1000 = 20 \times 3 = 60dB$$

如果比值是100∶1，则

$$20 \times \log 100 = 20 \times 2 = 40dB$$

如果比值是2∶1，则

$$20 \times \log 2 = 20 \times 0.3 = 6dB$$

简单的规律：6dB对应振幅2倍改变，40dB对应振幅100倍改变（图1.3）。

波长在诊断应用方面非常重要，主要原因有二：

■ 图像分辨率不超过1～2个波长（通常约为1mm）。

■ 超声波穿透人体的深度与波长直接相关；波长越短，穿透深度越小，波长越长，穿透深度越大。

显而易见，在图像分辨率和深度穿透力之间需要一个平衡，即波长越短或频率越高，则图像分辨率越

如果用声强代替振幅，在方程中用常数10代替20，则3dB的改变代表双倍振幅，20dB代表100倍振幅。分贝是用来作为超声发射、接收或衰减效应的参考。分贝值的优点是可以把一个很大范围的数值压缩为一个较小的数值，这样低振幅（弱信号）和高振幅（强信号）都能同时表示出来。在超声心动图成像应

表1.1　超声波	定义	实例	临床意义
频率（f）	每1秒内超声波的振动次数 $f=$次数/秒（赫兹）	探头频率以兆赫兹为单位（1 000 000次/秒）测量；多普勒信号以千赫兹为单位（1 000次/秒）测量	不同频率的探头，临床用途不同。发射频率的不同影响着组织的穿透力、图像的分辨率和多普勒信号
传播速度（c）	超声波穿过组织的速度	超声波在软组织中的平均速度约为1540 m/s	在人体不同软组织中传播速度相近（如血液、心肌、肝、脂肪组织），但在肺组织中很慢，在骨组织中很快
波长（λ）	波长是超声波峰与波峰之间的距离 $\lambda = c/f = 1.54/f$（MHz）	探头频率高则波长短，频率低则波长长	波长越短（频率越高），影像分辨率越高（约1mm）。波长越长（频率越低），组织穿透深度越大
振幅（dB）	声波的高度或响度，以分贝衡量	分贝应用对数尺度，如80dB代表振幅增加10 000倍，40dB代表振幅增加100倍	应用灰阶可以显示影像和多普勒的广泛振幅范围

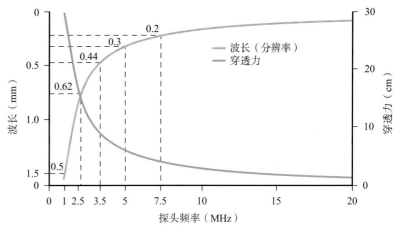

图1.2 在软组织中，探头频率（水平轴）与波长及超声波组织穿透深度的关系。波长与分辨率呈负相关，随探头频率增加，分辨率增加，而穿透力下降。图中分别显示探头频率在1MHz、2.5MHz、3.5MHz、5MHz和7.5MHz时对应的波长

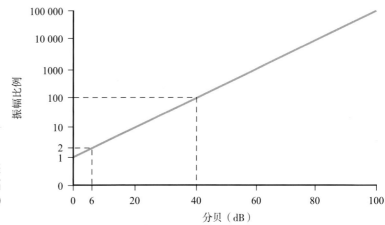

图1.3 分贝值的图表。分贝值（横轴）与振幅比例（纵轴）呈对数关系，注意：信号振幅的加倍或者减半对应着6dB的改变，振幅100倍的变化对应40dB的改变

用中，声波振幅的范围一般在1～120dB。虽然超声波的其他振幅刻度也可以表达，但是分贝值是用来表示超声心动图图像和多普勒频谱的标准制式。

二、超声波与组织的相互作用

超声波在人体组织内传播产生超声图像和多普勒数据依赖于组织特性，即声阻抗（表1.2）。声阻抗（Z）依赖于组织密度（ρ）和声波在组织中传播速度（c）：

$$Z = \rho c \qquad (1.4)$$

对于诊断用超声波，声波在不同组织中的传播速

	定义	实例	临床意义
声阻抗（Z）	每种组织的特征，即由组织密度（ρ）与传播速度（c）决定 $Z = \rho \times c$	肺组织密度低，超声波在其中传播速度慢而骨组织密度高，超声波在其中传播速度快 软组织在组织密度和声阻抗方面差别较小	超声波在不同声阻抗的组织界面之间反射（如在血液和心肌中）
反射	超声信号从较光滑的组织界面返回到探头	用于产生二维心脏图像	当超声束垂直于组织界面时反射最强
散射	超声波于较小组织结构上（如血细胞）在多个方向的放射	多普勒分析基于运动红细胞的散射造成超声波频率的变化	反射信号比散射信号的振幅强100～1000倍
折射	由于声阻抗的不同，超声束偏离原来直线路径进入	应用于探头设计方面使声束聚焦	组织的折射导致双影伪像
衰减	由组织对超声能量的吸收导致超声信号强度的丢失	衰减受频率影响，越高的频率（低穿透）有着越大的衰减	低频探头可用于经胸检查的心尖图像或较壮的患者
分辨率	超声图像上两个反射体可分辨的最小距离	分辨率有三个方向：沿声束的传播方向（轴向分辨率）、图像侧方（侧向分辨率）和厚度方向（厚度分辨率）	轴向分辨率是最精确的（约1mm），所以影像测量最好沿着声束的长轴测量

表1.2 超声与组织的相互作用

度有差异，但是声阻抗主要由组织密度决定。与很高密度的骨组织相比，肺组织的密度则很低。软组织如血液和心肌在声阻抗方面有着较小的差距。声阻抗决定声波在组织中的传播，声阻抗的差异将会影响超声波在组织界面的反射。

超声波在人体组织和器官中的相互作用可用下列术语描述（图1.4）：

■ 反射
■ 散射
■ 折射
■ 衰减

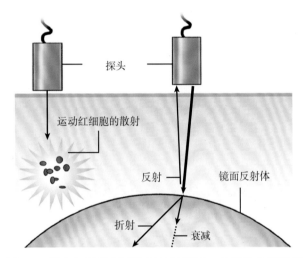

图1.4 超声与组织相互作用的示意图。多普勒分析基于运动红细胞的全方向散射，造成探头接收超声波频率的变化。二维图像基于组织界面（镜面反射体）的超声波反射。衰减限制了声束的穿透深度。折射改变了声波的传播方向，产生了超声伪像

（一）反射

超声波成像的基本原理是穿过组织的超声信号的反射。超声反射发生于组织边缘和不同组织界面，反射的多少与以下因素有关：

■ 界面两侧组织的声阻抗差异
■ 反射的角度

光滑的组织边界的侧向直径大于超声波长，就像是镜面，也称镜面反射体。对于某个特定界面，超声波反射的数量是固定的，但探头接收到反射回声的多少却因角度而不同，因为入射角和反射角是相等的（就像光线从镜子反射回来那样）。因此，超声反射的最佳角度是垂直角度（90°）。记住这个事实对得到诊断性的超声图像是至关重要的。此外，也要考虑到二维超声（2D）或三维超声（3D）成像时发生的超声信号"回声失落"效应，在超声束和组织界面平行时，探头所接收到的反射回来的超声信号少或没有。

（二）散射

超声束照射在较小的结构时，如红细胞悬液，由于红细胞的直径（约4μm）小于超声波信号的波长，

将发生超声的散射而不是反射。与反射的超声束不同，散射的超声能量是在各个方向上散发。仅仅很小一部分散射信号被超声探头接收，且散射信号振幅为100～1000倍（即40～60dB），比镜面反射体反射回来的信号振幅要小。超声波遇到流动的红细胞而产生的散射是多普勒超声心动图的成像基础。

散射的程度依赖以下因素：

■ 粒子体积（红细胞）
■ 粒子数量（血细胞比容）
■ 超声探头频率
■ 红细胞和血浆的浓缩能力

虽然实验研究表明血细胞比容的变化会引起背向散射的差异，但是临床范围内的改变对于多普勒信号的影响微乎其微。同样，红细胞的体积、红细胞和血浆的浓缩能力也不会引起明显的改变。因此，散射主要是由探头频率决定的。

当来自组织交界面背向散射的信号干扰小于声波波长时，散射现象也可发生于组织内，如心肌。组织的散射产生了斑点模式，通过追踪帧与帧之间斑点的变化可以测量组织的运动，这些内容将在第4章讨论。

（三）折射

当超声波通过不同声阻抗的介质时可发生折射——由直行方向发生偏转。超声束的折射与光波穿过曲面镜（如眼镜镜片）的折射类似。利用折射效应，我们可以使用声学"透镜"使超声束聚焦而增强成像图像的质量。但是，折射在图像形成过程中也可能以非计划的方式发生，从而造成超声伪像，最常见的是"双影"伪像。

（四）衰减

衰减是指超声波与组织相互作用时信号强度的丢失。超声穿透人体组织后，信号强度将随着超声能量被组织吸收转化成热能、反射及散射而逐渐发生衰减。衰减的程度与以下因素相关，包括：

■ 组织的衰减系数
■ 探头频率
■ 距离探头的深度
■ 声强（或功率）

各组织的衰减系数（α）与超声波强度从一个点（I_1）到第二个点（I_2）的减少（以dB计算）再除以距离（l）相关，使用公式表示为

$$I_2 = I_1 e^{-2\alpha l} \tag{1.5}$$

与软组织相比，空气的衰减系数很高（约1000倍），因此在探头和心脏之间出现任何一点空气都将导致明显的信号衰减。在经胸超声检查时，使用水溶性超声耦合剂，使探头和皮肤紧密接触（无空气接触），可以避免这种情况的发生。在经食管检查时，通过使探头密切贴合食管壁也可避免这种情况。对于

肺气体充盈的患者，可通过调整患者的体位避开含气肺组织，通过选择合适的声窗使得超声束进入心脏内而不受肺组织干扰。其他的胸腔内气体（如纵隔气胸、心脏外科术后残留气体）引起的衰减导致超声在组织中穿透力较差，图像质量明显下降。

探头输出功率与衰减的程度直接相关。但是，探头功率的增加将引起热效应和机械生物学效应，这部分的讨论见本章"生物学效应与安全"部分。

总的衰减也依赖于频率，低频探头比高频探头穿透力更好。要满足成像需求，探头的穿透深度一般限制在200个波长范围内。粗略估算一下，1MHz探头穿透深度约达30cm，5MHz探头穿透深度约达6cm，20MHz探头穿透深度约1.5cm，虽然最先进的诊断仪器可以超越这些推断的限制深度而获得诊断图像，但是，正如分辨率那样，衰减影响特定临床情况下特定探头频率的选择。例如，对于体型较壮的成年人，在心尖切面显示清楚远场的结构需要使用较低频率的探头。而经食管超声心动图（TEE）检查对于同样结构则可使用较高频率的探头，以获得较好的图像分辨率。在显示图像时，可以通过调整各深度不同增益设置以将衰减减到最小，仪器上通常称之为时间增益补偿（或深度增益）。

三、探头

（一）压电晶体

超声探头使用压电晶体，不仅能产生超声波，而且可以接收超声波（图1.5）。压电晶体使用的材料（如石英或钛酸酯陶瓷），其属性是接通电流时，在垂直于晶体表面产生带电极的微粒，继而使晶体发生膨胀。当交替改变电流时，晶体将相应地交替产生压缩和膨胀，这样就产生了超声波。探头发射的频率依赖于压电晶体的特性和厚度。

相反，当超声波碰击压电晶体时将产生电流，因

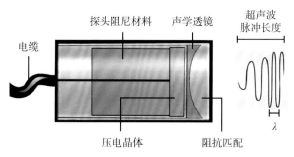

图1.5　超声探头构造示意图。伴随设备电信号的输入-输出转换，压电晶体产生和接收超声信号。阻尼材料可通过短脉冲长度（提高分辨率）。压电晶体、声学透镜或电子聚焦（使用相控阵探头）用来控制和优化声束的几何形状。探头表面的材料提供与皮肤相匹配的声阻抗。二维超声的脉冲长度较短，1～6ms，典型的约2个波长。混响-脉冲频率及振幅的下降取决于阻尼并决定频带宽度（信号频率范围）

此晶体承担发射和接收的双重功能。其基本原理是，超声探头发射短阵超声波，然后转换到接收模式，等待来自心腔声界面反射回来的超声信号。如此在时间和空间上循环往复就形成了超声图像。图像的形成是基于发射和反射回来的信号之间的时间延迟。较深的结构比较浅的结构发射和接收信号所花的时间更长，因此，可依据声波在组织中的传播速度，以及发射超声波群和反射回来的信号之间的时间间隔来精确计算所到达的深度。

压电晶体产生的声波脉冲是非常短暂的，通常为1～6μs，因为短的脉冲将增加轴向分辨率（沿声束方向）。使用阻尼材料控制晶体的回响时间，从而控制脉冲长度。相同周期，较高频率所需时间较短，因此脉冲长度也由频率所决定。每秒内超声脉冲的数量称为脉冲重复频率（PRF）。脉冲与脉冲的总的间隔时间称为周期长度，超声发射时间占周期长度的百分比称为工作系数。超声成像的工作系数约1%，相比较，脉冲多普勒约5%，连续波多普勒为100%。工作系数是患者超声总照射的关键因素。

脉冲内所包含的频率范围称为频率频带宽度。具有较大的频带宽度的仪器可以产生窄的脉冲波，从而获得较好的轴向分辨率。探头频带宽度也影响接收频率的范围，频带宽度越大，探测远场结构的分辨率越好。探头所标明的频率表示脉冲的中央频率。

（二）探头类型

超声探头中最简单的类型是由单个压电晶体构成的（表1.3）。交替的脉冲发射和接收的期间允许在单条取样线上反复取样，取样频率仅受从深处反射回来超声波所需要的时间延迟的限制。应用探头于单一线上简单发射-接收模式的范例是A型（振幅-深度）或者需要高取样率记录心脏的M型（深度-时间）。

二维或三维心脏超声图像的形成采用探头超声晶体矩阵排列，以提供断层或容积方面的信号数据。电子可以控制探头阵列中的每个要素，即可指引声束直接穿过目标区域，也可以聚焦超声束的发射和接收信号。超声心动图成像采用扇形扫描模式，即超声信号发自单一位置（扇形的顶），形成扇形图像。扇形扫描特别适用于心脏检查，因为它允许以较快的帧频来观察心脏的运动，并允许较小的探头尺寸（声束口径或"足迹"），以适用于超声心动图的狭窄声窗。三维超声心动图将在第4章讨论。

大多数探头能够同时提供二维图像和多普勒分析，如二维图像和彩色多普勒叠加同步显示。按"冻结键"进行频谱定量分析或间断点击频谱优化按键优化多普勒信号。虽然连续波多普勒可通过综合探头的两部分要素获得，但当需要获得精确的高速血流记录时，推荐使用专用的配有两个晶体的非成像探头（一个连续不停地发射超声波而另一个连续不停地接收超

表1.3 超声探头

	定义	示例	临床应用
类型	探头特性及构造 大多数心脏探头使用相控阵压电晶体	经胸（成人和小儿） 非成像连续波多普勒 三维超声心动图 经食管超声心动图 心腔内超声	每一种探头都有特定的临床用途 一个完整的检查可能需要使用多个探头
发射频率	探头发射的中心频率	探头频率范围较大，介于经胸超声的2.5MHz与经血管成像的20MHz之间	高频探头图像分辨率高而穿透性差，多普勒信号在低频探头上性能好而图像稍逊色
输出功率	探头发射超声波能量的总和	发射功率增加将提高反射超声波信号的振幅	过高的功率可能导致生物学效应，可通过机械指数和热指数衡量
频带宽度	超声脉冲频率的范围	频带宽度由探头设计决定	宽频可以提高探头以远结构的轴向分辨率
脉冲长度	发射的超声波信号长度	高频信号相比低频信号发射脉冲长度更短	短脉冲长度可提高图像轴向分辨率
脉冲重复频率（PRF）	每秒发射-接收的脉冲波数量	随图像（或多普勒）深度增加，脉冲重复频率下降，因信号传递需要的时间较长	脉冲重复频率影响图像分辨率和帧频（特别是彩色多普勒）
工作系数	超声发射时间占总时间的百分比	二维超声约1%，脉冲多普勒约5%，连续波多普勒100%	工作系数越高，意味着超声照射时间越长
聚焦深度	声束的形状和聚焦可以优化特定距离处结构的超声分辨率	离探头近的结构聚焦深度短，图像效果最好，而远处的结构需要较长的聚焦深度	探头设计决定聚焦区的长度和位置，但是在检查中可适当调节
孔径	发射和接收超声的探头表面	小型非成像连续波多普勒探头可以提供较好的声束位置和角度	大孔径允许更为聚焦的声束 小孔径则可以改善经胸超声成像中探头的成角问题

声波）。探头的最终成像效果取决于探头的频率（高频探头体积较小）和声束聚焦，以及临床意图，如经胸超声和经食管超声成像。

（三）声束的形状和聚焦

超声束的形状如果不经过聚焦处理，就像手电筒发的光那样，只能短距离保持柱状，然后发散形成宽锥形体（图1.6）。然而，即使使用当前的经胸聚焦探头，由于超声束的形状是三维立体的，将影响测量的准确性并可导致图像伪像。超声束的形状和大小有以下几个影响因素：

- 探头频率
- 离探头的距离
- 探头孔径大小和形状
- 声束聚焦

在探头设计时可以调整孔径大小、形状及声束聚焦，但是频率和深度效应却是超声物理学所固有的。对于没经过聚焦处理的超声束，声束的初始段呈柱状（近场 F_n），其长度由探头表面的直径（D）和波长的大小（λ）决定。

$$F_n = D^2/4\lambda \qquad (1.6)$$

例如，探头频率3.5MHz，孔径5mm，相当于近场的长度为1.4cm。在此区域以远，超声束开始向各个方向发散（远场），发散的角度 θ 由式（1.7）中的因素决定。

$$\sin\theta = 1.22\lambda/D \qquad (1.7)$$

式（1.7）反映，对于3.5MHz的超声探头，声束在近场以远的6°散射角达到20cm深度时将产生约4.4cm的声束宽度。应用10mm孔径的探头，F_n 将为5.7cm，声束宽度在20cm深度时 F_n 约为2.5cm（图1.7）。

通过使压电晶体表面变凹或者附加声透镜技术来改变原始声束的形状及聚焦深度（声束最窄处）。经过整合处理的超声束在探测绝大部分心脏结构所需的深度范围内达到最佳的成像效果，但是同样在聚焦区以远会产生超声束的发散。有些探头可以在检查过程中调节聚焦区。即使采用了聚焦技术，每个探头产生的超声束都有侧向和高度区域，这要依探头的孔径、频率和聚焦而定。相控阵探头的声束形状也取决于矩阵排列的压电晶体的大小、间距和排列方式。

除主要的超声束以外，单晶体探头的侧向能量发散将形成距中央束角度为 θ 的旁瓣，这时 $\sin\theta = m\lambda/D$，m 为系列旁瓣的数目（如1、2、3等）（图1.8）。探头接收这些旁瓣的反射或背向散射信号，产生声像图伪像或血流伪像。应用相控阵探头时，因超声波前的相长干扰，还可产生距中央束角度更大的附加额外声束，称为栅瓣。旁瓣和栅瓣都影响探头侧向和纵向分辨率。

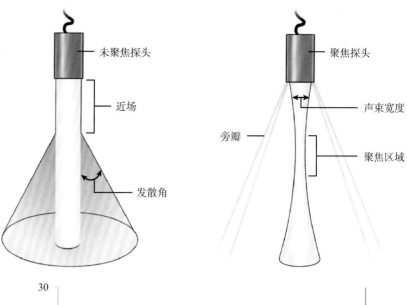

图1.6　超声束几何形态对比示意图，未聚焦（左）和聚焦（右）。近场长度和远场发散角度取决于探头频率和孔径大小。聚焦探头的聚焦区可以调节，但是声束宽度取决于深度。不管是否聚焦，都存在旁瓣（及相控阵探头的栅瓣），像中心声束一样，也是立体的

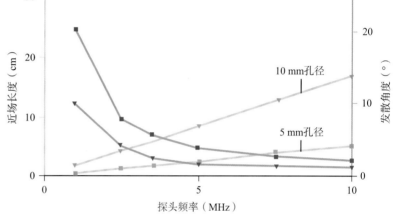

图1.7　探头频率和近场长度及发散角度对比。未聚焦5mm（方形）及10mm（三角形）探头孔径时探头频率（横轴）对比近场长度（黄线）及发散角度（蓝线）的关系示意图。应用式（1.6）和式（1.7）计算结果获得此曲线

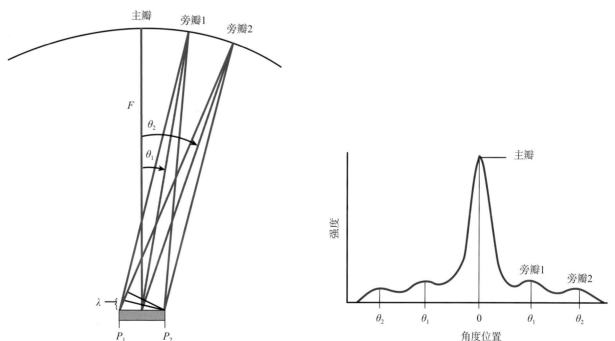

图1.8　探头声束旁瓣。左图显示旁瓣形成的位置，旁瓣发生在超声脉冲穿过晶体表面每一边缘恰恰一个波长距离的位置。注意从晶体左缘P_1到旁瓣1的距离比右缘P_2到旁瓣1的距离正好多1个波长的距离。右图显示随弧形聚焦长度的变化形成声束强度曲线

引自 Geiser EA：Echocardiography：physics and instrumentation.In Skorton DJ，Schelbert AR，et al，editors：Marcus Cardiac Imaging，ed 2，Philadelphia，1996，Saunders，p 280.Used with permission.

（四）分辨率

图像的分辨率发生于三维空间的每个方向上（图1.9）：

■ 轴向分辨率——沿声束传播方向的分辨率

■ 侧向分辨率——二维灰阶图像横向上相邻两点的分辨率

■ 纵向分辨率——断层切面的厚度

在三者中，轴向分辨率最为精确，所以在超声束与感兴趣结构之间的垂直方向进行定量测量最为准确。轴向分辨率与探头的频率、频带宽度和脉冲长度相关，但与深度无关（表1.4）。在传统应用超声的两个镜面反射体之间最小可分辨的距离是复杂的，典型情况下是传递波长的2倍。探头频率越高（波长越短），轴向分辨率越好。例如，一个3.5MHz的探头，轴向分辨率约为1mm，而7.5MHz的探头则约为0.5mm。频带宽度增加，也能通过较短的波长改善分辨率，因此，可避免从两个相邻反射体反射回来的超声信号的重叠。

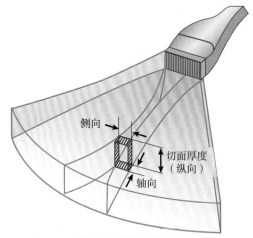

A. 三维空间的分辨率构成成分

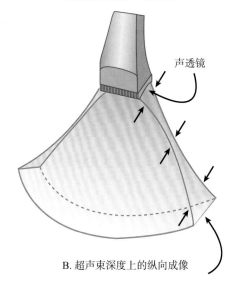

B. 超声束深度上的纵向成像

图1.9　相控阵探头超声束三维空间分布，包括轴向、侧向和纵向切面厚度。A.轴向分辨率沿声束方向，不依赖于深度，侧向和纵向分辨率与深度关系密切。侧向分辨率取决于发射和接收的电子聚焦。纵向分辨率取决于探头元素的高度。在聚焦的位置，轴向分辨率要好于侧向和纵向分辨率。B.声学透镜穿过探头阵列产生切面厚度上聚焦区，即纵向分辨率

引自 Bushberg JT，Seibert JA，Leidholdt EH，et al：The essential physics of medical imaging，2 ed，Philadelphia，2002，Lippincott Williams & Wilkins，Fig.16.21

表1.4　超声图像分辨率的决定因素
轴向分辨率
探头频率
探头频带宽度
脉冲长度
侧向分辨率
探头频率
在每一深度的声束宽度（焦距）*
探头的孔径（宽度）
频带宽度
旁瓣与栅瓣水平
纵向分辨率
探头频率
纵向平面的声束宽度
*非常重要

侧向分辨率随镜面反射体距探头的距离而变化，最主要取决于每个深度的声束宽度。在聚焦区域较窄的声束宽度处，侧向分辨率与轴向分辨率接近，目标靶点在二维图像上显示为一个点。随深度增加，声束发散变宽，远场目标靶点也和声束一样变宽，图像变得模糊不清。如果仔细观察二维图像，可以发现沿超声束同一目标的回声信号进行性变宽（图1.10）。当声束变宽现象未被认识时，可能出现图像的错误解释。例如，在切面成像中从强镜面反射体出现的声束宽度伪像可显示为线状异常结构。影响侧向分辨率的其他因素包括探头频率、孔径、频带宽度、旁瓣和栅瓣水平。

在二维图像上更难认出纵向平面的分辨率，但是其对临床诊断同样重要。二维图像上断层平面的厚度变化取决于探头的设计和聚焦，二者于任一深度都将在纵向平面影响声束宽度。一般来说，超声心动图的图像层厚在不同深度和特定探头中为3～10mm，从实际效果来讲（包括反射和背向散射的信号），超声仪器产生的断面成像都基于这个整体的厚度。由于声束厚度方向（纵向）上的宽度，邻近成像平面的强回声将在图像中出现，看起来好像在成像平面"里面"。即使是距离成像平面较远的强回声反射，也可因为纵向平面的旁瓣而重叠显示在图像上。例如，靠近主动脉腔的钙化斑块在腔里呈线样回声，看起来如同有撕裂的夹层残片。这些原理也适用于三维超声心动图。

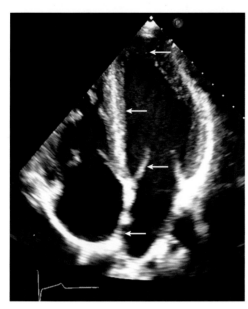

图1.10　二维图像的声束宽度效应。心尖四腔心切面显示左心室二维结构。声束宽度的影响可以通过比较反射点目标近场和远场反射长度来识别（箭头所指）

四、超声成像模式

（一）M型超声

纵观超声发展的历史，心脏超声首先起自单晶体探头，将振幅（A型）和深度显示在示波器上，A型模式仍有可能显示在二维图像屏幕上以帮助检查者将

仪器调至最佳。脉冲发射-接收周期的重复使得振幅和深度信息可以快速刷新，这使得对于主动脉瓣或二尖瓣瓣叶这些快速移动的结构，可以根据它们的时间特性和运动模式进行识别（图1.11）。

随着水平轴上时相的变化，沿声束方向上的每个振幅信号转化成相对应的灰阶，以50～100mm/s的速度，通过"滚动"或者"摆动"的方式在录像监视器屏幕上清楚地显示出来，即形成了M型超声记录。二维图像可指导M型超声束，以保证M型取样线在适当的角度范围内。

由于M型超声仅有单个取样线，从探头发出和接收的脉冲的来回反复频率（PRF）仅受声束达到感兴趣区最大深度和返回探头的时间的限制。假设声波以1540m/s的速度传播，到达20cm深度仅需要0.26ms，而脉冲重复频率高达3850次/秒。在实际应用中，取样频率常为1800次/秒。如此之高的取样频率有助于准确评估正常心内结构的运动，如瓣膜的开放和关闭。另外，对于连续运动的结构，如心内膜，在M型超声记录时可以更精确地显示其相对于时间和深度的运动信息。M型超声也可以记录其他快速的心内结构的运动，包括在检查主动脉瓣反流患者时，二尖瓣前叶的高频颤动及瓣叶有赘生物时的快速来回运动。

（二）二维超声心动图

1.图像形成

二维超声心动图的图像是通过超声束电子扫描断

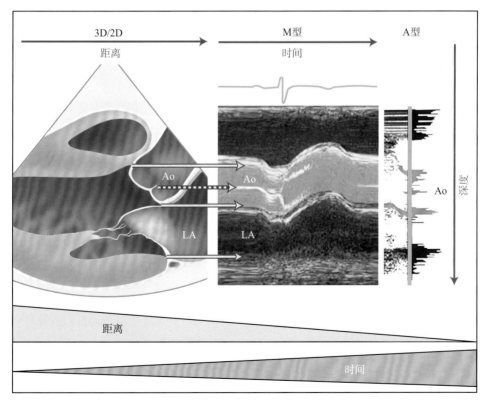

图1.11　三维、二维和M型超声，A型超声记录主动脉瓣运动。左图显示主动脉瓣三维与二维左心室长轴切面垂直和水平方向上的距离。主动脉根部M型超声记录左心房和主动脉根部、主动脉瓣运动，显示深度和时间的关系。A型超声仅显示深度，在屏幕上可见。二维和三维超声可更好地显示空间关系，但是M型超声和A型超声的时间分辨率更优。Ao，主动脉；LA，左心房

层切面获得的信号经处理形成的。对于每条扫描线，短波（或短阵）以一频率（PRF）发射，该频率由声束到达最大深度并返回所需的时间决定。脉冲重复周期为脉冲到脉冲的总时间，包括超声波信号的长度和信号间期。

由于每个扫描线数据都需要一定的时间（与扫描深度有关），所以获得一帧完整图像所需的时间与扫描线的数量及图像深度直接相关。因此，获取较深位置的图像PRF较低，反之较浅的图像PRF较高。另外，在图像扫描线的密度与图像的帧频（即每秒产生的图像数量）之间需进行权衡。超声心动图需要足够高的帧频（≥30帧/秒）才可以精确显示心脏结构的运动。达到这个帧频需要每帧图像花33毫秒的时间，或者说在显示20cm深度的结构时，每个二维图像需128条扫描线。

压电晶体负责接收每条超声扫描线的反射信号并将其转化成微小电子信号：①振幅与超声入射角度和声阻抗成比例；②时间与距探头的距离成比例。

这些信号经过复杂的处理才最终形成显示在荧光屏上的图像。典型的图像处理过程包括信号的放大、时间增益补偿（TGC）、降噪处理、压缩和整流。包络探测使每个扫描线上的每个信号均产生一个亮点，然后经过模-数扫描转换，原始极坐标数据必须符合矩阵且能恰当插补缺失的矩阵信息。图像再经进一步"后处理"以增强断层解剖的视觉效果，并在荧光屏上"实时"（几乎与资料采集同步显现）显示。

标准超声成像是基于从组织界面反射回来的基波频率形成的，而另一种组织谐波成像（THI），则是基于超声信号经组织传播中产生的谐波频率能量形成的。这种谐波频率是超声与组织之间的非线性效应产生的。

谐波成像产生的关键因素：①随传播深度的增加，谐波信号的强度增加；②在常规的心脏图像，深度谐波的频率最大；③较强的基波频率产生较强的谐波。

谐波成像可以降低近场效应和旁瓣伪像，并增加心内膜的分辨率，适用于基波图像差的患者（图1.12）。谐波成像改善了对左心室心内膜的显示，从而实现心内膜边缘的追踪，以测量射血分数，减少测量的多变性，增强负荷超声下心肌节段的显示。但是，虽然THI可以使侧向分辨率提高20%～50%，但是其也使轴向分辨率减低了40%～100%。因此，瓣膜和其他水平方向的结构在应用谐波显像时，显得比基波成像更厚，在诊断瓣膜疾病、测量心腔和血管内径时需要注意。

2.仪器条件设置

在成像过程中，已经为仪器和探头预设好许多条件，操作者不能随意改变。但是对于特定的患者和超声心动图检查来说，选择特定的探头并对设备参数进行仔细调节可以获得最优的图像。大多数设备上有下

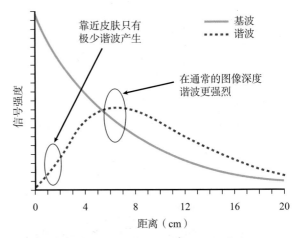

图1.12　图像深度与基波、谐波频率信号强度的关系。在超声波传递过程中，基波频率逐渐衰减，而谐波频率逐渐增强。在常规心脏结构成像深度，谐波频率的强度是最大化的。在本图中，谐波频率被放大，谐波信号的强度实际低于基波信号强度

引自Thomas JD，Rubin DN：Tissue harmonic imaging：why does it work? J Am Soc Echocardiogr 11：803-808，1998.

列标准图像控制键。

■输出功率：调节探头发射脉冲群的整体能量大小，发射功率越高，超声波反射的振幅越高。

■增益：与输出功率相反，增益键调节接收信号的振幅，类似音响系统的音量控制键。

■时间增益补偿（TGC）：主要调节沿超声束方向上随深度的增加引起的声波衰减，近场增益设置较低（由于反射信号较强），中场逐步增高（呈坡形或斜形），远场增益调至更高些（由于反射的信号较弱）。在有些超声仪器上，在TGC曲线以外的近场和远场增益是分别调节的。

■深度：调节图像上显示的深度，将影响PRF和图像的帧频，同时可以在屏幕上最大范围地显示感兴趣区。标准的深度因调节到能显示整个切面（从探头位置到远场），同时将"分辨率""局部放大"或"整体放大"模式聚焦在感兴趣区域的特定深度范围内。

■动态范围或压缩：超声波反射信号的振幅范围（以dB为单位）远超出超声设备可显示的能力，因此反射信号被压缩成一系列由白到黑的值，也就是灰阶。图像的不同层次灰阶数量称为动态范围，可通过调节动态范围使得图像的明暗区域有明显的对比，或在最亮和最暗的区域有不同梯度的灰阶水平变化。标准的灰阶刻度变化是使用振幅值所对应的色彩强度。

其他的常用的设备调节键包括前处理和后处理，用于改变已采集图像的外观。要注意图像的质量和分辨率也依赖于扫描线的密度和其他因素（见表1.4）。若想增加扫描线的密度（或帧频，或密度与帧频两者），可以通过减小扫描深度或将标准60°扇角宽度变窄来实现。

3.图像伪像

图像伪像包括：①多余的超声信号，即实际上（至少在该位置）不存在的"结构"在屏幕上显示出来；②实际存在的结构却未显示出来；③某些结构的超声图像显示与实际大小和（或）形态有差异。显而易见，图像伪像的识别对于学习操作超声心动图和理解每份超声图像资料都非常重要（表1.5）。

表1.5 超声成像伪像

伪像	机制	示例
图像质量欠佳	超声对组织穿透力较差	身体状况（肥胖、肺部疾病）心脏外科术后
声影	强镜面反射体使所有入射超声束发生反射	人工瓣膜 钙化
混响	在两个平行强反射体之间来回反射	人工瓣膜
声束宽度	声束范围内结构（包括旁瓣）重叠显示在单个断面图像上	主动脉瓣"在"左心房 粥样斑块"在"主动脉腔内
侧向分辨率	某目标点的宽度随深度变化	钙化团块或人工瓣膜显示过宽
折射	沿扫描线声束发生偏转	短轴切面显示双主动脉瓣或左心室
距离模糊	上次脉冲的回波在下一个周期才到达探头	在更深位置显示第二个心脏图像
电子处理	设备特异性	多变

最常见的图像"伪像"是由于超声波穿透能力较差造成图像质量欠佳，其与患者身体情况有关，如在探头与心脏结构之间出现高衰减组织（肺或骨）干扰或者探测距离增加（如脂肪组织）。虽然图像质量下降并不是一种真正的"伪像"，但是这种图像较低的信噪比导致很难进行精确的诊断，更不能进行定量测量。对于多数患者，使用组织谐波显像可以明显改善图像质量。对于有些患者可能需要进行TEE成像才能提高诊断的准确性。

声影（图1.13）产生于声阻抗有显著差异的结构内，该点声波的传导被阻挡，如机械瓣、钙化。图像上的声影表现为该点结构因为没有信号能够穿透，出现该结构反射信号的消失。声影的形状（类似光影）与声束方向一致，即使靠近探头的小结构也可以产生较大的声影。一旦出现声影，我们可以尝试改变声窗的位置来获得对感兴趣部位的重新评估。而对有些病例（如二尖瓣机械瓣），则需要选择TEE检查才能避免声影的干扰。

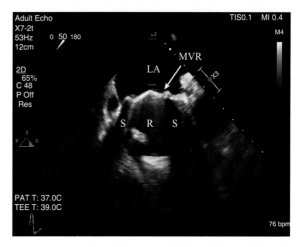

图1.13 声影和混响图像。二尖瓣置换术后患者经食管检查显示缝合环导致的声影（S）及来自瓣膜的混响（R）使左心室更模糊

混响（图1.14）是由两个较强的镜面反射体产生的多个线性高振幅超声信号，导致超声信号在到达探头之前进行不断往复的反射而形成。混响表现为从该结构向远场延伸的相对平行的、不规则的致密线。与

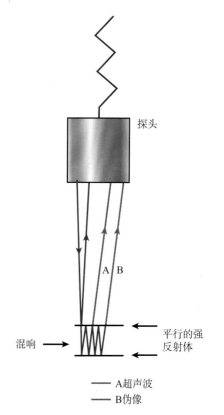

图1.14 超声波与平行强反射体作用产生的混响伪像。发射的超声波（红色向下的箭头）从第一个反射体反射回探头（红色向上的箭头），产生超声波信号，与实际反射体位置一致，但是，超声信号也在两个平行反射体之间多次折返，部分信号在两个（A）、三个（B）或更多的混响周期后返回到探头上。迟返信号从发射到接收的时间越长，超声图像上离实际反射体的距离越远。在临床成像中，混响伪像可以是远离实际的线性信号，或是多平行反射体形成的成束信号，使远场更为模糊（图1.13）

声影类似，混响主要影响远场结构的评估。在极少数情况下，混响可能表现为异常结构。例如，在胸骨旁左心长轴切面，来自前方结构（肋骨）的混响表现为主动脉根部的声像图内出现与前壁平行的线状结构，常易误诊为主动脉夹层的内膜片。

声束宽度伪像的命名用来表示两个不同来源的图像伪像。首先，超声束的三维成像的所有结构均以单个的断层显示。在声束的聚焦区，三维容积特别小，断层切片很窄。在远场区域，尽管声束边缘的信号强度开始减弱，但是较宽声束边缘出现的强反射体仍将重叠在声束中心区的结构上。而且，强反射体产生的声束旁瓣将显示在断层图像上相当于主声束的地方（图1.15）。

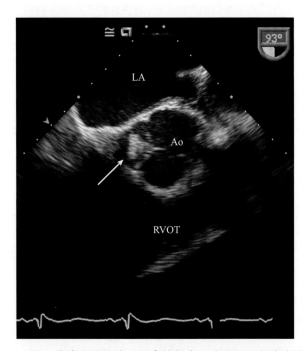

图1.15　声束宽度伪像。经食管超声心动图显示主动脉瓣明显的团块影（箭头所示），其实是无冠瓣的前位像，而其他切面证实主动脉瓣为正常的三叶结构。LA，左心房；Ao，主动脉；RVOT，右室流出道

第二种声束宽度伪像是在不同成像深度时产生不同侧向分辨率的后果。一个目标点看起来像一条线一样，其长度取决于在该点深度时的声束特点和反射信号的幅度。例如，金属瓣的钢结构受侧向分辨率下降的影响，使图像表现为直径超过实际结构。有时，声束宽度伪像被误诊为异常结构，如瓣膜赘生物、心内占位或主动脉夹层内膜片。

折射伪像是超声束在穿透目标区域前的近场组织时产生的两个相邻并排的双影像。该伪像常出现在胸骨旁主动脉瓣水平或左心室短轴切面，可见到第二个瓣膜或第二个左心室重叠在实际的瓣膜或左心室上。对于这种现象，可解释为发射的超声束在经过靠近探头的组织时，由于折射使其从直线的路径中发生偏

转。当这种折射声束被心内膜反射回到探头时，这种反射信号被认为是从发射脉冲的扫描线上发出的（图1.16），因此在错误的位置显示了图像。

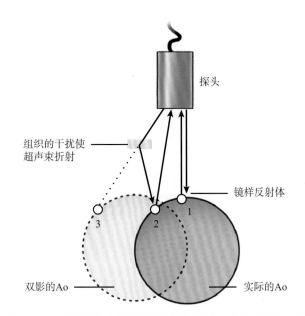

图1.16　二维超声心动图双影伪像形成机制示意图。超声束从左心室心内膜点1反射到探头，并在二维图像上以亮点显示正确的位置。稍后扫描过程中，超声脉冲被干扰组织折射使得声束从点2返回到探头。然而反射信号沿着发射扫描线显示（点3），因为这是假定的反射信号起点。Ao，主动脉横截面

距离模糊，发生于上一个周期的超声信号返回探头与下一周期的发射信号重叠，导致深层次结构似乎较实际位置更靠近探头。在心腔内出现非预期的解剖结构图像常与距离模糊相关，可以通过改变深度（或PRF）使其位置发生改变或消失。另一种距离模糊表现为在实际心脏的深部出现第二个心脏——垂直方位上的双重影像。其产生的原因是回声被某个靠近探头的结构（如肋骨）再反射，被心脏结构再反射，进而在正常两倍的时间被探头所接收。可通过降低深度或调整改变探头位置获得更好的声窗而消除或减轻这种伪像。

电子处理伪像很难被识别，随设备的不同而不同。此外，还有一些伪像在此未进行表述。

4.三维超声心动图

三维超声心动图是建立在二维超声的基础之上，采用更复杂的大量超声数据库采集和更复杂的图像显示操作（详见第4章）。三维超声的成像原理与二维相似，均受声束宽度、分辨率和帧频的影响。目前三维超声在临床实践应用中主要可以从不同角度立体显示解剖结构，如二尖瓣左心房侧的视图。二维超声的伪像也可以出现在三维超声上。

5.超声心动图的测量

使用轴向分辨率进行超声测量最为精确（如沿声

束方向测量）。超声测量一般采用前缘到前缘的测量或在黑白组织交界处进行测量。前缘测量法的原理是组织界面的第一次反射的检测最能反映实际位置所在，其后回声信号由于组织的反射、混响及回响相对延迟。前缘测量应用于M型超声研究，大多数文献都有效验证了超声心动图测量，也是临床测量决策的主要依据。

而在二维图像上识别组织前缘具有很大的挑战性。例如，胸骨旁左心长轴切面，区分左心室间隔心内膜的前缘与来自间隔心肌内部的信号。然而，心腔结构和大血管的二维测量是以组织的黑白界面来进行的，左心室的内径测量就是从间隔的黑白界面到后壁的黑白界面。以目前超声图像的质量，黑白界面实际上是组织-血液界面的合理表示，这是由于心内膜前缘和黑白界面近乎一致。对于大血管（如主动脉）的测量，黑白界面法的重复性优于二维前缘法，易识别，重复性好。尽管这种方法常用来估测大小或厚度，但测量小的立体或平面结构仍是个问题。

定量分析仍然存在一些问题，这是由于三维数据仍然以二维的图像浏览显示，测量是基于三维数据内的二维图像进行的。通过这种方法，三维超声心动图左心室容积的测量较二维超声更精确，相关内容将在第4章进行论述。

五、多普勒超声心动图

（一）多普勒速度数据

1.多普勒方程

多普勒超声心动图是基于与超声束相作用的微小的移动结构（如红细胞）所产生的背向散射信号的频移（表1.6）。举例来说，红细胞的多普勒背向散射类似于大雾中光线的散射，而图像成像类似于镜子中的反射影像。对于一个静止的目标，其大小远小于波长，超声将会发生任何方向上的散射，任何方向的散射信号的频率与发射频率相同；而一个移动的目标将背向散射信号返回到探头，使频率发生改变：当目标朝向探头移动，则频率增加，反之，目标背离探头，接收频率将低于原始发射频率（图1.17）。这种多普勒效应在日常生活中为大家熟知。一个关于声音变化的例子，如汽车鸣笛、汽笛或火车鸣笛朝着我们行驶时音调变高，反之，背离我们行驶时音调变低。

多普勒频移即探头发射频率（F_T）和探头接收到的散射信号频率（F_S）的差值。

$$多普勒频移 = F_S - F_T \qquad (1.8)$$

超声心动图可以检测心内血流速度，超声诊断的声波的频移一般在0～20kHz。血流速度（v，单位m/s）与多普勒频移之间的关系可表示如下。

表1.6　多普勒物理性质			
	定义	示例	临床应用
多普勒效应	移动目标的背向散射频率变化 $v = c \times \Delta F / [2F_T (\cos \theta)]$	速度越快，对应的多普勒频移越大，对于心内血流速度，频移范围为1～20kHz	超声系统显示速度，依据探头频率和多普勒频移，应用多普勒方程计算获得，假定$\cos\theta$为1
血流角度	声束与血流方向的夹角（θ）	当超声束与血流方向平行时，$\cos\theta$等于1，可以忽略角度	当存在夹角时，速度被低估，导致血流动力学测量误差
连续波多普勒	连续发射并连续接收整个声束方向上的多普勒信号	可测定声束方向上的高速血流，但不能准确定位深度	用于测量瓣膜狭窄或者反流的高速信号
脉冲多普勒	间断发射，并在一定时间间期内接收背向散射信号的深度	特定位置取样测速，测量范围受限	测定特定部位低速血流，如左心室流入道和流出道血流
脉冲重复频率（PRF）	每秒发射脉冲的数量	受限于超声波到达感兴趣区域并返回的时间，PRF决定可以明确测量的最大流速	深度在6cm时，脉冲多普勒可测量的最大速度约是1m/s
尼奎斯特极限	脉冲多普勒测量的最大频移为1/2PRF	速度的标尺范围，最上端和最下端，基线居中	深度越大，流速可测量值越小
信号混叠	血流频移超出尼奎斯特极限，不能判断	左心室流出道血流信号混叠时速度曲线的峰值被削掉，显示为反向频谱	引起注意，减少测量误差
取样容积	多普勒起源的部位	取样深度由发射和接收的时间间期决定，取样容积的长度取决于接收周期的时间	可调节取样容积的深度和长度，以获得目标血流
频谱分析	用于展示多普勒流速随时间变化的方法，以灰阶表示振幅	用于脉冲和连续波多普勒	频谱显示的速度范围、基线位置及时间刻度均可针对每个信号进行调节

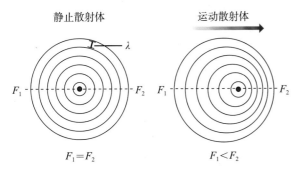

静止散射体　　　　　　运动散射体

$F_1 = F_2$　　　　　　$F_1 < F_2$

图1.17　多普勒效应。静止物体的散射（左）在各个方向上一样，并且与发射信号的波长和频率一样（无多普勒频移）。移动物体的散射（右）也是在各个方向上对称散射超声波，但是当散射体朝向探头移动时，频率（F_2）将高于远离探头移动时的频率（F_1），原因是散射体运动导致前方的波形更紧密，而后方的波形更疏散

$$v = c\,(F_S - F_T) \,/\, [\,2F_T\,(\cos\theta)\,] \qquad (1.9)$$

式中，c表示声波在血液中的传播速度（1540m/s）；θ表示声束与血流方向的夹角；2是因数，用于校正到达散射源与返回的传播时间（图1.18）。

声束与血流方向的夹角在计算血流速度时非常重要。0°或180°的余弦值为1，在与探头平行方向上朝向或离开探头的血流，即声束与血流平行时可省略该常数。相反，如果夹角为90°，余弦值为0，提示声束与血流方向垂直时将记录不到多普勒频移信号。

在心脏超声多普勒诊断中，尽量使声束与血流夹角最小，尽量平行，使得$\cos\theta$值接近1。心内血流的方向一般难以确定，且从二维图像上不能预测，特别是在异常的血流状态下更是如此，因此，尝试通过角度矫正来计算血流速度往往会存在较大误差。即使在二维平面图像上血流方向是显而易见的，但血流在仰角平面的方向仍不清楚，在流速计算时，如果有20°的夹角，将产生6%的偏差，而60°的夹角将使流速值低估近50%。因此，在诊断高速射流时应特别强调声束与血流夹角的重要意义，如瓣膜狭窄。虽然角度

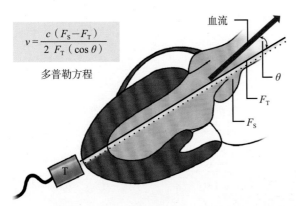

$$v = \frac{c\,(F_S - F_T)}{2\,F_T\,(\cos\theta)}$$

多普勒方程

血流

θ

F_T

F_S

T

图1.18　多普勒方程。血流的速度V可以根据血流的声速c、探头频率F_T、背向散射频率F_S及$\cos\theta$（超声束与血流方向之间的夹角）来计算。T表示探头

矫正在外周血管检查中应用很普遍，但是一直没被应用于心脏检查中，因为"矫正"可能是错误的。

2.频谱分析

当探头接收到背向散射信号时，发射和背向散射信号的差异是由这两种波形"比较"而决定的。这个过程往往比较复杂，因为在背向散射中包含了多种频率。经典分析这些复杂信号频率成分的方法称为快速傅里叶转换（FFT）。其他频率分析的方法也在应用，如模拟调频Z法。

频率分析产生的图形显示为频谱分析（图1.19）。频谱分析的显示一般采用横轴表示时间，基线零点在中央，朝向探头的频移为正，位于基线上方；背离探头的频移为负，位于基线下方。在任一点都存在多种频率，每个频率信号以像素的形式表示在垂直轴上，振幅（或响度）用灰阶表示，垂直轴的刻度表示血流速度（或频移）。因此，在每个时间点，频谱显示下列信息：

■血流方向

■流速（或频移）

■信号振幅

这些信息以4ms的间隔（250次/秒）在荧光屏上显示，同时进行数据采集。

3.连续波多普勒超声

连续波多普勒超声应用两个超声换能器晶体：一个进行连续发射，一个连续接收超声信号。这种类型的多普勒超声的主要优点是能够连续采样，因此可以精确测量高的频移信号（或高速血流），其不足就是整个取样线上的信号均被同时记录。尽管在整个声束线上有血流信号重叠，但某一特定血流常有其时相、形态及方向等特征能帮助我们正确辨认血流信号的来源。有时，需用其他的超声技术（二维超声、彩色及脉冲多普勒超声）才能确定多普勒信号来源的深度。

连续波多普勒超声最好使用非成像的带有两个晶体的专一探头。这种探头口径小，信噪比高，适合较小的声窗（如肋间隙），使得声束与血流方向夹角更小，尽可能平行。有些病例使用同步成像探头更有帮助，但是信号质量会打折扣，角度更难判断和调整，漂亮的二维图像和血流不能同时兼顾（不能同时叠加显示）。

只有认真仔细的操作才可以获得较为满意的频谱，边界光滑清晰，显示出峰值流速，频谱的起始和结束分界清晰。声波的音频信号起伏平缓且圆润。连续波多普勒速度曲线表现为频谱充填，因为在最高速度近端和远端的低速血流信号均能被记录下来。最高频移依赖于声束与血流方向的夹角，而夹角与振幅（灰阶强度）、形态和声波质量无关。"优质"的频谱信号在存在角度的情况下会低估流速测量值。确保夹角平行的最好方法就是多个声窗探查，多切面选择，使声束尽可能与血流方向平行，以获得可靠的峰值流速（即最大频移）。这样的速度测量值才可以认为是

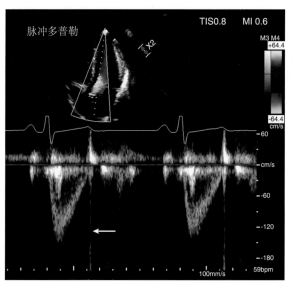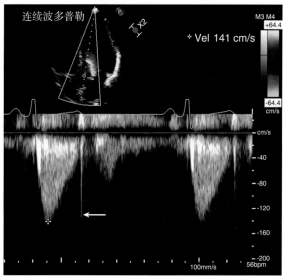

图1.19　脉冲多普勒（左）和连续波多普勒（右）图例。心尖切面显示标准左心室流出道切面，基线向上移动来显示前向血流。朝向探头的速度频谱位于基线上方，背离探头的速度频谱位于基线下方。在脉冲多普勒超声心动图，速度范围受尼奎斯特极限限制。以对应的信号振幅（dB）的灰阶显示速度。脉冲多普勒的包络线显示特定位置的单向速度。连续波多普勒曲线是被充填的，因为沿着整个超声束取样线的多处血流均被取样。箭头代表主动脉瓣关闭

接近平行的流速。

4.脉冲多普勒超声

脉冲多普勒超声心动图允许在心内的特定深度采集血流速度。脉冲超声原理是首先发射一个脉冲，然后间隔一段时间（由信号深度决定），探头再接收特定取样部位的背向散射信号。这种探头进行"发射—等待—接收"的时间周期在一定间期内重复发生，称为脉冲重复频率（PRF）（图1.20）。由于"等待"的间期与探测深度有关，声波发射到目标深度再反射回来需要一定的时间，所以随换能器探测的深度增加，需要的时间周期也长。因此，PRF具有深度依赖，探测深度越浅，PRF值越高，探测深度越深，PRF值越低。

脉冲多普勒的感兴趣大小或宽度、长度称为取

脉冲多普勒超声

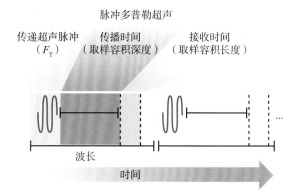

图1.20　脉冲多普勒超声示意图。脉冲多普勒中探头经历超声脉冲以探头频率（F_T）反复传递的周期，等候周期由信号发出至目标深度并返回所需的时间决定，接收时相为背向反射信号收集的时期。传播时间决定取样深度，接收时间决定取样容积大小。PRF，脉冲重复频率（次/秒）

样容积，因为信号是从该部位的少量血液容积中采集的，取样容积的宽度和高度取决于声束的几何形状。取样容积的长度可以通过改变探头的"接收"间期的长短进行调节。常规情况下，取样容积的长度为3mm，信号质量和分辨率达到相对平衡，但是在特殊病例也会使用较长的（5～10mm）或较短的（1～2mm）取样容积。

由于脉冲多普勒超声心动图不停地反复对返回信号进行取样，所以能做到精确测量频移（或速度）的最大值。要精确测量波长，需要每个心动周期至少采集两个波形。在取样容积的速度和（或）方向出现模糊的现象称为信号混叠（图1.21）。每个波长至少取样两次以准确分辨超声波频率。最大可探测频移（或尼奎斯特极限）是PRF的一半。

如果感兴趣区流速轻微超出尼奎斯特极限，信号混叠现象就会出现，频谱表现为信号被截断，下部的频谱翻转至顶部（图1.22）。出现这种情况时，可以通过移动基线（类似电子图片的剪切和粘贴一样）恢复预期的速度曲线，以便于测量最大流速。当流速远远超出尼奎斯特极限时，重复出现倒错，首先出现在对侧，然后折返到正向，以此类推。偶尔波形可以被辨识，多数情况下速度频谱波形模糊不清。非层流的湍流信号和混叠的高速层流信号在频谱分析时看起来（并且听起来）很相似。出现信号混叠可通过以下方法解决：

- 应用连续波多普勒超声
- 增加PRF至该深度最大值（尼奎斯特极限）
- 增加取样容积的数目（高PRF多普勒）
- 应用低频探头
- 调整基线位置至频谱边缘

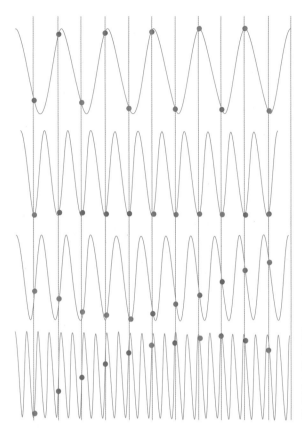

图1.21　信号混叠的原理。示意图显示以恒定的时间间隔采样（灰色线为间隔，红点为取样容积的位置），导致采样声波频率模糊，以波长的2倍采样，如上所示，正确测量声波频率。随着声波频率从上到下的增加，间歇性采样产生的表观频率较低，且与实际声波形的方向相反

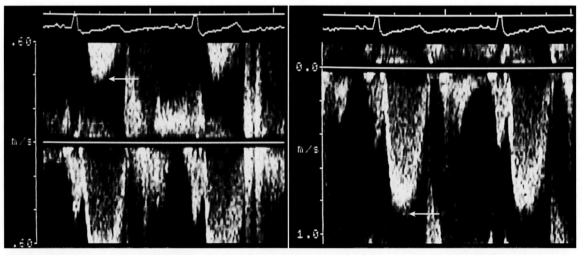

图1.22　脉冲多普勒信号混叠。心尖切面左心室流出道流速超出尼奎斯特极限，频谱曲线出现翻转（箭头）（左）；改变基线位置，图像类似剪切粘贴，恢复显示完整的频谱（右）

　　连续波多普勒（CW）对于解决高速血流的混叠现象非常可靠。对于稍微超过尼奎斯特极限（尼奎斯特极限的2倍以内）的混叠现象，也可以采用其他的方法。

　　高PRF多普勒通过增加模糊处理测量范围使得脉冲多普勒超声可以测量最大流速（图1.23）。当探头发射一个脉冲时，所有声束路径上的背向散射信号均返回探头。范围分辨率是通过分析最短时间间隔返回的信号做出距离判断。然而，取样容积2倍距离处的信号回到探头的时间正好是下一周期的"接收"阶

段。如此，2倍、3倍、4倍等以上取样深度所得到的谐波信号也可能被接收并加以分析。通常这些深度的信号强度很弱，几乎没有移动的散射体，其距离模糊可以忽略不计。相反，如果将取样容积置于感兴趣区距离一半的途中，从该取样容积（SV_1）及从第二个2倍远的取样容积（SV_2）背向散射回来的信号，在接收阶段一起到达探头（一个周期之后）。应用高PRF记录感兴趣区信号，可以在不出现信号混叠的情况下测量更高的流速（图1.24）。在近场使用更多的取样容积（3～4个）可以获得更高的PRF，当然这

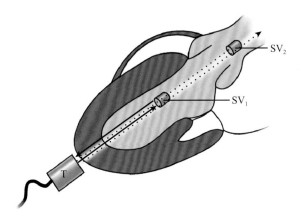

图1.23 高脉冲重复频率多普勒超声。该技术是基于一个给定的取样容积深度（SV₁），一些超声波可以穿透超过这个深度。在设定2倍深度的位置（SV₂）背向散射信号于下一周期的接收阶段返回到探头（T）。两个取样容积深度的信号被同步记录

种方法测量的局限性是有距离模糊。目前的频谱分析能显示各种不同取样深度的信号。对于连续波多普勒超声来说，判断信号的起源还需要参考其他参数。高PRF多普勒对于那些刚超过脉冲多普勒极限的流速的测定是有帮助的。当多普勒速度范围增加的时候，高PRF模式会自动启用。

5. 多普勒速度仪器控制
脉冲和连续波多普勒的仪器控制主要包括：
■ 功率输出——调节用于探头发射的电能
■ 接收增益——返回信号放大程度的调节
■ 壁滤波或高通滤波——消除心肌和瓣膜运动引起的低频多普勒频移（仅允许高频信号通过）
■ 基线移动——在显示屏上向下或向上移动零位线
■ 速度调节——增大或减小速度标尺（如上述讨论所叙，不超过各种类型多普勒的极限）

■ 动态范围——压缩信号振幅到灰阶
脉冲多普勒仪器调节包括：
■ 取样容积的深度
■ 取样容积的长度
■ 取样容积的数量（高PRF多普勒超声心动图）
三种主要的多普勒技术都可以和二维图像联合使用，尤其是彩色多普勒超声最为常见，脉冲多普勒在二维图像冻结状态下频谱质量较好，连续波多普勒的信号质量则在使用非成像的专一小口径探头使用时最好。

6. 多普勒速度数据伪像
许多多普勒伪像的产生类似二维成像，与超声的物理特性和声束几何形状有关。有些伪像为多普勒超声心动图所特有（表1.7）。

表1.7 多普勒超声伪像

伪像	结果
非平行成角	低估流速
混叠	不能测量最大流速
距离模糊	沿声束方向同时记录到1个深度以上的多普勒信号
声束宽度	相邻血流的多普勒信号重叠
镜面成像	显示基线上下均见单向频谱
电子干扰	带状干扰信号使得多普勒血流模糊
瞬时效应	超声波通过移动介质时速度发生改变，导致多普勒频移被轻度高估

临床上最重要的伪像是速度低估，这是由超声束和血流方向不平行造成的夹角而形成的（图1.25）。流速的低估不仅发生于脉冲多普勒，也见于连续波多普勒。多数见于瓣膜狭窄、反流或其他心内畸形需要

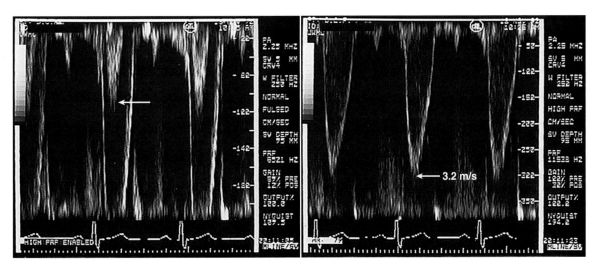

图1.24 高脉冲重复频率超声示例。这个病例，左心室流出道流速超过尼奎斯特极限的2倍，出现信号混叠，即使移动基线也不能消除（左），箭头所指可以清楚看到倒错现象。应用高脉冲重复频率多普勒主动脉瓣下血流最大流速得以测出（右）

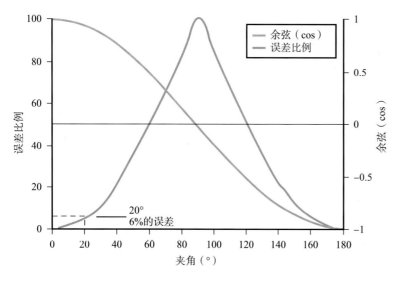

图1.25　成角对流速计算的影响。示意图显示声束与血流平行角度的重要性。对比夹角（横轴）cos值从平行角度时的1（0°或180°）到垂直时的0（90°）。多普勒方程式cos假定是1，而实际上夹角并不是平行的，因此造成一定的误差比例，从20°时仅有6%的误差到60°时50%的误差再到垂直血流时100%的误差。在垂直角度（90°）时，不能记录到任何血流

测量高速血流时。

　　在应用脉冲多普勒超声心动图时，信号混叠现象限制了最大可测量速度。如果检查者意识到混叠已经发生，必要时可采取适合的方法加以解决。混叠可以发生于非层流的湍流或高速层流。

　　距离模糊发生于连续波多普勒，是连续波多普勒的固有特性，也可出现于脉冲多普勒。如果取样容积置于靠近探头的位置，从取样容积2倍或3倍深度返回来的强信号将在下一个接收时间被探头接收到，可能被误认为是从取样部位发出的信号。例如，在心尖四腔心切面，将取样容积置于左心室心尖与二尖瓣环中间的位置时，将出现一个从"第二"取样容积产生的频谱显示跨二尖瓣的流入道信号。这种距离模糊现象用于高PRF多普勒模式。

　　声束宽度（旁瓣或栅瓣）影响多普勒信号，也发生于二维图像，在频谱图像上显示为相邻血流信号在空间上重叠，如左心室流出道和流入道血流可在同一频谱记录上获得，特别是在使用连续波多普勒时更为常见。同样，左心室流入道血流可重叠在主动脉瓣反流频谱上（图1.26）。

　　镜面伪像是频谱分析中常出现的伪像，表现为在实际血流频谱的反方向上出现对称性较弱的频谱波形（图1.27）。通过降低功率或调低增益可以减轻或消除镜面伪像。但要区别于声束与血流方向近乎垂直时造成基线两侧均出现血流信号的情况。

　　电子干扰显示为跨频谱图像的信号带，并能模糊血流信号。这些伪像是由在超声检查环境中其他电子仪器屏蔽不好所致，尤其是在重症监护室、介入导管室或手术室。

　　瞬时时间效应是指超声波穿过移动介质时传播速度的变化，如血流。这种效应与多普勒效应不同（后者影响背向散射信号），而瞬时时间效应是使用瞬时血流探头测量血流容积的基础。在频谱图

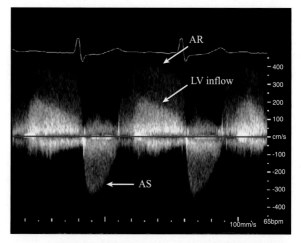

图1.26　多普勒声束宽度伪像。心尖声窗连续波多普勒记录显示主动脉瓣反流（AR）和舒张期左心室流入道血流重叠，这是由于超声束包含了这两个血流。亮线为人工二尖瓣瓣环运动。AS，主动脉瓣狭窄；LV inflow，左心室流入道血流；AR，主动脉瓣反流

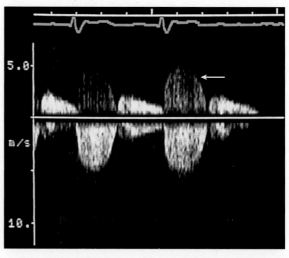

图1.27　镜面多普勒伪像。镜面伪像表现为倒转的较弱的多普勒信号（箭头所指）

像上，瞬时时间效应可引起某点的速度范围稍变宽（在纵轴上"模糊"），这样可能引起血流速度的高估。

（二）彩色多普勒血流成像

1. 基本原理

彩色多普勒血流成像的基础是脉冲多普勒超声心动图。但是，沿超声声束并非仅仅一个取样容积，沿每条取样线需要评价多个取样容积或者多通道（图1.28）。通过综合相邻多条扫描线上的信息，生成了二维心腔内的血流图像。

沿每条扫描线发射超声脉冲，然后沿该条扫描线从每个"通道"或者取样容积接收背向散射回来的信号（表1.8）。为了精确计算速度，一般在每条扫描线设置数个脉冲（一般为8个），称为脉冲长度（图1.29）。对于常规脉冲多普勒，PRF由脉冲多普勒信号的最大深度决定。对每个部位的8条取样线上获得的信息进行分析可以得到沿每条扫描线每个取样部位的平均速度。平均速度是用彩色标尺表示的，颜

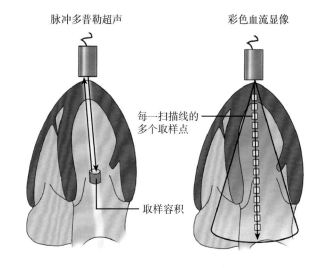

图1.28　彩色多普勒血流成像。对于脉冲多普勒，取样容积深度决定超声束传播到目标深度并返回的时间（左）。彩色血流成像，沿声束方向上设置多个取样容积门控，并在二维图像上重复这一过程（右）

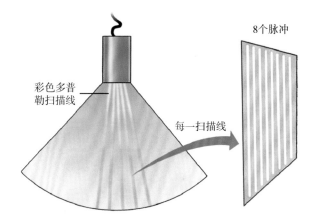

图1.29　彩色多普勒血流成像脉冲长度。沿每条彩色多普勒扫描线有多个彩色脉冲（通常8个）发射和接收，以获得足够的速度分辨率

色表示血流方向，朝向探头为红色，背离探头为蓝色，色彩的亮度表示速度的大小，最大到尼奎斯特极限。速度的变异用绿色叠加显示，提示8个脉冲群的平均速度有很大的变异性，包含高速血流的混叠和湍流信号。在成像平面的每条相邻扫描线上，上述信号处理过程重复进行，而每个处理过程都需要一定的时间，这个时间取决于声波在组织中传播的速度。图像更新的快速性（即帧频）取决于上述各综合因素。

2. 彩色多普勒仪器控制

彩色多普勒成像某种程度上依赖于每个特定的超声设备特性。然而，操作者可以对设备的许多参数进行调节，因此应仔细注意仪器的设置以获得最佳的检查效果。

彩色血流成像通常受以下因素影响而变化：

■彩色标尺（速度大小和方向）

表1.8　彩色多普勒血流成像			
	定义	示例	临床应用
取样线	二维图像上多条取样线显示多普勒数据	取代一个深度取样的背向散射信号（如脉冲多普勒），沿声束的多个深度的信号被分析	取样线越多，多普勒信号越密，帧频越慢
脉冲长度	每条取样线上的脉冲数目	每个脉冲背向散射的平均值即平均流速	数量越多，平均流速越准确，帧频越慢
扫描扇角的宽度	二维和彩色图像显示的宽度	扇角宽度越多，需要的取样容积越多或速度线越稀疏	窄扇角可以获得更高的取样线密度及更快的帧频
扫描扇角的深度	彩色多普勒图像显示的深度	扇角的最大深度决定脉冲重复频率（同脉冲多普勒）及尼奎斯特极限	显示目标区域血流所需的最小深度提供最佳彩色显示
彩色标尺	多普勒速度和方向的彩色显示	多数系统采用红色表示朝向探头的血流，蓝色表示背离探头的血流	在尼奎斯特极限范围内可以调节彩色标尺的基线和最大流速
变异	沿取样线不同深度平均速度的变异程度	通常由绿色表示，重叠在红蓝速度标尺上。这个功能可以开启或关闭	变异显示主要突出血流紊乱和高速血流，但是即使是正常血流，如果超过尼奎斯特极限，也会显示变异

■速度范围（在尼奎斯特极限的深度范围内）
■彩色标尺的零基线位置
■彩色标尺的其他变化

在共同的诊断目标即最佳优化显示及分辨异常的血流形式下，操作者常根据习惯设置个性化的彩色标尺。

彩色血流成像的速度范围由尼奎斯特极限决定，就像常规的脉冲多普勒一样，可测量范围可以通过基线的移动、脉冲重复频率的改变或图像深度的改变来调整。另外，速度范围可以设置为稍低于尼奎斯特极限以增强对低速血流的显示，如肺静脉血流。

彩色多普勒功率输出和增益可以被调节，使增益刚刚低于随机的背景噪声。通过"壁滤波"的调整，可以去除背景噪声下的低速血流信号。许多设备都允许二维或多普勒返回信号的调整（依赖信号强度）。另外，通过降低二维增益来优化彩色血流显示，因为二维信号增益过高时，设备并不显示顶部结构的血流信号。

或许彩色血流成像最重要的技术因素是帧频的优化。彩色血流的帧频依赖于扇形的宽度、深度、脉冲重复频率和每扇形内取样容积的数量。操作者可以通过聚焦感兴趣区血流、缩窄扇形宽度及尽可能减小深度来优化帧频（图1.30）。通过以上调节仍不能满足时间血流异常时，使用彩色M型扫描感兴趣区是有帮助的（如主动脉瓣反流）。

3.彩色多普勒血流显像的伪像

彩色多普勒伪像与二维图像和多普勒血流成像的物理特性有关（表1.9）。声影可导致强反射体的远场既无二维图像的显示也无血流信号的显示。

幻影是在解剖结构上短暂（1～2帧）重叠大范围的彩色图像，并且与其下的血流类型关系不大。这种伪像由移动体的强反射造成（如人工瓣）。典型的幻影多是单一颜色（红色或蓝色），每一个心动周期都不一样。

表1.9 彩色多普勒伪像	
伪像	表现
声影	在强反射体远场无血流信号
幻影	覆盖解剖结构的彩色短暂闪动，与血流模式无关
背景噪声	由于增益过高，在二维扇图出现闪烁的色彩斑点
血流信号低估	由于增益不足，造成彩色血流信号丢失
成角	在成像平面上，由血流与声束之间的夹角引起色彩变化（或在90°时消失）
混叠	颜色显示中被"裹起来"导致即使在层流也出现"色差"显示
电子干扰	二维图像上线性或复杂的彩色模式

彩色多普勒增益调节对彩色血流成像有显著影响，过强增益将产生随机背景噪声，导致二维图像出现单色闪烁。相反，过低的增益将导致血流图像显示的范围较实际的缩小，称为"dial-a-jet"效应。绝大多数有经验的超声心动图操作者推荐的增益大小应正好比随机背景噪声低一些，以便达到最佳的血流信号显示效果。

对于任何多普勒技术，每个扫描线声束与血流方向的夹角都会影响彩色显示的方向和速度。因此，穿过成像平面的单一血流速度在一个扇面的一侧显示为红色（朝向探头），而在扇面的另一侧显示为蓝色（背离探头），而在扇面的中央血流方向与声束垂直，显示为黑色区域（图1.31）。

在给定深度流速超过尼奎斯特极限将导致血流混叠。在彩色血流显示，混叠表现为血流信号的"包裹"，类似于频谱显示所见的信号"包裹"，因此朝向探头的混叠流速颜色（应显示为红色）看起来好像离

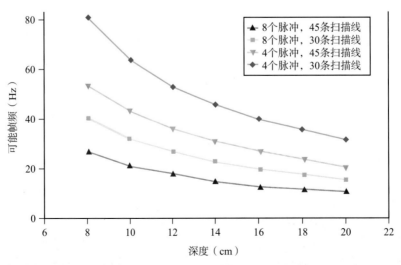

图1.30 彩色多普勒帧频。最大彩色多普勒帧频（纵轴）和深度（横轴）的关系图表显示，每帧有30～45条扫描线，每条扫描线4～8个脉冲。注意，深度16cm时，只要减少脉冲长度到4或扇角缩小到30条扫描线，帧频就可以达到20或更高

开探头似的（显示为蓝色）。彩色血流混叠现象比较常见。例如，心尖四腔心切面左心室流入道血流看起来为红色，然后变成蓝色（因混叠现象的缘故）（图1.32）。彩色混叠的优势是可以定量分析血流，这是基于近端等速表面法（PISA法），详见第12章。在有些情况下，混叠现象并不总表示湍流的存在。

彩色血流的电子干扰与设备有关。像其他电子干扰伪像一样，多数因受其他设备干扰，或几种设备同时工作（如在手术室、重症监护室等情况下）而导致。有时电子干扰看起来是沿很少几条扫描线的图像中有线性多色带出现，有时看到更为复杂的情况。值得注意的是，有时电子干扰会导致彩色信号受抑制。这种伪像因缺少正常的前向血流而被识别出来。

（三）组织多普勒

多普勒原理也应用于测量心肌组织的运动，脉冲

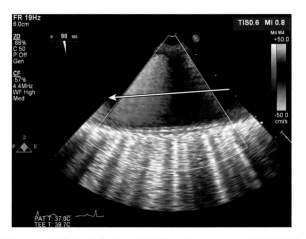

图1.31　彩色多普勒血流显示的夹角效应。TEE显示胸降主动脉长轴收缩期血流从右向左流过（如箭头所示）。但是，图像右侧的血流为红色（朝向探头），图像左侧的血流为蓝色（背离探头），中央为黑色，此处血流与声束垂直

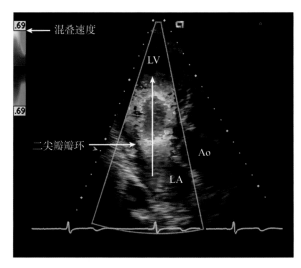

图1.32　彩色多普勒血流成像的信号混叠。正常左心室流入道血流（上）在二尖瓣环水平显示由红到蓝的混叠，这是由于速度超过尼奎斯特极限值（69cm/s）。Ao，主动脉；LA，左心房；LV，左心室

多普勒是将取样容积置于心肌组织的特定位置，彩色多普勒则在整个平面显示心肌的运动。多普勒的基本原理同样适用于组织多普勒。组织多普勒的振幅高，所以功率输出和增益设置比较低，而其速度非常低，所以速度范围比较小（详见第4章）。

脉冲和彩色多普勒速度都具有角度依赖性，显示朝向探头还是背离探头运动。脉冲组织多普勒用频谱表示，可精确测量速度数据。彩色组织多普勒和其他彩色图像一样，显示朝向或背离探头的运动所构成的平均速度。组织的应变和应变率成像详见第4章。

六、生物学效应与安全

心脏超声诊断应用目前还没有已知的不良生物学效应。超声波有潜在的生物学效应与暴露强度有关。因此，内科医师和超声科医师必须对该技术应用的安全性进行评估，了解其潜在的生物学效应。

（一）生物学效应

超声生物学效应（表1.10）分为以下三个基本类型：

■ 热效应
■ 空化效应
■ 其他（如剪切力和微流）

在诊断性超声检查过程中主要产生热效应。当超声波穿透组织时，声波的机械能被吸收而产生热量。温度增加的速率 dT/dt 依赖于在给定频率（α）、密度

表1.10　超声安全性的术语

	定义	示例	临床应用
暴露强度（I）	暴露强度取决于功率和面积 $I=$ 功率（W）/ 面积（cm^2）	常用方法为SPTA和SPPA	探头输出和组织暴露影响患者总的超声波暴露
热效应	超声能量被组织吸收引起组织发热，由热指数（TI）表示	组织发热的程度受组织密度和血流影响 热指数是反射声波输出功率与组织温度上升1℃所需功率的比值 在多普勒和彩色血流成像中最为重要	总超声暴露与探头频率、输出功率、聚焦、深度和检查时间密切相关 当热指数超过1时，需要考虑检查获益和潜在的生物学效应并进行权衡
空化效应	超声波小气泡的产生和振动	机械指数（MI）是指稀疏峰压与探头频率平方根的比值，MI在二维图像中最为重要	微泡的产生或振动伴随较高强度的暴露 需要监测功率输出和暴露时间

注：SPPA.空间峰值脉冲均值；SPTA.空间峰值时间均值

（ρ）、组织的特殊热（C_m）及超声暴露强度（I）时组织的吸收系数。

$$dT/dt = 2\alpha I/\rho C_m \qquad (1.10)$$

由于血流经过组织（对流散热）和热扩散，超声暴露导致的温度上升被抵消。较致密组织（如骨骼）的产热比较低密度的组织（如脂肪）产热快。然而，对于特定的组织，实际温度的预测很难，一方面是由于整体生物系统的复杂性，另一方面是由于暴露的强度很难精确评估。另外，组织产热的实际程度依赖于探头频率、焦距、输出功率、深度、灌注和组织密度。

空化效应是声束引起小气泡的产生或振动。空化效应只有在高强度的暴露时才易于发生。微泡共振（体积的增大或缩小）依赖于其与声波的空间关系，共振频率F_0与微泡直径R_0的关系为

$$F_0 = 3260/R_0 \qquad (1.11)$$

微泡可以由超声引起微小空化核的膨胀所产生。诊断用超声还没发现存在超声暴露引起的空化现象。然而，这个效应在充满气体的微泡被引入超声场的情况下可能更有意义，正如声学造影超声心动图中的那样。

其他生物学效应仅当远高于诊断超声的暴露时才会发生。这些效应包括微束、扭力及其他复杂生物学效应。

（二）安全性

超声暴露强度（I）有多种表达方式。最常用的测量声强的单位是单位面积上的功率，其中，功率由能量除以特定时间间期而得。

$$I = 功率（W）/面积（cm^2） \qquad (1.12)$$

最高总强度可以描述为暴露期间（平均时间）平均声束内的最高暴露（空间峰值），可称为空间峰值时间均值（SPTA）强度。另一个常用测量标准是空间峰值脉冲均值（SPPA），定义为在空间某部位的平均脉冲强度，此处脉冲强度是最大的。美国FDA提供了心脏应用中最大可允许的I_{SPTA}极限值：可调特殊应用极限430mW/cm^2。

测量超声照射强度的主要局限性是当测量探头的输出是直线向前时，由于组织的衰减和其他相互作用，估测实际组织的照射量变得更加困难。此外，组织照射仅受发射时间长短和超声束在组织中特定部位停留的时间限制，而我们认为这两者都比总检查时间要短些。其他与之相关的指标已经建立，便于在超声诊断中更好地用于确定照射剂量。基本参数包括热指数（TI）和机械指数（MI）。

软组织的TI是指探头发射功率与组织升高1℃所需的功率的比值。

$$TI = W_p/W_{deg} \qquad (1.13)$$

式中，W_p表示由输出功率和声衰减计算出的功率参数；W_{deg}是组织升高1℃需要的功率的估测值。对于与心脏超声关系不大的骨骼或颅骨，其各自有着不同的热指数。

MI描述的是超声的非热效应（空化效应和其他效应），即峰值稀疏压力与探头频率平方根的比值，其方程式为

$$MI = [\rho_{r.3}/(f_c^{1/2})]/C_{MI} \qquad (1.14)$$

式中，C_{MI}等于1MPa/MHz$^{1/2}$；$\rho_{r.3}$是衰减的峰值稀疏压（用MPa表示）；f_c是探头中心频率，单位为MHz。

MI或TI值小于1通常认为是安全的；数值越高预示生物学效应的可能性越高。MI或TI这些指数仅在超过1时才显示在仪器荧光屏上。若是这些指数更高，需要权衡超声暴露的潜在风险和超声诊断检查的获益程度（图1.33）。在使用多普勒和彩色血流成像时最重要的是考虑TI，而使用二维超声成像最重要的是要考虑MI。

虽然诊断用心脏超声对成人没有相关的风险，但

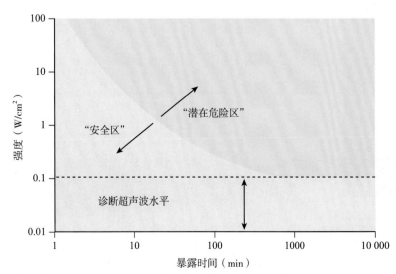

图1.33　超声波潜在生物学效应。根据超声强度和暴露时间划分安全区和潜在有害区。虚线表示诊断超声应用的安全上限。

引自Bushberg JT, Seibert JA, Leidholdt EH, et al: The essential physics of medical imaging, ed 2, Philadelphia, 2002, Lippincott Williams & Wilkins, 2002, Fig.16.21.

是建议谨慎遵循一定的注意事项：

■ 仅在有临床指征时（见第5章）才考虑进行超声心动图检查，作为被批准的研究项目的一部分，或在适当的教学背景下进行。

■ 熟悉每台设备的不同检查模式（二维和多普勒）下的输出功率和暴露强度。

■ 在采集必要信息的前提下，尽可能控制输出功率和照射强度。

■ 及时更新与可能的不良反应相关的任何科学发现或者资料。

这些原理总结为ALARA法则（最低剂量原则），其核心概念是仅在必要时才使用超声，并将超声照射时间和强度控制在最小。

超声心动图检查清单

基础理论

	超声心动图图像优化	
仪器调节	数据优化	临床问题
探头	• 为满足临床需求，采用不同的探头类型和发射频率 • 针对不同患者组织穿透力和超声模式（多普勒vs.成像）可以调节发射频率	• 提高探头频率可以改善分辨率，但是会降低穿透力 • 孔径越大，提供的聚焦声束越多
功率输出	• 功率输出反映发射到组织的超声能量总和 • 高功率输出导致更高的组织穿透力	• 必须考虑到潜在的生物学效应 • 需要监测检查时间、热指数和机械指数
图像模式	• 大多数临床检查标准使用二维成像 • M型超声提供沿扫描线的高时间分辨率图像 • 三维成像可提供直观的空间结构关系	• 心腔和血管的最佳测量需要多种成像模式结合
探头位置	• 声窗避开了肺和骨组织对声束穿透组织的干扰 • 经胸声窗主要包括胸骨旁、心尖、剑突下和胸骨上窝 • TEE声窗包括食管高位和胃底	• 选择患者最佳体位对心脏的声窗至关重要 • 当声束垂直进入组织时成像的分辨率最佳 • 当声束与血流平行时多普勒信号最佳
深度	• 调节深度以显示感兴趣区结构 • 脉冲重复频率依赖图像最大深度	• 图像浅则图像分辨率高 • 沿声束方向上图像轴向分辨率最佳 • 侧向和纵向分辨率依赖每个深度的超声束立体几何形态
扇角宽度	• 标准宽度为60°，但是窄角的扫描线密度和帧频更高	• 在优化图像时根据需求可以调节扇角宽度 • 扇角太窄可能损失重要的解剖结构或多普勒表现
增益	• 总增益影响超声的反射信号	• 增益过高干扰边界识别 • 增益过低导致不能显示组织界面的反射
时间增益补偿（TCG）	• TCG调节增益不同于声束方向，补偿衰减效应	• 理想的TCG曲线导致近场图像和远场一样明亮
灰阶或动态范围	• 超声振幅以分贝值的灰阶表示	• 使用动态范围或压缩控制调节显示振幅的范围，以优化图像
谐波成像	• 谐波频率与基波频率成比例，但是传播深度增加	• 谐波成像可改善心内膜识别，减少近场和旁瓣伪像 • 快速运动的结构，如瓣膜，谐波图像显得较基波图像更厚 • 轴向分辨率下降
聚焦深度	• 探头设计参数常影响聚焦深度，其参数包括排列模式、孔径大小和声波聚焦	• 超声束绝大部分聚焦位于近场和远场的连接部 • 探头设计满足更长的聚焦区。在一些病例检查中可以调节聚焦区
放大模式	• 超声图像可以被限制于较小的深度范围和较窄的扇角	• 放大模式被用来测量标准切面下面积
心电图	• 心电图信号对于触发数字动态图像的获取非常必要	• 噪声干扰或心电图振幅太低可导致不正确的触发或不完整的心动周期

多普勒图像的优化

模式	数据优化	常见伪像
脉冲多普勒	• 在图像冻结状态下二维指导 • 与血流平行 • 缩小取样容积 • 尼奎斯特极限时速度标尺 • 混叠时调整基线 • 减低壁滤波 • 调节增益与动态范围	• 角度不平行导致流速低估 • 信号混叠；尼奎斯特极限＝1/2脉冲重复频率 • 信号强度或噪声
连续波多普勒	• 专用非成像探头 • 与血流方向平行 • 调节速度标尺以便血流适当并全部显示 • 用于高通滤波 • 调节增益和动态范围	• 不平行导致流速被低估 • 距离模糊 • 声束宽度 • 瞬时效应
彩色多普勒	• 对血流使用最小深度和最窄扇角以获得最佳帧频 • 调节增益恰好在背景噪声之下 • 彩色标尺在尼奎斯特极限水平 • 降低二维增益以优化多普勒信号 • 三维血流成像可以显示接近受限瓣口射流几何形态的大小和形状	• 阴影 • 幻影 • 电子干扰

（江 勇 王 浩 译 陈雅婷 校）

推荐阅读

超声波基础理论

1. Kremkau FW：*Sonography Principles and Instruments*，9th ed，Philadelphia，2015，Saunders.

Basic textbook with concise clear text and informative illustrations In addition to the physics of ultrasound, detailed chapters address ultrasound transducers, imaging instruments, Doppler principles, artifacts, and safety. Each chapter has a review section with multiple-choice questions. A comprehensive examination(with answers) is included. Highly recommended for physicians and sonographers who perform or interpret echocardiograms.

2. Bushberg JT，Seibert JA，Leidholdt JR，et al：Ultrasound. *The Essential Physics of Medical Imaging*，3rd ed，Philadelphia，2011，Lippincott Williams & Wilkins.

Concise but detailed summary of ultrasound physics for the physician. Sections include characteristics of sound, interaction with tissue, transducer design and beam properties, resolution, image acquisition, artifacts, Doppler ultrasound, and bioeffects.

3. Owens CA，Zagzebski JA：*Ultrasound Physics Review*，Pasadena，CA，2009，Davies.

Review of ultrasound physics for the beginning student. Concise text with clear schematic illustrations and tables. Topics covered include physics of diagnostic ultrasound, image storage and display, Doppler instrumentation, and bioeffects. Questions for review included with each chapter. Additional suggested readings.

4. O'Brien WD，Jr：Ultrasound-biophysics mechanisms，*Prog Biophys Mol Biol* 93：212-255，2007.

A detailed discussion, including mathematical principles, of ultrasound bioeffects including ultrasound waves, acoustic propagation, impedance and attenuation, interactions with tissues, and the mechanisms and magnitude of thermal and nonthermal bioeffects. 285 references.

生物学效应与安全性

5. Barnett SB，Haar GR，Ziskin MC，et al：International recommendations and guidelines for the safe use of diagnostic ultrasound in medicine，*Ultrasound in Med & Biol* 26：355-366，2000.

Review article based on symposium sponsored by the World Federation for Ultrasound in Medicine and Biology(WFUMB) comparing national and international recommendations on the safe use of diagnostic ultrasound. Includes a summary of U.S. Food and Drug Administration (FDA) regulation by application-specific limits on acoustic power and the newer approach of user responsibility for appropriate use based on real-time display of safety indices.

6. American Institute of Ultrasound，Medical Ultrasound Safety，3rd Ed. 2014. ISBN 1-932962-30-1 http：//www.aium.org/officialStatements/39 (Accessed 24 May 2016).

This book includes sections on bioeffects and biophysics, prudent use and implementing ALARA.

7. Fowlkes JB：American Institute of Ultrasound in Medicine consensus report on potential bioeffects of diagnostic ultrasound：executive summary，*J Ultrasound Med* 27：503-515，2008.

American Institute of Ultrasound in Medicine (AIUM) Consensus Development Conferences on ultrasound safety and bioeffects including contrast agents and thermal and nonthermal effects. This issue of the Journal of Ultrasound Medicine includes five additional papers on each aspect of ultrasound safety.

8. Shankar H，Pagel PS：Potential adverse ultrasound-related biological effects：a critical review，*Anesthesiology* 115（5）：1109-1124，2011.

Detailed review of the biologic effects of ultrasound including a table with definitions of terminology and sections on thermal effects，mechanical effects，safety standards，and known biologic effects of ultrasound. The authors conclude that，although ultrasound has the potential to cause adverse effects，there have been no major reports of harm in humans.

9. Bigelow TA，Church CC，Sandstrom K，et al：The thermal index：its strengths，weaknesses，and proposed improvements，*J Ultrasound Med* 30（5）：714-734，2011.

Review of the TI as a measure of diagnostic ultrasound exposure，with a discussion of possible limitations including focusing，time dependence，temperature，and nonlinear propagation. The AIUM Output Standards Subcommittee recommends resolution of inconsistencies in the current TI calculations and that efforts continue to develop a new indicator of thermal risk. 40 references.

一、基本成像原则

（一）断层成像

超声心动图显示心脏结构和血流的断层图像，其形态类似于薄层的心脏病理切片。二维超声心动图切面仅可显示此平面中的解剖细节，因此，对心腔和瓣膜的全面评价需要整合多个图像平面的信息。横跨多个图像平面的细小结构（如冠状动脉）则难以全面评估。另外，心脏的收缩活动及呼吸所致的心脏移动会导致某一结构进入或移出成像平面。其中，心脏位置的呼吸性变化根据其时相较易识别，而心脏舒缩活动中扫查结构的变化因在二维图像上并不明显，故较难识别。心脏相对于周围结构的活动可通过如下三个方向去描述：

- 平移（心脏作为一个整体在胸腔内运动）
- 旋转（沿左心室长轴进行的圆周运动）
- 扭转（左心室心尖及基底部不同幅度的旋转运动）

即使二维图像平面位置固定不动，其显示的结构也可能会因心脏的收缩和舒张而有所不同。例如，在心尖四腔心切面，收缩期与舒张期显示的节段可能就有所不同，且这些不同节段通常由不同的冠状动脉供血。与断层成像相比，三维超声心动图成像范围更大，显示更直观。其缺点是空间分辨率及时间分辨率较低，另外，与二维超声心动图类似的是其也受到呼吸活动及心脏运动的影响（见第4章）。所以，超声心动图检查时二维与三维技术应结合使用。

（二）标准切面的命名

每个断层切面由其声窗（探头所在的位置）和视野（图像平面）进行命名（表2.1）。三个标准的相交的超声心动图切面由心脏的轴（主要参照左心室）来决定，而不是依靠骨性或者体表的标志（图2.1）。心脏位置的主要参考点是心尖（左心室的尖部）和基底（房室瓣环平面）。超声心动图检查的四个标准图像平面如下：

■ 长轴切面：平行于左心室长轴，切面经过左心室心尖及主动脉瓣中央，与二尖瓣环前后径重合。

■ 短轴切面：垂直于左心室长轴切面的系列切面，可显示左心室、二尖瓣及主动脉瓣，断面呈圆形。

■ 四腔心切面：经过心脏的心尖和基底，与短轴切面垂直，与二尖瓣环及三尖瓣环的内外径重合，显示左、右侧的心房及心室。

■ 两腔心切面：经过心脏的心尖和基底，与短轴切面垂直，介于长轴切面及四腔心切面中间，显示左心房及左心室。

表2.1　经胸超声心动图切面及方位的命名
声窗（探头的位置）
胸骨旁
心尖
剑突下
胸骨上窝
图像平面
短轴
长轴
四腔心
两腔心
参考方位
心尖 vs. 基底
外侧 vs. 内侧
前方 vs. 后方

除心尖-基底方向之外，其他关于方向的标准术语是内-外方向（短轴或四腔心的水平轴）和前-后

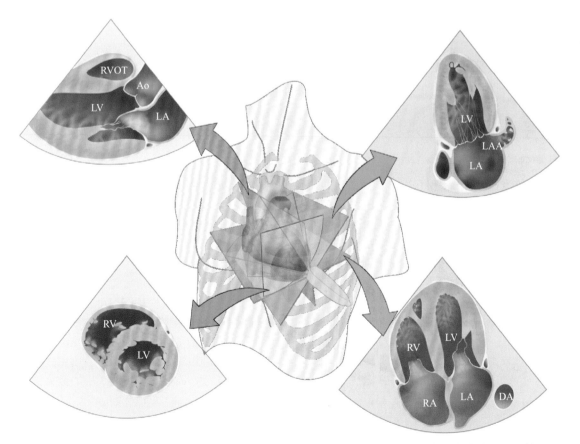

图2.1　经胸超声心动图基本切面。长轴切面（紫色箭头所指）经过左心室心尖及主动脉瓣。短轴切面（红色箭头所指）与长轴切面垂直，故左心室呈圆形。两腔心切面（蓝色箭头所指）和四腔心切面（绿色箭头所指）与长轴切面三者之间的夹角约为60°，且均垂直于短轴切面。四腔心切面显示左、右心室和左、右心房。两腔心切面显示左心室和左心房。RVOT，右心室流出道；Ao，升主动脉；LA，左心房；RA，右心房；LV，左心室；RV，右心室；LAA，左心耳；DA，降主动脉

方向（短轴或长轴的垂直轴）。三维超声心动图的解剖定位也使用同样的术语。

声窗是指探头所在的位置，透过该位置超声波可以进入心脏。因为胸廓及邻近的肺气阻隔，可用的声窗有限。因此，患者的体位和检查者的经验是获取有诊断价值图像的关键。经胸超声心动图的图像主要通过胸骨旁、心尖、剑突下和胸骨上窝等声窗获得。超声心动图检查所需的探头移动方式有如下几种（图2.2）：

- 将探头移动至胸廓的其他位置
- 倾斜探头以摇动的形式扫查同一断层平面内的不同结构

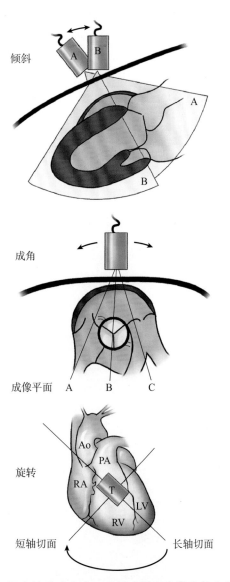

图2.2　探头的移动方式。以探头置于胸骨左缘为例示意探头的移动方式。倾斜："摇动"探头，获得在同一平面内的两幅切面图像（A和B）。成角：探头成角移动，获得不同的切面（由线A、B、C代表的均垂直于图中平面的三个平面）。旋转：保持探头的朝向及与胸壁的相对位置关系不变，圆周向旋转探头以获得新的切面图像。Ao，升主动脉；PA，主肺动脉；RA，右心房；LV，左心室；RV，右心室

- 从一侧到另一侧成角移动探头，以获得不同的稍平行于原始图像平面的断层平面
- 在相同位置旋转探头，以获得相交的图像平面

（三）图像方位

大部分超声心动图是采用美国超声心动图学会成人相关指南的图像方位规则，有部分小儿超声心动图医师使用其他的规则。指南推荐的图像方位为探头的位置（扇形的顶点）在屏幕的上方，因此靠近探头的结构显示在图像顶部，远离探头的结构显示在图像底部。那么，经胸四腔心切面心尖显示在图像顶部（因为其距离探头最近），而经食管超声心动图的四腔心则为心尖显示于图像底部（因为其距离探头最远）。这种定位方法有助于迅速识别超声波伪像（如声影和混响），因为所有的声窗和切面超声波信号的起源位置都一样。

对于短轴切面，外侧的心脏结构显示在屏幕的右侧，内侧的结构显示在左侧，犹如观察者从心尖往心底部观察心脏。在长轴切面，心脏底部的结构（如主动脉瓣）显示于右侧，心尖位于左侧，犹如观察者从患者的左侧观察心脏。四腔心切面时，外侧结构居右，内侧结构居左（短轴切面也是如此）。这样，对于正常的心脏而言，左心室就在屏幕的右侧，右心室则在屏幕的左侧。

（四）检查技术

超声心动图检查由内科医师完成，或者在有资质的内科医师指导下由受过训练的心脏超声技师完成。床旁即时超声心动图检查则由其他专业医师在其执业范围内完成。已有针对心内科医师、麻醉科医师、超声技师及其他专科医师的超声心动图教育培训的指南发表，列于第5章参考文献中。

经胸超声心动图检查时，需先知悉相关的临床资料，既往影像检查结果及当前检查的指征，记录年龄、身高、体重及血压。无论采用左侧卧位还是仰卧位，患者体位应舒适。粘贴心电图电极片，获取单导联心电图（通常为Ⅱ导联）以协助确定心脏活动的时相。特别制作的超声心动图检查床（在心尖位置附近留孔）有利于将探头准确放置于心尖处。将探头置于胸壁或上腹部，水溶性耦合剂可隔绝皮肤与探头之间的空气，有利于声束传导。超声心动图检查所需的时间取决于临床情境，所需时间短的情况如判断危重患者是否存在心脏压塞，须在数分钟内完成，所需时间长的情况如复杂瓣膜病变或先天性心脏病的超声定量检查可能需要1小时以上才能完成。

（五）图像质量

图像质量取决于超声波的组织穿透力、探头频率、仪器设置及超声医师的技术水平。超声波的组织穿透力（或超声波到达心脏结构的能力）很大程度上取决于患者的体型，具体来说就是心脏与肺和胸壁的相对位置。探头与心脏之间距离的增加（如脂肪组织

增加）、超声穿透受阻（如瘢痕组织阻隔）、探头与心脏之间的含气组织（如慢性肺部疾病及近期的心脏手术）均可导致图像质量的下降。经食管超声心动图（TEE）图像通常较清晰，其原因包括探头与心脏之间距离较近、没有肺组织的阻隔及探头频率较高。经胸超声心动图检查时，各声窗的最佳体位均使心脏尽量贴近胸壁。另外，可利用患者的呼吸动作，在呼吸的某个时相让患者短暂屏气，以获得最佳的图像质量。不过，即使考虑了上述检查技术的方方面面，仍然有部分患者的图像质量并不让人满意。

（六）超声心动图解读

超声心动图医师在进行多切面的二维扫查后，可以想象出心腔及瓣膜的三维形态；反之，也可以将三维超声心动图图像分解成所需的二维切面以了解感兴趣的结构（见第4章）。这些操作的根源在于对图像平面、方位及图像采集中的技术因素（如伪像识别）的了解，当然也必须熟知心脏的解剖（表2.2）。另外，需重视非标准切面的扫查，确保不漏掉标准切面

以外的异常结构。三维图像有助于理清复杂病变在解剖上的毗邻关系，也有助于发现可展示异常结构的理想的二维平面。解剖结构信息需与血流多普勒数据和临床资料结合，进行最终的超声心动图解读。

二、经胸超声心动图切面

本节介绍正常心脏的超声心动图切面及相关解剖结构。特定心脏结构的最佳观察切面见表2.3。

表2.2 正常心脏的解剖结构

主动脉根部	主动脉窦 窦管交界 冠状动脉开口
主动脉瓣	左冠瓣，右冠瓣，无冠瓣 Arantius小结（nodules of Arantius） Lambl赘生物（Lambl excrescence）
二尖瓣	前叶，后叶 后叶分区（外侧、中间、内侧或P1、P2、P3） 腱索（一级、二级、三级；基底和边缘） 交界（内侧和外侧）
左心室	室壁节段（见第8章） 室间隔，游离壁 基底，心尖 内侧乳头肌，外侧乳头肌
右心室	流入道 节制索 流出道（圆锥） 室上嵴 前乳头肌，后乳头肌，圆锥乳头肌
三尖瓣	前叶，隔叶，后叶 腱索 交界
右心房	右心耳 上腔静脉、下腔静脉连接处 下腔静脉瓣（Chiari） 界嵴 卵圆窝 卵圆孔未闭
左心房	左心耳 左上和左下肺静脉 右上和右下肺静脉 左心耳与左上肺静脉交界处嵴
心包	斜窦 横窦

表2.3 各心脏结构的经胸超声心动图评估切面

解剖结构	最佳切面
主动脉瓣	胸骨旁长轴 胸骨旁短轴 心尖长轴 心尖五腔心
二尖瓣	胸骨旁长轴 胸骨旁短轴（二尖瓣水平） 心尖四腔心 心尖长轴
肺动脉瓣	胸骨旁切面（主动脉瓣水平） 右心室流出道 剑突下短轴（主动脉瓣水平）
三尖瓣	右心室流入道 心尖四腔心 剑突下四腔心及短轴
左心室	胸骨旁长轴 胸骨旁短轴 心尖四腔心、两腔心及心尖长轴 剑突下四腔心及短轴
右心室	胸骨旁长轴（仅显示右心室流出道） 右心室流入道 胸骨旁短轴（二尖瓣水平及左心室各水平） 心尖四腔心 剑突下四腔心
左心房	胸骨旁长轴 胸骨旁短轴 心尖四腔心、两腔心及心尖长轴 剑突下四腔心
右心房	胸骨旁短轴（主动脉瓣水平） 心尖四腔心 剑突下四腔心及短轴
主动脉 • 升主动脉 • 主动脉弓 • 降主动脉	胸骨旁长轴（标准位置及上移一个肋间） 胸骨上窝 胸骨上窝 胸骨旁切面（需旋转探头） 改良心尖两腔心 剑突下切面
房间隔	胸骨旁短轴 剑突下四腔心
冠状静脉窦	胸骨旁长轴切面偏转至右心室流入道 心尖四腔心时探头后偏

（一）胸骨旁声窗

1.长轴切面

患者左侧卧位，探头置于胸骨左缘第3肋或第4肋间，可获得从主动脉瓣及二尖瓣中央经过的长轴切面（图2.3和图2.4）。在这个标准切面，可显示主动脉窦部、窦管交界及升主动脉近端3～4cm；探头上移1～2个肋间隙可显示更长段的升主动脉。"主动脉根部"一般指整个近端主动脉的结构，包括瓣环、窦部、窦管交界及升主动脉。成人主动脉瓣环内径在舒张末期的正常值上限是1.6cm/m²（标准化内径即实测内径除以体表面积），窦部内径则为2.1cm/m²。

在长轴切面上，主动脉瓣右冠瓣居前，无冠瓣位于后方（左冠瓣在此切面外侧）。收缩期纤薄的主动脉瓣大幅开放至与主动脉壁平行，舒张期瓣叶闭合，闭合时两瓣叶之间夹角略小于180°。瓣叶自闭合线至瓣环的部分呈一直线，原因为主动脉瓣关闭呈半圆柱形（沿圆柱体的长轴方向呈直线，短轴方向为弧形）。正常年轻人主动脉瓣叶非常纤薄，导致仅瓣叶对合处可被超声显像。主动脉瓣在主动脉壁上的附着线呈

"皇冠"样，三个瓣叶之间的交界区接近主动脉窦的顶部，瓣叶中部附着于窦部的基底（图2.5）。主动脉根部与二尖瓣前叶之间为纤维连接（即无心肌组织），这一形态特征对复杂先天性心脏病患者有助于解剖左心室的判定。

二尖瓣的前叶和后叶纤薄，声像表现类似。长轴切面上瓣尖可见腱索附着，连接于内侧（或称后内侧）乳头肌。当然，内侧乳头肌并不在标准长轴切面上，而是位于此切面内侧。二尖瓣前叶比后叶长，但其瓣环周径要小于后叶，最终两个瓣叶的面积大致相等（图2.6）。舒张期二尖瓣开放时瓣尖分离，前叶开放至接触或非常接近室间隔的位置。收缩期两者对合并有一定的重叠（对合区域），对合角度略大于180°。收缩期二尖瓣闭合时，正常状态下腱索位于瓣叶对合平面的后方。有些正常人腱索稍冗长，收缩期腱索可有前向运动，但不带来血流动力学影响。这必须与肥厚型心肌病时病理性的二尖瓣前叶前向运动区别开。二尖瓣环（二尖瓣叶在左心房及左心室之间的附着区域）在解剖上为纤维结构，呈马鞍形。四腔心上所显

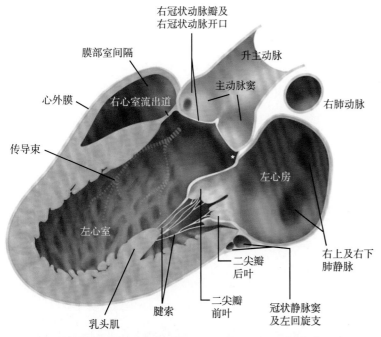

图2.3　长轴切面所显示的心脏解剖结构。舒张期胸骨旁长轴切面显示：闭合状态的主动脉瓣右冠瓣及无冠瓣；主动脉窦，窦管交界，近端升主动脉；开放状态的二尖瓣前叶及后叶；前间隔及左心室后壁的基底段和中段；居前的右心室流出道，以及位于房室沟的冠状静脉窦；后内侧乳头肌要在标准长轴切面基础上略内旋探头才可显示，图中乳头肌供示意用。★，主动脉瓣二尖瓣瓣间纤维

引自Otto CM：Echocardiographic evaluation of valvular heart disease.In Otto CM，Bonow R，editors：Valvular Heart Disease：A Companion to Braunwald's Heart Disease，ed 3，Philadelphia，2009，Saunders.

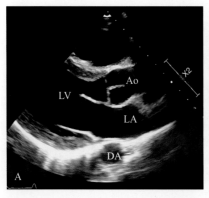
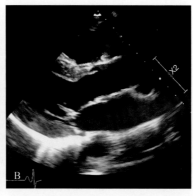

图2.4　正常胸骨旁长轴切面二维图像。显示图2.3中的解剖结构：A.舒张末期；B.收缩末期。另外，左心房后方可见降主动脉。Ao，升主动脉；LA，左心房；LV，左心室；DA，降主动脉

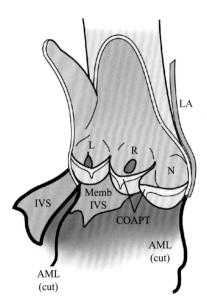

图2.5 主动脉瓣解剖示意图（前面观）。此图为沿左冠瓣、无冠瓣交界及二尖瓣前叶切开后的主动脉根部展开图，显示呈皇冠形的主动脉瓣环。瓣叶交界区域接近主动脉窦顶部，三个瓣叶均呈半圆柱形，故长轴切面上所显示的瓣叶对合区呈一直线。每一瓣叶均有供重叠的对合区域，瓣叶中部局部增厚的区域为Arantius小结。图中可见主动脉瓣与室间隔、膜部室间隔、二尖瓣及左心房的毗邻关系。LA，左心房；IVS，室间隔；Memb IVS，膜部室间隔；AML（cut），二尖瓣前叶（切开）；COAPT，对合；L，左冠瓣；R，右冠瓣；N，无冠瓣

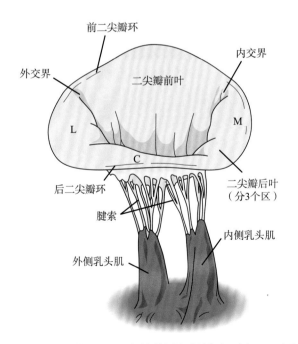

图2.6 二尖瓣解剖。二尖瓣装置包括瓣叶、瓣环、腱索和乳头肌。二尖瓣前叶占据的瓣环周径小于后瓣，但瓣叶长度要大于后者。后叶可分为三个区，分别为内侧（M或P3）区、中间（C或P2）区及外侧（L或P1）区，两个瓣叶均与内侧乳头肌及外侧乳头肌相连

示的瓣环接近其长径、位置较低、更近心尖，而长轴切面上显示的瓣环位于其短轴方向，位置较高、更接近心脏底部。

左心房位于主动脉后方，在正常成人，其前后径与主动脉窦径相当。右肺动脉与近端升主动脉及左心房顶部毗邻，在成人经胸超声探查时一般较难显示。冠状静脉窦位于二尖瓣环后方的房室沟处。左上腔静脉可致其扩张（可通过在左上肢注射声学造影剂证实），发生比例约为超声心动图检查的0.4%，其中约一半为孤立病变，在超声检查时偶然发现，另一半则合并先天性心脏病。

左心房后方可见降主动脉的横断面，若在长轴切面的基础上逆时针旋转探头可得到降主动脉的长轴观。心包斜窦位于左心房和降主动脉之间，所以心包积液可积聚于此处，而胸腔积液仅见于降主动脉后方。

长轴切面上可显示左心室的室间隔，以及后壁的基底段和中段，并可测量心室壁厚度、左心室腔内径，观察心内膜的活动及收缩期室壁的增厚。左心室舒张末期及收缩末期前后径、心室壁厚度可在长轴切面的二维图上直接测量，以室间隔及左心室后壁的组织-血液交界处为测量起止点。也可使用二维超声引导下的M型超声进行测量，前提是M型取样线与左心室长轴互相垂直（见第6章）。从胸骨旁声窗探查不能显示左心室心尖，若有明显可见的"心尖"，通常为被斜切的前侧壁。

在长轴切面上，肌性的右心室流出道居前。与左心室呈对称的长椭球体不同，右心室并没有明确界定的长轴或短轴。实际上，右心室包括流入道、心尖部及流出道，它们呈前后扁平的"U"形结构包绕左心室。大部分的标准切面均斜切右心室，故右心室大小及功能的评估需多切面综合评估，本书将在第6章详述此方面的内容。

2.右心室流入道及流出道切面

在胸骨旁长轴切面的基础上，探头向心尖移动并指向内侧，可得到包含右心房、右心室及三尖瓣的切面：右心室流入道切面（图2.7）。此切面便于观察三尖瓣前叶及隔叶。右心室心尖部肌小梁丰富，而其流出道（室上嵴区域）心内膜相对光滑。节制索是一斜行穿过右心室心尖并包含右束支组织的粗大的肌束，可在胸骨旁和心尖切面对其进行扫查（图2.8）。右心室的乳头肌相对左心室的乳头肌来讲更难辨认。通常可见到两个较大的乳头肌（前乳头肌和后乳头肌）及较小的嵴上（或圆锥）乳头肌。节制索附着在前乳头肌根部附近。

右心室流入道切面可显示冠状静脉窦位于三尖瓣环旁的右心房开口，将切面缓慢变换至左心室长轴切面则可追踪其全程走行。

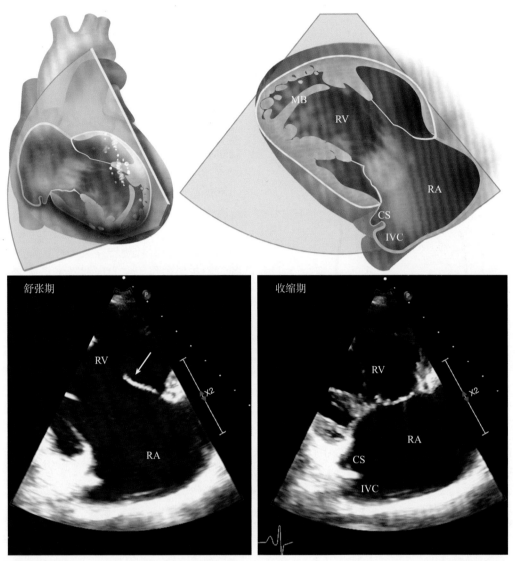

图2.7　右心室流入道切面。切面的位置和朝向见心脏3D示意图（左上），将所得断面旋转至相应的超声心动图切面方位（右上）。标准的右心室流入道二维超声心动图切面在舒张期（左下）及收缩期（右下）可显示的结构为右心室、右心房、三尖瓣、冠状静脉窦及下腔静脉。其中三尖瓣可显示两个瓣叶，通常为前叶和隔叶；后叶也可被探及，取决于探头的具体朝向及是否存在解剖变异。MB，节制索；RV，右心室；RA，右心房；CS，冠状静脉窦；IVC，下腔静脉

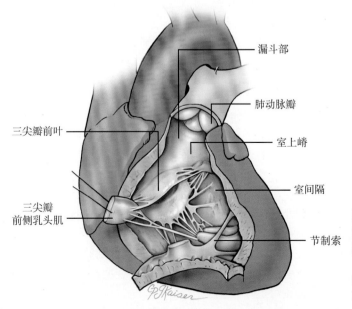

图2.8　右心室解剖。室上嵴将右心室分隔为流入道及漏斗部（或动脉圆锥）。注意三尖瓣隔叶与肺动脉瓣相距较远

经允许，引自Rosse C，GaddumRosse P：Hollinshead's textbook of anatomy，ed 5，Philadelphia，1997，Lippincott-Raven，p 473.Used with permission.

界嵴位于右心房内（图2.9），为走行于上腔静脉及下腔静脉前方的纵行肌性隆起。它将右心房分为前后两部分，前部肌小梁发达，后部为内壁光滑的腔静脉窦。右心耳为右心房前凸向其游离壁及主动脉根部的盲囊结构，其内肌小梁发达。经胸超声心动图难以显示右心耳。

下腔静脉自冠状静脉窦下方汇入右心房。在某些正常人中，下腔静脉与右心房连接处可能仍然存在明显的下腔静脉瓣，这可以在右心室流入道切面或剑突下切面进行探查。如果右心房内存在分布较广泛的筛孔样瓣膜结构，则称为Chiari网。它的分布可下至下腔静脉，上至上腔静脉，后至界嵴，内至卵圆窝，超声表现为右心房内飘动的强回声结构。上述结构均可视为正常变异。

房间隔在右心室流入道切面上的显示并不理想，

因为其位于此切面下方且与之平行。但在长轴切面及右心室流入道切面间仔细扫查，也可以对房间隔进行观察，包括与中央纤维体交界处较厚的原发隔、房间隔中部较薄的卵圆窝、靠上方的卵圆窝缘及近冠状静脉窦处的嵴。

将探头向心底部移动并朝侧方偏转，可显示右心室流出道、肺动脉瓣和肺动脉的长轴切面。这个切面尤其适用于测量右心室流出道和肺动脉的血流速度。

3. 短轴切面

在胸骨旁长轴切面基础上将探头顺时针旋转90°，并将探头上下移动或转动，可得到不同水平的短轴切面。

在主动脉瓣水平短轴切面（图2.10）可显示主动脉瓣的全部三个瓣叶：右冠瓣、左冠瓣和无冠瓣。收缩期主动脉瓣开放，瓣口近似圆形。舒张期瓣叶闭

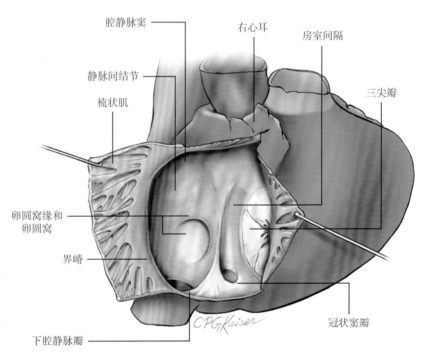

图2.9 **右心房解剖。自右侧观察右心房内部结构，视线朝向房间隔**

经允许，引自Rosse C,Gaddum-Rosse P: Hollinshead's textbook of anatomy,ed 5, Philadelphia, 1997, Lippincott-Raven, p 473.

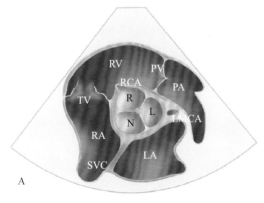
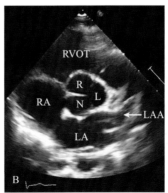
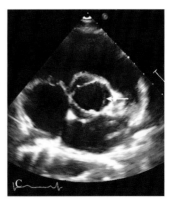

图2.10 **主动脉瓣水平胸骨旁短轴切面。** A图为主动脉瓣三个瓣叶，右冠瓣（R）、左冠瓣（L）和无冠瓣（N），及其毗邻结构左心房（LA）、右心房（RA）、右心室流出道（RVOT）和肺动脉（PA）的相对位置关系。此示意图亦显示了右冠状动脉（RCA）、左冠状动脉主干（LMCA）、上腔静脉（SVC）、肺动脉瓣（PV）和三尖瓣（TV）。B图和C图分别为舒张期和收缩期的二维超声心动图主动脉瓣水平短轴切面。注意收缩期时的3个主动脉瓣，其中左冠瓣（箭头所指）由于开放时与声束平行，较难显示。RV，右心室；LAA，左心耳

合，闭合线呈"Y"字形，并可见三个瓣叶交界区。在收缩期辨认瓣叶（或交界）数目最准确，因为二叶主动脉瓣可由融合嵴导致舒张期呈三叶瓣，但在收缩期就可发现仅存在两个瓣叶交界。正常主动脉瓣基底部分纤薄，但其游离缘中部心室面结节样增厚，有助于瓣叶对合。此增厚结节随年龄增大（Arantius结节），其心室面可有细长的纤维条索样结构（Lambl赘生物）。两者均为细小的正常结构，当超声心动图图像质量佳时可显示，不应误判为病理性结构。左冠状动脉主干及右冠状动脉的开口通常可在这个切面显示。

主动脉瓣与肺动脉瓣平面相互垂直，故主动脉瓣显示为短轴切面时，肺动脉瓣则呈长轴显示。在成人肺动脉瓣的超声评估受限，常仅可清晰显示一个或两个瓣叶，瓣叶的短轴切面通常难以获取。主动脉瓣与其他心脏结构的紧密毗邻关系在短轴切面（图2.11）易于观察。邻近左冠瓣的为位于前侧方的肺动脉瓣及右心室流出道，邻近右冠瓣的为居前略靠内的三尖瓣隔叶和前叶，邻近无冠瓣的为居后方的右心房、房间隔及左心房。在此切面基础上探头向外上略偏转，有助于显示左心耳。主动脉瓣位于上述结构的中央，故主动脉瓣及根部的病变可累及右心室流出道、右心房或左心房。另外，从长轴切面可显示，主动脉瓣及主动脉根部的病变亦可扩散侵袭至室间隔及二尖瓣前叶。

在二尖瓣水平的胸骨旁短轴切面（图2.12），可见纤薄的二尖瓣前、后叶舒张期大幅开放至贴近心室壁，收缩期闭合。后叶一般分为三个区，自外向内分别为外侧区、中间区及内侧区（也称为P1区、P2区和P3区），当然各区的范围有较大的个体变异。二尖瓣有两个瓣叶交界（即二尖瓣前叶和后叶在瓣环上相交的位置），分别位于内侧和外侧。注意前、后交界在空间上分别对应前、后乳头肌，故前、后叶内侧部分的腱索均附着在内侧（或后内侧）乳头肌上，而两瓣叶外侧部分的腱索附着在外侧（或前外侧）乳头肌上。腱索自乳头肌发出后逐级分支，共分为三级（一级腱索、二级腱索和三级腱索）。自一级至三级，腱索逐渐变细，腱索数目逐级增加（乳头肌发出腱索约12根，连接二尖瓣叶的腱索约120根）。大部分腱索连接于二尖瓣叶游离缘（称为边缘腱索），小部分腱索连接于二尖瓣叶心室面（称为基底腱索）。在正常人群中，偶可发现异位腱索，它们附着于室间隔或其他结构。

在心室中部（或乳头肌）水平短轴切面（图2.13），正常左心室壁呈圆形。如果左心室呈椭圆形，其原因通常是切面没有与左心室长轴垂直，此时需将探头上移并指向心尖。在某些正常人中，左心室壁可能舒张期在膈面处较平直，在收缩期即回复至正常的圆形。若收缩期也并非圆形，可能为心肌疾病（如心肌梗死或室壁瘤），或者为导致室间隔位置形态异常

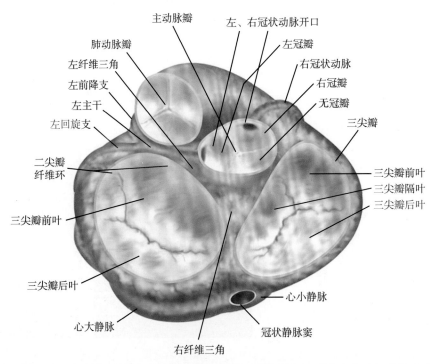

图2.11　心脏四组瓣膜解剖关系示意图。 图为外科医师视角下的心底部解剖，观察方向为视线朝向心尖，显示心脏四组瓣膜的密切解剖关系。图中主动脉瓣平面与肺动脉瓣平面相互垂直

引自Otto CM：Echocardiographic evaluation of valvular heart disease.In Otto CM，Bonow R，editors：Valvular Heart Disease：A Companion to Braunwald's Heart Disease，ed 3，Philadelphia，2009，Saunders.

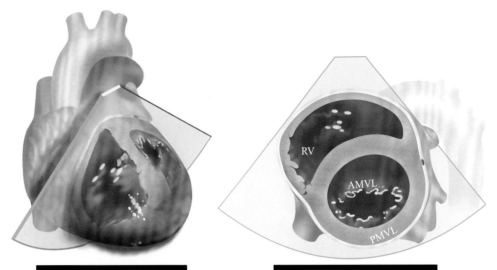

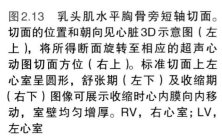

图2.12 二尖瓣水平的胸骨旁短轴切面。切面的位置和朝向见心脏3D示意图（左上），将所得断面旋转至相应的超声心动图切面方位（右上）。左下图和右下图分别为舒张期及收缩期的标准二维短轴切面，可显示左心室及二尖瓣前、后叶。RV，右心室；AMVL，二尖瓣前叶；PMVL，二尖瓣后叶；LV，左心室

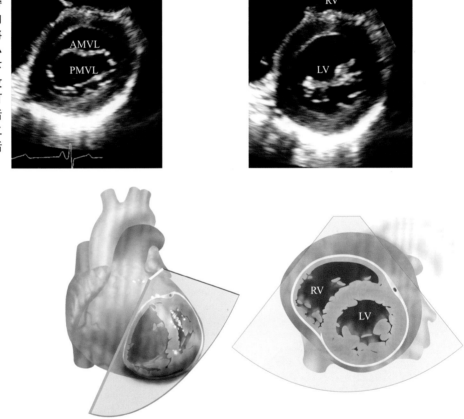

图2.13 乳头肌水平胸骨旁短轴切面。切面的位置和朝向见心脏3D示意图（左上），将所得断面旋转至相应的超声心动图切面方位（右上）。标准切面上左心室呈圆形，舒张期（左下）及收缩期（右下）图像可展示收缩时心内膜向内移动，室壁均匀增厚。RV，右心室；LV，左心室

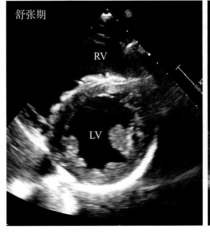

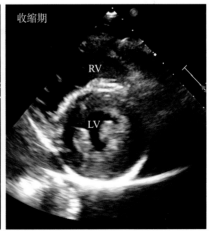

的右心疾病。尽管左心室的径线测量在长轴切面进行，但在测量时也应观察短轴切面，以确保测量线位于心室中部且垂直于左心室长轴。倾斜测量将高估心室壁厚度和心室腔内径。

在这一切面也可以评估左心室壁的节段性运动及收缩期心肌增厚。左心室心肌的节段划分及命名基于冠状动脉的解剖，第8章将对此进行详细介绍。简单来说，左心室壁分为前壁（包括前间隔和游离壁）、前侧壁、下侧壁（也称为后壁）和下壁（包括下间隔和游离壁）。上述节段基于其在左心室长径上的位置，进一步分为基底段、中间段和心尖段。室间隔的运动异常除反映冠脉疾病外，还与其他情况有关，包括右心室容量负荷和（或）压力负荷过重、传导异常及心外科手术后改变（见图6.22）等情况。

这个短轴切面可显示内侧及外侧乳头肌，它们也是定位心室中部的解剖标志。一侧乳头肌分叉的情况罕见，此时短轴观可有3个独立乳头肌的错觉。要注意在标准的胸骨旁切面中并不显示左心室心尖段心肌。若探头朝外移动并向内旋转，在某些患者也可以获得靠近心尖段的短轴切面。另外，如果使用三维容积数据，可同时显示自基底至心尖的多个短轴切面（见第4章）。

（二）心尖声窗

患者左侧卧位时触诊胸壁，心尖搏动处即为心尖声窗位置。将心尖附近的检查床留孔，患者的体位可摆放至最佳位置，探头也更容易定位至心尖处，然后根据需要调整探头以获取所需的切面。心尖的三个基本切面与短轴切面的相对位置关系见图2.14。

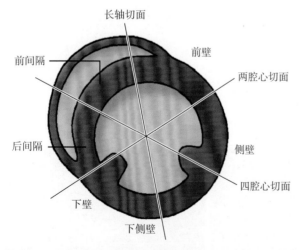

图2.14　心尖切面与短轴切面的关系图。心尖的三个切面（四腔心、两腔心及长轴切面）垂直于短轴切面，两两之间的夹角约为60°。图中可见这三个切面所切过的左心室心肌节段

1.四腔心切面

心尖四腔心切面所显示的左心室平面与短轴切面

及长轴切面垂直（图2.15）。这个切面可显示左心室的前侧壁、心尖及后间隔，其心腔呈截断的椭圆形，长大于宽，心尖较圆钝，逐渐变细。如果探头位置不在真正心尖处，左心室将被短切，心腔较圆，心尖无明显变细。左心室的短缩应与病理状态相鉴别，如慢性主动脉瓣反流导致的左心室短缩更近似球形的左心室。尽管右心室的小梁化较左心室显著，左心室亦可见较发达的肌小梁，此时应与心尖血栓进行鉴别。偶可见单一的异常肌小梁横穿左心室，我们通常称之为左心室假腱索。

右心室位于内侧，呈三角形，其面积约为左心室的一半。右心室的心尖比左心室尖锐，其位置也较高，节制索即在近心尖处横穿右心室。将探头往内侧移动至右心室心尖，可进一步评估右心室。右心室形态及室壁运动的个体差异较大，尤其在心尖处，故应避免仅凭单一切面去判断右心室形态结构的异常。

在四腔心切面上还可以显示二尖瓣环（长径方向）、前叶（近室间隔）、后叶（近侧壁），以及腱索与外侧乳头肌的连接。在四腔心切面，舒张期二尖瓣大幅开放。收缩期瓣叶闭合时较平坦（闭合角近180°），这是因为二尖瓣环为非平面的马鞍形，四腔心所切过的瓣环近心尖，而长轴切面上的瓣环更接近心脏基底部。

与二尖瓣环相比，三尖瓣环稍近心尖（差值不超过1.0cm）。三尖瓣的瓣叶纤薄，回声较均一，舒张期瓣叶开放幅度大，收缩期正常对合。其中附着在室间隔上的瓣叶为隔叶，而附着在游离壁上的瓣叶可能为前叶，也可能为后叶，这取决于切面的具体方位。

在四腔心切面上可测量左心房容积（图2.16），但此时左心房和右心房位于远场，空间分辨率较差，详细评估心房肿瘤或明确排除血栓通常需要TEE检查。四腔心切面上房间隔与声束平行，卵圆窝区域房间隔的回声失落很常见，不应误诊为房间隔缺损。降主动脉位于左心房外侧。肺静脉在左心房后壁处汇入，但在成人，因为声场较远，探查困难。在四腔心切面上切面向后偏移，可显示靠后方的侧壁及后间隔。另外，此时的切面可显示走行于房室沟的冠状静脉窦。

在四腔心基础上探头向前翘，可得到一个显示主动脉瓣和主动脉根部的倾斜的长轴切面，这个切面可以称为心尖五腔心切面。因为探头向前翘，室间隔及侧壁靠前的部分得以显示，尤其是其基底段。这个可显示二尖瓣前叶、左心室流出道和主动脉瓣的切面，与左心室长轴切面之间的夹角为60°～90°。若探头在此基础上继续向前翘，在部分成年人中可显示自右心室发出的肺动脉，这一切面在儿童及青少年中较易显示。

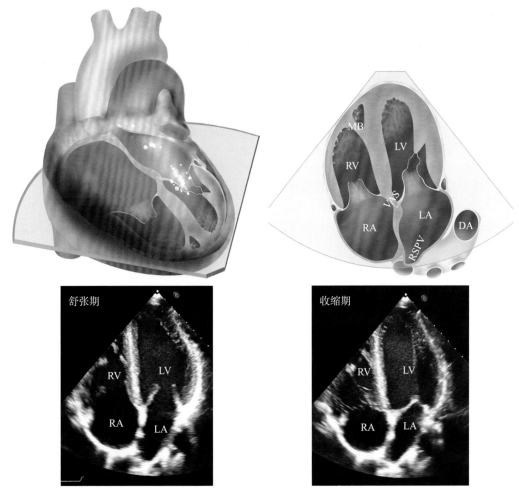

图2.15　心尖四腔心切面。左上图为切面位置和朝向的心脏3D示意图：探头置于心尖，显示左心室、右心室、左心房及右心房的位置关系。右上图为将所得二维断面图调整至探头置于顶部，在左心室内，可见二尖瓣前、后叶及腱索、乳头肌。左心房外侧可见降主动脉断面。右上肺静脉在近房间隔处入左心房。在右心室内，可见节制索和三尖瓣前叶、隔叶。因三尖瓣附着点略低于二尖瓣，两者之间的结构即为房室间隔，它分隔左心室和右心房。左下图和右下图分别为舒张期及收缩期二维超声心动图的心尖四腔心切面。MB，节制索；RV，右心室；RA，右心房；LV，左心室；LA，左心房；VAS，房室间隔；RSPV，右上肺静脉；DA，降主动脉

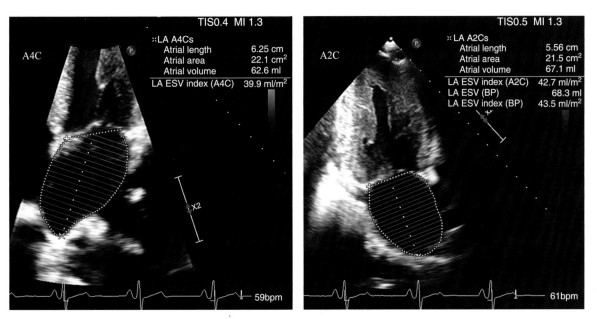

图2.16　左心房容积测量。收缩期在心尖四腔心和两腔心切面勾画左心房轮廓，可测量其长度、面积和容积。图示双平面法勾画左心房轮廓、测量左心房收缩期容积和容积指数。A4C，心尖四腔心；A2C，心尖两腔心；LA，左心房

2.两腔心切面

在四腔心切面基础上，探头逆时针旋转约60°，可得到显示左心室、二尖瓣及左心房的两腔心切面（图2.17）。两腔心切面可以评价左心室前壁（位于屏幕右侧）和下壁（位于屏幕左侧）。因为邻近肺组织的干扰，探头位置可能需要精细的调整以显示前壁的心内膜。如果要确认探头的旋转幅度是否合适，可将探头略后偏，若此时可显示对称的两组乳头肌，再将探头略前翘，至不显示乳头肌时即为标准的切面。此切面正面显示二尖瓣前叶，故此时显示的二尖瓣对合平面可能并不准确。在此切面基础上，探头向后偏并逆时针旋转，可显示降主动脉的长轴观。

3.长轴切面

在两腔心基础上探头逆时针旋转60°（即从四腔心切面基础上逆时针旋转120°）可得到心尖长轴切面（图2.18），此切面与胸骨旁长轴切面近似，可显示主动脉瓣、左心室流出道、二尖瓣，所显示的左心室壁为前间隔（位于屏幕右侧）和后壁或下侧壁（位于屏幕左侧）。与胸骨旁长轴切面相比，此切面可显示心尖，但主动脉瓣和二尖瓣位于远场，图像分辨率较低。

4.其他心尖切面

如果怀疑心尖附壁血栓，可以使用较高频的探头（5MHz或者7.5MHz）以非标准切面的方式扫查心尖。其中一个有用的非标准切面的打法为将探头从心尖处向外滑行，然后偏转向内侧。

（三）剑突下声窗

剑突下切面扫查时，患者取平卧位，必要时可屈膝使腹部肌肉放松。剑突下四腔心切面显示右心室游离壁、室间隔中部及左心室前侧壁（图2.19）。此切面中，房间隔与声束方向接近垂直，适于评估房间隔缺损。

在剑突下左心室短轴切面可以进行左心室内径及室壁厚度的测量，其测量值与胸骨旁短轴切面相近，

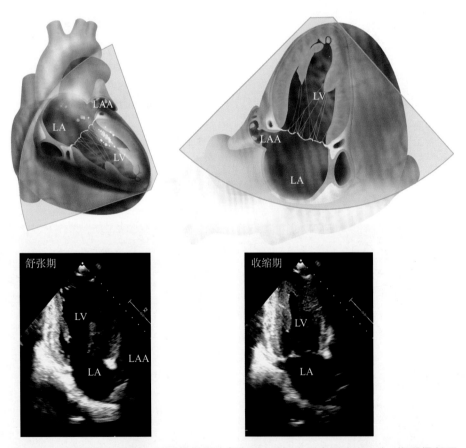

图2.17　心尖两腔心切面。切面的位置和朝向见心脏3D示意图（左上），将所得断面旋转至相应的超声心动图切面方位（右上）。二维标准切面在舒张期和收缩期显示左心房、左心室、左心耳、房室沟处的冠状静脉窦及二尖瓣。在两腔心切面中，显示的二尖瓣小部分为后叶，大部分为前叶。另外，乳头肌位于标准切面后方，并不显示，图中显示的部分乳头肌仅作定位用。这个切面显示的左心室壁为前壁和下壁。左下及右下图分别为舒张期及收缩期的心尖两腔心二维超声图像。LV，左心室；LA，左心房；LAA，左心耳

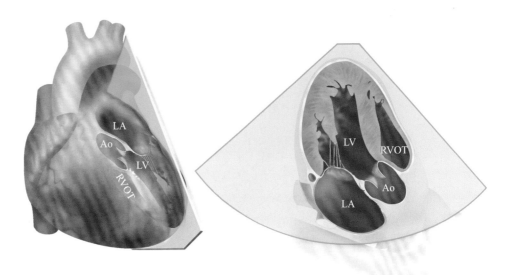

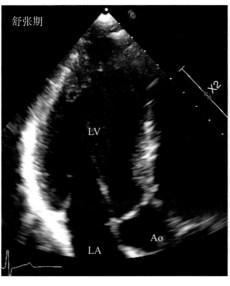
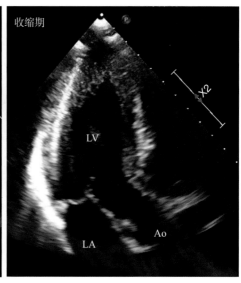

图2.18　心尖长轴切面。切面的位置和朝向见心脏3D示意图（左上），将所得断面旋转至相应的超声心动图切面方位（右上）。此切面可显示前间隔及左心室后壁（下侧壁）。LV，左心室；LA，左心房；Ao，升主动脉；RVOT，右心室流出道

尽管前者位于远场，评估的心肌节段也略有不同。当胸骨旁声窗评估受限时，剑突下声窗是定性及定量评估左心室的合适替代。

在剑突下四腔心切面基础上，探头旋转并指向下，可得到下腔静脉连接右心房的长轴切面（见图6.26）。平静呼吸时根据下腔静脉的内径（在距右心房开口1～2cm处测量）及其呼吸变化率可以估测右心房压力。肝静脉（尤其是肝中静脉，其走行与超声声束平行）有助于评估右心房压力及右心房充盈模式。探头在下腔静脉长轴切面基础上略向内移动，可显示近段腹主动脉的长轴切面。

（四）胸骨上窝声窗

患者平卧位，颈部伸展，探头置于胸骨上窝或右锁骨上窝，可显示主动脉弓长轴及短轴切面。主动脉弓长轴切面显示升主动脉、主动脉弓、近端降主动脉，以及右头臂干、左颈总动脉和左锁骨下动脉起始部（图2.20）。上述动脉的伴行静脉位于主动脉弓上方，上腔静脉则位于升主动脉旁。右肺动脉位于主动

脉弓小弯侧下方，探头向内旋转，可以追踪至肺动脉分叉处。

主动脉弓短轴切面则显示主动脉弓的横截面，探头略向外侧旋转，可显示左肺动脉。无论是主动脉弓长轴切面还是短轴切面，左心房均位于肺动脉下方，故胸骨上窝声窗偶可评估左心房的病理结构或异常血流。

（五）其他声窗

特殊情况下，可能需要使用其他声窗。例如，右位心时，声窗就在左位心声窗的镜像位置。大量胸腔积液时，可使患者取坐位，使用背部的声窗透过积液扫查，或可获得高质量的超声图像。

三、M型超声心动图检查

尽管已大部分被二维及三维成像所取代，但M型超声因其高帧频（达1800Hz，远高于二维和三维超声的30～60Hz），在评估心脏结构的快速运动中仍有重要价值。M型超声极高的帧频，加上其可以同

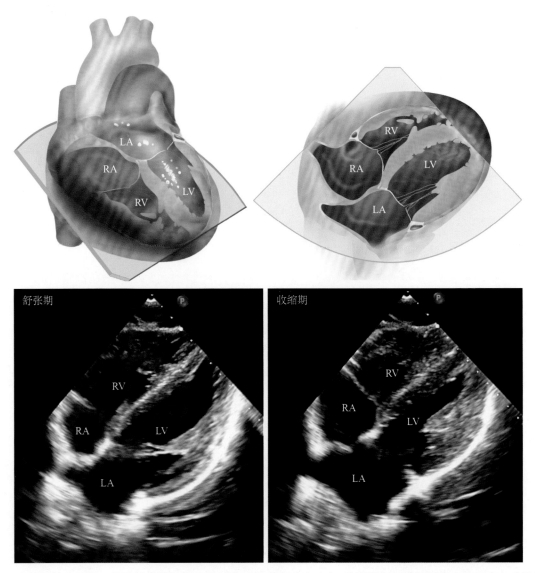

图2.19　剑突下四腔心切面。切面的位置和朝向见心脏3D示意图（左上），将所得断面旋转至相应的超声心动图切面方位（右上）。此切面中，房间隔垂直于超声束，适于评估房间隔缺损。LV，左心室；LA，左心房；RV，右心室；RA，右心房

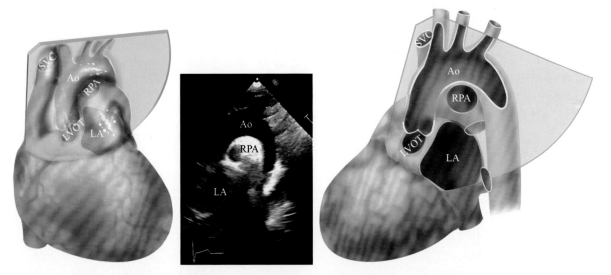

图2.20　胸骨上窝切面。切面的位置和朝向见心脏3D示意图，将所得切面旋转至相应的超声心动图切面方位。此切面可显示升主动脉、主动脉弓、近端降主动脉及其所发出的左颈总动脉和左锁骨下动脉。右肺动脉位于主动脉弓下方，这个切面有时可显示左心房及主动脉瓣。SVC，上腔静脉；Ao，升主动脉；LVOT，左心室流出道；LA，左心房；RPA，右肺动脉

时显示目标结构的活动及深度，使得其评估心脏细小结构（如左心室心内膜）更为准确，重复性更高。M型超声的潜在局限，即取样线与目标结构不垂直，可通过在两个正交的二维切面上使用定位取样线的方法来避免。

M型超声检查最好在二维超声的引导下进行，其主要用途如下：

- 心脏结构快速运动时的时相判定
- 心脏内径的精确测量
- 对二维检查发现的结构（如可疑赘生物）行进一步评估以协助诊断

（一）主动脉瓣和左心房

对主动脉瓣缘水平的主动脉根部行M型超声检查显示平行的主动脉管壁收缩期向前移动，舒张期则向后运动（图2.21）。左心房位于主动脉根部后方，心房舒张期（即心室收缩期）血流充盈，心房收缩期（即心室舒张期）排空。主动脉根部的前向移动主要

由心房充盈引起，故其在M型曲线上的"运动"反映的其实是左心房大小的变化。左心房充盈及排空增加时（如二尖瓣反流），主动脉根部活动幅度增加。低心排血量时，左心房充盈及排空减少，主动脉根部的活动幅度相应减少。

舒张期主动脉瓣对合，对合点在M型曲线上呈一细线。收缩期瓣叶快速、完全开放，形成一"盒子"样改变。正常的主动脉瓣在收缩期瓣叶开放时可见细微的颤动。

（二）二尖瓣

二尖瓣水平的M型超声所显示的结构包括右心室前壁和心腔、室间隔、二尖瓣前叶和后叶、左心室后壁及心包（图2.22）。二尖瓣收缩期瓣叶关闭的对合点呈细线状且收缩期略前移，与左心室后壁的活动同向。在舒张早期，二尖瓣前后叶大幅开放，前叶开放幅度最大的点为E点。正常情况下，E点与室间隔后向运动最远点间的距离（EPSS）很小。二尖瓣不狭窄时，EPSS增加提示左心室扩大、左心室收缩功能下降或主动脉瓣反流。

二尖瓣前、后叶在舒张中期（减慢充盈期）趋向于关闭，在心房收缩时再度开放，从而形成舒张晚

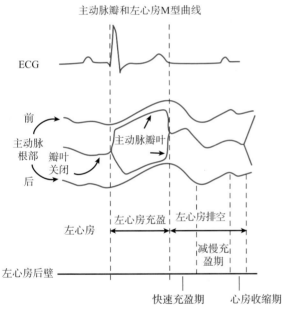

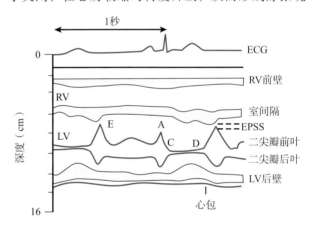

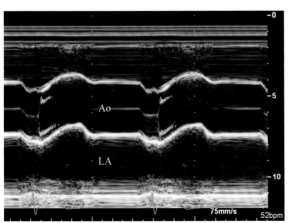

图2.21　主动脉瓣的M型曲线。正常主动脉瓣的M型曲线示意图（上）和超声图（下）。Ao，升主动脉；LA，左心房；ECG，心电图

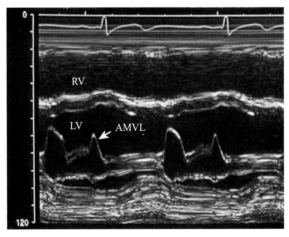

图2.22　二尖瓣的M型曲线。正常二尖瓣的M型曲线示意图（上）和超声图（下）。EPSS，二尖瓣前叶E点至室间隔的距离；RV，右心室；LV，左心室；AMVL，二尖瓣前叶；ECG，心电图

期峰，即A点。二尖瓣前叶自A点至瓣叶闭合点（C点）之间的斜坡为一直线，除非左心室舒张末期压升高（此时在M型曲线上可显示"B驼峰"或称"AC肩"）。正常人二尖瓣前叶无细微颤动，如有，通常提示存在主动脉瓣反流。

（三）左心室

在二维超声引导下使M型超声取样线垂直于左心室长轴、位于乳头肌水平且经过左心室中心，在所得的M型曲线上可测量标准的收缩期和舒张期左心室壁厚度及心腔内径（图2.23）。这种测量方法的局限为只反映左心室在一维空间上的信息，不能准确反映非对称性的左心室病变，如陈旧性心肌梗死。当然，很多疾病所致的左心室改变都是对称性的，如容量负荷过重、室壁肥厚等，这种测量方法的准确性和重复性支撑它们在临床研究和患者诊治中的应用。其临床应用包括慢性主动脉瓣反流患者左心室收缩末期内径的随访监测、高血压患者左心室室壁肥厚的评估等。

左心室后壁心内膜显示为一连续的线状回声，其在收缩早期曲线最为陡直，辨认时需仔细区分混杂其中的二尖瓣腱索结构。室间隔的心内膜回声亦呈线样，收缩期向内运动。左心室内径为自室间隔心内膜

至左心室后壁心内膜的距离。

这一位置的M型超声检查亦有助于在怀疑心脏压塞时判定右心室游离壁运动的时相，以及检出左心室后方的少量心包积液。

（四）其他结构

肺动脉瓣的M型曲线与主动脉瓣类似，不同之处为在成人中通常只能记录到一个瓣叶的活动。肺动脉瓣于舒张期（心房收缩后）轻微的位移（即a波）在肺动脉瓣狭窄时增加（＞7mm），在肺动脉高压时减小（＜2mm）。肺动脉高压时在M型曲线中也可观察到收缩中期瓣叶短暂的关闭（或切迹）（图2.24）。心尖切面上M型超声测量的三尖瓣环位移（TAPSE）可以反映右心室收缩功能（见第6章）。

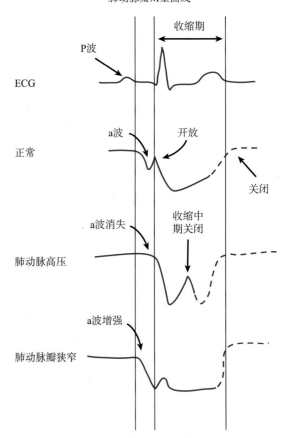

图2.24 肺动脉瓣的M型曲线示意图。图示几个不同疾病状态下肺动脉瓣的M型曲线。正常肺动脉瓣的活动曲线类似于主动脉瓣，不同之处为仅可显示一个瓣叶，且瓣叶开放和闭合较慢。ECG，心电图

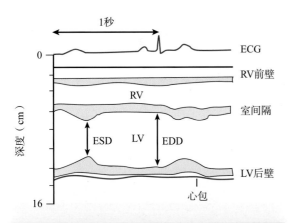

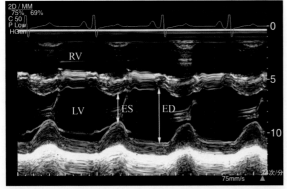

图2.23 左心室的M型曲线及测量。乳头肌水平M型曲线的示意图（上）和超声图（下）。准确的测量要求取样线垂直于左心室长轴且位于心腔中心。RV，右心室；LV，左心室；ESD，收缩末期心腔内径；EDD，舒张末期心腔内径；ES，收缩末期；ED，舒张末期；ECG，心电图

四、正常心内血流模式

（一）基本原理

1. 层流与湍流

正常心腔内的血流模式为层流。层流是指流体沿着平行的流线做匀速运动（图2.25）。在三维空间中，

层流由同心层流体组成，每一层具有可预测的和统一的方向及速度。

当无量纲的雷诺数（Re）超过2000～25 000时，稳定的层流开始变得湍动。Re与血液流速V、管腔直径d和血液密度ρ呈正相关，与黏度γ呈负相关。

$$Re = (Vd\rho)/\gamma \qquad (2.1)$$

当血流模式受到干扰时，血细胞不再沿平行流线匀速运动，而是流速不一、方向各异。在流体力学里，湍流指流体的流动呈不可预测的状态。心内血流受干扰后很少表现为湍流状态，临床工作中所说的"湍流"指非层流。

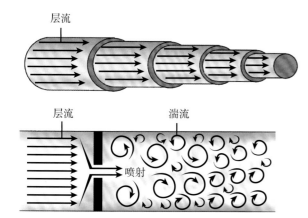

图2.25　心内血流模式。层流由同心层流体组成，其流线平行，流速一致，血流方向和速度可预测（上）。狭窄口（如狭窄的瓣口、瓣膜反流口或心内分流口）下游的血流为湍流，其流速不一，方向各异（下）。狭窄口处的喷射血流为高速层流

2.血流速度轮廓图

在心内某一位置和心动周期某一时间，血流的横断面速度空间分布称为血流速度轮廓图（图2.26）。如果层流中所有平行的流线都有相同的速度，那么血流速度轮廓是"平"的。如果血管中央的流速高，靠近血管壁的地方流速低，那么轮廓就是"曲线"的（通常为抛物线形）。外周血管正常血流的速度轮廓呈曲线样，而心内血流速度轮廓则多相对较平。倾向均衡血流速度分布的因素包括血流束变细、血流加速及入口型的几何形态（如大心腔突然过渡至较小开口）。因此，近端主动脉、肺动脉，以及二尖瓣环和三尖瓣环处有着相对较平的血流速度轮廓。而在上述结构下游，血流的空间分布发生变化。例如，在升主动脉，血流轮廓变得不对称，主动脉弓内侧流速较高，其外侧流速则较低。许多多普勒定量测量方法是基于对心内特定位置的血流速度轮廓进行某种假设。在某些病例，这些假设可以经仔细的脉冲或彩色多普勒评估进行验证。

血流速度轮廓图

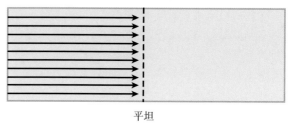

平坦

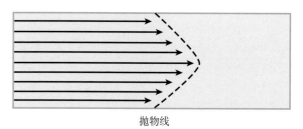

抛物线

图2.26　血流速度轮廓图。此为流体的长轴断面示意图，图中箭头长度与血流速度成正比，显示平坦形（上）和抛物线形（下）的血流速度轮廓图的区别

（二）临床多普勒定量方法

临床使用多普勒超声评估心脏疾病，通常基于三个基本原理。本章仅对其做简要介绍，进一步的细节包括技术细节和潜在局限，将在如下章节详细介绍。

- 第6章中的"多普勒评估左心室收缩功能"
- 第11章中的"压力阶差与速度的关系"
- 第12章中的"反流严重程度定量方法"

1.血流容积的测量

多普勒超声心动图可以测量心脏每次心搏搏出的或者流经各个瓣口的血流量。临床上用这一方法计算静息状态下，以及运动或药物负荷状态下的每搏量和心排血量，以评估瓣膜反流的严重程度，计算瓣口面积，计算心内分流患者肺循环、体循环血流量的比值。

心中有数（ECHO MATH）：血流容积的测量

当血流模式为层流，且具有平坦的血流速度轮廓时，瞬时流量可由截面积CSA（cm^2）及血流速度（cm/s）两者相乘得到。如果计算速度在血流时间段的积分VTI（cm），则每搏量SV可以用如下公式计算。

$$SV(cm^3) = CSA(cm^2) \times VTI(cm) \qquad (2.2)$$

VTI可从血流频谱上测得。

例如，如果左心室流出道内径为2.4cm，我们假定流出道呈圆形，则截面积CSA为πr^2，若此处VTI为18cm，则SV计算如下。

$$SV = 3.14(1.2cm)^2 \times 18cm = 81cm^3 = 81ml$$

如果心率（HR）为80次/分，心排血量（CO）为

$$CO = SV \times HR = 81ml \times 80次/分 = 6480ml/min = 6.48L/min$$

2.速度-压力阶差关系

在任何血流束显著变窄的区域（无论是狭窄的瓣口、室间隔缺损还是瓣膜反流口），其血流速度的增加与狭窄的程度有关；在血流量相同的前提下，狭窄程度越重则血流速度越快。流速与压力阶差的这一关系，对于使用连续波多普勒定量瓣膜狭窄程度、无创测量肺动脉压力及评估其他心内的血流动力参数有重要价值。

心中有数（ECHO MATH）：血流速度-压力阶差关系

在多数情况下，跨狭窄口的高速射流的流速与跨狭窄口的压力阶差相关，这一关系可用简化伯努利方程进行描述。

$$\Delta P = 4v^2 \qquad (2.3)$$

式中，ΔP 为瞬时压力阶差（mmHg）；v 为瞬时速度（m/s）；数字4为将流速单位（m/s）转换为压力单位（mmHg）时产生的。

例如，若跨狭窄主动脉瓣口的流速为5m/s，则最大压力阶差为

$$\Delta P = 4(5)^2 = 100 \text{ mmHg}$$

3.血流束的空间形态

通过小口径的血流束有如下特征形态：

- 近端血流汇聚区
- 经狭窄口后血流束收窄，称为流颈
- 下游血流紊乱

以上每一种血流的空间特征形态均可以用彩色多普勒血流进行实时的多个角度的显示（可以用瓣膜反流束为例）。近端血流汇聚区可用以计算血流容积。流颈是评估瓣膜反流程度的简便指标。下游血流紊乱有助于检出瓣膜反流、心内分流，确定右心室、左心室流出道梗阻的部位。另外，下游血流的三维形态可以为反流的病因提供线索。

（三）正常心内前向血流频谱

正常的心内前向血流可以用频谱多普勒或连续波多普勒进行评估（表2.4）。前向血流速度的准确测量依赖于几个技术因素。其中最为重要的是超声声束必须平行于血流方向。用超声设备测量多普勒频移。血流速度由探头发射频率、声束在血液中的传播速度、超声束与血流方向的夹角等参数经多普勒公式计算而得。对于心内的血流，因其在三维空间上的实际流向难以确定，尤其是当血流不是正常的层流时，此时进行角度校正反而可能会增加而不是减少测量误差。正确的做法是，仔细调整探头的位置和角度，多次测量然后取最大测量值，此时的声束与目标血流束应该是最为平行的。在多普勒公式中，当血流背离探头（即夹角为0°）或正对探头（即夹角为180°）时，$\cos\theta = 1$（此时没有误差）。当两者之间夹角小于20°时，流速的测量误差很小（6%）。虽然这一测量方法通常可以得到准确的流速测量值，但在检查中需谨记非平行夹角可能会导致测量值的低估。在测量瓣膜狭窄、瓣膜反流或心内分流等高速血流时，这一潜在的误差就不能忽略。

表2.4 正常心内前向血流的经胸超声心动图观测切面	
前向血流部位	**切面**
左心室流出道	心尖五腔心 心尖长轴
升主动脉	心尖五腔心 心尖长轴 胸骨上窝
降主动脉 • 胸降主动脉 • 近段腹主动脉	 胸骨上窝 剑突下
左心室流入道（二尖瓣口）	心尖四腔心或心尖长轴
右心室流出道	胸骨旁短轴（主动脉瓣水平） 剑突下短轴
右心室流入道（三尖瓣口）	右心室流入道 心尖四腔心
左心房流入（肺静脉）	心尖四腔心
右心房流入	肝中静脉（剑突下） 上腔静脉（胸骨上窝偏右）

其他测量前向血流速度时应注意的技术因素包括使用合适的速度标尺、滤波及增益。标准的速度频谱格式是朝向探头的血流默认显示在零基线上方，背离探头的血流则显示在其下方。调整零基线位置，以充分显示目标频谱。调整速度标尺，以完整显示血流频谱。滤波设置应尽可能低，避免产生过多的噪声，从而便于准确测量时间间隔。增益设置以清晰显示峰流速及频谱曲线，且无多余的背景噪声为宜。测量前向血流速度时取样容积宽度一般用2～4mm，这一数值既保证了较准确的定位，同时也保证了足够的信号强度。

心内的正常血流也可以发生信号混叠（见第1章）。此问题大部分可通过基线调整予以解决。如果调整后最大血流速度仍难以辨别，可使用高脉冲重复频率或连续波多普勒。

如果仪器设置合适，技术操作得当，脉冲多普勒测得的心内血流频谱边缘平整，边界清晰，峰值明确，频带细窄。当心内血流速度较为一致时，频谱速度曲线下方区域无信号充填。连续波多普勒记录的频谱速度曲线下区域则为充填状态，原因在于其包了整个测量线上所有的较低流速。

1.左心室流出血流

心尖或胸骨上窝声窗可使声束平行于左心室流出道及升主动脉内的血流，而经食管超声心动图检

时，声束与血流方向则难以平行。因此，经胸超声心动图测量左心室流出道的流速通常最准确。虽然在一些病例可使用经胃底心尖五腔心切面进行测量，但使用此方法时需时刻留意非平行夹角可能导致测量值低估。

将脉冲多普勒取样容积置于主动脉瓣的左心室侧，可记录左心室流出道的射血频谱，其加速的升支陡峭、波峰尖锐、减速的降支较平缓（图2.27）。左心室流出道流速的正常值为0.7～1.1m/s。注意其加速支的频带细窄，反映此时流出道流速均匀一致；而减速支频带稍宽，其原因为此时血流较不稳定，致流速较离散。在射血频谱结束后即可记录到主动脉瓣的关闭线。将取样容积置于主动脉瓣的主动脉侧所记录的频谱与前述流出道频谱类似，不同之处为此时记录到的是主动脉瓣开放线，而非闭合线；另外，主动脉

瓣尖处面积比流出道处稍小，故其峰值流速也相应稍高。

如果用连续波多普勒测量主动脉瓣口流速，则可以同时记录主动脉瓣开放线和闭合线。所得频谱的速度曲线下方的区域由较低流速的信号充填，因为连续波多普勒一并记录了左心室流出道在整个测量线方向上的所有较低流速。在正常主动脉瓣，速度曲线下面积（即速度-时间积分）乘以相应截面积可得出每搏量。主动脉瓣口前向流速的正常值为1.0～1.7m/s，频谱多普勒和连续波多普勒的测量值一致。

非狭窄主动脉瓣口流速与压差之间的关系较为复杂，并不能用适用于狭窄瓣口的伯努利方程完全描述。频谱的加速相反映左心室压力稍高于主动脉，两者之间的压差最大时即是加速相的峰值。自收缩中期起，左心室压力低于主动脉，主动脉瓣口流速自此开

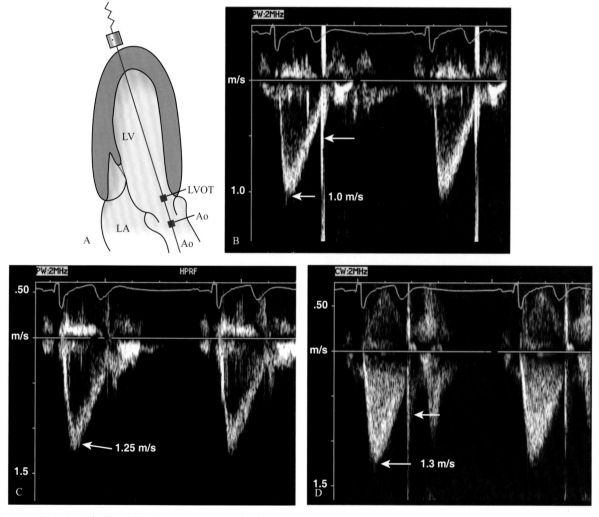

图2.27　左心室流出道血流频谱。A.左心室流出道血流频谱在心尖五腔心或心尖长轴切面（如图所示）使用频谱多普勒功能测得。B.测量左心室流出道频谱时取样容积置于紧邻主动脉瓣关闭平面处。所得频谱边缘光滑，峰值清晰（0.8～1.2m/s），有一明亮的主动脉瓣关闭线（箭头所指处）。血流速度在加速期较一致，而减速快慢不一，致减速期的频带较前增宽。C.取样容积置于主动脉瓣口稍上方，所得主动脉瓣口层流频谱的速度比流出道处快，且无主动脉瓣关闭线。D.连续波多普勒所测的主动脉瓣口血流频谱，因记录了瓣口血流，其峰速较快，并可见主动脉瓣开放线及闭合线。其频窗充填，原因为连续波多普勒记录了测量线方向上的所有不同的流速。LV，左心室；LA，左心房；Ao，升主动脉；LVOT，左心室流出道

始下降。对于正常的主动脉瓣，瓣口流速在压力转换点达峰（见图6.1）。在减速相，主动脉内的压力仍稍高于左心室内压力，直至流速降至零、主动脉瓣关闭。此后，左心室压力急剧下降。

2.右心室流出血流

右心室流出道和肺动脉的流速在胸骨旁短轴切面或右心室流出道切面测量（图2.28）。正常人的右心室射血频谱类似于左心室射血频谱，差别是其峰值速度稍低（0.5～1.3m/s），射血时间较长，频谱曲线较圆钝，以及流速在收缩中期达峰。右心室和左心室射血频谱的形态可能与下游血管的阻力有关。肺血管阻力较低，致右心室射血频谱加速度较小，达峰时间（以及压力转换点）后移。当肺阻力增加后，右心室射血频谱变尖锐，峰值前移，从而更类似左心室的射血频谱。

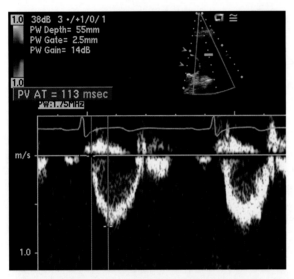

图2.28　正常的肺动脉血流频谱。于胸骨旁短轴切面，取样容积置于肺动脉中段处留取。其频谱形态较圆钝，峰值流速约0.8m/s，达峰于收缩中期。可与图2.27中的左心室流出道血流频谱进行比较。PV AT，肺动脉血流加速时间

3.左心室流入血流

舒张期跨二尖瓣血流有两个峰：舒张早期峰（E峰）为被动充盈，舒张晚期峰为心房收缩导致（A峰）（图2.29）。在正常年轻个体，E峰的正常值约为1m/s，A峰的正常值为0.2～0.4m/s，提示正常情况下心房收缩对左心室充盈的贡献比较小。如果舒张期较长，上述两峰之间可有血流静止期。左心室舒张充盈的模式依年龄、负荷状态、心率及PR间期而变化。随着年龄增长，E峰逐渐降低，E峰减速时间延长，而A峰逐渐升高，相应的，E/A比值在正常的年轻个体大于1，在50～60岁时约等于1，年龄更大时则小于1（见第7章）。

经胸超声心动图评估左心室舒张充盈通常采用心尖声窗。E峰及E/A比值除受前述因素影响外，取样

容积置于瓣环处还是瓣尖处也会有影响。取样容积的位置取决于检查目的是评估左心室舒张功能（此时可能最适合选择瓣尖）还是计算跨二尖瓣口血流量（此时可能在瓣环水平最准确）。如果使用连续波多普勒进行测量，记录的则为取样线方向上的最高流速。本书第7章将对左心室舒张充盈进行详细讨论。

4.右心室流入血流

右心室流入血流的评估可在心尖切面或胸骨旁右心室流入道切面进行。右心室舒张充盈模式类似于左心室，但其峰流速稍低，正常E峰值为0.3～0.7m/s。

5.左心房充盈血流

经胸超声心动图检查记录左心房的充盈血流有一定的技术难度，因为很多成人肺静脉的血流频谱并不清晰。然而，仔细调整后，约90%的患者在心尖四腔心可以记录到右上肺静脉（译者注：应为右下肺静脉）的血流频谱。TEE检查时，可以测量左侧和右侧肺静脉的血流频谱，其中左上肺静脉血流的频谱最符合层流特征（见图2.29）。肺静脉内的血流速度较慢，在舒张期和收缩期均约为0.5m/s。

心房收缩导致肺静脉内短暂的低速（约0.3m/s）逆流（即a波），随后为双相充盈形式，为心室收缩期的心房显著充盈（即x-降支），以及心室收缩后的第二次短暂的肺静脉逆流（即v波）和心室舒张期的第二次心房充盈曲线（即y-降支）（见第7章）。异常的左心房充盈模式可见于二尖瓣反流（见第12章）、缩窄性心包炎（见第10章）及限制型心肌病（见第9章）。

6.右心房充盈血流

右心房充盈可通过上腔静脉血流（经胸骨上窝切面）或肝中静脉血流（剑突下切面时其方向平行于声束）的频谱进行评估。其血流充盈模式与临床检查中见到的颈静脉搏动形式类似：一个a波、一个反映收缩期充盈的x-降支和一个反映右心房舒张期充盈的y-降支（见图7.5）。

7.降主动脉血流

降主动脉的血流模式对评估心脏病变有重要意义，因为下游血流的特征取决于心脏的具体病变及其严重程度。典型的例子包括主动脉瓣反流、动脉导管的未闭和主动脉缩窄。降主动脉血流的频谱可在胸骨上窝声窗进行测量，其包括收缩期前向血流频谱（峰速约1m/s）及短暂的舒张早期逆流（见图16.9）。近端腹主动脉的血流频谱（见图16.10）在剑突下切面进行测量，其特征与降主动脉类似。

（四）正常的彩色多普勒血流模式

1.彩色多普勒成像原理的影响

频谱多普勒（脉冲多普勒或连续波多普勒）可以准确测量心腔内某处血流的速度，但如果要显示心腔内血流的全貌，彩色多普勒血流显像就更为合适。当然，与其他多普勒功能一样，彩色血流成像同样受限

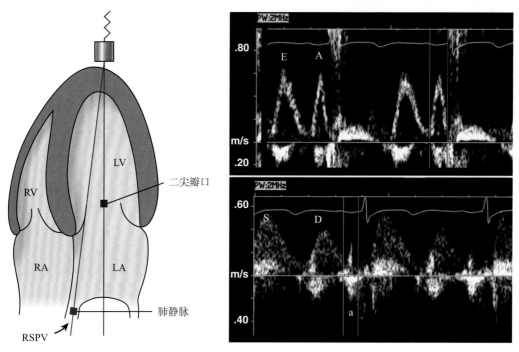

图2.29　正常的左心室流入和肺静脉血流频谱。左心室流入血流频谱在心尖声窗获取，通常使用四腔心切面，取样容积置于舒张期二尖瓣尖处（左）。二尖瓣口频谱多普勒图显示一正常年轻人舒张早期的快速充盈（E）和舒张晚期较小的充盈（A）（右上）。右上肺静脉血流频谱，于四腔心切面获取，取样容积至于肺静脉开口内1cm处（右下）。频谱多普勒曲线显示收缩峰（S）、舒张峰（D）及一个小的心房逆流峰（a）。RV，右心室；RA，右心房；LV，左心室；LA，左心房；RSPV，右上肺静脉

于角度依赖。例如，胸骨旁长轴所显示的左心室流出道血流为均一的红色，因为血流朝向探头。如果从心尖切面观察这一血流，则为均一蓝色，因为此时血流背离探头（图2.30）。

　　彩色多普勒血流的角度依赖现象也可以在同一个切面观察到。例如，在胸骨上窝切面，主动脉弓近端的前向血流为红色（朝向探头），远端的血流为蓝色（背离探头），两者中间有局部区域不显示血流（血流与声束垂直）。类似的情况是，剑突下切面探查腹主动脉时，横跨而过的血流由红变蓝或由蓝变红（见图1.31）。上述例子中，血流颜色的变化均为声束与血流方向夹角在超声不同的扫查区域发生了变化所致，而非血流实际的流向发生了变化。

　　声束与血流之间的夹角在二维切面范围内较小的

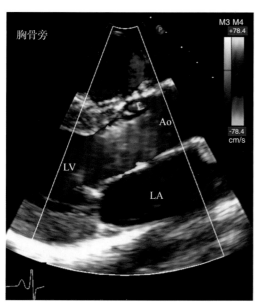
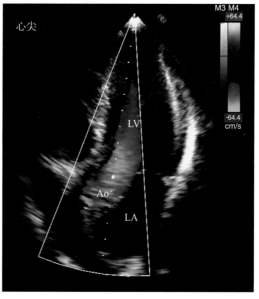

图2.30　左心室流出道血流。胸骨旁长轴切面显示收缩期自左心室至升主动脉的前向血流为红色（朝向探头）（左）；此血流在心尖切面显示为蓝色（背离探头）（右）

变化也会使层流的彩色多普勒血流表现变得复杂化。例如，心尖长轴切面上显示的左心室流出道血流在沿室间隔处流速明显高于近二尖瓣前叶处（图2.31）。这种现象的根源为声束与血流之间的角度在室间隔处要比在二尖瓣前叶处更为平行。实际上，左心室流出道内血流速度是相同的，但因为夹角的不同而产生了不同的多普勒频移。因为超声设备假定所有血流信号均为$\cos\theta = 1$，当夹角不平行时设备就计算出错误的低流速，最终因夹角的原因导致彩色血流图上出现明显的血流速度的快慢不一。

除了夹角外，彩色多普勒血流显像也受到信号混叠现象的影响。尼奎斯特极限（显示于彩色血流标尺的顶部和底部），在使用2～3MHz的探头进行经胸超声心动图检查时，其值通常为60～80cm/s。因为心腔内血流的正常速度通常超过这一数值，从而导致信号混叠的产生。朝向探头的血流如速度低于尼奎斯特极限，显示为红色。当血流速度一旦超过上述极限值，信号混叠即会产生，血流将显示为蓝色。信号混叠时，朝向探头的血流由红色变为蓝色，背离探头的血流则由蓝色变为红色。实际上，高速血流可能发生多次信号混叠，血流由红变蓝，再由蓝变红，由此循环往复。正常的信号混叠的例子可见于心尖四腔心切

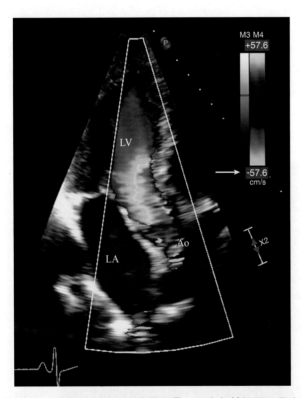

图2.31　彩色多普勒血流信号混叠。心尖长轴切面记录左心室流出道血流，因血流速度（约1m/s）超过尼奎斯特极限（0.67m/s），血流在近主动脉瓣处出现信号混叠。流出道处血流颜色差异的原因为声束与血流的方向在室间隔处要比在二尖瓣前叶处更为平行。LV，左心室；LA，左心房；Ao，升主动脉

面左心室流入道血流，当速度超过尼奎斯特极限时，血流由红转蓝（见图1.32）。尽管会给图像解读带来困扰，但信号混叠也有其价值，第12章中用近端等速表面积法计算心内血流量时就应用了这一现象。

另一个即使在正常心内血流中也可观察到的彩色血流模式为变异（variance），其通常显示为绿色。虽然变异的概念是指心腔内某一空间点存在多种血流速度和方向（如反流束），但从前面讨论的夹角和混叠可很明显看出正常血流也可以符合变异的标准。例如，在血流信号混叠的临界区域，设备测得的血流方向可为从朝向探头然后到背离探头，此位点的血流即会被认定为变异。知悉在正常血流中会出现血流的变异可以避免出现错误的解读。

2. 正常心室流出血流

左心室流出道的彩色血流可以通过心尖五腔心或心尖左心室长轴切面进行观察。其血流为层流，但此处常出现血流混叠，导致出现复杂的血流形态。在主动脉瓣口处测量搏出量时，是假定此处血流为层流的。虽然所得测量值的准确性已经得到验证，但收缩期沿室间隔方向的混叠样的血流究竟是局部血流加速，还是血流与声束之间夹角的变化所致，仍不明确。

右心室流出道血流可以在胸骨旁短轴、右心室流出道或剑突下短轴切面进行观察。与左心室流出道相比，其流速较低，探查深度也相对较浅，故此背离探头的血流常呈均一的蓝色。

3. 正常心室流入血流

在心尖四腔心切面，左心室流入血流呈宽束彩色血流侧向跨过二尖瓣环并远达心尖。如果血流速度超过尼奎斯特极限，将发生信号混叠，血流束颜色发生改变。在实时成像时，可以分别观察到舒张早期及舒张晚期的血流。如果声窗理想，可见舒张期血流自肺静脉处持续流向心尖。左心室流入血流在方向上是朝向侧壁的，在舒张中期此血流呈旋涡状（图2.32），表现为沿室间隔方向的背离探头的蓝色血流。这种正常的涡流呈逆时针方向，而在二尖瓣置换的患者则逆转为顺时针方向。右心室流入血流的彩色多普勒模式类似于左心室。

4. 正常心房充盈血流

左心房的充盈血流经四支肺静脉汇入。在经胸扫查时，心尖四腔心切面上最容易显示的为右上肺静脉血流（译者注：应为右下肺静脉）。彩色多普勒血流可显示自此静脉流入的双相血流信号，借此可准确定位取样容积，记录频谱信号。在成人，经胸超声检查常难以完整显示四支肺静脉，若要准确探查，常需要进行TEE检查。

右心房的充盈血流自上腔静脉、下腔静脉和冠状静脉窦汇入，其观察可能受到三尖瓣反流（存在于

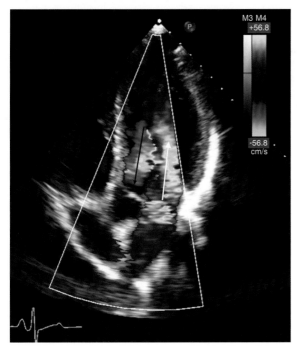

图2.32　左心室流入血流。心尖四腔心显示舒张中期的正常左心室充盈血流，其方向为沿侧壁流向心尖（白色箭头），同时可见远离探头沿室间隔流动的血流（黑色箭头）

80%～90%的正常人，病患人群的比例更高）的干扰，其方向一般为沿着房间隔流动。自下腔静脉及冠状静脉窦汇入的血流可以在右心室流入道、主动脉瓣水平的短轴切面及心尖四腔心切面进行观察。上腔静脉的血流则在胸骨上窝切面进行观察。熟悉右心房内的几种正常血流对于正确诊断房间隔缺损非常重要。20%～30%的正常人群存在卵圆孔未闭（指经右心声学造影检查明确诊断者），若使用经胸超声的彩色血流模式，则仅有5%的患者得以诊断。

5. 生理性瓣膜反流

若仔细扫查，在50%～80%的正常人中可发现存在少量的二尖瓣及三尖瓣反流。另外，70%～80%的正常人可在超声检查时偶然发现舒张期存在少量的形似细小火苗的肺动脉瓣反流。这些生理性反流的特点为范围局限、时相较短，并没有明显的临床意义。主动脉瓣的情况则有所不同，在正常人群中检出的概率仅约5%。

五、心脏结构老年变化的超声心动图表现

从青年时期至70岁间，典型的超声心动图变化为左心室壁增厚约2mm而心室腔大小变化甚少，反映左心室舒张功能的E/A比值自约50岁起逆转，以及轻度的进行性左心房扩大。主动脉内径也有轻微增加，自40岁至80岁间增加约6%。心脏的钙化改变常见，尤其是不导致狭窄的轻度主动脉瓣增厚（即主动脉瓣硬化），在65岁以上人群中的发生率约25%，而

二尖瓣环钙化在老年人中的发生率达50%以上。很多老年人，尤其是合并高血压者，室间隔延续至升主动脉时拐角较大，导致明显的室间隔基底段的增厚，或称为"室间隔膨大"。上述超声心动图发现严格来说并非正常改变，但它们在老年人群体中甚为常见，不应过度解读。

六、超声心动图检查规范

（一）核心检查内容

超声心动图检查为在掌握超声心动图技术的内科医师指导下进行的临床检查，需出具正式检查报告并长期留存检查图像。床旁即时超声心动图检查（见第4章）有所不同，它是由主诊医师进行的专项超声心动图检查，用于指导患者短期的治疗。尽管每一例患者的超声心动图检查应当着力解答特定的临床问题，但按照固定的、系统性的方案进行检查非常重要，且检查时要确保仪器参数设置正确，留图符合检查指征。另外，检查进行时可能需要额外的图像采集或数据测量，以充分探讨临床疑问或检查中的异常发现。

不同的超声心动图室可能拥有各自的基础检查内容，但制订标准的检查流程非常重要，它可以避免遗漏异常发现。检查开始前，应先了解检查的指征和患者的血压。连接心电图有助于确定心脏活动及彩色血流的时相。心腔内径、大血管内径及多普勒的测量应切合临床指征，测量技术包括M型、二维及三维超声心动图（表2.5；附录A的表A.1～表A.4）。

基础检查内容包括对以下结构及功能的评估。

左心室
- 心腔内径和室壁厚度
- 节段性室壁运动异常
- 整体收缩功能（包括射血分数）
- 舒张功能

主动脉瓣和主动脉
- 主动脉窦内径和形态
- 升主动脉内径
- 主动脉瓣结构
- 是否存在反流和狭窄

二尖瓣和左心房
- 二尖瓣结构和启闭
- 是否存在反流和狭窄
- 左心房大小

右侧心腔
- 右心室大小和收缩功能
- 右心房大小
- 右心瓣膜结构和功能
- 估测肺动脉收缩压

心包
- 是否增厚，是否存在积液

表2.5 心腔和大血管的测量*

心脏结构	基础测量	附加测量	技术细节
左心室	舒张末期内径 收缩末期内径 舒张末期室壁厚度 射血分数	舒张末期容积 收缩末期容积 二维法测量的搏出量 相对室壁厚度 左心室质量	• 在二维图像上确保测量线位于心室中央，且垂直于左心室长轴 • M型超声时间分辨率高，心内膜识别更准确，但如果测量线倾斜，将出现测量值偏差 • 左室射血分数测量使用双平面法或三维法
左心房	收缩末期前后径（胸骨旁长轴切面）	左心房面积 左心房容积	• 左心房的前后径是其大小的快速筛查指标，但可能会低估左心房的大小 • 若左心房的大小对临床决策至关重要，此时可在心尖切面测量左心房容积
右心室	心尖四腔心舒张末期右心室基底段横径 右心室收缩功能	右心室壁厚度 右心室流出道内径 右心室FAC或TAPSE	• 右心室内径于舒张末期在心尖切面进行测量。右心室流出道内径在胸骨旁长轴切面进行测量 • TAPSE在心尖切面的三尖瓣环M型曲线上进行测量（见第6章）
右心房	目测大小	心尖四腔心右心房面积	• 一般通过对比心尖四腔心切面与左心房的大小来判断右心房的大小
主动脉	舒张末期主动脉窦内径（胸骨旁长轴切面）	舒张末期内径与预期内径的比值 主动脉不同位置的内径	• 二维超声下，内缘到内缘测量的重复性较高 • 收缩末期测量值要比舒张末期测量值大2mm
肺动脉		舒张末期内径	

注：FAC，面积变化分数；TAPSE，收缩期三尖瓣环位移。
*二维测量的起止点为心腔内黑白交界处，M型超声的测量则采用前缘–前缘法。

（二）附加检查内容

依临床指征的需要或基础检查时的异常发现，可能需要进行额外的扫查及测量。基础检查内容与附加检查内容结合，即构成了完整的超声心动图检查。

基础检查时的异常发现促使进一步扫查的例子为主动脉瓣钙化。当发现此异常时，注意力首先应集中于瓣叶的解剖结构：是二叶瓣、单纯瓣叶钙化，还是风湿性瓣膜改变，随后需要评估瓣膜的功能。瓣叶狭窄的程度根据最大跨瓣流速及计算的主动脉瓣口面积（见第11章）进行划分，反流程度的评估使用彩色多普勒和连续波多普勒技术（见第12章）。最后是评估病变瓣膜带来的负荷改变对左心室功能的影响，包括收缩功能（见第6章）和舒张功能（见第7章）。

另一个此类例子是心肌梗死患者的评估。超声检查首先聚焦于左心室节段性室壁运动异常的程度和分布范围（见第8章）。如果心尖段心肌存在运动消失或矛盾运动的情况，应仔细扫查是否存在附壁血栓（见第15章）。如果患者有新发的杂音，应仔细评估是否存在乳头肌功能不全所导致的二尖瓣反流，或者心肌梗死后的室间隔穿孔。最后，需评估左心室的整体收缩功能及右心室功能。

即使在基础检查部分未发现明显异常，检查时仍应关注具体的临床问题。例如，如果临床怀疑感染性心内膜炎（见第14章），需着重关注主动脉瓣的解剖结构，应仔细调整探头角度，并配合使用非标准切面，以清晰显示可能存在的瓣膜赘生物。临床指征影响超声检查的另一个例子为心力衰竭患者的评估。即使基础检查时无明显发现，对左心室舒张功能进行全面的评估可能有助于寻找患者症状的病因。

超声心动图检查时既要关注具体的临床问题，又要确保不遗漏重要的异常诊断，解读图像的临床医师及留取图像的超声心动图技师需完成必要的培训才能完成上述任务，检查及解读时也需要上述两位医师互动交流。另外，鼓励与主诊医师进行沟通，无论是在检查前为了明晰临床疑问及可能诊断，还是在检查后将超声发现与验前概率相结合以估测其他可能诊断的概率。

超声心动图检查清单

经胸超声心动图检查规范：基础检查清单

完整超声心动图检查包括基础检查内容和附加检查内容			
检查方式	声窗	切面/观察内容	基本测量指标
临床资料		检查指征 简要病史及体查情况 既往心脏影像检查结果	超声检查时的血压
二维超声	胸骨旁	长轴切面 主动脉瓣水平短轴切面 二尖瓣水平短轴切面 乳头肌水平短轴切面 右心室流入道切面	左心室舒张末及收缩末内径 左心室舒张末室壁厚度 主动脉窦舒张末内径 左心房内径
	心尖	四腔心切面 五腔心切面 两腔心切面 长轴切面	目测或双平面法测量的射血分数
	剑突下	四腔心切面 下腔静脉呼吸变化率 近端腹主动脉	
	胸骨上窝	主动脉弓	
脉冲多普勒	胸骨旁 心尖	肺动脉血流 左心室流入血流 左心室流出血流	肺动脉流速 E 峰 A 峰 左心室流出道血流速度
彩色多普勒	胸骨旁	长轴切面：主动脉瓣和二尖瓣 短轴切面：主动脉瓣和肺动脉瓣 右心室流入道切面：三尖瓣	彩色多普勒探查四组瓣膜是否存在反流，若反流程度超过 　　轻度，测量流颈
	心尖	四腔心切面：二尖瓣和三尖瓣 长轴切面：主动脉瓣和二尖瓣	
连续波多普勒	胸骨旁	三尖瓣 肺动脉瓣	三尖瓣反流速度
	心尖	主动脉瓣 二尖瓣 三尖瓣	主动脉瓣口流速 三尖瓣反流速度

经胸超声心动图检查规范：附加检查清单

基础检查时的异常发现	附加检查内容及所在章节
超声心动图检查的原因	因应临床问题而进行的附加检查[a]
左心室	
• 射血分数下降	收缩功能（第 6 章）
• 左心室充盈频谱异常	舒张功能（第 7 章）
• 节段性室壁运动异常	缺血性心脏病（第 8 章）
• 室壁增厚	肥厚型心肌病、限制型心肌病和高血压心脏病（第 9 章）
瓣膜	
• 瓣口狭窄或跨瓣流速增高	瓣膜狭窄（第 11 章）
• 反流程度超过轻度（经彩色多普勒或连续波多普勒评估）	瓣膜反流（第 12 章）
• 心脏人工瓣膜	心脏人工瓣膜（第 13 章）
• 瓣膜占位或可疑赘生物	心内膜炎和占位（第 14、15 章）

续表

基础检查时的异常发现	附加检查内容及所在章节
右心	
• 右心室扩大	肺源性心脏病及先天性心脏病（第9、17章）
• 三尖瓣反流速度升高	肺动脉压力（第6章）
心包	
• 心包积液	心包积液（第10章）
• 心包增厚	缩窄性心包炎（第10章）
大血管	
• 主动脉扩张	主动脉疾病（第16章）

a超声心动图检查均应包括附加检查内容，以回答临床关注的问题。例如，如果临床指征为"心力衰竭"，此时即使基础检查内容部分并未发现明显的异常，也必须对收缩功能和舒张功能进行额外的评估。如果检查指征为"心源性栓塞"，则需增加与此诊断相关的附加检查内容。

多普勒定量方法

方法	假设/特征	临床应用举例
血流容积 搏出量（SV）= CSA×VTI	• 层流 • 平坦的血流速度轮廓图 • 在同一位置测量截面积（CSA）及速度时间积分（VTI）	• 计算心排血量 • 连续性方程计算瓣口面积 • 计算反流容积 • 计算心内分流量，以及肺、体循环血流量比值
速度压差公式 $\Delta P = 4v^2$	• 存在狭窄孔口限制血流通过 • 连续波多普勒测量线平行于血流方向	• 跨狭窄瓣口压差 • 测量肺动脉压力 • 左心室 dP/dt
血流束的空间形态	• 近端血流汇聚区 • 孔口处血流束变细（流颈） • 下游血流紊乱	• 检出瓣膜反流及心内分流 • 判断梗阻的部位 • 反流程度的定量

（钟新波 译 陈雅婷 校）

推荐阅读

总则

1. Rimington H，Chambers J：*Echocardiography：A Practical Guide for Reporting and Interpretation*，3 ed，Boca Raton，FL，2015，CRC Press.

This short paperback book offers a simple approach to echocardiographic measurements and interpretation.

2. Gardin JM，Adams DB，Douglas PS，et al：Recommendations for a standardized report for adults transthoracic echocardiography：a report from the American Society of Echocardiography's Nomenclature and Standards Committee and Task Force for a Standardized Echocardiography Report，*J Am Soc Echocardiogr* 15：275-290，2002.

Recommendations for performing and reporting transthoracic echocardiography examinations in adults. An excellent resource for developing a standardized echocardiography examination in each laboratory.

3. Lang RM，Badano LP，Mor-Avi V，et al：Recommendations for cardiac chamber quantification by echocardiography in adults：an update from the American Society of Echocardiography and the European Association of Cardiovascular Imaging，*J Am Soc Echocardiogr* 28（1）：1-39，2015.

Detailed discussion of methods for quantitation of LV and RV systolic function by 2D echocardiography and measurement of atrial size and aortic root dimensions. Technical details of image acquisition，diagrams illustrating quantitative methods，and tables of normal values are included in this comprehensive document.

4. Chen MA：Aging changes seen on echocardiography. In Otto CM，editor：*The Practice of Clinical Echocardiography*，5th ed，Philadelphia，2017，Elsevier.

Detailed review of the normal cardiac changes with aging as assessed by echocardiography，including age-grouped tables of normal values for LV dimensions and function and Doppler flow velocities. The clinical utility of echocardiography and outcome data related to age are summarized.

5. Linefsky J：Echocardiography in nutritional and metabolic disorders. In Otto CM，editor：*The Practice of Clinical Echocardiography*，5th ed，Philadelphia，

2017，Elsevier.

Typical cardiac changes seen in obese patients include an increase in both LV mass and chamber dimensions, combined with a decrease in systolic function. Diastolic function parameters also often are abnormal, LA size is increased, and the aortic root may be enlarged. Evaluation of echocardiographic findings in obese patients should be made in the context of these typical changes.

左心室

6. Aurigemma GP: Left ventricular structure and systolic function: quantitative echocardiography. In Otto CM, editor: *The Practice of Clinical Echocardiography*, 5th ed, Philadelphia, 2017, Elsevier.

This chapter provides a detailed discussion of left ventricular geometry and function. Approaches to assessment of LV systolic function include ejection fraction, fractional shortening, stress-shortening relationships, and pressure-volume loops. Different types of LV hypertrophy are reviewed, and the clinical implications of alterations in LV geometry are discussed. 87 references.

7. De Simone G, Izzo R, Aurigemma GP, et al: Cardiovascular risk in relation to a new classification of hypertensive left ventricular geometric abnormalities, *J Hypertens* 33: 745-754, 2015.

In a cohort of almost 9000 hypertensive patients, the presence, severity, and type of LV hypertrophy were associated with adverse cardiovascular events. Concentric hypertrophy in association with LV dilation was associated with the greatest increase in LV mass, compared with hypertensive patients with eccentric hypertrophy or concentric remodeling.

8. Marwick TH, Gillebert TC, Aurigemma G, et al: Recommendations on the use of echocardiography in adult hypertension: a report from the European Association of Cardiovascular Imaging (EACVI) and the American Society of Echocardiography (ASE), *J Am Soc Echocardiogr* 28 (7): 727-754, 2015.

This guideline document reviews the cardiovascular effects of primary hypertension with sections on pathophysiology; measurement of LV mass, geometry, and function; and effects of treatment on these parameters. Detailed illustrations on

optimal approach for echocardiographic measurements. 203 references.

右心室

9. Vaidya A, Kirkpatrick J: Right ventricular anatomy, function and echocardiographic evaluation. In Otto CM, editor: *The Practice of Clinical Echocardiography*, 5th ed, Philadelphia, 2017, Elsevier.

This chapter provides details of RV anatomy and function, along with the recommended approach for echocardiographic evaluation. Clinical outcomes studies are summarized. Reference values for normal RV anatomy and function are provided.

10. Shiota T: Two-dimensional and three-dimensional echocardiographic evaluation of the right ventricle. In Gillam LD, Otto CM, editors: *Advanced Approaches in Echocardiography*, Philadelphia, 2012, Saunders.

Advanced discussion of RV anatomy with concise bulleted text, key points, and numerous illustrations. Includes a discussion of both 2D and 3D imaging of the right ventricle.

11. Sheehan F, Redington A: The right ventricle: anatomy, physiology and clinical imaging, *Heart* 94 (11): 1510-1515, 2008, doi: 10.1136/hrt.2007.132779.

The complex anatomy and physiology of the right ventricle are explored with a detailed text and with figures showing 3D anatomy, normal and abnormal pressure curves, and pressure-volume loops.

左心房

12. Rosca M, Lancellotti P, Bogdan A, et al: Left atrial function: pathophysiology, echocardiographic assessment, and clinical applications, *Heart* 97: 1982-1989, 2011.

Comprehensive review of LA anatomy and function correlated with the echocardiographic approach to evaluation of the LA. In addition to standard imaging, Doppler flow pattern, LA strain, and speckle tracking of the LA are discussed. Changes in LA anatomy and function with aging, atrial fibrillation, heart failure, valve disease, and cardiomyopathies are summarized.

13. Vyas H, Jackson K, Chenzbraun A: Switching to volumetric left atrial measurements: impact on routine echocardiographic practice, *Eur J Echocardiogr* 12 (2): 107-111, 2011.

In 168 consecutive adults referred for echocardiography, linear dimensions identified LA enlargement in 40%, whereas LA volumes were enlarged in 65%. This finding emphasizes that LA volume measurements have a higher sensitivity than linear dimensions for detection of atrial enlargement.

14. Sakaguchi E, Yamada A, Sugimoto K, et al: Prognostic value of left atrial volume index in patients with first acute myocardial infarction, *Eur J Echocardiogr* 12 (6): 440-444, 2011.

In 205 consecutive patients with acute myocardial infarction, echocardiographic LA volume at discharge and the change in LA volume between hospital admission and discharge was predictive of major cardiac events (cardiac death caused by heart failure and heart failure hospitalization) during a mean follow-up of 26 months. An LA volume index greater than 32.0 mL/m^2 at discharge had a sensitivity of 93% and specificity of 69% for subsequent adverse cardiovascular outcome.

15. Marchese P, Bursi F, Delle Donne G, et al: Indexed left atrial volume predicts the recurrence of non-valvular atrial fibrillation after successful cardioversion, *Eur J Echocardiogr* 12 (3): 214-221, 2011.

In 411 adults (mean age 64.1±11.4 years, 34.5% women) who underwent successful cardioversion, atrial fibrillation recurrence occurred in 61% at a median follow-up about 1 year. On multivariate analysis, each mL/m^2 increase echocardiographic LA volume index was independently associated with a 21% increase in the risk of recurrence of atrial fibrillation (odds ratio: 1: 21; confidence intervals: 1.11-1.30; P < 0.001).

多普勒

16. Quinones MA, Otto CM, Stoddard M, et al: Recommendations for quantification of Doppler echocardiography: a report from the Doppler quantification task force of the nomenclature and standards committee of the American Society of Echocardiography, *J Am Soc Echocardiogr* 15: 167-184, 2002.

Nomenclature standards for recording, measuring, and reporting Doppler data including pulsed, continuous, and color flow Doppler. Excellent review of normal flow patterns and basic Doppler principles for calculation of volume flow rate, pressure gradients, and regurgitant valve lesions. 77 references and useful glossary of Doppler terms.

17. Sengupta PP, Pedrizzetti G, Kilner PJ, et al: Emerging trends in CV flow visualization, *JACC Cardiovasc Imaging* 5（3）: 305-316, 2012.

An elegant discussion of normal intracardiac flow patterns with details and examples of flow visualization with cardiac magnetic resonance imaging, color Doppler echocardiography, and particle imaging velocimetry. Vortex formation in the ventricle and in blood vessels is illustrated. Clinical applications and future directions are outlined. The flow visualization images will help the echocardiographer understand normal intracardiac flow patterns and how these affect the Doppler echocardiographic data analysis.

18. Morris PD, Narracott A, von Tengg-Kobligk H, et al: Computational fluid dynamics modelling in cardiovascular medicine, *Heart* 102（1）: 18-28, 2016.

Computational fluid dynamics modeling enables detailed analysis of flow patterns in different types of structural heart disease and with interventions, such as prosthetic valves or vascular stents. An understanding of normal flow patterns provides insight into the Doppler velocity data recorded during a clinical echocardiographic examination.

经食管超声心动图（transesophageal echocardiography，TEE）比经胸超声心动图（transthoracic echocardiography，TTE）图像质量更优，尤其是显示深部靠后的结构如房间隔、二尖瓣、左心房和肺静脉时。图像质量的提高归功于两个因素：其一是探头与感兴趣区结构间距离缩短，其二是经食管途径避免了肺组织或骨组织干扰。另外，更高的信噪比，以及距离的减小、高频探头（5MHz或7MHz）的使用，更进一步提高了图像质量。在引导复杂的介入手术时，二尖瓣和房间隔解剖三维（3D）TEE成像评估使用得越来越多（见第18章）。

TEE需将探头置入食管、多数患者需清醒镇静，使得其较TTE具有更多的风险。通常TEE能够提供更多解剖信息但不能替代TTE，在一些情况下，TTE图像质量更优且能够提供诊断性的多普勒数据，如靠近胸壁的浅部结构如主动脉瓣位人工瓣膜在TTE能够更好地评估。在多普勒血流速度评估方面，TTE可以通过多个声窗灵活地调整水平及垂直方向上的探头角度，相反的是，受限于食管与心脏相对固定的位置关系，TEE探头的位置及角度调整明显受限，由于不能使多普勒声束与感兴趣血流完全平行，将导致低估血流速度。另外，二维切面不标准的原因导致很难通过TEE途径进行规范化的解剖测量。因此，TEE检查仍必不可少地将TTE数据整合入最终的报告。

本章将简要概述TEE操作流程和风险，之后介绍不同声窗（食管上段、食管中段、经胃底、经胃底心尖及降主动脉）标准切面的获取，包括各个心脏瓣膜及心腔的二维及多普勒评估，以帮助读者更好地观察每个解剖结构。本章将重点关注正常的结构及血流形态，TEE适应证在本书的第5章予以讨论，病理形态的图像将在相应的章节中予以介绍。应用TEE监测与引导外科手术及介入治疗过程在第18章予以介绍。

一、检查方案与风险

TEE检查由具有熟练的内镜操作经验和超声心动图检查技巧的医师完成，其培训在相关指南中有详细描述。通常，由一个技师协助医师完成TEE检查，技师的职责在于调整仪器设置、优化图像质量、记录测量数据。除了会厌部局麻外，在清醒镇静状态下进行TEE检查可减少患者不适、提高患者的耐受性。应用镇静药时，由有资质的监护员（通常是一名护士）在整个检查过程中监护并记录患者的生命体征，如血压、心率、呼吸频率、动脉血氧饱和度及意识，监护员同时要确保呼吸道的通畅并在需要的时候吸引清理口腔分泌物。具体方案、镇静药物及监测流程依据所在机构的标准执行。

在检查医师训练有素、恰当的病例选择及监测的基础上，TEE检查的并发症发生率非常低，尽管如此，该检查仍有风险，在衡量可能获得的信息是否有用时必须考虑相关风险。表3.1所列的临床情况为TEE检查禁忌证，需要终止TEE检查的严重并发症的发生率小于1%，文献报道的死亡率小于1/10 000（表3.2）。如果检查前准备及体格检查提示清醒镇静风险较高时，有必要与麻醉医师协商麻醉方式。如果患者有食管疾病病史或症状如吞咽功能受损时，需要在TEE检查前评估食管或者胃肠疾病。

表3.1 TEE禁忌证及风险较高的临床特征

TEE探头置入禁忌证	
绝对禁忌证	相对禁忌证
食管狭窄、肿瘤或穿孔	食管憩室或静脉曲张
活动性上消化道出血	早期食管手术史
近期食管或上消化道手术史	吞咽困难
不能配合的患者	凝血功能异常、血小板减少症

中度清醒镇静时呼吸系统风险增加的临床特征	
呼吸道	既往呼吸道管理问题
	梗阻性睡眠呼吸暂停
	严重的咬合错位
	寰枢关节疾病或严重的颈关节炎
	（如颈关节活动受限）
老年患者	镇静药敏感性增加
	药物相互作用发生率增高
充血性心力衰竭	严重的左心室收缩功能减低
	严重的主动脉瓣狭窄
潜在的呼吸系统疾病	氧气依赖
	严重的肺动脉高压
	右心室收缩功能减低
神经或神经肌肉病	呼吸肌力减低
	吞咽困难或误吸风险
	不能遵从指令
非禁食状态	吸入风险增加

表3.2 TEE并发症风险

并发症	发生率（%）
死亡	< 0.01 ～ 0.02
食管穿孔	< 0.01
严重出血	< 0.01
轻度出血	0.01 ～ 0.2
支气管痉挛	0.07
牙齿损伤	0.1
心律失常	0.06 ～ 0.3
吞咽困难	1.8
声音嘶哑	12
嘴唇损伤	13

改编自 Hilberath JN, Oakes DA, Sherman SK, et al; Safety of transesophageal echocardiography.J Am Soc Echocardiogr.23（11）：1115-1127, 2010.

在咽部局麻及镇静后，探头通过牙垫处轻柔地送至食管并适当深入以获得需要的超声图像。重症监护室、介入手术间或外科手术室气管插管状态的患者放置探头时应注意避免影响气管插管的位置。鼻饲管或胃饲管可影响探头的移动，并可能导致探头与心脏之间存在气体，为了完成TEE检查，应移除鼻饲管或胃饲管。

可以通过以下方法降低误吸的风险：TEE检查前患者禁食水数小时、探头插入时采用左侧卧位、检查结束后数小时内保持禁食水状态直到会厌部从局麻状态恢复到正常功能状态。可通过询问病史来确认有无食管疾病或吞咽困难，在没有上述病史的患者中，食管损伤和穿孔几乎不会发生。出血并发症比较少且通常较轻，TEE在抗凝治疗的患者中可安全实施。关于TEE检查可能增加感染性心内膜炎风险的忧虑可以被多个研究证实检查结束后没有菌血症而缓和，因此多数TEE检查时不常规应用抗生素。

二、成像切面

TEE获取的实际切面受心脏、食管与膈肌的相对位置影响变化多样（图3.1）。尽管多平面探头可以完全360°旋转扫查，但食管内探头位置相对固定仍限制了可获取的超声切面，导致获取的二维图像通常是不标准的。进行TEE检查的目的是应用标准的短轴、长轴、两腔心和四腔心切面（可能的话）进行系统全

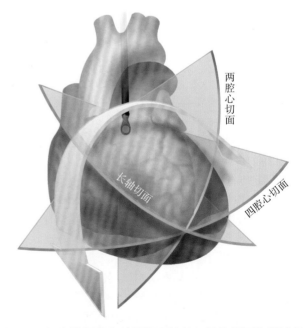

图3.1 经食管超声心动图切面旋转。图像切面旋转始于四腔心切面（见图3.3），保持左心室心尖位于图像的中部，在近60°时可获取两腔心切面（见图3.7），近120°时获取长轴切面（见图3.9）。为了保证左心室心尖位于图像中部，在旋转切面的时候可轻微调整探头的上下及前屈后伸位置

面的评估，通过标准切面结合补充的附加信息可显示患者的特定病理过程。

三维超声心动图技术有助于获取显示各结构空间关系的最佳视图，尤其是房间隔及二尖瓣，从标准二维超声切面可获取最优的三维超声图像。标准TEE检查流程涉及的二维超声成像序列、三维数据采集和多普勒测量记录在本章末尾的超声检查清单中进行介绍。接下来介绍的是评估瓣膜及心腔的二维和三维超声切面，另外针对特定的临床问题，还需要记录相关的多普勒数据以完善检查。

相对于超声切面显示的心脏结构，探头的头端位置通常描述为食管内、胃底。探头距离患者门齿的绝对距离取决于患者的身高及心脏的位置，因此不同患者为了获得最优的短轴、长轴、两腔心及四腔心切面的实际角度，侧倾及屈度亦不尽相同。一旦获取标准切面，这些图像与TTE所描述的解剖结构相对应，所不同的是TEE观察的角度始于心脏后方。

针对TEE检查，约定俗成的超声探头的运动状态（图3.2）定义如下：

■ 重新定位：上下调整探头在食管内的位置

■ 旋转：在0°～180°范围内调整成像切面

■ 扭转：同一切面水平探头整体在食管内旋转，以显示左右方向上的解剖结构

■ 屈度：前屈后伸探头以实现超声切面较原始平面向上方或下方移行

■ 侧倾：在同一切面水平向侧方偏转探头头端扫查不同的心脏结构（同时会轻度地上移探头）

对于TEE来讲，大多数图像切面是通过定位、旋转、扭转探头的手段就能够获得，调整探头屈度通常在经胃切面应用。应用多平面探头的一个重要原则是在调整到一个新的切面前保证感兴趣成像区域保持在图像的中心，这能保证感兴趣区仍保持在新的成像切面内。

（一）经食管切面

1. 四腔心切面

当探头置入食管内并从口腔向胃移动时，声窗受充气的气管干扰直到探头越过气管分叉水平。探头在食管上段左心房后时，可在0°、探头轻度前屈朝向左心室心尖（图3.3）获得标准的四腔心切面，四腔心切面可以显示左心室侧壁和后间隔，同时可以显示二尖瓣前后叶的中间部位。

通常即使优化探头的位置及屈度，与真正的左心室长轴相比，TEE仍在某种程度上造成心尖缩短，因此需要注意的是，在四腔心切面应尽可能显示左心室

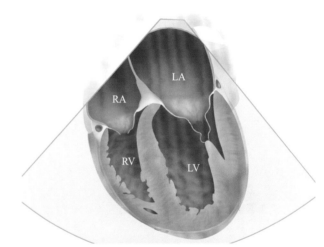

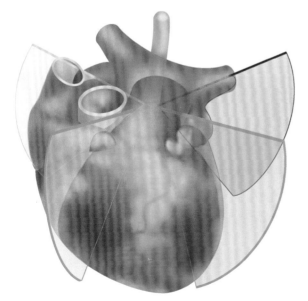

图3.2　TEE超声心动图扭转探头示意图。食管中段位置，扭转超声成像切面从左到右依次显示左肺静脉（紫色切面）、主动脉和左心室（蓝色切面）、右心室（绿色切面）、右心房和上下腔静脉（黄色切面）

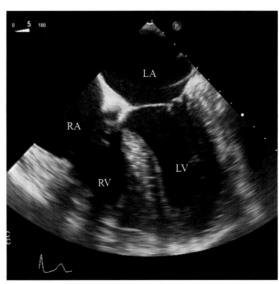

图3.3　TEE四腔心切面。示意图和食管上段0°扫查获取的TEE四腔心切面图像，在这个切面中，由左心室长轴缩短导致貌似心尖的部位实际上是左心室前壁的一小段。LA，左心房；LV，左心室；RA，右心房；RV，右心室

全长，而看起来的心尖部分通常是左心室前壁的心尖节段。四腔心切面常用于评估心室的整体收缩功能、节段性室壁运动状态（心尖通常被忽略）和间隔的形态。尽管由于心尖缩短可能低估心室容积，但仍可以在舒张末期、收缩末期应用双平面法描记心内膜边界，计算射血分数。

在四腔心切面前屈探头可以显示左心室流出道和主动脉瓣（五腔心切面）（图3.4和图3.5），后伸探头可以显示二尖瓣叶的外侧部分，并可以在明显后伸的切面显示冠状静脉窦。从储存的全容积数据获得的左

心房面观的二尖瓣实时三维图像对于显示二尖瓣病变有很大的帮助。

四腔心切面显示左心房时可以通过小幅度插入或回撤探头来连续扫查左心房的上下部分，或者小幅度调整探头头端的屈度来连续扫查左心房。由于左心房是距离探头最近的结构，需仔细调整成像条件，避免近场伪像的干扰，近场伪像是导致左心房后壁小血栓难以辨别的一个原因。

在TEE标准四腔心切面上的基础上通过将探头扭转向患者身体右侧来实现右心室的大小、形态和收缩功能的评估，在调整后的切面可对间隔、三尖瓣前叶及右心房进行评估，同时卵圆窝、继发隔、原发隔亦可清晰显示（图3.6）。

2.两腔心切面

在确认左心室心尖在四腔心切面的中部后旋转切面至60°即可获取两腔心切面，由于左心室心尖难以位于图像中央及空间位置的不确定性，通常需要调整探头的位置和屈度，以便能显示左心室全长（图3.7），本切面可显示左心室前壁及下壁，可以用来评估节段性室壁运动功能并结合与之正交的（通常是四腔心切面）切面来计算射血分数。在两腔心切面，通常只能显示二尖瓣前叶，因此难以在该切面上评估瓣叶脱垂。

当进一步旋转至90°时可显示与横切面上大致垂直的左心耳（图3.8）。稍微后退并向外侧旋转探头，可以看到左上肺静脉入左心房。

3.长轴切面

探头高位旋转成像切面至120°时可以获得左心室及主动脉根部长轴切面（图3.9），再调整探头的位置及屈度可以获得包括左心室心尖部的长轴切面，与经胸超声的左心室长轴切面相似，可以在TEE长轴切面上清晰地显示升主动脉近端、瓦氏窦（Valsalva窦）、

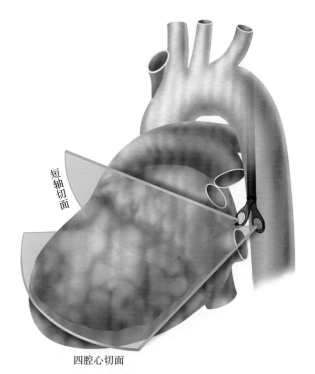

图3.4　TEE探头的屈度示意图。在食管上段0°，探头适当后伸扫查获取四腔心切面（见图3.3），适当前屈可以获得左心耳的短轴切面（见图3.8）

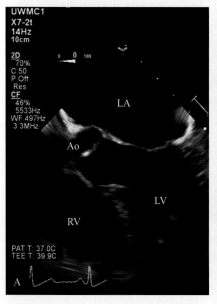
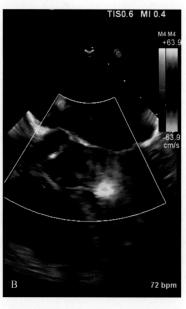

图3.5　左心室流出道切面图像。A.在四腔心切面轻度前屈探头可以获得图3.4两个切面之间的可显示主动脉瓣和左心室流出道的切面；B.彩色多普勒血流显像显示收缩期左心室流出道的正常的层流信号。LA，左心房；LV，左心室；RV，右心室；Ao，主动脉

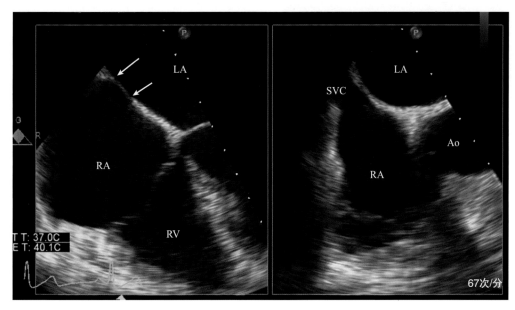

图3.6 房间隔切面图像。在四腔心切面基础上向右扭转探头获得的双平面房间隔图像（左），两个箭头之间显示的薄弱部分为卵圆窝的部位。双平面在90°显示的另一个视角的房间隔。Ao，主动脉；SVC，上腔静脉；RA，右心房；RV，右心室；LA，左心房

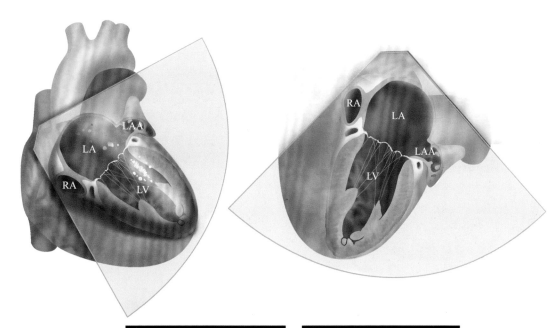

图3.7 TEE两腔心切面。三维心脏模型显示的两腔心切面（又称垂直长轴切面），以及旋转扇角相对应收缩期及舒张期相左心室长轴图像，该切面可以显示左心耳（LAA）、房室沟的冠状静脉窦和二尖瓣。两腔心切面可以在两侧显示一小部分二尖瓣后叶，而中间大部分瓣环部位对应的是二尖瓣前叶。该切面可显示部分乳头肌及其朝向，乳头肌对称性地位于该切面的后方。LA，左心房；LV，左心室；RA，右心房；LAA，左心耳

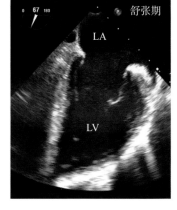
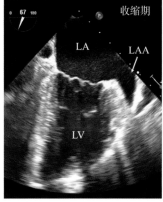

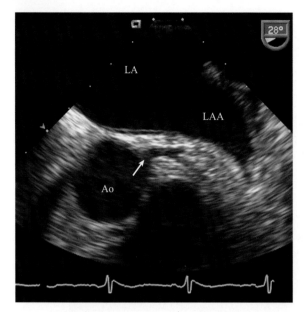

图3.8 左冠状动脉。在四腔心切面略回撤探头并适当前屈探头头端，扫查扇角旋转到约30°时可以显示左心耳及左主干。Ao，主动脉；LA，左心房；LAA，左心耳

右冠瓣和无冠瓣叶，理想的长轴切面可显示纤细的主动脉瓣叶在瓣环上方形成对称的弧形关闭线。在本切面及90°成像切面可以理解主动脉瓣和肺动脉瓣垂直的空间关系且肺动脉瓣位于头侧略高的位置。在TEE经食管长轴切面基础上回撤探头可以显示更靠近头侧的升主动脉，直到成像被充满气体的气管遮挡（图3.10）。

在长轴方向上亦可以显示二尖瓣的前后叶、房室沟冠状静脉窦的短轴切面，位于主动脉根部后方及左心房上方的右肺动脉，以及前室间隔和左心室的后壁。另外，位于主动脉瓣前方的部分右心室流出道亦可显示（图像的远场）。

4. 其他长轴成像切面

当成像角度调整到90°时，探头从左心室长轴向患者身体左侧扭转后可以获得右心室流出道及肺动脉瓣的长轴切面（图3.11）。在这个切面上，肺动脉瓣位于图像的远场，如果主动脉瓣和主动脉根部存在钙化，会有声影响。右心室和三尖瓣在该切面显示与否取决于每个患者的心脏与食管的相对位置。

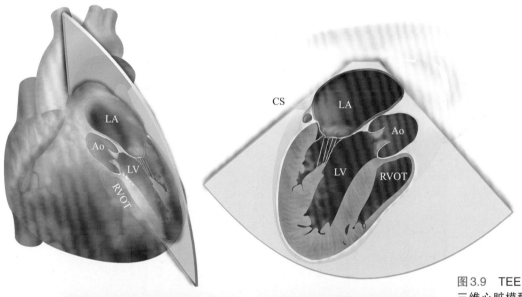

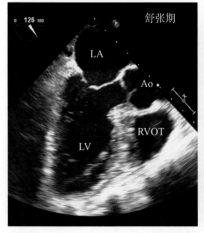

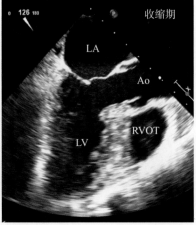

图3.9 TEE左心室长轴切面。三维心脏模型显示的长轴切面断面、断层视图调整至标准TEE图像方向，以及对应的收缩期和舒张期图像。经典的长轴切面通常在120°左右获取，不同患者在显示左心室及主动脉的长轴切面时仍存在较大的个体差异。三维模型显示的长轴断层切面经过心脏结构：主动脉根部（Ao）、左心房（LA）、左心室（LV）及右心室流出道（RVOT）。长轴切面亦可观察到二尖瓣的前后叶。LA，左心房；LV，左心室；Ao，主动脉；RVOT，右心室流出道；CS，冠状静脉窦

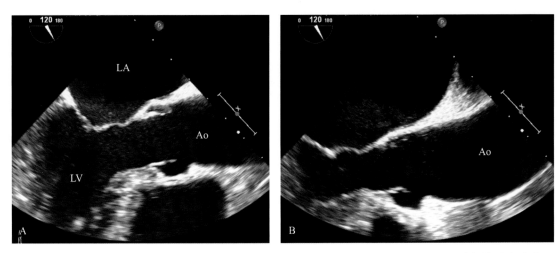

图3.10 TEE升主动脉长轴切面图像。A、B均为在左心室长轴切面基础上通过向头侧回撤探头获得的升主动脉近端图像。LA，左心房；LV，左心室；Ao，主动脉

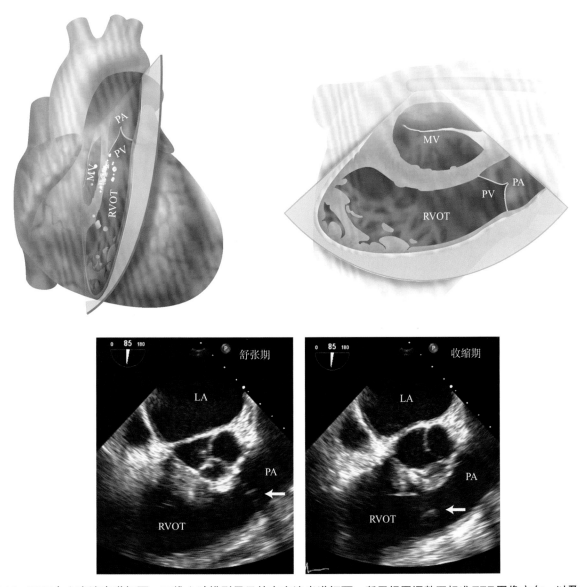

图3.11 TEE右心室流出道切面。三维心脏模型显示的右室流出道切面、断层视图调整至标准TEE图像方向，以及对应的收缩期和舒张期图像。在90°成像切面上可以显示右心室流出道、肺动脉瓣（箭头所指）及主肺动脉。LA，左心房；MV，二尖瓣；RVOT，右心室流出道；PV，肺动脉瓣；PA，肺动脉

在90°基础上向患者右侧扭转探头可以显示右心室流入道切面和三尖瓣。如果探头继续向右侧扭转，可以获得双房切面，该切面可以显示右心房、右心耳、右侧的上腔静脉汇入部及左侧的下腔静脉汇入部（图3.12）。在一些个例中，下腔静脉-右心房连接处可以观察到下腔静脉瓣（Eustachian瓣），在该切面上略向内侧旋转扫查角度可以观察到右心耳的肌小梁。

5. 短轴切面

通过旋转扇扫角度（30°～45°）并适当回撤探头至主动脉瓣水平获得主动脉瓣水平的短轴切面，该切面可以很好地显示主动脉瓣的三个瓣叶及瓦氏窦（图3.13），房间隔、卵圆窝等结构亦可清晰辨认。冠状动脉的左主干起始部很容易通过轻微调整探头的位置及成像平面的倾角来显示，右冠状动脉的起源在短轴切面上显示相对困难，但仍可在主动脉瓣及升主动脉长轴切面显示。

在0°扫查切面基础上向左侧扭转并适当前屈探头向上扫查时可以显示左心耳及左上肺静脉（图3.14），其明显的特征是心耳内的小梁结构及与左上肺静脉交界处的脊状突起。左上肺静脉在左心房的上方汇入左心房且血流方向平行于声束，而左下肺静脉汇入左心房的血流垂直于声束，左下肺静脉可通过加深探头深度及轻度后伸探头来显示。右肺静脉通过向右侧扭转探头、回撤并适当前屈让成像切面偏向头侧来显示（前向的右上肺静脉），或者后屈探头使成像切面适当向下来显示（前向的右下肺静脉）。另外，可以通过在90°时向患者身体左、右侧扭转探头分别显示左右肺静脉。彩色血流成像可借助特征性的肺静脉血流频谱来确认肺静脉。

对于部分患者，可在0°基础上尽可能回撤探头而获得分叉水平的主肺动脉切面，部分患者由于气管的遮挡导致无法显示该切面，而有些患者则难以耐受食管内该探头位置的检查。

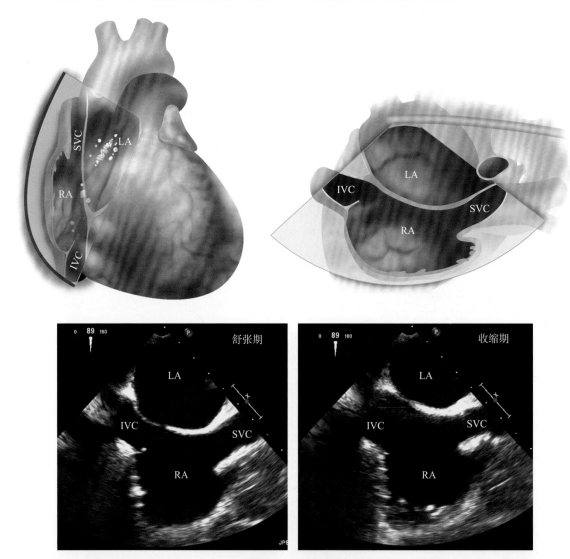

图3.12　TEE双房切面。三维心脏模型显示的双房断面、断层视图调整至标准TEE图像方向，以及对应的收缩期和舒张期图像。当探头扭转朝向患者右侧时，右心房、上腔静脉、下腔静脉可以在90°切面显示，可在下腔静脉右心房连接处观察到下腔静脉瓣（Eustachian瓣），右心耳的小梁部更靠近上腔静脉。LA，左心房；RA，右心房；SVC，上腔静脉；IVC，下腔静脉

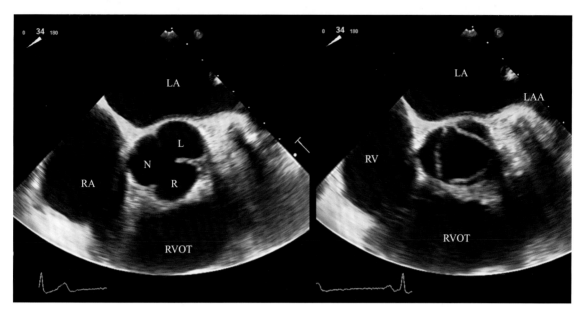

图3.13 TEE主动脉瓣短轴切面图像。舒张期（左）及收缩期（右）主动脉瓣短轴切面示意图，获取该切面的角度为 30°～50°。不标准的切面可导致主动脉瓣结构失真。LA，左心房；RA，右心房；RV，右心室；L，左冠状窦；LAA，左心耳；N，无冠状窦；R，右冠状窦；RVOT，右心室流出道

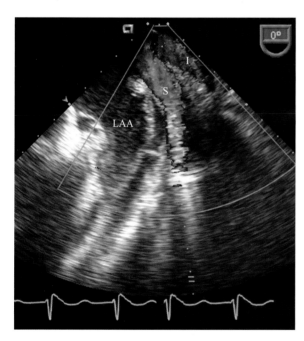

图3.14 肺静脉。左心耳水平0°扫查切面显示的左上肺静脉（S）和左下肺静脉（I），彩色血流成像有助于显示肺静脉汇入左心房。LAA，左心耳

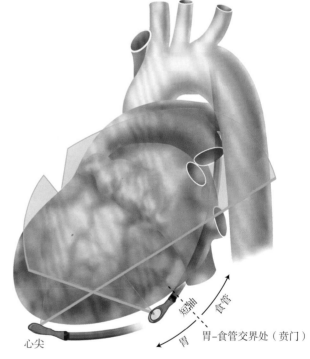

图3.15 经胃切面（经胃底切面）。胃底探头放置于近胃-食管交界处获得左心室短轴切面，探头进一步深入胃脏可以获得"心尖"切面。经胃底心尖切面由心尖并不位于膈肌位置导致显示的左心室较实际略有缩短

（二）经胃底切面

1. 短轴切面

当探头跨过胃-食管交界处（贲门）时可能感到阻力略微增加，当探头的头端位于胃内，0°扫查切面适当向上弯曲探头（前屈）时可获取显示左心室和乳头肌的短轴切面（图3.15），该切面可以评估左心室的整体收缩功能、局部室壁功能、测量左心室内径及

室壁厚度（图3.16）。在此切面基础上可以适当回撤探头获得二尖瓣水平的短轴切面（图3.17）。

2. 两腔心切面

在胃底水平通过将扫查角度调整至90°可获取左心室两腔心切面（图3.18），在此基础上将探头向患者身体右侧扭转的过程中可以分别获得①左心室流出道、主动脉切面；②右心房、三尖瓣和右心室的近似

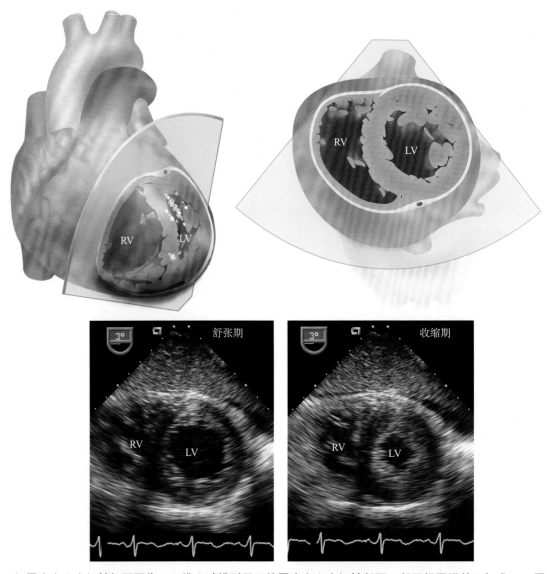

图3.16　经胃底左心室短轴切面图像。三维心脏模型显示的胃底左心室短轴断面、断层视图调整至标准TEE图像方向，以及对应的收缩期和舒张期图像。在胃底的探头前屈才能获得该切面，该切面可用于术中评估左心室大小和整体收缩功能。LV，左心室；RV，右心室

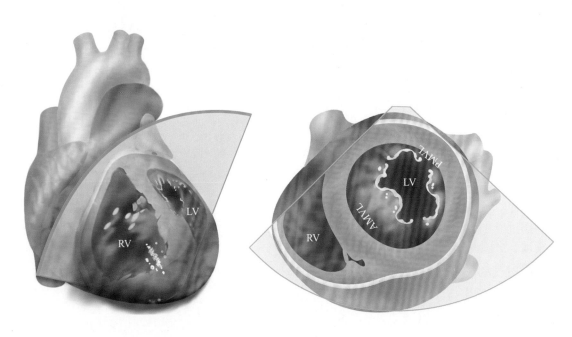

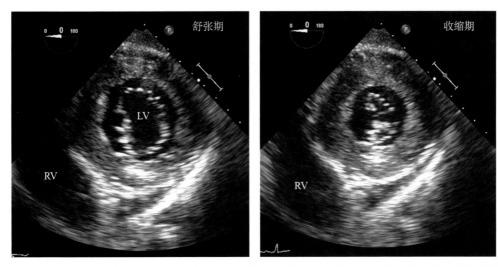

图3.17　经胃底二尖瓣水平短轴切面图像。三维心脏模型显示的胃底二尖瓣水平短轴断面、断层视图调整至标准TEE图像方向，以及对应的收缩期和舒张期图像。在胃底左心室短轴切面基础上回撤探头至近胃－食管交界处可以获得显示二尖瓣前叶（AMVL）及后叶（PMVL）的胃底二尖瓣水平短轴切面。LV，左心室；RV，右心室；AMVL，二尖瓣前叶；PMVL，二尖瓣后叶

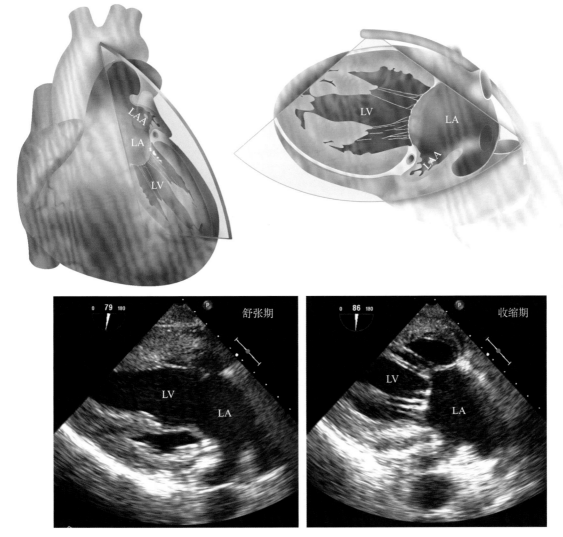

图3.18　胃底左心室长轴切面。上排两幅图显示在胃底短轴切面调整扫查角度至90°获取的显示左心房、左心室和左心耳（LAA）的长轴切面。断层视图旋转至心尖位于扇角顶部，以和TEE图像相对应（下排右图）。向患者身体右侧扭转探头可获得显示右心房、右心室、与TTE类似的右心室流入道切面。LA，左心房；LV，左心室；LAA，左心耳

TTE的右心室流入道切面。

3.四腔心切面

部分患者在胃底短轴切面基础上将探头进一步送入胃脏，如果心脏和膈肌之间没有肺脏干扰，可以在0°扫查角度获得"心尖"四腔心切面。应注意由于探头通常不是位于真正的心尖，左心室通常是偏短的，在四腔心切面进一步前屈探头可获得显示主动脉瓣的与TTE相似的五腔心切面。

4.长轴切面

在胃底心尖四腔心切面基础上，调整扫查平面至120°左右时可显示左心室流出道长轴切面，这里可使频谱多普勒扫查方向与血流方向更接近平行，但是并不能在所有的患者中获取该切面，尤其是当探头并不在真正的心尖部位时，由于调整扫查平面时肺脏位于探头与心脏结构中间而不能成像。

（三）经胸主动脉切面

食管中下段自胃底的位置开始将TEE探头向后扭转，使得切面朝向患者脊柱左侧以获得降主动脉短轴切面，主动脉呈圆形并可见收缩期搏动（图3.19），在胃底的位置向上缓慢回撤探头可获得降主动脉连续短轴成像直至弓部分支部位，当探头回撤至弓部时，将探头适当向中部扭转并适当后倾能够显示弓部长轴。降主动脉短轴序列成像可用于全面评估内膜状态。

降主动脉长轴切面通过将短轴切面置于图像中央后再将扫查角度调整至90°时获得，可以完善短轴评估的主动脉夹层、动脉瘤、动脉粥样硬化，并对声学伪像进行鉴别，长轴切面亦可以确认左锁骨下动脉开口，后者是描述主动脉瓣夹层范围的重要标志，并可用于确认主动脉内球囊的位置（见第16章）。双平面成像可以同时显示降主动脉的短轴及长轴切面。

三、瓣膜解剖和功能

TEE评估瓣膜结构及功能的最佳方式要求不少于两个互相垂直的标准切面（表3.3），这能够对瓣膜解剖进行整体、全面的评估并有助于识别超声伪像，使用连续波多普勒（CW）和脉冲多普勒，在使取样线与血流尽可能平行的情况下记录血流速度，但由于受TEE方法的影响，声束很难与血流方向完全平行。与TTE相同的是，彩色多普勒血流成像有助于判断异常血流而不必考虑声束与血流成角的问题。

（一）主动脉瓣

主动脉瓣和左心室流出道可以在TEE探头处于食管高位、扫查角度调整至约120°的长轴切面观察（图3.20）。调整扫查平面至约45°时可获取主动脉瓣短轴切面（见图3.13），在短轴切面的基础上略回撤探头可以显示3个瓦氏窦和左主干的开口，而略加深探头则可显示左心室流出道的短轴。在0°的四腔心切面也可通过适当前屈探头使切面远场向上偏移来显示左心室流出道（见图3.5）。不管是长轴还是短轴，都需要使用高频探头并调整成像深度来优化成像质量

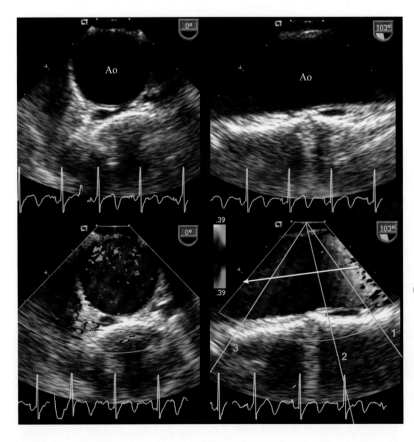

图3.19　TEE降主动脉二维及彩色血流图像。显示降主动脉的二维图像的左侧短轴动态图像（0°扫查）、右侧长轴动态图像（90°扫查）及彩色血流图像（下排）。短轴图像显示收缩期充盈的主动脉。长轴图像尽管血流方向及速度是相同的（箭头所示），但是彩色血流成像显示的颜色受声束与血流方向成角的不同而不同。三条蓝绿色声束扫查线显示了彩色血流颜色的变化，线1红色区域表示血流朝向探头，线2黑色区域表示血流方向垂直于声束，线3蓝色区域表示血流远离探头。Ao，主动脉

表3.3 心脏瓣膜的TEE成像及多普勒评估

瓣膜	探头位置	成像切面	扫查角度	多普勒
主动脉瓣	食管中段	长轴	120°～130°	• 彩色多普勒评估反流和流出道梗阻水平
		短轴	30°～50°	
		五腔心	0°（适当前屈探头）	
		3D成像	三维Zoom模式显示将无冠状窦置于图像下方的左心室侧及主动脉侧的主动脉瓣图像	
	经胃底	长轴	90°（自二尖瓣向右侧扭转显示左心室流出道）	• 彩色多普勒评估反流和流出道梗阻水平
		心尖	0°（前屈探头）	• 可行时脉冲多普勒、连续波多普勒测量主动脉瓣、左心室流出道流速（可能低估声束与血流方向成角）
二尖瓣	食管中段	四腔心	0°之后旋转切面至长轴进行序列扫查，依据瓣膜病变于30°、60°记录图像	• 彩色血流评估反流方向、测量流颈宽度和PISA • 脉冲多普勒记录左心室流入道及肺静脉血流频谱 • 连续波多普勒测量二尖瓣反流
		两腔心	60° 部分病例90°切面更有用	
		长轴	120°～130°	
	经胃底	短轴	部分病例0°探头屈曲可获取	
	食管中段	三维	三维Zoom模式自左心房面及左心室面显示主动脉瓣位于图像上部的二尖瓣图像	• 对部分患者可以用于三维彩色血流测量PISA和流颈
肺动脉瓣	食管上段	长轴	0°（在肺动脉分叉部位向前观察）	• 彩色血流评估肺动脉瓣反流 • 成角较小时用脉冲或连续波多普勒测量肺动脉瓣前向血流
	食管中段	流出道	90°（向左侧扭转探头）	• 彩色血流评估反流
三尖瓣	食管中段	四腔心	0°	彩色血流显示反流
		右心室流出道（经食管）	90°（向右侧扭转探头）	连续波多普勒测量三尖瓣反流速度以评估肺动脉压力
	经胃底	右心室流入道（经胃底）	90°（向右侧扭转探头）	

注：PISA，近端等速表面积。

或者使用Zoom模式来最大化显示瓣膜。

对于特定的患者，主动脉瓣的三维成像非常有用，但是对所有的患者行三维成像很有挑战性。在二维短轴或长轴切面的基础上，获取一个锥角较小、右冠状窦位于图像下部、从主动脉瓣上向左心室投影，以及从左心室面向主动脉侧投影的主动脉瓣实时三维成像（图3.21），或者获取全容积三维数据进行后处理，在长轴及短轴切面显示主动脉瓣。

长轴或短轴切面的主动脉瓣彩色多普勒血流显像可用来评估主动脉瓣反流，包括流颈宽度、反流束起源及方向（见第12章）。在主动脉瓣短轴切面基础上缓慢加深探头的深度，直到显示左心室流出道可获取反流束的彩色多普勒血流断面成像。

主动脉瓣前向血流速度测量受TEE位置影响导致的声束方向与血流方向不平行而受限。对于部分病例，在胃底心尖切面应用脉冲和连续波多普勒血流频谱能够获得跨主动脉瓣血流频谱（图3.22），尽管如此，在阐述多普勒数据时应注意声束与血流不完全平行的问题。因为TTE获得主动脉瓣前向血流速度更准确，主动脉瓣存在病变时应该在所有的患者中记录TTE主动脉瓣前向血流速度。

（二）二尖瓣

在四腔心切面基础上缓慢旋转扫查平面至长轴切面，并于每旋转30°时获取图像来评估二尖瓣，尽可能提高探头的频率以提高分辨率，调低探头位置至图像能够完全包络二尖瓣，通常探头的相对位置在二尖瓣环的中心部位。尽管瓣叶钙化声影可能遮挡远端结构，序列切面还是能够清晰地显示二尖瓣瓣叶及瓣下

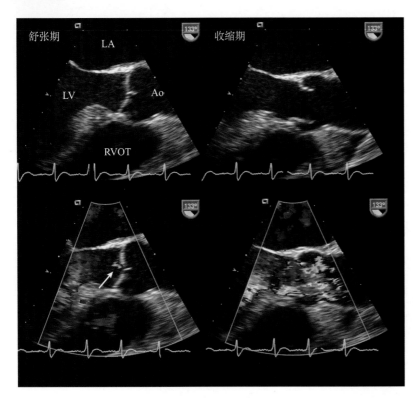

图3.20　主动脉瓣长轴切面。调整深度至显示主动脉瓣形态及运动的最佳位置，二维动态图像（上排）显示舒张期（左）和收缩期（右）主动脉瓣正常的关闭与开放。彩色血流动态图像（下排）显示舒张期主动脉瓣微量（箭头）反流，收缩期左心室流出道正常的前向血流形态，同时不合并二尖瓣反流。LA，左心房；LV，左心室；Ao，主动脉；RVOT，右室流出道

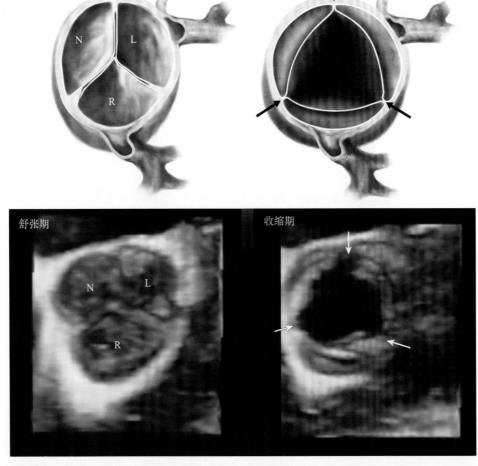

图3.21　主动脉瓣图像。自主动脉瓣上显示的舒张期（左）和收缩期（右）主动脉瓣三维图像。TEE标准地展示主动脉瓣三维形态的方向是右冠状窦（R）位于图像的下部，收缩期可观察到呈开放状态的3个瓣叶交界（箭头所示）。L，左冠状窦；R，右冠状窦；N，无冠状窦

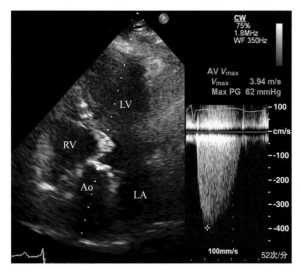

图3.22 经胃底心尖切面。该切面通过前屈探头获得，显示主动脉瓣（左）及连续波多普勒取样线。主动脉瓣叶钙化、活动受限，二维图像引导取样线获得的主动脉瓣连续血流频谱（右）显示主动脉瓣峰值流速达3.9m/s。当怀疑流速增高时，仔细调整探头屈度及位置，以期获得最高的血流速度，应该注意探头位置受限导致的流速低估。Ao，主动脉；LA，左心房；LV，左心室；RV，右心室

结构。如果需要更多的切面，可以应用胃底二尖瓣短轴及长轴切面。尽管图像质量受距离的影响可能不是最优的，但在胃底心尖切面亦可观察二尖瓣。

如果有二尖瓣病变，需要进行三维超声成像，实时三维图像以合适的时间分辨率及较高的空间分辨率显示二尖瓣的左心房面，全容积Zoom模式成像具有最好的时间及空间分辨率，切割后的图像应将主动脉瓣置于图像的顶部，再从左心室面和左心房面分别观察二尖瓣（图3.23）。

二尖瓣口前向血流（左心室舒张期充盈）形态在四腔心或长轴切面无成角状态下应用脉冲多普勒进行记录测量（图3.24）。由于血流是远离探头的，可见位于基线下方舒张早期的E峰和舒张晚期的A峰的典型频谱形态。尽管因二尖瓣距离较远导致信号强度减低，但跨二尖瓣口血流仍可以在经胃底心尖切面测得。

自四腔心向两腔心切面、长轴切面移行的过程中应用彩色多普勒来评估二尖瓣反流，显示反流的近端形态（近端等速加速和流颈）的切面可以用来定量测量反流的严重程度，详见第12章。当成像范围能完整包络二尖瓣环时，可用彩色对比成像对比显示二尖瓣的二维及彩色血流图像，部分病例中仍需要单独进行二维和彩色血流成像以记录相关数据。在彩色血流成像时，将连续波多普勒血流取样线对准反流束（图3.25）的方法亦可以在食管上段应用连续波多普勒测量二尖瓣反流，用三维近端等速球法评估二尖瓣反流是近期研究热点。

（三）肺动脉瓣

在食管上段0°扫查、显示肺动脉瓣、肺动脉长轴至分叉部位的切面可以很好地显示肺动脉瓣和右心室流出道，在该切面上可以应用连续波多普勒在平行血流方向的情况下测量肺动脉血流（图3.26）。在90°长轴切面可以很好地于图像远场显示肺动脉瓣与主动脉瓣的垂直位置关系（见图3.11），声束在该切面上与血流方向无法平行导致不能在该切面测量血流速度。部分病例中肺动脉瓣可以在经胃底包括三尖瓣的90°切面或者在胃底心尖四腔心明显前屈探头的切面显示。

（四）三尖瓣

不管是TTE还是TEE，标准四腔心切面都可很好地显示三尖瓣，其他比较有价值的切面包括TEE右心室流入道切面和经胃底两腔心切面向右侧扭转后显示心脏右侧结构的切面。在胃底靠近膈肌处获得的切面能够显示靠近三尖瓣的冠状静脉窦右心房入口，在此基础上将探头再深入一些可以获得三尖瓣短轴切面。

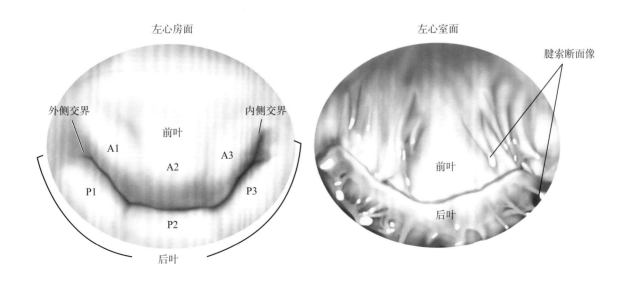

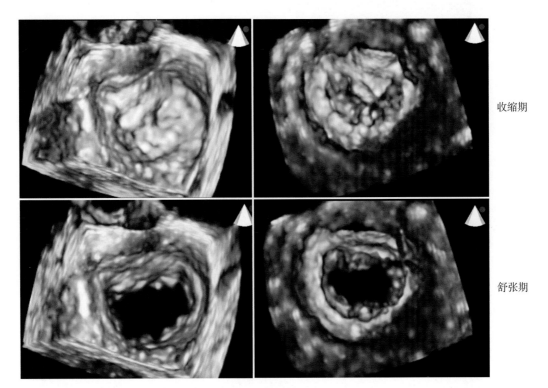

图 3.23　二尖瓣三维成像。二尖瓣的三维容积成像（前页上排）。自左心房面（左上）和左心室面（右上）显示的二尖瓣的收缩期（中排）和舒张期（下排）三维图像。如上述图形所示，建议二尖瓣三维成像时将主动脉置于图像的顶部。二尖瓣前叶（A）及后叶（P）的3个分区如图所示：内侧的A3和P3位于图像的右侧，外侧的A1和P1位于图像的左侧

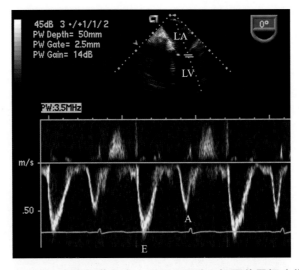

图 3.24　左心室流入道血流。于TEE四腔心切面前屈探头将脉冲多普勒取样容积置于二尖瓣瓣尖水平获得的二尖瓣前向血流频谱。由于血流背离探头方向，导致频谱位于基线下方，TEE二尖瓣血流频谱仍类似于经胸超声心动图存在E、A峰。LA，左心房；LV，左心室

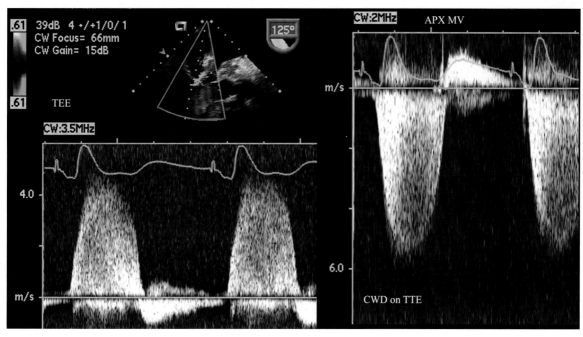

图 3.25　二尖瓣反流的连续波多普勒频谱。TEE 四腔心（左）、彩色血流确认二尖瓣反流后引导连续波多普勒（CWD）取样线放置。仔细调整探头位置及屈度后获取峰值流速最高且清晰的反流频谱，即使这样，也是 TEE 检查结束后即刻 TTE 获得的二尖瓣反流频谱（右）峰值流速更高。APX，心尖；MV，二尖瓣；TTE，经胸超声心动图

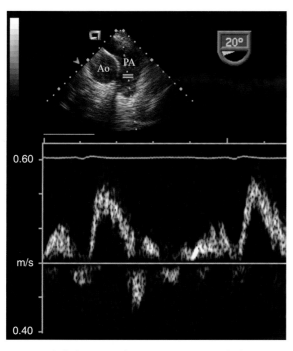

图 3.26　肺动脉血流。高位 TEE 探头显示的肺动脉长轴（上）及其左右肺动脉分支，亦可见升主动脉短轴切面。这个切面因为取样线与血流方向平行，能够获得肺动脉前向血流频谱（下）。Ao，升主动脉；PA，肺动脉

三尖瓣反流可以通过 TEE 常规切面及经胃底切面测量，由于探头位置受限，使声束与反流束难以完全平行，导致低估三尖瓣反流流速。如果怀疑存在肺动脉高压，有必要行 TTE 连续波多普勒测量三尖瓣反流计算或者用侵入性方法测量肺动脉压力。

四、心腔解剖和充盈模式

（一）左心室

TEE 评估左心室的标准切面包括四腔心、两腔心和长轴切面（表 3.4），也可应用胃底短轴切面进行评估，这些切面能够定量评估左心室大小和整体收缩功能，对左心室的节段运动状态进行分级评估时，不同检查者间的重复性很高。胃底短轴切面的左心室节段与 TTE 左心室短轴切面进行上下 180° 翻转后完全相同，而经胸剑突下左心室短轴切面顺时针旋转 90° 后的图像与胃底左心室短轴图像完全相同（见图 8.6）。与二维单平面成像相比，尽管双平面成像可以更快地采集数据，但其获取最佳平面、清晰识别心内膜仍很有挑战性（图 3.27）。

在 TEE 二维四腔心和两腔心切面上可以测量左心室容积和左室射血分数，而三维测量左心室容积及左室射血分数由于没有人为的左心室短缩的问题而更准确（见第 6 章和图 3.27）。所有的 TEE 检查都需行三维左心室容积和左室射血分数的评估，除非图像质量不佳或者临床不关注。其他评估左心室功能的方式如斑点追踪应变成像在部分病例中很有用（见第 4 章）。

（二）左心房

TEE 比较容易评估肺静脉的位置和血流频谱形态（图 3.28），最容易在左上肺静脉（图 3.29）记录到理想的肺静脉血流频谱，可记录到典型的收缩期和舒张期前向血流及心房收缩期逆向血流（图 3.30）。4 支肺静脉的血流均为相似的层流形态，但是与右上肺静脉

表 3.4	评估心腔、大血管和房间隔的 TEE 切面			
腔室或结构	探头位置	成像切面	扫查角度	多普勒或其他
左心室	食管中段	四腔心 两腔心 长轴	0° 60° ～ 90° 120°	左心室流入道脉冲多普勒评估舒张功能 必要时斑点追踪应变评估左心室整体及局部功能
		三维	4 个心动周期全容积成像评估 　左心室容积和左室射血分数 双平面成像评估室壁运动	–
	胃底	短轴 两腔心 长轴 四腔心	0° 并探头前屈 90° 90° 并探头向右扭转 0° 探头位于心尖并后屈	脉冲多普勒或连续波多普勒评估左心室流出道血流 速度（尽管可能低估）
左心房	食管中段	四腔心 两腔心 长轴	0° 60° 120°	–
	食管中段双平面	左心耳	0° ～ 90°	脉冲多普勒测量左心耳血流速度
右心室	食管中段	四腔心 短轴	0° 60° ～ 90°	三尖瓣反流评估肺动脉压
	胃底	右心室流入道	90° 并将探头扭转向患者身体 右侧	三尖瓣反流评估肺动脉压
右心房	食管中段	四腔心 双房切面 低位心房	0° 探头后伸显示冠状静脉窦 90° 探头向患者身体右侧扭转 0° 显示冠状静脉窦汇入右心房	– 显示右心耳 彩色多普勒显示冠状静脉窦血流汇入
房间隔	食管中段	切面旋转	自 0° 旋转至 120°，卵圆孔在 90° 显示最佳	每个角度应用彩色血流探测房间隔缺损或卵圆孔 未闭 声学造影（造影剂）探测房水平分流
		三维	获取实时放大模式、全容积模 式数据	测量房间隔缺损大小
主动脉	升主动脉长轴	长轴	120° 长轴、主动脉窦及升主动 脉短轴切面	主动脉彩色血流成像
	胸主动脉	降主动脉	0° 短轴切面回撤探头序列显示 降主动脉 如有病变则增加长轴切面予以 补充	主动脉彩色血流成像 存在主动脉瓣反流时脉冲或连续波多普勒显示舒张 期逆向血流信号
肺动脉	食管中段	右心室流出道	90°	彩色血流成像显示肺动脉瓣反流
	食管上段	至分叉部位的 　肺动脉长 　轴切面	0°	在成角较小的情况下应用脉冲或连续波多普勒记录 肺动脉前向血流
肺静脉	食管中段	左右肺静脉	0° 时探头向左、右侧扭转并屈 曲分别显示每支肺静脉 90° 时探头向左、右侧扭转显 示相应的左侧或右侧上下肺 静脉	彩色血流成像有助于确认每支肺静脉 脉冲多普勒确认肺静脉血流频谱形态
体静脉回流	食管中段	双房切面	90°	双房切面彩色血流成像显示上下腔静脉血流
	胃底	下腔静脉	90°	贲门部（胃 - 食管移行处）彩色血流显示下腔静脉 彩色血流 脉冲多普勒显示肝静脉频谱形态

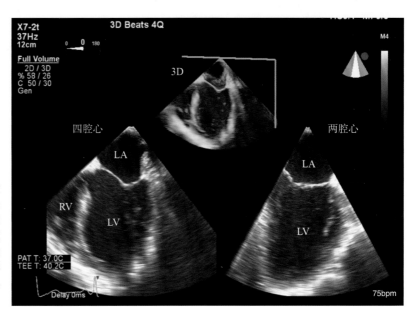

图 3.27　左心室双平面成像。探头置于食管上段、三维全容积成像获取的同时显示四腔心切面（左）和两腔心切面（右）的超声图像。该图像可用来定性评估左心室的整体及局部的收缩功能，亦可确保成像满意后进行心室容积和射血分数的定量评估（见图 3.28）。LA，左心房；LV，左心室；RV，右心室

相比，左上肺静脉速度频窗更窄，但是也有例外，尤其是二尖瓣反流时。当二尖瓣偏心性反流时，血流频谱形态改变会出现在部分肺静脉中。

怀疑左心房存在血栓时，应至少在 2 个正交平面上或应用双平面成像评估左心耳（见第 15 章），可应用高频探头（7MHz）和放大模式（Zoom）来确认低速血流状态（自发显影）和左心耳血栓，需要注意的是要尽可能对正常小梁部与左心耳血栓予以鉴别，在多个角度与左心耳壁相连、呈排状分布状态是小梁部梳状肌的特点，而血栓通常突入心耳腔内并可见局部呈摆动状态。

将脉冲多普勒取样容积置于距离左心耳与左心房移行处，于深入心耳内部 1cm 处记录左心耳的血流状态，正常的频谱形态（见图 15.21）表现为心房收缩期大于 40cm/s 的射流，异常的血流频谱形态常见于心房颤动、心房扑动和其他的快速心律失常。

标准四腔心切面可较好地显示房间隔，将房间隔置于图像中央并自 0°～120° 连续扫查可详细地评估房间隔，清晰地分辨卵圆窝和原发隔，在彩色血流或右心声学对比造影（见图 15.28）确认二维图像上摆动的卵圆瓣有助于确认卵圆孔未闭。自左心房面观察的房间隔三维成像通常将右上肺静脉置于 1 点钟的位置，而自右心房面观察的三维成像则将上腔静脉置于 11 点钟的位置。重建后的多心动周期全容积成像可以用来准确评估房间隔缺损的大小和形状（见第 17 章）。

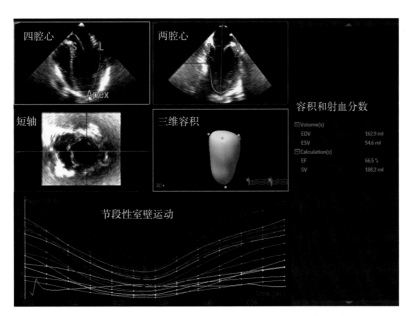

图 3.28　TEE 评估左室射血分数。TEE 的三维数据可通过经心尖双平面的四腔心（4C）和两腔心（2C）切面应用半自动边界识别技术来追踪舒张末和收缩末心内膜边界，从而计算左室射血分数

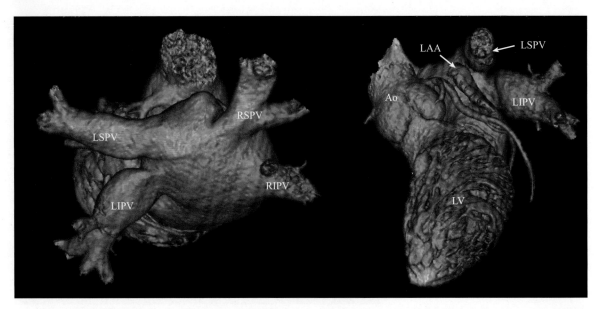

图3.29 肺静脉解剖示意图。CT显示的左心房正后方（左）和前上方（右）观察到的左心房、左心耳和肺静脉的位置关系。左上肺静脉（LSPV）和右上肺静脉（RSPV）向前上成角汇入左心房，在TEE成像时，双上肺静脉的血流方向为朝向探头，而左下肺静脉（LIPV）和右下肺静脉（RIPV）更向后成角汇入左心房，导致TEE显示的双下肺静脉血流更平行于成像平面。左心耳位于左上肺静脉的前下方（感谢James C Lee提供的图片）。LAA，左心耳；LSPV，左上肺静脉；RSPV，右上肺静脉；LIPV，左下肺静脉；RIPV，右下肺静脉；Ao，主动脉；LV，左心室

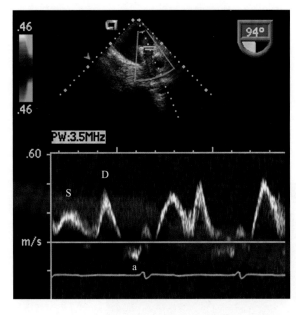

图3.30 肺静脉血流。脉冲多普勒记录正常的左上肺静脉血流频谱形态显示前向的收缩期S峰、舒张期D峰及很小的房性逆向a峰

（三）右心室

受复杂的几何构型的影响，TEE跟TTE一样很难定量评估右心室大小和收缩功能，可以在TEE四腔心和经胃底短轴切面定性评估右心室的大小和收缩功能。

（四）右心房

TEE四腔心切面可以很好地显示右心房的大部分，另外，90°扫查平面扭转向患者右侧能够显示右心耳（包含小梁部）、上腔静脉和下腔静脉汇入部的右心房长轴切面，在此基础上向上移动探头可以显示颅侧的部分上腔静脉，而向胃侧深入探头则可以显示近心段部分下腔静脉。

在四腔心切面通过后屈探头可以显示冠状静脉窦，将探头置于胃食管移行处（贲门部），在0°扫查切面将切面前翘可以显示冠状静脉窦汇入右心房。

五、成像序列

规范的TEE图像采集序列需要每个解剖结构至少2个正交平面的图像及多普勒数据（如有需要），常

规检查内容如下：

- 全部的4个心腔
- 全部的4个心脏瓣膜
- 房间隔和左心耳
- 两组大动脉（主动脉和肺动脉）
- 所有重要的回流静脉（腔静脉和4支肺静脉）
- 降主动脉

尽管在生命体征不稳定或者难以耐受TEE检查的患者需要缩减检查时间，但上述检查次序可能简化而仅聚焦于相关结构，标准的TEE检查流程所需时间相对较低而仍能够在大多数患者中完成。规范化的检查流程能够确保不遗失重要信息，并为患者的回顾分析提供数据支持。

每个中心的检查次序取决于患者数量和检查者的习惯。笔者习惯于自食管上段适当的深度显示左心室的四腔心、两腔心和长轴切面开始，随后在左心室二维图像最理想的位置采集多心动周期全容积数据来评估其容积和射血分数。

然后聚焦于二尖瓣，自长轴切面逐渐回归至四腔心切面并在30°～60°扫查平面存储图像，包括二维图像和彩色多普勒，以显示二尖瓣反流情况。如存在二尖瓣反流，彩色多普勒显示反流束方向、测量流颈宽度及近端等速球（PISA）半径、记录连续波多普勒二尖瓣反流频谱（详见第12章）。建议留取显示二尖瓣左心房面和左心室面的Zoom模式实时三维动态图像和图像质量更高的全容积三维图像，以便于脱机定量评估二尖瓣结构。如有需要，应用脉冲和连续波多普勒记录二尖瓣前向血流频谱，以便于评估左心室舒张功能（见第7章）或二尖瓣狭窄（见第11章）。

在长轴切面应用二维图像及彩色血流成像评估主动脉瓣，并将探头回撤，尽可能多地显示升主动脉。将扫查角度调整到30°～50°可以获得主动脉瓣二维短轴图像，若合适即对主动脉瓣进行三维成像。脉冲和连续波多普勒评估主动脉瓣血流非常具有挑战性，可以在胃底长轴切面或者心尖切面记录血流频谱，尤其不要忘记可能低估血流速度。

肺静脉可以在0°或90°扫查平面通过联合应用二维和彩色血流成像来确认，通常先看左侧然后再确认右侧肺静脉。至少记录一支肺静脉的血流频谱，当存在二尖瓣反流或左心室舒张功能异常时，应尽可能多地记录多支肺静脉血流频谱。

高频探头可以在90°的两腔心切面和0°平面（源于四腔心）上翘切面显示左心耳，应用双平面成像更容易显示左心耳并可同时记录两个平面的图像，如有需要，用脉冲多普勒记录左心耳的血流频谱。

四腔心切面将房间隔置于图像中央，将扫查平面自0°缓慢旋转至90°的过程中可以详细评估房间隔和卵圆窝，彩色对比成像自0°逐渐旋转能有效识别卵圆孔未闭。如果存在房间隔缺损，需要留取实时Zoom模式的三维图像及全容积三维图像。

低位探头、四腔心切面扭转向患者身体右侧以评估右心室和三尖瓣，在前述切面和短轴切面应用彩色血流成像评估三尖瓣反流，连续波多普勒记录三尖瓣反流速度以评估肺动脉收缩压，90°切面显示上下腔静脉和右心耳。

肺动脉瓣通常在90°平面和高位0°切面应用二维和彩色血流成像观察，若探头高位、成角条件理想即记录肺动脉前向血流。

在患者能够耐受的情况下尽可能获取左心室胃底短轴、两腔心图像，如果临床情况允许，采集胃底心尖切面图像。

与其他助手如护士、技术员等核对所有所需数据，获取后将探头扭转向后方显示降主动脉短轴并显示其血流，将降主动脉置于图像中央后缓慢回撤探头进行评估，在撤出探头前调整扫查角度评估主动脉弓，当降主动脉存在病变时，需要进行降主动脉长轴或双平面成像评估。

依据具体的临床需求，基本TEE检查应辅以三维成像、更多的切面和多普勒数据，如评估患者是否存在卵圆孔未闭应结合右心房内的声学对比成像。基本检查结果有时候需要进行更深入的评估，如在感染性心内膜炎患者中发现主动脉根部脓肿时，应仔细评估瓣膜功能是否异常、是否存在心腔内分流或主动脉-心腔瘘。

超声心动图检查清单

TEE基本检查顺序

探头位置	切面	经典旋转角度	成像模式	关注点
食管中段 （调整深度显示左心室心尖）	四腔心 两腔心 长轴	0° 60° 120°	二维及彩色血流 二维及彩色血流 二维及彩色血流	• 左心室大小、整体及局部功能 • 四腔心切面上翘切面显示主动脉瓣 • 主动脉瓣、二尖瓣的解剖、运动状态及血流状态 • 右心室大小和收缩功能 • 左、右心房大小 • 心包积液
	三维容积	-	全容积模式（4个心动周期）	• 三维计算左心室容积和左室射血分数
食管中段 （加大深度、二尖瓣置于图像中央）	四腔心 两腔心 长轴	0° 60° 120°	二维及彩色血流 二维及彩色血流 二维及彩色血流	• 二尖瓣形态及运动状态 • 二尖瓣反流 • 彩色对比显示二尖瓣（完整显示二尖瓣结构的状态） • 存在二尖瓣反流时的PISA和流颈宽度
	三维容积	-	Zoom模式实时三维或全容积模式（4个心动周期）	• 左心房和左心室面显示的二尖瓣形态
	多普勒	-	脉冲及连续波多普勒	• 评估左心室舒张功能时脉冲多普勒记录的二尖瓣前向血流频谱 • 二尖瓣狭窄或轻度以上二尖瓣反流时的二尖瓣连续血流频谱
食管中上段 （主动脉瓣为中心）	长轴	120°	二维及彩色血流	• 主动脉瓣 • 彩色对比显示主动脉瓣（完整显示主动脉瓣结构的状态）
	长轴	120°	二维、双平面及彩色血流	• 主动脉：自主动脉瓣略回撤探头显示升主动脉近端 • 右冠状动脉开口有可能显示
	短轴	30°～50°	二维及彩色血流	• 主动脉瓣 • 彩色对比显示主动脉瓣（完整显示主动脉瓣结构的状态） • 略回撤探头显示左主干开口 • 主动脉瓣叶数目显示不良时进行三维成像
食管中段 （显示左心耳）	显示左心耳的合适深度	二维（0°～90°连续扫查）	二维（7MHz探头，偏重分辨率模式）	• 左心耳
	显示左心耳的合适深度	双平面成像 -	二维（7MHz探头，偏重分辨率模式）	• 左心耳
	多普勒		脉冲多普勒	• 取样容积距开口1cm深度处的左心耳脉冲血流频谱
食管中上段	左侧肺静脉	0°或90°	二维及彩色血流	• 0°扫查平面扭转向患者左侧显示左上肺静脉 • 调深探头显示左下肺静脉 • 低混叠速度的彩色血流成像协助确认肺静脉 • 90°可显示两侧两支肺静脉
	右侧肺静脉	0°或90°	二维及彩色血流	• 0°扫查平面扭转向患者右侧显示右上肺静脉

续表

探头位置	切面	经典旋转角度	成像模式	关注点
				• 调深探头显示右下肺静脉 • 低混叠速度的彩色血流成像协助确认肺静脉 • 也可以在90°视图中看到
	多普勒	-	脉冲多普勒	• 记录一支以上的肺静脉血流频谱
食管中段（向右侧扭转探头关注房间隔）	调整扫查平面	0°→90°	二维及彩色血流	• 房间隔 • 彩色对比显示房间隔（完整显示房间隔形态） • 可以选择双平面成像 • 存在房间隔缺损时进行Zoom模式实时三维和全容积三维成像测量房间隔缺损大小
	上下腔静脉切面	90°	二维及彩色血流	• 右心房和右心耳 • 上腔静脉和下腔静脉
食管中段（向右扭转显示右侧心脏结构）	四腔心	0°	二维及彩色血流	• 右心室 • 右心房 • 三尖瓣
	右心室短轴	60°	二维及彩色血流	• 三尖瓣
	右心室流出道	90°	二维及彩色血流	• 肺动脉瓣及肺动脉
经胃底切面	短轴	0°	二维或双平面成像	• 左心室室壁运动、室壁厚度和腔室内径 • 右心室大小和功能
	长轴	90°	二维或双平面成像	• 左心室和二尖瓣 • 向右侧偏转切面显示右心室、三尖瓣
	右心	90°	二维图像	• 向右侧偏转切面显示右心室、三尖瓣
经胃底心尖	四腔心	0°	二维、彩色血流及连续波多普勒	• 有助于评估主动脉瓣前向血流（注意成角的影响）
自胃底至食管上段	降主动脉	0°	二维或双平面成像	• 自膈肌至主动脉弓部成像
		90°	彩色、脉冲和连续波多普勒	• 二维图像怀疑主动脉夹层时进行彩色多普勒评估 • 存在主动脉瓣反流时连续波多普勒评估主动脉舒张期逆向血流
	弓部和升主动脉	0°	二维成像	
		90°	二维成像	• TEE探头回撤至降主动脉近端向右侧扭转平面显示弓部及升主动脉

注：PISA，近端等速表面积。

（王建德　译）

推荐阅读

1. Freeman RV: The comprehensive diagnostic transesophageal echocardiogram: integrating 2D and 3D imaging, Doppler quantitation and advanced approaches. In Otto CM, editor: *The Practice of Clinical Echocardiography*, ed 5, Philadelphia, 2017, Elsevier.
Detailed chapter with numerous tables, figures, and references for performing a complete TEE study. Examples of normal and abnormal findings with linked videos.

2. Otto CM. Transesophageal Echocardiography on Procedures Consult. An online educational module in ClinicalKey, http://www.proceduresconsult.com/medical-procedures/Elsevier.2016 (this procedure Reviewed 9/19/2013).
A structured video demonstrates me(C.M.O.) performing a transesophageal echocardiography procedure. The procedure video is divided into steps with narration and is accompanied by a Procedure Checklist that includes indications, contraindications,

and postprocedure care. The full details section provides text and illustrations for performing a TEE study, and a self-assessment test is provided. Procedure Consult has 30 other Cardiology Procedures videos, including transthoracic echocardiography (TTE), contrast echocardiography, exercise stress echocardiography, and dobutamine stress echocardiography.

3. Hahn RT, Abraham T, Adams MS, et al: Guidelines for performing a comprehensive transesophageal echocardiographic examination: recommendations from the American Society of Echocardiography and the Society of Cardiovascular Anesthesiologists, *J Am Soc Echocardiogr* 26（9）: 921-964, 2013.

This guideline document provides recommendations and practical guidance for performing TEE. The 28 standard views recommended in this document are included in the TEE sequence in The Echo Exam summary in this chapter. Tables and figures demonstrating steps for acquiring and displaying 3D images are especially helpful. 172 references.

4. Hilberath JN, Oakes DA, Shernan SK, et al: Safety of transesophageal echocardiography, *J Am Soc Echocardiogr* 23（11）: 1115-1127, 2010.

This detailed review includes summary tables of the incidence of TEE complications stratified by clinical setting (ambulatory, intraoperative, pediatric, intensive care unit). Illustrations show the anatomy of possible malpositions during probe insertion.

5. Statement（dated 10.26.16）on granting privileges to practitioners who are not anesthesia professionals for administration of moderate sedation: American Society of Anesthesiologists Ad Hoc Committee on Credentialing, http://www.asahq.org/quality-and-practice-management/standards-and-guidelines.Accessed September 28, 2017.

Consensus statement on granting privileges for practitioners; also details the clinical standards for moderate sedation (as is used for TEE procedures). These standards include the knowledge base and training of the practitioner. In addition, this document summarizes standards for patient evaluation, preprocedure preparation, monitoring (level of consciousness, ventilation, oxygenation, and hemody-

namics), data recording, and availability of emergency equipment.

6. Wamil M, Newton JD, Rana BS, et al: Transoesophageal echocardiography: what the general cardiologist needs to know, *Heart* 103（8）: 629-640, 2017.

A concise review of basic TEE views, indications for TEE studies with illustrative examples of abnormal findings. 77 references.

7. Mahmood F, Shernan SK: Perioperative transoesophageal echocardiography: current status and future directions, *Heart* 102（15）: 1159-1167, 2016.

Detailed summary of the qualitative and quantitative information obtained by TEE in the perioperative setting and how this information is used to guide clinical decision making. 59 selected references.

8. Mahmood F, Jeganathan J, Saraf R, et al: A practical approach to an intraoperative three-dimensional transesophageal echocardiography examination, *J Cardiothorac Vasc Anesth* 30（2）: 470-490, 2016.

This helpful review article provides guidance on 3D imaging in the perioperative setting. Equipment, key personnel, and technical aspects are summarized with a degree of detail not found in other sources. The different types of 3D imaging and when to use each are illustrated, including multiplane imaging, live zoom and narrow section 3D imaging, single-beat and multibeat full-volume modes, and 3D color Doppler imaging. Different types of image displays are also shown with accompanying drawings.

9. Bertrand PB, Levine RA, Isselbacher EM, et al: Fact or artifact in two-dimensional echocardiography: avoiding misdiagnosis and missed diagnosis, *J Am Soc Echocardiogr* 29（5）: 381-391, 2016.

This article addresses the common clinical dilemma of distinguishing an imaging artifact from an abnormal finding on echocardiography. The origin of each type of artifact is explained with figures showing examples from both TTE and TTE imaging.

10. Lee AP, Lam YY, Yip GW, et al: Role of real time three-dimensional transesophageal echocardiography in guidance of interventional procedures in cardiology, *Heart* 96: 1485-1493, 2010.

Nicely illustrated review of the role of TEE in

guiding intervention procedures including transcatheter atrial septal defect and patent foramen ovale closure, mitral valve procedures, transcatheter ventricular septal defect closure, placement of LA occluder devices, transseptal catheterization, and catheter ablation of arrhythmias. Brief mention (with references) of transcatheter aortic valve implantation and transcatheter closure of paraprosthetic valve leaks.

11. Stavrakis S, Madden GW, Stoner JA, et al: Transesophageal echocardiography for the diagnosis of pulmonary vein stenosis after catheter ablation of atrial fibrillation: a systematic review, *Echocardiography* 27: 1141-1146, 2010.

Pulmonary vein stenosis can occur after catheter ablation of atrial fibrillation. On TEE, pulmonary vein stenosis can be identified based on an increased pulmonary vein inflow velocity (more than 1.1 m/s) and evidence of flow turbulence. In this systematic review of 344 patients, the sensitivity of TEE for detection of pulmonary vein stenosis ranged from 82% to 100% with a specificity of 98% to 100%. The standards of reference were pulmonary vein angiography, cardiac magnetic resonance, or computed tomographic imaging. Intracardiac echocardiography may be an alternate approach to diagnose pulmonary vein stenosis.

12. Ferrero NA, Bortsov AV, Arora H, et al: Simulator training enhances resident performance in transesophageal echocardiography, *Anesthesiology* 120（1）: 149-159, 2014.

Anesthesia residents trained with a TEE simulator obtained higher-quality images compared with a control group who did not participate in simulator-based training.

13. Bose RR, Matyal R, Warraich HJ, et al: Utility of a transesophageal echocardiographic simulator as a teaching tool, *J Cardiothorac Vasc Anesth* 25（2）: 212-215, 2011.

First year anesthesia residents were randomized to TEE training with a 90-minute simulator session compared with conventional training. The simulator-based training resulted in improved evaluation scores for echo-anatomic correlation, structure identification, and image acquisition.

14. Platts DG, Humphries J, Burstow DJ,

et al: The use of computerised simulators for training of transthoracic and transesophageal echocardiography: the future of echocardiographic training?, *Heart Lung Circ* 21（5）: 267-274，2012. *Both sonography students learning TTE imaging and physicians learning TEE found that simulator training was realistic, it improved acquisition of correct image planes, and it helped with understanding spatial anatomic relationships.*

第 4 章　特殊超声心动图技术应用

超声心动图成像依赖于数字图像处理。超声系统以原始信息（像素）开始，然后使用强度、纹理和梯度来突出边缘和结构，用于二维或三维图像，从而创建心脏结构的解剖图像（图4.1）。自动化图像分析是三维图像显示和分析、半自动边缘检测计算三维左心室容积及斑点追踪应变显像的核心。目前，图像的解读主要是基于检查者的目测。在未来，成像系统可能会提供最复杂和精确的计算机分析及解读（见推荐阅读）。

一、三维超声心动图

"三维超声心动图"一词广义上指采集和显示心脏超声图像的几种方法。不同三维检查方法的相似之处在于，在三维空间上显示心脏结构的毗邻关系，在图像采集完之后仍可以旋转和从不同方向观察。在超声物理和探头设计的约束下，三维超声心动图面临的一大挑战是在所有3个维度上优化图像分辨率，另一个挑战是要保证时间和空间分辨率。

（一）图像采集

三维成像是使用复杂的多阵列探头，同时从金字塔形三维容积中获取超声数据。快速地并行图像处理技术，使得屏幕上能够显示从任何方向观察到的实时超声图像（图4.2）。这些矩阵探头通常包括约3000个压电元件，TTE的传输频率为2～4 MHz，TEE的传输频率为5～7MHz。使用三维矩阵探头获取超声心动图数据有以下几种方法（表4.1）。

■ 实时窄角三维成像：一种逐个心动周期显示的视图，具有比标准二维成像更宽的图像平面，可以从不同角度旋转观察。它看起来像一个"厚"的断层图像。

■ 实时三维聚焦容积重建图像：放大的感兴趣区的全容积图像，通过旋转显示外科视野感兴趣区结构。以透视型图像显示，类似于心脏内部的摄影视图。

■ 心电门控全容积成像：多心动周期容积成像将几个心动周期内的窄角容积数据整合在一起获取全容积数据，可通过旋转和裁剪来显示感兴趣区的结构。

■ 同步多平面模式：同时显示两个二维图像平面，可调整第二个图像平面的旋转角度、倾斜程度和仰角。

■ 三维彩色多普勒成像：采用实时或全容积彩色多普勒数据采集，但帧频低于成像数据帧频。

实时窄角三维成像的优点是图像捕获快速、图像平面常见和可评估复杂解剖，缺点是可观察图像的视野较窄（图4.3）。应用聚焦宽平面或实时放大模式，可获取显示全部结构（如二尖瓣）的图像，但是空间和时间分辨率差，并且必须通过旋转图像或仔细调整增益来显示心脏内部结构（图4.4）。心电门控全容积成像类似于实时放大模式图像，但比后者具有更高的空间和时间分辨率。全容积图像可在采集后进行分析，以获取更多视图。同步多平面成像只能显示几幅（通常为2幅）断层图像，但这些图像平面具有最佳的时间和空间分辨率（图4.5）。三维彩色多普勒成像有助于显示紊乱血流（如人工瓣膜瓣周漏或心内分流）的空间分布，但目前其时间分辨率很低。

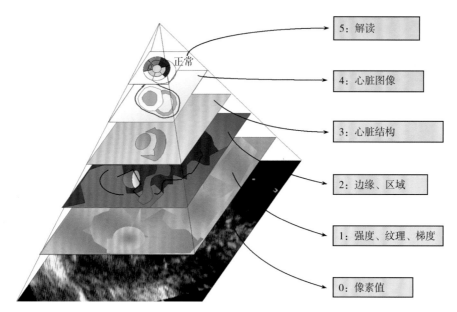

图4.1 图像解读金字塔。图像解读依赖于一系列步骤，理论概念上显示为一个复杂层叠的金字塔，最底层为用于生成最终解读图像的原始像素值

引自 Bosch JG.Digital image processing and automated image analysis in echocardiography.In Otto CM，editor：The Practice of Clinical Echocardiography，ed 5，Philadelphia，2017，Elsevier，pp 166-181.

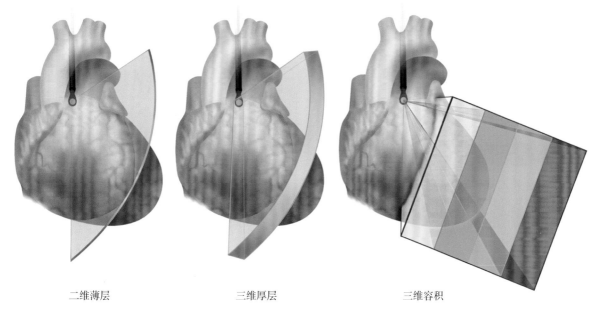

二维薄层　　　　　　　　　　　三维厚层　　　　　　　　　　　三维容积

图4.2 三维超声心动图。使用全矩阵探头获取三维超声图像（左）。二维成像将探头波束聚集在具有最佳时间和空间分辨率的单个断层上。手动移动、旋转、倾斜探头以获取不同的二维图像平面。实时三维窄角成像使用矩阵探头显示300×600金字塔形容积，在这个窄角容积图像中保持高时间分辨率。实时成像也可以使用"Zoom"模式将显示范围扩大到包含整个解剖结构，但通常空间和时间分辨率会降低（中）。全容积成像将多个心动周期（如图所示，通常为4个心动周期）的容积图像数据整合在一起，以将整个心脏解剖包含在视野中，同时提供更高的时间和空间分辨率（右）

在采集三维图像时，调整探头的位置获取感兴趣区的最佳显示，如TEE检查时从左房侧显示二尖瓣叶图像，使声束垂直于关闭的二尖瓣叶。接着，将增益和对比度设置为中等水平（约50个单位），调节时间增益补偿（TGC）曲线使图像轻微"过度增益"，以避免回声失落而出现图像上解剖结构的缺失。通过实时成像，反复调整探头的位置和增益，以提高图像质量并使感兴趣区的结构居于图像中央。我们的做法是，先优化探头放置位置并获得放大的实时三维图像，保持探头位置不变，再获取4个心动周期合成的全容积数据集。在图像采集后可进行后处理，调整增益和对比度。门控全容积图像采集时，每次跳动时，心脏位置的任何变化都会导致图像上出现一条贯穿图像的垂直线，以致该"拼接"处的两侧图像数据无法

表4.1　三维成像模式

模式	优点	局限性
实时三维模式——窄角，容积成像	• 采集速度快，图像平面常见 • 图像可旋转；有利于观察复杂的心脏解剖	窄角；成像平面无法容纳完整结构
实时"放大"容积切割成像	• 显示外科视野解剖 • 感兴趣区结构放大的三维图像	图像范围更广，降低了空间和时间分辨率
容积切割成像的全容积门控采集	• 空间分辨率高 • 时间分辨率高 • 定量测量左心室容积和左室射血分数 • 提供左心室形状及不同步三维信息	可能难以优化视图中所有结构的图像质量。因为患者移动和呼吸运动产生"拼接"伪影
多幅二维断层图像的全容积门控采集	• 心脏径线的精确测量 • 比标准二维成像更客观、更少依赖操作者 • 同时观察所有心肌节段	心内膜清晰度可能欠佳，这取决于探头位置
多平面二维图像同步成像	• 两个特定平面的图像同步显示 • 空间分辨率最高 • 时间分辨率最高	只可观察两个平面
三维彩色多普勒	• 可观察反流性病变射流的流颈和近端等速表面积的三维几何模型 • 人工瓣膜瓣周漏和心内分流的定位	帧频低，时间分辨率低

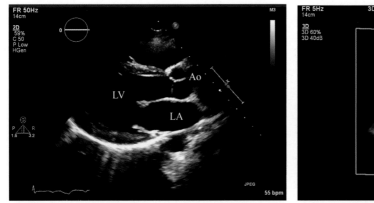
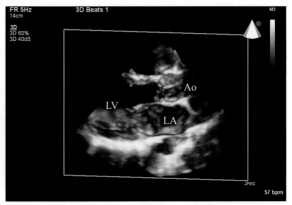

图4.3　实时三维窄角容积成像。标准二维胸骨旁长轴切面，帧频为50Hz（左）；三维模式中帧频降低为5Hz（右）。LV，左心室；LA，左心房；Ao，主动脉

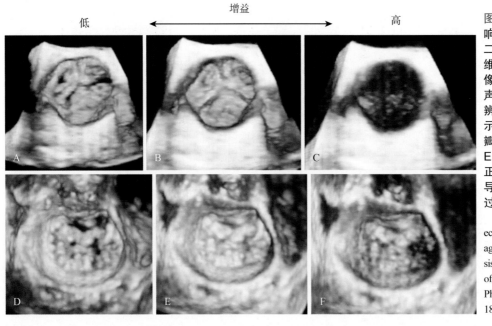

增益
低　　←　　→　　高

图4.4　增益对三维成像的影响。主动脉瓣（A～C）和二尖瓣（D～F）的实时三维放大图像显示了增益对图像的影响。增益过低导致回声失落，而增益过高则使分辨率降低及感兴趣区模糊显示。A，D.增益过低导致的瓣尖和瓣叶的回声失落。B，E.无回声失落或增益过高的正常解剖图像。C.增益过高导致瓣尖显示模糊。F.增益过高导致瓣叶显示不清晰

引自 Tsang W, Lang RO: 3D echocardiography: principles of image acquisition, display and analysis.In Otto CM, editor: The Practice of Clinical Echocardiography, ed 5, Philadelphia, 2017, Elsevier, pp 18-36.

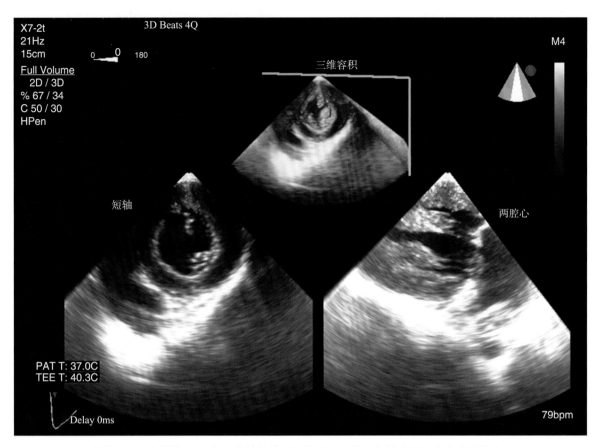

图4.5　双平面成像。TEE经胃切面，左心室的长轴和短轴切面图像可记录在同一个心动周期上

重合。造成"拼接"伪影的原因包括患者的移动、呼吸运动和心律不齐。

（二）图像显示

目前三维超声心动图有几种显像方式，包括：

■ 容积成像

■ 表面成像

■ 网格状图像

■ 多幅二维图像同步显示

■ 三维参数与时间的关系图

在实时三维放大模式和全容积成像中，图像被"裁剪"以从不同视角显示心脏内部结构。例如，可以从左心房的视角来观察二尖瓣，这为观察黏液性二尖瓣疾病患者的瓣膜脱垂部位提供了可靠的视图（见图12.29）。然后可以通过旋转和裁剪图像来显示二尖瓣长轴图像，或者从左心室侧观察瓣膜。类似地，可以在主动脉的视角显示主动脉瓣的鸟瞰图，该视角图像接近瓣膜解剖学的外科视野观，也可从主动脉瓣的左心室侧或长轴方向观察。实时三维图像是在获取时进行图像裁剪和旋转。而全容积数据是数字化保存的，因此门控全容积采集图像可以在检查时进行裁剪和旋转，也可以在检查后进行再次评估。

表面成像或网格状图像是基于使用半自动法或在多幅二维图像上勾画边缘来识别心脏结构的边界。

例如，左心室心内膜表面显示为一个三维实体结构，在整个心动周期中以一系列三维容积方式显示收缩，因此所呈现的容积在显示屏上看起来是跳动的（图4.6）。另外，也可以使用网格状图像显示。在水平轴上显示时间、在垂直轴上显示左心室容积或每个心肌

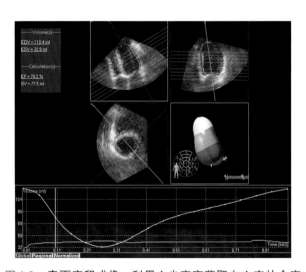

图4.6　表面容积成像。利用心尖声窗获取左心室的全容积三维图像。利用数据集的3个正交平面进行引导，并使用半自动边界检测勾画心内膜边界，从而得到心室的表面容积成像，同时对心肌节段进行彩色编码。图中曲线显示单个心脏周期的左心室容积变化

节段位置的图像也是非常有帮助的。

　　三维超声心动图数据集也可以用来同步显示多幅二维平面图（图4.7）。在负荷超声心动图检查中，如果能同时获取多个左心室的切面图像，可以提高图像采集速度和诊断准确性。此外，还可以以任意二维切面的方式在三维图像中连续推进，这将有利于更好地了解复杂结构性心脏病患者的心脏解剖和异常结构的精确定位。

　　（三）检查方法

　　在TTE成像中，仅使用较少的三维成像来补全二维检查，具体取决于患者的诊断和检查原因。经胸三维超声成像的应用示例包括左心室容积的定量测量，心力衰竭患者的射血分数测量（见图9.4），二尖瓣狭窄患者的二尖瓣口面积的三维测量，以及主动脉瓣钙化患者的主动脉瓣三维短轴图像（见图11.6）。在TEE成像中，建议采用系统的方法来获取和显示三维图像，并根据具体病理情况的需要获取其他视图（表4.2）。

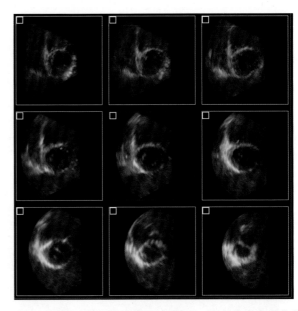

图4.7　多幅二维平面图像同步显示。从心尖声窗采集的左心室三维全容积图像显示为从心尖（左上）至心底（右下）贯穿心室的多幅短轴断层图像

表4.2　美国超声心动图学会和欧洲超声心动图协会对系统三维研究的建议			
结构	TTE图像的获取	TEE图像的获取	TEE全容积图像定位序列（见图4.7）
主动脉瓣	胸骨旁长轴切面：有/无彩色，窄角，放大模式*	旋转角度60°的食管中段短轴切面：有/无彩色，放大模式，全容积 旋转角度120°的食管中段长轴切面：有/无彩色，放大模式，全容积	在60°和120°方向，以主动脉瓣为取样中心的二维图像 实时三维图像优化增益 全容积采集，然后顺时针绕y轴旋转90°
二尖瓣	胸骨旁长轴切面，有/无彩色，窄角 放大的心尖四腔心切面，有/无彩色，窄角，放大模式	旋转角度0°～120°的食管中段切面：有/无彩色，放大模式	在90°和120°方向，以二尖瓣为取样中心的二维图像 全容积采集，绕x轴逆时针旋转90°，然后再在平面内逆时针旋转90°，以获得较好的二尖瓣图像
左心室	心尖四腔心切面，窄角和广角	旋转角度0°～120°的食管中段切面：包含整个左心室，全容积	全容积采集用于定量测量左心室容积、射血分数及局部室壁运动 数据显示为具有彩色编码的可运动的三维表面成像图像和时间图
右心室	心尖四腔心切面：将右心室置于图像中央	旋转角度0°～120°的食管中段切面：将右心室置于图像中央，全容积	
房间隔	心尖四腔心切面，窄角，放大模式	旋转角度0°，探头转向房间隔，放大模式，全容积	
肺动脉瓣	右心室流出道切面：有/无彩色，窄角，放大模式	旋转角度90°的食管上段切面：有/无彩色，放大模式 旋转角度120°的食管中段三腔心切面：有/无彩色，放大模式	在0°方向，以肺动脉瓣为取样中心的二维食管上段切面 全容积采集，逆时针绕x轴旋转90°，然后再在平面上逆时针旋转180°，以获取更好的前瓣显示图像
三尖瓣	心尖四腔心切面：有/无彩色，窄角，放大模式 右心室流入道切面：有/无彩色多普勒，窄角，放大模式	旋转角度0°～30°的食管中段四腔心切面：有/无彩色，放大模式 旋转角度40°经胃切面：前屈，有/无彩色，放大模式	在以三尖瓣为取样中心的离轴的四腔心切面上的经胸超声心动图[†]的二维图像 全容积，沿x轴方向逆时针旋转90°，然后再在平面上旋转45°，此时隔瓣位于6点方向

注：窄角，标准图像平面上的实时容积成像断层显像。

总结自 J Am Soc Echocardiogr.

* 放大模式，实时三维容积成像旋转到心内视角。

[†] 三尖瓣的三维图像最好从TTE获得，而不是TEE成像。

对容积成像三维图像显示建议如下（图4.8）。

■主动脉瓣：在瓣膜的主动脉侧和左心室侧视图中（见图3.21），右冠瓣瓣尖均位于下方（6点钟位置）（见图3.21）。

■二尖瓣：将主动脉瓣置于图像的顶部，此时无论是在二尖瓣的左心房侧还是在左心室侧视图中，二尖瓣前叶均在后叶的上方（见图3.23）。

■左心室：无论是在四腔心切面（心尖在图像顶部，左心室在屏幕右侧），还是在短轴切面，左心室的三维TTE视图方向和标准二维图像保持一致。

■右心室：四腔心切面或短轴切面中，使左心房位于上部（12点钟位置）。

■肺动脉瓣：在肺动脉瓣的肺动脉侧及右心室侧，前瓣瓣尖均位于上部（12点钟位置）。

■三尖瓣：在三尖瓣右心房侧及右心室侧的视图中，室间隔均位于下方。

■房间隔：在左心房侧，右上肺静脉位于1点钟方向；在右心房侧，上腔静脉位于11点钟方向。

■左心耳：该视图从左心房角度显示了左心耳的正面，此时肺静脉位于上部或纵向方位上。

（四）三维图像定量测量

除了每个腔室和瓣膜的容积成像外，将探头放置在左心室心尖部（用于TTE成像）或TEE的四腔心切面，可通过门控全容积方式采集左心室的表面成像图像。二维图像用于确保探头位于最佳位置，即扇形扫描包含整个左心室。调整增益及频率以使心内膜清晰度达到最佳。门控全容积数据集的采集由正交视图的分屏显示引导，并要求患者屏气以减少"拼接"伪影的产生。当采集完全容积数据后，将左心室心尖部和二尖瓣瓣环作为标志开始边缘检测。然后，检查者可以根据需要调整自动描记，以准确勾画心内膜边界。左心室容积的二维测量应包含肌小梁和乳头肌，以避免低估左心室容积。表面成像图像数据可以用于以下数据的定量评估：

■左心室舒张末期及收缩末期容积

■左室射血分数

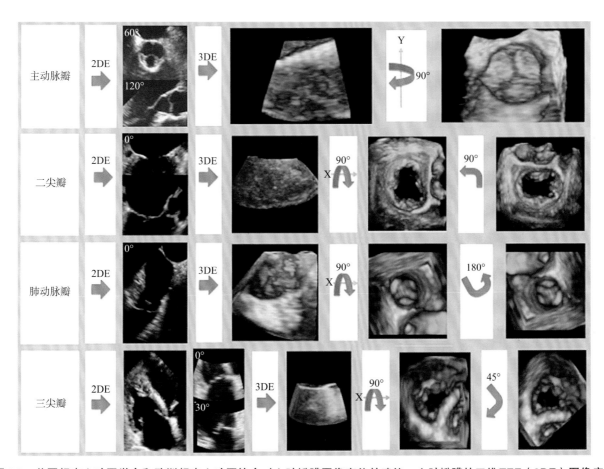

图4.8　美国超声心动图学会和欧洲超声心动图协会对心脏瓣膜图像定位的建议。心脏瓣膜的三维TEE（3DE）图像应按标准方向记录，如表4.1所示。首先，如第一列图像所示，瓣膜位于二维TEE（2DE）瓣膜图像的中心。接下来，调整实时三维超声增益设置以实现瓣膜解剖的可视化。之后获取全容积图像，并围绕x或y平面旋转（如图所示），然后在图像平面上旋转（主动脉瓣除外），以标准格式显示瓣膜。如图所示，主动脉、二尖瓣和肺动脉瓣最好使用TEE成像。三尖瓣三维成像推荐通过TTE成像来显示。2DE，二维经食管超声心动图；3DE，三维经食管超声心动图

引自Lang RM，Badano LP，Tsang W，et al: EAE/ASE recommendations for image acquisition and display using 3D echocardiography，J Am Soc Echocardiogr 25［1］: 3-46，2012.

■左心室局部室壁运动

这些参数都可以以左心室形状的三维彩色编码图显示，也可以显示为心动周期上的图形（见图8.7）。

与二维方法相比，左心室功能的三维定量评估避免了几何假设，具有更高的准确性和可重复性，因此在技术允许时建议使用三维定量评估（见第6章）。左心室质量、局部应变、曲率和室壁应力的三维评估更为复杂，目前仅作为科研方法。

基于三维数据集的其他定量测量尚在研究中。标准的三维容积成像利用阴影和提亮的方法将心脏的解剖视图显示为立体结构，从而在二维显示屏上呈现出三维透视效果。这种显示方式不利于定量测量，因为只显示了3个维度中的2个。但显示器和数字处理技术通过准确测量距离和面积应该可以解决上述问题。

对于非平面结构，如瓣膜狭窄，其他的三维测量方法可能较二维测量有优势。例如，对于风湿性二尖瓣狭窄患者，虽然经验丰富的检查者可以在最小瓣口面积所在二维图像上准确地测量二尖瓣瓣口面积，但缺乏经验的检查者使用三维成像测量可以提高准确性，可靠地显示狭窄瓣口，并且对探头位置或图像平面位置的依赖性较小。对于二尖瓣口面积的测量，首先获取三维容积图像，然后在舒张中期追踪瓣膜开放，并获取最小瓣口面积所对应的二维平面（图4.9）。在应用研究中，通过追踪三维容积数据集中的一系列二维图像平面中的结构，可以利用三维重建更复杂的结构，如二尖瓣叶和二尖瓣环（图4.10）。

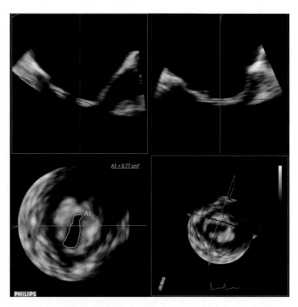

图4.9　二尖瓣口面积的三维测量。图为一位二尖瓣狭窄及交界不对称粘连患者（与图11.10为同一患者）的全容积图像。为了测量二尖瓣口面积，三维容积图像的离线分析使用红色、绿色和蓝色显示的3个正交平面（x、y、z）定位狭窄瓣膜尖端对应图像平面。追踪舒张期最小瓣口面积断层图像（左下），以确定二尖瓣口面积

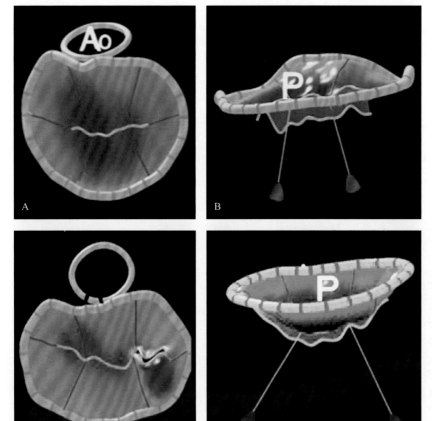

图4.10　二尖瓣模型。瓣叶越过瓣环平面向左心房移位的彩色编码参数图的二尖瓣模型。A，B.当二尖瓣正常并且没有瓣叶移位时，瓣叶显示为蓝色。C.当出现脱垂或连枷时，瓣叶从二尖瓣环平面到左心房的距离大小由黄色（轻度）到红色（重度）的色阶表示。此为P3区脱垂的示例。D.在这个模型中，瓣叶的帐篷样改变是从纵断面图上显示出来的。Ao，主动脉；P，后叶

引自 Tsang W，Lang RO：3D echocardiography：principles of image acquisition，display and analysis.In Otto CM，editor：The Practice of Clinical Echocardiography，ed 5，Philadelphia，2017，Elsevier，pp 18-36.

（五）临床应用

随着相关技术日渐成熟，三维超声心动图的临床作用将不断扩展。除了能够提供更详细的解剖关系和更准确的定量测量外，三维图像比二维更直观，以便医疗工作者更快地了解心脏解剖（表4.3）。三维超声心动图的扫描速度今后可能会比二维图像扫查更快，并能减少图像采集过程中的变异性。但是，因为三维超声心动图的仪器正在研发中，三维超声心动图尚未常规应用于所有中心的临床检查，而通常作为特定患者的某一特殊解剖结构在二维基础上的补充检查。三维成像技术拥有更好的图像质量及三维透视图像的附加价值，因此三维成像技术在术中成像中的运用更加广泛（见第18章）。

美国超声心动图学会和欧洲超声心动图协会指南建议在以下应用中常规使用三维成像：

■ 定量测量左心室容积和射血分数

■ 评价二尖瓣解剖结构（二尖瓣狭窄时的瓣口面积）

■ 指导经导管手术

在不久的将来，三维超声心动图很可能还会提供其他的定量应用，包括定量测量右心室容积和射血分数，以及对成人主动脉瓣狭窄患者主动脉瓣、左心室流出道和主动脉窦解剖的三维评估。其他可能的应用，包括不同步、应变显像和人工瓣膜的三维评估，尚待进一步的研究。

三维容积成像的应用已经在多个临床领域被证明是有帮助的，在方便与临床医师交流的同时，其也能提供更详细的解剖信息，包括形状、大小和各结构间的三维解剖关系。三维超声心动图在特定临床领域中的优势包括以下几点。

■ 二尖瓣黏液样变性：评估脱垂或连枷节段的数量和严重程度，识别有无腱索断裂，以帮助计划修复手术（见图12.29）。

■ 房间隔缺损：判断缺损的位置、大小及经导管封堵的可行性（见图17.19和图17.20）。

表4.3 三维超声心动图的临床应用		
应用	用途	评价
左心室功能	• 门控全容积三维采集表面成像的左心室容积、射血分数、局部室壁运动	• 与CMR数据相比，三维超声低估了左心室容积 • 肌小梁和乳头肌包含在左心室腔内
右心室功能	• 容积成像可以观察整个右心室 • 表面成像有可能测量容积和射血分数	• 右心室容积和射血分数的三维测量需要进一步验证，但这是一种很有前途的方法
二尖瓣	• 容积成像能从左心房或者左心室侧显示二尖瓣的解剖结构 • 在二尖瓣狭窄中，用三维引导的二维图像精确测量二尖瓣面积 • 由容积图像获得瓣环的形状和大小 • 用三维彩色多普勒显示射流的来源和方向	• 建议使用3D TEE指导二尖瓣介入手术 • 二尖瓣病变的临床评价建议采用3D TTE或TEE
主动脉瓣和主动脉窦	• 从TTE胸骨旁切面或TEE食管上段切面获取的容积成像图像可提供最佳的空间分辨率 • 主动脉瓣面积的平面测量可在从三维全容积数据集获取的二维图像上进行 • 三维图像显示主动脉环呈椭圆形	• 三维成像可能有助于确定主动脉瓣反流的机制和瓣叶的数目 • 三维成像被推荐指导经导管主动脉瓣植入术
肺动脉瓣及肺动脉	• 肺动脉瓣可以使用双平面或实时三维成像	• 不推荐常规三维肺动脉瓣成像
三尖瓣	• 以与二尖瓣获取类似的方式获取三尖瓣的三维容积成像	• 三尖瓣的三维成像可能有助于发现瓣膜反流的机制
左心房和右心房	• 房间隔三维容积成像有助于确定房间隔缺损的位置、大小和形状，并指导经导管房间隔缺损封堵术	• 三维成像有助于更好地评估左心房容积，但不是常规测量方式
左心耳	• 三维容积成像有助于指导经导管左心耳封堵术	• 左心耳双平面成像有助于评估左心房血栓
三维负荷超声心动图	• 三维成像可同时评估所有心肌节段的室壁运动，可以更好地观察左心室心尖部，并在峰值负荷时快速采集图像	• 与二维成像相比，三维负荷成像的缺点包括帧频和空间分辨率较低 • 并非所有的3D系统都可以并排显示静息和负荷状态的图像

注：CMR，心脏磁共振。

总结自 Lang RM，Badano LP，Tsang W，et al：EAE/ASE recommendations for image acquisition and display using three-dimensional echocardiography，J Am Soc Echocardiogr 25（1）：3-46，2012。

■ 经导管介入治疗：三维成像可用于指导术中操作，评价术后效果及检查术后并发症（见图18.24）。

由于三维彩色多普勒帧频低，它的应用面临挑战。目前，三维彩色多普勒有助于确定瓣膜反流的位置。三维成像的其他潜在临床应用，如基于近端射流几何形状三维可视化的瓣膜反流定量，需要进一步验证。

（六）局限性

虽然三维成像技术极大扩展了超声心动图对复杂心脏病的可视化能力，但这种方法也存在一定的局限性。目前获取三维图像的过程可能非常耗时，因此三维图像只是一种辅助检查而不能代替二维图像。然而，当二维和三维图像之间出现更有效的转换方式和更直观的图像处理技术时，三维成像模式有可能更加广泛地被应用到临床常规检查中。随着三维显示系统的广泛应用，在二维显示器上显示三维图像的限制会得到进一步改善。与所有超声模式一样，超声束相对于感兴趣结构的方向会影响图像质量，垂直于超声束的结构将获得最佳的轴向分辨率。此外，与其他超声技术一样，声影、多重反射伪影（混响）等超声伪影及较低的穿透力都会影响图像质量。二维图像质量欠佳的患者通常三维图像质量也差。TEE三维成像往往比TTE三维成像更有价值。最后，三维成像的空间和时间分辨率都低于二维成像，因此需要结合两种模式来进行全面的成像检查。

二、心肌力学

左心室功能很复杂，临床上测量射血分数、定性观察节段室壁运动及测量舒张期充盈等仅能部分描述左心室功能。心室收缩发生在三个方向：长轴方向（基底部向心尖部运动）、径线方向（室壁增厚）、圆周方向（心腔缩小，方向垂直于长轴）。此外，在心室收缩过程中，心尖部和基底部向相反的方向旋转，产生一种扭曲运动，称为扭转。下面介绍几种很有前景的能更完整和定量地描述心肌力学的方法。

■ 位移：心脏结构或心肌单元在两个连续帧图像之间移动的距离（cm）。

■ 速度：心脏结构或心肌单元运动的速度（单位时间内的位移），单位为速度（cm/s）。

■ 应变：心肌节段长度变化分数，心肌形变的无单位量度，以正或负百分比表示。

■ 应变率：以1秒为单位，每秒内应变的变化速率。

■ 旋转：左心室心肌围绕其长轴的圆周运动，以度数表示。

■ 扭曲：左心室基底部和心尖部旋转的绝对差（度）。

■ 扭转：基底段到心尖的旋转角度的梯度，以每厘米的度数变化来表示。

位移和速度是有大小和方向的矢量。应变和应变率也是有大小和方向的矢量，可以测量纵轴方向或圆周方向上局部心肌或整个心室（整体应变）应变和应变率的均值（表4.4）。

（一）组织多普勒应变和应变率

多普勒血流速度测量是基于运动的血细胞产生的低振幅、高速度的背向散射信号（图4.11）。相反的，

表4.4 心脏力学：方法和临床应用		
方式	方法	临床应用
组织多普勒成像	用脉冲多普勒单点心肌或彩色多普勒平面图像测量心肌运动速度（cm/s）	• 组织多普勒心肌速度是衡量左心室舒张功能的标准方法
组织多普勒应变率（SR）和应变显像	用多位点组织多普勒速度或图像上的彩色多普勒测量SR，SR＝$(V_2-V_1)/D$	• SR是衡量心室收缩力的指标 • SR用于综合评价应变，是一种测量局部心肌功能的方法 • 使用组织彩色多普勒测量SR和应变受到角度依赖性及高信号噪声的限制
心肌斑点追踪应变（STE）	应变是通过在二维或三维图像上直接测量心肌斑点的运动得到的：$[(L-L_0)/L_0]\times100\%$	• 心肌STE与角度无关 • 可在图像采集后行STE分析 • STE应变和SR可提高左心室舒张功能评价，但仍需进一步验证 • STE应变和SR可提高专家对负荷超声心动图评估的准确性
心肌不同步	多重二维、脉冲多普勒和组织多普勒方法	• 不同步程度可预测双心室起搏器治疗的反应
左心室旋转、扭曲、扭转	旋转是左心室心肌围绕其长轴的圆周运动，以度为单位，利用STE测量 扭曲是基底段和心尖间旋转的绝对差值，以度为单位 扭转是从基底段到心尖的旋转角度梯度，以每厘米的度数变化来表示	• 在心力衰竭和冠状动脉、瓣膜和心包疾病患者中，常描述STE测量的左心室旋转、扭曲和扭转异常 • 这些指标的局限性包括成像平面缺乏标准化和需要定义正常值 • 目前不建议临床使用这种方法
左心室不同步	测量心室间不同步的方法包括M型超声、二维组织多普勒、STE和三维超声	• 目前超声心动图评价心室不同步在心力衰竭患者的管理中还没有明确的作用

多普勒组织速度测量是基于心肌细胞反射的高振幅、低速度信号。因此，通过调节增益、壁滤波、多普勒频谱或彩色速度标尺，很容易将这些信号分离开来。

组织多普勒：与脉冲多普勒记录血流速度相似，组织多普勒可记录心脏内特定位置组织的速度。组织速度的测量要求超声束与心肌运动方向平行，也就是说只能测量朝向探头或背离探头方向的运动。例如，评价舒张功能的一种方法是在心尖四腔心切面室间隔侧距二尖瓣环约1cm处，记录取样容积大小为2mm的组织多普勒频谱（图4.12）。频谱的速度标尺设置为±0.2m/s，增益和壁滤波均设置为很低。组织多普勒速度显示收缩期心肌向心尖部的运动，与二维图像中二尖瓣环向心尖部的运动是一致的。舒张期分为舒张早期和舒张晚期。舒张早期心肌背离心尖部的运动，产生E′峰，与左心室早期充盈相一致，舒张晚期心肌背离心尖部的运动，产生A′峰，与舒张晚期心房收缩相一致。

应变率显像：应变率是通过两个取样容积间的组织多普勒速度（V）差值除以它们之间的距离（D）计算的（图4.13），或是以心肌的初始长度标准化得到心肌长度的变化率。应变率（SR）的计算公式如下。

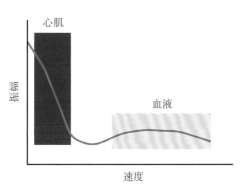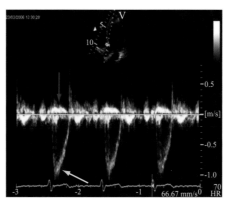

图4.11　心肌速度和血流速度。心肌速度与血流速度的分离原理：心肌和血流之间的速度和振幅差异。心肌的运动速度远低于血液，因此多普勒频率较低。此外，心肌信号的振幅远高于血液（左）。记录左心室流出道心肌和血流速度的样本。红色箭头指向来自心肌的高强度信号，白色箭头指向来自血液的低强度但高速信号（右）

引自 Smiseth OA，Edvardsen T，Torp H：Myocardial mechanics：velocities，strain，strain rate，cardiac synchrony，and twist.In Otto CM，editor：The Practice of Clinical Echocardiography，ed 5，Philadelphia，2017，Elsevier，pp 128-146.

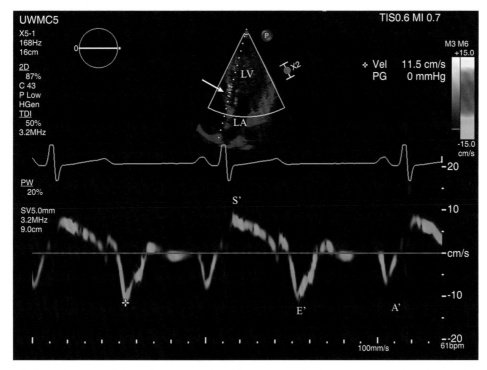

图4.12　组织多普勒速度。A.心脏舒张功能的组织多普勒成像（TDI）在心尖切面中距离二尖瓣环约1cm处的心肌上取大小为2mm的取样容积进行测量；B.组织多普勒信号显示，收缩期心肌向心尖运动（S′）；舒张期心肌背向探头运动，先与早期舒张充盈（E′）有关，后与心房收缩（A′）有关。基底部的心肌运动速度高于心尖部。LV，左心室；LA，左心房

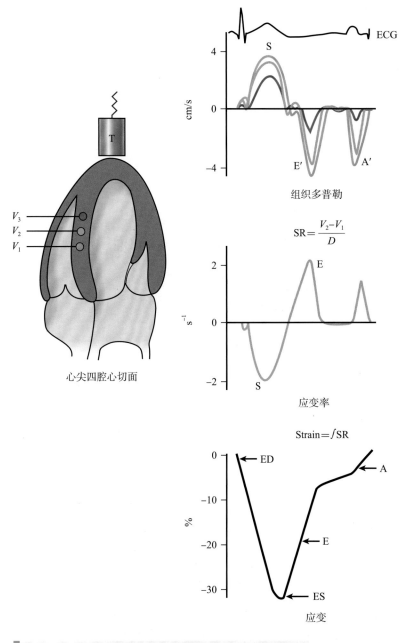

图4.13 由心肌组织速度推导应变率和应变。从心尖切面看，至少有3个在心肌内间距约12mm的多普勒采样点。右侧的3张图显示了一个心脏周期，与顶部的心电图（ECG）所示的时间相匹配。组织多普勒轨迹显示平均速度随时间变化，线条颜色对应于每个取样容积位置。应变率（SR）是单位时间两个取样点间的速度变化（V）除以它们之间的距离（D）。应变是对应变率进行积分，形成类似于左心室体积变化的曲线，在射血过程中应变快速降低［舒张末期（ED）到收缩末期（ES）]，在舒张早期（E）应变快速增加，舒张晚期心房收缩（A）后应变再次增加。T，探头；ECG，心电图；ED，舒张期末；ES，收缩期末

$$SR = (V_2 - V_1)/D \qquad (4.1)$$

应变率的单位是 s^{-1}（或/s），因为其是用速度（cm/s）除以距离（cm）得到的。通常在心尖四腔心切面的室间隔或左心室侧壁上间隔12mm放置3个取样容积，来测量基底部向心尖方向的应变率。检查组织多普勒平均速度曲线以确保信号清晰，避免过多的噪声、混响和血池信号的干扰（图4.12）。仪器根据速度曲线逐个时间点地计算出应变率，并显示以 s^{-1} 为单位的应变率与时间的函数。心肌缩短产生负的应变，心肌伸长产生正的应变，因此应变率曲线看起来像是速度曲线在基线上方的镜像。应变率是带有时间性质的心肌运动参数，可以测量到最大的收缩期和舒张期应变率。最大的收缩期应变率是一个对心室负荷状态不敏感的衡量心室收缩功能的指标。

应变：是衡量物体形变的度量，定义为最终长度（l）与初始长度（l_0）的差值除以初始长度。因此，应变被认为是长度变化的百分比。

$$应变 = [(l-l_0)/l_0] \times 100\% \qquad (4.2)$$

应变也可以由应变率对时间积分计算得到。

因此，应变与射血分数（相对于初始容积的容积变化）相似，其优点是具有空间和时间定位能力。事实上，一个完整心动周期的应变曲线图（图4.14）与心室容积曲线相似。应变与初始长度有关，舒张末期的应变被定义为零。在收缩期，应变快速下降直到收缩末期。等容舒张期和等容收缩期会使收缩前后应变曲线略微变平。在舒张期，早期为快速充盈期，曲线快速上升（E），舒张后期先是一段平台期，之后随着心房收缩曲线再次上升（A），直至舒张末期回到基线

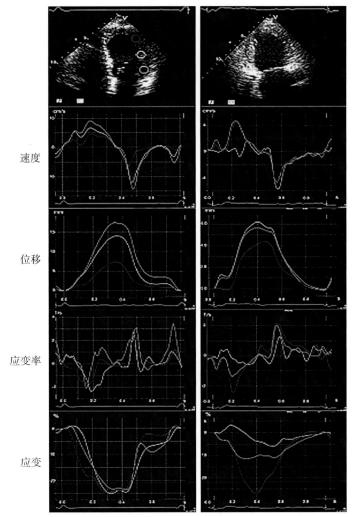

图4.14 心肌力学：正常个体与急性心肌梗死患者比较。健康个体（左）和后壁心肌梗死患者（右；注意不同的标尺）的检查记录。所有组织多普勒检查均在左心室侧壁（健康个体）和后壁（心肌梗死患者）的3个相同水平取样位置进行。在缺血心肌中，收缩速度和位移通常降低（右上），收缩应变率和应变也降低（右下）

　　引自Smiseth OA，Edvardsen T，Torp H：Myocardial mechanics：velocities，strain，strain rate，cardiac synchrony and twist.In Otto CM，editor：The Practice of Clinical Echocardiography，ed 5，Philadelphia，2017，Elsevier，pp 128-146.

速度

位移

应变率

应变

水平。最大收缩期应变是衡量局部心室功能的指标，然而，与射血分数相似，应变会受到前负荷的影响。

　　精确测量多普勒应变率和应变需要注意数据记录的一些技术细节。取样容积大小必须与心肌厚度相适应，同时取样容积之间应保持适当的间距。此外，速度只能在朝向或背离探头的方向上测量到。通过使用谐波成像、适当的脉冲重复频率、高帧频和追踪室壁取样容积来提高信号质量。推荐阅读部分提供了关于数据获取和解读的更多细节。

　　（二）斑点追踪应变显像

　　应变显像也可以基于在灰阶图像上追踪心肌中微小的亮点（斑点）在心动周期中的位移获得。由于心肌组织中的微小结构（小于声波波长）产生的背向散射信号的干扰特性，使斑点成为天然的声学标记。与组织多普勒速度相比，斑点追踪的优点包括：①数据采集更简单；②没有角度依赖性；③直接测量应变；④可以在图像平面上同时进行多个测量；⑤能够在图像采集后再行分析。在确定的心肌区域内，超声系统追踪斑点信号并确定两个标记之间的距离，然后将该距离绘制在心动周期内（图4.15）。因此，斑点追踪技术可以直接测量应变，即心肌长度相对于初始长度

的变化。此外，短轴切面可测量圆周应变，多节段切面可测量径向应变，长轴切面可测量纵向应变。应变率是应变曲线在心动周期内的一次导数或斜率。

　　（三）临床应用

　　目前组织多普勒成像是临床评估舒张功能的标准之一（见第7章）。心肌力学的其他测量方法提高了我们对疾病的病理生理的认识，但尚未成为常规方法。例如，组织多普勒应变和应变率成像已被证明在检测心肌淀粉样变、糖尿病和肥厚型心肌病的早期心肌受累方面比常规超声心动图更敏感。然而，在检测亚临床心脏受累方面的敏感度和特异度有待进一步验证。应变和应变率还可用于负荷超声心动图对心肌缺血和心肌存活性的诊断，但目前还不属于标准负荷超声心动图的组成部分（见图8.10）。

　　（四）不同步、扭曲、扭转

　　不同步描述了心室收缩的一种模式，在这种模式中，心室某些区域早于其他区域收缩，造成空间和时间上紊乱的收缩。主要见于由心肌病或缺血性疾病引起的射血分数降低的患者，某些病例甚至在二维图像上就能看到收缩不同步。人们曾利用二维成像、常规多普勒和组织多普勒技术来尝试定量评价不同步。利

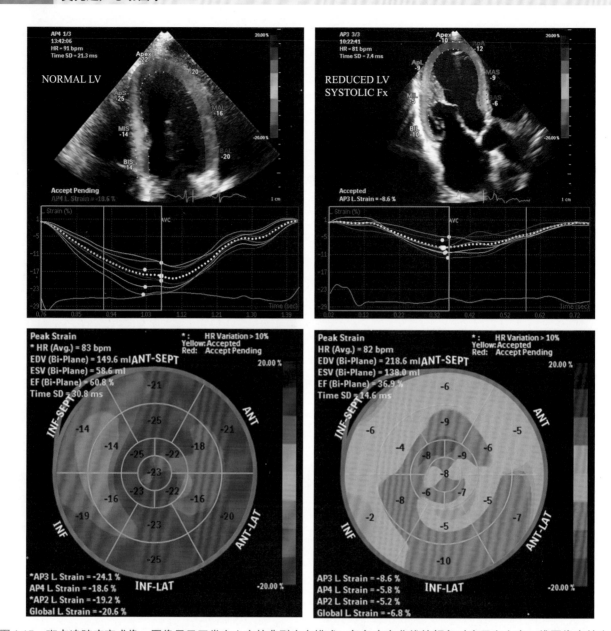

图4.15　斑点追踪应变成像。图像显示正常左心室的典型应变模式。每条应变曲线的颜色对应于左上方二维图像中的左心室节段颜色。ANT，前；EDV，舒张末期容积；EF，射血分数；ESV，收缩末期容积；Fx，功能；HR，心率；INF，下；LAT，侧；SEPT，间隔；NORMAL LV，正常左心室；REDUCED LV SYSTOLIC Fx，左心室收缩功能减低；BIS，基底下室间隔；MIS，中下室间隔；ApS，心尖室间隔；Apex，心尖；ApL，心尖侧壁；MAL，中前侧壁；BAL，基底前侧壁；BIL，基底下侧壁；MIL，中下侧壁；ApL，前侧壁；ApA，心尖前壁；MAS，中前室间隔；BAS，基底前室间隔；ANT-SEPT，前室间隔；INF-SEPT，下室间隔；INF，下壁；INF-LAT，下侧壁；ANT-LAT，前侧壁；ANT，前壁；AP3 L Strain，三腔心切面长轴应变；AP4 L Strain，四腔心切面长轴应变；AP2 L Strain，两腔心切面长轴应变；Global L Strain，整体长轴应变

引自 Smiseth OA，Edvardsen T：Myocardial mechanics：velocity，strain，strain rate，cardiac synchrony，and twist.In Otto CM，editor：The Practice of Clinical Echocardiography，ed 4，Philadelphia，2012，Saunders，pp 177-196.

用M型超声心动图测量心电图上的QRS波群至室壁最大向心运动幅度的时间间隔，通过比较室间隔和左心室后壁该时间间隔的差异来判断有无不同步。这种技术的局限性在于许多其他的因素均能影响室间隔运动。心室间不同步可通过比较左、右心室射血前期（分别测量从心电图QRS波群至主动脉或肺动脉血流频谱起点的时间间隔）时间差异确定，当差值大于40毫秒时判断为不同步。

利用组织多普勒，测量心肌不同位置收缩速度达峰时间的差异也可以评价不同步性。与彩色多普勒血流成像相似，组织多普勒速度信息也可以彩色叠加在二维图像上显示。正常的心室收缩模式下，收缩期呈均匀的红色，舒张期呈均匀的蓝色，也可以使用彩色M型曲线显示。相反，由于不同区域的心肌收缩时间和速率不同步，会导致红蓝颜色混杂图像（见图9.11）。

在心力衰竭及冠状动脉、瓣膜和心包疾病患者中已经发现了左心室扭曲和扭转的异常，但目前这些测量指标不推荐用于临床。

三、对比超声心动图

对比超声心动图是指向血液中注射可使血液或心肌在超声图像上回声增强的造影剂，从而使心腔显影或心肌回声密度增加的技术。超声场内微泡的存在产生了超声"对比"。在低的超声功率输出时，探头可以接收到微泡气-液界面的超声散射产生的强信号。基波成像就是基于这种气-液界面的散射信号的反射。此外，超声波可引起微泡的压缩和膨胀（即共振），微泡的共振频率与其直径成反比。谐波成像就是基于这种非线性的共振信号。然而，在较高的超声功率输出时，超声波会导致微泡破裂。因此，在做超声造影成像时需要仔细调整仪器功率输出。

（一）造影剂

按照用途，声学造影剂可分为以下两种：

- ■ 右心声学造影剂
- ■ 左心和心肌声学造影剂

如果微泡的直径大于肺毛细血管直径，则在不存在心内右向左分流的情况下，微泡可被肺毛细血管截留，从而左心不会显示造影剂（图4.16）。直径在1～5μm的微泡可穿过肺血管床，并且共振频率范围是1.5～7 MHz，与临床常用的超声探头频率相对应。

最常用于右心造影的造影剂为振荡生理盐水，一种简单的使用方法是用三通管连接两个注射器，其中一个注射器内装有5ml无菌生理盐水和少量空气（约0.2ml），交替推注两个注射器，使生理盐水和空气充分混匀成不透明的溶液，即制备成右心声学造影剂。这种方法制备的微泡体积较大，无法通过肺血管床。在超声心动图成像过程中将其快速注入外周静脉，用量和推注速度可根据图像质量进行调整。造影剂注射完之后继续注射10ml非振荡生理盐水可增强造影效果。应注意确保注射系统中没有可见的游离气体。此外，已知存在明显右向左分流的患者不应使用振荡生理盐水。

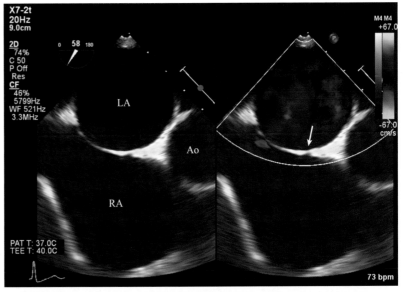

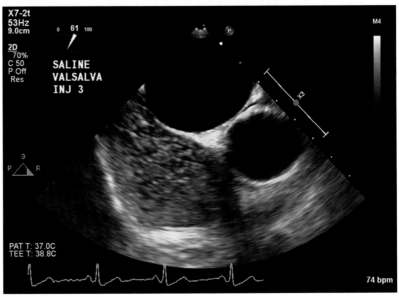

图4.16　右心声学造影。TEE图像显示外周静脉注射（INJ）振荡生理盐水后右心房内出现浓密显影，造影剂未穿过肺血管床。少量的造影剂（箭头所指）通过未闭的卵圆孔进入左心房。Ao，主动脉；LA，左心房；RA，右心房；SALINE，盐水；VALSALVA，瓦氏动作；INJ，外周静脉注射

市场上销售的左心声学造影剂的主要成分是空气或者低溶解性的氟碳气体，它们被包裹在变性白蛋白、单糖或其他制剂成分的壳内，形成稳定的微泡。这些造影剂常规是在注射前开始准备，并且每种试剂都有特殊的制备和使用方法。有些需要在每次静脉弹丸注射前重新振荡使之再悬浮，有些则需要稀释后持续静脉注射。微泡易破裂，因此为了诊断结果的准确，需要谨慎地操作和输注。最佳的用量和输注速度取决于所使用的特定造影剂类型，目的是既能提供充分完全的显影，又能把过多微泡造成的衰减降至最低。

调节仪器参数设置可以优化左心室造影期间的图像质量，包括降低总输出功率（通常机械指数降低至0.5左右）、聚焦深度设置在中场或近场、选择较低的探头频率、提高总增益和动态范围。

（二）临床应用

对比超声心动图的4种推荐诊断用途（表4.5）：
- 检测心内分流
- 增强多普勒信号
- 左心室显影
- 心肌灌注

右心造影可以通过在右心出现造影剂后1～2个心动周期内左心出现造影剂来检测右向左的心内分流。卵圆孔未闭时，只有在Valsalva动作后才会出现右向左分流，因为此时右心房压一过性高于左心房压（见图15.26，图15.28）。即使是左向右为主的分流中（如房间隔缺损），当缺损两侧的压力接近时，通常也会发生少量的右向左分流，因此可以用右心造影检测分流。右心造影的其他应用实例包括识别永存左上腔静脉或在复杂先天性心脏病中识别体静脉回流途径。

一些医学中心用造影来增强多普勒信号的强度，如三尖瓣反流。然而，造影对于多普勒信号强度的影

表4.5　对比超声心动图的适应证
右心造影（如振荡生理盐水）
• 检查房间隔缺损和卵圆孔未闭
• 验证永存左上腔静脉
左心造影（静脉注射可穿过肺通道的药物）
• 增强左心室腔和心内膜之间的对比度（改善边界识别）
• 心肌灌注
冠状动脉造影
• 血管内注射造影剂后心肌显影增强（如肥厚型心肌病导管消融期间）

响因机器参数设置不同而不同，该方法还没有得到广泛的应用。

在图像质量较差的情况下，无论是静息还是负荷超声心动图，左心室造影均可提高节段性室壁运动异常和左心室整体收缩功能的识别能力（图4.17）。在负荷超声心动图检查中，当心内膜边界显示不佳时，左心室造影可提高诊断的准确性。此外，左心室造影还可提高对左心室血栓的识别（见图9.10）。

对比超声心动图评价心肌灌注在技术上具有挑战性，在临床实践中很少使用。心脏每搏量中只有约6%灌注心肌，所以进入冠状动脉循环中微泡的数量相对很少。机械的和超声的破坏进一步减少了微泡的数量，限制了造影的效果。因此，心肌造影需要一些特殊的成像技术，如间歇成像、脉冲反转成像、能量调制成像等。心肌造影灌注成像可以提高负荷试验对冠心病的检出，甚至能检出静息状态下冠状动脉灌注受损的情况。当然，其他评估心肌存活和灌注的技术，包括核素灌注成像、心脏磁共振成像和正电子发射断层成像，是目前临床上的金标准。

（三）局限性和安全性

右心造影已经很少用于检测大的心内分流，因为

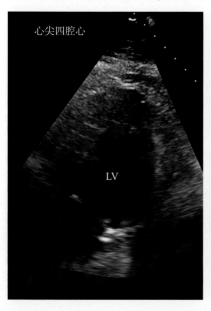
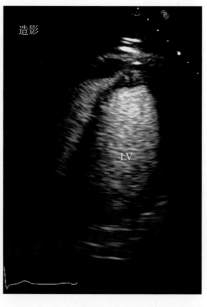

图4.17　左心声学造影。该患者心尖切面图像质量欠佳（左），使用左心声学造影剂后使左心室显影改善了心内膜边界识别，因此可以准确测量射血分数并评估节段室壁运动。LV，左心室

在这方面，彩色多普勒和TEE成像已经具有很高的敏感度和特异度。右心造影的主要用途是检测卵圆孔未闭。小的室间隔缺损通常不能被右心造影检测到，因为几乎没有右向左分流。

应用左心造影时，需要相当的经验来判断左心室最佳显影所需造影剂剂量和注射速度。如果心腔内微泡密度过高，心尖部浓密的造影剂会导致后方信号衰减或形成声影遮挡后方的结构。如果造影剂太少或处于低血流动力学状态时，则会在心腔内出现漩涡。高机械指数造成微泡破坏也会导致漩涡出现，使心室显影不充分。

在超声心动图检查中增加造影剂注射提高了检查的成本和风险。此外，在标准的超声心动图检查或运动负荷试验中建立静脉通路所需的额外时间和人力，使得这种方法在许多超声实验室中无法实行。尽管左心造影剂的不良反应极少，但偶尔也会出现恶心、呕吐、头痛、面部潮红或头晕等反应。过敏反应也可能会发生。

用于左心显影的造影剂副作用已有报道。使用左心造影剂的禁忌证包括急性冠脉综合征、急性心肌梗死、不断恶化或临床上不稳定的心力衰竭、心内分流、严重的室性心律失常、呼吸衰竭、肺动脉高压、全氟丙烷过敏史。因此，药物性造影剂需要按医嘱使用，仅限于用在必须改善心内膜清晰度的检查中，应该避免在高危患者中使用。对于高危患者，建议在注射造影剂后监测血压及心电图30分钟。

四、心腔内超声心动图

（一）仪器设备

心腔内超声心动图使用的是导管式超声探头，探头经股静脉进入右心房（图4.18）。探头频率为5～10MHz，在离探头10cm之内的距离提供足够的穿透力和最佳的分辨率。当前的仪器是由一个可操控的探头与标准的超声成像系统连接，可提供单平面二维图像、脉冲多普勒和彩色多普勒成像。

（二）检查技术

通常而言，一次性的导管式探头直径为10F，长约90cm，通过静脉鞘插入到血管中，静脉鞘是心导管术或电生理实验室中有创操作的一部分。一般是由内科医师在做介入或是电生理手术的同时操作导管式探头获取心脏图像，因为该操作需要心内导管操作方面的专业知识。探头的定位需要X线透视，因为探头内不能容纳导丝。探头手柄处有旋转按钮可以控制探头末端使之倾斜和屈曲，也可以通过插入、拔出或旋转探头来调整成像切面，类似于单平面TEE探头。探头可以放置在以下部位：

- 下腔静脉
- 右心房
- 右心室

右心房位对监测有创操作最为有利。

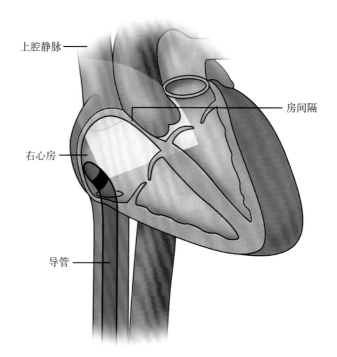

图4.18　心腔内超声心动图。探头自下腔静脉进入右心房。探头向后弯曲显示房间隔（IAS）

引自Bartel T, Muller S, Caspari G, et al: Intracardiac and intraluminal echocardiography: indications and standard approaches, Ultrasound Med Biol 28 [8]: 997-1003, 2002.

下腔静脉位可以观察腹主动脉。右心房位可以获得以下图像：

- 主动脉瓣短轴
- 三尖瓣和右心室
- 二尖瓣和左心室
- 房间隔
- 左心房和左肺静脉

右心房位导管后屈可以看到房间隔，显示出卵圆窝、原发隔、右心房和左心房。拉直探头后稍微前屈，然后向主动脉方向旋转，可以看到主动脉瓣。探头末端在右心房上部定位后，前屈探头可显示三尖瓣和右心室的最佳图像。保持探头位置不变，向后旋转探头可以看到二尖瓣和左心室。在房间隔切面向下倾斜探头可依次显示出左心耳左肺静脉。从这个位置顺时针旋转探头并在心房中向上前进少许，可以看到两条右肺静脉。在这些切面图像上，可以测量4条肺静脉直径，并分析其脉冲和彩色多普勒。

右心室位可以显示流出道和肺动脉。同时也可以评估左心室功能，但是，如果导管在右心室内发生位移，则需要谨慎评价室壁运动。

（三）应用

心腔内超声心动图主要用于监测一些侵入性的手术操作，尽管这种方式的诊断能力尚未得到充分评估（表4.6）。患者接受侵入性心脏手术时，TTE成像的图像质量通常是不够满意的，而TEE成像通常需要全身麻醉，导致操作时间延长。心腔内超声心动图的患者耐受性好，并可以为医师提供准确的信息和连续的图像数据。

心腔内超声心动图的主要应用包括：

- 指导房间隔缺损封堵术（图4.19）
- 监测经皮左心耳封堵术
- 指导肺静脉射频消融术
- 监测经导管瓣膜置换术
- 主动脉介入手术期间显像
- 二尖瓣介入手术期间显像

在心导管实验室，房间隔缺损封堵前使用心腔内超声心动图可以评估房间隔缺损的大小和位置，并识别毗邻的结构，包括肺静脉和冠状静脉窦。在手术过程中，心腔内超声可以在操作的每个阶段对封堵伞进行最佳定位。当封堵伞展开之后，可以使用心腔内超声彩色多普勒评估有无残余分流。与TEE相比，心腔内超声心动图的优点是心脏介入医师可以在手术过程中进行成像，并且不需要全身麻醉。

在电生理手术中，心腔内超声心动图可用于监测：

- 房间隔穿刺
- 左心房和肺静脉解剖的详细评估
- 射频消融探头的定位和探头–组织接触
- 消融过程中自发显影出现
- 手术过程中各种并发症的监测

房间隔穿刺时，如果定位正常，房间隔会产生"帐篷"样改变，这一征象有助于提高操作的安全性。心腔内超声心动图能迅速检测到一些可能的并发症，包括心腔内血栓形成、心包积液和肺静脉梗阻。

（四）局限性和安全性

心腔内超声心动图的主要局限是费用和侵入性操作的风险。但是，因为大多数情况下患者接受的心腔内超声心动图检查是作为侵入性治疗手术的一部分，所以几乎不会产生额外的风险。目前一次性导管的成本很高，限制了这项技术在诊断中的应用。虽然单平面探头的设计能满足需要，但双平面或多平面探头将改善图像的获取。

表4.6 心腔内超声心动图临床适应证

在手术指导中的基本作用	手术指导中的补充或演变作用	作为主要指导方式的检查作用
心房间交通的封闭手术（ASD，PFO）	TAVI	二尖瓣钳夹术
电生理手术（PVI，CTI，VT消融）	不太常见的分流关闭手术（VSD和PDA）	LAA封堵装置
经间隔导管插入	经导管二尖瓣手术	PVL封堵
经皮球囊二尖瓣成形术	治疗肥厚型心肌病的室间隔酒精消融术	LAA血栓评估

注：ASD，房间隔缺损；CTI，三尖瓣峡部；LAA，左心耳；PDA，动脉导管未闭；PFO，卵圆孔未闭；PVI，肺静脉隔离；PVL，瓣周漏；TAVI，经导管主动脉瓣植入术；VSD，室间隔缺损；VT，室性心动过速。

引自Silvestry FE：Intracardiac echocardiography.In Otto CM，editor：The Practice of Clinical Echocardiography，ed 5，Philadelphia，2017，Elsevier，pp 79-90.

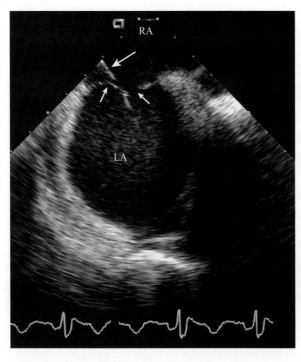

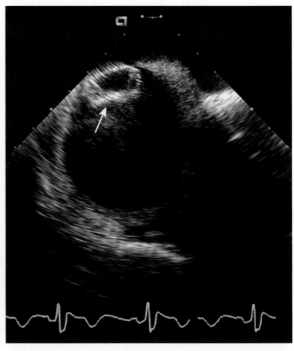

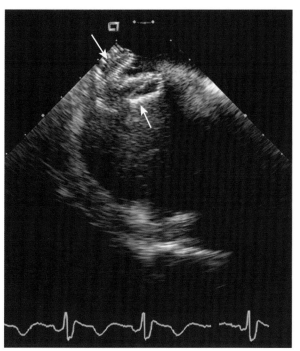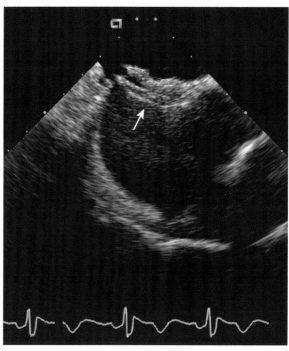

图 4.19 心腔内超声心动图指导房间隔封堵器置入。指导导管穿过房间隔缺损（左上），首先展开封堵器左心房侧（右上），然后展开封堵器的右心房侧（左下），当封堵器准确定位后，撤离导管，将封堵器两侧展平以封闭房间隔缺损（左下）（图片由 Steve Goldberg，MD 提供）。RA，右心房；LA，左心房

超声心动图检查清单

特殊超声检查适应证

检查方法	仪器	临床应用	特殊训练
三维超声	容积成像 表面成像左心室容积 同步二维图像	• 左心室容积，EF，局部室壁运动 • 二尖瓣解剖 • 手术指导	• 图像获取及分析
组织多普勒应变率及应变	组织多普勒和二维图像用于计算应变率： $SR = (V_2 - V_1)/D$	• 应变率是心室收缩力的衡量指标 • 用应变率分来计算应变，是局部心肌功能的衡量指标	• 数据获取和分析 • 数据的临床解析
心肌斑点追踪	应变由心肌斑点运动直接计算得出：$[(L-L_0)/L_0] \times 100\%$	• 心肌斑点追踪与角度无关 • 分析可在图像获取后进行	• 数据获取及分析 • 数据的临床解析
心肌不同步	多种二维脉冲多普勒和组织多普勒方法	• 不同步的程度在不同的疾病状态下是不同的	• 数据获取及分析 • 数据的临床解析
对比超声心动图	用于右心或左心造影的微泡	• 检查卵圆孔未闭 • 识别左心室心内膜	• 静脉注射造影剂 • 了解潜在风险
心腔内超声（ICE）	5 ～ 10MHz 导管样心腔内探头	• 介入治疗（房间隔缺损封堵） • EP 手术	• 心脏侵入性操作训练和经验
床旁超声（POCUS）	小型、廉价的超声仪器	• 内科医师床边评估心包积液、左心室整体功能、左心室局部功能	• 至少 I 级超声训练
手术指导	完整的 TEE 和（或）TTE 超声体系	• 结构性心脏病手术前后即刻的术中评估 • 结构性心脏病介入治疗的手术指导	• 超声心动图训练（通常由心脏麻醉医师操作）

注：EF，射血分数；EP，电生理。

（王 浩 张 冰 译 陈雅婷 校）

推荐阅读

综合

1. Bosch JG：Digital image processing and automated image analysis in echocardiography. In Otto CM, editor：*The Practice of Clinical Echocardiography*, ed 5, Philadelphia, 2017, Elsevier, pp 166-181.

Advanced level discussion of digital image processing with specific details of relevance to 3D, strain and speckle tracking imaging.

2. Gillam LD, Otto CM, editors：*Advanced Approaches in Echocardiography*, Philadelphia, 2012, Saunders.

This concise book is part of the Otto Practical Echocardiography Series, which provides a step-by-step approach to the implementation of advanced imaging techniques in clinical practice. The text is presented as bulleted lists with frequent illustrations and summary tables. Online cases and videos supplement the printed text. The 12 chapters include 3D echocardiography, intracardiac interventions, strain and strain rate imaging, contrast echocardiography, and stress echocardiography for structural heart disease.

三维超声心动图

3. Tsang W, Lang RO：3D Echocardiography：Principles of Image Acquisition, Display and Analysis. In Otto CM, editor：*The Practice of Clinical Echocardiography*, ed 5, Philadelphia, 2017, Elsevier, pp 18-36.

Comprehensive, nicely illustrated, chapter on approaches to 3D echocardiographic imaging including a discussion of image resolution, data acquisition, image optimization, image display, and 3D analysis. Protocols for 3D acquisition and analysis for evaluation of each cardiac chamber and each valve are provided.

4. Lang RM, Badano LP, Tsang W, et al：EAE/ASE recommendations for image acquisition and display using three-dimensional echocardiography, *J Am Soc Echocardiogr* 25（1）：3-46, 2012.

Guidelines for the clinical use of 3D echocardiography are presented with excellent descriptions of the details of image acquisition, presentation of display formats, and clear illustrations and tables. The published data validating 3D echocardiog-raphy are summarized. 153 references.

心肌力学

5. Smiseth OA, Edvardsen T, Torp H：Myocardial mechanics：Velocities, Strain, Strain Rate, Cardiac Synchrony and Twist. In Otto CM, editor：*The Practice of Clinical Echocardiography*, ed 5, Philadelphia, 2017, Elsevier, pp 128-146.

Advanced-level discussion of the principles of tissue Doppler echocardiography and the physiology of ventricular contraction. The clinical applications of strain rate and strain imaging in myocardial ischemia and diastolic dysfunction are reviewed. Approaches to measurement of ventricular dyssynchrony and LV twist and torsion are summarized and illustrated.

6. Mor-Avi V, Lang RM, Badano LP, et al：Current and evolving echocardiographic techniques for the quantitative evaluation of cardiac mechanics：ASE/EAE consensus statement on methodology and indications endorsed by the Japanese Society of Echocardiography, *Eur J Echocardiogr* 12（3）：167-205, 2011.

Consensus document with clear definitions of cardiac mechanics terms, detailed descriptions of the methodology for accurate data recording, and a concise and well-referenced summary of the literature. Includes evaluation of LA and right-sided function using strain and strain rate imaging.

7. Kalam K, Otahal P, Marwick TH：Prognostic implications of global LV dysfunction：a systematic review and meta-analysis of global longitudinal strain and ejection fraction, *Heart* 100（21）：1673-1680, 2014.

A systematic review of 16 studies (total of 5721 adults) showed that left ventricular global longitudinal strain was more predictive of mortality than ejection fraction. Each standard deviation of change in global longitudinal strain was associated with a 1.62 (95% CI: 1.13 to 2.33; P = 0.009) times reduction in mortality times compared with a similar change in ejection fraction.

8. Geyer H, Caracciolo G, Abe H, et al：Assessment of myocardial mechanics using speckle tracking echocardiography：fundamentals and clinical applications, *J Am Soc Echocardiogr* 23（4）：351-369, 2010.

This review of the basic principles and clinical applications of speckle tracking echocardiography includes excellent summary tables of studies evaluating strain and twist in coronary artery disease, myocardial strain in valvular disease, speckle tracking in patients with physiologic hypertrophy, myocardial strain in hypertensive heart disease, and cardiac strain in cardiomyopathies.

9. Tops LF, Delgado V, Marsan NA, et al：Myocardial strain to detect subtle left ventricular systolic dysfunction, *Eur J Heart Fail* 19（3）：307-313, 2017.

A discussion of the utility of myocardial strain for detection of subclinical left ventricular systolic dysfunction.

对比超声心动图

10. Porter TR, Abdelmoneim S, Belcik JT, et al：Guidelines for the cardiac sonographer in the performance of contrast echocardiography：a focused update from the American Society of Echocardiography, *J Am Soc Echocardiogr* 27（8）：797-810, 2014.

Detailed information on optimal (low mechanical index) instrument settings for contrast echocardiography, common problems and artifacts encountered with contrast imaging, interpretation of imaging findings, and clinical applications. Includes 18 online videos and detailed protocols for contrast preparation and administration. 41 references.

11. Porter TR, Xie F：Contrast echocardiography：latest developments and clinical utility, *Curr Cardiol Rep* 17：11, 2015.

Review of recent developments in ultrasound enhancing agents and their effectiveness for 3D quantitation of left ventricular function and myocardial perfusion imaging. 33 references.

12. Seol SH, Lindner JR：A primer on the methods and applications for contrast echocardiography in clinical imaging, *J Cardiovasc Ultrasound* 22（3）：101-110, 2014.

Illustrated review of contrast echocardiography in current clinical practice. An excellent introduction to this topic with 48 references.

13. Davidson BP, Lindner JR: Future applications of contrast echocardiography, *Heart* 98（3）: 246-253, 2012.

Newer applications of contrast echocardiography in development include visualization of neovascularization in atherosclerotic plaques, detection of microvascular dysfunction, stress/rest limb perfusion imaging for peripheral vascular disease, molecular imaging, and delivery of pharmaceutical agents to specific anatomic sites and improved thrombolysis.

心腔内超声心动图

14. Silvestry FE: Intracardiac Echocardiography. In Otto CM, editor: *The Practice of Clinical Echocardiography*, ed 5, Philadelphia, 2017, Elsevier, pp 79-90.

This chapter reviews the instrument and imaging approach to intracardiac ultrasound. The use of intracardiac echocardiography in monitoring procedures, including atrial septal defect and patent foramen ovale closure, LA appendage closure, radiofrequency pulmonary vein ablation, myocardial septal ablation, percutaneous mitral valve procedures, and perioperative imaging of the aortic valve and aorta, is described and illustrated.

15. Bartel T, Müller S, Biviano A, et al: Why is intracardiac echocardiography helpful? Benefits, costs, and how to learn, *Eur Heart J* 35（2）: 69-76, 2014.

Beautifully illustrated review of the use of intracardiac echocardiography（ICE）for guidance of interventional and electrophysiological procedures. 12 figures, 43 references.

16. Ruisi CP, Brysiewicz N, Asnes JD, et al: Use of intracardiac echocardiography during atrial fibrillation ablation, *Pacing Clin Electrophysiol* 36（6）: 781-788, 2013.

Detailed and well-illustrated review of atrial anatomy as appreciate on ICE followed by a discussion of ICE-guided transseptal puncture, guidance of catheters during atrial fibrillation ablation, and identification of complications.

第5章 临床适应证和质量控制

一、超声心动图检查类型

目前，心脏超声检查由具有不同类型临床和影像专业知识的超声医师在不同环境下进行操作。诊断性超声心动图被定义为在具有超声心动图专业知识（2级或3级培训）的心脏学专家的监督下进行的超声心动图检查，其目的是诊断及评定疾病的严重性，评估疾病进展，或评价治疗反应。诊断性超声心动图检查包括对医疗记录的正规解释（符合美国超声心动图学会质量标准）和一套完整诊断影像的储存。诊断性超声心动图通常在基于超声心动图检查或具有既定的技术标准、成像方法和质量控制方法的门诊心脏检查的医疗中心进行（表5.1）。诊断性检查也可能包含造影剂增强、三维超声心动图及应变成像。除了经胸超声心动图（TTE）和经食管超声心动图（TEE），心脏病学家使用的其他诊断性超声心动图的模式还包括运动和药物负荷超声心动图。

擅长其他专业领域而非超声心动图的医师也可以将心脏超声成像用于其他临床方面，例如，在手术室和介入单元，参与手术的心脏麻醉医师或心脏病学家经常采用TEE对手术过程进行指导（详见第18章）。心内超声检查在某些情况下和TEE联合使用或代替TEE成像进行手术过程指导（详见第4章）。超声监测的结果将呈现在术中报告和获取的图像中。

床旁超声通常在一些临床情况下使用，如急性患者管理需要快速评估基本心脏功能时。床旁心脏超声常被操作者用于急诊室或重症监护室的患者检查，作为临床护理的组成部分。床旁心脏超声也被用于高危人群的筛查，如运动员结构性心脏病的评估或风湿性心脏病流行地区的检测。

所有进行心脏超声检查的操作者都需要适当的心脏超声教育和培训。每个医疗中心也要有相应的程序来确保对所有检查进行监测和质量改进。

二、诊断试验的基本概念

（一）诊断试验的可信度

诊断试验的可信度包括两方面：准确度和精确度。准确度是指该检查进行正确数值测量（如左心室容积）或正确诊断某一状态（如冠状动脉疾病）存在与否的能力。精确度是指重复性评估的一致性，包括图像的获取、测量和数据解读。准确度和精确度二者结合，决定了超声心动图在不同临床情况中的应用价值。

1.准确度

数值测量的准确度被表示为超声心动图测量值与

表5.1 根据检查目的、临床环境和操作医师确定心脏超声检查类型

	诊断性超声心动图	术中引导			床旁心脏超声
		心脏外科手术	介入手术	电生理手术	
检查目的	诊断和测量疾病严重程度，评估进展或治疗反应，结合临床资料和其他影像学方法	全面的围术期检查和（或）术中引导（基本资料，测量结果，检测并发症）	引导置管和器械放置，评估手术结果/术中结果，检测并发症	引导置管和器械放置，检测并发症	立即分流和管理患者或监测心脏参数
临床环境	结构化超声心动图诊室*支持下的住院部或门诊部任意位置	手术室	介入手术室或复合手术室	电生理学实验室	住院部床旁，急诊科或门诊部
操作医师	由超声医师记录图像，由具有超声心动图专业知识的心脏病学家进行判读	具有超声心动图专业知识的介入超声心动图医师或心脏麻醉师	介入超声心动图医师，介入心脏病学家或麻醉师[†]	临床心脏电生理学家或麻醉师[†]	由在超声心动图方面受过有限训练的医师直接为患者提供护理
超声模式	所有合适的超声心动图模式均可	经食管超声心动图心外膜超声	经食管超声心动图心腔内超声心动图经胸超声心动图	经食管超声心动图心腔内超声心动图经胸超声心动图	经胸超声心动图，基础二维成像和彩色多普勒成像
文件归档	存放于医疗记录中正式的书面报告	结果纳入麻醉手术记录	结果纳入介入手术报告	结果纳入电生理学手术报告	结果纳入临床进展记录
质量改进	长期PACS储存整个检查的数字图像	长期PACS储存代表性数字图像	选择性长期PACS储存代表性图像	选择性长期PACS储存代表性图像	一般不储存图像，而关键图像可能会被储存用于持续质量改进

注：PACS，影像归档和通信系统。

*理想情况下，超声心动图实验室由超声心动图实验室多协会认证委员会进行认证。

[†]可由具有超声心动图专业知识的麻醉师、心脏病学家或介入心脏病学家进行成像操作。

引自Otto CM：Echocardiography：the transition from master of the craft to admiral of the fleet，Heart 102（12）：899-901，2016.

参考标准之间的一致性，如室壁厚度、主动脉峰值流速或主动脉内径等。这些测量值反映的是连续变量：被认为是在临床实践中，最小值到最大值的连续区间。例如，主动脉峰值流速从小于1 m/s到高达6 m/s。数值的参考标准可以是外科手术或尸检的解剖测量，实验模型的直接测量或超声心动图与其他影像学方法或血流动力学记录的比较。最近更多研究使用了一种名为Bland-Altman的分析方法，它将每种测量方法的偏差值（超声心动图和参考标准）与两种测量的平均值进行比较。较早的验证研究通常报道两种测量方法的相关系数和标准误差的回归方程。

对于判断某一状态存在与否（称为分类变量）的诊断性超声心动图，准确度是指根据检查结果可以证实或排除特异性诊断的确定性（图5.1）。正如超声心动图诊断心内膜炎的例子：超声要么确定患者有心内膜炎，要么无心内膜炎的诊断能力；它不存在数值范围。这种类型检查的准确度可用敏感度和特异度进行描述。敏感度是指检测出所有患病者的能力；特异度是指检测出所有未患病者的能力。

■敏感度＝"真阳性"检查结果/所有患病者＝TP/（TP＋FN）

■特异度＝"真阴性"检查结果/所有未患病者＝TN/（TN＋FP）

式中，TP代表真阳性；FN代表假阴性；TN代表真阴性；FP代表假阳性。

准确度就是能正确判断患者是否患有某种疾病的检查结果的百分数。

■准确度＝（真阳性＋真阴性）/所有检查数量＝（TP＋TN）/All tests

使用诊断性检查来判断是否患有某种疾病，取决于用来定义检查为异常的分界值或断点。敏感度和特异度之间是反向相关的：一般来说，敏感度越高，特异度越低，反之亦然。高敏感度是否优于高特异度取决于具体的临床问题。如果目标是识别所有患病的人，高敏感度更佳。如果目标是在个体患者中确认诊断，高特异度更佳。

敏感度和特异度之间的关系可以通过绘制敏感度（y轴）与1-特异度（x轴）之间的关系图来定量评估，曲线上的每个点代表一个不同的断点，该断点定义检查为异常。曲线下的面积反映了该种检查的临床价值，面积越大表明该诊断检查越可靠。受试者工作特性曲线上敏感度和特异度最大的点表示该处断点适

合作为分界值定义检查异常（图5.2）。

2.精确度

超声心动图成像和多普勒数据的重复性受到以下变量的影响：

- 记录
- 测量
- 判读

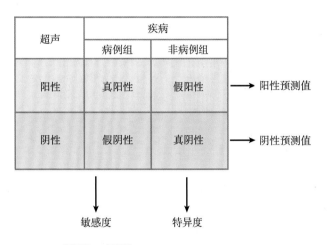

超声	疾病	
	病例组	非病例组
阳性	真阳性	假阳性	→ 阳性预测值
阴性	假阴性	真阴性	→ 阴性预测值

↓ 敏感度　　↓ 特异度

$$准确度 = \frac{真阳性 + 真阴性}{所有检查数量}$$

图5.1　敏感度和特异度与阳性和阴性预测值的比较。请注意，预测值取决于研究人群中疾病的患病率，因此不能外推到其他患者群体

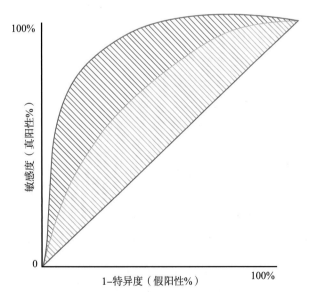

图5.2　诊断性试验的受试者工作特性曲线。受试者工作特性曲线是敏感度（阳性检查结果为真阳性的百分比）与1-特异度（阳性检查结果为假阳性的百分比）的关系图。曲线上的每个点都由检查结果的阈值定义。如果这种检查方法对做出正确诊断没有价值，点将落在同一条线上（绿色斜线）。对于有效的检查方法，可以在斜线左边画一条曲线；假设两种不同的检查方法分别用绿色线和橙色线表示。每条曲线与斜线之间的面积表示检查的总体价值，面积越大表示该检查方法的诊断价值越高

此外，当同一个人在不同的时间重复数据采集或测量（观察者自身的差异），或由不同的人进行数据采集或测量（观察者之间的差异），结果都可能不同。以上原因造成的差异是超声心动图在临床实践中应用的主要局限因素。为了提高超声心动图检查数据的准确性，进而提高可靠性，可采用以下几种方法。适当的培训和经验有助于确保正确获取数据，包括正确对齐图像平面和多普勒记录、优化仪器参数及标准化的检查方案。通过遵循已发布的标准，对每个诊室进行质量控制，并在可能的情况下与参考标准进行比较，可以提高测量精确度。通过使用标准术语和诊断标准，统一每个诊室的报告方法，并尽可能与患者以前的图像和多普勒数据进行比较，最大限度地减少判读的差异。也就是说，出具的报告应与之前数据进行直接比较，并根据需要进行对比测量，详细说明相较于以前的检查结果是否发生了变化。当这些信息可用时，测量的变异性将在每章中进行分述。

3.专业性

超声心动图检查的质量在很大程度上取决于超声医师检查操作、临床医师判读数据和诊室的专业性。获取最佳的图像和多普勒数据除了需要教育和培训外，还需要经验。医师的判读结果既受到所获数据（例如，如果心室血栓的图像没有被记录，医师就不会看到它）的影响，也受到医师教育、培训和经验的影响。诊室的专业性会影响数据质量，包括检查方案、时间分配和效率、仪器，以及超声医师和临床医师的群体专业性。因此，在不同诊室进行的超声心动图检查并不总是具有可比性，已发表的关于超声心动图诊断准确性的研究可能不适用于所有的诊断检查。

（二）临床资料和检查结果整合

1.预测价值

将敏感度和特异度数据应用于个体患者的一个主要限制是，特定患者的检查结果是"真实的"还是"错误的"。预测值是指检查结果为阳性的病例中，真正有疾病患者的比例，以及检查结果为阴性的病例中，真正无疾病的个体的比例：

- 阳性预测值＝真阳性结果除以所有阳性结果
- 阴性预测值＝真阴性结果除以所有阴性结果

然而，预测值是由研究人群中该疾病的患病率，以及检查的敏感度和特异度决定的。直观上，使用超声心动图来"筛查"健康年轻受试者是否患有心内膜炎（由于超声伪影，会出现许多假阳性结果），与使用相同的方法检查有新发杂音、发热和阳性血液培养结果的患者（疾病患病率高）的差异显而易见。尽管超声心动图诊断心内膜炎的敏感度和特异度在两组中是相同的，但后一组超声心动图发现瓣膜赘生物使其诊断心内膜炎的预测值比健康组高得多。因此，检查

的阳性或阴性预测值反映了疾病的患病率和检查的准确度。

2. 似然比

似然比是指根据阳性或阴性的检查结果，个体患者患病的相对可能性。阳性检验结果的似然比计算如下：

$$阳性似然比＝敏感度/（1-特异度）$$

或

$$阳性似然比＝\frac{真阳性率}{假阳性率}$$

阳性似然比＞10表明该检查方法极好，阳性似然比为5～10表明该检查方法良好。

阴性检验结果的似然比计算如下：

$$阴性似然比＝（1-敏感度）/特异度$$

或

$$阴性似然比＝\frac{假阴性率}{真阴性率}$$

阴性似然比＜0.1表明该检查方法极好，为0.1～0.2表明该检查方法良好。

例如，假定超声心动图诊断左心室血栓的敏感度为95%，特异度为88%，那么阳性似然比为7.9（良好的诊断方法），阴性似然比为0.06（极好的诊断方法）。其阳性似然比不是极好，是因为超声伪影可能被误认为心室血栓。极好的阴性似然比取决于高质量的超声心动图检查和超声医师的专业性，以确保超声心动图成像不会遗漏心尖部血栓。

3. 验前概率和验后概率

在患者管理中使用敏感度和特异度数据的另一种方法是综合考虑相关的临床数据和检查结果（图5.3）。结合检查前疾病的可能性与检查结果，得出检查后疾病的可能性，能增加诊断性检查的价值。这种方法被称为贝叶斯分析。例如，无收缩期杂音的无症状30岁女性，检测前怀疑有严重的主动脉瓣狭窄的可能性非常低。超声检查结果如果显示严重主动脉瓣狭窄，很可能是一种错误的判读（假阳性的检查结果）。在这种情况下，检查结果不会增加太多该疾病的验后概率。相比之下，有4/6级主动脉瓣狭窄杂音、心绞痛、晕厥和心力衰竭症状的老年男性，在进行任何检查之前，甚至就可以非常确定地诊断为严重的主动脉瓣狭窄，超声心动图仅用于确认诊断和明确梗阻的严重程度。一般来说，当验前概率无法确诊疾病时，诊断性检查意义最大，其检查结果将大大改变疾病的验后概率。

评价诊断性检查最全面的方法是临床决策分析。临床决策分析包含了数种严格的方法来解决临床预测问题，最适用于诊断性检查的方法（如超声心动图）是阈值方法。临床决策分析应用于诊断性检查的基本原则是，检查结果应该对患者医疗服务产生以下影响：

■ 促使治疗方法发生变化，或
■ 导致患者随后的诊断策略发生变化

这一基本假设在决策分析的阈值模型中得以形式化。在这种方法中，给诊断性检查设置了两个疾病可能性阈值：

■ 下限阈值，低于该阈值，检查的风险大于不治疗患者的风险
■ 上限阈值，高于该阈值，治疗患者的风险小于检查的风险

中间范围——在该范围内，治疗或不治疗患者的风险均大于诊断性检查的风险——称为检查区域（图5.4）。对于任何特定的适应证，超声心动图的检查区域通常较宽，因为这种技术风险低且准确性高。然而，对于超声心动图来说，上限阈值和下限阈值都是可确定的。当诊断明确，超声心动图检查只会延误适当的治疗时，就达到了上限阈值。例如，一个典型升

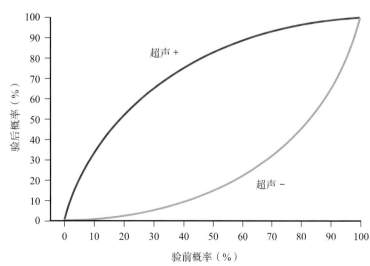

图5.3　贝叶斯分析。在接受运动负荷超声心动图检查的患者中，冠状动脉疾病验前概率和验后概率显示为诱导性缺血（超声心动图检查＋）或正常结果（超声心动图检查-）。这些曲线是根据运动负荷超声心动图诊断严重（70%管腔狭窄）冠状动脉疾病的敏感度（85%）和特异度（82%）生成的。在临床实践中，验前概率取决于患者的临床病史、年龄和性别。验后概率则取决于运动负荷超声心动图的结果。例如，如果验前概率为50%，那么运动负荷超声心动图出现诱导性缺血则表明冠状动脉疾病的可能性为83%，而检查结果为阴性则表明疾病的可能性仅为15%

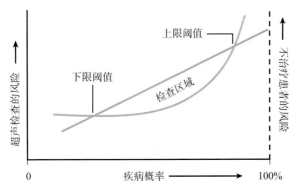

图5.4   用阈值法进行临床决策。诊断性试验的风险（在本例中为超声心动图）由蓝色曲线（左y轴）表示，而不治疗患者可疑疾病的风险由灰色直线（右y轴）表示。根据临床表现，疾病的可能性在x轴上表示为从0到100%。下限阈值是指不治疗患者的风险大于超声心动图检查的风险。上限阈值是指超声心动图检查的风险（包括假阴性结果、延误治疗）大于不治疗的风险。检查窗是检查前疾病的可能性在这两个阈值之间的范围

主动脉夹层表现的患者（胸痛、纵隔增宽、周围脉搏消失）需要立即进行手术，由不必要的诊断性检查造成的任何延误都可能导致发病率或死亡率升高。

我们很容易认为超声心动图不存在检查区域的下限，因为这种方法没有已知的不良反应。但是，这种检查方法的风险还包括额外的诊断性检查风险，甚至由于超声心动图检查的假阳性或假阴性结果，导致错误地选择治疗方法的风险。例如，对于有非典型胸痛，但体格检查、心电图和X线胸片结果均正常的年轻患者，超声心动图检查并不是评估主动脉夹层的最佳选择。如果超声心动图诊断结果假阳性导致需要通过心导管检查做进一步评估，任何有创手术的并发症最终都被认为是超声心动图检查的后果。因此，超声心动图的检查区域确实存在一个下限，且可以应用决

策分析技术来确定每个具体的诊断适应证。其他临床决策分析方法已经应用于具体的临床问题，这些临床问题使用超声心动图的数据作为决策分析树的一个分支点。

（三）成本效益分析

医疗实践中的另一个考虑因素是诊断程序的成本效益分析。注意，这个术语不仅包括检查的成本（超声心动图检查优于其他心脏诊断性检查），还包括检查的有效性——即检查的准确度及其对患者管理的影响。这种类型的分析已经应用于一些超声心动图的诊断问题，但仍需更广泛地使用这种方法。

（四）临床结果

最重要的衡量诊断性检查价值的标准是其对后续临床结果的影响（图5.5）。虽然评价某项检查临床效用的第一步包括多方面的诊断准确性衡量，并与一些公认标准进行比较，但更重要的是该诊断性检查是否会改变每个患者后续的诊断或治疗计划。超声心动图检查的最终价值取决于其预测预后的能力。例如，扩张型心肌病患者的生存期，慢性反流患者瓣膜手术的时机，或瓣膜狭窄患者血流动力学进展的速度。超声心动图资料越来越多地用于临床结果研究，本章文末的推荐阅读部分可供读者参考。

三、适应证和适用性标准

超声心动图检查的适应证是基于该方法在大量心血管疾病诊断的可靠性确定的，并且美国心脏协会及美国心脏病学会制定的共识指南对其进行了总结。此外，特定疾病的指南还包含了使用超声心动图检查的具体建议，如瓣膜性心脏病和心力衰竭的管理指南。

而适用性标准比适应证更进一步，考虑到了诊断性检查在不同临床环境中是否合适。例如，运动超声

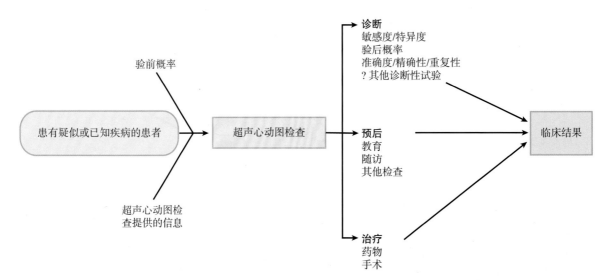

图5.5   超声心动图结果对诊断、预后和治疗的重要影响的流程图。最终，超声心动图检查对临床结果的影响是其检查结果有效性的最佳衡量标准

心动图对冠心病的诊断具有敏感度和特异度，但不应将其作为所有患者的常规筛查方法。适宜性标准由美国心脏病学会与其他组织共同制定，尽管没有包含全部的临床环境，但能够提供有用的指导。这些标准可以完善影像诊断技术检查的适用性（图5.6）。

理想情况下，超声心动图检查应该针对患者的症状或检查结果，尽可能地对患者诊断的概率进行估计，提出适当的临床问题（而不是"评估心脏"）。此外，在检查之前，要考虑到超声心动图诊断的可靠性，以及超声心动图结果改变患者管理的可能性。在临床决策进程中，应用超声心动图结果帮助考虑诊断和治疗计划的策略通常是有帮助的。

考虑到这些因素，在某些情况下使用超声心动图检查会明显改变患者的管理。这些情况包括：

■ 做出正确的解剖学诊断。例如，对于有心力衰竭症状的患者，需要鉴别是原发性瓣膜问题还是左心室收缩功能障碍。

■ 为已知解剖学诊断的患者提供重要的预后数据。例如，在心肌病或严重的无症状二尖瓣反流患者中，测量左室射血分数。

■ 确定已知诊断的并发症。例如，心内膜炎伴发的瓣周脓肿或心肌病伴发的左心室血栓。

■ 评估治疗效果。例如，优化心力衰竭治疗后对左心室收缩功能的再次评估。

这本书将提供已知的超声心动图对每个特异性诊断的准确度（敏感度和特异度）。然后，临床医师应将这些数据与每个患者的验前概率相结合。本书会重点强调在特定患者群体和临床环境中，对超声心动图诊断效用的关键评估，包括胸痛在急诊室的评估（见

第8章）、成人主动脉瓣狭窄（见第11章）和主动脉瓣反流（见第12章）的决策制定，心内膜炎的诊断和预后（见第14章）及二尖瓣修复的术中评估（见第18章）。

四、诊断性超声心动图适应证

（一）经胸超声心动图

临床上进行超声心动图检查的患者常见的症状和体征包括心脏扩大（图5.7）、听诊时出现心脏杂音（图5.8）、胸痛（图5.9）、心力衰竭（图5.10），以及发热或菌血症（图5.11）。当超声医师对具有上述任何一种指征的患者进行检查评估时，重要的是进行鉴别诊断，并在检查过程中排除或确认每一种可能性。

超声心动图检查适用于由高度怀疑心源性引起的情况，其结果对患者治疗产生影响的情况，如表5.2所示。

对于已知心脏诊断的患者，如瓣膜性心脏病（表5.3）、心力衰竭（表5.4）或主动脉疾病（表5.5），通常需要定期行超声心动图监测来决定药物治疗和干预时机。在这些患者中，超声医师需要了解超声心动图可以获得的信息、超声心动图局限性及替代诊断方法。

（二）经食管超声心动图

与经胸成像相比，经食管超声心动图（TEE）的适用范围基于其优越的图像质量，特别是在检查心脏后部结构时。在许多情况下，TEE是在完成完整的经胸超声检查后进行的。然而，在某些临床情况下，应该从TEE检查开始（表5.6）。一些超声医师提倡当经胸超声成像无法诊断时应使用TEE。然而，鉴于临床检查的阈值法预测了一个较窄的检查窗，随检查风险

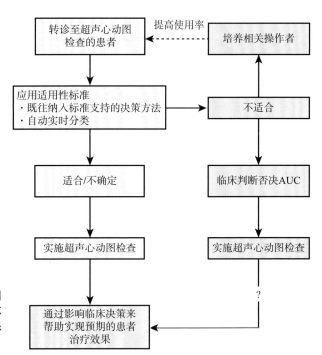

图5.6 选择适合超声心动图检查的患者。一种实时应用适用性标准（AUC）的潜在方法，以帮助改善患者选择和减少不恰当的超声心动图检查。是否遵循AUC及其对临床结果的影响值得进一步研究

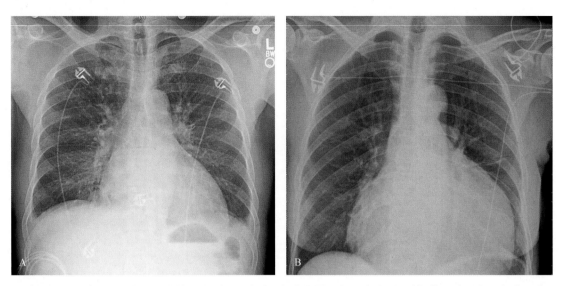

图5.7　心脏扩大。胸片展示了全心扩大的扩张型心肌病（A）或大量心包积液（B）引起的心脏扩大。超声心动图可以可靠地鉴别心影增大的病因

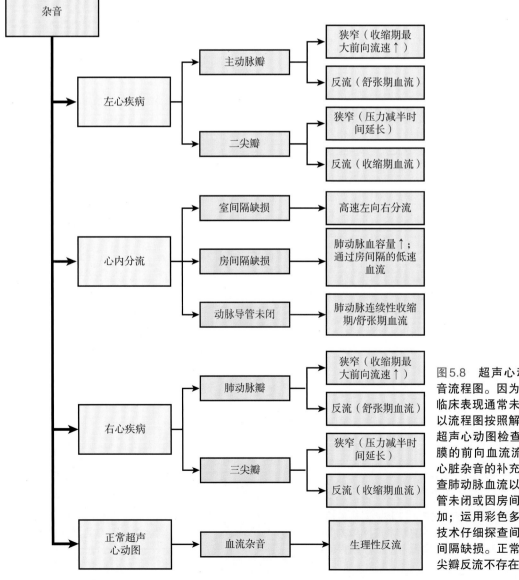

图5.8　超声心动图鉴别诊断心脏杂音流程图。因为心脏杂音类型和其他临床表现通常未提供给超声医师，所以流程图按照解剖结构排列。基本的超声心动图检查包括测量心脏4个瓣膜的前向血流流速和评估瓣膜反流。心脏杂音的补充评估内容包括仔细探查肺动脉血流以检测是否存在动脉导管未闭或因房间隔缺损引起的血流增加；运用彩色多普勒和连续波多普勒技术仔细探查间隔区域血流，排除室间隔缺损。正常生理量的二尖瓣、三尖瓣反流不存在心脏杂音

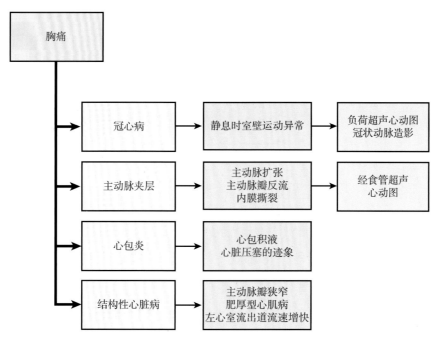

图 5.9 超声心动图方法评估胸痛。紧急情况下进行超声心动图检查的主要目的是排除危及生命的疾病,如急性冠脉综合征或急性主动脉夹层。无论是急性还是慢性胸痛,通常需要进一步诊断评估

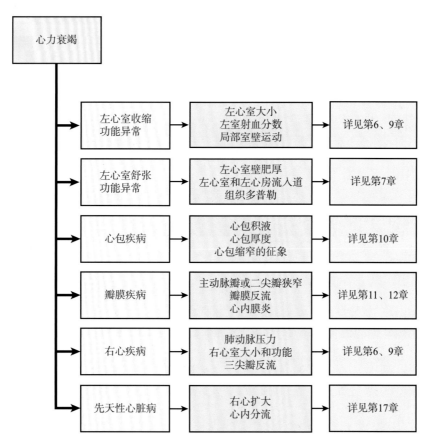

图 5.10 心力衰竭的超声心动图检查方法。系统的超声心动图检查包括二维切面和多普勒血流检查,通过超声检查鉴别这些可能的诊断。此外,超声医师应该逐一排除这些疾病,确保进行完整的鉴别诊断。如果超声心动图检查结构正常,则存在非心源性病因的可能

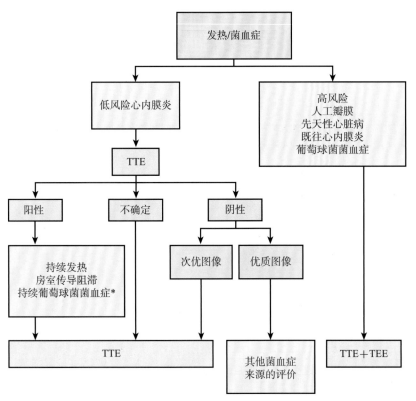

图5.11 发热或菌血症患者超声心动图评估推荐方法流程图

*或其他瓣周脓肿，或持续感染的征象

表5.2 急性状态和具有心脏症状体征患者经胸超声心动图检查适应证

心脏症状和体征	急性状态
• 心脏症状包括胸痛、呼吸困难、乏力、晕厥/晕厥前期、短暂性脑缺血发作、脑卒中或外周血管栓塞事件 • 异常心脏杂音（任何舒张期或收缩期3级或3级以上杂音） • 既往检查提示结构性心脏病 • 心房颤动、室上性心动过速、室性心动过速、频发或运动诱发室性期前收缩 • 肺动脉高压的评估 • 血培养阳性或新增心脏杂音的疑似感染性心内膜炎（天然瓣膜或人工瓣膜）	• 疑似心源性病因引起的低血压或血流状态不稳定 • 心电图无法诊断的疑似心肌梗死引起的急性胸痛 • 心脏标志物升高但无其他特征的急性冠脉综合征 • 急性心肌梗死疑似并发症 • 急性冠脉综合征后心室功能评估 • 不明原因的呼吸衰竭 • 急性肺动脉栓塞指导治疗 • 可能造成心脏后果的胸部创伤或严重减速损伤

引自 Douglas PS，Garcia MJ，Haines DE，et al：ACCF/ASE/AHA/ASNC/HFSA/HRS/SCAI/SCCM/SCCT/SCMR 2011 appropriate use criteria for echocardiography，J Am Coll Cardiol 57：1126-1166，2011.（详见推荐阅读）

表5.3 瓣膜性心脏病患者经胸超声心动图适用范围

瓣膜反流

• 初始评估
• 常规再评估——中、重度瓣膜反流（间隔6个月至1年）
• 重新评估——临床状态改变

瓣膜狭窄

• 初始评估
• 常规再评估——轻度瓣膜狭窄（通常间隔3年）
• 常规再评估——中、重度瓣膜狭窄（通常间隔1年）
• 重新评估——临床状态改变

人工瓣膜

• 初始术后评估
• 常规再评估——取决于瓣膜类型
• 重新评估——怀疑瓣膜功能障碍、血栓、临床状态改变

心内膜炎

• 初始评估——血培养阳性或新增心脏杂音的疑似感染性心内膜炎（天然瓣膜或人工瓣膜）
• 重新评估——高风险感染性心内膜炎患者：强毒微生物、严重血流动力学损害、主动脉受累、持续菌血症、临床状态改变或症状恶化

引自 ASE/AHA/ASNC/HFSA/HRS/SCAI/SCCM/SCCT/SCMR 2011 appropriate use criteria for echocardiography，J Am Coll Cardiol 57：1126-1166，2011（见推荐阅读）；美国心脏病学会（ACC）/美国心脏协会（AHA），以及欧洲心脏学会（ESC）瓣膜指南。

表5.4 高血压、心力衰竭和心肌病患者经胸超声心动图适用范围

高血压

- 初始评估——怀疑高血压性心脏病

心力衰竭

- 初始评估——已知或怀疑（收缩性或舒张性）心力衰竭
- 重新评估——确诊心力衰竭患者，没有明确诱因下出现临床状态或检验结果改变，或为了指导治疗
- 起搏器、埋藏式心脏复律除颤仪（ICD）、心脏再同步化治疗仪（CRT）——确定候选患者和设备类型，评估可能由设备并发症或次优设备设置引起的症状
- 心室辅助装置——确定候选患者，优化设置，评估并发症
- 监测心脏移植后的排斥反应
- 评估潜在心脏捐献者

心肌病

- 初始评估——已知或怀疑心肌病
- 重新评估——临床状态改变的确诊心肌病患者，以指导治疗
- 筛查评估——遗传性心肌病患者一级亲属
- 基线和连续再评估——接受心脏毒性药物治疗的患者

引自 Douglas PS, Garcia MJ, Haines DE, et al: ACCF/ASE/AHA/ASNC/HFSA/HRS/SCAI/SCCM/SCCT/SCMR 2011 appropriate use criteria for echocardiography, J Am Coll Cardiol 57: 1126-1166, 2011. （见推荐阅读）

表5.5 经胸超声心动图补充适用范围

心脏肿物

- 怀疑心脏肿物
- 怀疑心源性栓塞物

心包疾病

- 怀疑心包疾病
- 重新评估——确诊心包疾病，以指导治疗
- 经皮非冠状动脉心脏手术的指导（如心包穿刺术、间隔消融术或右心室活检）

主动脉疾病

- 已知或怀疑与主动脉扩张有关的结缔组织紊乱或遗传疾病
- 重新评估——当升主动脉扩张或既往主动脉夹层患者主动脉扩张率变化过大时，需要再次评估确定扩张率；当临床状态变化可能改变管理或治疗策略时需重新评估

成人先天性心脏病

- 初步评估——确诊或怀疑成人先天性心脏病
- 重新评估——指导治疗或临床症状或体征变化时
- 常规监测——不完全或姑息性修复术后（>1年）

引自 Douglas PS, Garcia MJ, Haines DE, et al: ACCF/ASE/AHA/ASNC/HFSA/HRS/SCAI/SCCM/SCCT/SCMR 2011 appropriate use criteria for echocardiography, J Am Coll Cardiol 57: 1126-1166, 2011. （见推荐阅读）

的增加，应该更具批判性地看待TEE研究。应基于每个病例与转诊医师讨论TEE研究的适用范围，以确定所可能获取的信息较TEE检查带来的轻微但明确的风险更值得。

当已经考虑到经胸超声成像的局限性时，TEE有几个明显的确切适用范围。在已明确诊断心内膜炎的患者中，与经胸超声成像相比，TEE显著提高了检测瓣周脓肿的敏感度（见第14章）。显然，TEE适用于评估人工二尖瓣功能障碍，因为人工瓣膜产生的声影和混响不再像在经胸成像中那样遮挡左心房（LA）（图5.12）（另见第13章），TEE也可以很好地观察到人工主动脉瓣后侧的异常，尽管瓣周区域的前部会被

人工瓣膜的后侧声影遮挡。

二尖瓣解剖和二尖瓣反流程度情况的评估对二尖瓣修复术患者围手术期的评估尤其重要（见第18章）。在先天性心脏病患者中，TEE成像提高了诊断

表5.6 使用TEE作为首选或补充检查的适应证

- 由于患者相关的特征或显示感兴趣结构能力的限制，出现非诊断性TTE可能性大的患者
- 急性主动脉病变，包括夹层或横断
- 怀疑心内膜炎，有中度或高度的验前概率（如葡萄球菌菌血症、真菌病、人工心脏瓣膜或心内装置）
- 评估瓣膜结构和功能，以评价瓣膜外科手术或经导管干预的适用性
- 指导经皮非冠状动脉心脏介入治疗，包括但不限于间隔消融、二尖瓣成形术、卵圆孔未闭（PFO）/房间隔缺损（ASD）封堵术、射频消融术
- 评估心房颤动或心房扑动患者，以促进抗凝和（或）复律和（或）射频消融的临床决策
- 评估栓塞物的心脏来源（TTE无法明确来源）
- 重新评估治疗中发生的预期变化，并与既往TEE结果比较
- 怀疑心内膜炎并发症（如脓肿、瘘管）*
- 怀疑人工二尖瓣功能障碍*
- 先天性心脏病患者心脏后部结构（如房间隔）的评估*

*在适用范围指南文件中未涉及，但普遍接受作为TEE初步检查的适用范围。

引自 Douglas PS, Garcia MJ, Haines DE, et al: ACCF/ASE/AHA/ASNC/HFSA/HRS/SCAI/SCCM/SCCT/SCMR 2011 appropriate use criteria for echocardiography, J Am Coll Cardiol 57: 1126-1166, 2011. （见推荐阅读）

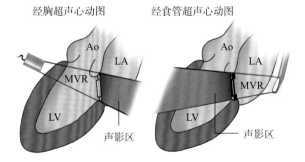

图5.12 人工二尖瓣声影。经胸超声心动图成像，声影遮挡左心房成像，因此限制了多普勒技术对瓣膜功能障碍的评估（左）。经食管超声心动图成像，可以通过左心房评估瓣膜功能障碍。然而，此时声影遮挡了左心室流出道成像（右）。LA，左心房；LV，左心室；Ao，主动脉；MVR，二尖瓣置换术

的确定性，尤其是在评估心脏后部结构如房间隔修复术或静脉窦型房间隔缺损时。TEE检测左心房血栓的敏感度远远高于经胸超声心动图成像。最后，TEE能够获得很好的胸主动脉、主动脉弓和升主动脉图像，因此可以准确诊断主动脉夹层。TEE成像的其他适用范围包括评估系统性栓塞事件、是否存在卵圆孔未闭及排除可疑的感染性心内膜炎。

（三）负荷超声心动图

在许多心脏疾病中，只有当耗氧量增加导致心脏需求增加，而通常的代偿性改变无法满足时，才会出现心功能异常（表5.7）。这一基本概念使得负荷试验在心血管疾病中广泛应用。心脏需求可通过运动或适当的药物干预增加。负荷超声心动图检查的风险与负荷试验的风险相关，超声心动图成像并没有造成显著的额外影响。

表5.7　运动或药物负荷超声心动图适用范围*

低验前概率的冠心病（10年风险＜10%），具有

- 心绞痛或类似心绞痛，无法解释的心电图或无法运动
- 新发的心力衰竭或左心室功能不全，无冠状动脉造影计划
- 负荷试验引起的心律失常，包括持续和间断的室性心动过速或频发的室性期前收缩

中（10年风险10%～20%）、高（10年风险＞10%）验前概率的冠心病，具有

- 心绞痛或类似心绞痛
- 急性胸痛无诊断性心电图改变或心肌酶升高
- 新发心房颤动

既往检查结果异常

- 导管检查或负荷试验结果异常，在治疗过程中症状加重
- 冠状动脉钙化积分（Agatston评分）＞400
- 侵入性或CT血管造影检查冠状动脉狭窄程度不清

风险评估

- 至少有一个心脏危险因素且运动耐受性差的非心脏手术前（＜4MET）
- 急性冠脉综合征后未进行早期导管检查
- 冠状动脉再血管化治疗后反复胸痛
- 冠状动脉介入治疗后不完全血运重建

其他

- 符合血运重建条件的确诊冠心病患者的心肌活力评估
- 低心排血量主动脉狭窄的评估（仅用多巴酚丁胺负荷）
- 静息状态中度二尖瓣狭窄的有症状患者
- 无症状的中度至重度二尖瓣反流，左心室大小未达到手术标准
- 当存在一个或多个连续心室节段无法看清的情况时，应该进行声学对比成像检查

注：CT，计算机断层扫描成像；MET，代谢当量。
*负荷模式首选运动负荷，除非患者无法运动。
引自Douglas PS，Garcia MJ，Haines DE，et al：ACCF/ASE/AHA/ASNC/HFSA/HRS/SCAI/SCCM/SCCT/SCMR 2011 appropriate use criteria for echocardiography，J Am Coll Cardiol 57：1126-1166，2011.（见推荐阅读）

运动负荷超声心动图实施过程：在平板运动前后立即采集左心室图像或在平卧位或直立位踏车运动中采集图像。运动负荷超声心动图最常见的适用范围是疑似或确诊冠状动脉疾病。静息状态下，即使存在严重的冠状动脉疾病，左心室心内膜运动和室壁厚度也可以是正常的，除非既往存在心肌梗死。当心外膜冠状动脉存在严重狭窄时，心肌耗氧需求增加（如运动）导致心肌缺血，从而导致心肌代谢改变、室壁变薄、心内膜运动减低、心电图改变和心绞痛。在心肌缺血期间采集的超声心动图图像显示室壁运动异常，从而可以检测到严重的冠状动脉疾病。可以通过诱发出的室壁运动的异常部位来判断受累的冠状动脉。运动负荷超声心动图（在第8章中详细讨论）在检测严重的冠状动脉疾病时，已被证实比运动负荷心电图更敏感（并且与核素灌注成像一样敏感）。运动负荷超声心动图对静息心电图异常的患者特别有帮助（如束支阻滞或左心室肥厚）。它还被用于评估疾病的程度，记录血管重建后的功能改善，并检测血管成形术后的再狭窄。

除了节段性室壁运动变化外，运动负荷试验还可以评估整体心室功能参数，包括心室容积、射血分数和多普勒左心室射血速度曲线。其他多普勒参数在特定的情况下有帮助。例如，二尖瓣狭窄的患者运动后出现显著肺动脉收缩压升高（根据三尖瓣反流束估计）。在主动脉缩窄患者中，主动脉缩窄处压差随着运动增加，可以通过多普勒记录证明。

当患者无法运动时，可以采用药物负荷超声心动图代替运动负荷超声心动图（如周围血管疾病、肌肉骨骼限制）。此外，药物负荷试验可以通过超声心动图监测，随着药物剂量增加，实现连续性负荷水平评估。最常见的药物负荷试验是使用β受体激动剂，如多巴酚丁胺，它可增加心肌收缩力、心肌氧需求和外周血管扩张的程度。另一种常见的药物负荷试验药物是腺苷，它可以扩张冠状动脉血管，从而导致正常冠状动脉给心肌提供的血流和狭窄冠状动脉给心肌提供的血流之间的相对不平衡。

五、床旁心脏超声

（一）仪器

床旁心脏超声是指床旁使用的小型、轻型超声系统。其中一些系统非常小（"口袋大小"），但诊断能力有限，而另一些系统几乎具有标准超声系统的所有特征，且容易携带（表5.8）。

（二）应用

小型，相对便宜，便携式或手持超声心动图仪器在急诊科、重症监护病房及急症患者分类等临床情况下具有巨大的临床应用价值。床旁心脏超声可快速诊断：

表5.8　最先进的、中等的、手持的超声系统特点比较

参数	最先进的	笔记本式或中等的	手持或口袋大小
电源	充电	充电或电池	可充电电池；使用1～2小时后需要充电
内存	可储存多次全面检查	可储存多次全面检查	图像储存能力有限
连通性	通过DICOM格式与PSCA系统或其他回顾储存系统连接	通过DICOM格式与PSCA系统或其他回顾储存系统连接	不兼容DICOM格式，但可以传输到计算机或与云端系统连接
功能类别	三维、二维、脉冲多普勒、连续波多普勒、彩色多普勒、双平面成像、负荷超声四分屏和应变	二维、脉冲多普勒、连续波多普勒、彩色多普勒，多数可进行负荷超声检查，一些可进行应变分析	二维具备或不具备基本的彩色血流
图像采集改善方式	放大功能，调节焦点、灰阶、探头频率、动态范围、扇角宽度，谐波成像，多种不同对比度设置和对成像困难患者的多种不同设置	许多功能类似于最先进的系统	缺乏大多数改善功能；图像帧频低
图像显示	高分辨率大屏	中等分辨率屏幕	低分辨率小屏
定量	三维、二维、多普勒、彩色血流和应变分析，具有不同程度的自动化	二维、多普勒、彩色血流，一些系统可以实现应变分析	二维线性测量

注：DICOM，医学数字成像和通信；PACS，影像归档和通信系统。
引自 Pellikka PA，Cullen MW，Sekiguchi H：Point of care cardiac ultrasound：scope of practice，quality assurance and impact on patient outcomes.In Otto CM，editor：The Practice of Clinical Echocardiography，ed 5，Philadelphia，2017，Elsevier，pp 91-104.

- 心包积液
- 整体左心室和右心室收缩功能
- 节段性室壁运动异常

例如，一项床旁心脏超声检查显示呼吸困难患者存在左心室扩张、运动减低，因此支持心力衰竭诊断而非肺部疾病。在胸痛和心电图无法诊断的患者中，床旁心脏超声也是有帮助的；在这种情况下，前壁运动减弱提示冠心病，心包积液提示心包炎。另一个例子，低血压患者出现严重的整体左心室运动减低提示心力衰竭，而左心室血流动力学高动力则提示另一种诊断，如感染性休克（图5.13）。

床旁心脏超声还可以识别瓣膜病，通过二维成像视觉评估主动脉瓣钙化，通过彩色血流成像评估二尖瓣反流。然而，总体而言，评估瓣膜病、舒张功能、疑似主动脉夹层和先天性心脏病需要用标准的超声系统进行全面的超声心动图检查。

总之，床旁心脏超声是一种有价值的工具，应用于患者分类、心脏病风险人群筛查和医学教育（表5.9）。随着这些设备应用越来越广泛，图像质量越来越好，成本越来越低，我们期待床旁心脏超声成为床边诊断的常规操作方法。

表5.9　床旁心脏超声常见适应证

紧急临床评估（急诊科或重症监护病房）
- 左心室大小（容积状态）和收缩功能
- 右心室大小和收缩功能
- 心包积液或心脏压塞

高危人群筛查（如运动员、风湿性心脏病患者）

确诊异常患者的随访检查（如对心力衰竭治疗的反应）

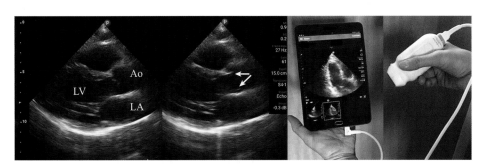

图5.13　床旁心脏超声。手持超声系统获取的舒张期（左）和收缩期（中）胸骨旁左心室长轴图像。图像分辨率可识别收缩期纤细的主动脉瓣叶开放（箭头）。该系统（Lumify，Philips North America，Andover，MA）在智能设备上使用软件，配备便携式、相对便宜的探头（右）。LV，左心室；Ao，主动脉；LA，左心房

（三）操作者

床旁心脏超声通常是由受过有限超声训练的医疗保健人员操作，他们进行快速检查以回答特定的临床问题。诊断准确度最高的主要发现，如心包积液的存在与否，左心室收缩功能障碍与否。对于更复杂的诊断，如节段室壁运动或瓣膜性心脏病，其准确度较低。美国超声心动图学会和其他团体发表了培训建议。然而，随着超声成像的使用得到进一步传播和仪器的改进，每个医疗中心或实践小组将需要建立培训和能力、学习文件、实践范围和持续质量改进的标准。

（四）安全性和局限性

这些仪器的最大局限性是由于操作者缺乏经验或图像质量不佳而误诊。当手持超声图像提示新的心脏诊断或无法获得诊断图像时，谨慎起见，应该进行完整的超声心动图检查。大多数手持系统只提供有限的记录内存，因此在临床报告中准确描述出类似于体检结果的报告，是必不可少的。质量保证和改进对于床旁超声和任何类型的超声成像都很重要。

六、超声心动图的质量控制

我们应采取一些步骤以确保为患者提供高质量的超声心动图检查（图5.14）。这包括超声医师和临床医师的能力证明文件，合适的诊室标准和程序，以及持续的质量改进措施。证明文件通常包括：

■ 认证——由国家认证机构认可的培训项目或诊疗室

■ 资格证书——在专业领域内，临床医师和超声医师经过适当的培训后能够顺利完成检查的证明文件

■ 资格审查——每个卫生保健组织为从事患者护理的卫生保健专业人员制定的标准

此外，基于医师或诊疗室的情况，已提出关于质控的创新方案。随着病案系统的程序化，统计数据库将发挥越来越大的作用。

（一）超声医师的教育和培训

超声医师必须熟悉临床心脏病学方面的疾病，同时也要熟悉检查技术。超声医师的教育和培训除了超声物理学和超声心动图检查外，还包括心脏解剖学和生理学、心脏病理学和临床心脏病学的基础知识。培训还包括与患者的交流技巧、基本医疗操作（如无菌技术）、如何保护患者隐私等。

心脏超声医师的教育和培训指南已由美国超声心动图学会出版，并定期更新。两个联合审查委员会（Joint Review Commission，JRC）为超声医师提供教育和培训项目，目的是帮助超声医师获得认证。该项目得到了联合健康教育项目认证委员会（Commission on Accreditation of Allied Health Educational Programs，CAAHEP）、JRC-超声诊断学（JRC-Diagnostic Medical Sonography，JRC-DMS）及JRC-心血管技术（JRC-Cardiovascular Technology，JRC-CVT）的支持。教育和培训包括理论和技能的掌握，以及如何将其应用在每个领域。完成培训后，超声医师可以通过美国注册诊断医疗超声医师协会（American Registry of Diagnostic Medical Sonographers，ARDMS）的认证，能够分别对成人和儿童进行超声心动图检查；或者，他们可以得到国际心血管认证机构（Cardiovascular Credentialing International，CCI）的认证。为了维持这些资格认证，心脏超声医师还必须参加正式的医学继续教育会议。

（二）临床医师的教育和培训

除了知道每种疾病的预期后果，临床医师还必须在检查技术方面具有专业知识，以指导超声医师优化数据质量并正确解释记录的数据。探头频率、增益调控、曲线处理和深度设置等细节会显著影响图像质量。对感兴趣的血流信号选择适当的多普勒模式（彩色、脉冲或连续波多普勒），这影响所获得的数据的质量。壁滤波器、增益、取样容积大小和颜色区域宽度等因素也会显著影响数据采集。了解这些因素如何影响数据质量，怎样的视角和方法可以获得最佳的数据，这些相关知识可以让临床医师评估数据的稳定性、发现在检查中可能没有被明确记录的异常结果、识别超声图像和伪像，并指导超声医师获得最佳的数据。

超声心动图临床医师教育和培训常在美国研究

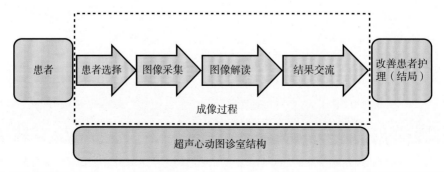

图5.14　评价心血管成像质量的框架。成像的质量取决于多个过程，包括受过充足教育和培训的超声医师和临床医师及高质量的成像系统。临床影像的价值在于选择合适的患者、采集最佳的图像、正确解读和清晰交流结果

生医学教育委员会（American Council of Graduate Medical Education，ACGME）认证的心脏病学专科培训项目中进行。此外，美国心脏病学会和美国心脏协会也发表并定期更新心脏超声培训的具体建议。这些建议将培训分为三个专业知识水平。

1级：所有心脏病学专家需要了解的超声心动图的基础知识。

2级：独立判读超声心动图检查的能力。

3级：监管超声诊室的资格。

建议在进行高级培训包括经食管超声心动图和负荷超声心动图之前，应先进行经胸超声心动图的2级培训。培训过程中推荐的病例数量见表5.10。

大多数完成3年或4年心脏病学课程的临床医师将达到2级培训标准。医师成功通过美国内科医学委员会（American Board of Internal Medicine，ABIM）关于心血管疾病方面的考核，并完成培训项目主任提供的2级以上的培训后，将获得TTE操作资格。

其他临床医师如果希望具备超声心动图检查的能力，也需要达到心血管临床医师培训指南中的要求。在"心脏病学专科培训项目"之外接受超声心动图培训的医师，可以选择参加由国家超声心动图委员会（National Board of Echocardiography，NBE）提供的考试以证明自身的能力。此外，美国超声心动图学会还出版了关于心血管麻醉师超声心动图培训的具体指南，重点介绍TEE和术中超声心动图方面的专业知识。NBE则提供了心血管麻醉学方面的特殊检查知识。

为了保持超声心动图的操作水平，临床医师应有医学继续教育学习记录，2级水平每年应至少判读

300次检查，3级水平则至少判读500次检查，并对一些推荐的学习项目进行实战演练。为了保持TEE的操作水平，每年应进行25～50次操作并判读报告，以及100项负荷超声心动图方面的检查和结果解读。

（三）超声心动图报告

超声医师要将技术上的问题转达给临床医师，并重点关注检查中发现的异常，这是至关重要的。同样，临床医师应该向超声医师反馈记录数据的完整性和质量，并对未来患者的研究提供建议。无论是在患者离开诊室之前还是在以后的检查中，临床医师还应当表明是否需要额外的超声心动图记录。

超声心动图的报告至少有两个目的：①将检查结果转达给开具申请单的医师；②是超声心动图检查的叙述性总结，能够与未来的研究进行比较。可以记录的切面和血流种类很多，因此报告有助于记录成像的结构（即使是正常的）、记录脉冲信号、使用的不同多普勒模式及操作的总体质量。此外，需要注意操作中的各种局限性。

对于每个患者，不同的超声心动图结果将在最终的检查结果中相互整合。例如，一份描述二尖瓣反流的报告还应包括对瓣膜解剖的清晰描述，并指出最有可能导致反流的原因，如果原因不明，则应进行鉴别诊断。这有助于评估二尖瓣反流的严重程度，并指出得到这种评估的方法。此外，超声心动图还描述了左心房和左心室的扩张程度。如果有以前的研究，要注意一系列新的变化。需要测量左心室收缩功能，估测肺动脉高压。从生理学的角度，这些发现是一致的，因此可以将数据按照逻辑整理后报告。例如，由于容量超负荷，明显的二尖瓣反流会导致左心室和左心房

表5.10 美国心脏病学会/美国心脏协会和欧洲超声心动图协会对超声心动图医师培训的建议摘要

专业水平	累积时间（月）	培训阶段			能力维持阶段	
		ACC/AHA[1]		EAE[2]	ACC/AHA	EAE
		操作量	报告书写量	操作及报告书写量	操作量	操作及报告书写量
1	3	75	150			
2（基础）	6	150	300	350	300	*
3（高级）	9	300	750	750	500	100
负荷超声		100		100	100	100
TEE		50		75	25～50	50

注：ACC/AHA，American College of Cardiology/American Heart Association，美国心脏病学会/美国心脏协会；EAE，European Association of Echocardiography，欧洲超声心动图协会。

* 建议合理的患者量和配比，但不设具体数量。

美国心脏病学会/美国心脏协会、欧洲心脏病学会/欧洲超声心动图协会培训指南摘要：

1.Ryan T，Berlacher K，Lindner JR，et al：COCATS 4 Task Force 5：training in echocardiography，J Am Coll Cardiol 65（17）：1786-1799，2015.

2.Popescu BA，Andrade MJ，Badano LP，et al：European Association of Echocardiography recommendations for training，competence，and quality improvement in echocardiography，Eur J Echocardiogr 10（8）：893-905，2009.

增大；而慢性左心房压力升高将导致肺动脉高压。

最后，根据患者的临床表现对这些结果进行分析，并与主管医师讨论这些结果的潜在含义；若有临床指征，应推荐额外的诊断性检查或随访检查。如果在患者管理中运用临床决策分析的原则，就可以估计疾病的验前和验后概率。理想情况下，考虑到患者的治疗方案或后续诊断，超声心动图的作用应在检查前后由相关医师进行评估；他们可以提出心脏超声复查时间及参考心脏病专家的意见。当然，任何意外或严重的发现都应立即报告给主管医师。在某些情况下，超声心动图的主治医师可能需要立即对患者进行监护和及时处理，如在负荷试验后结果显示持续性异常或意外发现主动脉夹层时。

（四）超声心动图诊室结构

超声心动图诊室结构的基本组成见表5.11。超声心动图诊室的认证可通过国际超声心动图诊室认证委员会（Intersocietal Commission for the Accreditation of Echocardiography Laboratories，ICAEL；http：//www.intersocietal.org/echo/）获得。本评审程序审核超声心动图检查的所有方面，包括：

- 临床医师的培训和经验
- 超声医师的培训和经验
- 临床医师和超声医师的继续医学教育
- 物理设备（如仪器、检查区）
- 超声心动图性能
- 诊室的规章制度
- 超声心动图的报告和数据储存
- 质量保障措施

ICAEL的详细建议为诊室的管理政策和程序提供了一个有利的起点，然后可以根据需要对每项制度进行修改。建议还包括TTE、TEE和负荷超声心动图检查的基本组成部分。

表5.11 超声心动图诊室结构的组成

组成部分	要　　求
诊室内部	• IAC认证（每三年重新认证） • 充足的协助工作人员（协助安排并向临床医师分发报告） • 消毒设备（TEE探头的高级消毒剂；用于TTE换能器、超声机器和诊疗床的清洁产品；现成的洗涤槽和标准的洗手液）
设备	• 能够执行二维、M型、彩色和频谱（包括血流和组织）多普勒的仪器 • 仪器显示必须标明机构、患者姓名、操作日期和时间 • 所有显示器上必须显示心电图、深度和血流速度刻度；显示其他生理信号（如呼吸） • 利用软件将负荷超声心动图分成双屏或四屏展示 • TTE换能器可提供高频和低频成像，以及专用的非成像连续波多普勒 • 机器具备谐波成像能力和设置，可优化标准检查和对比增强检查 • 具有三维和应变成像能力 • 多平面TEE探头 • 机器具备数字图像储存方法 • 可以使用造影剂和静脉通路 • 病床包括床垫的下拉部分，以便心尖成像 • 处理医疗紧急情况所需的设备（如吸氧、推车） • 遵守制造商关于预防性维护和准确性测试的建议；诊室保存服务记录
超声医师	• 在工作两年内达到并保持所有超声医师的最低教育水平和资格认证 • 认证可以是通过ARDMS注册的诊断性心脏超声医师，也可以是通过CCI注册的心脏超声医师 • 满足任何地方或州的要求，包括许可证
临床医师	• 对所有独立执行超声心动图检查并符合年度标准的临床医师进行TTE成像的Ⅱ级培训以保持其能力 • 在此级别之前且在实习期间接受过培训的临床医师，必须通过可以获得经验的途径获得足够的培训 • 需要通过NBE考试获得特殊能力和委员会认证 • 完成Ⅲ级培训的医师主管 • 由医疗保险和医疗补助服务中心确定的对于操作的充分监督：一般监督（一般视察，不在现场），直接监督（医师在办公室，及时有效），或个人监督（医师在诊室）

注：ARDMS，American Registry of Diagnostic Medical Sonographers，美国超声诊断医学医师注册表；CCI，Cardiovascular Credentialing International，国际心血管认证；IAC，Intersocital Accreditation Commission，社区认证委员会；NBE，National Board of Echocardiography，国家超声心动图委员会.

引自Weiner RB，Douglas PS.The diagnostic echocardiography laboratory：structure，standards，and quality improvement.In Otto CM，editor：The Practice of Clinical Echocardiography，ed 5，Philadelphia，2017，Elsevier，pp 3-15.Based on Picard MH，Adams D，Bierig SM，et al：American Society of Echocardiography recommendations for quality echocardiography laboratory operations，*J Am Soc Echocardiogr* 24：1-10，2011.

超声心动图检查清单

经胸超声心动图适应证			
临床诊断	主要超声表现	超声的局限性	可替代的检查方法
瓣膜性心脏疾病			
瓣膜狭窄	狭窄的原因，瓣膜解剖； 跨瓣 ΔP，瓣膜面积； 心脏扩大和肥大； LV 和 RV 收缩功能； 相关的瓣膜反流	可能会低估狭窄的严重程度； 可能合并 CAD	心脏导管； CMR
瓣膜反流	反流的机制和原因； 反流的程度； 心腔扩大； LV 和 RV 的收缩功能； PA 压力评估	TEE 用于评估 MR 严重程度和瓣膜解剖 （特别是在 MV 修复前）	心脏导管； CMR
人工瓣膜功能	狭窄的证据； 反流的评估； 心腔扩大； 心室功能； PA 压力评估	TTE 因遮挡和混响受限； 由于 TTE 上 LA 的遮挡，需要用 TEE 评估可疑的人工二尖瓣反流	心脏导管； X 线透视
感染性心内膜炎	赘生物的检测（TTE 敏感度 70% ～ 85%）； 瓣膜功能失调的出现和程度； 心腔扩大和功能； 脓肿的发现； 可能的预后影响	TEE 对发现赘生物更敏感（＞ 90%）； 心内膜炎的确诊也要依靠细菌学标准； TEE 对脓肿的发现更加敏感	血液培养和临床表现也是诊断心内膜炎的标准
冠状动脉疾病			
急性心肌梗死	节段性室壁运动异常反映 "心肌风险"； 左心室整体功能（EF）； 并发症：急性 MR vs.VSD，心包炎，LV 血栓、室壁瘤或心室破裂； RV 梗死	冠状动脉解剖本身不能直接观察到	冠状动脉造影（导管或 CT）； 放射性核素或 PET 成像
心绞痛	整体或节段左心室收缩功能； 除外其他原因的心绞痛（如 AS，HCM）	尽管有严重的 CAD，但静息室壁也许是正常的； 需要负荷试验诱导缺血和室壁运动异常	冠状动脉造影（导管或 CT）； 放射性核素或 PET 成像； ETT
再血管化治疗前后状态	评估基线状态的室壁厚度和心内膜运动； 术后节段性功能的改善	多巴酚丁胺负荷试验和（或）对比增强检查需要用于检测存活但功能不全的心肌	CMR； 冠状动脉造影（导管或 CT）； 放射性核素或 PET 成像； 对比增强超声检查
晚期缺血性疾病	LV 整体收缩功能（EF）； PA 压力； 伴随 MR； LV 血栓； RV 收缩功能		冠状动脉造影（导管或 CT）； 放射性核素或 PET 成像； CMR 心肌活性检测
心肌病			
扩张型	心腔扩张（4 个心腔）； LV 和 RV 收缩功能（定性的，EF）； 合并房室瓣反流； PA 收缩压； LV 血栓	LVEDP 间接测量； 如果图像质量差，准确的 EF 不容易测量	CMR 测 LV 大小、功能和心肌纤维化； LV 血管造影和左右心血流动力学评估
限制型	LV 室壁增厚； LV 收缩功能； LV 舒张功能； PA 收缩压	需要与缩窄性心包炎鉴别	在容量负荷后利用心脏导管直接、同时测量 RV 和 LV 的压力； CMR

续表

临床诊断	主要超声表现	超声的局限性	可替代的检查方法
肥厚型	LV 肥大的类型和程度； 动态 LVOT 梗阻（图像和多普勒）； 合并 MR； LV 舒张功能障碍	需要运动负荷超声心动图检查检测诱发型 LVOT 梗阻	CMR； 应变和应变率成像
高血压			
	LV 肥厚； LV 舒张功能障碍； LV 收缩功能； 主动脉瓣硬化；MAC	舒张功能障碍先于收缩功能障碍，但由于年龄和其他因素的影响，检测具有挑战性	斑点追踪应变和应变率成像； LV 扭转
心包疾病			
	心包增厚； PE 的检测、大小和位置； 心脏压塞的 2D 征象； 心脏压塞的多普勒征象	心脏压塞的诊断包括血流动力学和临床诊断 缩窄性心包炎诊断较困难； 并不是所有的心包炎患者都有心包积液	心脏压塞或缩窄的心内压力测量； CMR 或 CT 测量心包增厚
主动脉疾病			
主动脉扩张	主动脉扩张的原因； 准确的主动脉内径测量； 主动脉窦解剖（尤其是马方综合征）； 伴随的主动脉瓣反流	大多数患者的升主动脉在 TTE 上只能部分显示	CT，CMR，TEE
主动脉夹层	升主动脉、主动脉弓、降主动脉胸段和近端腹主动脉的 2D 图像； 夹层内膜漂浮影像； 伴随的主动脉瓣反流； 心室功能	TEE 的敏感度（97%）和特异度（100%）更高； 无法评估远端血管床	主动脉造影； CT； CMR； TEE
心脏肿物			
左心室血栓	对 LV 血栓的诊断具有较高的敏感度和特异度； 怀疑有心尖室壁运动异常或弥漫性 LV 收缩功能障碍	伪像可能误导； 需要 5MHz 或更高频率的换能器和成角的心尖切面	LV 血栓在放射性核素或血管造影上可能无法识别
左心房血栓	尽管特异度很高，但灵敏度很低； LA 增大，或 MV 疾病时可疑合并左心房血栓	TEE 用于检查 LA 血栓的稳定性	TEE
心脏肿瘤	肿瘤的大小、位置和生理学结果	心脏外受累不易观察； 不能鉴别肿瘤与血栓或肿瘤的良恶性	TEE； CT； CMR； 心腔内超声
肺动脉高压			
	PA 压力评估； 左心疾病导致 PA 压力升高的证据； RV 大小和收缩功能（肺心病）； 伴随的 TR	间接 PA 测量； 难以准确测定肺血管阻力	心脏导管
先天性心脏病			
	发现和评估解剖异常； 生理异常的定量分析； 心腔扩大； 心室功能	非直接心脏内压力测量； 如果图像质量差，复杂的解剖难以评估 （TEE 可提供帮助）	3D 重建 CMR； 心脏导管； TEE； 3D 超声

注：AS，aortic stenosis，主动脉狭窄；CAD，coronary artery disease，冠状动脉疾病；CMR，cardiac magnetic resonance，心脏磁共振；CT，computed tomography，计算机断层扫描成像；EF，ejection fraction，射血分数；ETT，exercise treadmill test，平板运动心动图试验；HCM，hypertrophic cardiomyopathy，肥厚型心肌病；LVEDP，LV end-diastolic pressure，左心室舒张末压；LVOT，LV outflow tract，左心室流出道梗阻；MAC，mitral annular calcification，二尖瓣瓣环钙化；MR，mitral regurgitation，二尖瓣反流；MV，mitral valve，二尖瓣；PA，pulmonary artery，肺动脉；PET，positron emission tomography，正电子发射断层显像术；TR，tricuspid regurgitation，三尖瓣反流；VSD，ventricular septal defect，室间隔缺损。

（吴伟春　林静茹　刘梦怡　杨　帅　译　唐宁宁　校）

推荐阅读

超声心动图类型

1. Otto CM：Echocardiography：the transition from master of the craft to admiral of the fleet, *Heart* 102（12）：899-901, 2016.

An editorial discussing the types of echocardiography currently performed across the medical spectrum and the need for quality control at all levels.

2. Weiner RB, Douglas PS：The diagnostic echocardiography laboratory：structure, standards, and quality improvement. In Otto CM, editor：*The Practice of Clinical Echocardiography*, 5th ed, Philadelphia, 2017, Elsevier, pp 3-15.

Textbook chapter with sections on laboratory structure and standards, recommended imaging protocols, and quality improvement.

3. Porter TR, Shillcutt SK, Adams MS, et al：Guidelines for the use of echocardiography as a monitor for therapeutic intervention in adults：a report from the American Society of Echocardiography, *J Am Soc Echocardiogr* 28（1）：40-56, 2015.

This guideline document from the American Society of Echocardiography discusses the use of echocardiographic monitoring for patients with acute heart failure, pericardial tamponade, pulmonary embolism, prosthetic valve thrombosis, and chest trauma. Use of echocardiography monitoring in the intensive care unit and for patients undergoing noncardiac surgical procedures also is reviewed.

诊断试验的原理

4. Lee TH：Using data for clinical decisions. In Goldman, Schafer AI, editor：*Goldman's Cecil Medicine*, 25th ed, Philadelphia, 2016, Saunders, pp 37-41.

A readable, concise textbook chapter summarizing the entire spectrum of medical decision making from sensitivity and specificity to cost-benefit analysis.

5. Mahutte NG, Duleba AJ：Evaluating diagnostic tests, Up-to-Date www. uptodate. com This topic last updated March 23, 2017.（Accessed October 2, 2017）. *Concise primer on evaluation of diagnostic tests including sensitivity and specificity, accuracy and precision, likelihood ratios, the appropriate choice of a reference*

standard, and the impact of disease prevalence. Essential information for the evaluation of echocardiographic diagnostic measures.

6. Roberts MS, Tsevat J：Decision analysis, Up-to-Date. www. uptodate. com：This topic last updated Jan 29, 2016（Accessed October 2, 2017）.

This article defines the types of clinical problems amenable to decision analysis and provides a step-by-step approach to performing decision analysis for a specific problem.

超声心动图的适应证

7. Douglas PS, Garcia MJ, Haines DE, et al：ACCF/ASE/AHA/ASNC/HFSA/HRS/SCAI/SCCM/SCCT/SCMR 2011 appropriate use criteria for echocardiography, *J Am Coll Cardiol* 57：1126-1166, 2011.

The appropriateness of echocardiography as a diagnostic test was ascertained for 200 clinical situations by a panel of experts grading each clinical situation on a 1（inappropriate）to 9（definitely appropriate）scale. Echocardiography was considered appropriate for scores 7 to 9, inappropriate for scores 1 to 3, and of uncertain appropriateness for scores 4 to 6. Tables in this chapter summarize the appropriate indications from this document.

Echocardiography laboratories should refer to the complete document for quality assurance programs.

超声心动图患者护理

8. Pellikka PA, Cullen MW, Sekiguchi H：Point of care cardiac ultrasound：scope of practice, quality assurance and impact on patient outcomes. In Otto CM, editor：*The Practice of Clinical Echocardiography*, ed 5, Philadelphia, 2017, Elsevier, pp 91-104.

This chapter covers the clinical utility of POCUS, the scope of practice in different clinical settings, the impact on outcomes, and approaches to quality assurance with integration into clinical practice. 102 references.

9. Spencer KT, Kimura BJ, Korcarz CE, et al：Focused cardiac ultrasound：recommendations from the American Society of Echocardiography, *J Am Soc Echocardiogr* 26（6）：567-581, 2013.

This article discusses the approach, equipment, and personnel needed for point of care echocardiography. Sections on scope of practice, potential limitations, and appropriate uses of this approach are provided.

10. Sicari R, Galderisi M, Voigt JU, et al：The use of pocket-size imaging devices：a position statement of the European Association of Echocardiography, *Eur J Echocardiogr* 12（2）：85-87, 2011.

This position statement emphasizes that point of care echocardiography with small handheld devices is a powerful clinical tool but can address only a limited number of clinical diagnoses. To ensure quality patient care, the European Association of Echocardiography recommends that point of care echocardiography users remember that：point of care echocardiography devices do not provide a complete diagnostic study；（2）imaging results should be reported as part of the physical examination；（3）appropriate training and certification are recommended for all users, relevant to their scope of practice；and（4）patients should be informed that a point of care study is not a complete echocardiogram.

超声医师的教育和培训

11. Ehler D, Carney DK, Dempsey AL, et al：Guidelines for cardiac sonographer education：recommendations of the American Society of Echocardiography Sonographer Training and Education Committee, *J Am Soc Echocardiogr* 14：77-84, 2001.

Detailed summary of the educational requirements for education in cardiac sonography. A useful outline for training programs for curriculum development.

Physicians should review these guidelines to ensure appropriate education of sonographers performing studies under their supervision.

12. Commission on Accreditation of Allied Health Education Programs（CAAHEP）：http：//www.caahep.org. *Includes essentials and guidelines for accreditation of programs in cardiac sonography by the Joint Review Commission for Diagnostic Medical Sonography*

（*JRC-DMS*）*and the Joint Review Commission for Cardiovascular Technology*

（JRC-CVT）. Also includes lists of accredited programs. Currently, the JRC-DMS provides accreditation to a total of 216 programs, with 76 echocardiography programs. The JRC-CVT provides accreditation to a total of 53 programs, with 38 adult echocardiography programs. One program is accredited for Advanced Cardiovascular Sonography.

13. Cardiovascular Credentialing International（CCI）: http://www.cci-online.org.

CCI offers nine examinations, including credentialing as a Registered Cardiac Sonographer（RCS）, Registered Congenital Cardiac Sonographer（RCCS）, and Advanced Cardiac Sonographer ACS）.

14. American Registry of Diagnostic Medical Sonography（ARDMS）: http://www.ardms.org.

The ARDMS offers four credentials, one of which is Registered Diagnostic Cardiac Sonographer（RDCS）, with examination options in adult and pediatric echocardiography.

临床医师的教育和培训

15. Ryan T, Berlacher K, Lindner JR, et al: COCATS 4 Task Force 5: training in echocardiography: endorsed by the American Society of Echocardiography, J Am Soc Echocardiogr 28（6）: 615-627, 2015.

Detailed guidelines for training in echocardiography as part of an accredited fellowship training program in cardiovascular disease. Detailed tables list core competencies for medical knowledge, patient care/procedural skills, systems-based practice, practice-based learning and improvement, professionalism, and communication skills. This guideline establishes standards for physician Level I, II and III training in echocardiography.

16. National Board of Echocardiography（NBE）: http://www.echoboards.org.

The National Board of Echocardiography offers five examinations including the Examination of Special Competency in Adult Echocardiography（ASCeXAM）and the Examination of Special Competency in Basic or Advanced Perioperative Transesophageal Echocardiography（PTEeXAM）, along with recertification examinations in both areas. Certification is based on documentation of training and experience and passing the examination.

17. Cahalan MK, Abel M, Goldman M, et al: American Society of Echocardiography and Society of Cardiovascular Anesthesiologists task force guidelines for training in perioperative echocardiography, Anesth Analg 94（6）: 1384-1388, 2002.

This guideline document sets standards for training of anesthesiologists in echocardiography with detailed lists of learning objectives for basic and advanced training.

18. Pustavoitau A, Blaivas M, Brown SM, et al; Ultrasound Certification Task Force on behalf of the Society of Critical Care Medicine.

Recommendations for achieving and maintaining competence and credentialing in critical care ultrasound with focused cardiac ultrasound and advanced critical care echocardiography. Society of Critical Care Medicine. http://journals.lww.com/ccmjournal/Documents/Critical%20Care%20 Ultrasound.pdf. （Accessed 21 March 2016）.

Detailed guidelines for achieving and maintaining competency in POCUS by critical care physicians.

19. Labovitz AJ, Noble VE, Bierig M, et al: Focused cardiac ultrasound in the emergent setting: a consensus statement of the American Society of Echocardiography and American College of Emergency Physicians, J Am Soc Echocardiogr 23（12）: 1225-1230, 2010.

Consensus statement on use of POCUS in the emergency department including a statement on training of emergency department physicians for performance of cardiac ultrasound studies.

诊室质量保证

20. Popescu BA, Stefanidis A, Nihoyannopoulos P, et al: Updated standards and processes for accreditation of echocardiographic laboratories from the European Association of Cardiovascular Imaging: an executive summary, Eur Heart J Cardiovasc Imaging 15（11）: 1188-1193, 2014.

Standards for echocardiography laboratories including quality control and accreditation standards.

21. Picard MH, Adams D, Bierig SM, et al: American Society of Echocardiography recommendations for quality echocardiography laboratory operations, J Am Soc Echocardiogr 24: 1-10, 2011.

Concise document with recommendations to improve the quality of echocardiography. Sections include laboratory structure（space, equipment, sonographers, physicians）and the imaging process（patient selection, image acquisition, image interpretation, results communication）. Tables detail recommended image acquisition protocols and recommended elements of the report. Reference list includes all of the American Society of Echocardiography guidelines.

22. Intersocietal Accreditation Commission for Echocardiography http://www.intersocietal.org/echo/.（Accessed October 2, 2017）.

Standards for accreditation of echocardiography laboratories in the United States. Detailed standards and guidelines provide a reference point for optimal echocardiograph laboratory operations and quality assurance.

23. European Association of Cardiovascular Imaging（EACVI）. https://www.escardio.org/Sub-specialty-communities/Europea n-Association-of-Cardiovascular-Imaging-（EACVI）/Certification-Accreditation.（Accessed October 2, 2017）.

The EACVI offers individual accreditation for Europeans in adult TTE and TEE, as well as congenital heart disease echocardiography. EACVI Laboratory Accreditation also is offered to European programs.

第6章   左、右心室的收缩功能

　　心室收缩功能不全的严重程度是许多心血管疾病临床预后的有力预测因子，包括缺血性心脏病、心肌病、瓣膜性心脏病和先天性心脏病。超声心动图对于评估心室的整体和局部功能，测量心室容积和射血分数，以及多普勒超声心动图测量射血期参数，均具有重要的临床价值。即使心室收缩功能的评估不是超声心动图检查的主要焦点，但心室收缩功能的评估是每个临床研究的关键部分。在研究应用中，超声心动图测量左心室（LV）收缩功能可以为心功能不全患者的干预试验提供有关疾病严重程度和临床终点的重要基线数据。

一、基本概念

（一）心动周期

　　通常将收缩期定义为心动周期中从二尖瓣关闭到主动脉瓣关闭的时段（图6.1）。在心电图上，收缩期的开始为心室去极化开始（QRS波群起始），收缩期的结束为心室复极化之后（T波结束）。在心室压力-时间变化曲线上，当左心室压力超过左心房（LA）压力而导致二尖瓣关闭时，标志着收缩期开始。二尖瓣关闭后进入等容收缩期，在此期间心肌去极化，钙离子内流和肌球-肌动蛋白收缩，心室内压力迅速上升而心室容积保持不变（但心室的形态可以变化）。当心室压力超过主动脉压力时主动脉瓣开放。在射血期（主动脉瓣开放至关闭），随着血液从左心室流向主动脉，左心室容积迅速减小。在收缩期的前一半时间，左心室压力超过主动脉压力，对应于血流的快速加速期，此时心室和主动脉间的压差也较小。在正常心脏中，收缩中期时左心室和主动脉压力相等，因此在收缩期的后半段，主动脉压力超过左心室压力，从而导致左心室流向主动脉的血流速度逐渐减慢（减慢射血期）。主动脉压力曲线上的重搏波切迹处紧接着射血末期出现，标志着主动脉瓣关闭。总之，收缩期包括等容收缩期和心室射血期（加速射血

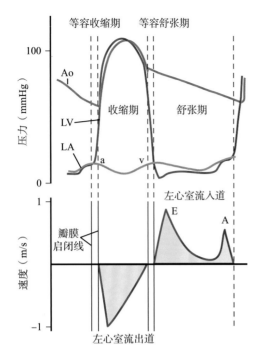

图6.1　心动周期。左心室（LV）、主动脉（Ao）和左心房（LA）的压力与相应的左心室流出及流入多普勒血流速度曲线。等容收缩期指从二尖瓣关闭至主动脉瓣开放的时间间期，而等容舒张期代表从主动脉瓣关闭至二尖瓣开放的时间间期

期和减慢射血期）。心室容积在舒张末期（或收缩期开始时）最大，在收缩末期最小。

（二）收缩功能的生理学

在收缩期，心室心肌纤维沿圆周和纵向收缩，导致心室壁增厚和心内膜向内运动。心室容量减小而同时压力增加导致从心室射出一定量的血液（每搏量）。每搏量反映了心脏的泵功能。心腔容积相对于舒张末期容积的减少程度，或称射血分数，反映了心室的整体收缩功能。心室功能和泵功能依赖于：

- 收缩性（心肌收缩的基本能力）
- 前负荷（心室初始容积或压力）
- 后负荷（主动脉阻力或收缩末室壁张力）
- 心室的几何形态

收缩性是心肌固有的收缩能力，不受心脏的负荷状态或几何形态的影响。因此，评估心肌本身的收缩性就需要测量不同负荷条件下的心室射血能力。实验中的收缩性通常用收缩末期压力-容量关系曲线的斜率（E_{max}）来表示。为了获得该值，需要在纵轴上画出左心室压力，在横轴上显示容积（不是时间）（图6.2）。因此该压力-容量环代表一个心动周期，而同一个心室的不同压力-容量环代表不同的负荷条件（如增加或减小的心室舒张末容积或变化了的后负荷）。E_{max}是每条曲线的收缩末压力-容量拐点所在直线的斜率。心室收缩性减低会导致每搏量减低和左心室容积增加（图6.3）。除

了疾病过程和药物因素外，收缩性本身还会受到多种生理参数的影响，包括心率、偶联间期和代谢因素。

前负荷对心室射血性能的影响可通过Frank-Starling曲线来概括，该曲线横轴上显示左心室舒张末容量（或压力），纵轴上显示每搏量（图6.4）。心肌收缩性一定时，这些变量之间存在着曲线关系，即心室舒张末容积增加会导致每搏量增加。增加前负荷

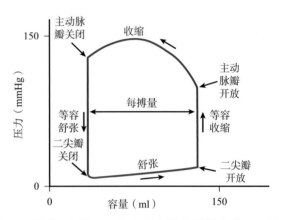

图6.2　压力-容量环。左心室容量在横轴上表示，压力在纵轴上表示。压力-容量环的时间变化顺序由箭头表示。在舒张期，容量增加而压力几乎没有升高。二尖瓣关闭后，等容收缩导致压力快速升高，而容量没有变化。射血开始时，主动脉瓣开放，收缩期左心室容量迅速减少。主动脉瓣关闭后进入等容舒张期

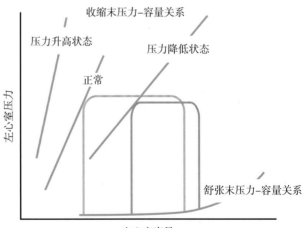

图6.3　收缩性变化对左心室压力-容量环的影响。黄色表示心室收缩功能正常，粉红色表示收缩功能急剧减低。在不同负荷状态下与收缩末压力容量（P-V）拐点相切的直线斜率，在每个P-V环均显示为绿线，称为顺应性（E_{max}），是收缩力的一个测量指标，其对负荷的变化不敏感。随着收缩力的降低，P-V环向右移动，收缩末期P-V线向下和向右移动。左侧直线说明了收缩性急剧增加时的变化；此时收缩末P-V线的斜率增加（相应的P-V环未显示）

引自Aurigemma GP, Gaasch WH, Villegas B, et al: Noninvasive assessment of left ventricular mass, chamber volume, and contractile function.Curr Probl Cardiol 20: 418, 1995.

时，心肌收缩力增强，每搏量增加。收缩性减低时表现相反。

后负荷（以阻力或阻抗定义）与心肌纤维缩短呈反比，因此血管阻力增加会导致每搏量减小（见图6.4）。心肌收缩性的增加使得在较高的后负荷下保持正常的每搏量。心肌收缩性减低时，即使后负荷轻微增加也会进一步减少心肌纤维缩短和每搏量。

超声心动图或其他临床方法测量左心室收缩功能时很难不受负荷条件的影响。由于测量瞬时左心室容积存在困难，且改变患者负荷状态有潜在风险，因此要获得同一患者不同负荷条件下的压力-容量环几乎是不可能的。因此，对心室收缩功能的临床评价主要集中在测量心排血量、射血分数和收缩末内径或容积这几方面，尽管这些测量参数的负荷依赖性是其公认的局限性。应变和应变率测量提供了另一种评估心室功能的方法，并且应用越来越广泛。

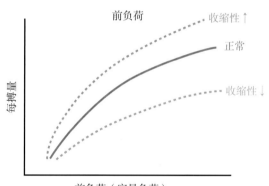

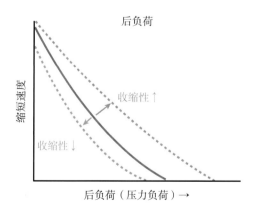

图6.4　前负荷和后负荷。上图：正常左心室前负荷［通常定义为舒张末容积（EDV）］与每搏量（SV）的关系（蓝线表示）。随着收缩力增加，SV随EDV的增加而增加较多（红线）；而收缩力减低时，SV随着EDV的增加而增加较小（绿色虚线）。下图：正常心室后负荷［近似于血压（BP）或体循环血管阻力］与左心室心肌缩短速度之间的反比关系（蓝线）。随着心肌收缩性增加，即使在较高的后负荷（红色虚线）下，心肌缩短速度（和每搏量）也可以维持；而收缩性减低时，任何后负荷水平心肌缩短速度都会减低（绿色虚线）

（三）心室容积和几何形态

正常左心室的形状是对称的，有两个相对相等的短轴，其长轴为自基底部（二尖瓣环）向心尖部延伸。在左心室长轴切面，心尖稍呈圆形，因此心室的心尖部分类似于半椭圆形。而心室的基底部分更类似圆柱形，因此心室在短轴切面上显示为圆形。各种关于左心室形状的假设被用来推导出依靠线性参数（M型）和横截面积［二维（2D）超声］计算心室容积的公式。使用线性或横截面积测量的公式或多或少地简化了心室几何形态，并且不同患者的心室形态存在差异。通过三维（3D）成像计算左心室大小可避免与几何假设相关的不准确性。

心中有数（ECHO MATH）：每搏量和射血分数

虽然整个心动周期的瞬时心室容积很重要，但在临床工作中通常只测量舒张末容积（EDV）和收缩末容积（ESV）。
每搏量（SV）的计算公式为

$$SV = EDV-ESV \qquad (6.1)$$

心排血量由每搏量乘以心率获得。
射血分数（EF）为

$$EF（\%）=（SV/EDV）\times 100\% \qquad (6.2)$$

例如，如果EDV为106 ml，ESV为62 ml，则每搏量和射血分数为

$$SV = EDV-ESV = 44\ ml$$
$$EF = [（EDV-ESV）/EDV]\times 100\%$$
$$=（106-62）/106\times 100\% = 42\%$$

（四）心排血量

心脏的基本功能是泵血，因此心排血量的测量在日常患者管理中是很有用的。心排血量是每分钟心脏泵出的血容量，每搏量是心脏每一次收缩所泵出的血容量。如前所述，虽然心排血量可由心室容积得出，但是还可用其他多种测量方法，包括右心导管检查示踪剂扩散法（Fick，热稀释法）；惰性气体再呼吸法；血管造影、放射性核素或心脏磁共振测量心室容积；以及心脏磁共振或多普勒血流速度法。

（五）对运动的反应

心室收缩功能和心排血量是动态变化的，会根据机体的代谢需求快速做出反应。年轻健康成人运动后心排血量会从静息时的平均6L/min增加到18L/min。这种心排血量的增加大部分是由心率的增加引起的。仰卧运动时，每搏量的增加很少（约10%），而直立运动时每搏量增加20%～35%。运动时舒张末期容积不变或略有减少，而射血分数增加，收缩末容积减少。影像学检查可见在运动过程中和运动后即刻出现心内膜运动增强和心室壁增厚率增大，心室呈现"过

度收缩"状态。

二、左心室成像

（一）收缩功能的定性评估

整体和局部心室功能可由经验丰富的观察者用二维超声心动图半定量评估。经胸超声心动图（TTE）检查时，最好从多个切面上评估左心室整体收缩功能，通常包括以下切面：

- 胸骨旁长轴切面
- 胸骨旁短轴切面
- 心尖四腔心切面
- 心尖两腔心切面
- 心尖长轴切面

在经食管超声心动图（TEE）检查时，将探头置于较高位置和胃内可以获得与经胸超声心动图相应的切面。采集图像时需要注意保证心内膜边界清晰。由TTE或TEE方法获取的3D图像允许同时显示两个或多个切面，并且随着三维图像质量和心内膜清晰度的提高，其应用可能会越来越广泛。

超声心动图医师综合这些切面的心内膜运动情况和室壁增厚程度将左心室整体收缩功能分为正常、轻度减低、中度减低或重度减低。一些经验丰富的检查者可以根据2D图像目测估计射血分数，并与超声心动图或其他技术定量测量的射血分数具有较好的相关性。通常，射血分数以5%～10%为间隔估测（即20%、30%、40%等），或者给出一个估计的范围（如20%～30%）。

其他几个影像学参数可对左心室收缩功能进行定性评价。M型参数包括：

- 二尖瓣前叶最大前向运动与室间隔的最大后向运动之间的距离（EPSS，E点与室间隔的距离）
- 主动脉根部前后运动的幅度

收缩功能正常时，二尖瓣前叶打开，几乎充满心室腔，因此EPSS很小（0～5mm）。在收缩功能不全的情况下，左心室扩大，同时因过瓣血流量减少导致二尖瓣运动幅度减低，使得EPSS增大。同样，左心室收缩功能障碍导致左心房充盈和排空减少（心排血量减低），在M型超声上可见主动脉根部的前后运动幅度减小（见图9.5）。

2D超声心动图可观察到收缩期二尖瓣环朝向左心室心尖部运动，其运动幅度与心室长度的缩短程度成正比，这也是一个评价左心室整体收缩功能的有效指标。正常人二尖瓣环向心尖部的运动幅度≥8mm，在心尖四腔心和两腔心切面二尖瓣环的平均运动幅度为（12±2）mm。二尖瓣环运动幅度＜8mm预测左室射血分数＜50%的敏感度为98%，特异度为82%。

整体收缩功能的定性评价是一项简单且具有较高预测价值的指标，具有重要的临床应用价值。然而，

有几个因素会限制这种评价的有效性。第一，射血分数估测的准确性依赖于每个观察者的经验。第二，心内膜显示不清会导致对收缩功能的错误估计。第三，当收缩不同步（如有传导阻滞、起搏器、术后间隔运动）或者收缩不对称时（既往有心肌梗死或缺血病史者），尤其是存在矛盾运动时，多切面图像数据的整合可能会很困难。经验丰富的观察者、最佳的心内膜显示、使用造影剂增强边界识别，以及整合多切面数据可在一定程度上减少这些限制。但是，在可能的情况下，最好通过定量测量来避免收缩功能估测的局限性。

心室局部功能也可以通过TTE或TEE多层切面成像来评估。局部功能的定性评价是按照冠状动脉解剖结构将心室分为相应的节段，然后以1～4（+）分的等级对室壁运动进行分级：正常（分数=1分）、运动减低（分数=2分）、运动消失（分数=3分）或矛盾运动（分数=4分）。在某些情况下，运动增强（即远离急性心肌梗死区域的室壁运动代偿性增强或运动后心脏正常的收缩增强）也计入得分。第8章详细讨论了节段性室壁运动的评价。

（二）收缩功能的定量评估

1.线性参数

常规使用二维超声心动图测量左心室内径和室壁厚度。由于轴向分辨率比横向分辨率要高，当超声束垂直于心内膜面时，左心室内径的测量是最准确的。在某些特殊情况下，如对慢性主动脉瓣或二尖瓣反流患者进行系列评估时，建议采用二维引导的M型超声测量，特别是在二维图像心内膜显示不够理想时（表6.1）。

在标准检查中，心室大小应在胸骨旁长轴切面垂直于心室长轴的二尖瓣瓣尖水平（二尖瓣腱索水平）测量（图6.5）。长轴和短轴切面之间的双平面成像或扫查也有助于确保测量位于短轴平面的中心。TEE是在经胃两腔心切面的心室基底段1/3和心尖段之间的连接处测量左心室内径。室壁厚度是在经胃短轴切面测量。在2D图像中，分别在舒张末期和收缩末期测量左心室组织-血液的交界面（白-黑交界处）的内径。舒张末期定义为QRS波群的起点，即二尖瓣关闭前第一帧图像或心室容积最大时的图像。收缩末期定义为心室容积最小时或主动脉瓣关闭前的第一帧。

当使用二维引导的M型超声测量时，常需要将探头朝头侧移动，使M型取样线与心室长轴垂直。如果M型取样线与心室长轴之间存在角度，则应在二维图像中进行校正测量。M型超声心动图的主要优点是时间分辨率高，这有助于识别心内膜运动，因此可以更精确地测量心室内径。在M型超声检查中左心室后壁心内膜是最连续的结构，其收缩运动是最剧

表6.1　左心室径线测量

	TTE-2D	TTE-2D引导的 M型超声	TEE
探头位置	胸骨旁	胸骨旁	经胃的
图像平面	长轴	长轴	两腔心切面（旋转60°～90°）
LV腔内测量位置	应于LV中心且垂直于LV长轴测量　应用双平面成像或在长轴和短轴切面之间旋转探头有助于确保在LV中心测量	应于LV中心且垂直于LV长轴测量校正M型取样线的方向常需要将探头向上移动一个肋间	应于LV中心且垂直于LV长轴测量在TEE上确保居中测量更加困难
沿LV长轴测量部位	心尖至二尖瓣瓣尖（腱索水平）	心尖至二尖瓣瓣尖（腱索水平）	在LV基底部1/3和心尖2/3交界处
测量技巧	白-黑交界面	内膜缘至内膜缘	白-黑交界面
测量时相　舒张末期　　收缩末期	QRS波群起始，二尖瓣关闭前一帧或LV容积最大时图像　LV容积最小或主动脉瓣关闭前一帧图像	QRS波群起始，二尖瓣关闭前一帧或LV容积最大时图像　LV容积最小或主动脉瓣关闭前一帧图像	QRS波群起始，二尖瓣关闭前一帧或LV容积最大时图像　LV容积最小或主动脉瓣关闭前一帧图像
优点	对大多数患者均可行　能够垂直于LV长轴进行测量	采样频率高有助于识别心内膜；重复性好	允许在术中监测前负荷；经胃切面声束垂直于心内膜，可提高心内膜边界的识别
缺点	心内膜和心外膜的边界有时难以准确识别；与M型超声比较帧频较低	只有当可能进行垂直的LV测量时，才应进行M型超声测量　需要更加注意探头和取样线的位置	图像可能是倾斜的；室壁厚度要在经胃短轴切面测量

注：LV，左心室。

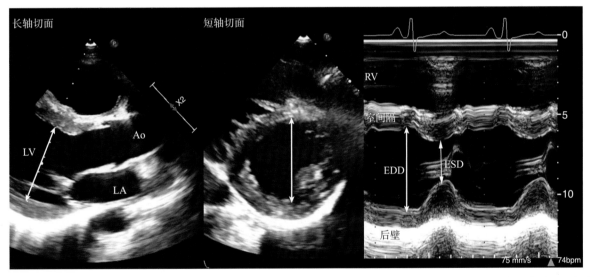

图6.5　左心室M型测量。从胸骨旁切面测量左心室舒张末期内径（EDD）和收缩末期内径（ESD）。对室间隔与左心室后壁的内膜面进行二维测量，同时需注意测量要垂直于心室长轴并位于短轴中心。同样，二维引导的M型超声测量前也需保证M型取样线位于短轴中央且垂直于左心室的长轴。探头应放在较高肋间隙，以确保M型取样线不倾斜。由于M型超声取样频率高，可以更精确地识别心内膜。Ao，主动脉；LV，左心室；LA，左心房，RV，右心室；EDD，舒张期；ESD，收缩期

烈的（图6.6）。左心室后壁紧邻的回声是后壁心外膜反射形成的。在收缩期室间隔，心内膜也呈最陡的斜率，且整个心动周期中的回声反射也是连续的。在室间隔的右心室侧，识别由右心室肌小梁引起的任何回声反射是重要的。另外，经常会看到深的间隔中部肌束，应注意不要与心内膜边界相混淆。为提高测量的

准确性，测量左心室壁厚度及左心室内径时应从每个感兴趣区的前缘到前缘进行测量。例如，心室内径的测量从室间隔心内膜的前缘到后壁心内膜的前缘。心室内径的正常值取决于年龄和性别（图6.7）。

除了测量舒张末期（d）和收缩末期（s）的LV室壁厚度和心室内径（LVID）外，心内膜缩短分数

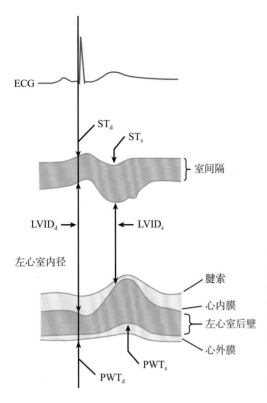

图6.6　左心室M型超声示意图。由2D引导的M型超声检查，舒张期参数测量与同步心电图（ECG）的Q波一致。当室间隔运动正常时，收缩期测量是在室间隔最大向后运动时进行。d，舒张期；LVID，左心室内径；PWT，后壁厚度；s，收缩期；ST，舒张期室间隔厚度

引自 Aurigemma GP，Gaasch WH，Villegas B，et al：Non-invasive assessment of left ventricular mass，chamber volume，and contractile function，Curr Probl Cardiol 20：381，1995.

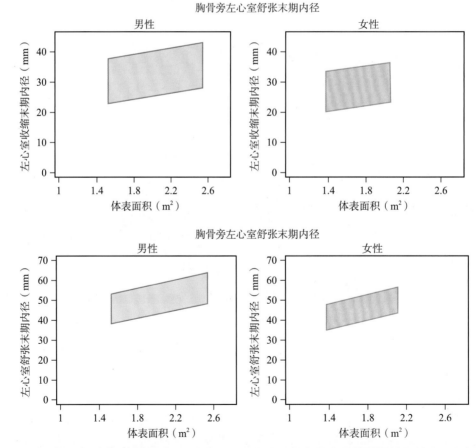

图6.7　按体表面积计算的男性和女性正常左心室内径。从胸骨旁长轴测量的男性（左）与女性（右）左心室舒张末期内径（EDD）和收缩末期内径（ESD）。图中阴影框表示95%可信区间

引自 Lang RM，Badano LP，Mor-Avi V，et al.Recommendations for cardiac chamber quantification by echocardiography in adults：an update from the American Society of Echocardiography and the European Association of Cardiovascular Imaging，J Am Soc Echocardiogr 28（1）：1-39.e14，2015.

（FS）也可被计算出来，公式如下：

$$FS（\%）=（LVID_d - LVID_s）/LVID_d \times 100\%$$
（6.3）

缩短分数是对左心室收缩功能的粗略测量，正常范围为25%～45%（95%可信区间）。与式（6.3）所示的心内膜缩短分数不同，室壁中层缩短分数能更好地反映心肌收缩性，因为它能同时反映心内膜的内向运动和室壁的增厚程度。然而，由于二维超声评估心室收缩功能更为可靠，室壁中层缩短分数测量很少用于临床实践。

2.二维和三维心室容积

二维超声心动图计算心室容积是基于心内膜边界追踪技术，在TTE或TEE的一个或多个切面中分别于舒张末期和收缩末期测量（表6.2和附录A，表A.1）。二维超声心动图定量评估的前提条件：

■ 非倾斜的标准图像切面，或为相对于左心室长轴和短轴倾斜方向已知的图像切面

■ 包含左心室心尖

■ 心内膜显示足够清晰

■ 准确显示心内膜边界

当图像质量欠佳时，使用左心声学造影可改善心内膜的清晰度。目前，必须由经验丰富的医师或超声技师手动追踪二维或造影增强的心内膜边界，以准确定量左心室收缩功能。二维超声心动图是一种断层成像技术，因此左心室容积测量是基于对左心室形态的几何假设。按照惯例，乳头肌被包括在心室腔内，因此心内膜边界的弯曲预期曲线在经过乳头肌时需要沿其基底部描记。显然，对左心室形态的几何假设越少，以及测量的切面越多，对个体患者测量数据的准确度越高（请参见附录B，表B.1）。

基于不同的几何假设，人们提出了根据断面参数计算左心室容积的几种方法，从简单的椭圆形法到复杂的半圆柱形或半椭圆形法（图6.8）。临床上最可靠且最实用的方法是Simpson法或圆盘法，该方法将心室容积计算为从心尖到基底的一系列平行"切面"的

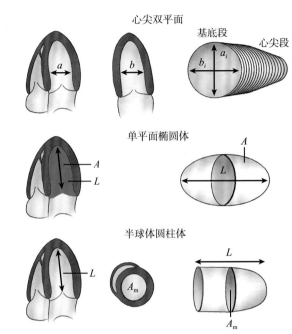

图6.8 二维左心室容积计算。左心室容积计算的三个公式示例。左侧显示2D超声心动图的切面和测量方法，右侧显示几何模型。应用心尖双平面法，需要描记心尖四腔心和两腔心切面的心内膜边界，以此来确定一系列相互垂直的直径（a和b），继而应用基于重叠圆盘的"辛普森法"来计算容积。单平面椭圆体法在单个切面（通常是心尖四腔心切面）中测量二维面积（A）和长度（L）。半球体－圆柱体方法测量心室中段短轴切面心内膜面积（A_m）和心室长轴的长度（L）。对于每种方法，均需要在舒张末期和收缩末期测量并分别计算舒张末期和收缩末期容积，再测定射血分数

表6.2 左心室容积和射血分数的二维和三维超声心动图测量		
	二维	**三维**
声窗	心尖 • 患者取竖直的左侧卧位 • 心尖局部放大 • 避免心尖缩短效应	心尖 • 患者取竖直的左侧卧位 • 心尖局部放大 • 调整探头位置以确保包括整个左心室
图像采集	四腔心和两腔心切面 • 深度调至二尖瓣环水平 • 调整增益、时间增益补偿、谐波成像和其他仪器参数，以优化心内膜的清晰度 • 图像质量不佳时，左心造影可以加强心内膜边界的识别	心尖容积的采集 • 全容积门控图像采集 • 使用二维图像进行初始定位和调整增益 • 使用分屏显示互相垂直的切面来优化图像采集 • 采集过程中屏住呼吸，以最大程度地减少拼接伪像 • 图像质量不佳时，左心造影可以加强心内膜边界的识别
心内膜边界	在舒张末期和收缩末期手动描记 • QRS波的起点定义为舒张末期 • 收缩末期定义为左心室容积最小时 在图像采集时追踪边界，如果需要，在最后审查时进行调整	半自动化的心内膜边界检测 • 排除左心室的乳头肌和肌小梁 • 采集后复查并调整边界
容积计算	• 心尖双平面法	• 左心室容积表面成像

容积之和。

$$左心室容积 = \sum_{i=1}^{n} A_i T \qquad (6.4)$$

式中，A代表面积；T代表n个切片中每个切片的厚度。例如，如果左心室分为20个圆盘，则其容积为

$$左心室容积 = \sum_{n=20} \left[A_i \times L/20 \right] \qquad (6.5)$$

即使心室几何形态存在变形，该方法也是准确的，因此共识指南中推荐使用此方法（表6.3）。心尖双平面法需要在TTE或TEE图像的四腔心和两腔心切面中描记舒张末期和收缩期末期的心内膜边界（图6.9）。然后使用这些边界来计算一系列椭圆盘的横截面积。从舒张末期切面上计算出舒张末容积，而在收缩末期切面上计算收缩末容积。正常的左心室容积女性比男性要小，并且不论男女，其左心室容积都会随着年龄的增长而下降（图6.10）。每搏量是舒张末容积（EDV）与收缩末容积（ESV）之间的差值［式（6.2）］，而射血分数（EF）则用式（6.1）计算。

当只能获得四腔心切面时，可将一系列具有圆形横截面的圆盘相加计算，从而得出单平面射血分数。另一种替代方法是面积–长度法，该方法假定心室的

基底部近似圆柱体，而心尖近似椭圆体，有时又称为"子弹头"公式法。该方法在心室长轴测得长度L，并在与之垂直的心室短轴乳头肌水平切面测得横截面积A_m，从而计算左心室容积。

$$左心室容积 = 5/6 \times A_m L \qquad (6.6)$$

如果存在心室形状扭曲或局部室壁运动异常，这些替代方法的准确度较低，因为如果在心室内径或面积测量中包含了室壁运动异常的节段，则心室容积将被高估，反之亦然。

3D超声心动图可以更准确地测量左心室容积和射血分数，该方法不依赖几何形态假设（附录B，表B.2）。目前的仪器可以从三维容量数据集进行半自动化边界检测，计算舒张末期和收缩末期心室容积和射血分数。在心尖切面，用于评估左心室的3D数据采集关键步骤如下：

■ 从2D心尖切面开始优化增益设置，通常高于2D成像。

■ 利用分屏显示互相垂直的左心室切面来指导3D图像采集。

■ 在屏气时获取3D容积数据，以最大限度地减少拼接伪像。

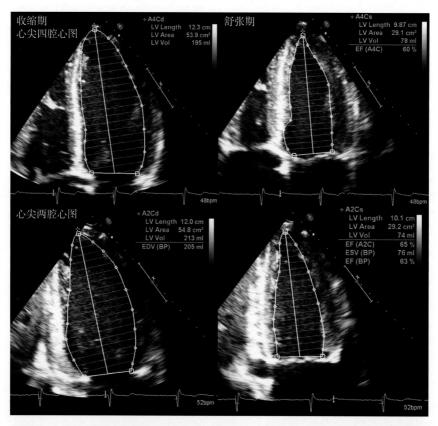

图6.9　心尖双平面法测量左心室容积。例如，舒张末期（左列）与收缩末期（右列）心尖四腔心（A4C；上）和二腔心（A2C；下）切面，通过描记心内膜边界计算左心室双平面收缩期容积（76ml）和舒张期容积（205ml）及射血分数（EF；63%）。EDV，舒张末容积；ESV，收缩末容积

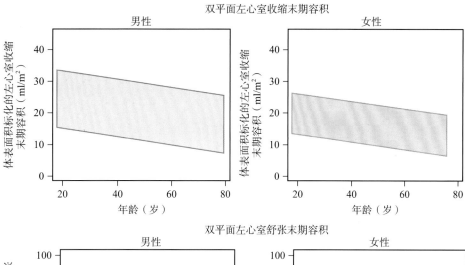

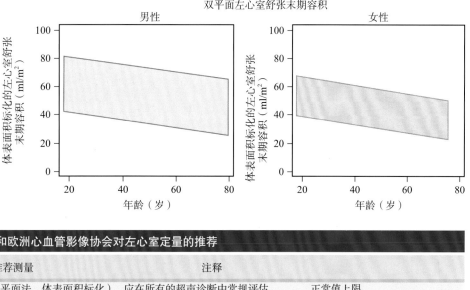

图6.10 不同年龄男性和女性正常左心室容积。从胸骨旁长轴切面测量的男性（左）和女性（右）左心室舒张末期与收缩末期内径。阴影框表示95%置信区间

引自 Lang RM，BadanoLP，Mor-AviV，et al：Hecommendations for cardiac chamber quantification by echocardiography in adults：an update from the American Society of Echocardiography and the European Association of Cardiovascular Imaging.J Am Soc Echocardiogr 28（1）：1-39.e14，2015.

表6.3 美国超声心动图学会和欧洲心血管影像协会对左心室定量的推荐		
参数	推荐测量	注释
左心室大小	2D左心室容积（双平面法，体表面积标化） 3D左心室容积（体表面积标化） 左心室径线	应在所有的超声诊断中常规评估 当图像质量好时，推荐使用 不能获取准确的容积参数时，径线很有用	正常值上限 舒张末期容积 • 男性　　74 ml/m² • 女性　　61 ml/m² 收缩末期容积 • 男性　　31 ml/m² • 女性　　24 ml/m²
左心室整体收缩功能	2D射血分数（双平面圆盘法） 3D射血分数 整体纵向应变（二维斑点追踪）	应在所有的超声诊断中常规评估 当图像质量好时，推荐使用 最常使用中层室壁的应变来计算左心室整体纵向应变 每个研究中患者的连续GLS测量应使用相同的设备和软件	正常值下限 • 男性＜52% • 女性＜54% 正常值 约-20%，但取决于设备和软件
左心室局部功能	16节段模式对室壁运动行可视化分级：运动正常、运动减低、运动消失或矛盾运动 局部纵向应变（斑点追踪）	详见第8章 对于灌注的研究推荐使用17节段模式 由于缺乏标准化而不作为常规	
左心室质量	由体表面积标化的M型或2D质量计算	重要的研究工具，但不是临床研究的常规 3D方法有很好的应用前景，但尚未建立参考值	正常值上限 通过径线测量左心室质量 • 男性　　115 g/m² • 女性　　95 g/m² 通过2D图像测量左心室质量 • 男性　　102 g/m² • 女性　　88 g/m²

注：GLS，整体纵向应变。

引自 2015年美国超声心动图学会和欧洲心血管成像协会建议 Lang RM, Badano LP, Mor-Avi V, et al: Recommendations for cardiac chamber quantification by echocardiography in adults: an update from the American Society of Echocardiography and the European Association of Cardiovascular Imaging, J Am Soc Echocardiogr 28(1):1–39.e14, 2015.

■考虑使用左心室造影改善心内膜边界的识别。

根据特定的超声系统，数据显示为左心室容积3D动态图像、左心室容积随心动周期变化的曲线图，以及显示局部室壁运动或局部射血分数的图像（图6.11）。在临床实践中，与2D成像相比，3D评估左心室的局限性包括较低的时间和空间分辨率，并且在3D容积数据中难以包括整个左心室心腔。但是，3D容积和射血分数比2D测量更准确，因此建议尽可能应用3D超声心动图定量评价左心室收缩功能。

3. 左心室壁应力，应变和应变率成像

室壁应力是指每单位面积的心肌所承受的压力。室壁应力取决于：

■心室腔半径（R）
■压力（P）
■室壁厚度（Th）

室壁应力（σ）的基本公式为

$$\sigma = PR/2\,Th \tag{6.7}$$

可以从三个方向描述室壁应力，分别为周向、纵向或横向。收缩末期测量的圆周和纵向室壁应力反映了心室后负荷，而舒张末期室壁应力反映了前负荷。纵向和圆周方向的室壁应力都可以由二维超声心动图测量心室腔大小和室壁厚度来计算。尽管室壁应力的概念对理解心室功能很重要，尤其是心室压力或容积的总体状态（如高血压、主动脉瓣狭窄、主动脉瓣或二尖瓣反流），但室壁应力计算尚未广泛应用于临床实践。

4. 左心室斑点追踪应变成像

与其他超声心动图参数相比，斑点追踪应变对负荷的依赖性较小，并且可以在射血分数明显减低之前检测早期左心室收缩功能障碍，详见第4章（图6.12）。通常整体纵向应变（GLS）是通过采集心尖四腔心、两腔心和左心室长轴切面的图像来测量的。纵向应变是一个负数，其正常值在不同的超声系统中是不同的，但通常约为20%。整体纵向应变包括心尖三个切面的所有数据，结果以靶式彩色编码图、各室壁应变随心动周期的变化曲线及一个代表左心室整体纵向收缩功能的数字表示。

（三）左心室几何形态和质量

左心室质量是心肌的总质量，由心肌容积乘以心肌的密度得到。左心室质量可以通过M型超声测量的舒张末期室间隔厚度（ST）、后壁厚度（PWT）和左心室内径（LVID）来计算。

$$\text{左心室质量} = 0.80 \times \left[1.04 \left(ST_d + PWT_d + LVID_d \right)^3 - LVED_d^3 \right] + 0.6g \tag{6.8}$$

理论上讲，在2D或3D超声心动图上测量左心室质量，可以通过描记心外膜边界计算心室总容积（室壁加心室腔），减去通过勾画心内膜边界所得到的心

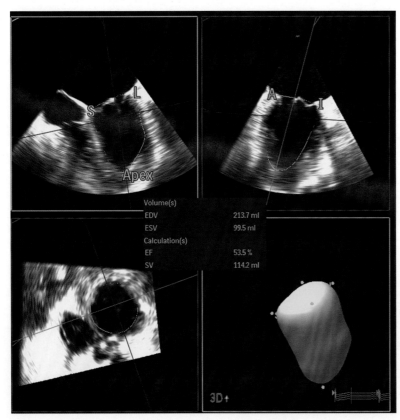

Volume(s)
EDV　213.7 ml
ESV　99.5 ml
Calculation(s)
EF　53.5 %
SV　114.2 ml

图6.11　3D左心室容积。 左心室容积由3D容积采集获取，三个相互垂直的切面分别为四腔心（绿框）、两腔心（红框）和短轴切面（蓝框），以及由半自动边界追踪绘制的3D容积（右下）被同时显示。图中显示了舒张末期容积（EDV）、收缩末期容积（ESV）、射血分数（EF）及每搏量（SV）的三维计算结果。S，左室间隔侧；L，表示左室侧壁侧；A，表示左室前壁；I，表示左室下壁；APEX，心尖部

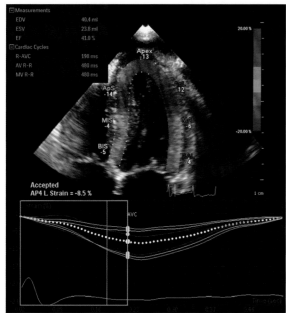

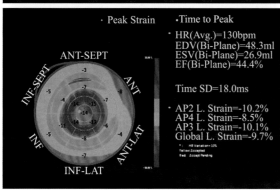

图6.12 3D斑点追踪超声心动图。上图为心尖四腔心切面的斑点追踪超声心动图应变成像。每个节段的应变测量结果在二维图像上以不同彩色叠加显示，虚线表示自动追踪的心内膜和心外膜边界。中图显示了一个心动周期中每个彩色编码（与2D图像上的颜色匹配）的心肌节段瞬时应变随时间的变化曲线，心电图为绿色曲线。应变的最大阈值确定为-8.5%。下图为牛眼图，显示了多个切面的应变值，其中，心尖部在圆形中心，基底段在周边。该例心尖段应变的绝对值较大，表明其收缩功能比基底段更好。整体纵向应变减低（-9.7%），由应变成像计算的射血分数（EF: 44.4%）也同样降低。AP2，心尖两腔心；AP3，心尖长轴；AP4，心尖四腔心；ApL，心尖侧壁；ApS，心尖室间隔；AVC，主动脉瓣关闭；BAL，基底段前外侧壁；BIS，基底段下室间隔；EDV，舒张末容积；ESV，收缩末容积；HR，心率；L，纵向；MIS，中间段后室间隔；MAL，中间段前侧壁

室腔容积，再乘以心肌的密度来确定。

$$左心室质量 = 1.05（总容积 - 心腔容积）\qquad(6.9)$$

但是，用这种方法测量时心外膜边界常不够清晰。可以通过在左心室短轴切面乳头肌水平测得心外膜（A_1）和心内膜（A_2）的横截面积来计算平均室壁厚度。左心室质量测值常用身体大小予以校正（体表

面积或身高），并分性别确定正常值（请参阅附录A，表A.2）。

相对室壁厚度是衡量心肌肥厚患者心室构型的比较简单的参数，它反映了相对于心腔大小的室壁相对厚度。相对室壁厚度（RWT）由舒张末期的后壁厚度（PWT^d）和左心室舒张末内径（$LVID^d$）计算得到，公式如下：

$$RWT = 2PWT_d/LVID_d \qquad(6.10)$$

心室构型可根据相对室壁厚度（正常值＜0.42）和左心室质量分为以下几类：

- 正常形态——LV质量正常，RWT正常
- 向心性肥厚——LV质量增加，RWT增加
- 离心性肥厚——LV质量增加，RWT正常
- 向心性重构——LV质量正常，RWT增加

向心性肥厚是主动脉瓣狭窄引起的心室压力负荷增加的典型表现，其心腔变小而室壁增厚，而离心性肥厚是由主动脉反流导致的慢性容量负荷增加的特征性表现，其心腔扩张而室壁厚度正常，但心室总质量是增加的。高血压性心脏病最常见的结果是向心性重构，其心室总质量正常，但室壁厚度相对于心腔大小增加。

（四）局限性和替代方法

1. 心内膜的确定

无论使用M型、2D还是3D超声，准确识别心内膜是超声心动图评价左心室收缩功能的关键。斑点追踪成像具有高质量的心肌图像且最准确。心内膜清晰度受超声仪器的物理特性、解剖因素及技术因素（包括超声医师的技能）的影响。所有超声切面上心内膜-心室腔的界面都表现为弯曲弧形，所以当声束垂直于心内膜时，心内膜表现为一条纤细明亮的线样回声（轴向分辨率），当声束与心内膜-心室腔界面平行时（侧向分辨率），心内膜则呈"模糊的"宽带样回声。对于其他结构来说，侧向分辨率与深度有关。另外，由于回声衰减、截距角平行、声影或混响等原因，可能会导致回声失落。

从解剖学上看，心内膜表面并不光滑，而是有许多小梁，在左心室心尖部最为突出。超声束从这些小梁的内缘被反射，因此，超声心动图显示的"心内膜"与心室造影或心脏磁共振成像显示的"心内膜"不同，后两者显像时造影剂可以填充这些小梁并勾勒出其边缘。

在图像采集过程中，有许多技术因素会影响心内膜的清晰度，因此需要细致的检查技术来获得最佳图像质量。首先，可以通过以下方法优化超声扫查：

- 患者体位
- 使用声窗放大器更好地显示心尖部
- 让患者屏住呼吸

- 仔细调整探头位置

仪器设置会显著影响图像的质量，包括：

- 探头频率
- 增益
- 灰阶设置
- 聚焦深度
- 组织谐波成像

实时记录运动的图像经处理转为数字化超声图像，这有助于保证描记的心内膜边界的清晰。舒张末期和收缩末期的描记需要在同一心动周期中完成，以QRS波群的起点作为舒张末期，而心室容积最小时定义为收缩末期。由受过训练的检查者描记心内膜边界仍是目前最准确的方法，因此限制了定量方法的广泛应用，因为至少在两个切面中手工描记舒张末期和收缩末期心内膜边界仍然是一项烦琐且耗时的任务。3D成像使用半自动边界检测，但仍然依赖于人工识别关键的解剖标志，通常需要对自动识别的边界进行调整，以精确测量心腔容积。同样，对斑点追踪应变成像也需要进行目测检查和调整，以确保对心肌的正确追踪。

在3D、2D和斑点追踪心尖成像中，患者取严格的左侧卧位，同时使用声窗放大器显示心尖，以避免缩短左心室的长度。为了获得最佳图像质量，需要使用高频探头，同时将探头焦点深度调整至感兴趣的深度。调整扫查扇面的深度和宽度，使左心室在屏幕上显示最大并优化帧频。组织谐波成像可改善大多数患者2D心内膜清晰度。另外，让患者在图像质量最佳时屏住呼吸，同时要避免Valsalva动作。尽管采取了这些措施，但心内膜清晰度仍然很差时，可以考虑静脉注射造影剂使左心室增强显影。

2. 几何形态假设

左心室容积的定量取决于整个心室长度心内膜的准确显示。3D或2D切面上左心室缩短将导致低估左心室的长度，TTE和TEE这两种检查方法都会受其影响。对于TTE成像，要使心尖充分显示，需要患者取竖直的左侧卧位并应用声窗放大器使心尖显示完整后再观察真正的心腔长轴。在TEE成像中，即使调整探头位置和成像平面角度，可能也无法在2D或3D的四腔心和两腔心切面探及心尖。

心动周期中呼吸运动和心脏运动进一步扰乱了左心室容积计算的几何假设。为避免呼吸运动引起心脏相对于探头的运动，可以测量同一呼吸阶段的搏动或在数据采集期间让患者短暂屏住呼吸。在某些情况下，让患者轻轻吸气后屏住呼吸可以获得最佳图像，而不是在呼气末屏住呼吸。当使用断层成像检查时，心脏本身的运动更加难以校正。心脏平移（心脏在胸腔中的运动）、旋转（心脏绕长轴的运动）和扭转（心脏的不对等旋转运动）可导致在收缩期和舒张期显示左心室不同节段的图像，即使在固定的成像平面上也是如此。尽管心脏运动对左心室容积计算的准确度影响很小，但它对心室局部功能的定量评估具有显著影响，如第8章所述。

3. 准确度和重复性

标准的数字电影回放模式有助于对同一患者不同时间中的左心室收缩功能进行定性比较。当然，在比较同一患者临床过程中不同时间点的研究中，仍必须考虑负荷状态对左心室收缩功能的影响。

在大多数系列报道中，2D左心室容积的观察者内变异为5%～10%。观察者间的变异更大，2D心室容积的变异为7%～25%。因为射血分数是计算得出的百分比，所以重复性更好，变异性约为10%。这些值与通过造影剂或放射性核素心室造影测定的心室容积和射血分数的报告变异性相似。请注意，在个别患者研究之间的差异包括：

- 生理变异性（负荷状态、心率、容量状态）
- 图像采集或重测变异性（心内膜清晰度、图像定位）
- 描记心内膜边界的测量变异性

在最佳数据情况下，如果两次测量的射血分数差异＞2%，舒张末期容积差异＞2%，以及收缩末期容积差异＞5%，则不同研究间的差异就有显著性意义。

尽管与心脏磁共振成像相比，3D超声心动图低估了左心室容积，但其测量结果比2D测量的数据更加准确，重复性更好。例如，3D超声心动图左心室舒张末期容积的观察者间的平均差为（-3±10）ml，而2D超声心动图为（13±17）ml。同样，3D成像左室射血分数的观察者间平均差为0±3%，而2D成像则为2%±8%。

4. 替代方法

心脏磁共振成像可以精确测量左心室容积、质量、射血分数和心排血量。其他方法包括心脏导管造影和放射性核素心室造影。对个别患者的成像技术选择，除了可用性和成本外，还取决于其他临床问题。

三、多普勒评估左心室收缩功能

（一）每搏量计算

多普勒超声心动图评估左心室收缩功能通常是基于每搏量和心排血量的计算（见附录B，表B.3）。

心中有数（ECHO MATH）：多普勒超声计算每搏量和心排血量

用多普勒超声和二维超声数据，每搏量的计算是（SV，cm³或ml）血流的横截面积（CSA，cm²）乘以流经该区域的速度–时间积分（VTI，cm）：

$$SV = CSA \times VTI \qquad (6.11)$$

和

$$CO = SV \times HR \qquad (6.12)$$

式中，CO是心排血量，HR是心率。

例如，如果左心室流出道内径是2.3cm，左心室流出道的速度–时间积分是11cm，心率是88次/分。

心排血量（CO）是以左心室流出道（LVOT）内径计算该处血流的圆形横截面积：

$$CSA_{LVOT} = \pi (LVOT_D/2)^2 = 3.14 (2.3/2)^2 = 4.2cm^2$$

所以通过主动脉瓣的每搏量（cm³＝ml）是

$$SV_{LVOT} = (CSA_{LVOT} \times VTI_{LVOT}) = 4.2cm^2 \times 11cm = 46cm^3$$

心排血量是

$$CO = SV \times HR = 46ml \times 88beats/min$$
$$= 4048ml/min 或 4.05L/min$$

心脏指数（CI）是指用体表面积（BSA）标化心排血量得到的数值：

$$CI = CO/BSA = 4.05L/(min \cdot 1.8m^2) = 2.25L/(min \cdot m^2)$$

这表明心排血量和心脏指数减低［正常值＞2.5 L/（min·m²）］

从概念上讲，左心室每一次搏动都会向圆柱状主动脉中射入一定量的血液（图6.13）。这个圆柱体的底部是收缩期流出道的横截面积，而它的高则是在该次搏动射血期中血细胞平均流动的距离。因为速度是距离的一阶导数，所以该距离由多普勒速度–时间

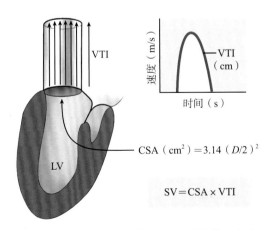

图6.13　多普勒方法测量每搏量。血流横截面积（CSA）近似为一个圆形，根据2D超声测量的内径（D）计算得出。单次搏动通过这个横截面积射出的血柱的长度等于多普勒曲线的速度–时间积分（VTI）。每搏量（SV）计算为CSA×VTI。LV，左心室；VTI，速度–时间积分

曲线的积分表示。或者，该距离也可以用平均速度（cm/s）乘以射血持续时间（s）计算。同样，圆柱体的体积是底乘以高度，因此每搏量可由横截面积乘以速度–时间积分计算得出。

这种方法计算每搏量取决于以下几个基本假设：

■ 准确测量血流横截面积
■ 层流具有空间"平坦"的流速分布
■ 多普勒声束与血流方向平行
■ 在同一解剖部位测量速度和直径

第一，必须准确测量横截面积。通常，基于流出道截面为圆形的假设，需要测量直径，并由π（D/2）²计算2D面积。如果流出道的横截面不是圆形或横截面积随心动周期发生变化，会降低结果的准确性，因此计算时要予以校正。半径（直径的一半）在计算中取平方值，因此2D直径测量中小的误差会造成横截面积计算中大的误差。调整探头方向和仪器设置可最大程度地提高图像质量，基于轴向分辨率（而不是横向分辨率）进行测量，在两个相互垂直的平面上进行直径测量（如果可能），同时多次测量取平均值，可以最大程度地减少这种误差。

第二，假定血流模式为层流，并且假定整个血流断面上的速度相对一致。这些假设确保了所测的速度曲线代表该区域中的空间（和时间）平均血流量。脉冲多普勒超声显示的窄带平滑频谱信号证明了大血管和跨正常心脏瓣膜的血流为层流的假设。由于血流汇聚和加速度的影响，认为大血管的入口处和跨瓣口的血流为层流假设也是合理的。若要证明该处的血流为层流，可以在两个垂直切面的血流中移动取样容积，可以观察到血流中心和边缘的流速是一致的。

第三，假定多普勒信号是在取样线与血流夹角平行时记录的，这样才能进行精确的速度测量（基于多普勒方程中的cosθ＝1）。在实际应用中，超声医师调整多普勒声束与假定的血流方向一致，然后在图像中仔细移动超声束以获得最高速度的信号，此时声束与血流保持最大程度的平行。请注意，多普勒测量的最佳切面是在声束和血流平行时的切面，而直径测量的最佳切面是在声束和组织–血液界面垂直时的切面。

第四，至关重要的是在同一解剖部位进行直径和速度测量，因为横截面积和血流速度曲线必须在时间和空间上一致，才能精确地计算容积流量。随着血流的横截面积变窄或扩大，血流速度将相应地加快或减慢，因此来自两个不同解剖位置的信息结合将导致每搏量的数据错误。同样，每搏量会随心率、负荷状态、运动等的变化而发生动态变化，因此不同时间测量的结果不能合并在一起。在临床实践中，直径和速度是按紧密顺序记录的，如果存在任何间隔性生理变化的问题，则需要重复测量。

（二）每搏量的测量部位

在假设血流为层流且血流速度一致的前提下，可通过这种方法在任何可记录到横截面积和血流速度积分的心内部位测量每搏量。

1.左心室流出道

测量每搏量的标准部位是位于主动脉瓣叶近端的主动脉瓣环水平的左心室流出道。左心室流出道具有以下几个优点：①流出道呈锥形几何形状和血流加速，因此其空间血流剖面相对较平坦；②几乎所有的患者都可以记录到所需的数据；③在狭窄的近端血流仍然是层流（允许主动脉瓣疾病患者经主动脉测量每搏量）。左心室流出道内径在胸骨旁长轴切面紧邻主动脉瓣且与其平行测量，于收缩中期从室间隔心内膜的下缘到二尖瓣前叶的上缘测量（图6.14）。应用脉冲多普勒在心尖切面记录流出道的速度曲线，通过主动脉瓣关闭线确保取样容积位于主动脉瓣环处（与测量直径部位相同）。通过将取样容积稍微向心尖部移动以避开狭窄的主动脉瓣近端小的血流汇聚区，直到血流速度峰值显示为窄的频谱。

TEE图像的分辨率较高，因此在心室长轴切面中测量左心室流出道内径的准确度也更高。有时可以从经胃心尖切面测量左心室流出道速度，或者从经胃短轴切面开始，将切面旋转90°至两腔心切面，然后稍微向中间旋转探头显示左心室流出道。然而，要使超声束与左心室流出道的方向平行有时很困难，因此很可能低估每搏量。

左心室每搏量也可以在升主动脉中测量，在胸骨旁左心室长轴切面测量直径，从心尖或胸骨上窝切面记录血流速度曲线。如果使用连续波多普勒超声（CW），则会记录到沿声束方向的最高速度，因此应测量主动脉的最窄处（窦管交界处）内径。如果使用脉冲多普勒（PW），则主动脉内径测量位置应与多普勒取样容积位置一致。注意，如果存在主动脉瓣疾病，由于瓣膜远端的血流不是层流，在升主动脉测量每搏量将不准确。

2.二尖瓣

跨二尖瓣测量每搏量要先假定二尖瓣环是限制血流进入的横截面，瓣叶随血流而被动运动。跨二尖瓣的每搏量由瓣环的横截面积乘以二尖瓣环水平的血流速度–时间积分得出。在TEE成像中，二尖瓣血流速度在四腔心切面测量，将脉冲多普勒取样容积置于瓣环水平，同时在2D图像上测量内径（图6.15）。虽然准确地说二尖瓣环是一个弯曲的椭圆形，其长轴（更接近心尖）见于四腔心切面，短轴（更接近基底部）见于长轴切面，但对于大多数临床应用来说，二尖瓣环被假定为圆形。二尖瓣环直径可以在胸骨旁长轴切面测量，其优点是利用轴向分辨率提高测量准确性，但缺点是正确的测量位置不明确，因为必须估计多普勒记录的位置。另外，也可以在心尖四腔心切面测量内径，其优点是可以在显示取样容积的同一切面上测量内径（确保测量位置正确），但缺点是横向分辨率限制了测量的准确性。

3.右心

可以通过类似方法在肺动脉或三尖瓣计算每搏量（图6.16）。在成年患者TTE中，肺动脉的图像质量较差，导致无法获得肺动脉切面或肺动脉内径测量不准确。然而，应用TEE的方法，肺动脉的血流和内径常可通过将探头置于较高的位置（从肺动脉分叉处朝肺动脉瓣的方向看）进行测量。

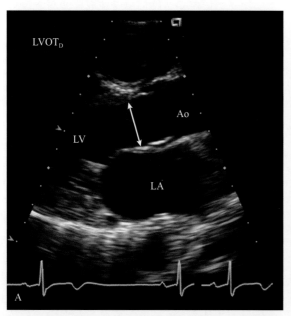

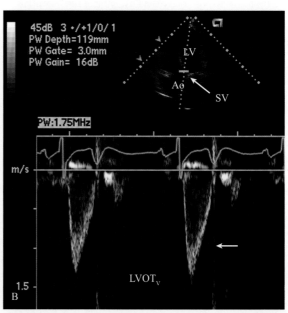

图6.14 多普勒法经左心室流出道计算每搏量。A.从胸骨旁长轴切面测量左心室流出道直径（LVOT$_D$）。B.从心尖切面用脉冲多普勒测量主动脉瓣近端左心室流出道频谱，然后计算每搏量。流出道速度频谱上记录到主动脉瓣关闭线（箭头），可确保取样容积（SV）位置紧邻主动脉瓣，与流出道直径测量位置相对应

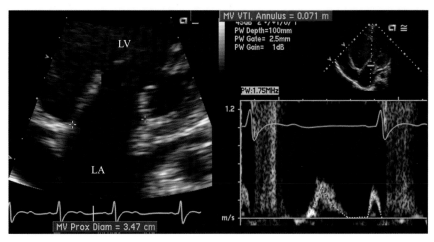

图6.15　经二尖瓣多普勒法计算每搏量。舒张期的二尖瓣（MV）瓣环面积乘以瓣环处的速度-时间积分（VTI）。在此示例中，瓣环直径（左）为3.5cm，因此圆形横截面积为9.6cm²。跨瓣速度-时间积分为7.7cm，计算每搏量为74ml，或当心率为60次/分时，心排血量为4.4L/min。LA，左心房；LV，左心室

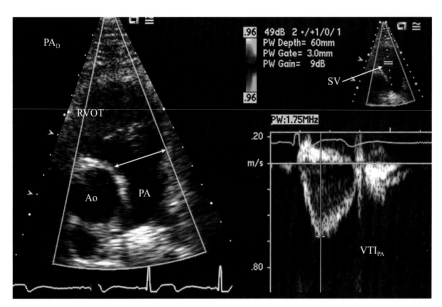

图6.16　经肺动脉多普勒法计算每搏量。胸骨旁右心室流出道切面（RVOT；左）测量肺动脉内径，脉冲多普勒经胸骨旁切面记录肺动脉血流速度（右），然后计算经肺动脉瓣的每搏量（SV）。PA_D，肺动脉直径；VTI_{PA}，肺动脉速度-时间积分；Ao，主动脉；PA，肺动脉

（三）过瓣血流量的差异

在正常心脏中，4个瓣膜中每个瓣膜的过瓣每搏量均相等，同时在一个以上部位测量只是为了评价测量的准确性。然而，当存在瓣膜反流或心内分流时，测量心内两个不同部位的每搏量可以定量评价反流程度或肺-体循环分流比，详见第12章和第17章。

（四）收缩功能的其他多普勒测量方法

1. 射血加速时间

除了计算每搏量外，多普勒射血曲线的形状也可提供有关心室功能的信息。当收缩功能正常时，等容收缩期短，收缩早期压力上升速度快。这些特征反映在多普勒速度曲线上，显示为等容收缩时间短，收缩早期血液的快速加速，以及从开始射血到最大速度的时间间隔短。当左心室收缩功能受损时，等容收缩时间（也称为射血前期）逐渐变长、加速度降低、射血达峰时间延长，所有这些变化都反映在多普勒速度曲线上。除了测量静止时的这些变量外，一些中心还发现对运动时主动脉射血曲线的评估有助于检测左心室收缩功能障碍。

2. 心室内压力上升速率（dP/dt）

当出现二尖瓣反流时，假设二尖瓣反流束和声束之间的夹角恒定，则连续波多普勒速度曲线表示左心室和左心房之间的瞬时压力阶差。收缩功能正常时左心室压力快速升高（左心房压力低），根据伯努利方程，二尖瓣反流通常很快达到最大速度。左心室收缩功能障碍时，左心室压力上升速率降低，二尖瓣反流束的加速度也会降低。例如，在有室性期前收缩的患者中，二尖瓣反流束的加速度有显著差异可证实期前收缩引起的收缩性改变。

心中有数（ECHO MATH）：左心室 dP/dt

通过测量二尖瓣反流束的速度在1 m/s 和3 m/s 之间的时间间隔，可以将二尖瓣反流束的斜率量化为压力随时间的变化率（dP/dt）（图6.17）。根据伯努利方程，在每个速度下相对应的压力阶差为4v^2。因此，

$$dP/dt = [4(3)^2 - 4(1)^2]/对应的时间间隔$$
$$= 32\,mmHg/对应的时间间隔 \qquad (6.13)$$

因此，较长的时间间隔表明 dP/dt 降低，反之亦然。当然，只有当存在可记录的二尖瓣反流，并且假定测量期间二尖瓣反流束与声束之间的夹角恒定（且平行）时，才能计算 dP/dt。

例如，如果二尖瓣反流速度曲线上由1m/s 至3m/s 的时间间隔为36毫秒（0.036秒）：

$$dP/dt = [4(3)^2 - 4(1)^2]/0.036s =$$
$$32mmHg/0.036s = 889mmHg/s$$

dP/dt 轻度降低（正常 > 1000mmHg/s）。

（五）局限性和替代方法

多普勒评估成人左心室收缩功能的主要局限性是计算横截面积所需内径测量的准确度。虽然多普勒速度曲线记录的一致性很好，观察者间的测量变异性非常小（2% ～ 5%），但二维超声测量内径的变异性明显更大（8% ～ 12%）。导致多普勒速度测量出现变异的主要来源是数据记录过程，因此测量时使超声束与感兴趣区血流方向平行至关重要。2D超声测量内径的变异性主要来源于测量2D图像时，特别是当图像质量不佳或因横向分辨率限制不能准确识别心内膜边界时。尽管存在这些潜在的局限性，但多普勒测量每搏量已经在各种临床和研究中得到了很好的验证。

dP/dt 的测量受限于需要足够的二尖瓣反流来产生具有明确速度曲线的多普勒信号。射血过程中超声束与反流束之间夹角的变化会导致测量错误，因为此时在多普勒方程中 $\cos\theta = 1$ 的假设是不成立的。

当需要更精确或重复的血流测量时，心排血量可以在导管实验室和冠心病监护室通过右心导管采用热稀释法或Fick技术进行测量。

四、右心室收缩功能的超声评价方法

右心室的正常三维形态是复杂的，其流入部位于左心室内侧，体部和心尖部位于左心室前方，右心室流出道位于左心室和主动脉瓣上方（图6.18）。没有简单的几何形状与右心室腔相似；相反，它是以"U"形的方式包绕着左心室。由于超声心动图的长轴和短轴切面都是基于左心室的，某些患者的右心室腔看起来是异常的，因为与右心室的位置相比，其图像平面是倾斜的，尤其是在胸骨旁切面。剑突下和心尖四腔心切面右心室形态相对较为一致，右心室接近于三角形，基底部较宽而心尖部较窄。正常人的右心室心尖部比左心室心尖部更接近于基底部（约为左心室长度的1/3）。

在经胸超声心动图的二维成像检查中，右心室可以从几个不同切面进行评估：

- 胸骨旁长轴和短轴切面
- 右心室流入道切面
- 心尖四腔心切面
- 剑突下四腔心切面

在经食管超声心动图检查时，可以获得类似的切面，包括高位TEE四腔心切面、通过旋转成像平面到大约90°得到短轴切面，以及经胃右心室流入道切面。在TTE或TEE成像的每一个切面中，右心室的评估包括：

- 右心室腔面积（相对于左心室）
- 右心室腔形态
- 室壁厚度
- 右心室游离壁的运动情况
- 室间隔弯曲和运动情况

（一）右心室大小

当右心室扩大时，右心室流出道在胸骨旁和经食

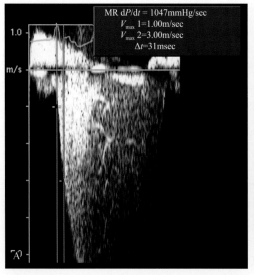
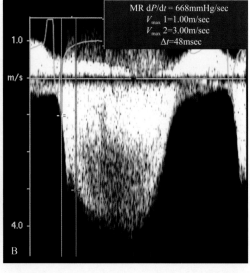

图6.17　左心室 dP/dt。测量二尖瓣反流速度曲线上1m/s 至3 m/s 的时间间隔，且需要扩大量程来测量，以优化测量精度。图中显示心室收缩功能正常（dP/dt > 1000mmHg/s）（A）和扩张型心肌病患者（B），二尖瓣反流速度升高缓慢，相应的 dP/dt 为668 mmHg/s

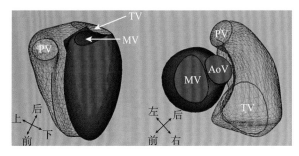

图6.18 正常右心室的解剖。通过三维超声和基于知识的重建方法生成的心内膜。这种空心网状结构是右心室心内膜面；红色的立体结构是左心室。右心室在短轴呈新月形，三尖瓣与肺动脉瓣通过室上嵴被分隔开。AoV，主动脉瓣；MV，二尖瓣；PV，肺动脉瓣；TV，三尖瓣

引自 Images courtesy Dr.Florence H.Sheehan，University of Washington Cardiovascular Research and Training Center.From Kurtz C：Right ventricular anatomy，function，and echocardiographic evaluation.In Otto CM，editor：The Practice of Clinical Echocardiography，ed 5，Philadelphia，2017，Elsevier，p 620.

管超声心动图长轴切面上可能会增宽。在心尖和剑突下切面及TEE经胃切面，右心室腔会更大，右心室心尖会更接近或包绕左心室心尖。右心室扩大的程度最好在心尖或剑突下四腔心切面进行评估，根据右心室与左心室的比例，同时也要考虑左心室大小的异常情况。在定性上，右心室的大小描述如下：

■ 正常（小于LV，RV心尖比LV心尖更靠近基底部）

■ 轻度扩大（RV扩大，但RV面积＜LV面积）

■ 中度扩大（RV面积＝LV面积）

■ 重度扩大（RV面积＞LV面积）

舒张末期二维超声心动图定量测量RV大小（图6.19和表6.4）包括：

■ 在心尖四腔心切面测量右心室基底段和中段大小

■ 在剑突下切面测量右心室壁厚度

■ 在胸骨旁切面测量右心室流出道近端和远端

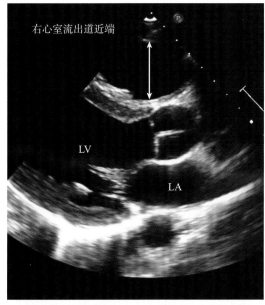
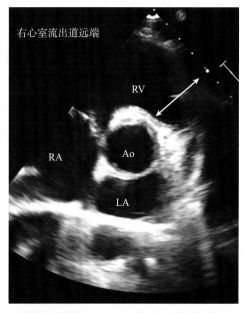
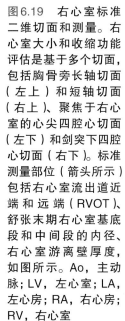
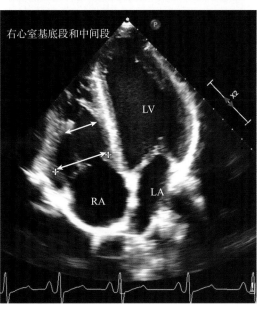
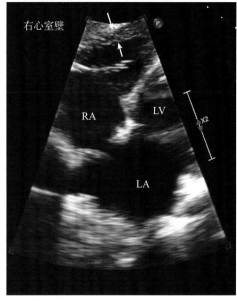

图6.19 右心室标准二维切面和测量。右心室大小和收缩功能评估是基于多个切面，包括胸骨旁长轴切面（左上）和短轴切面（右上）、聚焦于右心室的心尖四腔心切面（左下）和剑突下四腔心切面（右下）。标准测量部位（箭头所示）包括右心室流出道近端和远端（RVOT）、舒张末期右心室基底段和中间段的内径、右心室游离壁厚度，如图所示。Ao，主动脉；LV，左心室；LA，左心房；RA，右心房；RV，右心室

表6.4　美国超声心动图学会和欧洲心血管影像协会对右心室腔定量的建议

参数	推荐测量	注释	参考值
右心室大小	• 右心室基底和中间段的舒张末期内径（心尖切面） • 舒张末期右心室流出道近端和肺动脉瓣环处内径（胸骨旁切面） • 二维多切面成像	• 无论定性还是定量的测量，都应作为所有超声诊断的常规评估方法 • 在舒张末期测量内径，且应从内缘至内缘（黑白交界面）	右心室大小的正常值上限 基底段＜42mm 中间段＜36mm 右心室流出道近端＜36mm 右心室流出道远端＜28mm
	• 三维右心室容积	当图像质量好时，推荐使用 在大多数实验室中都不是常规进行	
右心室室壁厚度	剑突下切面测量右心室游离壁	在舒张末期局部放大图像	正常右心室壁厚度为1～5mm
右心室收缩功能	右心室心肌做功指数	在相同心率条件下用脉冲多普勒或三尖瓣环的组织多普勒成像测量等容收缩时间、等容舒张时间和射血时间	正常右心室心肌做功指数 脉冲多普勒＜0.42 组织多普勒成像＜0.53
	三尖瓣环收缩位移	反映右心室纵向收缩功能 由M型超声在三尖瓣环处测量	正常三尖瓣环收缩位移为15mm或更高
	右心室二维面积变化分数	在心尖切面测量右心室舒张末期和收缩末期二维面积 在测量右心室面积时要把肌小梁和乳头肌及节制索包括在内	正常面积变化分数为35%或更高
	组织多普勒瓣环收缩速度	S'速度的测量容易、可靠且可重复	正常S'值为10cm/s或更高
	右心室斑点追踪纵向应变	很有前途的方法，但需要更多规范的数据	
	三维右心室射血分数	对于经验丰富的实验室有帮助	三维测得的正常右心室射血分数为45%或更高

引自 American Society of Echocardiography and European Association of Cardiovascular Imaging Recommendations published in 2015 in Lang RM, Badano LP, Mor-Avi V, et al: Recommendations for cardiac chamber quantification by echocardiography in adults; an update from the American Society of Echocardiography and the European Association of Cardiovascular Imaging. J Am Soc Echocardiogr 28（1）: 1-39.e14, 2015.

内径。

右心室扩大是心室容量负荷过重的正常反应，如发现其存在，要仔细寻找病因，如房间隔缺损、三尖瓣反流或肺动脉瓣反流。右心室压力负荷过重也可导致其扩大，因此当右心室异常时应评估肺动脉压力。

右心室肥厚表现为右心室游离壁的厚度＞0.5cm。右心室壁厚度最好是应用2D或2D引导的M型超声在剑突下四腔心切面三尖瓣腱索水平于心电图R波峰值时进行测量。测量时心外膜脂肪和心肌肌小梁不包括在内。右心室肥厚表明右心室压力负荷过重，提示要寻找肺动脉压升高或肺动脉瓣狭窄的证据。在一些浸润性心肌病或肥厚型心肌病中也可见右心室游离壁增厚。

（二）右心室收缩功能

右心室收缩功能定性评估如下：

■正常

■轻度减低

■中度减低

■重度减低

在心室收缩功能正常时，可以比较两个心室的相对功能状态。当左心室收缩功能减低时，左心室功能异常的程度可被用作评价右心室功能的一个指标（例如，当左室射血分数减低时，正常右心室会表现为高动力性）。如果两心室收缩的定性模式相似，则右心室功能障碍的程度将会与左心室功能障碍的程度相似。

定量地评估右心室收缩功能是很有挑战性的。考虑到右心室的形状，标准的几何公式对容积的计算适用范围有限，而三维超声方法需要进一步评价。相反，临床评估右心室功能是基于更简单的措施，包括：

■三尖瓣环收缩位移（TAPSE）

■右心室面积变化分数

■三尖瓣环的组织多普勒峰值收缩速度

■脉冲或组织多普勒心肌做功指数

TAPSE根据三尖瓣环从舒张末期到收缩末期向右心室心尖移动的距离来测量右心室的纵向缩短。TAPSE测量是在右心室优化的心尖四腔心切面，应用M型超声在三尖瓣环侧壁测量（图6.20）。右心室面积变化分数通过在心尖四腔心切面描记右心室舒张末期和收缩末期的心内膜边界进行测量，同时要注意把右心室心尖部和侧壁纳入成像平面（图6.21）。三尖瓣环的组织多普勒速度信号（图6.22）可测量收缩峰值速度（测量值超过10cm/s表明右心室收缩功能正常）。

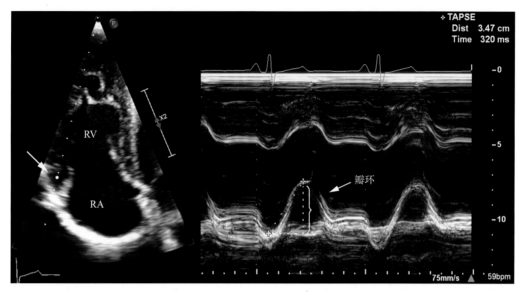

图6.20 三尖瓣环收缩期位移。从聚焦于右心室的心尖切面（左），M型取样线置于三尖瓣环侧壁（箭头所指）。M型超声（右）可测量三尖瓣环舒张末期和收缩末期位置之间的垂直距离。TAPSE，三尖瓣环收缩期位移。RV，右心室；RA，右心房

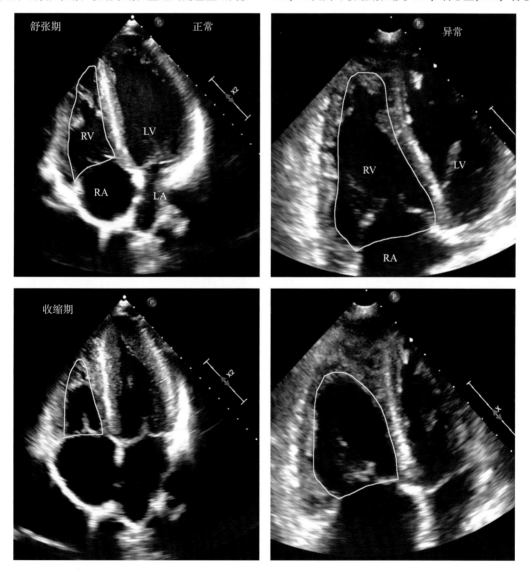

图6.21 右心室面积变化分数。在心尖四腔心切面，分别描记舒张末期（上）和收缩末期（下）右心室面积来计算右心室面积变化分数：左图是一个右心室大小和功能正常的患者，右图为一个右心室扩张、右室壁肥厚且收缩功能减低的患者。LA，左心房；LV，左心室；RA，右心房；RV，右心室

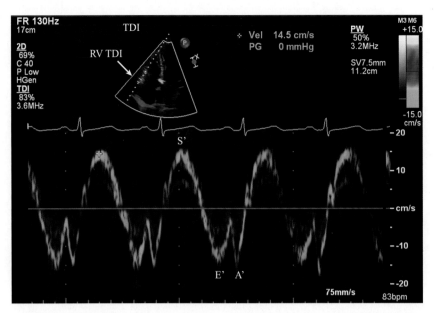

图6.22　右心室三尖瓣环组织多普勒成像。在向右心倾斜的心尖四腔心切面中，将多普勒取样容积置于三尖瓣环心尖侧1cm处（箭头）。如本例所示，组织多普勒成像（TDI）显示收缩期（S′）三尖瓣环朝向探头运动，正常速度＞10cm/s。在舒张期，可以观察到三尖瓣环的组织多普勒速度E′和A′，与二尖瓣环的TDI频谱类似。RV，右心室

心中有数（ECHO MATH）：右心室心肌做功指数

右心室心肌做功指数（RIMP）是等容收缩时间（IVCT）与等容舒张时间（IVRT）的和与射血时间（ET）的比值。

$$RIMP = (IVCT_{RV} + IVRT_{RV})/ET \qquad (6.14)$$

RIMP可以通过使用常规脉冲多普勒测量时间间隔或在同一心动周期上使用多普勒组织成像测量时间间隔来测得。射血时间以肺动脉收缩血流持续时间或组织多普勒收缩速度持续时间来测量。三尖瓣关闭时间（TCO）为三尖瓣反流的总持续时间或组织多普勒A′速度结束到下一个E′速度开始之间的时间间隔。三尖瓣关闭时间包括右心室射血时间（ET_{RV}）加上等容舒张时间（TVR_{RV}）和等容收缩时间（IVC_{RV}）。

$$TCO = IVC_{RV} + IVR_{RV} + ET_{RV} \qquad (6.15)$$

$$TCO-ET_{RV} = IVC_{RV} + IVR_{RV} \qquad (6.16)$$

$$RIMP = (TCO-ET)/ET \qquad (6.17)$$

例如，如果射血时间为300毫秒，三尖瓣关闭时间为430毫秒，

$$RIMP = (430-300)/430 = 0.30$$

这表明右心室收缩功能正常。RIMP大于0.43（脉冲多普勒）和RIMP大于0.54（组织多普勒）表示右心室功能异常。

（三）室间隔运动形式

在正常心脏中，室间隔的功能是左心室的一部分。在舒张期，左心室短轴切面呈圆形，正常室间隔凸向右心室，凹向左心室侧。随着收缩期的开始，室间隔心肌增厚，室间隔心内膜向左心室中心移动，因此在收缩期末短轴切面显示一个圆形的左心室腔。

一些心脏疾病可以改变室间隔运动的形式，最突出的是右心室压力和容量超负荷。右心室扩张或肥厚时室间隔运动形式改变的基本原理是室间隔会向整个心脏的质量中心移动。正常情况下，心脏的质量中心与左心室中心重合。当右心室和左心室质量相等时，室间隔运动是平直的（M型超声）或几乎不动（二维超声）。当右心室质量大于左心室质量时，室间隔在收缩期将会出现"矛盾"地朝向右心室运动（M型超声），舒张期室间隔变平直或其弯曲的方向出现相反的变化（二维超声）（图6.23）。

二维超声心动图上右心室压力负荷过重（右心室室壁厚度增加导致质量增加，而室腔无扩张）导致在整个心动周期中室间隔运动向左移位，在收缩末期出现最大的反向弯曲。右心室容量负荷过重时，室间隔最大反向曲率出现在舒张中期，而收缩期曲率正常。随着容量超负荷，右心室质量增加，右心室充盈和排空增加，从而加剧了室间隔舒张期的反向运动（因为右心室舒张期充盈加快），导致舒张早期左心室腔呈"D"形，整个舒张期室间隔弯曲度都是反向的。收缩期室间隔的前向运动与单纯的压力负荷引起的变化相比，看起来可能不那么明显，因为后一种情况下室间隔要从舒张期异常的部位回到心脏中心，从而产生相对于右心室腔的凸度更大的曲线。通常，在检查过程中观察到的室间隔运动异常是右心室压力负荷过重和（或）容量负荷过重的第一个线索。

其他影响室间隔运动形式的异常情况总结如图6.24所示。传导异常通过改变右心室和左心室收缩的顺序影响室间隔运动形式。瓣膜病可以影响右心室与左心室舒张充盈时间，尤其是在舒张早期。心脏压塞或缩窄导致心脏总容量固定，因此右心室充盈时的呼吸变化导致室间隔运动形式随呼吸运动而改变。

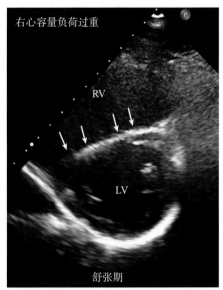
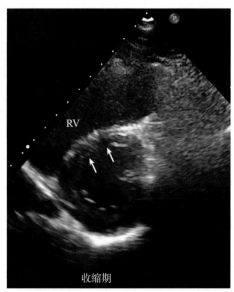

右心容量负荷过重

RV

LV

舒张期

RV

收缩期

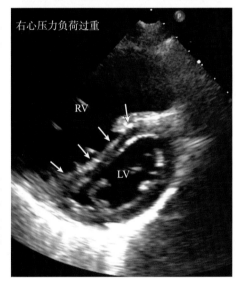
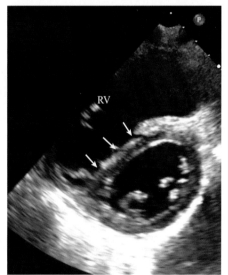

右心压力负荷过重

RV

LV

RV

图6.23 室间隔矛盾运动。在一位因严重三尖瓣反流而导致右心室容量负荷过重的患者中，胸骨旁短轴切面显示右心室扩张，舒张期室间隔轮廓平坦（箭头），但收缩期室间隔轮廓正常，左心室呈圆形（上）。与此相反，原发性肺动脉高压导致右心室压力负荷过重，尽管右心室舒张期图像与容量负荷过重时相似，但是右心室明显扩张，室间隔轮廓出现反向弯曲（箭头），收缩期图像显示室间隔轮廓持续变平，且收缩期和舒张期左心室都呈"D"形（下）。LV，左心室；RV，右心室

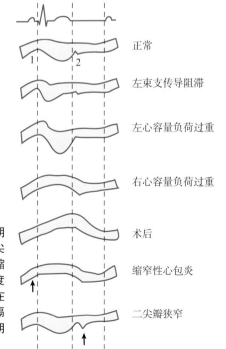

正常

左束支传导阻滞

左心容量负荷过重

右心容量负荷过重

术后

缩窄性心包炎

二尖瓣狭窄

图6.24 M型超声心动图上的室间隔运动形式。正常模式的特点是收缩期短暂地前向运动（1），接着向后运动伴心肌增厚。舒张期可以看到二尖瓣打开后轻微的舒张切迹（2）。左束支传导阻滞的特征是室间隔在收缩期快速向下运动。左心室容量负荷过重时会使室间隔（和后壁）运动幅度增大。右心室容量负荷过重会使室间隔在收缩期出现反常的前向运动。在心脏手术后的患者中也能发现类似的情况。缩窄性心包炎的特征是室间隔前移伴心房充盈（QRS波之前），二尖瓣狭窄典型表现为明显的舒张早期切迹

在2D成像中可观察到异常的室间隔运动形式；然而，M型超声为研究运动模式提供了更详细的时间分辨率。室间隔运动异常本身很少有诊断意义，但它可以提高以前没有考虑到的诊断可能性或支持可疑的诊断。例如，室间隔矛盾运动伴右心室和右心房扩大提示有房间隔缺损的可能。这种可能性可在进一步的超声心动图检查中明确排除（或确认）。又如，心包积液患者的室间隔运动形式随呼吸而变化支持心脏压塞的诊断。

（四）局限性和替代方法

尽管右心室几何形状和图像质量面临挑战，但是在大多数临床工作中，超声心动图测量右心室大小和收缩功能通常是足够的。然而，当需要精确测量时，可采用其他方法。心脏磁共振成像可以精确测量右心室容积和射血分数，并且在临床决策中，这些测量时被越来越多地使用，尤其是在有先天性心脏病的成年人中。右心室造影可以在导管检查时进行，但在观察正常右心室外观上变异性大。放射性核素心室造影可用于测量右心室射血分数。

五、肺血管

（一）肺动脉收缩压估测

临床上，影响右心室收缩功能最重要的定量指标之一是肺动脉压或阻力。肺动脉高压常发生于慢性左心疾病，如二尖瓣狭窄、二尖瓣反流、心肌病和缺血性心脏病，但也发生于肺部疾病或原发性肺动脉高压患者。了解肺动脉压升高的程度对患者的治疗至关重要，也是超声心动图检查的关键组成部分（表6.5）。

1.三尖瓣反流速度

无创评估肺动脉压最可靠的方法是测量三尖瓣反流的速度。

心中有数（ECHO MATH）：估测肺动脉收缩压

如伯努利方程（图6.25）所述，三尖瓣反流速度V_{TR}反映右心室与右心房的压力差ΔP：

$$\Delta P_{RV\text{-}RA} = 4\,(V_{TR})^2 \qquad (6.18)$$

当加上右心房压估计值时，就可获得RV收缩压（RVP）：

$$RVP = \Delta P_{RV\text{-}RA} + RAP \qquad (6.19)$$

在没有肺动脉狭窄的情况下（成年人少见），右心室收缩压等于肺动脉收缩压，因此：

$$RVP = PAP_{收缩期} = 4\,(V_{TR})^2 + RAP \qquad (6.20)$$

如图6.25所示。

例如，三尖瓣反流速度为2.7m/s，右心房压估测为10mmHg，估测肺动脉收缩压为$4\,(2.7)^2 + 10 = 39$mmHg

---

当存在肺动脉狭窄（PS）时，峰值梯度（ΔP_{PS}）要从估计的右心室收缩压中减去：

表6.5　多普勒超声估测右心压力的方法

	方法	优点	潜在局限性
肺动脉收缩压	三尖瓣反流束： $PAP_{收缩期} = 4\,(V_{TR})^2 + RAP$	• 准确 • 测量成功率高（高达90%）	• 由于反流束与声束间角度不平行或信号强度不足而低估 • 由于测量超出频谱包络线或对反流信号识别错误而导致高估 • 存在肺动脉狭窄时，右心室压力大于肺动脉压力 • 需要估测右心房压力
肺动脉舒张压	舒张末期肺动脉瓣反流的速度（V）： $PAP_{舒张期} = 4\,(V_{PR})^2 + RAP$	• 反映肺动脉舒张压 • 85%的患者能够获取足够的血流信号	• 声束和反流束间的角度不平行 • 需要估测右心房压力
肺动脉平均压	描记三尖瓣反流频谱估测平均右心室-右心房压力阶差再加右心房压力 肺动脉加速时间	• 肺动脉平均压对肺动脉高压的诊断更为准确 • 几乎所有的患者都容易测量，包括有慢性肺部疾病者 • 估测平均肺动脉压力	• 超声束和反流束间的角度不平行 • 部分患者血流信号不充分 • 肺动脉中血流剖面是倾斜的 • 测量变异
右心房压	下腔静脉内径随呼吸变化	• 大部分患者可以从剑突下切面获取图像 • 可靠地识别正常和严重升高的右心房压力	• 对于机械通气患者，用下腔静脉塌陷评估右心房压不准确 • 右心房压为中间值时不可靠

$$PAP_{收缩期} = \left[4\left(V_{TR}\right)^2 + RAP\right] - \Delta P_{PS} \tag{6.21}$$

平均肺动脉收缩压可以通过描记三尖瓣反流束的速度频谱获得收缩期RV与RA间的平均压差，然后再加上估测的RA压而获得：

$$PAP_{平均} = Mean\,\Delta P_{RV-RA} + RAP \tag{6.22}$$

与有创测量肺动脉压相比，该方法在很大范围内具有较高的准确性（附录B，表B.4）。当然，这种方法的可靠性是因为三尖瓣反流束和声束之间是平行的。在大多数情况下，如果在三维方向多角度仔细调整声束的夹角，可在心尖切面或右心室流入道切面获取最高的血流速度信号（图6.26）。偶尔，三尖瓣反流的最大速度能从剑突下切面记录到。虽然这种方法必须要有三尖瓣反流的存在，但是将近90%的正常人都有不同程度的三尖瓣反流，因此这一因素很少成为限制该方法应用的原因。

2. 肺动脉反流速度

同样的原理也适用于肺动脉反流速度曲线。根据伯努利方程，舒张末期肺动脉反流速度（V_{PR}）反映了肺动脉与右心室舒张末期的压力阶差。当加上右心房压的估计值时，就可获得肺动脉舒张压（图6.27）：

$$PAP_{舒张期} = 4\left(V_{PR}\right)^2 + RAP \tag{6.23}$$

（二）右心房压的估测

评估右心房压的最好方法是评估下腔静脉随呼吸的变化率（图6.28）。在剑突下切面，平静呼吸时可以观察到下腔静脉。如果下腔静脉内径正常（直径≤2cm），且下腔静脉入右心房段吸气时塌陷率≥50%，则右心房压等于正常胸腔内压力（即5～10mmHg）。如吸气时下腔静脉不能塌陷和（或）下腔静脉及肝静脉扩张，提示右心房压力升高（表6.6）。当正常呼吸而下腔静脉内径无变化时，可让患者吸气，这会使胸腔内的压力突然降低，通常导致下腔静脉直径减小。超声心动图对RA压力的估计对于正常和严重升高的RA压力是最准确的，因此要谨慎地评估中间段的压力范围。

（三）肺血管阻力

肺动脉压不是衡量肺血管床特性的理想指标，因为肺动脉压受容积流率（血流速度越高，压力越高，反之亦然）和左心房压力的影响。

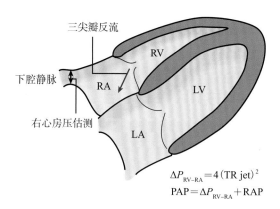

$$\Delta P_{RV-RA} = 4\left(TR\,jet\right)^2$$
$$PAP = \Delta P_{RV-RA} + RAP$$

图6.25　肺动脉压计算。三尖瓣反流（TR）速度可提供右心室与右心房之间的收缩压差。通过下腔静脉（IVC）内径随呼吸变化可估计右心房压（RAP）。PAP，肺动脉压

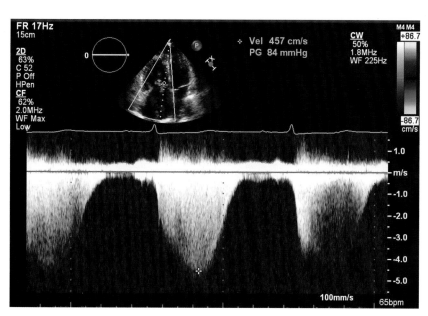

图6.26　通过三尖瓣反流速度计算肺动脉压。用连续波多普勒从能测得最大速度信号的切面记录三尖瓣反流速度，在本例中为心尖四腔心切面，计算右心室与右心房之间的最大收缩压差。速度曲线也可用于计算平均压差，以确定平均肺动脉压

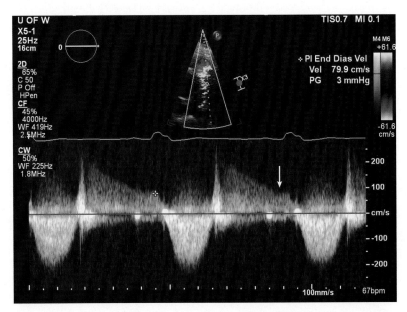

图 6.27　通过肺动脉瓣反流估测肺动脉舒张压。从胸骨旁切面用连续波多普勒记录肺动脉瓣反流，可见舒张末的速度（PI EDV）约为 1m/s，提示较低的肺动脉舒张压

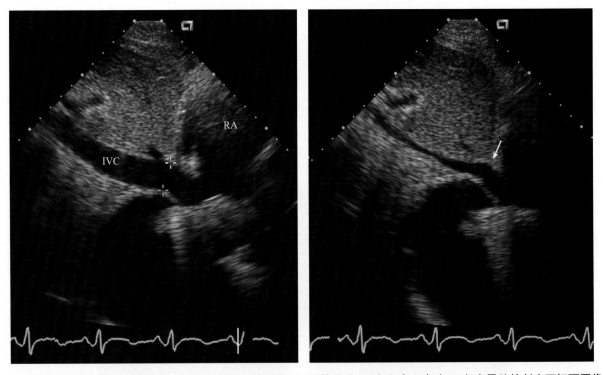

图 6.28　右心房压估测。正常呼气（左）和吸气（右）时，下腔静脉（IVC）和右心房（RA）交界处的剑突下切面图像

表6.6　右心房压的估计

IVC内径*	IVC内径随呼吸变化	右心房压力估计	
		估计范围[†]	ASE指南[‡]
正常（≤2.1cm）	减少>50%	0～5mmHg	3mmHg
正常（≤2.1cm）	减少≤50%	5～10mmHg	8mmHg[§]
增宽（>2.1cm）	减少>50%	10～15mmHg	
增宽（>2.1cm）	减少≤50%	15～20mmHg	15mmHg

*下腔静脉内径（IVC）是在剑突下切面于肝静脉入口附近测量。在机械通气患者中，IVC内径随呼吸的变化率并不是右心房压力的可靠指标。

[†]综合了多个来源的数据，包括Brennan JM，Blair JE，Goonewardena S，et al：Reappraisal of the use of interior vena cava for estimating right atrial pressure，*J Am Soc Echocardiogr* 20：857-861，2007；Kircher BH，Himelmann RB，Schiller NG：Noninvasive estimation of right atrial pressure from the inspiratory collapse of the inferior vena cava，*Am J Cardiol* 66：493，1990；Lang RM，Bierig M，Devereux RB，et al：Recommendations for chamber quantification，*J Am Soc Echocardiogr* 18：1440，2005.

[‡]引自Rudksi LG，Lai WW，Afilalo J，et al：Guidelines for the echocardiographic assessment of the right heart in adults，*J Am Soc Echocardiogr* 23：685-713，2010.

[§]在右心房压估测值为中间值时，应该根据是否存在以下其他右心房压增高的征象对其估值进行增减：限制性右心室舒张充盈模式、三尖瓣$E/E'>6$、肝静脉以舒张期血流为主（收缩期充盈率55%）及右心房扩张伴房间隔向左心房侧膨出。

1. 肺动脉速度曲线

左心室射血曲线加速度很快，从射血开始到速度达峰时间很短，而右心室射血曲线加速度很慢，从开始射血到速度达峰时间较长，速度曲线更圆钝。随着肺血管阻力的增加，右心室射血曲线的形状更接近左心室，射血曲线的达峰时间变短，表明这些速度曲线的形状与后负荷阻力或阻抗有关。然而，基于肺动脉速度曲线的肺动脉压力估计不如基于三尖瓣反流速度评估肺动脉压力估计可靠，是因为达峰时间明显较短，可能是由测量的误差或肺动脉内不均匀的空间血流速度分布所致。

2. 肺血管阻力计算

肺血管阻力（PVR）的计算方法：跨肺血管床的压力降低值（平均肺动脉收缩压减去平均左心房压）除以每搏量（SV）：

$$PVR = (PA_{mean} - LA_{mean})/SV \qquad (6.24)$$

肺血管阻力采用无量纲的Wood单位来表示，正常小于1.5 Wood单位，或转换成dynes/（s·cm^{-5}）表示，正常小于120 dynes/（s·cm^{-5}）。

无创计算肺血管阻力存在很多问题，因为很难测量平均LA压，并且无创测量肺动脉压和右心排血量的变异性很大。估测跨肺血管床压力下降的另一种方法是用三尖瓣反流峰值速度（V_{TR}，单位m/s）（忽略LA压），并用RV流出道的血流速度-时间积分（VTI$_{RVOT}$）估测每搏量。该比值乘以10近似等于肺血管阻力（PVR）（Wood单位）：

$$PVR \approx 10 (V_{TR})/VTI_{RVOT} \qquad (6.25)$$

此方法不推荐常规应用，但它可能有助于识别尽管肺动脉收缩压很高但肺血管阻力正常的患者，相反也可能有助于识别由心排血量低导致肺血管阻力高但压力低的患者。然而，这种方法对于存在原发性肺动脉高压、肺动脉舒张压高、肺动脉或流出道扩张、右心房压严重升高或严重肺动脉瓣反流的患者可能不准确。

（四）局限性和替代的方法

用连续波多普勒通过三尖瓣反流速度计算肺动脉收缩压的准确性依赖于原始数据的准确性。由于三尖瓣反流射流角度与超声束角度不平行，对三尖瓣反流速度的低估会导致对肺动脉压的低估。如果二尖瓣反流被误认为是三尖瓣反流，可能会导致肺动脉压力高估。尽管这两种血流信号都发生在收缩期，且指向都是远离左心室心尖，但是由于右心室收缩期射血时间稍长，三尖瓣反流的持续时间会略长于二尖瓣反流（当右心室和左心室收缩功能正常时）。尽管这两种速度曲线的形状都受心室功能或心房压力变化的影响，但二者的血流频谱形状往往不同：三尖瓣反流的上升较慢，峰值出现在收缩末期，而二尖瓣反流的速度总是很高的，因为它反映了收缩期左心室压（约为100mmHg）与左心房压（约为10mmHg）之间的压差。在肺动脉压正常的情况下，三尖瓣反流速度为2～2.5m/s。重度肺动脉高压时，肺动脉压力接近体循环的压力，相应地，三尖瓣反流速度可高达5m/s。

区别反流的容积流率和反流速度这两个概念是很重要的，前者与反流的严重程度有关，后者反映的是过瓣口的瞬时压力阶差。

根据下腔静脉的形态估测右心房压力也会影响多普勒方法对肺动脉压估测的准确性。这种误差的重要性在三尖瓣反流速度为中间值时最大：如三尖瓣反流速度为2.5m/s，右心房压为5mmHg时，表明肺动脉压力仅为30mmHg（正常至轻度升高），但如果右心房压为20mmHg，则肺动脉压为45mmHg（中度肺动脉高压）。在三尖瓣反流速度极快的情况下（如三尖瓣反流速度为5m/s），无论右心房压估计是多少，肺动脉高压的程度显然都是严重的。

如果下腔静脉成像不理想，或其内径随呼吸变化程度不明显，则应该在报告中给出可能的肺动脉压范围或说明需要结合临床评估右心房压，再加上右心室与右心房之间的压差可得出肺动脉压。由于下腔静脉位置随呼吸运动改变导致血管中心在显像平面内进出，对下腔静脉内径随呼吸变化的评估会受到干扰。当然，对正压通气的患者不能通过下腔静脉内径及其随呼吸的变化率来评估右心房压力，因为此时的胸腔内压力非生理状态。

当临床和超声心动图数据不一致时，进行肺动脉压的有创测量是合适的。在许多种类的心脏病中，需要精确测量肺血管阻力，因此需要在直接测量肺动脉压力的同时测量心排血量。

超声心动图检查清单

心室收缩功能

	经胸超声心动图（TTE）	经食管超声心动图（TEE）
LV大小与室壁厚度	• 左心室线性内径及室壁厚度 • 心尖双平面法估测左心室容积 • 尽可能用三维测量容积	• 经胃短轴切面测量线性参数 • 用二维双平面法或三维容积法测量左心室容积
LV射血分数	• 尽可能用三维估测射血分数 • 二维双平面法在四腔心和两腔心切面测量，应注意图像在LV心尖部顶端成像	• 所有TEE研究推荐用三维法估测容积和射血分数
LV局部室壁运动	• 心尖四腔心、两腔心及长轴切面再加上胸骨旁长轴和短轴切面	• TEE四腔心、两腔心和长轴切面再加上经胃短轴切面 • 心尖部的室壁运动可能很难评估
多普勒法测量心排血量	• 心尖切面测量左心室流出道和二尖瓣口血流 • 胸骨旁切面测量肺动脉血流	• 四腔心切面测量二尖瓣口血流 • 高位TEE测量肺动脉血流 • 有时可从经胃长轴切面测量LVOT血流，但超声束与血流方向可能不平行
斑点追踪成像	• 心尖切面测量整体纵向应变	• 整体纵向应变可作为二维和三维成像的补充
LV dP/dt	• 连续波多普勒测量二尖瓣反流	• 连续波多普勒测量二尖瓣反流
RV大小和收缩功能	• 心尖和剑突下四腔心切面加上胸骨旁长轴和短轴切面 • 三尖瓣环收缩位移	• TEE四腔心切面加经胃短轴切面和右心室流入道切面
肺动脉压力评估	• 胸骨旁和心尖切面用连续波多普勒测量三尖瓣反流	• TEE四腔心或短轴切面测量三尖瓣反流，但由于声束角度不平行可能会低估

注：LVOT，左心室流出道；LV，左心室；RV，右心室。

评价左心室收缩功能的技术细节

参数	模式	切面	记录	测量
射血分数	3D 或 2D	心尖四腔心和两腔心切面	调整深度，优化心内膜清晰度，谐波成像，需要时使用超声造影	在舒张末期和收缩末期仔细追踪两个切面的心内膜边界
整体纵向应变	斑点追踪应变	心尖四腔心、两腔心及长轴切面	调整深度，优化心肌追踪，记录各切面及综合数据	在心肌追踪准确的情况下，测量整体纵向应变、局部心室功能及同步性
dP/dt	连续波多普勒	二尖瓣反流束，常位于心尖切面	为获取二尖瓣反流束的最高速度，应调整患者体位及探头角度，降低速度标尺，提高扫描速度	在二尖瓣反流的多普勒速度曲线上测量速度在1m/s至3m/s的时间间隔
肺动脉压力	连续波多普勒	胸骨旁或心尖切面	为获取三尖瓣反流束的最高速度，应调整患者体位和探头角度	根据IVC的内径和外观估计RA的压力
心排血量	2D 和脉冲多普勒	胸骨旁左心室流出道内径，心尖切面左心室流出道血流速度－时间积分	超声束应垂直于LVOT，要减小深度，调整增益，检测收缩中期内径 在向前倾斜的心尖四腔心切面将取样容积置于主动脉瓣的左心室侧测量LVOT的血流速度	于收缩中期测量LVOT直径，从内缘至内缘，测量位置与主动脉瓣邻近且平行 描记LVOT血流频谱多普勒的速度包络线

注：IVC，下腔静脉；LVOT，左心室流出道；RA，右心房。

（田新桥　马玉磊　刘会芳　译　唐宁宁　校）

推荐阅读

左心室解剖和生理学

1. Gaasch WH，Zile MR：Left ventricular structural remodeling in health and disease：with special emphasis on volume，mass，and geometry，*J Am Coll Cardiol* 58（17）：1733-1740，2011.

Changes in LV structure and geometry that occur with myocardial injury or overload result in chamber dilation or hypertrophy that is best classified based on measures of LV volume，mass，and the relative wall thickness（ratio of wall to chamber）. The type of LV remodeling is predictive of long-term outcomes.

2. Thomas JD，Popović ZB：Assessment of left ventricular function by cardiac ultrasound，*J Am Coll Cardiol* 48：2012-2025，2006.

Review of basic principles of ventricular function including cardiac hemodynamics（conservation of mass，energy，and momentum），cardiac mechanics（global and regional function），and measures of dias-tolic function（relaxation，compliance，pressure differences，and shear strain and torsion）.

超声心动图测量左心室功能

3. Lang RM，Badano LP，Mor-Avi V，et al：Recommendations for cardiac chamber quantification by echocardiography in adults：an update from the American Society of Echocardiography and the European Association of Cardiovascular Imaging，*J Am Soc Echocardiogr* 28（1）：1-39.e14，2015.

Detailed discussion of methods for quantitation of LV and RV systolic function by 2D echocardiography and measurement of atrial size and aortic root dimensions.

Technical details of image acquisition，diagrams illustrating quantitative methods，and tables of normal values are included.

4. Aurigemma GP：Quantitative evaluation of left ventricular structure，wall stress and systolic function. In Otto CM，editor：*The Practice of Clinical Echocardiog-raphy*，ed 5，Philadelphia，2017，Elsevier，pp 107-127.

Advanced-level discussion of ventricular geometry，wall stress，and systolic function. This chapter provides a detailed and critical discussion of these approaches，which include LV ejection fraction，mass，and circumferential and meridional stress.

Pressure-volume analysis and stress-shortening relationships are emphasized.

5. Lang RM，Badano LP，Tsang W，et al：American Society of Echocardiography；European Association of Echocardiography. EAE/ASE recommendations for image acquisition and display using three-dimensional echocardiography，*J Am Soc Echocardiogr* 25（1）：3-46，2012.

Specific recommendations for routine quantitation of LV volumes and ejection fraction by 3D echocardiography with semiauto-mated border detection and surface-rendered volumes are provided. Technical aspects of data acquisition are provided along with illustrations demonstrating this approach.

6. Chandra S, Skali H, Blankstein R: Novel techniques for assessment of left ventricular systolic function, *Heart Fail Rev* 16 (4): 327-337, 2011.

Contemporary review of multimodality imaging for evaluation of LV systolic function including newer echocardiographic approaches such as strain and strain rate imaging and 3D echocardiography. Context is provided by inclusion of newer nuclear and cardiac magnetic resonance images approaches. 95 references.

7. Mor-Avi V, Lang RM, Badano LP, et al: Current and evolving echocardiographic techniques for the quantitative evaluation of cardiac mechanics: ASE/EAE consensus statement on methodology and indications endorsed by the Japanese Society of Echocardiography, *J Am Soc Echocardiogr* 24 (3): 277-313, 2011.

This comprehensive consensus document reviews the basic parameters of myocardial function, Doppler tissue imaging, speckle tracing echocardiography (both 2D and 3D), and use of strain in clinical practice. Both LV and RV systolic function and diastolic function are reviewed. 30 figures and 185 references.

右心室大小和收缩功能

8. Rudski LG, Lai WW, Afilalo J, et al: Guidelines for the echocardiographic assessment of the right heart in adults: a report from the American Society of Echocardiography endorsed by the European Association of Echocardiography, a registered branch of the European Society of Cardiology, and the Canadian Society of Echocardiography, *J Am Soc Echocardiogr* 23: 685-713, 2010.

Summary recommendations for evaluation of RV size and systolic and diastolic function. Numerous figures illustrate each of the recommended measurements. Tables summarize normal values for chamber dimensions, measures of systolic function, longitudinal strain and strain rate, and diastolic function.

9. Vaidya A, Kirkpatrick JN: Right ventricular anatomy, function, and echocardiographic evaluation. In Otto CM, editor: *The Practice of Clinical Echocardiography*, ed 5, Philadelphia, 2017, Elsevier, pp 619-632.

This chapter provides a detailed review of RV anatomy and physiology followed by a detailed discussion of the approach to echocardiographic imaging and Doppler assessment. Algorithms for routine evaluation of RV size and function are provided.

10. Horton KD, Meece RW, Hill JC: Assessment of the right ventricle by echocardiography: a primer for cardiac sonographers, *J Am Soc Echocardiogr* 22 (7): 776-792, quiz 861-862, 2009.

Concise, well-written review of RV anatomy, imaging, and Doppler measurements. Methodology and technical hints for RV pulsed and color tissue Doppler imaging and for speckle tracking strain and strain rate are provided, along with 3D imaging. Video loops are available online.

11. Mertens LL, Friedberg MK: Imaging the right ventricle—current state of the art, *Nat Rev Cardiol* 7 (10): 551-563, 2010.

Review of RV anatomy and function. Clinical imaging of the RV by echocardiography, cardiac magnetic resonance imaging, and the use of newer Doppler techniques is reviewed. 102 references.

12. Ahmad H, Mor-Avi V, Lang RM, et al: Assessment of right ventricular function using echocardiographic speckle tracking of the tricuspid annular motion: comparison with cardiac magnetic resonance, *Echocardiography* 29 (1): 19-24, 2012.

In a series of 63 patients with echo and CMR imaging on the same day, TAPSE measured by speckle tracking echocardiography was quick and easy to do, was feasible in all patients, and correlated better with CMR RV ejection fraction than standard M-mode TAPSE.

非侵入性肺动脉压力测量

13. Celermajer DS, Playford D: Pulmonary hypertension: role of echocardiography in diagnosis and patient management. In Otto CM, editor: *The Practice of Clinical Echocardiography*, ed 5, Philadelphia, 2017, Elsevier, pp 633-650.

This chapter provides a detailed review of RV anatomy and physiology followed by a detailed discussion of the approach to echocardiographic imaging and Doppler assessment. Algorithms for routine evaluation of RV size and function are provided.

14. Milan A, Magnino C, Veglio F: Echocardiographic indexes for the non-invasive evaluation of pulmonary hemodynamics, *J Am Soc Echocardiogr* 23: 225-239, 2010.

Summary article with detailed tables and clear illustrations of Doppler recordings and calculations for echocardiographic measurement of right heart pressures. 142 references.

15. Freed BH, Tsang W, Bhave NM, et al: Right ventricular strain in pulmonary arterial hypertension: a 2D echocardiography and cardiac magnetic resonance study, *Echocardiography* 32 (2): 257-263, 2015.

In 30 patients with pulmonary arterial hypertension (PAH), RV speckle tracking strain correlated well with CMR-derived RV ejection fraction and had lower interobserver variability than 2D echocardiographic measures of RV systolic function.

16. Schiller NB, Ristow B: Doppler under pressure: it's time to cease the folly of chasing the peak right ventricular systolic pressure, *J Am Soc Echocardiogr* 26 (5): 479-482, 2013.

This editorial comments on three papers that evaluated the accuracy of echocardiography for estimation of pulmonary pressures.

Instead of defining pulmonary pressures by a single number, such as the peak RV systolic pressure calculated from the tricuspid regurgitant jet velocity, the authors suggest we use multiple parameters for evaluation of the pulmonary vasculature. Specifically, they recommend measuring the pulmonary artery velocity time integral (stroke distance) as a measure of the pulmonary volume flow rate. Other useful parameters include calculations of pulmonary mean pressure and pulmonary vascular resistance.

17. Lafitte S, Pillois X, Reant P, et al: Estimation of pulmonary pressures and diagnosis of pulmonary hypertension by Doppler echocardiography: a retrospective comparison of routine echocardiography and invasive hemodynamics, *J Am Soc Echocardiogr* 26 (5): 457-463, 2013.

In a database of 301 patients, a good correlation was observed between Doppler-echo and direct measurement of pulmonary systolic pressure. A Doppler-derived systolic pulmonary pressure > 38 mmHg had a high sensitivity (88%) and specificity (83%) for diagnosis of pulmonary hypertension, defined as a pulmonary systolic mean pressure > 25 mmHg at catheteriza-

tion.

18. Steckelberg RC，Tseng AS，Nishimura R，et al：Derivation of mean pulmonary artery pressure from noninvasive parameters，*J Am Soc Echocardiogr* 26（5）： 464-468，2013.

In series of 307 patients undergoing right heart catheterization，a regression equation for calculation of mean pulmonary artery pressure（MPAP）from pulmonary artery systolic pressure（PASP）.

MPAP = 0.61 PASP + 1.95 mmHg.

Mean pressures calculated with this equation from the echo PASP correlated well with direct measurement at catheterization.

　　心室排空和充盈是一个复杂的相互依赖的过程，心动周期在概念上分为收缩期和舒张期，以便临床评估疾病的严重程度。舒张性心室功能不全在很多心脏疾病患者的临床表现中有非常重要的作用。在射血分数保留的临床心力衰竭（HFpEF）患者中，舒张功能不全是其症状的主要原因。舒张功能不全经常是心脏疾病（如高血压）的早期表现，常早于临床或超声心动图出现收缩功能异常。此外，在射血分数降低的心力衰竭患者中，舒张功能不全的程度可能解释相似射血分数患者间的临床症状差异。

　　超声心动图技术可评估右心室（RV）和左心室（LV）舒张充盈、心肌运动速度，以及右心房（RA）、左心房（LA）的充盈。更新的技术可评估舒张功能包括左心室和左心房的应变显像。本章主要讨论这些无创测量方法和心室舒张功能间的关系，以及

这些测量在患者临床评估中的应用。舒张功能不全的具体表现将在每种疾病的相关章节中讨论。

一、基本概念

（一）舒张时相

　　舒张期是指从主动脉瓣关闭（收缩末）到二尖瓣开放（舒张末）的间期（图7.1）。等容收缩期是指自二尖瓣关闭至主动脉瓣开放，是收缩期的一部分。

　　舒张期可分为以下四个时相：

■等容舒张期

■舒张早期快速充盈期

■舒张晚期

■心房收缩引起的舒张晚期充盈

　　等容舒张期始于主动脉瓣关闭，随之左心室压力快速下降。当左心室压力降至低于左心房压力时，二

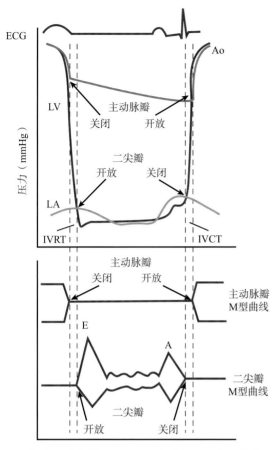

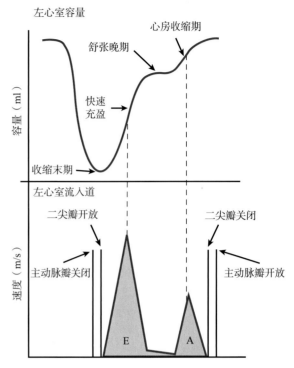

图7.1　舒张压力曲线。ECG(心电图)显示左心室(LV)、左心房(LA)和主动脉(Ao)之间的压力关系，以及主动脉瓣和二尖瓣的M型描记。等容舒张时间(IVRT)是自主动脉瓣关闭至二尖瓣开放的时间。在此期间，左心室压力快速下降。等容收缩时间(IVCT)是自二尖瓣关闭至主动脉瓣开放，在此期间，左心室压力快速上升

图7.2　舒张充盈曲线。显示左心室容量和舒张期左心室多普勒充盈图形之间的关系。早期快速充盈形成E峰，随后是舒张晚期(此时左心房至左心室很少或没有血流)，然后是心房收缩(形成舒张晚期A峰)。多普勒速度曲线实际上是左心室容积曲线的一阶导数

尖瓣开放，等容舒张期结束。二尖瓣叶通常迅速开放至最大，正常个体在(100±10)毫秒内完成。二尖瓣开放为舒张早期快速充盈期的开始，左心房向左心室血流的流速和时间受多因素影响，包括血流方向的压差、心室松弛性和两个心腔间的相对顺应性。

当心室充盈时，心房和心室内的压力趋于平衡，此时为"舒张晚期"，在此期间，心室之间的血液很少流动，二尖瓣叶保持半开放状态。舒张晚期的时长受心率影响；心率慢时较长，而心率快时几乎不可见。当心房收缩时，左心房压力再次超过左心室压力，导致二尖瓣叶进一步开放和左心室再次充盈。在正常个体，左心房收缩仅占全部心室充盈的20%(图7.2)。

右心室的舒张时相与左心室类似，但正常人的右心室舒张期总时长稍短，因为右心室收缩射血期稍长。

（二）舒张功能参数

可采用几个生理参数来描述舒张功能的不同方面，但没有一个单一指标可以涵盖全部舒张功能。临床最常用的舒张功能参数包括：

■ 心室松弛性

■ 心肌或心腔顺应性

■ 充盈压

其他值得关注的参数包括心室弹性回缩力和心包收缩的影响，但这些因素的重要性在正常心室舒张功能中仍存争议。

1. 心室舒张

左心室松弛发生在等容舒张期和舒张早期快速充盈期，是心肌消耗能量的主动过程。影响等容舒张的因素包括内部负荷力(心肌纤维长度)、外部负荷条件(室壁应力、动脉阻抗)、心肌收缩失活(代谢性、神经体液性及药理性)，以及这些因素在空间和时间模式上的不一致。心室松弛异常导致等容舒张时间延长，心室压力下降速率减慢，继而早期充盈峰值速率减慢(缘于房室瓣开放时心房心室间的压差变小)。左心室松弛性的测量包括等容舒张时间(IVRT)、最大压力下降速率(-dP/dt)和松弛时间常数(tau或τ)。有几种不同数学公式可以计算τ，但其基本上反映的是从最大-dP/dt点至二尖瓣开放时的压力下降速率。当左心室舒张异常影响峰值快速充盈率时，τ只是生理参数的间接测量值，因为一些其他因素也影响峰值充盈(图7.3)。

2. 心室顺应性

顺应性是容积变化与压力变化的比值(dV/dP)。僵硬度是顺应性的倒数：压力变化与容积变化的比值

松弛受损

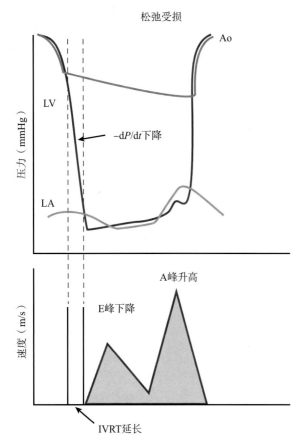

图7.3　左心室松弛受损。注意-d*P*/d*t*下降，松弛时间常数延长。多普勒速度曲线显示等容舒张时间（IVRT）延长，E峰下降（与二尖瓣开放时左心房-左心室压差低有关），A峰升高。Ao，主动脉；LV，左心室；LA，左心房

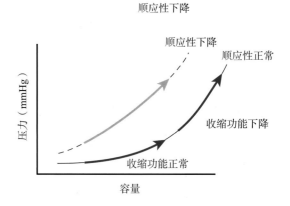

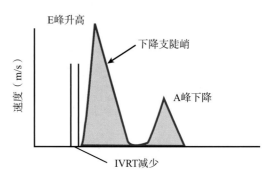

图7.4　舒张顺应性下降。左心室被动压力-容积关系较正常更陡直。舒张期左心室容积增加，压力快速上升，使得初始左心房-左心室的高压差在舒张期充盈梯度快速下降。多普勒速度曲线显示等容舒张时间（IVRT）减少，下降支陡峭，A峰下降。注意：即使顺应性正常，收缩功能下降亦可导致正常的压力-容积关系曲线右移，导致舒张充盈图类似顺应性下降表现

（d*P*/d*V*）。从概念上讲，顺应性可分为心肌（以独立的心肌为特征）和心腔（整个心室的特征）两部分。心腔顺应性受心室大小和形状的影响，同时也受心肌特征的影响。外在因素也影响顺应性的测量，包括心包、右心室容积和胸膜腔压力。心室顺应性的评价是基于舒张被动压力-容积曲线，显示在生理范围内压力和容积间的关系及相互变化的程度（图7.4）。

3.心室舒张压

临床上，评估舒张压常单独用于患者管理。舒张充盈压包括左心室舒张末压（LV EDP）和平均左心房压（LAP）。左心室舒张末压反映充盈完成后的心室压力，左心房压反映左心房舒张期的平均压力。临床上，左心房压由肺小动脉楔压（PCWP）估测，后者可通过心导管实验室的单个时间点或重症监护室中留置右心导管（Swan-Ganz）的多个时间点得到。

4.心室舒张充盈（容量）曲线

另一种临床可用的舒张功能评估方法是心室充盈时间曲线。理论上，左室容积曲线可由二尖瓣环面积乘以舒张期每个时间点的多普勒速度曲线积分来生成。左心室充盈曲线也可由三维超声心动图逐帧测量心室容积生成。左心室充盈曲线数据的准确性、可重

复性和诊断价值在临床广泛应用前需要进一步研究。

心室舒张功能是影响舒张充盈模式的主要因素之一，但这两个概念并不完全等同。除了舒张功能以外的许多生理参数也会影响舒张充盈。如果舒张功能没变化（如松弛性、顺应性），舒张早期充盈速率峰值也受以下因素影响：

■ 前负荷变化影响心室和心房之间的初始压差（即随着容量负荷的增加而增加，随着容量负荷的减少而减少）

■ 过二尖瓣口的容量流率变化（如存在二尖瓣反流时增加）

■ 心房压力变化（如左心室舒张末期压升高或二尖瓣反流引起的v波）

舒张晚期充盈受以下因素影响：

■心律
■心房收缩功能
■心室舒张末压
■心率
■心房收缩时间（PR间期）
■心室舒张功能

考虑这些因素如何影响舒张充盈多普勒模式的重

要性将在后续章节详细讨论。此外，心室舒张充盈模式评估舒张功能的方法仅在无二尖瓣疾病的情况下有效，因为二尖瓣狭窄时，左心室充盈速度和时间主要受瓣膜梗阻严重程度的影响，而二尖瓣反流时，过二尖瓣口的容积流率增加，改变了左心室流入速度曲线。对于非正常窦性心律（如心房颤动）的患者，由于无心房收缩和舒张充盈期长短不同，多普勒评价舒张功能更具挑战。

5.心房压力和充盈曲线

评价心室舒张功能的另一部分是测量心房充盈模式和压力。心房充当静脉循环流向心室的"管道"，尤其是在心房不收缩的舒张早期。此外，心室舒张压升高反映心房压升高（图7.5）。

右心房压力正常情况下都很低（0～5mmHg），仅在心房收缩（a波）和心室收缩（v波）时有轻微升高。

右心房充盈有以下特点：

- 心房收缩（a波）后有少量逆流
- 收缩时相（心房有效舒张）血液自上下腔静脉汇流至心房
- 收缩末（v波）有少量逆流
- 舒张充盈期，心房血液自体静脉汇流至右心室的管道

这些充盈时相在临床医师熟悉的颈静脉脉搏波

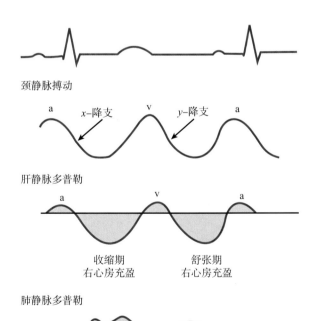

图7.5 右心房（肝静脉）和左心房（肺静脉）充盈图。心房充盈图与体检时见到的颈静脉搏动图类似，有心房（a）波和心室（v）波。肺静脉和肝静脉血流图波形方向相反，因为剑突下切面显示肝静脉的血流方向背离探头（进入右心房），而经胸心尖切面显示肺静脉的血流方向朝向探头（进入左心房）

形有所反映：心房收缩后为a波，心室收缩时的x-降支波对应心房充盈，收缩末期的v波，心室舒张时的y-降支波对应心房充盈。疾病过程对颈静脉搏动和右心房充盈的多普勒模式的影响是相似的。

左心房充盈自肺静脉也具有以下特点：

- 心房收缩（a波）后有少量逆流
- 收缩充盈相
- 收缩末期（v波）有血流减慢或短暂逆流
- 舒张充盈期

在正常者中，收缩充盈相和舒张充盈相的容量大致相当。正常左心房压力较低（5～10mmHg），与正常左心室舒张末压相关，在心房收缩（a波）和心室收缩（v波）后有轻度升高。

（三）正常呼吸变化

正常左心室和右心室舒张充盈可随呼吸变化。吸气时，胸腔内负压引起进入胸腔的全身静脉回流增加，并进入右心房。此时右心房容量和压力增加，引起一过性右心室舒张容量和速度增加，正常情况下比呼气末约增幅20%。

左心房充盈不随吸气增加，因为肺静脉回流全部在胸腔内，不会明显受呼吸变化引起的胸腔内压力影响。事实上，左心房和左心室的舒张充盈在呼气末比吸气时略增高。这一现象的机制至今仍存争议。一些学者推测升高的右心室充盈压传递到左心时有些延迟。还有学者认为吸气时肺静脉血管床容量增加（或"汇集"）致左心房充盈减少。还有一种不太可能的解释，正常人在一个固定容量的心包内，右心室舒张容积的增加导致左心室舒张充盈受损。最后一种机制在心包疾病（如心包缩窄、心脏压塞）患者很重要，可部分解释这种情况下右心室和左心室舒张充盈随呼吸运动的过度变化。

（四）舒张功能不全的病因

许多心脏疾病都可见舒张功能不全，4种引起舒张功能不全的基本疾病机制包括（表7.1）：

- 原发性心肌疾病

表7.1 舒张功能不全的原因（举例）

原因	举例
原发性心肌病	扩张型心肌病 限制型心肌病 肥厚型心肌病
继发性心肌病	高血压 主动脉瓣狭窄 先天性心脏病
冠状动脉疾病	缺血 心肌梗死
外在限制性疾病	心脏压塞 心包缩窄

■继发性左心室肥厚

■冠状动脉疾病

■外部限制性疾病

二、解剖参数

（一）左心室变化

心室内径和室壁厚度的测量是超声心动图评估心室舒张功能的主要部分。心力衰竭患者的收缩和舒张功能不全的相对程度可从正常射血分数的严重舒张功能不全到充盈压正常的严重收缩功能不全。但多数收缩功能不全的患者合并一定程度的舒张功能不全，多数舒张功能不全患者的超声心动图影像可见解剖心腔改变。典型的舒张性心力衰竭（HFpEF）可见于限制型心肌病或高血压心脏病引起的室壁厚、心腔小的患者。出现左心房增大及其严重程度可反映不同程度的慢性充盈压升高，因此测量左心房的大小或体积是评价舒张功能的重要内容（详见图2.16）。

对于主要由心室收缩功能不全（射血分数降低的心力衰竭）引起的心力衰竭患者，典型的影像学表现包括左心室扩大伴整体或局部收缩功能减退和射血分数降低。舒张功能不全通常伴随着收缩功能不全，测量舒张功能和左心室充盈压对患者的治疗和预后很重要。

（二）左心房容积和功能

左心房容积是评价舒张功能不全的一个关键因素。通过二维或三维成像测量左心房容积是可行和准确的，是临床预后的一个强预测指标。但左心房容积是非特异性指标，因为除了舒张功能不全外，左心房容积还随着年龄、运动情况、心律失常、高输出量状态（如贫血）和二尖瓣疾病而增加。

（三）其他影像参数

其他提示舒张功能不全的影像学表现包括心包增厚（如缩窄性心包炎）、室间隔随呼吸异常运动（尤其是心脏压塞时）、下腔静脉和肝静脉扩张（与右心房压力升高相关）。在没有二尖瓣疾病或原发性肺部疾病等其他原因的情况下，肺动脉收缩压升高也须考虑是否存在左心室舒张功能不全。

三、左心室充盈的多普勒评估

（一）术语和测量

多普勒记录的左心室舒张充盈速度与其他技术测量的心室充盈参数密切相关。正常的多普勒心室流入图特点是在主动脉瓣关闭和心室充盈开始之间有短暂时间间隔（等容舒张期）。二尖瓣开放后，从左心房到心室的血流立即快速加速，在年轻健康个体中，可在90～110毫秒内达到0.6～0.8m/s的早期峰值充盈速度（表7.2）。早期最大充盈速度（E峰）与心房和心室之间的最大压力阶差同时出现。在此之后，正常个体的速度迅速下降（即陡峭下降支），正常减速率为4.3～6.7m/s²（表7.3）。减速时间定义为从E峰顶点到减速下降支与零基线相交点的时间间隔，范围为140～200毫秒。舒张早期充盈后接着是一个极小流量的可变周期（舒张晚期），其时长取决于总舒张期时长。心房收缩时，左心房压力再次超过心室压力，产生第二个速度峰（舒张晚期或心房收缩），正常年轻个体的速度峰值通常为0.19～0.35m/s（图7.6）。

表7.2　舒张功能定量参数

参数	成像方法	TTE切面	TEE切面	记录	测量
左心室流入血流，瓣尖处	脉冲多普勒	A4C，取样容积2～3mm置于二尖瓣尖处	高位TEE四腔心切面，取样容积置于二尖瓣尖处	与血流平行，正常呼气，低壁滤波	E（m/s），舒张早期充盈速度 A（m/s），心房收缩后充盈速度 E/A DT（ms），减速时间
左心室流入血流，瓣环处	脉冲多普勒	A4C，取样容积2mm置于二尖瓣环处	高位TEE四腔心切面，取样容积置于二尖瓣环处	与血流平行，正常呼气，低壁滤波	A_{dur}（ms），心房充盈时间
心肌组织多普勒	脉冲多普勒	A4C，取样容积2～4mm置于室间隔基底段	高位TEE四腔心切面，取样容积2～3mm，置于室间隔基底段	极低增益设置，低壁滤波	E'（m/s），舒张早期充盈速度 A'（m/s），心房收缩后充盈速度 E/E'，左心室流入道E峰与组织多普勒E'峰的比值
等容舒张时间（IVRT）	脉冲多普勒	A4C，探头前倾，取样容积3～5mm置于主动脉和二尖瓣中间	高位TEE四腔心切面，探头朝向主动脉瓣，取样容积3～5mm置于主动脉和二尖瓣中间	主动脉瓣关闭线清晰，跨二尖瓣血流起始线清晰，低壁滤波	IVRT（ms）
肺静脉（PV）	脉冲多普勒（彩色用于指引定位）	A4C，右上肺静脉，用彩色血流显示血流束	高位TEE左上肺静脉（所有4条静脉都可以）	取样容积1～3mm，置于肺静脉内1～2cm	PV_S，收缩峰值速度 PV_D，舒张峰值速度 PV_A，心房反向波峰值速度 a_{dur}，肺静脉心房反向波持续时间

注：A4C，心尖四腔心切面。

表7.3 舒张功能的部分正常参数	
参数	正常值
速度	
E/A	1.32±0.42
减速斜率	（5.0±1.4）m/s^2
间期	
IVRT	（63±11）ms
减速时间（DT）	150～200ms
$A_{dur}-a_{dur}$	＜20ms
衍生值	
τ	（33±6）ms
−dP/dt	（2048±335）mmHg/s
充盈率	
峰值充盈率	（288±66）ml/s
LVEDV标化的峰值充盈率	（2.9±1.0）/s
心房充盈率	（229±83）ml/s
心肌多普勒速度	
E′	（10.3±2.0）cm/s
A′	（5.8±1.6）cm/s
E′/A′	2.1±0.9
E/E′	≤10

注：A_{dur}，二尖瓣口A峰持续时间；a_{dur}，肺静脉血流图a波持续时间；IVRT，等容舒张时间；LVEDV，左心室舒张末容积。
数据摘自Tebbe U，Hoffmeister N，Sauer G，et al：Clin Cardiol 3：19，1980；Shapiro LM，McKenna WJ：Br Heart J 51：637，1984；Pearson AC，Labovitz AJ，Mrosek D：Am Heart J 113：1417，1987；Snider AR，Gidding SS，Rocchini AP：Am J Cardiol 56：921，1985；García-Fernández MA，Azevedo J，Moreno M：Eur Heart J 20：496，1999。

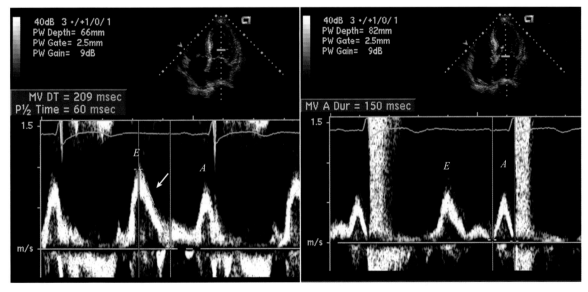

图7.6　正常左心室舒张充盈图形。左图为心尖四腔心，脉冲多普勒取样容积放于二尖瓣瓣尖水平，测量E峰、A峰和减速时间（箭头）。右图为取样容积放于二尖瓣瓣环水平，记录心房波持续时间。如果计算跨二尖瓣每搏量，需用二尖瓣环水平的血流信号描记速度-时间积分

多普勒速度曲线点定量参数包括（图7.7）

■ 最大速度：E峰速度，A峰速度，二者之比（E/A）。

■ 速度−时间积分：总积分，舒张早期积分，心房收缩积分，舒张前1/3或1/2积分，以及它们的比值。

■ 时间间期：等容舒张期，舒张持续时间，减速时间，心房充盈时间。

■ 加速度和减速度测量：从血流开始到E峰的时间，速度上升的最大速率，以及舒张早期减速的斜率。

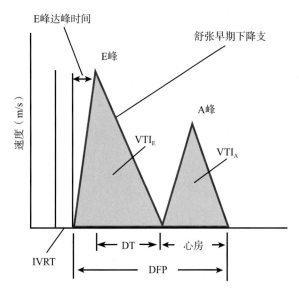

图7.7　多普勒左心室充盈曲线定量测量示意图。DFP，舒张充盈期；DT，减速时间；IVRT，等容舒张时间；VTI，速度−时间积分

（二）容积流率

要将多普勒心室流入速度曲线转换为容积曲线，必须考虑血流的横截面积。在空间对称流型的层流区域，容积流率等于速度和横截面积的乘积（图7.8）。因此，通过二尖瓣的瞬时容积流率等于瞬时速度乘以流量横截面积（cross-sectional area，CSA）。同样，经二尖瓣口的每搏量（SV）可由舒张充盈曲线的流速时间积分（VTI）推算。

$$SV_{经二尖瓣} = VTI \times CSA \qquad (7.1)$$

经二尖瓣血流横截面积的标准测量方法是计算二尖瓣环水平的血流横截面积。二尖瓣叶的运动是被动过程，运动的程度反映通过瓣叶的流量（在没有二尖瓣狭窄的情况下）。虽然从二尖瓣环到瓣尖的血流面积逐渐变小，但二尖瓣环较固定（而非柔韧多动的瓣叶），是测量血流的首选部位。二尖瓣环的形状在3D中较复杂，但在临床实践中，测量心尖四腔心和（或）

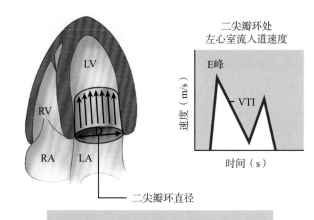

$$CSA = \pi (D/2)^2$$
$$跨二尖瓣SV = CSA \times VTI$$
$$峰值充盈率 = E峰速度 \times CSA$$

图7.8　经二尖瓣口容量流率。计算经二尖瓣环的容量流率如图所示。心尖四腔心切面和胸骨旁长轴切面可测量二尖瓣环直径，计算圆形横截面积（CSA）。或者用单一瓣环直径计算圆形横截面积作为近似值。SV，每搏量；VTI，血流速度−时间积分；LA，左心房；LV，左心室；RA，右心房；RV，右心室

胸骨旁长轴切面的相关直径，将二尖瓣环假设为圆形或椭圆形几何形状能得到合理近似值（参见图6.15）。

结合多普勒左心室流入速度数据和二尖瓣环的横截面积，可计算的其他充盈参数包括：

■ 峰值充盈率：峰值快速充盈率，心房峰值充盈率，二者之比。

■ 每搏量。

■ 分数充盈率：如前1/3充盈分数或早期/晚期充盈比。

对于这些参数，充盈率是用适当的速度或速度−时间积分乘以横截面积来计算。例如，峰值快速充盈率（peak rapid filling rate，PRFR）为

$$PRFR（ml/s） = 二尖瓣E波峰值流速（cm/s） \times CSA （cm^2） \qquad (7.2)$$

当然，容积流量只有在同一解剖位置（如瓣环水平）测量速度和直径时，才是准确的。

（三）多普勒数据记录

几乎所有患者都可由经胸超声心动图（TTE）心尖四腔心切面或长轴切面记录左心室流入血流。通过该声窗可实现声束与左心室血流流入方向平行。经食管超声心动图（TEE）可以从食管高位声窗记录左心室流入血流，注意使多普勒声束与流入血流平行（图7.9）。部分患者也可以在经胃心尖切面记录左心室流入血流，但需要注意图像标准（避免心室短切）和声束与血流之间的角度（即多普勒声束与流入血流不平行），避免低估流速。

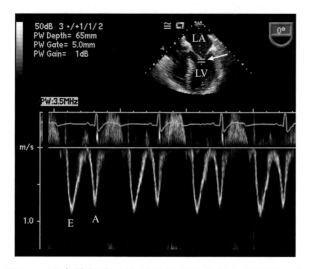

图7.9 经食管超声心动图记录经二尖瓣血流速度。在TEE四腔心切面，超声束与血流方向平行，可获得典型左心室舒张充盈图。与TTE血流图的唯一区别是，TEE的血流方向背离探头。LA，左心房；LV，左心室

用脉冲多普勒记录流入速度，取样容积框宽度2～3mm，放于二尖瓣尖（用于评估舒张功能）或二尖瓣环（用于测量容积流率和心房充盈持续时间）（见图7.6）。舒张功能评估时，超声束与血流平行，沿着超声束方向缓慢移动取样容积，以确定最大速度的位置，通常在二尖瓣瓣尖水平。速度范围调整至最大限度显示感兴趣的速度并避免信号混叠。频谱扫描速度最大化（100cm/s），下调壁滤波域值（信号质量允许的情况下），使速度接近基线，从而实现准确的时间间隔测量。正常呼吸时，在呼气末记录流量。

左心室流入量的临床标准测量值包括：
- 舒张早期充盈速度（E）
- 心房充盈速度（A）
- 减速时间（DT），所有瓣尖水平
- 二尖瓣环水平测量的心房充盈持续时间（A_{dur}）

四、心肌组织多普勒成像

当左心室在舒张期充盈时，心室腔从基底部向心尖部延长，并在径向和环向都延展。脉冲组织多普勒可测量舒张期心肌纵向延长（收缩期缩短）的速度，调整脉冲多普勒速度标尺、增益和壁滤器以显示心肌运动速度，而不是显示心腔内血流的速度。与跨二尖瓣血流速度相比，组织多普勒心肌速度对前负荷的依赖性小，因此是评价舒张功能的有用指标。

与跨二尖瓣血流速度相比，心肌速度曲线与之类似但方向相反，速度较低（图7.10）。当从心尖切面记录二尖瓣环附近的心肌组织速度时，可显示有一个背离探头的短暂舒张早期速度峰，与早期舒张松弛相关，正常范围在0.10～0.14cm/s。本书将舒张早期速度峰简称为E′，其他常见缩写还有e′（小写e替代大写E）、E_m（指二尖瓣环）、E_a（指环）。心房收缩之后，远离心尖方向的第二个速度峰记为A′，正常情况下，E′/A′＞1.0。E′/A′降低提示舒张功能受损。E′/A′的类型还有助于甄别是正常左心室充盈还是中重度舒张功能不全患者的假性正常化图形。

心肌组织多普勒信号在心尖四腔心切面用脉冲多普勒记录，将较小取样容积（长度1～3mm）放于心室壁基底段心肌，距离二尖瓣环1cm以内。评价舒张功能通常用室间隔基底段瓣环（即中间瓣环）的记录。侧壁瓣环记录的组织多普勒速度常稍高，但不如中间瓣环的数值重复性好。一些专家建议把侧壁和中间瓣环的组织多普勒速度取平均数。在记录组织多普勒时，速度标尺减小到0.2 m/s以下，调低增益，减小壁滤波以获得清晰的E′和A′峰值信号。一些仪器具有组织多普勒模式设置，可自动对脉冲多普勒模式进行调整。以上均需在平静呼吸的呼气末记录。心肌组织多普勒的标准临床测量包括：
- 舒张早期充盈速度（E′）
- 心房收缩充盈速度（A′）
- 舒张早期充盈速度与心房收缩充盈速度的比值（E′/A′）
- 经二尖瓣口血流速度与组织多普勒速度的比值（E/E′）

血流速度与组织速度之比的基本原理是，跨二尖瓣口的E峰速度既反映左心房至左心室的开放压力阶差，也反映舒张时进入心室的血液量。相反，组织多

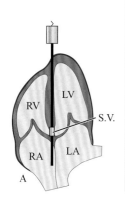

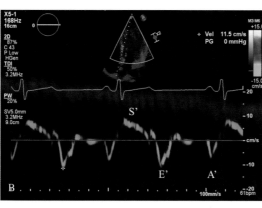

图7.10 二尖瓣环组织多普勒图。A. 心尖四腔心切面，多普勒取样容积（S.V.）放于室间隔基底段，紧邻二尖瓣环。B. 一名正常年轻人的组织多普勒成像（TDI）示舒张早期心肌速度（E′）大于心房速度（A′）。收缩速度朝向探头定义为S′。注意速度标尺最大仅为0.15m/s，与图7.6为同一患者，其左心室流入速度为1.5m/s。LA，左心房；LV，左心室；RA，右心房；RV，右心室

普勒速度仅反映进入心室的血液量（随心室增大而容量增加），因此该比值将容积流率的E峰速度标准化，从而可供参考充盈压。非常高的E/E′比值（＞15）对充盈压升高有特异性，但这个比值不够敏感，许多患者充盈压升高时该比值为8～15。

五、左心房充盈

（一）术语和测量

左心房充盈可通过TEE或TTE肺静脉血流的多普勒频谱来评价。多普勒速度频谱也与正常充盈曲线相似，进入左心房的血流发生在两个时相——收缩期和舒张期。另外，心室收缩后血流减速，心房收缩后有小的逆向血流（图7.11）。有些患者的TEE记录的收缩期流入频谱是双相的，第一个是与心房舒张有关的收缩早期峰，第二个是与二尖瓣环朝向心尖部位移有关的收缩晚期峰。呼吸变化对血流的影响同样也可以影响左心系统，但不如对右心系统的影响明显，并且其影响是相反的：吸气时左心充盈轻度减少。肺静脉和左心房全都位于胸腔内，所以胸腔的负压不能产生二者间的压差。而在吸气时心房充盈可能减少，因为血液在扩张的肺静脉中短暂"聚集"，然后在呼气时排空。

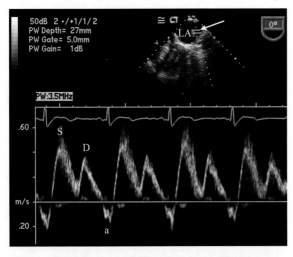

图7.11　经食管超声心动图记录的左心房肺静脉流入频谱。TEE中自左上肺静脉记录的正常左心房流入图。a，心房收缩；D，舒张；S，收缩；LA，左心房

（二）多普勒数据记录

TEE图像短轴切面的四条肺静脉的任意一条均易记录到左心房流入频谱。仔细定位和调整角度，确保脉冲多普勒取样点位于肺静脉内而非相邻的左心房。取样容积框宽度通常在2～3mm，降低壁滤波以显示与心房和心室收缩相关的低速部分。血流图形因与肺静脉开口的距离不同而有变化。肺静脉开口约1cm的位置，信号强度最好，血流图形最稳定。

左上肺静脉靠前，邻近左心耳，最容易显示。探头稍向前推进，可观察到水平方向的左下肺静脉的血

流图形。将探头向内旋转可显示右侧肺静脉、右上肺静脉（也在前方），探头稍向前可显示水平方向的右下肺静脉。

TTE记录肺静脉血流图形更具挑战。大多数超声心动图医师采用心尖四腔心切面，这样右上肺静脉血流和超声束平行。在这个探查深度（通常约14cm），信号强度是个限制因素，因此需要仔细注意取样容积的位置、壁滤波和增益设置，以优化速度数据。通过彩色血流成像显示从肺静脉到左心房的血流束，有助于取样容积的定位。同样，取样容积应定位在肺静脉内，距开口1～2cm处。值得注意的是，由于TTE信噪比较低，与TEE成像相比，其更难显示心房反向和收缩期双相的血流图形（图7.12）。此外，TEE左上肺静脉的血流模式比右上肺静脉显示更多的层流模式。在部分人中，可用其他经胸声窗包括剑突下和胸骨旁的主动脉瓣短轴切面或胸骨上凹的左心房和肺静脉切面记录肺静脉血流。但这些切面往往成角，并非最佳。

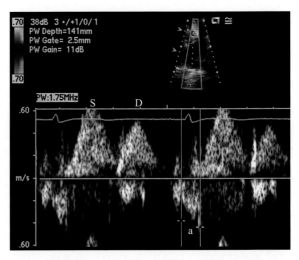

图7.12　经胸超声心动图记录的左心房肺静脉流入频谱。经胸超声心动图心尖四腔心切面自右上肺静脉记录的正常左心房流入图，使用彩色多普勒辅助将取样容积置于肺静脉内1～2cm。充盈包括收缩期（S）、舒张期（D），心房收缩后有轻度反向波（a）

临床标准肺静脉血流测量包括：
- 收缩峰值速度（PVS）
- 舒张峰值速度（PVD）
- 心房反向峰值速度（PV$_a$）
- 肺静脉心房反向波持续时间（a_{dur}）

六、其他方法

（一）等容舒张时间

等容舒张时间（isovolumic relaxation time，IVRT）是主动脉瓣关闭和二尖瓣开放之间的时间间隔。正常的等容舒张时间为50～100毫秒，但正常范围随年龄和心率而变化。松弛受损时等容舒张时间延长，而顺

应性降低和充盈压升高时等容舒张时间缩短。因此，这项测量有助于确定舒张功能障碍的严重程度，特别是在接受药物治疗或观察疾病进程患者的系列研究中。

测量等容舒张时间是从心尖四腔心切面，探头向前成角以显示流出道和主动脉瓣。脉冲多普勒的取样容积框宽度为3～5mm，定点于主动脉瓣和二尖瓣的中间，获得同时显示主动脉流出和二尖瓣流入的清晰信号，最好是有明确的主动脉瓣关闭线。调整增益，减少滤过波，等容舒张时间即从主动脉瓣关闭线到二尖瓣血流开始的时间间隔，以毫秒为单位（图7.13）。

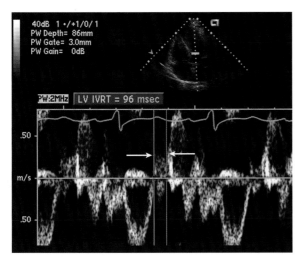

图7.13 等容舒张时间。等容舒张时间（IVRT）的测量是从主动脉瓣关闭至二尖瓣血流开始（箭头所指），图示测量为96ms

（二）传播速度

彩色多普勒M型从心尖部记录左心室流入血流可用于测量血液从瓣环到心尖的传播速度。当心室限制性充盈障碍时血流传播速度降低，缩窄性心包炎时血流传播速度增加。

在心尖四腔心切面使用彩色血流成像，将彩色M型取样线平行二尖瓣血流并位于其中部，可以记录到

彩色M型传播速度（图7.14）。使用较窄扇角、调低深度使图像包含瓣环和心尖、混叠速度0.5～0.7m/s，彩色M型信号用以快速扫描速度（100～200mm/s）记录。舒张功能正常时，血液从瓣环快速流向心尖，呈近乎垂直的M型彩色图形。舒张早期沿彩色多普勒M型边缘线的斜率就是传播速度，正常值＞50cm/s。舒张功能下降时，血液从瓣环向心尖的运动减慢，致彩色M型斜率延长。准确记录和测量传播速度需要相当专业的医师，并非所有超声心动图研究室都使用此方法。

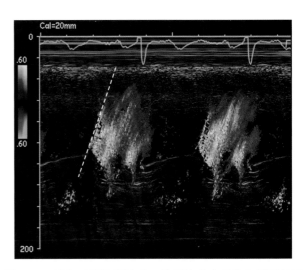

图7.14 彩色M型传播速度。传播速度（虚线）用彩色M型记录，心尖四腔心切面将取样线放于二尖瓣环的中部。多普勒血流自瓣环（标尺底端）移动至心尖（标尺顶端）的斜率反映了左心室的松弛率

（三）左心室舒张率（−dP/dt）

收缩末期二尖瓣反流速度的下降率反映舒张早期左心室压力的下降率（图7.15）。可以从收缩末期测量二尖瓣反流束的−dP/dt，类似于从反流束的起始段测量dP/dt（参见图6.17）。但是，二尖瓣反流速度也受到左心房压的影响，并且左心房压通常因二尖瓣反流而升高，独立于舒张功能不全。此外，由于部分患

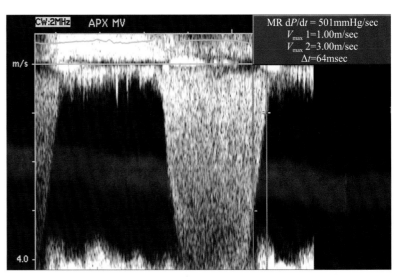

图7.15 舒张早期−dP/dt。二尖瓣反流速度减速曲线在1m/s与3m/s的时间间期用于计算−dP/dt，即Δt/32 mmHg

者二尖瓣反流频谱信号强度差、所测量时间间隔短，导致这项指标的重复性不好，因此尚未被广泛接受为评价舒张功能不全的标准方法。

（四）左心室和左心房心肌力学

组织多普勒成像或斑点追踪超声心动图（详见图4.14）得到的左心室应变和应变率测量可用于评估局部舒张功能不全。这种方法可能有助于诊断冠心病，评估心肌存活性，检测间质纤维化。其他可以从组织多普勒成像得到的舒张功能的潜在指标包括反映舒张晚期压力的E'-E的时间间隔，以及整体心肌形变测量，如等容舒张期间的应变率（不受负荷条件的影响）。组织多普勒成像和斑点追踪超声心动图也可以评估收缩期左心室的旋转和扭转，以及舒张期的解旋，但此法尚未得到临床应用。

组织多普勒成像或斑点追踪超声心动图可以评估左心房功能。指标包括：
- 左心室收缩期最大应变（左心房储存功能）
- 舒张早期应变（左心房管道功能）
- 左心房收缩期应变（左心房收缩功能）

测量左心房应变可能有助于评估舒张性心力衰竭患者及预测心房颤动复律后窦性心律的持续性。但这些指标在常规临床应用前尚需进一步研究。

七、混杂因素

（一）生理因素

评估左心室舒张功能需考虑左心室充盈相关的正常变异，包括：
- 呼吸
- 心率
- PR间期
- 年龄
- 前负荷

肺静脉血流图也受舒张功能以外的生理因素影响，收缩充盈期受以下因素影响最大：
- 左心房大小
- 左心房压
- 左心房顺应性

- 心房收缩功能

心房反向波的速度和间期受以下因素影响：
- 左心房收缩
- 左心房顺应性
- 心脏节律

尽管所有这些因素对左心室舒张充盈图有潜在影响，但经仔细分析后，多普勒速度数据仍然可以提供舒张功能不全的有用信息。

1. 呼吸、心率和PR间期

正常情况下，呼吸时左心室流入速度有轻微变化（<20%）。心率越快，舒张期越短，尤其是舒张晚期，以致A峰非常接近E峰。当E峰和A峰重叠时，A峰被"添加"到E峰上，导致A峰更高、E/A比更低（图7.16）。同样，长PR间期导致舒张期A峰提前，也会叠加在E峰上。心率特别快时（舒张充盈期短），E和A融合为一个E/A峰。评估心脏传导阻滞或房性心律失常的患者时也可见到类似现象，A峰与E峰的相对位置也会相应影响其幅度（图7.17）。

许多影响左心室舒张充盈的变量也会影响左心房充盈。较快的心率导致左心房充盈的收缩期和舒张期融合，而较慢的心率导致两者之间分离得更清楚。

2. 年龄

对于儿童和青年人，心室充盈主要发生在舒张早期，以E峰为主，仅一小部分心室充盈与心房收缩

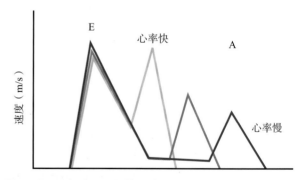

图7.16　心率对E/A比的影响。心率快时A峰与E峰重叠或"叠加"示意图

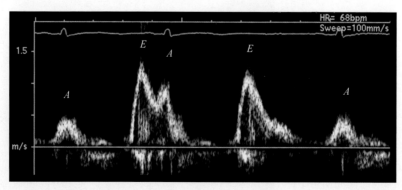

图7.17　舒张充盈时间对E/A比的影响。房性心律失常患者的左心室充盈图，示舒张期缩短对E/A图的影响

相关（总左心室容量的20%）。随着年龄增长，E峰降低，心房收缩的作用越来越重要；在50岁左右，E峰和A峰相等；之后，正常情况下也可出现E/A比倒置（附录A，表A.5）。随着年龄增长，舒张早期减速时间也会逐渐延长，等容舒张时间也有轻度增加（图7.18）。假设左心室充盈模式随年龄变化的机制是舒张早期松弛程度逐渐降低，那么E峰和E/A比通常随着年龄的增长而降低，而在老年患者中发现"正常"的左心室充盈模式应警惕其左心室顺应性异常。

左心房流入量随年龄的变化包括舒张充盈期减少、收缩充盈期代偿性增加及50岁以上人群心房反转波更显著。

3.前负荷

左心房压力和容量前负荷明显影响左心室舒张充盈模式（图7.19）。左心房压增加导致E峰升高、等容舒张期缩短、舒张早期充盈下降支更陡。舒张早期左心室快速充盈时，左心室压升高，此时心房收缩在左心房和左心室之间只产生一个较小的压差和一个小A峰。前负荷增加的例子还包括输液和由左心室舒张末压升高引起的左心房压升高。

前负荷减少也会影响舒张充盈参数。左心房压降低导致二尖瓣开放时左心房和左心室间的压差较小，

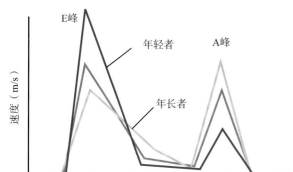

左心室流入血流受年龄的影响

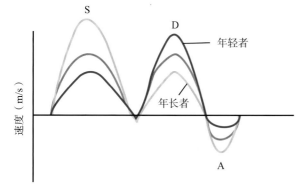

左心室流入血流（肺静脉）受年龄的影响

图7.18　左心室和左心房流入图的年龄变化。显示左心室流入（上）和左心房流入及肺静脉血流（下）随年龄的变化，分别显示年轻者（50岁，粉色）、中年者（蓝色）及年老者（黄色）的典型图。A，心房；D，舒张；S，收缩

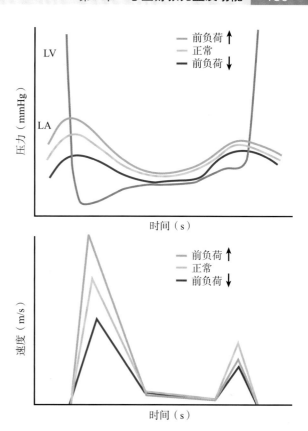

图7.19　前负荷对左心室充盈图的影响。当前负荷增加，二尖瓣开放时，左心房（LA）与左心室（LV）间的压差增加，产生较高E峰。A峰不变或降低（舒张压高导致心房收缩后左心房与左心室压差小）。前负荷减少时会发生相反的变化

从而E峰较小。因此低血容量或使用扩血管药（如硝酸甘油）会引起E峰降低，对A峰的影响较小。在Valsalva动作的负荷阶段，前负荷会暂时降低。因此，如果E/A比看似正常但前负荷升高时，Valsalva动作导致E峰降低使E/A比正常化或逆转。这种对Valsalva动作的反应可用于区分正常和假性正常的舒张充盈模式，并甄别可逆或不可逆的严重舒张功能不全。

（二）病理因素

除左心室舒张功能外，也可影响左心室舒张充盈模式的几个病理因素包括：

■左心室收缩功能
■二尖瓣疾病
■心脏节律和心房收缩功能

1.左心室收缩功能

左心室收缩功能影响舒张充盈的模式是，在给定的舒张压-容积曲线中，收缩末期容积增加会导致压力-容积曲线更陡。舒张充盈压力在容量增加后有更大的增加。此时E峰增加，A峰降低，类似舒张压-容积曲线变化的顺应性下降模式（见图7.4）。

2.二尖瓣疾病

使用跨二尖瓣和肺静脉血流图评估左心室舒张功能的假设前提是二尖瓣本身不影响心室充盈。很明显，

当有二尖瓣疾病时此种假设不成立。二尖瓣狭窄时，二尖瓣口面积会限制左心室充盈；二尖瓣明显狭窄时，多普勒方法不能用于评价左心室舒张功能。若二尖瓣反流超过轻度，瓣膜开放时初始压差增加，舒张早期通过二尖瓣口的容积流率增加。因此，无法准确评估伴有明显二尖瓣反流病例的舒张功能（图7.20）。

3.心脏节律和心房收缩功能

除正常窦性节律外，其他情况评估舒张功能都颇具挑战，因为E/A比是主要测量指标（图7.21）。此外，部分心电图显示窦性节律的患者心房收缩无效，产生一个小的或不可见的A峰。心房颤动患者的舒张充盈时间内每次心搏都不一样，没有左心室流入A峰或肺静脉流入心房逆向波。此外，收缩期肺静脉的前向血流反映了心房收缩后的心房充盈，因此心房颤动患者即使没有二尖瓣反流或左心室舒张功能不全，收缩期肺静脉的血流通常也会减弱。在心房颤动患者中，提示充盈压升高的左心室舒张功能的测量指标如下，应取多个心动周期的平均值：

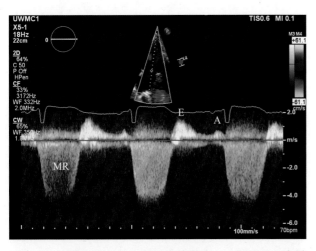

图7.20　容量流率对左心室充盈的影响。一例严重二尖瓣反流（MR）患者的左心室流入图显示E峰高大，因为经二尖瓣口容量流率增加，左心房压升高

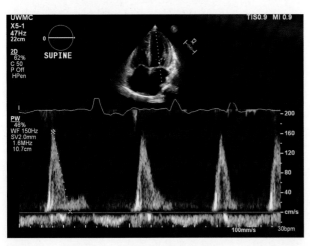

图7.21　心房颤动。一例心房颤动患者的左心室流入图，示单峰，无A峰，心律不规则

- ■ 二尖瓣减速时间（DT）≤160毫秒
- ■ 等容舒张时间（IVRT）≤65毫秒
- ■ E/E′≥11

八、舒张功能不全的临床分类

临床上评价心室舒张功能常较复杂，因有多种因素影响舒张充盈。例如，顺应性下降的患者常伴有前负荷增加。因此，顺应性下降的老年患者的左心室充盈图形与年轻人的舒张功能正常图形相似（称为"假性正常化"）。相反，松弛受损的患者伴有二尖瓣反流，由于跨二尖瓣口的容量流率增加显示较高的E/A比，而非松弛受损预期显示较低的E/A比。如上所示，对于个体来说，从各种生理参数中辨别舒张功能不全可能较为困难。而且，影响舒张充盈的因素不是独立的。一个生理参数的变化（如左心房压力）会影响其他参数（如心房顺应性和左心室收缩）。但从实用角度看，综合二尖瓣血流图、心肌组织速度图和肺静脉血流图，可对舒张功能不全的类型和严重程度做临床实用分类（表7.4）。

舒张功能不全的临床适应证和最佳检查方法还处于不断发展中，每个实验室都要制订一套何时及如何评估舒张功能的规范。推荐对有心力衰竭症状（包括呼吸困难），尤其是左心室收缩功能正常的患者，以及表7.1所列、基于临床或超声心动图标准、符合评估条件的患者，均应详细评估舒张功能不全（图7.22）。

（一）舒张充盈压的估测

在临床实践中，很难将心室舒张和顺应性的变化与充盈压升高引起的变化区分开来。这些参数在概念上是不同的。在根据血流动力学参数决定治疗决策时，多普勒数据不够准确或精确，不能取代危重患者的有创压力测量，但有几个多普勒参数可用于识别充盈压升高的患者，尽管尚未给出确切数值（参见附录B，表B.5）。

提示左心室充盈压升高的多普勒参数包括：
- ■ 跨二尖瓣口E峰与心肌组织多普勒E′峰之比（E/E′）＞15
- ■ 肺静脉心房反向波速度（PV_a）＞0.35m/s
- ■ 肺静脉心房反向波时间（a_{dur}）至少比跨二尖瓣口心房血流时间（A_{dur}）长20毫秒
- ■ 肺静脉收缩波小于舒张波（S＜D）
- ■ 跨二尖瓣口早期舒张E峰与心房收缩A峰之比（E/A）＞2
- ■ 减速时间＜140毫秒

临床实践中检查疑似舒张功能不全的患者时会考虑其中几个变量，舒张松弛和顺应性的混杂因素会影响每个患者的数据。低LVEF的患者，E/E′＞15是左心室充盈压升高的比较准确的指标。LVEF正常的患者，E/E′很低（≤8）或很高（＞15）有诊断意义，

表7.4　舒张功能不全的分类（重点参数高亮显示）

病理生理	正常	轻度 （Ⅰ级） 松弛↓ LVEDP正常	中度 （Ⅱ级） 松弛↓ LVEDP↑	重度*（Ⅲ级） 顺应性↓ LVEDP↑↑
E/A†	≥0.8	＜0.8	＞0.8～＜2.0‡	≥2.0
Valsalva ΔE/A		＜0.5	≥0.5	≥0.5
DT（ms）	150～200	＞200	150～200	＜150
E′峰（cm/s）	≥10	＜8	＜8	＜5
E/E′	≤10	≤10	10～14	＞14
IVRT（ms）	50～100	≥100	60～100	≤60
PV S/D	≈1	S＞D	S＜D	S≪D
PVa（m/s）	＜0.35	＜0.35§	≥0.35	≥0.35
Adur−Adur（ms）	＜20	＜20§	≥30	≥30
左心房容积指数	＜34 ml/m²	轻度增大	中度增大	重度增大

注：A，心房收缩舒张晚期心室充盈速度；DT，减速时间；E，舒张早期峰速度；E′，组织多普勒舒张早期速度；IVRT，等容舒张时间；LVEDP，左心室舒张末压；PV，肺静脉。

*增加一个分级为不可逆严重舒张功能不全，特点为Valsalva负荷状态E峰无下降。

†美国超声心动图学会指南中只包括黄色部分，并考虑了三尖瓣反流射流速度。在没有其他原因导致肺动脉压升高的情况下，三尖瓣反流速度大于2.8 m/s与中重度左心室舒张功能不全一致。

‡Valsalva动作时E/A＜1。

§如果充盈压力升高，肺静脉心房反向波持续时间和速度可能增加。

数据来自 Nagueh SF，Smiseth OA，Appleton CP，et al：[ASE guidelines.] J Am Soc Echocardiogr 29：277-314，2015；Rakowski H，Appleton C，Chan KL，et al：[Canadian consensus guidelines.] J Am Soc Echocadiogr 9：736-760，1996；Yamada H，Goh PP，Sun JP，et al：J Am Soc Echocardiogr 15：1238-1244，2002；Redfield MM，Jacobsen SJ，Burnett JC Jr，et al：JAMA 289：194-202，2003；Lester SJ，Tajik AJ，Nishimura RA，et al：J Am Coll Cardiol 51：679-689，2008.

图7.22　临床评估舒张功能不全的实用方法。若左心室大小、室壁厚度和射血分数（EF）正常，仅在左心房扩大或年龄相关的E/A比异常时进一步评价舒张功能。若患者心室肥厚或扩张但EF正常，需全面评估舒张功能，尤其是临床考虑症状病因与舒张功能不全有关时。若EF下降，首先要评估充盈压升高。若不存在充盈压升高的简单标准，需更完善地评估舒张功能。DT，减速时间；IVRT，等容舒张时间；PV_D，峰值舒张速度；PV_S，峰值收缩速度

*舒张功能异常分类见表7.4

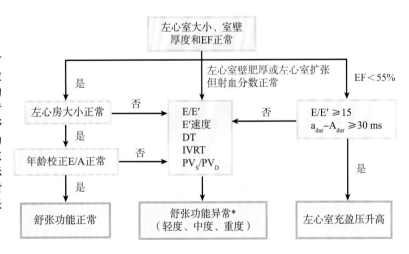

为8～15时需结合前述其他参数。充盈压升高的诊断在多个指标符合时更可靠。其他发现，如左心房增大和肺动脉高压可提高诊断的可靠性。

（二）轻度舒张功能不全

轻度舒张功能不全的特点是心室松弛受损，其典型波形为早期舒张充盈下降，心房收缩对心室充盈的贡献增加（图7.23）。松弛受损表现如下：

- E峰下降
- 早期舒张减速时间（DT）延长（＞200毫秒）
- 组织多普勒E′速度＜10cm/s

- 等容舒张时间（IVRT）延长

如果松弛受损但充盈压正常，E/E′＜8，肺静脉血流图正常且

- 收缩相大于舒张相
- 心房反向波间期及速度正常

如果松弛受损伴充盈压升高，左心室流入图持续显示E/A＜0.8伴减速时间延长。但早期舒张峰与组织多普勒峰之比E/E′升高，等容舒张时间在正常范围，肺静脉血流图的心房反向波间期延长、速度增快。这种情况在轻中度舒张功能不全时持续存在。

（三）中度舒张功能不全

中度舒张功能不全的特点是顺应性异常，常在松弛受损基础上发生。异常心室顺应性引起舒张早期快速充盈紧接在二尖瓣开放之后，等容舒张时间短，加速时间短。当心室充盈后，由于心室顺应性下降、僵硬度增加，使左心室舒张压快速升高，出现E峰高大，其下降支很陡（图7.24）。此时充盈发生在压力-容积曲线的陡峭部分，心房对充盈的贡献相对小。另外，通常左心室舒张末压升高，心房收缩后左心房-左心室压差较小。这类心室充盈波形为"假性正常化"，此

时心室舒张功能不全存在，但E/A比貌似正常。

中度舒张功能不全，E/A比正常（假性正常），与正常心室充盈的区别在于：

- E'峰低（＜8cm/s）
- 舒张早期减速时间缩短（150～200毫秒）
- 组织多普勒E'/A'＜1
- E/E'为10～14
- 等容舒张时间缩短（60～100毫秒）
- 肺静脉舒张波大于收缩波

此外，肺静脉血流图显示一个明显的舒张相伴

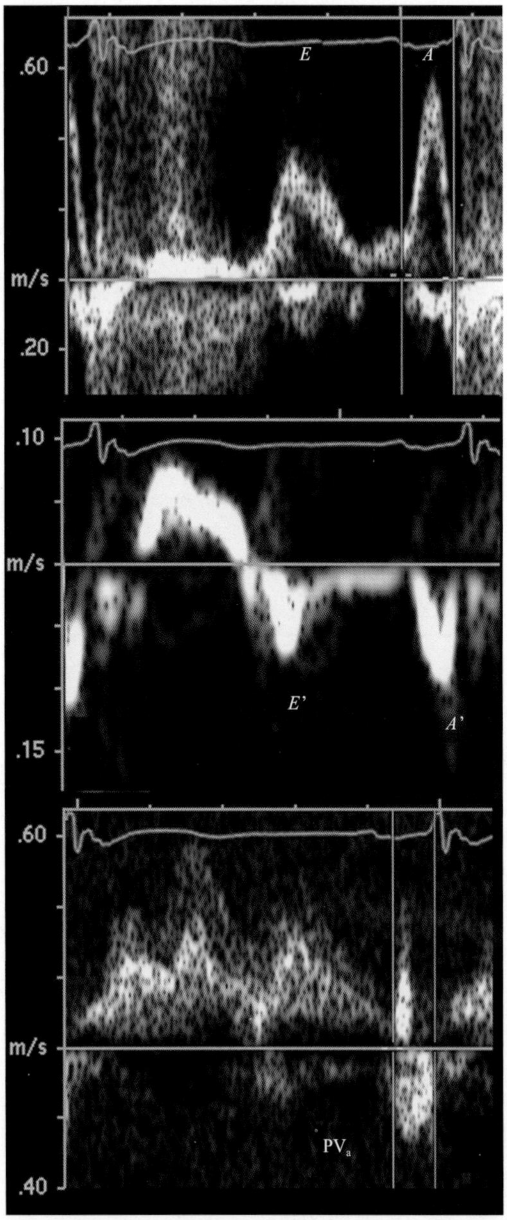

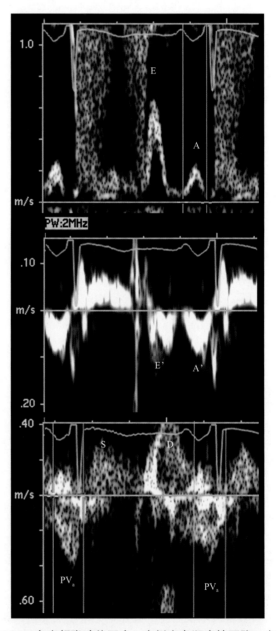

图7.23　轻度舒张功能不全。本例患者有左心室肥厚和松弛下降，瓣尖水平二尖瓣流入图（上）示E/A＜1，减速时间延长。心肌组织多普勒（中）证实松弛受损，E'/A'＜1，提示二尖瓣血流图与负荷条件不相关。肺静脉血流图（下）显示收缩波比舒张波稍大，心房反向波（PVa）速度和时间正常，符合左心室充盈压正常。此外，E/E'仅为4

图7.24　中度舒张功能不全。本例患者顺应性下降，左心室舒张末压升高，瓣尖水平二尖瓣流入图（上）示E/A＞1，减速时间短。心肌组织多普勒（中）示E'和A'相等，E'＜0.8cm/s，符合顺应性下降。E/E'比略大于8。肺静脉血流图（下）显示舒张波相对大于收缩波，心房反向波（PVa）速度（接近0.40m/s）和时间增加，符合左心室充盈压升高

心房反向波的速度增快、间期延长，可以明确中度舒张功能不全的诊断。虽然静息状态下E/A通常为0.8～2，但Valsalva动作屏气时（前负荷下降），E峰下降比A峰更明显，出现E/A＜1。

（四）重度舒张功能不全

重度舒张功能不全时，顺应性进展性下降和充盈压升高使E峰进一步升高，减速时间进一步缩短。心肌组织速度下降至小于5cm/s，E/E′升至15或更高。等容舒张时间非常短，肺静脉血流图以舒张波为主。心房反向波也为主要波，其速度增加，间期延长，这是由于左心室舒张压高，舒张晚期左心室充盈减少，心房收缩引起肺静脉血流反向（图7.25）。

总之，严重舒张功能不全伴顺应性下降的表现如下：

- E峰增加，E/A增加
- 减速时间缩短
- E′峰低，E/E′≥15
- 等容舒张时间非常短
- 肺静脉舒张波大于收缩波
- 肺静脉心房反向波速度增加，间期延长

有些舒张功能不全的分类包括另外一类——严重不可逆舒张功能不全，其特点为E峰在Valsalva动作时不下降，同时其他舒张功能参数也严重异常。舒张功能不全的临床示例见表7.5。

九、右心室舒张功能

（一）右心室充盈

右心室舒张充盈的情况与左心室相似，只是最大速度较低（因三尖瓣环较大），舒张充盈期稍短，右心室充盈随呼吸的正常变化较大（图7.26）。虽然目前少有右心室舒张充盈的研究，但左心室舒张充盈参数同样适用于右心室。

（二）多普勒数据记录

经胸超声心动图可以在胸骨旁右心室流入道切面或心尖四腔心切面记录右心室流入血流图。可用与记录左心室流入道同样的方法记录右心室流入道的脉冲多普勒图谱。呼吸运动对心脏的影响使得流入速度随呼吸变异的评价复杂化，所以需要注意在整个呼吸周期中确认超声束与流入血流束平行。在大多数患者中，可以使用呼吸变异最小的二维声窗，此时图像平面稳定或多普勒声束相对二维图像的方向较固定。

（三）影响右心室充盈的生理因素

影响右心室充盈的生理因素与左心室相同。同样，右心室和左心室充盈的主要区别在于①时机；②相反的随呼吸运动变化（如前述）；③绝对速度，右心室流入道较低，因为三尖瓣环比二尖瓣环大。

（四）右心房充盈

可在上腔静脉（胸骨上凹切面）或肝总静脉（剑

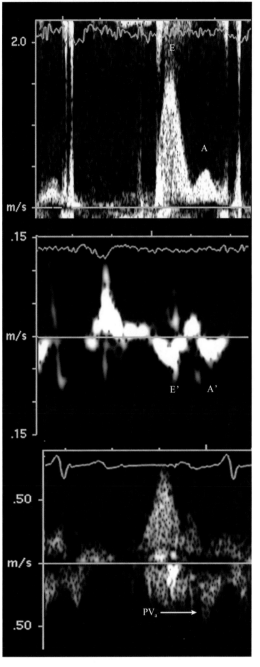

图7.25　重度舒张功能不全。本例患者心力衰竭，低射血分数，经二尖瓣口血流示E/A为4，非常高，减速时间的峰陡峭（上）。心肌组织多普勒（中）示E′峰为0.5m/s，非常低，E/E′比为32。肺静脉血流图（下）显示欠佳，但舒张波可见，收缩波未显示，心房反向波（PV$_a$）速度为正常上限（接近0.35m/s），持续时间稍长于二尖瓣A峰持续时间，支持左心室充盈压升高的诊断

突下切面）记录右心房充盈的多普勒速度曲线，因为这几条静脉直接入右心房，无静脉瓣。右心房充盈的多普勒曲线与临床记录的颈静脉压力曲线相仿（图7.27）。尽管如此，多普勒测量实际应用更方便，因为某些患者由于主观习惯等原因，颈静脉波形的获取非常困难（没有数据记录）。

同样，右心房充盈图示正常人呼吸时右心房流入

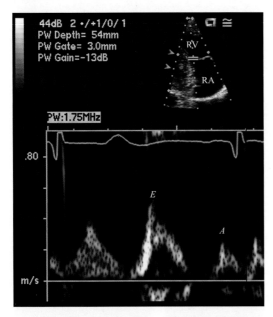

图7.26　多普勒右心室流入图。右心室流入图与左心室流入图相似，有E峰和A峰。RA，右心房；RV，右心室

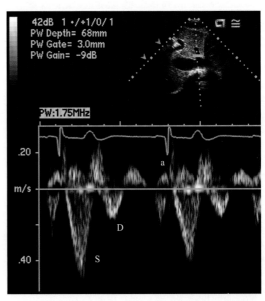

图7.27　正常右心房流入图。剑突下切面从肝总静脉记录的右心房流入图，示前向充盈的收缩波（S）、舒张波（D），以及心房收缩（a）后的轻度血流反向

表7.5　舒张功能不全的临床实践举例

条件	典型表现	临床意义	局限性
射血分数保留的心力衰竭（HFpEF）	• 射血分数正常（＞50%） • 正常至轻度左心室扩大（EDVI＜97ml/m²） • 舒张功能不全，Ⅰ～Ⅲ级 • 充盈压升高（LVEDP＞16mmHg；PWP＞12mmHg）	• 心力衰竭的临床症状体征与舒张功能不全相关 • 临床失代偿与充盈压升高相关	• 左心室充盈图的正常年龄变化与Ⅰ级舒张功能不全相似 • 应排除其他非心源性病因的症状
扩张型心肌病	• 射血分数下降 • 左心室扩张 • 舒张功能不全，顺应性下降 • 充盈压升高	• 临床症状与体征缘于收缩和舒张功能不全 • 有效药物治疗后可见充盈压下降	• 对失代偿患者，无创测量左心室充盈压、肺动脉和右心房压常不足以进行医疗管理（参见第9章）
淀粉样变	• 左心室肥厚（无高血压病史） • 早期出现松弛受损（Ⅰ级） • 进展期出现顺应性下降（Ⅱ～Ⅲ级）	• 舒张功能不全的严重性可预测临床预后	• 合并左心室收缩功能、MR和左心室充盈压改变，会影响评估舒张功能
肥厚型心肌病（HCM）	• 非对称性左心室肥厚 • 典型为松弛受损 • 充盈压可能升高 • 可用应变或应变率显像发现亚临床疾病	• 有效药物治疗可使左心室舒张充盈正常化 • 评估充盈压的变化可指导治疗 • 早期发现疾病有预测价值	• MR严重程度的变化影响左心室充盈速度 • HCM是基因病，临床表现涵盖较大年龄段
高血压心脏病	• 左心室同心性肥厚 • 松弛受损，E/A＜1	• 舒张功能不全是高血压心脏病的一个标志 • 舒张功能不全可早于左心室肥厚出现	• 随着疾病进展，LVEDP升高导致假性正常图形（Ⅱ级） • 合并MR和MAC导致E峰升高
缺血性心脏病	• MI病史者有节段性室壁运动异常 • 急性MI与松弛受损相关（Ⅰ级） • 透壁心肌梗死者，长期的舒张功能不全更严重 • 缺血时，舒张功能不全早于收缩功能不全	• 急性MI时，舒张功能不全引起主要临床症状 • 成功的再灌注后，舒张功能不全可能缓解 • 慢性冠心病的负荷试验中，可能见到舒张功能不全	• 舒张功能不全可能仅在缺血时出现，而在静息状态超声心动图中无表现 • 需要完整评估舒张功能，用于鉴别冠心病患者的假性正常充盈和正常充盈（参见第8章）
心包缩窄	• 舒张早期充盈正常，舒张晚期充盈明显受损 • 四个心腔的充盈压升高（或相同）	• 多普勒评价舒张功能有助于鉴别缩窄性心包炎和限制型心肌病（参见表10.4）	• 心包缩窄的诊断颇具挑战，需要结合其他临床和影像资料（参见第10章）

注：分级指舒张功能不全的分级，参见表7.4。
EDVI，舒张末容积指数；LVEDP，左心室舒张末压；MAC，二尖瓣环钙化；MI，心肌梗死；MR，二尖瓣反流；PWP，肺楔压。

血流随吸气增加，与右心室流入道一样。这一现象的合理解释为，主动吸气（不是机械通气）时胸腔负压导致胸腔内外压差，即中心静脉汇流右心房压差增加，使进入右心的血流增加。右心房压可按照第6章前述方法，通过超声心动图的下腔静脉途径评估（剑突下切面）。

最常用剑突下切面评估右心房充盈。在显示下腔静脉长轴后，探头旋转显示肝静脉，在这个切面，肝静脉正对探头，脉冲多普勒声束与肝静脉血流平行。肝静脉血流可以代表下腔静脉，因为二者均无静脉瓣、直接进入右心房。直接研究下腔静脉血流非常受限，因其血流方向与声束之间的夹角近乎垂直。

右心房流入血流也可通过胸骨上凹切面的上腔静脉获得。从标准主动脉弓切面调整探头扫至患者右侧，可显示毗邻升主动脉、位于其前方的上腔静脉。脉冲多普勒的取样容积放在上腔静脉，调整探头角度和取样深度以获取满意的速度曲线。至于其他流入波形，将壁滤波调至最小（在信噪比允许的情况下），以获得与心房充盈相关的低速血流。

无论是上腔静脉还是肝静脉记录血流，分辨呼吸变化对于多普勒曲线的影响都很重要，包括：①呼吸变化对超声束和血流方向之间夹角的影响；②心房充盈容量的真正变化。肝静脉较小，需经常变换位置寻找呼吸周期中取样容积相对稳定的取样点。

影响左心房充盈的生理因素同样影响右心房充盈，但影响右心的生理因素很少被关注。右心房充盈随呼吸的变化比左心房明显得多。当患者不是窦性心律时，心房收缩消失，心房反向波消失；收缩前向血流（紧随心房排空的充盈期）可能变小或反向。

十、替代方法

虽然多普勒超声心动图评价舒张充盈存在很多缺陷，但它仍然是一种重复性好、无创、广泛应用的评价舒张功能的方法（图7.28）。实验研究中的技术（如松弛时间常数，压力－容积曲线）很少应用于临床患者管理。其他临床应用的评价舒张功能的方法包括：

- 直接心腔内压力测量
- 放射性核素高分辨时间－运动曲线
- 心脏磁共振组织追踪法

组织多普勒或斑点追踪应变率和应变显像及其他更新的方法评价舒张功能不全的临床应用尚在研究中。

十一、舒张功能报告

超声心动图报告中舒张功能不全的基本数据包括每个实验室规范确定的关键数值测量，以及对结果的简单词语解释。关键信息包括是否存在舒张功能不全的证据、是否存在充盈压升高的证据、舒张功能不全的严重程度（轻度、中度、重度），以及并存的影响诊断的因素（如年龄、心率、节律、二尖瓣疾病）。舒张功能不全的评价较为复杂，需要结合每一位患者的其他超声心动图表现和临床资料。当比较某个患者一段时间内的变化，或者对药物或干预治疗的反应时，具体测量舒张功能最为有用。

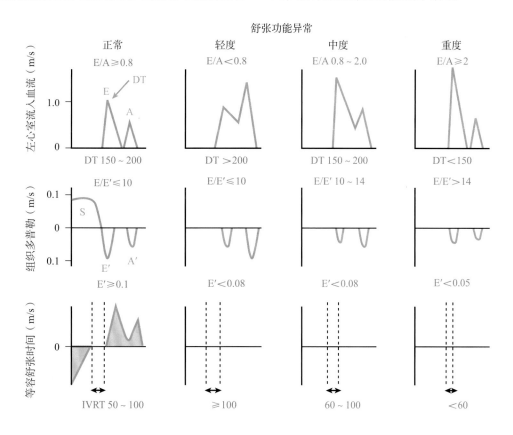

舒张功能异常

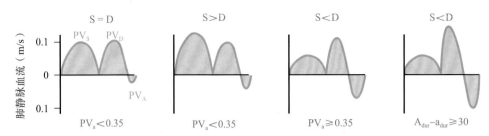

图7.28   正常及轻度、中度、重度舒张功能不全患者的多普勒表现。第一行示左心室流入舒张充盈的早期峰（E）和心房收缩峰（A）；第二行示组织多普勒在二尖瓣环室间隔侧记录的心肌舒张早期峰（E′）和心房收缩峰（A′），以及预计的E/E′；第三行示等容舒张时间（IVRT）；第四行示肺静脉血流图，前向的收缩波（S）、舒张波（D），以及肺静脉血流的心房反向波（PV$_a$）

超声心动图检查清单

评估舒张功能的超声技术		
	临床应用	技术要点	局限性
二尖瓣流入	• 评估左心室顺应性、松弛性、充盈压 • DT短与预后差有关 • 最好用于混合收缩及舒张性心力衰竭	• 取样容积框宽度1～3mm，滤波200Hz，扫描速度50～100mm/s • 测量E、A、DT、IVRT • A_{dur}在二尖瓣环处测量	• 前负荷依赖 • E/A可能为假性正常化
肺静脉血流	• 评估左心室顺应性、松弛性、充盈压 • 较小的S波和D波与预后差有关 • 最好用于混合收缩及舒张性心力衰竭 • PV$_a$用于评估假性正常化	• 取样容积框宽度2～3mm，放于肺静脉内1～2cm处，滤波200Hz，扫描速度50～100mm/s • 测量S、D和PV$_a$	• 相对前负荷独立 • 技术上不是所有患者都能获取 • 其他致S/D较小的情况包括心房颤动和二尖瓣反流
组织多普勒成像	• 评估左心室顺应性、松弛性、充盈压 • E/E′>15与充盈压高有关 • 最好用于原发性舒张性心力衰竭	• 取样容积框宽度2～4mm，放于二尖瓣环，滤波200Hz，扫描速度50～100mm/s • 测量S′、E′、A′	• 相对前负荷独立 • 角度和直线依赖 • 瓣环不同位置速度不同（侧壁>中间）
彩色M型	• 评估左心室顺应性、松弛性、充盈压 • E/V$_p$>1.5与充盈压升高相关 • 最好用于原发性舒张性心力衰竭	• 血流传播斜率（混叠速度起点）为左心室内4cm • 二维深度16cm • 移动基线使血流混叠速度约40cm/s • M型扫描速度100mm/s • 测量V$_p$斜率	• 相对前负荷独立 • 技术上不是对所有患者都能获取 • 受左心室几何构型影响
应变成像	• 形变的高时间分辨率（取样率>200帧/分） • 可供评估局部舒张形变	• 整体测量包括舒张早期和晚期峰值应变率和达峰时间	• 除了测量径向和长轴应变之外，还应测量周向应变 • 舒张应变率测量较为复杂，尚未得到临床验证

注：A，心房收缩引起的充盈波；D，舒张血流；DT，减速时间；IVRT，等容舒张时间；PV$_a$，肺静脉心房反向波；S，收缩血流；V$_p$，传播速度。

修正自 Plana JC，Desai MY，Klein AL：Assessment of diastolic function by echocardiography.In Otto CM，editor：The Practice of Clinical Echocardiography，ed 4，Philadelphia，2012，Elsevier.

（舒先红　董丽莉　译　唐宁宁　校）

推荐阅读

1. Abraham TP, Mayer SA: Left ventricular diastolic function. In Otto CM, editor: *The Practice of Clinical Echocardiography*, ed 5, Philadelphia, 2017, Elsevier, pp 147-165.

Advanced discussion of Doppler echocardiographic measures for evaluation of diastolic dysfunction with emphasis on clinical applications. Numerous figures and tables supplement the concise text. 95 references.

2. Flachskampf FA, Biering-Sørensen T, Solomon SD, et al: Cardiac imaging to evaluate left ventricular diastolic function, *JACC Cardiovasc Imaging* 8（9）: 1071-1093, 2015.

Review of the physiology of diastole with diagrams showing the relationship between pressure and Doppler measures of diastolic function. Simple diagrams illustrate concepts including early diastolic lengthening velocity, compliance, and strain imaging. 115 references.

3. Nagueh SF, Smiseth OA, Appleton CP, et al: Recommendations for the evaluation of left ventricular diastolic function by echocardiography: an update from the American Society of Echocardiography and the European Association of Cardiovascular Imaging, *J Am Soc Echocardiogr* 29（4）: 277-314, 2016.

This consensus statement from the American Society of Echocardiography and the European Society of Echocardiography reviews the physiology of diastole, provides a detailed discussion of parameters of diastolic function (including validation), includes tables of normal values, proposes algorithms for clinical diagnosis of diastolic function, and classifies diastolic dysfunction (grades I, II, and III) based on LV filling and tissue Doppler parameters.

4. Gillebert TC, De Pauw M, Timmermans F: Echo-Doppler assessment of diastole: flow, function and haemodynamics, *Heart* 99（1）: 55-64, 2013.

Review of the physiology of diastole, Doppler echo measures of diastolic function, and grading of diastolic dysfunction.

5. Oh JK, Park SJ, Nagueh SF: Established and novel clinical applications of diastolic function assessment by echocardiography, *Circ Cardiovasc Imaging* 4（4）:

444-455, 2011.

Review of the physiology of normal diastolic function and the echocardiographic approach to recognition and classification of diastolic dysfunction. In addition to standard clinical parameters, newer approaches including strain imaging for evaluation of regional diastolic dysfunction, torsion for detection of mild diastolic dysfunction, and LA strain to assess LA function and LV diastolic pressure. 63 references.

6. Shah SJ, Kitzman DW, Borlaug BA, et al: Phenotype-specific treatment of heart failure with preserved ejection fraction: a multiorgan roadmap, *Circulation* 134（1）: 73-90, 2016.

Review article on the differing mechanisms of HFpEF and how understanding the specific phenotype might inform therapy. Clinical presentation phenotypes are divided into lung congestion, chronotropic incompetence, pulmonary hypertension, skeletal muscle weakness, and atrial fibrillation. Common predisposing phenotypes include obesity/metabolic syndrome, arterial hypertension, renal dysfunction, and coronary artery disease. The echocardiographer should consider the diagnosis of HFpEF and record appropriate imaging and Doppler data in patients undergoing imaging for these indications.

7. Erdei T, Smiseth OA, Marino P, et al: A systematic review of diastolic stress tests in heart failure with preserved ejection fraction, with proposals from the EU-FP7 MEDIA study group, *Eur J Heart Fail* 16（12）: 1345-1361, 2014.

The use of stress testing to evaluate changes in diastolic function in patients with HFpEF is emerging as a potential clinical approach to diagnosis. In this meta-analysis, the various types of stress testing used and the echocardiographic parameters measured are summarized. The authors recommend a ramped exercise protocol on a semisupine bicycle, starting at 15 W, with increments of 5 W/min to a submaximal target (heart rate 100-110 bpm, or symptoms) in older adult subjects with HRpEF. Changes from rest to exercise in LV long-axis function and indirect e indices of LV diastolic pressure, such as E/E',

should be measured.

8. Erdei T, Aakhus S, Marino P, et al: Pathophysiological rationale and diagnostic targets for diastolic stress testing, *Heart* 101（17）: 1355-1360, 2015.

Diastolic stress testing is based on the concept that impaired diastolic function during exercise may account for symptoms in patients with HFpEF. Older adults have a greater and more rapid rise in left atrial pressure with exercise, compared with younger patients, but diastolic relaxation and compliance also may be abnormal. Mechanisms and diagnostic targets for diastolic stress testing are summarized in a table.

9. Nakatani S: Left ventricular rotation and twist: why should we learn?, *J Cardiovasc Ultrasound* 19: 1-6, 2011.

Concise review of the basic principles of LV rotation and twist in addition to echocardiographic approaches to measurement. 3D speckle tracking is recommended for measurement of twist to avoid effects of cardiac motion through any given tomographic plane. Measurement of twist and untwist offer promise for improved diagnosis, but further evaluation of the clinical utility of these approaches is needed.

10. Singh A, Addetia K, Maffessanti F, et al: LA strain categorization of LV diastolic dysfunction, *JACC Cardiovasc Imaging* 10（7）: 735-743, 2017.

Left atrial strain measurements were feasible and allowed categorization of LV diastolic function in a series of 229 patients with heart failure with preserved ejection fraction.

11. Morris DA, Gailani M, Vaz Pérez A, et al: Right ventricular myocardial systolic and diastolic dysfunction in heart failure with normal left ventricular ejection fraction, *J Am Soc Echocardiogr* 24（8）: 886-897, 2011.

In patients with HFpEF, the presence of abnormal LV global longitudinal strain was associated with RV diastolic dysfunction, and both the LV and RV showed similar degrees of impairment of subendocardial function. These findings suggest that RV diastolic dysfunction may contribute to symptoms in patients with HFpEF.

12. Pagourelias ED, Efthimiadis GK, Par-

charidou DG, et al: Prognostic value of right ventricular diastolic function indices in hypertrophic cardiomyopathy, *Eur J Echocardiogr* 12（11）: 809-817, 2011.

In 386 patients with hypertrophic cardio-myopathy, the presence of an increased RV E/E' ratio was associated with a 1.6 times greater risk of heart failure mortality（95% confidence intervals 1.1 to 2.4）. This study demonstrates that evaluation of RV diastolic dysfunction may be useful in predicting prognosis in patients with hypertrophic cardiomyopathy.

第8章　冠心病

对疑似或确诊冠状动脉疾病患者的评估是超声心动图最常见的用途之一。评估通常侧重于因冠状动脉狭窄或闭塞引起的功能改变，特别是观察收缩期室壁增厚率和心内膜运动情况，而非冠状动脉的直接成像。尽管应用经胸超声成像近端冠状动脉左主干及右冠状动脉常易显示，但目前超声成像不能提供患者治疗所需的远端血管解剖或冠状动脉狭窄的位置和严重程度的详细信息。侵入性冠状动脉造影术仍然是直接评估冠状动脉解剖结构的选择，因为该技术常能够将诊断与介入治疗相结合。在某些临床情况中，计算机断层扫描（CT）冠状动脉造影也是一种可选择的方法。

然而，超声心动图可详细评估静息与负荷诱发心肌缺血状态下的节段性和整体左心室收缩功能，这种功能评估可为患者管理提供关键信息。例如，负荷超声心动图对于冠状动脉疾病的初步诊断是一种可靠的方法，特别是对负荷心电图（ECG）不能明确诊断的患者。再如，在急诊科应用超声心动图可对心电图变化不明确的急性心肌梗死患者进行早期诊断。此外，超声心动图在评估急性心肌梗死并发症中的核心作用早已被公认。总之，超声心动图经常为冠状动脉疾病

患者提供重要的预后数据。

一、基本概念

（一）冠状动脉解剖

冠状动脉解剖结构因人而异，但总的冠状动脉分支形态较为统一（图8.1）。左冠状动脉主干起源于Valsalva窦（左冠状窦）的上侧面，分为①左前降支（LAD）动脉，由室间沟沿前壁向下延伸至（有时围绕）左心室心尖；②回旋支（Cx）动脉，沿房室沟向外侧走行。右冠状动脉（RCA）起源于右冠状窦上部，并沿房室沟向下延伸。约80%的患者呈右侧优势冠状动脉循环，右冠状动脉发出后降支（PDA），走行于下室间沟。约20%的患者为左侧优势冠状动脉循环，由回旋支动脉发出后降支。

超声心动图所见的节段性室壁运动异常与心肌的冠状动脉供血密切相关（图8.2）。左前降支发出室间隔穿通支供应室间隔的前部，同时发出对角支供应左心室前壁。后降支供应室间隔的下部及左心室下壁，外侧壁血供由回旋支的钝缘支供应，左心室下侧壁（或后壁）可由右冠状动脉的延伸支或回旋支发出的

钝缘支供应。左心室心尖部的血供存在明显的个体差异，在一些病例中，左前降支延伸至左心室心尖周围供应下壁心尖段。在另外一些病例中，后降支延伸至心尖周围供应前壁心尖段。更常见的是，心尖部血供由左前降支和后降支冠状动脉共同供应。

心脏断层成像的标准化命名应在不同成像技术之间保持一致和相关性，同时应使每个节段与冠状动脉解剖形成对应关系。超声心动图的标准断层平面包括短轴、长轴、四腔心和两腔心。在每个切面上，左心室从基底至心尖被分为三个节段：基底段、中间段、心尖段，分别与冠状动脉的近端、中段、心尖段相对应（图8.3）。在短轴切面上，左心室基底段（二尖瓣水平）和中间段（乳头肌水平）均从室间沟开始按顺时针划分为六个节段：前壁、前侧壁、下侧壁（后壁）、下壁、下间隔壁及前间隔壁。由于正常的心室向心尖逐渐变小，故心尖部被分为四个节段：前壁、侧壁、下壁和间隔部，而心尖的尖部也可作为一个独立的节段。因此左心室共有17个心肌节段。在标准超声心动图成像中，心尖帽很难显示，所以在临床实践中通常采用16节段模型。室壁运动异常的部位可以通过一系列的超声图像描

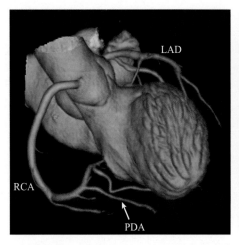
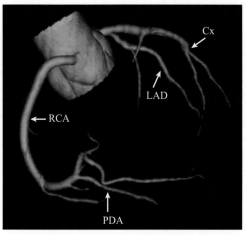

图8.1　正常冠状动脉解剖。冠状动脉的计算机断层重建图（左）显示右、左冠状动脉起源于主动脉，并通过显示左心室腔确定方位。大多数人的后降支（PDA）由右冠状动脉发出，但少数人的后降支起源于远端回旋支（Cx）。心腔被移除并旋转图像（右），左冠状动脉主干分叉为左前降支（LAD）（有间隔分支）和回旋支，回旋支又分出钝缘支（图片由凯利·布兰奇博士提供）。RCA，右冠状动脉

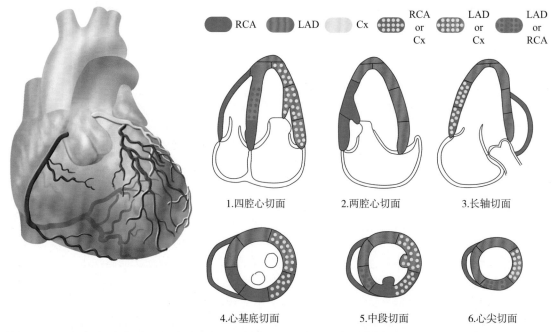

图8.2　右冠状动脉、左前降支和回旋支的典型供血心肌节段。左侧为冠状动脉解剖图，右侧为标准超声心动图切面上相应的室壁节段。不同患者的冠脉分布不同。部分节段的冠脉灌注存在变异，如图中阴影区域所示。Cx，冠状动脉回旋支；LAD，冠状动脉左前降支；RCA，右冠状动脉

引自Lang RM, Bierig M, Devereux RB, et al: Recommendations for chamber quantification: a report from the American Society of Echocardiography's Guidelines and Standards Committee and the Chamber Quantification Writing Group, developed in conjunction with the European Association of Echocardiography, a branch of the European Society of Cardiology. J Am Soc Echocardiogr 18:1440–1463, 2005.

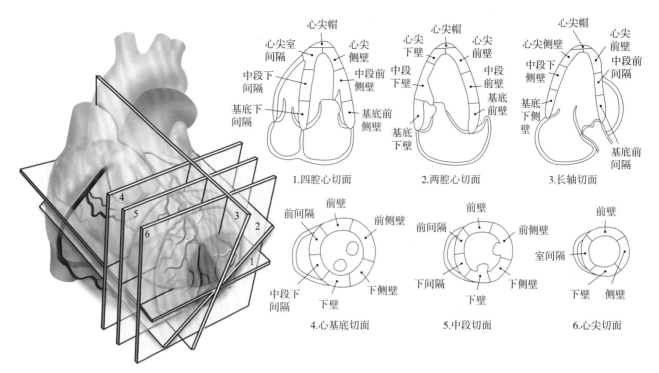

心尖帽　心尖帽　心尖帽
心尖室　心尖　心尖　心尖　心尖侧壁　心尖
间隔　侧壁　下壁　前壁　前壁
中段下　中段前　中段　中段　中段下　中段前
间隔　侧壁　下壁　前壁　侧壁　间隔
基底下　基底前　基底　基底
间隔　侧壁　下壁　前壁　基底　基底前
　　　　　基底　下侧　间隔
　　　　　下壁　壁
　　　　　　　　　　　　基底前
　　　　　　　　　　　　间隔

1.四腔心切面　　2.两腔心切面　　3.长轴切面

前壁　前壁　前壁
前间隔　前侧壁　前间隔　前侧壁
　　　　　　　　　　室间隔
中段下　下侧壁　下间隔　下侧壁　下壁　侧壁
间隔　下壁　下壁

4.心基底切面　　5.中段切面　　6.心尖切面

图8.3　左心室心内膜运动与室壁增厚的节段性分析。左心室从基底到心尖分为3个水平，室壁节段命名如图所示。心尖节段通常在心尖四腔心、心尖两腔心和心尖三腔心切面观察。心尖帽仅在一些患者的造影研究中才能显示

引自 Lang RM, Bierig M, Devereux RB, et al: Recommendations for chamber quantification: a report from the American Society of Echocardiography's Guidelines and Standards Committee and the Chamber Quantifi cation Writing Group, developed in conjunction with the European Association of Echocardiography, a branch of the European Society of Cardiology. J Am Soc Echocardiogr 18:1440–1463, 2005.

述，或者用更多超声定量方法去评价。

心肌缺血或梗死造成的节段性室壁运动异常对应的冠状动脉解剖关系如下。

1. 左前冠状动脉疾病
- 前间隔
- 前游离壁的基底段和中段水平
- 心尖段的间隔和前壁，以及心尖帽

根据对角支供应侧壁的程度，前侧壁也可能受到影响。如果左前降支延伸至心尖，则受累区域包括下壁和下侧壁的心尖部。冠状动脉病变的部位长度影响室壁运动的模式。位于血管远端1/3的病变只影响心尖段，位于血管中段的病变影响中段和心尖段，而近端血管病变则会影响包括基底段在内的整个室壁。

2. 回旋支冠状动脉疾病
- 前侧壁
- 下侧（后）壁

同样，节段性室壁运动障碍的程度与每个患者的实际冠状动脉解剖结构有关。超声心动图对回旋支动脉病变的患者非常有帮助，因为该部位病变心电图常无法显示，而且在单平面右前斜位左心室造影上也无法很好地观察。

3. 后降支冠状动脉病变
- 下间隔
- 下游离壁

如果后降支动脉走行较短，则心尖部不会受到影响，而如果后降支延伸至供血心室尖部，则可见心尖部广泛的室壁运动异常。

其他类型的室壁运动异常可见于三支主要冠状动脉分支的病变。例如，左前降支的对角支的孤立性病变会导致由该血管供应的前侧壁出现局部室壁运动异常。右冠状动脉近端病变可造成右心室（RV）游离壁缺血或梗死。

侧支血管和以前的冠状动脉支架或旁路移植手术也会影响室壁运动模式。如果心肌节段的氧供需比平衡，那么无论其血液供应源自自身冠状动脉、侧支血管还是旁路移植血管，室壁运动都会是正常的。

（二）左心室室壁运动的评价

1. 经胸超声心动图

经胸多平面超声心动图或三维超声心动图能够评估左心室各节段的局部收缩功能。

二维超声评价室壁运动的标准切面如下（图8.4）：
- 短轴（基底段、中段和心尖段）视图
- 四腔心切面
- 两腔心切面
- 长轴切面

胸骨旁长轴切面可见左心室前间隔及后壁的基底段和中间段。胸骨旁短轴切面可获得左心室基底段和中间段的整个圆周的各个节段。请注意，如果从胸骨旁固定位置将超声探头向心尖方向倾斜探测，则可逐步显示更多的后壁心尖段，同时在超声成像平面上可

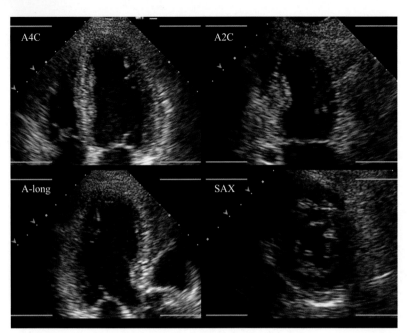

图8.4　负荷超声心动图的标准切面举例。这些切面包括心尖四腔心（A4C）、心尖两腔心（A2C）、心尖长轴（A-long）和胸骨旁短轴（SAX）。采集每一个负荷水平的数字化动态图像，然后重新排序，将每个切面的基线和峰值负荷图像并排对比显示。尽管基线和峰值负荷间的心率存在显著差异，但由于门控图像仅显示收缩期，心内膜运动和室壁增厚似乎发生在同一时间范围内。图像的深度调整为仅显示左心室

显示室间隔的相同节段。而如果将超声探头向心尖部位平移或使用三维成像，将会获得左心室短轴切面中间段和（有时）心尖部多个相互平行的超声切面（图8.5）。心尖节段无论在胸骨旁切面还是经食管超声，均难以得到充分显示。

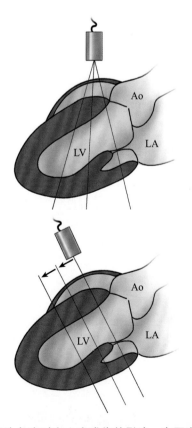

图8.5　探头角度对左心室成像的影响。在固定的胸骨旁位置，探头的角度向心尖部倾斜，得到的短轴图像虽然室间隔节段变化不大，但后壁会逐渐显示更多的心尖节段。将探头向心尖部位平移，会得到更多的平行图像。Ao，主动脉；LV，左心室；LA，左心房

左心室室壁运动可在心尖四腔心、两腔心和左心室长轴切面进行评价。在二维超声心动图中，通过在标准切面之间缓慢旋转图像平面，可以详细评估运动异常心肌的范围。在四腔心切面，可以显示下间隔和前侧壁。而将探头向前翘至图像中出现主动脉瓣时，将能看到前间隔的部分节段。在两腔心切面可显示前壁和下壁。由于受邻近覆盖肺组织的衰减影响，前壁的心内膜和心外膜常难以显示。这种影响可通过仔细调整患者体位或嘱其屏住呼吸而得以一定程度的缓解。在心尖长轴切面上，前间隔和下侧壁（后壁）可显示（类似于胸骨旁长轴切面）。应注意将超声探头放置于心尖部，以避免此检查方法引起心室缩短。综合胸骨旁和心尖切面，同时考虑每个切面的图像质量，每个心肌节段都应在至少两个切面上进行观察。剑突下切面对室壁运动的评价也很有帮助。在剑突下四腔心切面，下间隔和前侧壁可以被显示。在剑突下短轴切面，下壁和下侧壁（后壁）距离探头最近，前壁和前侧壁距离超声探头最远（图8.6）。

■心尖实时三维多平面或容积成像能够更快速和完整地评估室壁运动。

■三维超声心动图采用多个同步二维切面或左心室三维容积成像评估室壁运动。

心尖角度的三维容积成像可进行多角度的旋转或形成多个平行于短轴的切面，从而可以快速评估同一心动周期内多个心肌节段的室壁运动情况。心尖容积成像的一个局限性在于心内膜是侧向成像，而非轴向，当然这是由超声束所致，不过也因此限制了定量分析时对心内膜边界的识别。三维容积图像能够以电影回放格式动态展示，可以通过旋转图像来显示不同的室壁节段"靶心图"，心尖部在图中心，基底段围绕在圆形的边缘（图8.7）。

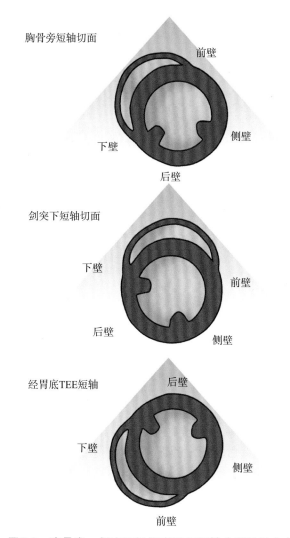

胸骨旁短轴切面

前壁

下壁

侧壁

后壁

剑突下短轴切面

下壁

前壁

后壁

侧壁

经胃底TEE短轴

后壁

下壁

侧壁

前壁

图8.6　胸骨旁、剑突下经胃底TEE短轴分别显示左心室短轴切面的比较。观察室间隔和乳头肌的位置有助于正确识别室壁节段

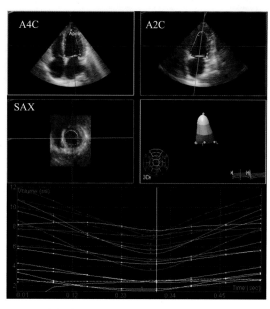

图8.7　三维超声心动图室壁运动评估。室壁运动可通过三维容积成像获得的四腔心（A4C）、两腔心（A2C）及短轴切面（SAX）进行评估。继而，以3D左心室重建并进行彩色的动态或静态图像显示室壁运动（中间右侧），在运动−时间关系图中，每个节段以不同颜色显示（底部）

当二维或三维成像心内膜边界显示不理想时，建议使用左心造影剂进行左心室造影，以评估局部功能（图8.8）。当有两个或两个以上的节段在标准超声成像中显示不佳时，推荐使用造影来增强心内膜边界的清晰度，这对于负荷超声心动图能够检测缺血节段尤为重要。大多数实验发现，根据患者群体的不同，30%～50%的负荷超声心动图研究需要进行对比增强。

2.经食管超声心动图

当经胸超声心动图不能提供足够信息，或在某些监测情况下（如术中监测左心室功能），可通过经食管超声心动图（TEE）评价局部左心室功能。从左心房（LA）上方的位置往下看，四腔心切面（在TEE探头的0°平面）可以显示左心室的下间隔和侧壁。旋转图像约60°时可获得两腔心切面，能显示左心室的前壁和下壁，而进一步旋转到约120°可获得左心室长轴切面，可显示前间隔和下侧壁（后壁）。同样，获得上述图像时旋转的精确角度因每个患者的情况略有不同。若使用解剖标志旋转超声平面时，探头的位

置和角度需做调整，以确保获得最佳的心尖节段的成像。即使采用最佳的操作手段，仍有可能出现心室缩短的情况，即心尖部位呈明显的倾斜平面，而真实的左心室心尖却没有被显示。

在经胃的位置，横向超声平面即为左心室短轴切面，提供了左心室基底段（二尖瓣）和中段（乳头肌）水平的图像。在该位置旋转图像平面可获得两腔心切面，尽管心尖部常被缩短。进一步推进探头并弯曲探头顶端可获得心尖四腔心切面（在0°平面）。经胃平面观察时，虽没有肺组织的干预，但如果左心室心尖没有位于膈肌之上，则可能会出现左心室缩短，而真实的心尖切面并没有被显现。

在所有的TEE研究中，建议使用三维容积图像采集来测量左心室容积和射血分数，以及评价局部室壁运动情况。

TEE评价左心室室壁运动适用于：

■ 术中监测左心室整体或局部功能

■ 危重患者TTE不能获得足够信息

TEE成像也可以与负荷试验结合使用，尽管这不是常规方法。

（三）心肌缺血事件的发生顺序

不可逆的心肌损伤（如心肌梗死）会导致静息状态下出现室壁运动异常。发生急性心肌梗死时，室壁厚度仍正常，但收缩期室壁增厚率及心内膜运动会减弱或消失。陈旧性心肌梗死的特征是，除了室壁运动异常和室壁增厚消失外，其特点主要是受累节段由于瘢痕和纤维化而出现变薄且回声增强。

相反，缺血是一种可逆的心肌损伤，它是因心肌

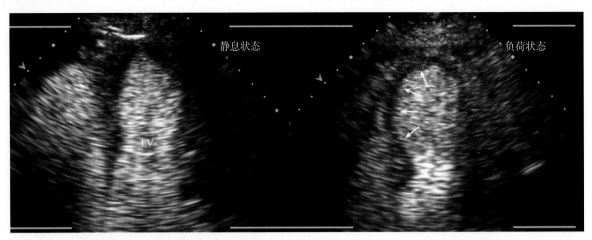

图8.8　左心室心内膜边界的造影增强。尽管使用谐波成像并仔细调整患者体位，该患者的心内膜显示仍不理想。静脉注射左心造影剂后，静息状态（左）和负荷状态下（右）心尖四腔心切面可见，左心室腔增强，心内膜边界显示清晰，证实下间隔中段及心尖段存在诱导性心肌缺血（箭头所示）。LV，左心室

需氧和供氧之间平衡失调所致。即使冠状动脉严重狭窄，血流量也可满足静息状态下的心肌耗氧需求。然而，当狭窄超过管腔横截面积约70%时，血流量就不能满足运动、药物干预或精神紧张情况下心肌需氧量的增加，从而导致心肌缺血。当需氧量恢复到基线水平时，血流氧供重新变得足够充分，缺血情况消失，室壁运动恢复正常。因此，如果冠心病患者既往没有发生过心肌梗死，那么静息状态下其室壁运动可以是正常的。

心肌局部缺血后的变化顺序如下（图8.9）。首先，可检测到的变化是与左心室血流分布不均相关的生化改变，随后是显著的灌注缺损（可用放射性核素和磁共振技术检测）。然后，当心率偏快时（经过一定心动周期），局部心肌将出现功能改变，表现为舒张功能障碍和收缩期室壁增厚异常。心电图缺血性ST段压低和临床上出现心绞痛是相对较晚出现的心肌缺血表现，且不会一直持续呈现。因此，超声心动图通过检测局部室壁运动异常，为评估缺血提供了一种有效的非侵入性方法，在研究整个缺血事件的发生

过程中较心电图更为敏感。超声心动图与放射性核素技术的不同之处在于，前者评估的是缺血后心肌功能的改变，而非心肌灌注的模式。

（四）左心室整体和局部功能的评价

冠心病患者的左心室整体收缩功能可以用第6章描述的方法进行定性或定量评估。当左心室功能不全的类型并不典型时，基于多平面图像或三维成像的定性及定量评估是非常重要的。对于冠状动脉疾病患者，左室射血分数的测量提供了关键的临床数据，因为它是临床决策中的一个重要变量。

左心室节段性（局部）收缩功能通常是用一种基于二维或三维成像的半定量评分系统来评价。局部心肌的心内膜运动可被定义为运动正常、运动减低、运动消失、反向运动或室壁瘤（表8.1）。一些临床医师倾向将运动减低程度再细分为轻度、中度或重度，但这种亚组分类通常具有显著的观察者间和观察者内差异。心肌缺血不仅会导致心内膜运动的幅度和速度减慢，而且会造成室壁变薄，同时室壁收缩和舒张都会出现延迟。一些研究中心使用数字评分系统对每个节

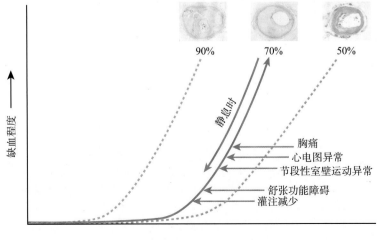

图8.9　心肌缺血事件发生顺序示意图。横坐标显示负荷水平，通常以心率与血压的乘积来估计，纵坐标显示缺血的程度。当冠状动脉血管狭窄70%时（蓝色线），如果负荷水平增加导致局部心肌的冠状动脉供血不足，便会出现心肌缺血。随着缺血程度的增加，会显出心肌缺血的顺序。除非心肌缺血时间长到足以引起梗死，否则在静息时（向下的蓝色箭头）这些事件可以逆转。冠状动脉狭窄越严重（如90%的狭窄），缺血反应的开始时间越早、曲线斜率越陡；而冠心病越轻（如50%的狭窄），缺血反应的开始时间越晚、斜率越平缓

段的室壁运动从1（正常）到4（反向运动）进行评分。通过将每个节段的评分总和除以所评估的节段数，可以得出整体的室壁运动评分指数［式（8.1）］：

> 室壁运动指数＝每个节段评分总和/评估的节段数
>
> （8.1）

一些更为复杂的定量评价室壁运动的方法也是建立在下述参数的基础之上的：心内膜运动的整体幅度、室壁增厚程度、心肌运动速率或开始收缩的时间。通过超声心动图定量评价左心室局部功能需要做到：

表8.1 节段性室壁运动的定性评估量表

室壁运动分级	定义
运动正常	收缩期心内膜向内运动和室壁增厚率正常
运动减弱	收缩期心内膜运动幅度（＜5mm）、速度和室壁增厚率减低；室壁收缩和舒张延迟
运动消失	收缩期无心内膜向内运动（幅度＜2mm）或室壁增厚
反向运动	收缩期节段性室壁向外运动或"膨出"，通常与心肌变薄和瘢痕化有关
室壁瘤	舒张期心室轮廓异常伴反向运动

- 辨认并描绘出舒张末期和收缩末期心内膜边界
- 评价心肌各节段室壁运动情况
- 了解正常室壁运动的变异程度
- 矫正左心室运动中平移、旋转和扭转的影响
- 采用高时间分辨率以分析室壁增厚的起始和速率

采用左心室三维重建方法能够节省数据采集时间，并减少单一二维平面上收缩期和舒张期局部心肌运动所带来的影响。虽然室壁增厚率或运动时间和速度可能是评估局部心室功能更敏感的方法，但目前大多数方法仍然依赖对心内膜运动的追踪。

现在常规使用造影来增强心内膜清晰度，从而提高检测异常室壁运动的可靠性；通常约50%的负荷超声研究中需要使用造影剂。其他有前景的技术包括：①用于评估心肌灌注的造影超声心动图；②组织多普勒或斑点追踪应变和应变率成像（图8.10）。然而，这些新方法在临床实践中并不常用，因为没有足够的证据表明这些新技术能提高诊断的准确性或更好地预测临床结果（见推荐阅读和第4章）。

二、心肌缺血

对于有明显冠状动脉疾病且无心肌梗死病史的患者，由于超声心动图显示静息时室壁运动是正常的，需要在缺血时进行成像以诊断。在超声心动图检查过程中诱发缺血发生的方法被称为负荷超声心动图，通过运动或药物干预增加心肌耗氧量来诱导缺血的发生（表8.2）。

（一）负荷超声心动图的基本原理

负荷超声心动图基于如下的原理：当心脏工作量增加时，将会把许多心脏疾病本身所存在的生理功能障碍诱发出来。例如，在冠心病患者中，静息时心肌血流量是充足的，所以在超声检查中显现的室壁厚度和心内膜运动是正常的。然而，当心脏负荷增加时，冠状动脉的血液供应就不能满足心肌耗氧量增加的需

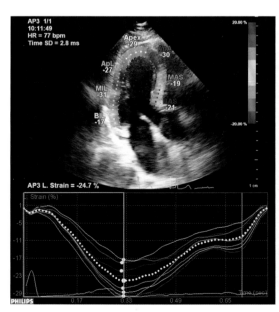
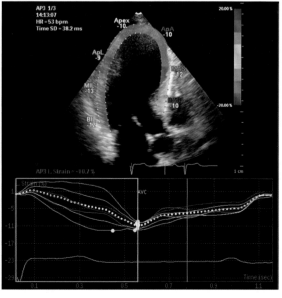

图8.10 三维应变评价局部室壁运动。心尖长轴切面斑点追踪应变成像：左图为室壁运动与长轴应变（L.应变）均正常的患者，其纵向应变值为 -24.7%；右图为前壁心尖段心肌梗死的患者，导致收缩期应变和应变率改变，其整体长轴应变降低为 -10.7%

表8.2　负荷超声心动图

负荷类型	优点	缺点
平板运动	应用范围广 负荷量高 具有有关运动持续时间和心率恢复的可靠数据	只能在运动停止后采集图像
踏车运动	运动中同步采集图像	采集图像可能在技术上有难度 负荷量较低 关于运动持续时间和预后的有效数据较少
多巴酚丁胺＋阿托品	可连续采集图像 患者不需进行体力活动	多巴酚丁胺具有潜在副作用 能达到的负荷水平较低
血管扩张剂	可连续采集图像 患者不需进行体力活动	血管扩张剂具有潜在副作用 仅诱导相对血流灌注不平衡而非缺血
心房起搏	可连续采集图像 患者不需进行体力活动	需安装永久起搏器 不需要模拟运动

求，从而导致心肌缺血，并出现室壁的变薄和运动的减弱（图8.11）。增加心脏负荷常可通过让患者进行运动来实现，如仰卧蹬车、直立跑步机，或者通过药物介入增加心率而加重心脏负荷，如静脉应用多巴酚丁胺。除超声心动图成像，解释负荷试验结果的关键要素包括：

- 运动持续时间
- 最大负荷量——约等于心率乘以收缩压
- 症状
- 血压的反应
- 心律失常
- 心电图ST段改变

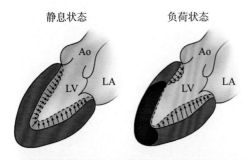

图8.11　负荷超声心动图的概念。 本示意图显示左冠状动脉前降支近端1/3处70%狭窄的患者，静息状态时（左），心内膜的运动和室壁增厚是正常的；负荷后（右），无论是运动负荷还是药物负荷，前壁的中间段和心尖段出现缺血，表现为心内膜运动和室壁增厚减弱。如果左前降支延伸至心尖部位，则后壁心尖段也会受累，如图所示。正常后壁节段表现为代偿性运动增强。Ao，主动脉；LV，左心室；LA，左心房

负荷超声心动图图像采集的基本原则为采用标准切面图像，确保所有心肌节段至少在一个（最好是两个）切面能够完全显示。同时，应可对比显示静息与负荷状态的超声图像，并以数字化动态图像格式储存和以对比显示方式回放图像。动态图像格式的储存模式是非常重要的，因为没有这种手段，将很难解释静息状态和负荷状态下因心率改变而引起的室壁运动的变化。

评估心室局部功能时，准确的心内膜定位是关键的。有时尽管仔细调整患者体位，但心内膜显示仍然不理想，应该考虑使用谐波成像和其他成像调整方法、造影超声心动图或非超声心动图成像方法。

负荷超声心动图检测冠状动脉疾病的灵敏度取决于能否在最大心脏工作量时获取负荷超声图像。在药物负荷试验中，这不是一个难题，因为负荷水平可维持一定时间直到图像采集完成。然而，在运动负荷试验中，一旦停止运动，心脏负荷将迅速下降，因此图像的采集需要尽可能快地完成。停止运动的时间、图像采集的心率及运动中最高心率均被记录作为心脏做功的标志。三维超声心动图采集系统允许在多个平面同时获取实时图像，保证了能在峰值负荷下更快采集图像，因此可提高疾病诊断的灵敏度（图8.12）。

（二）运动负荷超声心动图

运动负荷超声心动图通常使用标准运动试验方案进行。仰卧位或直立位踏车运动方案的优点是可以在运动逐步增强的每一个阶段直至最大运动量的过程中均显示超声图像。平板运动试验的优点是可达到更高的运动负荷，但缺点是图像采集只能在运动停止后进行。如此，室壁的异常运动有可能因为停止运动而很快恢复正常。

静息图像应当在标准左心室切面下以数字化动态图像模式予以采集。标准的运动试验要由合格的医疗专业人员在运动中和运动后实时监测12导联心电图、血压和临床症状。运动负荷超声心动图的风险就是运动试验本身的风险。在达到最大运动量时（仰卧位或坐式踏车）或运动后立即（平板运动）重复采集多幅图像。患者应运动至最大限度，而非达到目标心率即可，因为在高负荷下的检查结果准确度最高。停止运动后，心率马上开始下降；因此，应在运动后尽快（90秒内）采集所有负荷后标准切面图像，并在屏幕上显示图像采集时的心率。通常会采集4个或更多连续心动周期数字图像，随后检查者选择最佳图像与基础状态下图像进行比较（图8.13）。这就需要删除由呼吸运动导致的质量较差的图像。然后，同步放映静息和运动状态下记录的图像，以便比较每个心肌节段的心内膜运动和室壁增厚情况。

运动负荷超声心动图的结果评价：达到最大运动负荷量的相关数据（运动持续时间）、运动中心率的

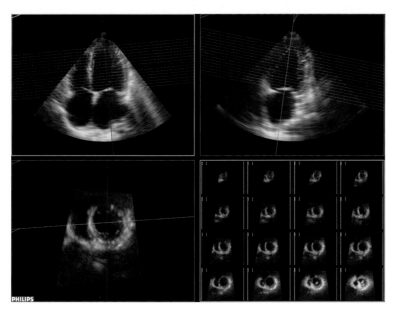

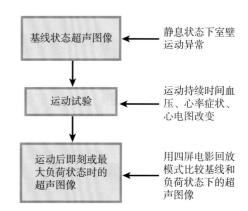

图8.12　多平面成像评估局部功能。全容积三维负荷超声心动图衍生的多平面显示。右下图同时显示左心室从心尖（左上方）到基底（右下方）的短轴图像。每个相邻的短轴图像之间的距离相等，这些横向剪裁平面的位置在冠状和矢状切面上显示为白线

图8.13　运动负荷超声心动图方案流程图

变化和血压的反应、有无心律失常及临床症状，以及超声心动图图像的评估。系统地依次比较分析每一个节段，将会有助于检测微小的运动异常（图8.14）。

（三）多巴酚丁胺负荷超声心动图

1.心肌缺血的评估

静脉注射多巴酚丁胺的药物负荷试验是基于此类强效β受体激动剂可引起心率加快和心肌收缩力增强。多巴酚丁胺从低剂量［5μg/（kg·min）］开始，用校准过的静脉输液泵每3分钟递增一次［10μg/（kg·min）、20μg/（kg·min）、30μg/（kg·min）和40μg/（kg·min）］，直至达到最大剂量或试验设定

的终点事件出现。阿托品可根据需要使用，剂量为0.25～0.5mg（最大总剂量为2.0mg），确保达到目标心率，即患者预测心率最大值的85%。为了将发生严重不良反应的可能性降至最低并优化所获得数据的质量，多巴酚丁胺负荷超声心动图检查需要一套设计好的符合临床的方案。

多巴酚丁胺负荷超声心动图检查期间患者的监测内容包括：

■定期测量血压（通常每2～3分钟一次）
■持续心电图监测
■仔细观察临床症状或体征的变化

图8.14　异常运动负荷超声心动图。本研究显示与静息状态图像比较，运动负荷后心尖部位出现室壁运动消失（箭头所示）。四幅图像均为收缩末期，左侧为静息状态，右侧为运动后即刻，上部为四腔心切面（A4C），下部为两腔心切面（A2C）。静息时局部心肌功能正常，所有室壁节段的心内膜运动和室壁增厚率均正常。负荷状态下，心尖段下间隔和下壁出现运动消失，与左冠状动脉前降支远端供血区的负荷诱导性缺血表现一致

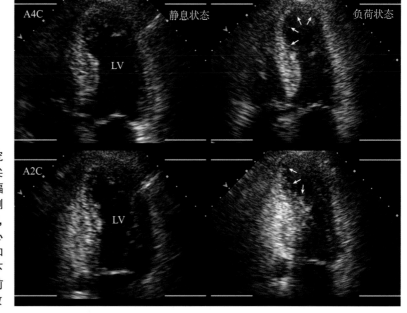

当出现不良反应时，应立即采取紧急措施，如配备急救设备、药物，包括心脏除颤仪、心脏急救药物、静脉注射艾司洛尔（一种β受体阻滞剂，可拮抗多巴酚丁胺的作用），并有具备急救经验的医师到场。

在建立好用于注射多巴酚丁胺的静脉通路后，患者在超声检查床上取左侧卧位，暴露心尖处，以便在整个研究过程中都能获得理想的超声图像。起初采集静息态数据时，所注射的仅为生理盐水。整个过程中数据的记录包括基线状态下、每一种药物浓度下，以及恢复期中的心率、血压、症状、12导联心电图和超声心动图图像（图8.15）。标准切面包括基底段和中段水平的左心室胸骨旁短轴切面，以及心尖部四腔心、两腔心和长轴切面，在每个阶段采集各切面的数字图像或3D图像。有些研究中心还记录负荷试验每个阶段的多普勒左心室充盈和射血速度。

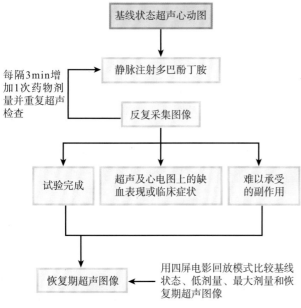

图8.15　多巴酚丁胺负荷超声心动图方案流程图

多巴酚丁胺药物负荷超声心动图在以下情况出现时需要结束或提前终止：

- 达到设定的最大药物剂量
- 患者明显不适
- 相邻两个或多个节段出现明确的室壁运动异常
- 心电图ST段抬高
- 达到相应年龄最高设定心率的85%
- 收缩压超过200mmHg或小于100mmHg，或舒张压超过120mmHg
- 严重的室性心律失常

虽然在适当的预防措施下，严重的并发症并不常见，但仍有相关不良反应的报道，包括焦虑、震颤、心悸、心律失常、感觉异常和胸痛等。约10%的患者会出现房性或室性期前收缩，4%的患者会引发非持续性室上性或室性心动过速。由于试验的目的是诱发心肌缺血，一些患者或有超声心动图改变或心电图显示缺血，也可能会出现心绞痛。然而，心绞痛的发生频率可能会低于标准心电图负荷试验，因为一旦发现室壁运动异常（通常是在心绞痛发生之前），即可立即停止试验。由于外周β₂受体介导的血管舒张，多达10%的患者会出现低血压，但不像运动试验中的低血压，它不是严重冠心病或更坏预后的预测因子。总体而言，心肌梗死或心室颤动的风险约为1/2000。多巴酚丁胺负荷超声心动图的禁忌证包括不稳定型心绞痛、未控制的高血压或对多巴酚丁胺药物过敏。

超声心动图分析是将所储存的图像整合后进行的，屏幕的每个象限显示不同的负荷阶段（图8.16）。对于每个心肌节段，在匹配的图像上系统地比较室壁的运动情况。由于心室壁增厚和心内膜运动通常随多巴酚丁胺的应用而增加，异常的试验结果被定义为在静息时，于室壁运动正常的区域负荷状态下发现运动减弱或消失（图8.17）。

2.心肌活性的评估

多巴酚丁胺负荷超声心动图除了检测缺血心肌外，还被建议作为评价"顿抑"或"冬眠"心肌活性的一种方法。例如，心肌梗死溶栓治疗后，由于心肌顿抑，危险区域内残留的存活心肌范围在事件发生后早期可能不清楚。另一种情况是，慢性冠状动脉疾病患者由于冬眠心肌的存在，可能在静息时会有室壁运

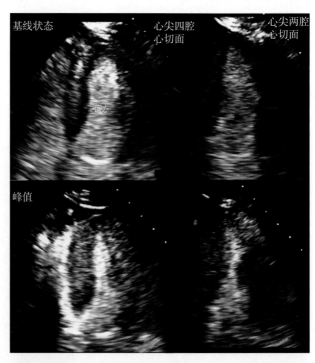

图8.16　正常多巴酚丁胺负荷超声心动图。标准显示格式显示基线状态、低剂量［5μg/（kg·min）］多巴酚丁胺、高剂量［40μg/（kg·min）］多巴酚丁胺和恢复期心尖四腔心切面收缩末期图像。本例图显示心尖四腔心（A4C）切面（上）和心尖两腔心（A2C）切面（下）在基线和峰值剂量多巴酚丁胺状态下收缩末期的超声图像

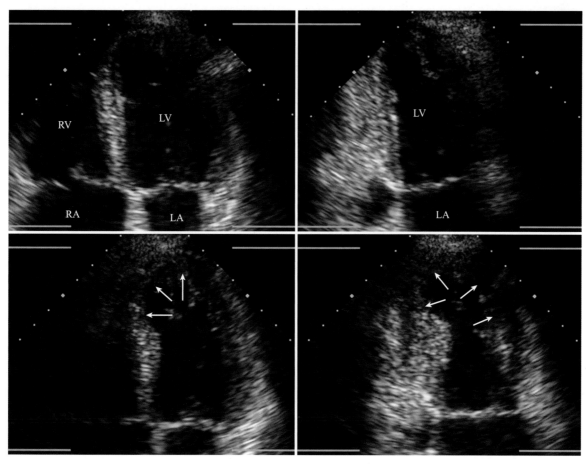

图8.17　异常多巴酚丁胺负荷超声心动图研究。基线状态（上）收缩末期心尖四腔心切面（左上）和心尖两腔心切面（右上）图像与峰值剂量负荷状态［40μg/（kg·min）多巴酚丁胺加0.5mg阿托品］收缩末期相应切面图像（下）比较。可见心尖段的室间隔、前壁和下壁在峰值多巴酚丁胺负荷水平下表现为运动消失（箭头所示），提示左冠状动脉前降支分布区域存在显著的冠状动脉疾病

动减弱或运动消失，而这可通过血运重建而恢复。在这两种情况下，有超声心动图成像研究报道小剂量［5～10μg/（kg·min）］多巴酚丁胺输注可改善存活心肌节段的室壁增厚率和心内膜运动。当然，多巴酚丁胺剂量较高时，可因诱导缺血使局部功能恶化。这种在最初多巴酚丁胺低剂量时心肌功能改善，在后面高剂量时心肌功能随之恶化的现象被称为双相反应。

（四）其他负荷试验方法

血管扩张剂（双嘧达莫或腺苷）已被一些研究者基于这些药物引起的冠状动脉血流的不同模式而建议用于超声心动图负荷试验，正常冠状动脉的血流量增加，病变血管的血流量相对减少。在核素灌注成像中，这种方法的整体成功率更高，因为在放射性核素图像上可以看到正常和异常冠状动脉供血区域之间的血流差异。超声心动图的结果常缺乏一致性，因为需要实际的缺血（不仅是血流灌注的相对差异）来识别室壁运动异常。在安装永久起搏器的患者中，心房起搏是实现目标心率的另一种选择。

（五）局限性和技术方面

负荷超声心动图对诊断明确的冠状动脉疾病具有较高的敏感度和特异度。此外，它还可以可靠地定位缺血心肌的解剖位置和范围。但是，负荷超声心动图确实有潜在的技术和生理上的局限性：

- 心内膜边界识别
- 心脏和呼吸运动
- 负荷或压力不足
- 静息状态左心室功能异常

评价心内膜运动和室壁增厚需要准确确定各个心肌节段的心内膜边界。尽管仔细调整患者的体位、探头的方向和图像处理参数可以提高图像质量，但对于某些节段，特别是左心室前壁，在某些个体由于邻近的肺组织影响而难以清晰显示。当心内膜边界显示不佳时，应采用静脉注射声学造影剂来改善左心室内膜显影，从而增强对局部室壁运动异常的检测。

运动试验中和运动后的超声图像可能会受到快速呼吸的影响。以电影回放格式数字化采集数个连续心动周期的图像，然后选择出最好的图像，是正确诊断的必要条件。在分析比较室壁运动时，应该考虑在收缩期和舒张期之间，以及基线和负荷状态之间心脏平移和旋转可能产生的影响。负荷超声心动图试验的结

果解释应包括图像质量的描述，以作为这些结果可靠性的指标。判读不理想的图像时应该谨慎。

负荷超声试验潜在的生理局限性与室壁运动异常仅出现在心肌缺血发生时。首先，如果使用的负荷未引起心肌缺血，即使患者有严重的冠状动脉疾病，也不会发现室壁运动异常。例如，由于髋部疼痛导致运动耐量受限的患者，不太可能达到可导致心肌缺血的运动水平。同样，药物负荷若没有导致心肌缺血，也不会引起室壁运动异常。其次，心肌缺血的持续时间很重要。如果在采集图像时缺血已经消除，则不会检测到室壁运动异常。这点对平板运动特别重要，因为超声心动图成像是在运动后进行的，尽管与踏车运动试验相比，这种可能的限制会被恢复期前更高的最大工作负荷量所抵消。

静息状态下整体或局部左心室功能异常患者的负荷超声心动图比静息状态下左心室功能正常患者更难诊断。静息状态下存在节段性室壁运动异常表明存在冠状动脉疾病，并伴有心肌梗死病史。应用负荷超声成像，在远离静息状态下异常室壁运动部位发现新的室壁运动异常提示有额外的缺血区域。由于运动异常区域潜在的牵拉效应，评估静息时室壁运动异常部位附近的心肌运动时会有问题。对于可能由终末期缺血性疾病、心肌病或慢性瓣膜病引起的静息状态下整体收缩功能障碍患者，超声心动图对诊断冠状动脉疾病的特异度较低。

（六）替代方法

在疑似或确诊冠心病的患者中，负荷和成像方式的选择取决于患者的相关因素和具体的临床问题。最理想的情况是，负荷方法的选择应使患者有足够的工作负荷量，而药物负荷试验用于那些由于骨科、神经系统、肺或其他疾病而不能达到最大负荷量的患者。超声成像模式的选择应基于患者的图像质量和所需信息的类型（表8.3）。

右冠状动脉和左冠状动脉的起源常可在经胸超声心动图（TTE）上显示出来（图8.18）。在TEE成像中，可追踪观察到左冠状动脉近端分为左前降支和回旋支（图8.19，图8.20），而且通常这些分支和右冠状动脉一样都可被显示一段长度。然而，临床决策的制订通常需要详细了解整个冠状动脉的解剖。心脏超声成像对于移行至心外膜下、相对细小的冠状动脉的评价并不理想。

表8.3　评价心肌缺血的方法			
诊断方法	方法	优点	缺点
负荷心电图	平板或蹬车运动结合持续记录12导联心电图	• 低花费；广泛应用；适用于许多患者的初始诊断 • 运动试验提供运动耐力、血压、心率反应和可能引发的症状	• 灵敏度和特异度较低，特别是对于女性；需要具有能够达到足够负荷量的运动能力
负荷超声心动图	运动或药物负荷结合室壁运动超声成像	• 与负荷ECG相比，具有更高的灵敏度和特异度；确定受累冠状动脉分布和危险心肌范围；无创，无电离辐射	• 较多患者的图像质量欠佳，但可以通过造影改善
负荷SPECT核素灌注显像	运动或药物负荷结合放射性示踪剂心肌灌注显像	• 无创，比负荷ECG试验的灵敏度和特异度更高；确定受累冠状动脉分布和危险心肌范围。对预后有很高的预测价值 • 延迟再灌注成像可评估心肌活力	• 电离辐射 • 非常肥胖患者图像质量较差。SPECT衰减校正可改善此缺陷
负荷PET成像	运动或药物负荷结合放射性示踪剂心肌灌注显像	• 无创，诊断冠状动脉疾病的灵敏度和特异度高。在大部分患者中图像质量的改善能提供预后信息 • 可定量心肌血流量和冠状动脉血流储备	• 少量电离辐射；不能广泛使用；花费高 • 仅有药物负荷（没有运动负荷）
冠状动脉造影	心导管介入术中在冠状动脉内注射造影剂	• 直接、详细观察冠状动脉解剖 • 可与血管内超声和血流储备分数测量相结合 • 允许诊断后立即进行治疗干预	• 有创，使用造影剂，电离辐射暴露，花费高，狭窄严重程度与生理表现相关性差
CT冠状动脉造影	高分辨率心电门控CT成像并静脉注射造影剂	• 无创、详细的冠状动脉解剖显像，并可描述冠脉内斑块特征	• 使用造影剂，电离辐射暴露，花费高
心脏磁共振成像	静息成像用于评价冠状动脉解剖、心肌梗死和纤维化；可进行负荷灌注成像	• 能够识别冠状动脉异常 • 能可靠地鉴别存活心肌和梗死组织 • 可用CMR图像结合药物负荷试验评价静息和负荷状态的室壁运动及心肌灌注	• 花费高，复杂；不能广泛使用

注：CMR，心脏磁共振；CT，计算机断层扫描；ECG，心电图；SPECT，单光子发射计算机断层显像。

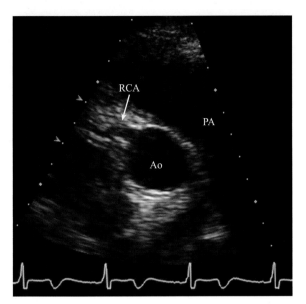

图8.18 经胸超声心动图胸骨旁短轴切面显示右冠状动脉。RCA，右冠状动脉；Ao，主动脉；PA，肺动脉

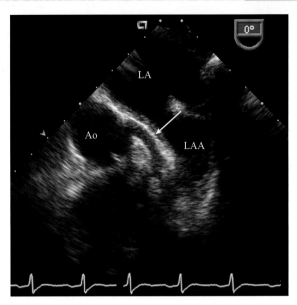

图8.20 经食管超声心动图显示左冠状动脉前降支。与图8.18为同一患者，将探头轻微朝向心尖方向倾斜，可以显示左主干延伸变为左前降支（箭头所示）。而回旋支位于此超声切面之外。Ao，主动脉；LAA，左心耳；LA，左心房

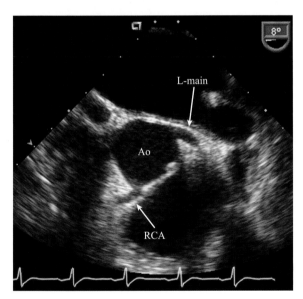

图8.19 经食管超声心动图短轴切面显示左主干和右冠状动脉的起源。Ao，主动脉；L-main，左冠状动脉主干；RCA，右冠状动脉

（七）临床应用

负荷超声心动图在确诊或疑似冠状动脉疾病患者中的应用包括（表8.4）：

- 冠状动脉疾病的检测
- 评估存在风险的心肌面积
- 心肌梗死后的危险分层
- 再血管化后的评价
- 心肌活性的检测

负荷超声心动图对检测一些特殊人群中的冠状动脉疾病特别有价值，包括：

- 具有胸痛症状或（和）心血管病危险因素的女

性患者

- 心脏移植术后的患者
- 正考虑行肾移植的患者
- 正接受血管手术的患者

负荷超声心动图也可用于评价心脏血流动力学的改变，包括瓣膜的压力阶差和面积、反流严重程度及肺动脉压力。如本书第11章和第17章所述，负荷超声心动图可用于瓣膜性或先天性心脏病患者评价如下变化：

- 钙化性主动脉瓣狭窄患者的主动脉瓣压力阶差和面积
- 黏液样二尖瓣病变患者的二尖瓣反流严重程度
- 二尖瓣狭窄或反流患者的肺动脉压力
- 主动脉缩窄患者的压力阶差
- 肥厚型心肌病患者的流出道梗阻

1.冠状动脉疾病的诊断

负荷超声心动图诊断严重冠状动脉疾病的准确性高度依赖于图像质量，特别是心内膜的清晰度，大多数研究者报道85%～100%的患者在平板运动后可获得具有诊断价值的超声图像。而仰卧运动试验（患者可采取最佳体位）和药物负荷试验（其额外优点是呼吸干扰几乎没有增加）的图像采集成功率和图像质量往往更高。

与冠状动脉造影相比，运动负荷超声心动图诊断冠状动脉疾病（定义为心外膜冠状动脉有50%以上狭窄）的总体灵敏度为74%～97%，特异度为64%～100%（见附录B，表B.6和表B.7）。在这些研究中，负荷超声心动图对多支血管病变诊断的灵敏度最高（＞90%），而对单支病变的灵敏度最低（60%～80%）。相比之下，运动心电图的灵敏度和特异度要

表8.4　冠状动脉疾病：临床-超声心动图相关性

	冠状动脉解剖	临床表现	超声心动图表现
无症状性冠状动脉疾病	冠状动脉狭窄＜70%通常不会引起症状或心肌缺血	冠状动脉疾病高风险（如非心脏手术前评估风险）的无症状患者可能需要进行负荷超声检查	负荷超声结果正常并不能排除动脉粥样硬化性冠状动脉疾病，但提示明显缺血的可能性较低
慢性稳定型心绞痛	冠状动脉狭窄≥70%通常在静息状态时无症状，但劳累时会导致症状	典型的劳力型心绞痛	静息状态下左心室局部和整体收缩功能正常。负荷超声显示受累冠状动脉分布区域可出现诱导性室壁运动异常
急性冠脉综合征	冠状动脉闭塞或严重狭窄伴动脉粥样硬化斑块破裂和腔内血栓形成	急性胸痛，鉴别诊断包括主动脉夹层、心包炎、主动脉瓣狭窄、肥厚型心肌病	由闭塞的血管供应的心肌运动消失或减弱，但室壁厚度正常 对于不稳定型心绞痛，在胸痛发作间期，室壁运动可能是正常的
陈旧性心肌梗死	冠状动脉闭塞伴远端血管变细 常存在侧支血管	如果其他冠状动脉无狭窄，则无症状 如果存在严重左心室功能障碍，则会发生心力衰竭	受累冠状动脉分布区域室壁变薄，回声增强，心肌运动消失 可能出现缺血性二尖瓣反流
终末期缺血性心脏病	多发陈旧性冠状动脉闭塞，远端血管细小	心力衰竭	左心室扩大，射血分数严重减低。左心室功能正常节段和运动减低节段并存 左心室舒张功能障碍 右心室收缩功能正常，除非存在右心室梗死，可能出现缺血性二尖瓣反流

低得多，分别为51%～63%和62%～74%，而放射性核素铊-201运动灌注显像的准确性与超声心动图相似，灵敏度为61%～94%，特异度为81%。

2.缺血心肌的范围和位置

在图像质量理想的情况下，负荷超声心动图还可以准确评估缺血心肌的位置和范围。通过整合多个切面的数据或使用三维成像，可以合理地估计显著的冠状动脉病变的位置。超声心动图估计哪些和多少冠状动脉存在病变与造影结果具有很好的相关性。

3.预后意义

多项研究和一项荟萃分析评估了负荷超声心动图结果与临床结果之间的关系（附录B，表B.8和表B.9）。在确诊或疑似冠状动脉疾病的患者中，负荷超声心动图结果正常对未来3年发生心肌梗死或心血管原因所致死亡的阴性预测值为98%。对负荷试验结果的解释取决于疾病发生的预测可能性，包括临床危险因素，如年龄、性别、糖尿病、吸烟、高血压和高胆固醇血症等。此外，与所有运动负荷试验一样，运动负荷超声心动图预示着较可能出现不良结果的指标包括运动能力、运动诱发的心绞痛和运动引起的血压反应。然而，超声心动图图像可提供额外的预后信息，其临床结果的关键预测因子包括静息状态室壁运动异常、射血分数和心肌缺血范围等。同样，在多巴酚丁胺负荷试验时，超声心动图可通过提供静息状态下室壁运动和诱发性心肌缺血的证据预测心血管事件的发生，从而体现出其增量价值。

三、心肌梗死

（一）基本概念

急性冠脉综合征的表现包括因短暂静息状态心肌缺血引起的急性胸痛（不稳定型心绞痛）、非ST段抬高心肌梗死和ST段抬高（或透壁）心肌梗死。在病理学上，心肌梗死被定义为因长时间缺血而对心肌造成的不可逆性损伤，通常继发于动脉粥样硬化斑块处心外膜冠状动脉的急性血栓性闭塞。最初，受累心肌出现运动消失，而室壁厚度尚正常。随着时间的推移（4～6周），未再灌注的ST段抬高心肌梗死会导致一定区域的运动消失和室壁变薄。非ST段抬高心肌梗死会导致较轻程度的室壁变薄和运动减弱而非无运动。然而，目前急性冠脉综合征患者心肌损害的程度取决于再灌注治疗的速度和成功度。超声心动图可见到相应范围的室壁运动异常，范围从大的跨壁梗死到几乎正常的左心室。

（二）超声心动图成像

受累的心肌节段和评估心肌梗死的超声心动图切面与心肌缺血部分的描述相同。左前降支闭塞导致前间隔、前游离壁和心尖部室壁运动消失（图8.21）。胸骨旁长轴、短轴切面和心尖部切面的图像可显示这些节段出现室壁运动异常。在急性期（图8.22），未受累的室壁呈现运动增强。在左前降支近端血管闭塞所致的前壁心肌梗死未行再灌注治疗的情况下，左心室整体收缩功能通常会出现适度下降，平均射血分数为41%±11%。

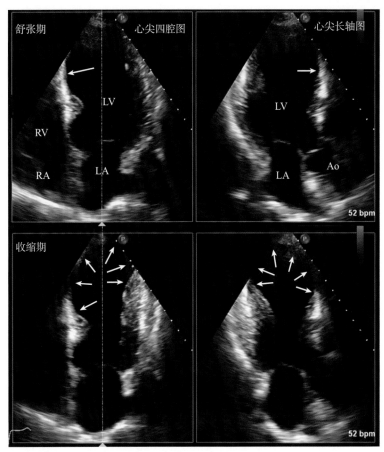

图8.21 陈旧性前壁心肌梗死。上图为舒张末期心尖四腔心及心尖长轴双平面成像显示心尖段下间隔与前间隔变薄和回声增强（箭头所示）。下图示收缩期前间隔和下间隔的一半，以及整个心尖帽和侧壁及后壁的心尖段运动消失（箭头所示）。这些发现与左前降支供血区既往的心肌梗死一致。LA，左心房；LV，左心室；RA，右心房；RV，右心室；Ao，主动脉

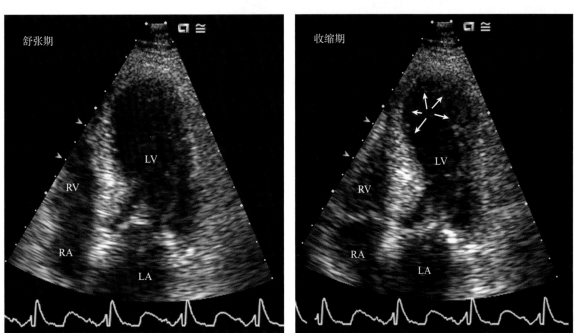

图8.22 急性前壁心肌梗死。比较心尖四腔心切面舒张期（左）和收缩期（右）的图像，可见室间隔运动消失，虽然心肌尚没有如图8.21所示的陈旧性心肌梗死一样出现变薄和形成瘢痕。LA，左心房；LV，左心室；RA，右心房；RV，右心室

后降支闭塞会导致下壁心肌梗死而引起下间隔、下游离壁和（不同程度的）下外侧（后）壁的运动消失。可同样应用胸骨旁和心尖切面观察。而对于胸骨旁和心尖切面图像质量差的患者，剑突下切面特别有用。通常来说，下壁梗死未行再灌注治疗时

左心室整体收缩功能仅轻度降低，平均射血分数为53%±10%。对于下壁梗死，超声心动图技师还应评估是否可能合并右心室心肌梗死。

冠状动脉回旋支闭塞可导致侧壁心肌梗死，这种情况不常见，而且心电图上往往为"沉默"表现。可

见前外侧壁和后外侧壁运动消失，射血分数出现轻度至中度降低，其严重程度取决于该患者回旋支动脉供血心肌的范围。

值得注意的是，这些典型的室壁运动异常模式随着冠状动脉解剖的个体差异及冠状动脉沿长度的闭塞位置不同而发生改变。此外，这些模式也会因再灌注治疗的应用而发生改变。

在急性心肌梗死中，舒张功能和收缩功能都是异常的。如果急性心肌梗死后能够及时成功进行再灌注治疗，那么受损的舒张功能会在随后的 1～2 周恢复正常。如果再灌注治疗延迟或无效导致大面积梗死，最初的松弛功能受损模式会演变为舒张充盈假性正常化，伴随出现的高 E 速度反映左心室舒张末压增高。在左心室收缩功能中度至重度降低的患者中，E/A 值与左心室舒张末压和左心房压呈正相关（即 E/A 值越高，表示左心室舒张末压越高），这是因为左心房压力对舒张早期充盈速度有显著影响。通过比较超声心动图结果并结合其他临床资料对解释冠心病患者随时间推移左心室舒张充盈模式的变化是非常有帮助的（见第 7 章）。

（三）局限性和替代方法

关于超声心动图的其他应用，对于超声组织穿透性差的患者来说，图像质量可能是一个限制因素。然而，如果有理想的患者体位、经验丰富的超声医师和最先进的仪器，几乎所有的患者都能获得可供诊断的图像。

急性心肌梗死的诊断标准需要具备以下 3 条中的 2 条：

- 典型的临床表现
- 具有诊断意义的心电图改变
- 血清心肌酶水平持续升高

当有典型的急性心肌梗死表现时，诊断很少有疑问。不幸的是，许多患者有不典型的临床表现，而心电图的改变也常不具有诊断意义。

放射性核素显像诊断急性心肌梗死的原理是检测心肌低灌注区。胸痛患者的放射性核素灌注显像结果正常，对诊断不存在急性心肌梗死有很高的特异度。但诊断急性心肌梗死的灵敏度较低，因为该方法不能将陈旧性心肌梗死与急性心肌梗死区分开。

冠状动脉的无创性计算机断层成像对接受其他心脏手术或冠状动脉疾病发病可能性较低患者的冠状动脉疾病筛查是有用的。

有创的冠状动脉造影仍然是诊断冠状动脉堵塞的金标准。同时进行左心室造影可确定是否存在室壁运动异常。目前急性心肌梗死的治疗标准包括经皮冠状动脉血运重建，因此大多数心肌梗死患者就诊时会直接被送至导管室进行介入治疗。

（四）临床应用

1.急诊科的诊断应用

对于有胸痛而心电图不能提供诊断依据的急诊科就诊患者，应用超声心动图评价整体和节段性室壁运动有助于临床决策。节段性室壁运动异常提示存在冠状动脉疾病，可能是急性心肌梗死、不稳定型心绞痛或陈旧性心肌梗死。若伴随出现非受累节段室壁运动增强，则提示为急性心肌梗死。许多急诊科目前应用床旁超声仪来进行此项检查。

胸痛患者的缺血心肌也表现为室壁运动消失，因此超声心动图检查不能鉴别急性心肌梗死和持续性心肌缺血。正常的室壁运动提示在图像采集时不存在心肌缺血。因此，胸痛发作之间正常的室壁运动并不能排除不稳定型心绞痛的诊断。对于出现胸痛症状、不典型心电图改变和心肌酶谱正常的患者，一些临床中心目前使用运动负荷超声心动图方法对住院患者和门诊患者进行进一步的评估。

2.介入治疗评估

对于根据临床和心电图标准确诊的心肌梗死患者，超声心动图可以评估"危险心肌"的位置和范围。一旦开始再灌注治疗，超声心动图可以用来评估其疗效。然而，再灌注成功与室壁运动正常化（顿抑心肌）之间往往存在数天的时间延迟，因此在出院前或门诊随访时进行评估最有意义。可被再灌注治疗逆转的长时间持续的室壁运动异常也可发生，称为冬眠心肌。静息超声心动图成像不能区分这两种情况，因为它仅能反映图像采集时的局部心肌功能。对于心肌梗死后胸痛的患者，超声心动图有助于将复发的缺血和新的室壁运动异常与梗死后心包炎或非心源性胸痛等区分开来。在心肌梗死后的长期随访中，超声心动图可以评估整体心室功能和由心肌梗死后扩张导致的长期心室扩大。

3.心肌存活性

区分不可逆性梗死心肌和可从再灌注治疗中获益的存活心肌在临床决策中具有重要意义。静息状态下室壁运动消失或减低可能是由心肌顿抑或冬眠所致，而非不可逆转的心肌损伤。低剂量多巴酚丁胺 [5～10μg/（kg·min）] 可使存活心肌的室壁增厚率和心内膜运动增加。在较高剂量多巴酚丁胺时，由正常开放冠状动脉供血的心肌表现为心肌增厚率进一步增强，而当冠状动脉明显狭窄时，则可见心肌缺血伴运动减低或消失。低剂量多巴酚丁胺时室壁运动改善，而在高剂量时室壁运动恶化，这种双相反应现象识别可能受益于经皮或外科手术再灌注治疗（即使在心肌梗死后较迟时期），心肌区域的灵敏度为 80%，特异度为 78%。影响多巴酚丁胺反应的因素包括：

- 存活心肌范围
- 残余冠状动脉的狭窄程度

- 冠状动脉侧支血流的范围
- 相邻节段的牵拉
- 药物治疗

单相反应（低剂量多巴酚丁胺时改善，高剂量多巴酚丁胺时无变化或进一步改善）对识别心肌存活性的特异度较低。评估心肌存活性的替代方法包括核素灌注、正电子发射断层扫描（PET）和心脏磁共振（CMR）成像。

4.心肌梗死的机械并发症

超声心动图是对心肌梗死后出现新的收缩期杂音的患者进行初步评估的首选方法（表8.5），用于以下鉴别诊断：

- 二尖瓣反流
- 室间隔缺损
- 心室破裂伴假性室壁瘤形成

最常见的情况是，杂音的病因是乳头肌功能障碍、乳头肌下室壁节段运动异常或乳头肌断裂导致的二尖瓣反流。使用多普勒技术评估二尖瓣反流的存在和严重程度（见第12章），其病因可通过二维或三维成像来推断。缺血性二尖瓣反流通常是由于前叶与受牵拉的后叶不能充分对合，导致出现偏向后方的反流束。乳头肌的部分或完全断裂是一种严重的心肌梗死并发症，表现为附着团块（乳头肌头部）的连枷样瓣叶，在收缩期脱入左心房（图8.23）。当疑似此诊断时，除非行TTE可诊断清楚，否则应进行TEE检查。

心肌梗死后出现新的收缩期杂音的另一个原因是室间隔局部区域的坏死和破裂所导致的室间隔缺损（图8.24）。二维超声成像很难确定破裂部位，特别是因为这种并发症往往发生在小梗死灶，因此室壁运动异常可能是非常轻微的。应用多普勒超声可确立诊断，因为连续波多普勒超声可记录左向右的收缩期高速射流，常规脉冲多普勒或彩色多普勒血流显像能够

表8.5 急性心肌梗死并发症：临床－超声心动图相关性			
	发生率	病理生理	超声心动图表现
心包炎和心包积液	5%	• 发生于急性心肌梗死再灌注后的前4天	• 少量心包积液 • 大量心包积液应考虑左心室破裂可能
右心室梗死	30%～50%的下壁心肌梗死患者	• 右冠状动脉急性边缘支闭塞；常合并左心室下壁梗死	• 右心室扩大，运动减弱或运动消失 • 相邻的左心室下壁心肌梗死
缺血性二尖瓣反流	25%	• 乳头肌梗死或缺血造成MR • 在50%的患者中听不到心脏杂音 • 更常见于下－后壁心肌梗死 • 乳头肌断裂不常见，但缺血性MR可见于约1/4的MI患者	• 中度至严重二尖瓣反流 • 常需要TEE确定MR的病因
室间隔缺损	＜0.5%	• 透壁性梗死伴坏死区出血 • 最常发生在有单支血管病变的老年女性再灌注治疗后24h内	• 应用彩色和连续波多普勒在运动消失区域的室间隔缺损处可见左向右分流
游离壁破裂并心脏压塞	0.8%	• 透壁性梗死伴坏死区出血 • 最可能发生在下侧壁，因回旋支或左前降支闭塞所致	• 大量心包积液并心脏压塞 • 可发生急性致命事件，除非破裂被心包纤维粘连暂时封闭
左心室假性室壁瘤	罕见	• 游离壁破裂后被机化的血栓和心包包裹 • 最常发生于伴有回旋支和右冠状动脉闭塞的下－后壁基底段	• 可见局部室壁连续中断、运动消失并扩大的区域，左心室和假性室壁瘤腔之间有狭窄的颈部 • 瘤内有附壁血栓，可能被误认为增厚的室壁
左心室室壁瘤	8%～15%	• 急性心肌梗死后24～72h，因梗死扩大导致心肌变薄和扩张 • 薄的室壁瘤壁是由纤维化的心肌组成的 • 最常发生在伴有左前降支闭塞的左心室心尖部	• 左心室节段性室壁变薄，回声增强并伴运动障碍，伴舒张期形态异常 • 常伴有血栓
左心室血栓形成	5%～10%	• 心肌梗死后3天内发病率最高，但也可能在数小时内发生于梗死和运动消失区，最常见于心尖部	• 回声性团块，不同于心肌，常突出于心室内，位于运动消失区，常发生在心尖部
左心室收缩功能障碍	不定	• 左心室局部和整体收缩功能障碍的程度取决于梗死面积、再灌注的时间和成功与否，以及药物治疗	• 局部室壁异常的位置和大小与梗死面积一致 • 整体射血分数也反映不良的左心室重构

注：MI，心肌梗死；MR，二尖瓣反流。

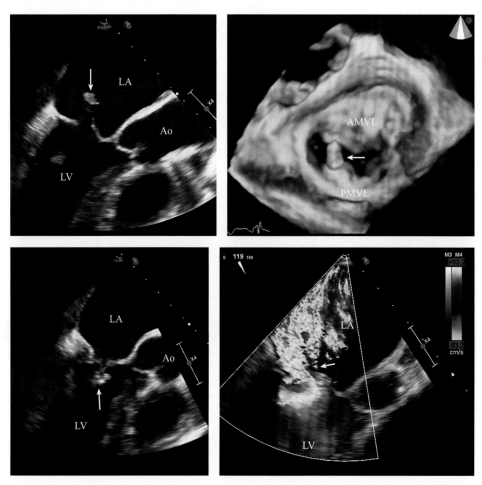

图 8.23　乳头肌断裂。TEE 左心室长轴切面（左上）图像上可见乳头肌断裂，乳头肌头部（箭头所指）收缩期脱入左心房（左上），舒张期又回到左心室（左下）。从左心房侧观察的三维成像（右上）显示分离的乳头肌头部，彩色多普勒图像显示重度的偏向后侧的二尖瓣反流（右下），且反流颈较宽（箭头所指）。患者接受了急诊二尖瓣修复手术。AMVL，二尖瓣前叶；Ao，主动脉；PMVL，二尖瓣后叶；LA，左心房；LV，左心室

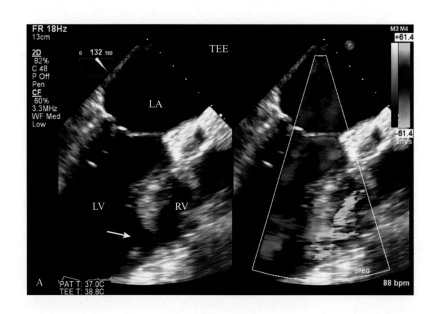

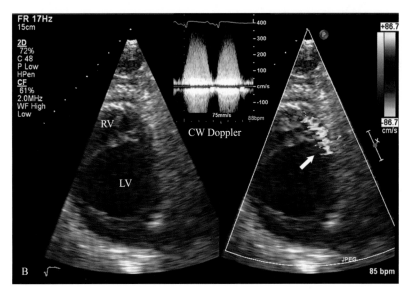

图8.24　心肌梗死后室间隔缺损（VSD）。A.经胸成像上短轴切面未显示明显的缺损，但彩色多普勒可见从左心室到右心室的血流信号（箭头所示）。B.连续波多普勒证实了存在高速血流，尽管血流速度可能由于取样角度不平行而被低估。TEE成像斜长轴切面能够更清晰显示过室间隔缺损的彩色血流（箭头所示）。LV，左心室；RV，右心室

显示室间隔右心室侧的收缩期湍流。

当心室破裂发生在左心室游离壁（而不是室间隔）时，由于血液外渗至心包腔而发生急性心脏压塞，死亡率极高。然而，一些患者由于心包粘连或破裂处血栓形成遏制了破裂发展而使病情暂时有所缓解。这些患者可通过超声心动图确诊，从而促使进行急诊手术（图8.25）。心室破裂的超声心动图征象（在合适的临床环境下）包括弥漫性或局限性心包积液，以及散在的节段性室壁运动异常。偶尔，二维超声成像可以显示破裂的部位，而很少情况下，多普勒技术能显示从心室流入心包腔的血流。

慢性的、包裹性的心室破裂被称为假性室壁瘤（图8.26）。左心室假性室壁瘤的壁是由心包（无心肌纤维）组成的。其特征包括：

- 正常心肌与室壁瘤之间分界清楚
- 正常心肌与室壁瘤之间呈锐角
- 破裂处存在狭窄的"颈部"
- "颈部"直径与最大瘤径之比＜0.5
- 室壁瘤可部分充填血栓

经常可见血流进出假性室壁瘤，临床上听诊可发现相应的心尖部杂音。虽然偶尔有假性室壁瘤患者长期存活的报道，但正确的超声心动图诊断是必要的。由于假性室壁瘤自发性破裂的可能性很高，通常建议手术修复。

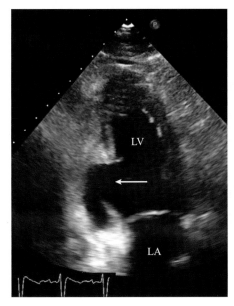
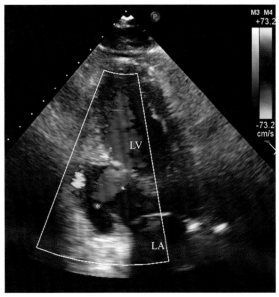

图8.25　左心室假性室壁瘤。心尖两腔心切面显示心肌梗死后左心室下壁基底段急性破裂。可见左心室壁连续中断（箭头所示），伴有血流进出其内有血栓的心包。快速的诊断使该患者得以及时进行外科手术治疗。LA，左心房；LV，左心室

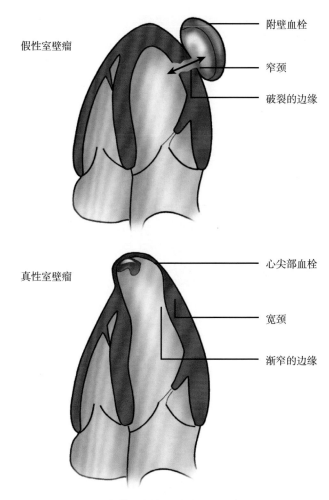

假性室壁瘤

附壁血栓

窄颈

破裂的边缘

真性室壁瘤

心尖部血栓

宽颈

渐窄的边缘

图8.26   假性室壁瘤和真性室壁瘤比较示意图

急性心肌梗死的其他并发症包括：

- 心包积液
- 右心室梗死
- 左心室室壁瘤
- 左心室血栓

心包积液也可以在心肌梗死后出现，被认为是透壁性心肌梗死的非特异性反应。这种积液可能是无症状的，也可能与急性心包炎的临床症状（胸痛）和体征（心电图改变）有关。虽然心包积液通常是良性的，但积液可能会并发心脏压塞。

右心室心肌梗死可伴有左心室下壁梗死。超声心动图表现包括右心室运动减低或运动消失，并伴有不同程度的右心室扩张。将心电图导联放置于右胸（与正常位置呈镜像模式）时，可以看到ST段抬高，但这种改变不如超声心动图特征那么敏感或特异。

急性心肌梗死的远期并发症包括室壁瘤形成、左心室血栓和左心室收缩功能不可逆下降的后遗症。左心室室壁瘤在超声心动图上定义为具有舒张期形态异常的运动障碍区（图8.27）。心尖部室壁瘤最为常见，但下壁基底段的室壁瘤也可见到。值得注意的是，与假性室壁瘤不同，真性室壁瘤是由（变薄的）心肌构成的。正常心肌平滑地移行为变薄的区域，室壁瘤与左心室体部之间呈钝角。室壁瘤与左心室剩余部分连接处的直径与室壁瘤最大直径之比＞0.5。

左心室血栓形成于血流淤滞区域，如心尖室壁瘤处或位于左心室其他部位室壁运动消失区。有证据表

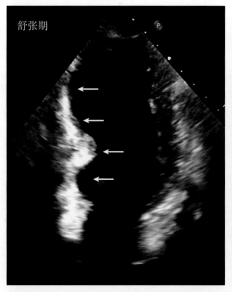

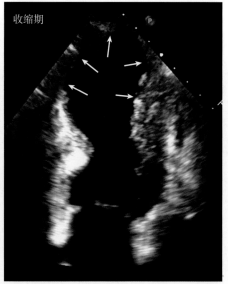

舒张期

收缩期

图8.27   心尖室壁瘤。舒张末期图像（左）示室间隔基底部2/3回声增强、变薄，伴有心尖部扩张（如舒张期轮廓异常；箭头所示）。收缩末期图像（右）示持续的心尖反向运动（箭头所示）。图中没有发现明显的血栓，但需要用更高频率的探头和斜切面进行评估

明心室整体功能严重降低、室壁瘤形成、室壁运动消失区域及左心室自发显影出现等都可增加左心室血栓形成的可能性。只有极少数情况下（如嗜酸细胞增多综合征），心室血栓发生在无室壁运动异常的部位。

血栓被认为是心室腔内回声增高的区域，其回声不同于心内膜（见图15.18）。通常，血栓以凸形轮廓突入心腔内，但也可以看到沿着心内膜曲线的凹形层状血栓。需要仔细区分血栓和心尖部突出的小梁（为左心室心尖部的单条或网状假腱索）（见图15.1）。

通过使用5MHz探头（提高近场分辨率），从心尖部位向外侧滑动探头，然后向内上方成角获得心尖的短轴切面，可以提高对心尖部位血栓的诊断。上述检查方法可以清楚地确定大多数患者的心尖部心内膜。然而，如果图像不理想，合适的诊断应当指出"血栓不能排除"，尤其是当患者左心室血栓形成的风险很高时。需要注意的是，TEE对诊断心尖部血栓的帮助不大，因为心尖部通常不能完全显示，并且位于图像的远场。

四、终末期缺血性心脏病

（一）左心室收缩功能障碍的病因鉴别

如果患者存在与冠状动脉血流分布相对应的节段性室壁运动异常，则可明确诊断为冠状动脉疾病。在终末期缺血性心脏病中，反复的透壁性和心内膜下心肌梗死导致弥漫性室壁增厚和心内膜运动异常。因此，当存在左心室整体收缩功能障碍时，很难区分终末期缺血性疾病和因长期瓣膜病或扩张型心肌病引起的收缩功能障碍（图8.28）。

（二）超声心动图检查

超声心动图检查的一些特征有助于这些疾病的鉴别诊断。应在各个超声切面上仔细观察左心室壁运动的节段模式。虽然扩张型心肌病患者往往有一定程度不对称的室壁运动模式，其心室基底部室壁运动相对保留，但位置明确的室壁运动消失或室壁变薄则提示为缺血性心脏病。整体心室功能（射血分数）的降低程度对患者的治疗很重要，但不能帮助确定疾病的病因。

缺血性心脏病的患者，除非他们以前有过右心室梗死，否则右心室大小和收缩功能是正常的。扩张型心肌病偶尔会对两个心室产生不同程度的影响，但最常见的结果是右心室和左心室对称性扩张和收缩功能下降。

二尖瓣反流在扩张型心肌病和终末期缺血性心脏病中都会出现，其原因有多种机制，包括二尖瓣环扩张、乳头肌收缩功能减低或乳头肌排列不齐。与心室扩张和功能障碍导致的二尖瓣反流相比，慢性二尖瓣反流导致的左心室扩张和收缩功能障碍通常与二尖瓣自身的解剖异常有关（如黏液样变或风湿性疾病）。

在任何病因引起的左心室功能不全患者中，由于左心室舒张末期压力的缓慢升高，肺动脉压力均有不同程度的升高。肺动脉压力可根据三尖瓣反流速度或肺动脉收缩速度曲线估测，如第6章所述。轻度三尖瓣反流在缺血性疾病中很常见，但中度或重度反流通常是由慢性肺动脉高压或慢性右心室扩张和收缩功能

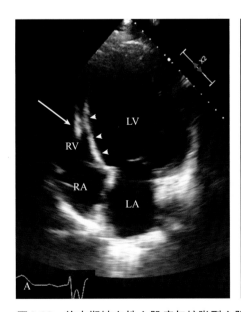
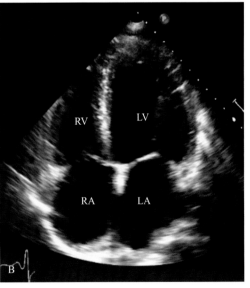

图8.28 终末期缺血性心肌病与扩张型心肌病比较。尽管二维图像表面上是相似的，但缺血性心肌病患者因既往心肌梗死室间隔变薄和回声增强（短箭头所指），有心尖扩张和运动障碍，相对正常的右心内可见植入心脏的电子装置导线回声（A）；而扩张型心肌病患者则存在更为弥漫和严重的4个心腔扩大及双心室功能障碍（B）。LA，左心房；LV，左心室；RA，右心房；RV，右心室

障碍引起的。

值得注意的是，主动脉瓣反流不是左心室扩张或收缩功能障碍的结果。左心室扩张通常不会导致主动脉瓣环或邻近流出道的内径增大。如果出现中度或重度主动脉瓣反流，则提示存在原发性瓣膜疾病或主动脉根部扩张。

左心室血栓形成可能存在于任何病因导致的严重左心室功能障碍。若发现左心室收缩功能降低，则应注意观察是否存在心尖部血栓，但这一发现对鉴别诊断没有帮助。

（三）局限性和替代方法

如果考虑终末期缺血性心脏病的诊断，而不是原发性心肌病，这将改变患者的治疗方案，此时需要进行冠状动脉造影以明确诊断，应确定冠状动脉病变的确切部位和严重程度，并评估远端冠状动脉血管的解剖情况。其他有效的检查方法包括计算机断层冠状动脉造影术或心脏磁共振成像，用以显示冠状动脉解剖和识别心肌瘢痕。

超声心动图检查清单

冠状动脉疾病的超声心动图诊断

方式	临床应用	超声心动图所见	记录	说明
静息状态下节段性室壁运动	• 急性冠脉综合征 • 慢性 CAD	• 梗死或急性缺血区运动消失或运动减弱	• 左心室二维或三维成像 • 清晰显示心内膜 • 若图像不理想，应使用超声造影	• 使用标准室壁节段命名法定位 • 将室壁运动分为正常、运动减弱或运动消失 • 尽可能使用三维成像
运动负荷超声心动图	• CAD 的诊断 • 对确诊 CAD 缺血程度的评估	• 静息状态下室壁运动正常 • 负荷状态时缺血节段运动减弱或消失 • 恢复期室壁运动恢复正常	• 深度调至只包含左心室；清晰显示心内膜，必要时使用超声造影 • 基线和负荷状态图像深度相同 • 从一系列数字动态图像中选择最佳图像	• 报告中包括运动持续时间、血压和心率反应、症状和心电图变化 • 在相同切面比较基线和负荷状态的图像 • 最大负荷量影响超声检测缺血结果的准确性
多巴酚丁胺负荷超声心动图	• 对不能运动的 CAD 患者的诊断与评价	• 静息状态下室壁运动正常 • 负荷状态时缺血节段运动减弱或消失 • 恢复期室壁运动恢复正常	• 深度调至只包含左心室；清晰显示心内膜边界，必要时使用超声造影 • 基线和负荷状态图像深度相同 • 从一系列数字动态图像中选择最佳图像	• 报告中包括症状和峰值心率，作为最大预测值的百分比 • 仅血压反应和心电图改变不能诊断 CAD • 在相同切面比较基线和负荷状态图像 • 最大负荷量影响超声检测缺血结果的准确性
心肌存活性	• 冬眠或顿抑心肌的诊断	• 多巴酚丁胺负荷超声心动图的双相反应	• 附加低剂量阶段的标准多巴酚丁胺负荷超声心动图方案	• 由狭窄冠状动脉血管供血的存活心肌表现为低剂量 DSE 时室壁增厚改善，继而高剂量 DSE 时出现心肌缺血表现
左心室整体收缩功能	• 所有 CAD 患者	• 二维或三维成像测量的射血分数 • dP/dt	• 三维心尖双平面法测量射血分数 • 连续波多普勒测量二尖瓣反流束	• 急性心肌梗死后 EF 的降低程度取决于梗死的面积和再灌注治疗成功与否
左心室舒张功能	• 所有 CAD 患者	• 舒张功能障碍和充盈压升高水平取决于 CAD 的类型和严重程度	• 应用标准方法评价左心室的舒张功能和充盈压（见第 7 章）	• 心肌缺血会出现短暂的舒张功能障碍 • 终末期 CAD 会导致严重的舒张功能障碍

注：CAD，冠状动脉疾病；DSE，多巴酚丁胺负荷超声心动图；EF，射血分数。

冠状动脉解剖和超声室壁节段

冠状动脉	超声室壁节段	变异
左前降支（LAD）	前室间隔 前壁 心尖部	LAD的对角支可能供应侧壁的一些节段 LAD在左心室心尖部的走行存在变异
回旋支（Cx）	前侧壁 后侧壁	供应侧壁的钝缘支的数目和分布存在变异
后降支（PDA）	下壁 下室间隔	约80%患者的PDA起源于右冠状动脉 PDA的长度存在变异，在一些患者中可延伸到心尖部，从PDA发出的左心室延伸支可能供应部分侧壁

急性心肌梗死的并发症

并发症	超声心动图所见	成像方法
心包积液	• 少量心包积液	• 应用标准切面评估积液情况 • 积液量较多时应考虑左心室破裂可能
右心室梗死	• 右心室扩大伴运动减弱或消失 • 相邻的左心室下壁梗死	• 于心尖和剑突下切面评价右心室游离壁运动 • 测量TAPSE、DTI S波速度和右心室面积变化分数
缺血性二尖瓣反流	• 后叶受牵拉导致偏向后方的二尖瓣反流 • 乳头肌断裂（罕见）可见团块附着在连枷状瓣叶上 • 中度至重度二尖瓣反流（可能为间歇性，仅在缺血发作时出现）	• 在标准切面评价二尖瓣解剖 • 评估及定量二尖瓣反流的严重程度（见第12章） • 经常需要用TEE和三维成像来确定MR的病因
室间隔缺损 （室间隔穿孔）	• 孤立性室间隔缺损位于运动消失区，在彩色和连续波多普勒上可见左向右分流	• 在心肌运动消失局部区域或室间隔中断处使用彩色多普勒有助于证实室间隔穿孔的诊断 • 连续波多普勒确定血流的速度和方向
游离壁破裂并心脏压塞	• 大量心包积液合并心脏压塞 • 为急性致命的事件，除非纤维素性心包粘连暂时性封闭心脏破裂	• MI后出现心包血肿或局限性渗出应立即报告相关医师 • 应用彩色多普勒寻找左心室至心包腔之间的通道，剑突下切面有助于诊断
左心室假性室壁瘤	• 正常心肌与室壁瘤之间转变突然 • 正常心肌与室壁瘤之间呈锐角窄颈 • 颈部狭窄 • 颈部直径与室壁瘤最大径之比＜0.5 • 常有内部血栓	• 最常见于左心室下壁基底段 • 胸骨旁切面和心尖两腔心切面有助于诊断 • 诊断常需进行TEE成像
左心室室壁瘤	• 左心室节段性室壁变薄、回声增强、运动障碍，并伴有舒张期轮廓异常，常合并相应血栓	• 最常位于左心室心尖部 • 最好在心尖部切面或心尖三维成像观察
左心室血栓	• 为回声团块，与心肌不同，通常突入到心室内，并伴其下室壁运动消失，通常位于心尖部	• 使用高频探头，局部放大模式，调整增益和仪器设置；外侧心尖切面有助于诊断 • 左心室造影能更好地显示血栓 • TEE可能漏诊心尖部血栓
左心室收缩功能障碍	• 局部室壁运动异常的位置和大小与梗死面积一致。整体射血分数也反映不良左心室重构	• 应用三维或二维双平面法计算射血分数

注：DTI，组织多普勒成像；MI，心肌梗死；MR，二尖瓣反流；TAPSE，三尖瓣环收缩期位移。

终末期缺血性疾病引起的左心室收缩功能障碍与扩张型心肌病或慢性瓣膜病的鉴别			
表现	终末期缺血性心脏病	扩张型心肌病	慢性瓣膜病
左室射血分数	中重度降低	中重度降低	中重度降低
节段性室壁运动异常	可有	无	无
右心室收缩功能	正常	下降	不确定
肺动脉压力	升高	升高	升高
• 二尖瓣反流	中度	中度	中重度
• 主动脉瓣反流	不显著	不显著	中重度

（田新桥　刘　敏　周　琦　译　唐宁宁　校）

推荐阅读

总论

1. Lang RM, Badano LP, Mor-Avi V, et al: Recommendations for cardiac chamber quantification by echocardiography in adults: an update from the American Society of Echocardiography and the European Association of Cardiovascular Imaging, *J Am Soc Echocardiogr* 28（1）: 1-39. e14, 2015.

This comprehensive standards document includes a section on nomenclature for describing regional wall motion. These definitions are unchanged from prior documents. The standard reference for cardiac displays is defined as the long axis of the LV. The names used for image planes are short axis（90° to long axis）, vertical long axis（apical two-chamber plane）, and horizontal long axis（four-chamber plane）. Myocardial segments are defined at the basal and midventricular level as（clockwise from the anterior septal insertion）as anterior, anterolateral, inferolateral, inferior, inferoseptal, and anteroseptal. There are four apical segments（anterior, septal, inferior, and lateral）.

2. Porter TR, Abdelmoneim S, Belcik JT, et al: Guidelines for the cardiac sonographer in the performance of contrast echocardiography: a focused update from the American Society of Echocardiography, *J Am Soc Echocardiogr* 27（8）: 797-810, 2014.

This guideline document provides details on when and how to use contrast echocardiography. Technical details of contrast preparation and injection and instrument settings can be used in laboratory imaging protocols. Practical advice is provided for dealing with common artifacts seen with contrast including swirling, shadowing, and inadequate chamber opacification.

运动负荷超声心动图

3. Siegel R, Rader F: Stress echocardiography for diagnosis of coronary disease. In Otto CM, editor: *The Practice of Clinical Echocardiography*, 5th ed, Philadelphia, 2017, Elsevier. *The clinical application of exercise echocardiography is discussed in detail, including necessary equipment and personnel, interpretation of stress images, a comparison of treadmill versus bicycle exercise testing, and the relative advantages and disadvantages of exercise echocardiography compared with other diagnostic approaches. 68 references.*

4. Fihn SD, Gardin JM, Abrams J, et al: American College of Cardiology Foundation: 2012 ACCF/AHA/ACP/AATS/PCNA/SCAI/STS guideline for the diagnosis and management of patients with stable ischemic heart disease: executive summary: a report of the American College of Cardiology Foundation/American Heart Association task force on practice guidelines, and the American College of Physicians, American Association for Thoracic Surgery, Preventive Cardiovascular Nurses Association, Society for Cardiovascular Angiography and Interventions, and Society of Thoracic Surgeons, *Circulation* 126: 3097-3137, 2012.

This guideline document provides a detailed discussion and summary of the evidence for selecting the most appropriate diagnostic test for evaluation of patients with possible coronary artery disease. Exercise stress echocardiography is recommended when ECG changes would be uninterpretable due to an abnormal resting ECG, with pharmacologic stress testing in patients unable to exercise.

5. Banerjee A, Newman DR, Van den Bruel A, et al: Diagnostic accuracy of exercise stress testing for coronary artery disease: a systematic review and meta-analysis of prospective studies, *Int J Clin Pract* 66: 477-492, 2012.

This systematic review identified 34 studies with 3352 participants in studies published between 1996 and 2009 that evaluated the diagnostic accuracy of exercise stress echocardiography for diagnosis of coronary disease at angiography. As expected, diagnostic accuracy depended on age, sex, clinical characteristics, and the prevalence of coronary disease in the study group. Exercise echocardiography was more useful for excluding coronary disease than for confirming the diagnosis. This finding is consistent with those of other studies showing a high sensitivity of stress echo and the low likelihood of adverse cardiac outcomes in patients with a normal stress echocardiogram.

6. Danad I, Szymonifka J, Twisk JW, et al: Diagnostic performance of cardiac imaging methods to diagnose ischaemia-causing coronary artery disease when directly compared with fractional flow reserve as a reference standard: a meta-analysis, *Eur Heart J* 38（13）: 991-998, 2017.

Using fractional flow reserve measured at

cardiac catheterization as the reference standard for diagnosis of coronary disease, this meta-analysis showed that stress echocardiography had a sensitivity of 77% (95% confidence interval: 61 to 88) and specificity of 75% (95% confidence interval: 63 to 85). However, the number of patients with both stress echocardiography was low (n = 115), and this group of subjects undergoing invasive fractional flow reserve measurements may not be representative of most patients referred for stress studies.

多巴酚丁胺负荷超声心动图

7. Delgado V, Bax JJ: Non-exercise stress echocardiography for diagnosis of coronary disease. In Otto CM, editor: *The Practice of Clinical Echocardiograph*, 5th ed, Philadelphia, 2017, Elsevier.

Concise summary of the principles, technical aspects, and clinical utility of pharmacologic stress echocardiography. Comprehensive tables summarize clinical studies evaluating the sensitivity and specificity of dobutamine stress echocardiography as well as discussion of the use of contrast, 3D imaging, tissue Doppler, and speckle trading strain imaging. 72 references.

8. Geleijnse ML, Krenning BJ, Nemes A, et al: Incidence, pathophysiology, and treatment of complications during dobutamine-atropine stress echocardiography, *Circulation* 121: 1756-1767, 2010.

Meta-analysis of complications with pharmacologic stress echocardiography based on 26 studies with more than 400 patients each for a total of 55, 071 patients. Total major complications occurred in 1 out of 475 patients. Rare complications (< 0.01%) included death, cardiac rupture, asystole, and cerebrovascular events. The risk of myocardial infarction was 0.02% and the risk of ventricular fibrillation was approximately 0.04%. This meta-analysis has a comprehensive list of references.

9. Uusitalo V, Luotolahti M, Pietilä M, et al: Two-dimensional speckle-tracking during dobutamine stress echocardiography in the detection of myocardial ischemia in patients with suspected coronary artery disease, *J Am Soc Echocardiogr* 29 (5): 470-479. e3, 2016.

In a series of 50 patients with an intermediate pretest likelihood of coronary artery disease, the combination of an increased

postsystolic strain index and reduced strain during early recovery was better than qualitative analysis of regional wall motion for diagnosis of significant coronary stenosis on angiography.

10. Joyce E, Delgado V, Bax JJ, et al: Advanced techniques in dobutamine stress echocardiography: focus on myocardial deformation analysis, *Heart* 101: 72-81, 2015.

The use of tissue Doppler imaging and speckle tracking echocardiography, specific types of myocardial deformation analysis, may improve the accuracy of dobutamine stress echocardiography for diagnosis of coronary artery disease. Tissue Doppler imaging provides high temporal resolution and evaluation of all myocardial segments but is angle dependent, mostly used for longitudinal shortening. Speckle tracking strain is angle independent, which allows measurement of twist and torsion, as well as strain for each myocardial segment.

11. Joyce E, Debonnaire P, Leong DP, et al: Differential response of LV sublayer twist during dobutamine stress echocardiography as a novel marker of contractile reserve after acute myocardial infarction: relationship with follow-up LVEF improvement, *Eur Heart J Cardiovasc Imaging* 17 (6): 652-659, 2016.

In 61 patients with a first ST-elevation myocardial infarction, the response of subepicardial twist on dobutamine stress echocardiography performed 3 months later was predictive of subsequent improvement in LV systolic function. This new approach is promising but requires further validation.

急诊科的胸痛

12. Fleischmann KE, Weeks SG: Echocardiography in the emergency department: role in patients with acute chest pain. In Otto CM, editor: *The Practice of Clinical Echocardiography*, 5th ed, Philadelphia, 2017, Elsevier.

Review of the potential utility of echocardiography for triage, risk stratification, and detection of other causes of chest pain in patients with suspected myocardial infarction. The concept of a chest pain center and the cost-effectiveness of various approaches are discussed.

13. Wei K, Peters D, Belcik T, et al: A predictive instrument using contrast echocardiography in patients presenting to the

emergency department with chest pain and without ST-segment elevation, *J Am Soc Echocardiogr* 23: 636-642, 2010.

A risk model was developed in 1166 patients presenting with chest pain and a nondiagnostic ECG and then validated in a subsequent group of 720 patients. A simple risk score from 0 to 4 can be calculated by adding one point for each of the following:
- *Nonspecific ST-T changes on ECG*
- *Any abnormality on ECG*
- *Abnormal regional function on echocardiography*
- *Abnormal myocardial perfusion on contrast echocardiography*

The risk of cardiac events during the next 48 hours increases with this score: 0.4% with a score of 0 to as high as 55.3% with a score of 4.

14. Rybicki FJ, Udelson JE, Peacock WF, et al: 2015 ACR/ACC/AHA/AATS/ACEP/ASNC/NASCI/SAEM/SCCT/SCMR/SCPC/SNMMI/STR/STS appropriate utilization of cardiovascular imaging in emergency department patients with chest pain: a joint document of the American College of Radiology Appropriateness Criteria Committee and the American College of Cardiology Appropriate Use Criteria Task Force, *J Am Coll Cardiol* 67 (7): 853-879, 2016.

This appropriate use consensus document suggests resting echocardiography may be appropriate in patients presenting with chest pain and a suspected non-ST-elevation myocardial infarction when serial troponin levels and ECG findings are borderline or positive for infarction. Exercise echocardiography is appropriate when serial troponin levels and ECG results are negative for an acute coronary syndrome. Other imaging approaches also are discussed including nuclear perfusion imaging, computed tomographic coronary angiography and cardiac magnetic resonance imaging.

急性心肌梗死的并发症

15. Gerber IL, Foster E: Echocardiography in the coronary care unit: management of acute myocardial infarction, detection of complications, and prognostic implications. In Otto CM, editor: *The Practice of Clinical Echocardiography*, 5th ed, Philadelphia, 2017, Elsevier.

This chapter summarizes the pathophysiologic correlates of the echocardiographic findings in acute myocardial infarction, the role of echocardiography in patient management, and the utility of echocardiography for detecting complications of acute myocardial infarction. Post-myocardial infarction complications and risk stratification are reviewed. 100 references.

16. Moreyra A, Huang M, Wilson A, et al: Trends in incidence and mortality rates of ventricular septal rupture during acute myocardial infarction, *Am J Cardiol* 106: 1095-1100, 2010.

In this database of 148, 881 patients with first acute myocardial infarction, the 408 patients with a post-myocardial infarction ventricular septal defect (0.3%) were more likely to be older, women, and have increased rates of chronic renal disease, heart failure, and cardiogenic shock. The hospital mortality rate with a post-myocardial infarction ventricular septal defect was 41%, with a 1 year mortality rate 60%, with no significant change in mortality rates between 1990 and 2007.

17. Solheim S, Seljeflot I, Lunde K, et al: Frequency of left ventricular thrombus in patients with anterior wall acute myocardial infarction treated with percutaneous coronary intervention and dual antiplatelet therapy, *Am J Cardiol* 106: 1197-1200, 2010.

In 100 patients with an ST-elevation anterior myocardial infarction who underwent revascularization with acute percutaneous coronary intervention and antiplatelet therapy, LV thrombi were detected in 15 patients by echocardiography, two thirds within the first week after infarction. Patients with an LV thrombus had higher cardiac enzyme levels, larger infarct sizes, and lower ejection fractions compared with patients with no LV thrombus.

第9章 心肌病、高血压心脏病和肺源性心脏病

心肌病是指除心肌缺血或者慢性瓣膜性心脏病等导致的心肌功能不全之外的原发性心脏病。有几种方法可以对心肌病进行分类，如从病因学和解剖学方面分类。但是，最有临床价值的是生理学分类。心肌病的3种基本生理学分类如下：

- 扩张型心肌病
- 肥厚型心肌病
- 限制型心肌病

个别病例的疾病过程趋向于与这些生理类别中的一种紧密对应；然而，这些分型之间有重叠的部分（尤其是扩张型与限制型）。超声心动图评价的重点在于确定心肌病的诊断和类型，以及确定该患者的预后。

虽然高血压心脏病和肺源性心脏病不是心肌的原发疾病，但由于其临床和超声心动图表现常与心肌病相似，故将其列入本章。此外，终末期心力衰竭治疗的超声评价也在本章概述。可导致左心室收缩功能障碍的终末期冠状动脉疾病有时被称为缺血性心肌病，在第8章已讨论。

一、扩张型心肌病

（一）基本概念

扩张型心肌病临床表现为射血分数减低（HFrEF）的心力衰竭。通常，由于各种潜在原因（表9.1），四个心腔都扩大，左心室及右心室收缩功能均受损。扩张型心肌病的主要生理学特征如下（图9.1）：

- 左心室收缩力受损
- 心排血量减少
- 左心室舒张末压升高

表9.1　心肌病病因举例：按功能分类
扩张型心肌病
遗传性
感染性
● 病毒后（心肌炎）
● Chagas病
毒物和药物
● 酒精
● 蒽环类药物
代谢性
● 甲状腺功能减退或甲状腺功能亢进
● 嗜铬细胞瘤
营养性
● 脚气病（硫胺素）
围生期
全身炎症疾病
神经肌肉疾病
● 杜氏肌营养不良症
应激诱发
● Tako-tsubo（应激性心肌病）
肥厚型心肌病
非梗阻性
梗阻性
潜在梗阻性
限制型心肌病
浸润性系统性疾病
● 淀粉样变性
● 戈谢病
炎性（肉芽肿性）
● 结节病
贮积性疾病
● 血色素沉着病
● Fabry病
心内膜心肌病变
● 嗜酸细胞增多综合征
● 辐射诱发的
非浸润性
● 硬皮病
其他心肌病
致心律失常性右心室发育不良
孤立性左心室心肌致密化不全

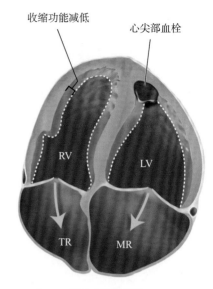

图9.1　扩张型心肌病。四个心腔均扩大并且左心室和右心室收缩功能减低。虚线表示舒张末期和收缩末期之间心内膜运动的有限范围，心尖部血栓形成。箭头表示继发性二尖瓣和三尖瓣反流。RV，右心室；LV，左心室；TR，三尖瓣反流；MR，二尖瓣反流

临床上，患者最常表现为心力衰竭，最初的主诉为从肺部或者全身静脉充血到前向心排血量减低的症状。左心室和二尖瓣环扩张常导致继发性二尖瓣反流。此外，许多患者由于左心房压力的慢性升高而出现肺动脉高压。一般来说，左心室的舒张功能不全与收缩功能不全同时存在，虽然区分舒张功能不全和合并收缩功能不全的血流动力学效应是具有挑战性的。

（二）超声心动图方法

在采用超声心动图检查有心力衰竭症状的患者时，应首先评估左心室的大小、室壁厚度和收缩功能（图9.2、图9.3）。应用二维（2D）或者三维（3D）超声心动图标准切面可以评估四个心腔的大小和功能（图9.4）。

- 左心室收缩功能
  - 定性评估整体及局部收缩功能
  - 定量评估舒张末期和收缩末期内径或容积
  - 射血分数
- 右心室收缩功能
  - 定性评估大小及收缩功能
  - 肺动脉收缩压和估计阻力
- 左心房大小
  - 定性评估大小与径线
  - 定量评估左心房容积

除了二维和三维成像外，左心室收缩功能不良的其他征象包括：

- M型
  - 二尖瓣E点至室间隔的距离（EPSS）增加

· 主动脉根部前后运动减低

· 二尖瓣关闭延迟

■ 多普勒

· 主动脉射血速度减低

· 心室内压力上升速率降低（dP/dt）

· 继发性二尖瓣反流

· 舒张功能不全

二尖瓣E峰至室间隔距离增加是由于左心室扩张和二尖瓣口血流速度降低所致的二尖瓣瓣叶运动减低。主动脉根部前后运动减低反映左心房的充盈及

排空减少（图9.5）。主动脉射血速度减低表明每搏量减少，尽管通过代偿机制（包括左心室扩张）常可维持静息状态下的每搏量正常。二尖瓣反流速度的缓慢上升表明收缩期早期左心室压力上升速率降低（dP/dt）。

继发性二尖瓣反流（二尖瓣解剖正常）的原因与乳头肌错位、心室收缩功能障碍及瓣环扩张有关。与应用多普勒技术评估一样，反流的严重程度从轻微到重度不等（图9.6；见表12.8）。肺动脉压力通常升高，可通过三尖瓣反流速度估测，如第6章所述。

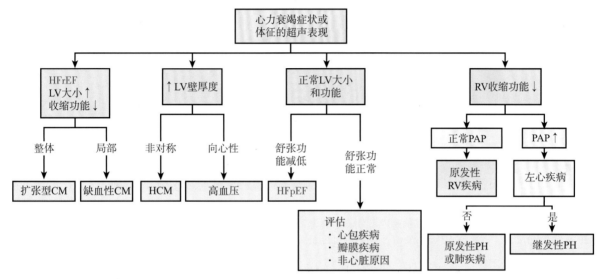

图9.2 心力衰竭患者的超声心动图评价。有助于区分心力衰竭症状原因的主要特征包括左心室大小、室壁厚度、收缩功能及右心室收缩功能。射血分数降低的心力衰竭（HFrEF）的特征是整体收缩功能不全，而缺血性心脏病则是局部收缩功能降低。非对称性肥厚提示肥厚型心肌病（HCM），而向心性肥厚则是典型的高血压心脏病。当左心室大小和功能正常时，在无心包或瓣膜疾病的情况下，可能会出现舒张功能障碍或射血分数（HFpEF）保留的心力衰竭。右心室功能障碍可能是由于原发性心肌疾病，如右心室梗死或致心律失常性右心室心肌病，或由于原发性或继发性肺动脉高压（PH）引起的肺动脉压力升高（PAP）。HFrEF，射血分数降低的心力衰竭；LV，左心室；RV，右心室；PAP，肺动脉压力；CM，心肌病；HCM，肥厚型心肌病；HFpEF，射血分数保留的心力衰竭

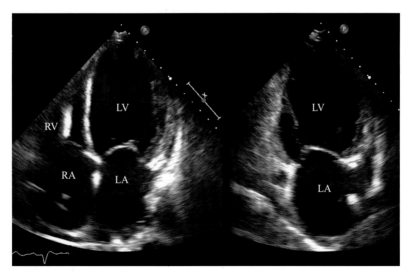

图9.3 扩张型心肌病患者的超声心动图图像。心尖四腔心切面可看到四个心腔均扩张（左）。心尖两腔心切面可看到左心室、左心房（右）。实时超声显示右心室和左心室收缩功能严重减低。RV，右心室；LV，左心室；RA，右心房；LA，左心房

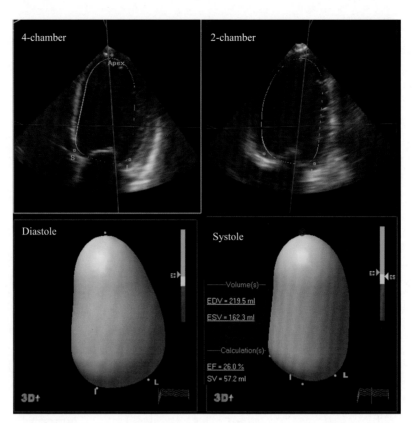

图9.4   扩张型心肌病三维容积成像。于心尖切面获取3D容积，其在x、y、z三个平面中半自动追踪边界，对应四腔心、两腔心和短轴（未显示）切面。通过容积重建可计算舒张末容积（EDV）、收缩末容积（ESV）、每搏量（SV）和射血分数（EF）。4-chamber，四腔心；2-chamber，两腔心；Diastole，舒张；Systole，收缩

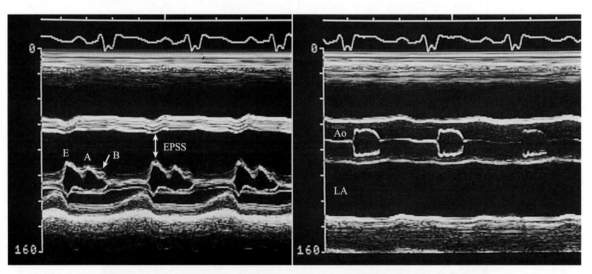

图9.5   扩张型心肌病M型超声表现。二尖瓣M型超声显示二尖瓣E点至室间隔距离（EPSS）增加和"B-bump"（B点弹跳征或抖动）（左）。主动脉M型显示主动脉根部运动减低，主动脉瓣提前关闭（右）。Ao，主动脉瓣

　　尽管扩张型心肌病的疾病进程变化很大，但是超声心动图表现却相当一致。例外情况包括暴发性心肌炎，尽管有严重的收缩功能障碍，但心室扩张很小。在Chagas病（美洲锥虫病）中，约50%的患者出现心尖部室壁瘤；虽然整体运动减低是疾病晚期的典型表现，但血栓形成经常可见（图9.7）。Tako-tsubo心肌病是一种急性、短暂的应激性心肌病，以心尖部气球样变，即心尖扩张和运动障碍为特征，但心室基底部的内径及功能仍正常（图9.8）。

　　扩张型心肌病患者的舒张功能不全通常伴收缩性心力衰竭，对充盈压的非侵入性评估有助于临床治疗。当存在收缩功能障碍时，舒张末期容量增加导致压力容量曲线变得陡直。这意味着，对于给定的舒张压-容积关系，左心室容积增大时顺应性减低。因

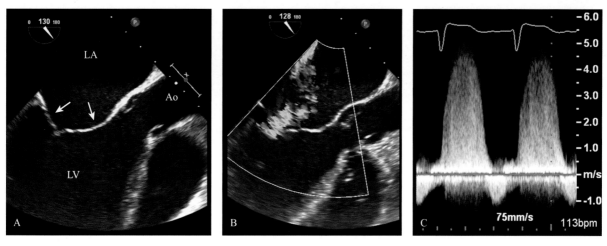

图9.6　继发性二尖瓣反流。62岁男性患者，左心室严重扩张，射血分数为21%。A.经食管超声心动图显示瓣叶解剖结构正常，瓣叶受腱索牵拉（箭头所指）致瓣叶对合不全。B.二尖瓣反流为中心性，流颈宽度5mm。C.连续波多普勒频谱信号与中度至重度二尖瓣反流一致。Ao，主动脉；LA，左心房；LV，左心室

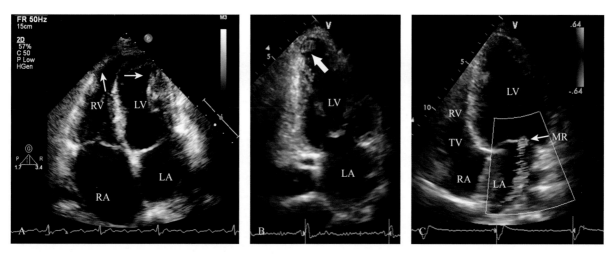

图9.7　Chagas病。A.四腔心切面示典型的局限性双心室心尖部室壁瘤（箭头所指）。B.心尖两腔心切面可见心尖部血栓形成（箭头所指）；下壁运动消失，这是Chagas病的典型表现。C.彩色多普勒显示轻度至中度继发性二尖瓣反流（MR）。TV，三尖瓣（由Dr.Marcia Barbosa and Dr.Maria P.Nunes，Belo Horizonte提供）。LA，左心房；LV，左心室；RA，右心房；RV，右心室

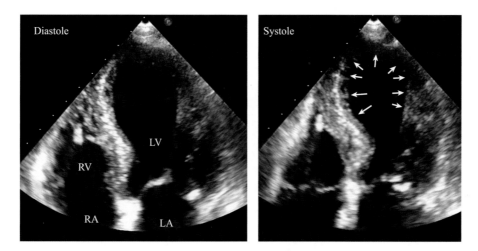

图9.8　Tako-tsubo心肌病。这位老年女性患者在急诊非心脏手术后出现急性心力衰竭。心尖四腔心切面显示左心室心尖部扩张伴收缩期矛盾运动（箭头所指），基底段心肌收缩相对正常。冠状动脉造影结果正常，心室收缩功能在2周内恢复正常。LA，左心房；LV，左心室；RA，右心房；RV，右心室；Diastole，舒张；Systole，收缩

此，扩张型心肌病的预期舒张充盈模式是顺应性降低：E峰增高，减速度加快，A峰减低，E/A＞1（图9.9）。当左心室充盈压升高时，E/E′比值增大至15或更高，肺静脉a波速度增大且持续时间延长。M型超声可见二尖瓣关闭延迟，称为"B-bump"或"AC-shoulder"，也与舒张末压力升高相关（见图9.5）。然而，扩张型心肌病患者舒张功能障碍的类型可能是复杂的，并且随着容量状态、药物治疗和病程阶段的不同而变化。

当存在明显的左心室收缩功能障碍（射血分数＜35%）时，应仔细寻找是否存在左心室心尖部血栓，尽管由于目前的医药治疗使其发生率较低（图9.10）。有关左心室血栓鉴别的技术细节已在第8章讲述。

（三）局限性和技术考虑

虽然超声心动图有助于确认心室功能障碍的存在

并提供预后数据，但其很少能确定扩张型心肌病的病因。心室容积和射血分数测量的准确性取决于对数据采集和分析的重视程度，如第6章所述。除了第7章中讨论的舒张功能障碍评估的技术方面，舒张功能与收缩功能是心脏功能不可分割的组成部分。将舒张功能障碍的影响从与收缩功能障碍相关的负荷条件改变中区分开是困难的。大多数患者同时存在收缩功能障碍及舒张功能障碍，两者都对临床症状和预后有影响。

（四）临床应用

超声心动图在心力衰竭患者的评估和管理中起着关键作用。超声心动图检查结果与心力衰竭具体原因的相关性见表9.2。如果超声心动图显示无明显的左心室收缩功能障碍，其他可能的诊断包括：

- 冠状动脉疾病
- 瓣膜病

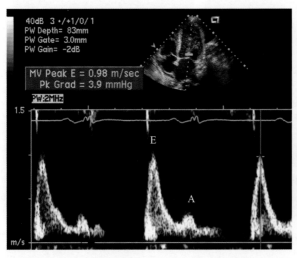

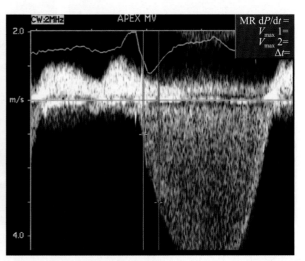

图9.9　扩张型心肌病的多普勒表现。由于左心室舒张末期压力升高（左），左心室舒张期流入血流表现为E峰增高，A峰减低，提示"假性正常化"。二尖瓣反流（MR）显示速度缓慢上升，这与dP/dt的降低一致（右）

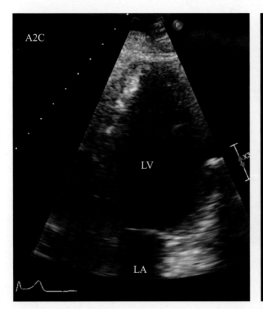

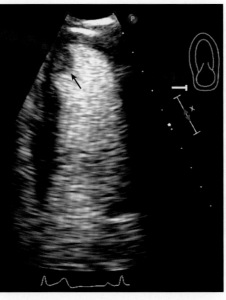

图9.10　左心室心尖部血栓。心尖两腔心切面（A2C）示扩张型心肌病患者的心内膜显示欠佳，左心室内无明显肿块（左）。应用左心造影增强左心室后，可见心尖部有未增强团块与血栓一致（箭头所指）。左心声学造影的使用可通过强化血液－血栓边界来提高超声对血栓检测的灵敏度（右）。LA，左心房；LV，左心室

- 高血压心脏病
- 心包疾病
- 肺心病

当患者的临床表现提示心力衰竭时，即使核心超声心动图检查未显示明显的功能障碍迹象，也需要对收缩和舒张功能进行全面检查。如果超声心动图与扩张型心肌病的临床诊断一致，则应该获取有关心室功能、心腔大小、相关瓣膜疾病及肺动脉压等的详细信息。

定期的超声心动图检查对于扩张型心肌病患者的

表9.2 心肌病：临床超声心动图相关性

心肌病	病理生理学	临床表现	超声心动图表现
扩张型			
特发性	原因不明的原发性心肌功能障碍	• 心力衰竭症状和体征	• 四个心腔扩张，左、右心室收缩功能不全 • 部分患者存在继发性二尖瓣反流，但瓣叶结构正常 • 左心室血栓形成合并严重左心室功能障碍 • 左心室充盈压升高，肺动脉压升高有变异性
家族性	遗传性原发性心肌功能障碍	• 心力衰竭症状和体征	• 四个心腔扩张，左、右心室收缩功能不全 • 部分患者存在继发性二尖瓣反流，但瓣叶结构正常 • 左心室血栓形成合并严重左心室功能障碍 • 左心室充盈压升高，肺动脉压升高有变异性
Chagas病	原生动物感染，由锥虫引起，累及心脏、食管和结肠	• 急性期以发热、肌痛、肝脾大和心肌炎为特征 • 慢性心脏Chagas病死亡率很高（4年死亡率44%），猝死（55%～65%）、心力衰竭（25%～30%）和脑卒中（10%～15%）	• 左心室不同程度扩张和收缩功能障碍，从轻微到严重 • 室壁运动异常可能为节段性，但与冠心病不一致 • 心尖部室壁瘤常见于约5%的无症状患者和约55%的心力衰竭患者
杜氏肌营养不良症	影响骨骼肌和心肌的遗传性肌病	• 患者通常存在无症状的左心室功能障碍，可能是由于体力活动受限 • 疾病晚期出现心力衰竭和心律失常	• 超声心动图表现与扩张型心肌病一致
肥厚型			
肥厚型	常染色体显性遗传性心肌病	• 临床表现的年龄范围广 • 常发现于无症状患者的超声筛查中 • 表现为心力衰竭和心绞痛症状，或无既往诊断的猝死	• 非对称性左心室肥厚，收缩功能正常但舒张功能异常 • 约1/3的患者静息状态下左心室流出道动力性梗阻，1/3的患者运动激发后产生压差
Fabry病	X染色体遗传糖脂储存疾病，男女均可发病	• 10岁以下男孩，皮肤和神经病学检查异常 • 女性晚年表现为不明原因的左心室肥厚 • 基于血浆α-半乳糖苷酶A活性的诊断 • 传导系统异常和心律失常比较常见	• 左心室肥厚可能是非对称性的，但不是典型的肥厚型心肌病模式 • 心内膜回声增强是典型的Fabry病 • 约50%有主动脉瓣和二尖瓣增厚及轻度反流
限制型			
淀粉样变性	血清蛋白亚基纤维的细胞外组织沉积——心脏受累见于50%的原发性轻链型（AL）淀粉样变性（单克隆轻链）患者，但只有5%的患者是继发性AA（AA为血清淀粉样蛋白A型）淀粉样变性	• 传导系统疾病 • 心肌受累	• 左心室和右心室室壁厚度增加，心肌回声增强，但"闪烁征"对诊断没有特异度或敏感度 • 进行性舒张功能障碍 • 瓣膜增厚 • 心内血栓
结节病	系统性疾病，大多数患者累及肺部；亚临床患者心脏受累率高达20%	• 心脏受累通常会导致传导系统异常、室性心律失常或心力衰竭	• 非特异性的 • 节段性室壁运动异常，但与冠心病不一致 • 左心室收缩和舒张功能障碍
其他			
孤立性左心室心肌致密化不全	罕见的原发性遗传性心肌病	• 临床表现为心力衰竭、心绞痛、心律失常和血栓栓塞事件	• 心室内多发小梁，以下壁和侧壁多见 • 彩色多普勒显示血流往返于隐窝与左心室 • 射血分数可能会降低 • 左心室短轴切面收缩末期非致密化与致密化心肌厚度之比>2:1

续表

心肌病	病理生理学	临床表现	超声心动图表现
Tako-tsubo（应激性心肌病）	儿茶酚胺诱导的急性心肌功能障碍	• 突然发作的胸痛、呼吸困难、心电图改变、心肌酶升高，但冠状动脉正常 • 在剧烈的情绪、身体压力下或急性病发作时发生 • 80%以上的患者是女性，年龄通常为50~75岁	• 心尖扩张、收缩功能障碍导致左室射血分数显著降低 • 局部心肌功能障碍是冠状动脉疾病的不典型表现 • 左心室收缩功能通常在1~4周恢复正常，虽然有复发的报道
致心律失常性右心室发育不良	30%以上为家族性遗传，最常见的是常染色体显性遗传 常染色体隐性遗传也有报道	• 表现为心源性猝死或室性心律失常	• 右心室扩张和收缩功能障碍 • 超声表现无特异性；诊断依赖于磁共振成像和电生理评价

最佳照护至关重要。超声心动图提供的详细评估有助于临床治疗方案的适当调整。此外，当临床状态变化提示心室功能的间期改变时，复查超声心动图是有用的。心肌非同步运动可以通过组织多普勒和斑点追踪技术来评估（图9.11），尽管这一信息在临床实践中的作用尚未得到很好的证实。

对于重症监护室的扩张型心肌病患者，超声心动图检查有助于评估左心室功能、肺动脉压力、并存的二尖瓣反流程度及左心室充盈压力。评估个别患者对后负荷降低治疗的反应可以通过重复测量射血分数或序贯无创测量肺动脉压力和心排血量来进行（图9.12）。

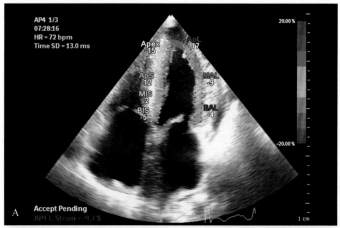

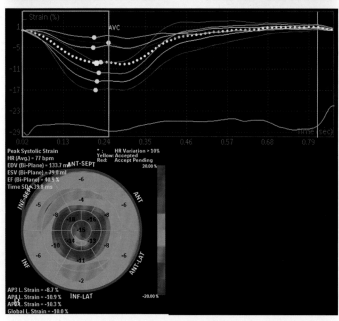

图9.11 斑点追踪应变显像不同步。A.心尖四腔心切面，斑点追踪应变显像显示心肌运动存在显著不同步，应变-时间曲线图可见各个心肌节段的应变曲线之间存在较大间距。B.应变模式的牛眼图显示心尖段应变正常，基底段和中间段应变绝对值减小。这是心肌淀粉样变性的典型表现。ANT，前壁；EDV，舒张末容积；EF，射血分数；ESV，收缩末容积；HR，心率；INF，下壁；L.strain，纵向应变；LAT，侧壁；SEPT，室间隔

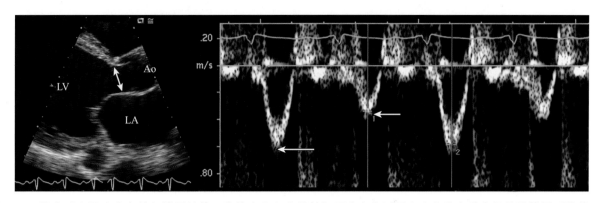

图9.12　扩张型心肌病患者的每搏量计算。胸骨旁左心室长轴切面（左）测量左心室流出道内径并计算圆形横截面积（CSA），脉冲多普勒在紧邻主动脉瓣下位置记录左心室流出道速度-时间积分（VTI），取样容积框宽度为5～10mm（右）。每搏量的计算方法为VTI×CSA。心排血量是每搏量乘以心率。由于存在与严重收缩功能障碍相关的交替脉机制，导致尽管在正常的窦性心律下左心室流出道的流速（箭头所指）有明显变化，使得这种患者的每搏量计算变得复杂。Ao，主动脉；LA，左心房；LV，左心室

（五）替代方法

对于新发心力衰竭患者的评估通常包括仔细的临床评估和实验室检查。在许多扩张型心肌病患者中，即使使用了所有的诊断方法，也不能确定确切病因。心脏磁共振成像可以评估心肌纤维化和炎症情况。左心室收缩功能障碍的缺血性原因的确定依赖于计算机断层扫描或者心导管检查对冠状动脉解剖的可视化评价。如果需要测定确切的肺血管阻力（如在心脏移植候选患者中），则应该进行心导管检查，因为非侵入性方法只能估计肺血管阻力。

二、肥厚型心肌病

（一）基本概念

肥厚型心肌病是一种与收缩蛋白编码基因异常相关的常染色体显性遗传肌疾病（具有可变外显率）。本病的特征性解剖特点（图9.13）包括：

- 左心室非对称性肥厚
- 左心室收缩功能正常
- 左心室舒张功能受损
- 主动脉瓣下左心室流出道动力性梗阻

该疾病的其他重要临床特征是猝死的高风险（特别是用力时）；心绞痛症状、运动不耐受和晕厥；心房颤动发病率高；心脏听诊有收缩期杂音。

肥厚型心肌病患者的左心室肥厚的类型和程度存在很大差异（图9.14）。室间隔肥厚常以基底段为著，呈"S"形，或表现为室间隔严重肥厚且向左心室腔内膨出。心尖肥厚型心肌病的严重肥厚部位局限于左心室心尖部，有时收缩期左心室腔近于闭塞。所有这些肥厚模式的共同特征为左心室后壁基底段厚度正常（或"未受累"）。

肥厚型心肌病分为：

- 非梗阻性（约1/3），静息与激发试验时左心室流出道压差＜30mmHg。

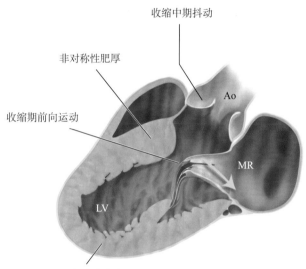

图9.13　肥厚型心肌病。典型表现包括非对称性的室间隔肥厚，基底段后壁厚度正常，左心室收缩功能正常和舒张功能受损。当存在左心室流出道动力性梗阻时，出现二尖瓣前叶收缩期前向运动、主动脉瓣收缩中期关闭、主动脉瓣叶抖动及二尖瓣反流（蓝色箭头所指）。Ao，主动脉；MR，二尖瓣反流；LV，左心室

- 梗阻性，静息时左心室流出道压差≥30mmHg（＞2.7 m/s）。
- 可诱发或有潜在梗阻性，静息时左心室流出道压差＜30mmHg，但运动（或其他操作）时出现梗阻。

动力性梗阻时，主动脉瓣近端的血流速度和相应的压力阶差增加，与二尖瓣收缩期朝向肥厚室间隔的前向运动相关（图9.15）。梗阻是动态的而非固定的，它只发生在收缩中晚期，而且梗阻是否存在及其严重程度可以随着负荷条件的改变而改变。这些特征与主动脉瓣狭窄造成的相对固定的梗阻不同，主动脉瓣狭窄从射血开始至结束持续存在，而且狭窄的严重程度对负荷条件的变化相对不敏感。肥厚型心肌病的

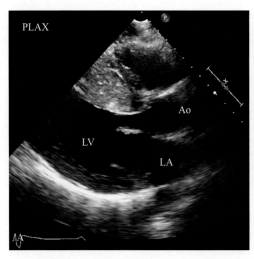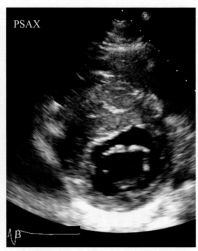

图9.14　室间隔肥厚。肥厚型心肌病的二维图像。A.胸骨旁左心室长轴切面，于舒张末期测量室间隔与后壁厚度；室间隔明显增厚，基底段下外侧壁厚度正常。B.胸骨旁左心室短轴切面显示肥厚累及前壁和后间隔心肌。Ao，主动脉；LV，左心室；LA，左心房；PLAX，胸骨旁长轴；PSAX，胸骨旁短轴

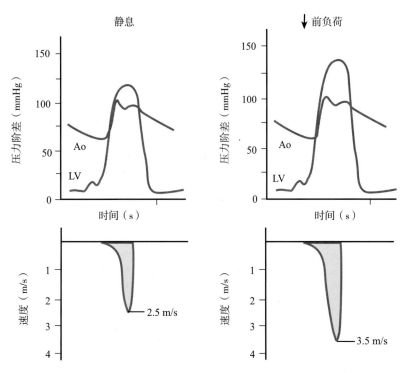

图9.15　主动脉瓣下流出道动力性梗阻。肥厚型心肌病患者静息状态下的血流动力学特征是收缩晚期左心室与主动脉（Ao）之间的压力阶差小。连续波多普勒频谱显示收缩晚期峰值速度为2.5m/s，起源于主动脉瓣下区域。随着负荷条件的改变（前负荷减低），梗阻程度急剧增加，此时可获得晚期达峰的高速（3.5m/s）多普勒频谱。Ao，主动脉；LV，左心室

动力性流出道梗阻通常开始于收缩中期，左心室至主动脉的最大压力阶差出现在收缩晚期。

　　通过增加心室容量（如增加前负荷或减小心肌收缩力）或增加后负荷可以减少梗阻。相反，以下情况会使梗阻程度增加：

- 前负荷降低
- 心肌收缩力增加
- 后负荷降低

　　每一种生理变化都会导致左心室容量减少和动力性梗阻程度增加，出现更大的杂音和多普勒血流速度加快。

　　左心室流出道的动力性梗阻常伴有二尖瓣反流，因为收缩期二尖瓣瓣叶的前向运动影响了瓣叶的正常闭合。超声心动图可见一束偏向后方的轻度至中度二尖瓣反流源自瓣叶对合不良处（图9.16）。

　　肥厚型心肌病患者的左心室收缩功能通常正常，然而，左心室舒张功能却是异常的，可有松弛功能受损和顺应性下降，这是许多肥厚型心肌病患者出现心力衰竭症状的原因。

（二）超声心动图方法

1.左心室非对称性肥厚

　　左心室肥厚的类型和程度是通过多个断层二维图像来评估的。在胸骨旁左心室长轴切面应特别注意观察二尖瓣环与乳头肌之间的后壁基底段。虽然大多数肥厚型心肌病患者该区域室壁并不增厚，但是在其他

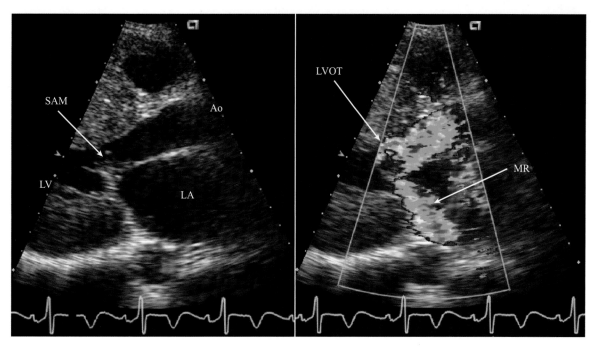

图9.16 肥厚型心肌病的二尖瓣收缩期前向运动和二尖瓣反流。胸骨旁左心室长轴二维图像（左）及彩色多普勒血流图（右）显示二尖瓣收缩期向前运动（SAM）和二尖瓣反流（MR）。偏向后方的二尖瓣反流起源于二尖瓣对合不良的位置，与收缩期向前运动有关。左心室流出道（LVOT）出现湍流是因为主动脉瓣下动力性梗阻。Ao，主动脉；SAM，收缩期前向运动；LA，左心房；LV左心室；LVOT，左心室流出道

病因（如高血压、浸润性心肌病）导致的向心性肥厚患者中却会增厚。采用二维引导下的M型超声测量室间隔与后壁厚度，通过长轴及短轴切面确保测量垂直于左心室壁，同时应避免将右心室内的肌小梁包含在室间隔厚度内。仔细测量的舒张期室间隔厚度可以提供预后信息（如猝死的风险），并且对于决定是否进行室间隔减容术至关重要。

胸骨旁左心室长轴切面也可以很好地明确室间隔肥厚类型与左心室流出道之间的确切关系。这在考虑手术方法（如室间隔心肌切除术）时非常重要，因为手术视野通常是逆经过主动脉瓣的，因此只能对室间隔心内膜进行有限的直接检查，而对室间隔增厚的程度或室间隔的弯曲度提供的信息很少。若考虑行室间隔酒精消融术，那么肥厚的程度和类型有重要意义。从基底到心尖的胸骨旁左心室短轴切面可以评估心肌肥厚的内外侧范围。

重要的是要认识到，在正常的老年人中可以看到一定程度的室间隔向左心室流出道膨出，通常称为室间隔"关节"。这种明显的室间隔突出很可能是由主动脉弯曲增加，使基底段室间隔和主动脉根部之间的角度更加锐利所致。大多数具有这种解剖结构的患者并没有典型的肥厚型心肌病的临床特征。

心尖切面对于全面评价心肌肥厚的类型及范围非常重要。心尖肥厚的诊断是困难的，原因是心尖部心内膜的清晰度可能很差，并且如果图像质量欠佳，就会难以识别心内膜表面（位于从心尖心外膜到基底部距离的

1/3处）（图9.17）。在某些情况下，会将心外膜误认为心尖段心内膜。当临床医师已经提醒了超声心动图医师这个可能的诊断时，超声医师应仔细进行检查以避免漏诊。彩色或脉冲多普勒检查有助于证实被肥厚心肌占据的"心尖"部缺乏血流信号。必要时可使用超声造影以更清晰地显示心内膜边界。采用标准方法对左心室收缩功能进行定性和定量评估（见第6章）。

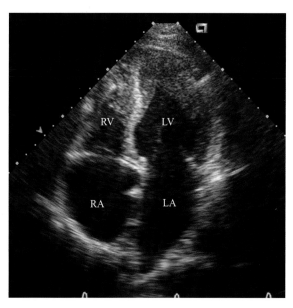

图9.17 心尖肥厚型心肌病。心尖四腔心切面显示心尖段明显增厚。LA，左心房；LV，左心室；RA，右心房；RV，右心室

2.左心室舒张功能

肥厚型心肌病患者常出现与舒张功能受损一致的左心室舒张充盈模式。典型的改变包括E峰速度减低，A峰速度增加，肺静脉a反向波速度及持续时间增加。这些发现与舒张功能受损及左心室舒张末期压力升高相一致。然而，肥厚型心肌病患者舒张功能障碍的评估也存在困难，因为这些患者中存在着许多混杂因素。在其他患者组中已得到验证的许多参数在肥厚型心肌病患者中并不准确，包括E/E'和左心室充盈压之间只有轻度的相关性。

3.主动脉瓣下左心室流出道动力性梗阻

约70%的肥厚型心肌病患者在静息状态或运动时存在主动脉瓣下梗阻，其特征如下：

■ 二尖瓣叶收缩期前向运动

■ 主动脉瓣收缩中期提前关闭

■ 左心室流出道高速血流于收缩晚期达到峰值

■ 左心室流出道梗阻的严重程度在以下状态时有变异性

· 室性期前收缩后搏动

· Valsalva动作

· 运动

成像。在左心室流出道动力性梗阻的患者中，左心室长轴切面可显示典型的二尖瓣收缩期前向运动，在收缩中后期二尖瓣叶和室间隔位置贴近。在有二尖瓣病理性收缩期前向运动时，M型超声有助于发现收缩期前叶的运动速度比左心室后壁的前向运动速度更快（图9.18）。在一些患者中可以发现二尖瓣撞击处的室间隔上有接触性病变。

短轴切面也可显示二尖瓣叶的收缩期前向运动。逐帧分析可显示整个收缩期流出道的横截面积。

心尖二维切面有助于显示二尖瓣叶的异常运动，尤其是在心尖左心室长轴切面及前翘的心尖四腔心切面。需要注意的是，从二尖瓣叶的内侧到外侧的收缩期前向运动程度并不总是均匀一致的，因此需要在多个切面上进行成像并稍微调整探头角度，以明确动力性流出道梗阻是否存在及其严重程度。

主动脉瓣在收缩早期正常开放，收缩中期突然部分闭合，由于收缩晚期的动力性流出道梗阻，主动脉瓣叶在收缩晚期出现粗糙的震颤。这些快速的瓣叶运动可再次被M型超声记录很好地证明。由于主动脉下梗阻引起的湍流喷射的长期影响，主动脉瓣本身往往硬化，并伴有一定程度的主动脉瓣反流。

多普勒评价。多普勒研究比成像技术更能直接评估动力性主动脉下梗阻是否存在、梗阻位置及程度。应用常规的脉冲或彩色血流成像可以根据狭窄后湍流的位置确定梗阻的部位。胸骨旁和心尖左心室长轴切面对于这种检查都是有用的。

在心尖切面使用脉冲多普勒，将取样容积缓慢地从心尖逐步向基底部移动，记录每一步的血流速度曲线。流出道梗阻近端的血流速度正常。在梗阻处血流速度突然增加至能反映梗阻程度的水平（如伯努利方程所述）。这种采用脉冲多普勒超声逐步评估的方法，其优势在于可以识别由心尖肥厚或乳头肌与室间贴近引起的心腔内速度梯度，而不会被误认为是主动脉下的动力性梗阻。

在心尖切面应用连续波多普勒常可显示左心室流出道动力性梗阻患者于收缩晚期达峰的高速射流（图9.19）。该曲线形状独特，与左心室到主动脉的压力阶差的时间历程一致（见图9.15）。

潜在的左心室流出道梗阻。一些肥厚型心肌病患

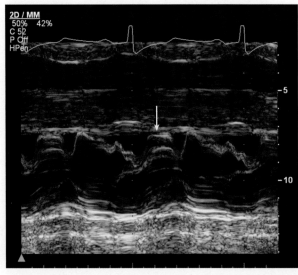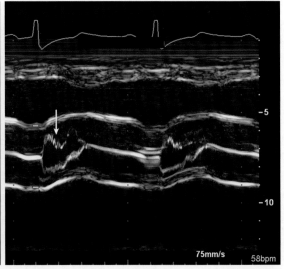

图9.18 肥厚型心肌病的M型超声表现。左心室流出道动力性梗阻患者的二尖瓣水平M型超声（左）显示典型的室间隔肥厚及二尖瓣（箭头所指）收缩期前向运动。主动脉瓣水平M型超声（右）显示主动脉瓣（箭头所指）收缩中期关闭，随后瓣叶有抖动

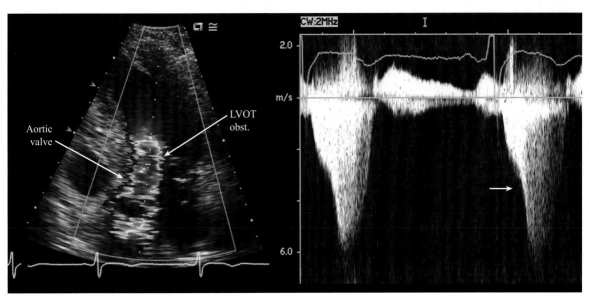

图 9.19　肥厚型心肌病流出道动力性梗阻。心尖切面（左）评估肥厚型心肌病患者静息状态下的左心室流出道梗阻，用彩色和脉冲多普勒定位梗阻水平。将脉冲多普勒取样容积从左心室腔向主动脉瓣方向依次移动，以识别血流加速部位。连续波多普勒（右）显示典型流出道动力性梗阻的高速、晚期达峰的射流。LVOT obstr，左心室流出道梗阻；Aortic valve，主动脉瓣

者在运动时出现动力性流出道梗阻，但在静息状态却没有。传统方法是在超声心动图检查时进行静息状态下"激发"左心室流出道梗阻的动作。自发性室性期前收缩（PVC）由于左心室收缩性增强可导致 PVC 后搏动的梗阻程度增加。Valsalva 动作的应变阶段可以通过减少左心室前负荷（减小左心室腔内径）而加重梗阻，但是由于患者进行 Valsalva 动作时会引起心脏位置的改变和肺的干扰，很难与超声心动图同时进行。以往采用吸入硝酸异戊酯的方法短暂降低前负荷（静脉扩张）及后负荷（动脉扩张），两者均增加了梗阻程度。然而，由于重复性低和临床价值有限，这些方法不再被推荐使用。

　　评估诱发性左心室流出道梗阻的最佳方法是仰卧踏车或平板运动负荷试验。采用连续波多普勒分别测量静息状态和运动后即刻流出道血流速度，以评价诱发性流出道梗阻，阳性结果定义为运动时左心室流出道压差≥30mmHg（速度≥2.7m/s）（图 9.20）。目前不推荐使用多巴酚丁胺进行药物负荷试验，因为它是非特异性的（心腔中段梗阻可以发生在正常人群中），并且不能提供相关运动能力或症状与运动之间的关系等信息。

　　4. 二尖瓣异常

　　大多数肥厚型心肌病患者二尖瓣的解剖及功能都有异常。在解剖学上其瓣叶比正常人大。在功能上，二尖瓣反流是由于瓣叶收缩期前向运动进入流出道导致收缩晚期二尖瓣对合不良，继而出现偏向后方的反流束。二尖瓣反流通常为中度反流，但范围可从轻微到严重，而且反流程度会随着左心室流出道梗阻的严

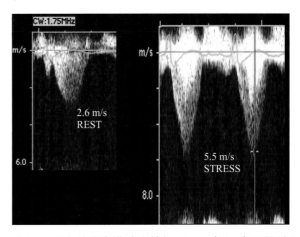

图 9.20　激发性流出道动力性梗阻。一名 45 岁肥厚型心肌病患者的卧位踏车运动试验显示，静息状态下（左）左心室流出道流速在收缩中期达到峰值 2.6m/s，无明显梗阻。负荷状态下峰值多普勒频谱（右）显示晚期达峰的左心室流出道最大血流速度为 5.5m/s，证实激发引起梗阻。在本例中，基线上的速度刻度和峰值多普勒的记录相匹配。REST，静息状态；STRESS，负荷状态

引自 Owens DS，Otto CM：Exercise testing for structural heart disease.In Gillam L，Otto CM，editors：Advanced Approaches in Echocardiography：Practical Echocardiography Series，Philadelphia，2012，Saunders，Fig.11-14.

重程度而动态变化。对二尖瓣解剖和反流严重程度的评估将在第 12 章详细介绍。

　　（三）局限性和技术考虑

　　当采用连续波多普勒探测到高速血流信号时，应该再结合其他技术确定高速血流的位置，因为连续波多普勒测量的是整个超声束上的血流速度。在一些高

血压心脏病或者低血容量的患者中，左心室肥厚结合高动力收缩状态会导致收缩晚期达峰的高速波形（图9.21），类似于肥厚型心肌病。然而，这些患者的梗阻部位不是在主动脉下，而是更靠近心尖，在心室中段水平。

肥厚型心肌病与高动力向心性肥厚心室可通过以下方法鉴别：①仔细观察二维图像（肥厚型心肌病基底段后壁厚度正常）；②应用传统脉冲、高脉冲重复频率（HPRF）及彩色多普勒技术评价高速血流的起源位置深度。患者的临床和家庭病史对鉴别也很重要。基因检测也日益成为诊断评估的一种常规手段。

区分主动脉瓣下梗阻和二尖瓣反流的信号具有一定难度，因为两者在肥厚型心肌病中都很常见，并且两者都是收缩期远离心尖的高速血流信号。以下两个特征有助于鉴别：①速度曲线的形态（主动脉下梗阻是在收缩晚期达峰，而二尖瓣反流是在收缩早期速度快速升高）；②血流持续时间（二尖瓣反流持续时间较长，在心动周期中开始早结束晚）（图9.22）。

（四）临床应用

1. 诊断和筛查

超声心动图是诊断肥厚型心肌病的首选方法。因为这是一种遗传性疾病，所以应对发病个体的所有一级亲属进行超声心动图筛查。这一诊断显著影响临床管理，即使在无症状的个人，也应考虑到过度劳累导致猝死的高风险，因此遗传咨询具有重要意义。即使没有左心室肥厚，左心室舒张期多普勒组织速度也会降低，这有助于在病程早期识别受遗传影响的家庭成员。

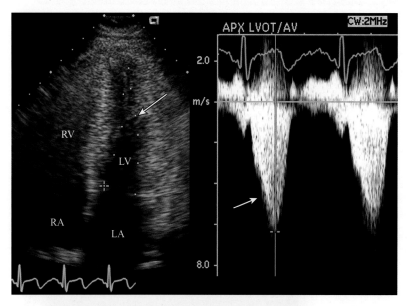

图9.21 高血压心脏病心腔中部左心室流出道梗阻。心尖四腔心切面，收缩末期心腔中部闭塞（左）引起左心室晚期达峰的、高速、流出道多普勒频谱（右）。该患者在检查时贫血且发热，高血压高动力性心腔中部梗阻必须与肥厚型心肌病中的主动脉瓣下动力性梗阻相鉴别。LA，左心房；LV，左心室；RA，右心房；RV，右心室

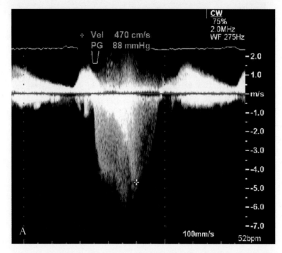
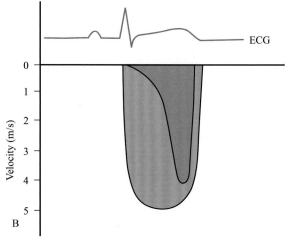

图9.22 主动脉瓣下左心室流出道动力性梗阻和二尖瓣反流的连续波多普勒速度频谱比较。A.这些信号往往同时存在又相互重叠，而且常难以区分。B.二尖瓣反流信号（蓝色）开始较早，结束较晚，高速血流持续整个射血期，且速度高于左心室流出道。主动脉瓣下左心室流出道动力性梗阻（红色）开始于收缩晚期，通常在收缩早期较低，在接近射血末期时出现峰值。ECG，心电图

引自Owens DS, Otto CM: Exercise testing for structural heart disease.In Gillam L, Otto CM, editors: Advanced Approaches in Echocardiography.Practical Echocardiography Series, Philadelphia, 2012, Saunders, Fig.11-15.

2.药物治疗的评估

对于确诊的肥厚型心肌病患者，多普勒检查可用于评估药物治疗的效果。具体来说，在改善舒张功能（如β受体阻滞剂或钙通道阻滞剂）治疗后左心室舒张充盈模式显示早期舒张充盈有所改善。动力性流出道梗阻的程度也可以通过药物治疗来降低。

3.植入式心脏除颤器的患者选择

肥厚型心肌病患者心源性猝死的一级预防是基于将植入式心脏除颤器（ICD）放置在合并有猝死危险因的患者身上。明确的危险因素包括持续性或者频繁发作的非持续性室性心动过速、复发性不明原因晕厥、猝死家族史、运动引起的血压异常和左心室极度肥厚（舒张期室间隔厚度＞30mm）。其他危险因素包括高风险基因缺陷。流出道梗阻仅被认为是心源性猝死的一个次要危险因素。

4.室间隔酒精消融术的监测

超声心动图在经导管室间隔消融术患者的选择和导管实验室手术过程监测中起着关键作用。对于考虑进行室间隔酒精消融术或者外科治疗的肥厚型心肌病患者，对室间隔肥厚的程度、分布和曲率的了解决定了需要切除或消融的肌肉节段的位置及大小。在导管实验室中，于超声心动图检查时注入造影剂，将导管置于冠状动脉的一个室间隔分支，以显示该血管灌注区域的具体位置及范围，然后再使用消融剂进行消融（图9.23）。基线和术后的多普勒数据与侵入性的血流动力学一起用于评估流出道梗阻的减轻程度。手术后，连续的超声心动图检查可显示流出道梗阻的程度持续改善，这是由于梗死的室间隔心肌愈合及纤维化。

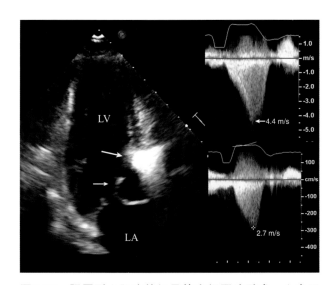

图9.23 肥厚型心肌病的经导管室间隔消融术。心尖四腔心切面显示注射造影剂后，室间隔（箭头所指）回声增强，显示出将被注射消融剂的间隔支灌注区域。基线时，多普勒显示严重梗阻，可见晚期达峰的流出道峰值流速为5m/s（上）。室间隔消融后，最大速度为1.4m/s（下）；LA，左心房；LV，左心室

5.外科治疗

术中监测室间隔切除手术能够评估该手术减轻流出道梗阻的效果。经食管超声心动图（TEE）常能提供室间隔切除部位的足够图像；同样，心外膜成像可能有用，因为相对于食管，室间隔位于前面。由于梗阻程度受负荷条件的影响，应在血流动力学条件尽可能与基线状态相似的情况下对体外循环术后残余梗阻进行多普勒评估。彩色血流成像有助于排除残余梗阻，但当主动脉下血流模式仍为异常时，需要用多普勒测量血流速度。术后也应该仔细检查是否存在室间隔缺损。

TEE检查很少能提供声束与血流方向平行的经胃心尖切面，因此在手术室很难获得流出道梗阻程度的准确CW记录。胸骨正中切开术中可能无法获得心外膜心尖的位置，因为超声探头通常太大，不适合放置于心尖部肋骨下。将无菌探头放置于升主动脉上并向下翘使声束朝向流出道，在一些患者中可以获得与血流方向平行的探查角度（见第18章）。

（五）替代方法

心脏磁共振成像可以对心肌肥厚的类型和程度进行准确而详细的评估。电影图像可以显示二尖瓣收缩期前向运动和流出道梗阻。延迟钆增强心肌斑片状区域支持肥厚型心肌病的诊断。

在一些患者中，心导管检查是有帮助的。首先，合并心外膜冠状动脉疾病可以解释一些肥厚型心肌病患者的症状，因此对冠状动脉解剖的评估可能是有意义的。其次，记录静息状态及激发状态（增加或减少动力性流出道梗阻）的左心室及主动脉的压力，采用通过流出道和主动脉瓣缓慢回退测量的方式可以进行更详细的血流动力学评估。这对于主动脉下区域及主动脉瓣水平连续狭窄的患者尤其有用。在手术室内，室间隔肌肉切除术后如果怀疑有残余梗阻，直接测量左心室与主动脉的压力是有帮助的。

三、限制型心肌病

（一）基本概念

限制型心肌病的特征是射血分数保留（HFeEF）的心力衰竭和由心肌硬化及增厚导致的主要舒张功能障碍（图9.24）。心力衰竭是由于无法维持正常的心排血量，或者仅能在左心室舒张末压力升高时才能维持正常的心排血量。因此，最初的临床表现往往包括低心排血量的体征与症状，包括疲劳与运动耐力下降；右心衰竭也可以很明显，伴有周围组织水肿及腹水。

随着病情的进展，个别患者从与符合限制型心肌病的解剖或血流动力学模式发展为显示一些扩张型心肌病特征的模式，最终表现为与扩张型心肌病难以鉴别。与扩张型心肌病相比，限制型心肌病更少见。限制型心肌病的病因包括全身心肌间质细胞或蛋白积累的疾病、心肌细胞内物质积累的蓄积性疾病及影响心

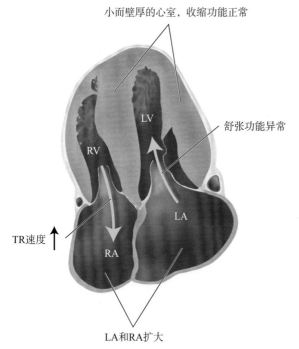

图9.24　限制型心肌病。典型特征包括左心室壁肥厚、心腔小，舒张功能受损，左心房和右心房增大，以及继发性肺动脉高压的征象，其包括室间隔矛盾运动和高速三尖瓣反流。TR，三尖瓣反流；LA，左心房；LV，左心室；RA，右心房；RV，右心室

内膜的病变（见表9.1）。

（二）超声心动图方法

1.解剖特点

未经治疗的限制型心肌病的典型超声心动图特征包括（图9.25）

- 左室壁增厚，左心室不扩大
- 左心室收缩功能正常
- 左心室舒张功能异常
- 右心室游离壁增厚

- 双心房扩大
- 中度肺动脉高压
- 右心房压力升高（下腔静脉扩张）

通常情况下，超声心动图不能确定限制型心肌病的病因，但是某些特征能够支持该诊断（见表9.2）。典型的"斑点状"淀粉样变性并不是特异性改变，特别是在谐波成像时。然而，淀粉样蛋白也常影响瓣膜、传导系统和冠状动脉微血管。血色素沉着症除了导致扩张型或限制型心肌病，还可以导致传导系统疾病。Fabry病的特征是心室对称性或非对称性肥厚（与肥厚型心肌病相似）、传导异常、在疾病晚期表现为主动脉根部扩张。心内膜回声增强有助于区分Fabry病和其他原因引起的心室肥大（图9.26）。结节病常引起传导异常及心包积液。在嗜酸性粒细胞增多症综合征中，左心室血栓的形成是在无室壁运动异常（尤其是心尖部）的情况下发生的，从而导致心尖逐渐"闭塞"（如血管造影所见），或者（超声心动图显示）心尖部回声团块充填。血栓的形成也可发生在二尖瓣的后叶下方，并且导致后叶与心内膜的粘连及明显的二尖瓣反流。与放射治疗有关的心脏病会导致左心室和右心室的限制型心肌病，并且加剧瓣膜钙化及被射线照射区域的冠状动脉粥样硬化。

2.舒张功能

本疾病左心室舒张期充盈模式与左心室舒张功能异常是相似的。然而，由于影响舒张期充盈的混杂因素很多（见第7章），以及单个患者随着病情进展而出现的舒张充盈的时间变化，本疾病的发病机制解释起来很复杂。在疾病早期，左心室舒张功能受损引起舒张早期充盈受损。左心室流入道血流频谱表现为E峰降低，A峰升高，等容舒张期延长，舒张早期减速度降低。二尖瓣环组织多普勒显示E′降低，A′升高（图9.27）。肺静脉血流频谱显示舒张期血流充盈减

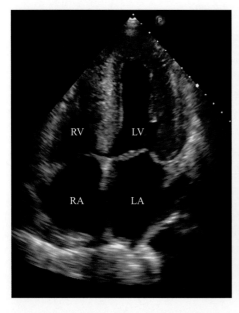
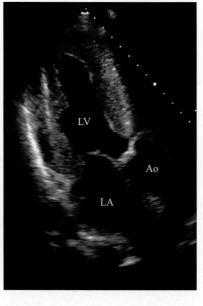

图9.25　淀粉样变性。由淀粉样变性引起的限制型心肌病患者，心尖四腔心切面（左）二维超声心动图显示双心室肥厚、双心房增大，以及左心室收缩和舒张功能障碍。组织多普勒成像（右）显示舒张期组织多普勒速度严重降低。Ao，主动脉；LA，左心房；LV，左心室；RA，右心房；RV，右心室

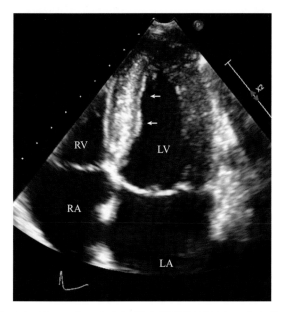

图9.26 Fabry病。心尖四腔心切面显示Fabry病患者左心室壁厚度增加,心内膜回声增强,尤其是沿室间隔区域(箭头所指)。LA,左心房;LV,左心室;RA,右心房;RV,右心室

少,收缩期充盈正常,导致肺静脉收缩期与舒张期流量的比值降低。

在肝静脉(或上腔静脉)记录的右心房充盈模式与限制型心肌病患者颈静脉搏动的体格检查一致。以此类推,肝静脉血流模式通常表现如下:

- 心房收缩期明显的反流(a波)
- 收缩期的快速充盈曲线(x-降支)
- 右心房舒张充盈期减少(v波消失和y-降支)

这些发现与导管检查时记录到的右心房压力模式相对应;x-降支代表"下沉",而收缩期充盈减缓代表了"平台"。

随着病情进展,左心房压力升高,导致二尖瓣开放时左心房到左心室的压力阶差增加。随着左心室舒张顺应性的降低,二尖瓣开放时压力增加导致E峰速度增加、减速度增大。在左心室舒张末期压力增加和心房收缩功能降低的综合作用下,A峰速度降低。因此,已确定的限制型心肌病(可能与最初的临床表现一致)的舒张充盈模式类似于在正常年轻人中看到的"大E,小A"模式。然而,这种左心室充盈的"假性正常化"模式可以通过以下方法与正常模式区分:

- 舒张早期快速减速时间(左心室流入道)
- E'速度减低(瓣环组织速度)
- 肺静脉a波速度及持续时间增加
- 患者的年龄、临床表现和其他相关超声心动图表现

左心室流入血流模式呈假性正常化,二尖瓣环速度E'明显减低,二尖瓣口血流E速度和瓣环E'速度的比值与左心室舒张末压升高一致。此外,舒张期肺静脉流入血流正常或者增加,如血液通过管道从肺静脉流向左心室。心房收缩时,左心室充盈阻力的增加导致心房内逆转到低阻力肺静脉的血流速度和持续时间增加。因此,肺静脉血流显示舒张期增加、收缩期减少,以及显著的a波血流逆转。这与收缩期和舒张期肺静脉流入曲线几乎相等且a波较小的正常模式相反。

在病程后期,左心室充盈呈限制性模式,表现为E峰速度增加、A峰速度降低、舒张早期减速度增大、等容舒张时间缩短。

(三)局限性和技术要点

限制型心肌病和缩窄性心包炎的鉴别是有难度的。两者有相似的临床表现,两者的特征都是左心室收缩功能保留,舒张充盈受损。可区分这两种情况的特征包括心房和心室舒张充盈的模式、心包增厚的存在与否,以及相关肺动脉高压的程度。但是,没有单一的特征可以诊断这两种情况(见表10.4)。

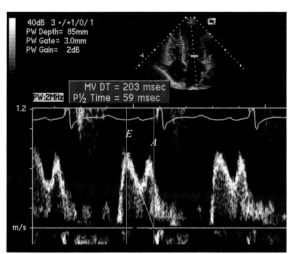

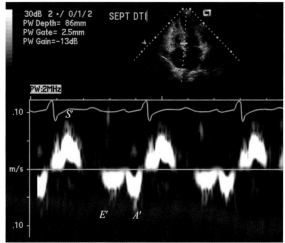

图9.27 限制型心肌病的舒张功能。限制型心肌病患者左心室舒张期充盈显示为假性正常化,E峰速度略大于A峰速度(上)。这种模式与正常模式的区别在于组织多普勒显示与心房收缩后心肌运动(A′)相比,舒张早期心肌运动速度(E′)减低(下)

在记录多普勒心房和心室充盈模式时必须注意技术细节，尤其应注意它们与呼吸时相的关系（见第7章）。最可靠的评估呼吸变化的方法是使用呼吸计来标记吸气和呼气的开始。在记录多普勒信号之前，2D和彩色血流成像可用来使超声医师确信超声束与血流方向间的夹角不随呼吸发生明显变化，因为即使在恒定血流条件下，错误地假定多普勒方程中cosθ保持等于1，如该夹角随呼吸变化则会导致所测速度明显改变。

（四）临床应用

在有心力衰竭症状的患者中，通常不会基于临床怀疑限制型心肌病。在某些情况下，超声心动图的发现可能提供初步的线索指向这种诊断的可能。对于已知的限制型心肌病患者，超声心动图可用于跟踪疾病进展。通过仔细注意技术细节、一丝不苟的检查并结合影像学、多普勒技术和临床数据，可以区分限制型心肌病和缩窄性心包炎。

（五）替代方法

临床病史和实验室检查对确定限制型心肌病的病因很重要。诊断性的评估还包括心导管检查，测量静息时和容量负荷条件下的心内压力。心内膜心肌活检具有诊断价值，尽管在很多情况下由于心肌受累不均匀致其敏感度较低。非心脏组织活检可以诊断淀粉样变。胸部CT可以排除心包钙化或增厚。心脏磁共振成像可以检测由血色素沉着引起的心肌铁超载或结节病引起的斑片状延迟钆增强，也可以区分限制型心肌病引起的心肌受累和缩窄性心包炎。

四、其他心肌病

（一）致心律失常性右心室发育不良

致心律失常性右心室发育不良（ARVD）是一种遗传性心肌病，导致右心室壁纤维脂肪置换，临床表现为右心室收缩功能障碍、心律失常和猝死。超声心动图表现为右心室扩张和收缩功能障碍，左心室相对正常，肺动脉压正常（图9.28）。右心室可见显著的肌小梁，调节束回声增强，也可见小的右心室室壁瘤。然而，超声心动图的表现变化很大，其他检查方法如心脏磁共振成像，对该疾病的诊断更为准确。

（二）左心室心肌致密化不全

孤立性左心室心肌致密化不全是一种遗传性心肌病，其特征是冠状动脉血流储备减少和增厚且显著的小梁状心肌，伴有与心室相通的深陷隐窝（图9.29）。由神经肌肉疾病和其他疾病引起的继发性心肌病也可见到类似的心室小梁形成。心肌致密化不全的临床特征与扩张型、肥厚型和限制型心肌病的临床表现有重叠。心肌致密化不全的临床表现为心力衰竭、栓塞事件和心律失常。具有鉴别意义的超声心动图特征包括室壁运动减低，以及局限于心尖、中段侧壁及中段下壁的心肌增厚；收缩末期非致密层心肌与致密层心肌厚度之比

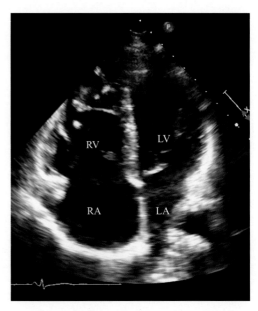

图9.28　致心律失常性右心室发育不良。该患者有猝死复苏史，心尖四腔心切面显示右心室扩张和收缩功能障碍，右心室游离壁轮廓异常。LA，左心房；LV，左心室；RA，右心房；RV，右心室

≥2∶1；彩色多普勒显示血流进入肌小梁隐窝。

五、终末期心力衰竭治疗

（一）心脏再同步化治疗

在许多心力衰竭患者的二维图像中，左心室不同心肌节段收缩时间的变异性或非同步化是明显的；它可以通过三维室壁运动分析、组织多普勒或斑点追踪超声心动图来定量评价。右心室与左心室之间收缩的不同步也可以用M型或频谱多普勒方法评价。机械不同步运动的测量（而不是心电图上看到的电信号的不同步运动）应能确定哪些患者可从使收缩模式重新同步的起搏器治疗中受益。然而，临床试验还不支持非同步化测量的作用；相反，建议对有心力衰竭、症状明显、具有宽QRS波（超过120毫秒）和左室射血分数≤35%的患者进行再同步化治疗。

（二）左心室辅助装置

使用左心室辅助装置（LVAD）的机械支持（图9.30）可用于维持急性心力衰竭患者的正常心排血量，直到心肌恢复或患者可以接受心脏移植手术。当心肌不可能恢复或无法进行心脏移植时，LVAD也被用作长期支持的目的疗法。超声心动图对使用LVAD患者的评估具有挑战性，部分原因是目前的装置提供连续性而非搏动性的血流，血液从左心室的心尖部插管进入该装置，再将血液泵回升主动脉。影像显示严重的左心室收缩功能障碍。此外，主动脉瓣可能在整个心动周期中保持关闭状态，因为血液从左心室泵入主动脉而不经过主动脉瓣。

不同设备的血流模式和预期流速数据不同，但不

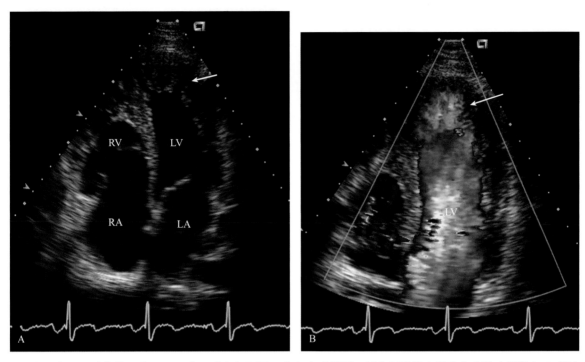

图9.29　左心室心肌致密化不全。A.心尖四腔心切面显示左心室壁增厚，具有深陷的小梁隐窝（箭头所指）；B.彩色血流图像显示血流填充在心肌小梁隐窝。LA，左心房；LV，左心室；RA，右心房；RV，右心室

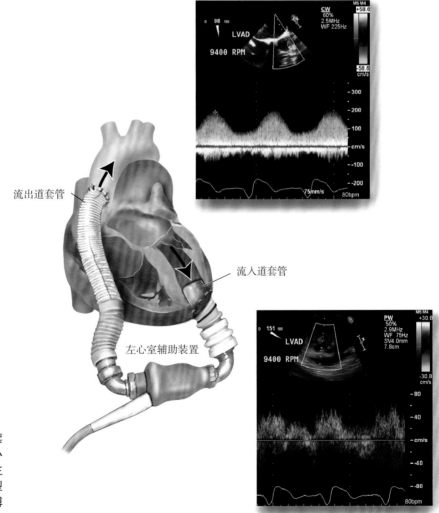

图9.30　左心室辅助装置。连续性血流左心室辅助装置示例，从心尖套管记录低速流入血流，在升主动脉记录流出血流。使用这种类型的左心室辅助装置，在大多数心搏时主动脉瓣在收缩期保持关闭状态

同研究之间的变化往往是临床决策的最重要因素。与任何心力衰竭患者一样，除了标准成像外，超声心动图评估对使用LVAD患者的推荐参数包括：

- 记录LVAD类型、模式和泵速。
- 在标准切面测量左心室内径和容量。
- 用M型超声记录几个心动周期的主动脉瓣运动，以记录主动脉瓣开放频率和持续时间。
- 应用彩色及脉冲多普勒记录LVAD从心尖导管的流入血流。
- 应用彩色及脉冲多普勒记录LVAD流出至升主动脉的血流。

采用倾斜的非标准切面获取流入和流出套管最佳图像。利用超声心动图数据优化LVAD的流量参数，可避免因设备充盈不足而导致前向流速减低及心室扩张，或流速过高，左心室过空使得流入套管口撞击室壁而导致套管阻塞。

（三）全人工心脏

超声心动图对全人工心脏患者的评估是有限的，因为人工心脏的泵腔是塑料的，不允许超声进入。经胸成像中，RA充盈压力可以通过下腔静脉的表现来估计，但其他图像通常无法获得。在TEE成像上，切面局限于显示右心房、左心房及房室机械瓣。

（四）心脏移植

心脏移植后患者的超声心动图评估通常是针对以下三个目标之一：①评估特定临床问题引起的心脏解剖和生理变化；②移植心脏早期排斥反应的非侵入性诊断是一个难以实现的目标；③移植后冠状动脉疾病的诊断。

1.移植心脏的结构和功能

心脏移植后患者遇到的常见问题包括：

- 心包积液，尤其是术后早期。
- 由移植时心肌保存不充分导致的右心室收缩功能障碍，肺血管阻力持续升高，或移植后排异反应。
- 由移植时心肌保存不充分导致的左心室收缩功能障碍，或移植后早期急性排异反应，或移植后较长时间内合并冠状动脉疾病。

当然，原发性心脏瓣膜病并不常见，因为在移植前要对供体心脏进行筛查。然而，也可以见到继发于心室功能障碍和瓣环扩张的二尖瓣或三尖瓣反流。舒张功能障碍是排异反应的早期标志。

一般来说，在没有围术期并发症或排异反应的情况下，右心室和左心室的大小、室壁厚度及收缩功能都是正常的。然而，异常的室间隔运动却是常见现象，表现为收缩期室间隔向前运动且室间隔心肌的收缩期增厚程度略有下降。瓣膜的解剖和功能都是正常的，有少量二尖瓣、三尖瓣和肺动脉瓣反流，发生率与正常人相似。主动脉和肺动脉的缝合线往往难以辨认，这取决于缝合线与瓣膜平面的距离和外科手术方式。术后早期可见少量心包积液，但很少持续数周以上。由于术后心包粘连，心包积液往往是分隔状的，当怀疑有此诊断时，从胸骨旁、心尖和剑突下多个切面检查是必要的。如果是根据三尖瓣反流的速度和右心房压力估计计算的，可能存在一定程度的持续性肺动脉高压。

如果手术方法包括正常心房和供体心房的吻合，心脏移植后的正常超声心动图会显示双房增大（图9.31），在右心房和左心房的供体心房和受体心房之间均存在差异显著的嵴。心房缝线不应被误认为是异

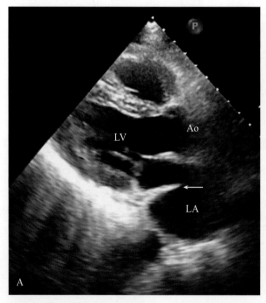
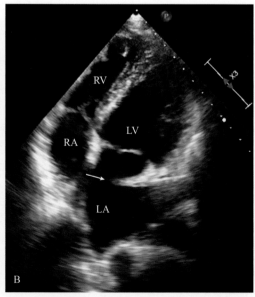

图9.31　心脏移植术后超声心动图图像。心脏移植患者，胸骨旁左心室长轴切面（A）和心尖四腔心切面（B）显示原有扩张的左心房与供体正常的左心房之间明显的吻合（箭头所指）。一般来说，保留的原有心房较小，吻合处隆起不明显。Ao，主动脉；LA，左心房；LV，左心室；RA，右心房；RV，右心室

常的心房肿块。如果手术方法是将上腔静脉和下腔静脉与右心房吻合、将肺静脉与左心房吻合，则会有心房轻微扩大，且缝合线不明显。

2.急性移植排斥反应

严重的急性排异反应时，超声心动图显示左心室质量增加，收缩功能下降，心肌回声增强。然而，对于轻度或早期排异反应，超声心动图的改变是细微的，准确度及可重复性差，不足以指导调整患者的免疫抑制治疗药物。相反，早期排异的诊断方法主要集中于测量舒张功能，特别是早期舒张功能的检测。急性排异反应的多普勒变化包括：

- 压力减半的时间减低（舒张早期减速度增加）
- 等容舒张时间减低
- E峰速度增加

与患者自身的基线水平研究相比，其显著变化（定义为E峰速度＞20%，压力减半时间减低或等容舒张时间变化＞15%）与排异反应一致。组织多普勒对排异反应的检测敏感度强，但特异度不高。此外，许多移植后患者由于心脏去神经而发生静息性心动速，伴有E/A融合。一些移植中心发现这些检测方法在临床上有用，但是大多数移植中心仍然依赖于心内膜心肌活检。

3.移植后监测

随着心脏移植术后存活率的提高，越来越多的患者出现移植后冠状动脉疾病。移植性冠状动脉疾病与典型的动脉粥样硬化的不同之处在于，心外膜血管和微血管都存在弥漫性内膜增生加速。超声心动图运动负荷试验具有较高的假阴性率，因为弥漫性病变过程掩盖了局部室壁运动异常。多巴酚丁胺负荷超声心动图在这类患者中更为准确，其现在已经成为许多移植中心的常规检查。然而，确诊仍需行冠状动脉造影，通常同时进行冠状动脉血管内超声检查。

（五）局限性，技术因素，替代方法

评估移植排异反应的标准方法仍然是经静脉心内膜心肌活检。一些中心使用超声心动图（而不是透视）指导手术。因为超声心动图图像是断层图像，活检导管穿过图像平面的任何部分都将显示为"尖端"。因此，确定开口钳的尖端对正确识别活检部位是至关重要的。剑突下切面通常是最实用的，因为当患者在仰卧位时，可以获得右心室和室间隔的清晰图像，超声医师也可以清楚地看到无菌视野（通常使用正确的颈内静脉入路）。在某些情况下，心尖切面也有帮助。

六、高血压心脏病

（一）基本概念

高血压心脏病是系统性高血压的终末器官损害。

慢性全身性压力超负荷导致左心室肥厚以维持正常的壁应力。最初，舒张功能受损，而收缩功能保持正常。对于长期高血压患者，可能会出现收缩功能障碍和心室扩张。与慢性高血压相关的典型超声心动图表现包括：

- 左心室肥厚
- 舒张功能障碍
- 升主动脉扩张
- 主动脉瓣硬化
- 二尖瓣环钙化
- 左心房扩大
- 心房颤动

（二）超声心动图方法

1.心室肥厚

标准切面显示左心室向心性肥厚，即室壁厚度增加，心室腔不扩大（图9.32）。与肥厚型心肌病相反，其心肌肥厚通常是对称性的，包括累及基底段后壁，舒张末期壁厚增加（＞11mm）。左心室质量可以通过M型超声数据估算，该方法假定心肌肥厚是对称性的，但最好是从2D数据计算出来的（见第6章）。

2.舒张功能

左心室舒张功能的特征是舒张早期松弛功能受损（图9.33）。其结果是等容舒张时间延长、加速度减小致E峰速度降低、舒张早期减速时间延长、A峰速度增加，以及E/A＜1。当随后发生左心室收缩功能障碍时，左心室舒张末期压力升高和左心房舒张末期压力升高导致左心室充盈模式"假性正常化"，即E峰

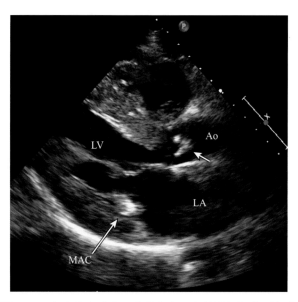

图9.32　高血压心脏病。胸骨旁左心室长轴切面典型超声心动图表现为左心室向心性肥厚、二尖瓣环钙化（MAC）、主动脉瓣硬化（长箭头所指）和升主动脉回声增强（短箭头所指）。Ao，主动脉；LA，左心房；LV，左心室

速度增加（与二尖瓣开放时压力阶差增高有关）和A峰速度降低（由于左心室舒张末期压力升高）。尽管心室舒张功能受损，同时存在的二尖瓣反流也会导致"反常的"E峰速度增高。有趣的是，在生理性肥厚或"运动员心脏"的个体中，即使室壁厚度增加，也看不到舒张功能障碍。在病理性肥厚（由高血压引起）中，舒张功能障碍通常是终末期器官损害的第一个证据，通常早于室壁肥厚这个明确的解剖学证据。

3.收缩功能

一般而言，疾病早期的收缩功能可维持正常。除非同时存在冠心病，否则很难发现节段性室壁运动异常。左心室腔变小，心肌肥厚，但功能正常，在收缩末期会出现心腔中部闭塞，相关的多普勒速度曲线显示一个短暂的、收缩晚期高速血流信号。这种心腔内压力阶差的持续时间比肥厚型心肌病更短，梗阻水平是在心室中部，而不是在主动脉瓣下，且不能观察到收缩期二尖瓣叶的前向运动。心腔中部闭塞可因血容量不足或心肌收缩力增强而加重。

4.其他超声心动图表现

高血压患者常出现升主动脉扩张，并与升主动脉、弓部和降主动脉的弯曲度增加有关。也可以观察

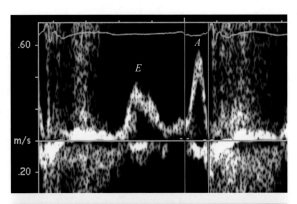

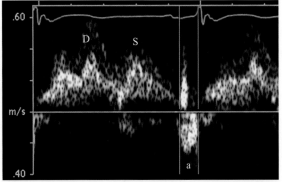

图9.33　高血压心脏病的舒张功能障碍。高血压向心性肥厚患者的左心室流入（上）和肺静脉血流（下）频谱。轻度舒张功能障碍表现为松弛功能受损，频谱显示E/A＜1和减速时间延长；而左心室舒张末压力正常，心房收缩期肺静脉反向血流（a）的流速低且持续时间短

到主动脉壁不规则回声增强，是动脉粥样硬化的表现。在无并发症的高血压中，主动脉瓣环并不扩张。主动脉瓣叶通常出现硬化性改变并伴有轻微的主动脉瓣反流。慢性高血压患者经常出现二尖瓣环钙化，也是这些患者出现轻度至中度二尖瓣反流的原因之一。左心房扩大是由左心室舒张末期压力长期升高和二尖瓣反流共同作用所致。

（三）局限性和技术考虑

左心室质量的测定依赖于能够清晰显示心内膜和心外膜表面的最佳图像质量，以及舒张末期和收缩末期正确的心内膜边界描记。高血压心脏病与肥厚型或限制型心脏病的鉴别要根据肥厚的类型、相关的超声心动图发现，以及超声心动图和临床资料的综合分析。

（四）临床应用

1.诊断及预后

通过超声心动图测量的左心室质量是高血压患者临床结局的一个强有力的预测因子。在未进行药物治疗的临界高血压患者中，左心室质量增加表明属于预后不良的一个亚组。在确诊的高血压患者中，左心室肥厚的程度反映了系统性血压的慢性升高，理论上可以作为长期平均血压的一个指标。因此，相比偶尔在医师办公室记录血压甚至24小时记录血压，左心室质量是一种更为准确的评估高血压严重程度的方法。左心室质量的变化也有助于评估药物治疗的长期效果。

2.高血压患者心力衰竭症状的评估

在慢性高血压患者中，心力衰竭症状可能是由于舒张或收缩功能不全、并发冠状动脉疾病或瓣膜病。在病程早期，病理性肥厚与舒张早期充盈受损有关。心室充盈受损导致左心房压力升高和肺静脉高压，从而产生呼吸困难。超声心动图可以对舒张功能障碍并且收缩功能保留做出诊断，具有重要的临床意义，因为心脏舒张功能障碍和收缩功能障碍引起的心力衰竭症状的治疗是完全不同的。

高血压引起的心力衰竭症状表现为收缩功能保留和左心室显著肥厚，称为高血压性肥厚型心肌病。这种疾病的特征是正常至高动力性收缩功能、向心性肥厚、舒张功能障碍和由心腔闭塞引起的收缩晚期心室中部压力阶差（见图9.21）。严格地说，这些结果并不是一种"心肌病"且也不是遗传性疾病，但仅代表高血压导致的严重终末器官损害。然而，对这一特定临床图像的认识导致在可能怀疑为肥厚型或限制型心肌病的患者中考虑这种诊断。

在长期高血压的状态下，即使没有并存的冠状动脉疾病，左心室收缩功能也可能会受损。生理状态下，后负荷升高（如主动脉瓣狭窄）是导致收缩功能

障碍的直接原因。然而,即使在长期收缩功能障碍的情况下采取积极的抗高血压治疗,收缩功能也并不总是改善,这一发现表明心室收缩力已经发生了不可逆的改变。终末期高血压心脏病的超声心动图表现与终末期扩张型心肌病相似。

（五）替代方法

是否需要对高血压患者进行常规超声心动图评估仍存在争议。基于间歇性办公室血压测量的医疗管理仍然是大多数医疗中心的标准做法。在需要时,可以通过24小时血压监测仪或评价其他终末器官损害(如肾功能、视网膜检查)评估慢性血压升高。虽然心电图对左心室肥厚的评估不如超声心动图测量准确可靠,但这些诊断试验之间的费用差别很大。

七、肺源性心脏病

（一）慢性和急性肺部疾病

慢性肺动脉高压,无论是由于固有肺部疾病、复发性肺栓塞还是原发性肺动脉高压,都可导致一组称为肺源性心脏病的临床体征和症状。这种临床综合征的潜在病理生理学是右心室的慢性压力超负荷,因为右心室要将血液射入高阻力的肺血管床。最初,代偿性肥厚发生在保留收缩功能的情况下。随着时间的推移,收缩功能恶化,可见右心室扩张、中度至重度三尖瓣反流,以及随后发生的右心房扩大(图9.34)。

急性肺栓塞也可影响右心功能,因为肺血管阻力突然升高。超声心动图检查有助于评估慢性或急性肺动脉高压患者的肺动脉压和右心室功能。

（二）超声心动图方法

1.肺动脉压力

无创评估肺动脉压力(PAP)的标准方法,如第6章所述,适用于疑似或已知肺动脉高压患者。最可靠的方法是记录最大三尖瓣反流速度(V_{TR}),用于计算右心室与右心房的收缩压差(图9.35)。需要注意从多个声窗(心尖、胸骨旁)测量三尖瓣反流,采用系统方法调节声束角度,使声束和反流束平行。RA压力(RAP)是根据下腔静脉的大小和随呼吸变化估计的。肺动脉收缩压(无肺动脉狭窄时)计算式为

$$PAP = 4V_{TR}^2 + RAP \qquad (9.1)$$

肺动脉舒张压可以通过肺动脉瓣反流的速度来估算。肺血管阻力(PVR)可通过三尖瓣反流速度与右心室流出道速度-时间积分(VTI_{RVOT})的比值来估算,乘以10转换为Wood单位(见第6章)。

$$PVR（Wood单位） = 10（V_{TR}/VTI_{RVOT}） \qquad (9.2)$$

肺动脉高压的间接征象往往能表明肺动脉高压的

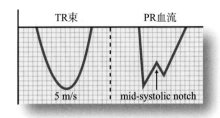

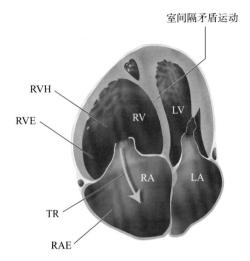

图9.34 肺源性心脏病。可见右心室肥厚(RVH)及扩大(RVE)伴室间隔矛盾运动;继发性三尖瓣反流(TR)和右心房扩大(RAE)很常见。肺动脉压升高表现为三尖瓣反流速度高和收缩中期肺动脉速度频谱切迹。PR,肺动脉瓣反流;TR,三尖瓣反流;RV,右心室;RA,右心房;mid-systolic notch,收缩中期切迹

存在,但不能明确其严重程度。例如,通过肺动脉瓣的M型超声可显示瓣膜的a波减小及瓣膜在收缩中期关闭。这种模式对检测肺动脉高压有相当高的特异度(>90%),但灵敏度较低(30%～60%)。这种运动模式与多普勒速度曲线一致,多普勒速度曲线显示血流在收缩中期突然减速(图9.36)。右心室压力超负荷的表现包括室间隔运动异常,也是提示肺动脉高压存在的有价值的线索。

2.右心室压力超负荷

右心室对慢性压力超负荷的反应包括心肌肥厚和扩张(图9.37)。右心室游离壁厚度的增加在剑突下切面显示最好。无论是M型还是二维超声,都可以观察到室间隔运动异常或呈"矛盾运动",表现为收缩期向前运动。对于室间隔的这种运动模式,合理的解释是收缩期室间隔会朝心脏的质量中心移动。当右心室肥厚时质量中心向前移位,因此室间隔运动朝向右心室中心,而不是正常的向左心室中心移动。在二维图像中,室间隔的曲率在收缩期和舒张早期至中期都是相反的。与之相反,右心室容量超负荷的特征是舒张末期室间隔变平,收缩期曲率正常,这是由于舒张期流入右心室的容量增加(与左心室相比),而收缩期心室压正常(见图6.23)。

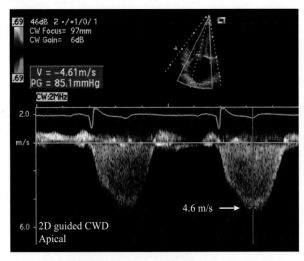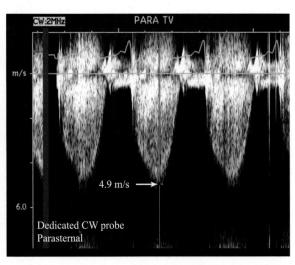

图9.35　原发性肺动脉高压。原发性肺动脉高压患者的三尖瓣反流。心尖切面（左）应用二维和彩色引导的连续波多普勒可获得清晰信号，但信号强度较低，测得最大反流速度为4.6m/s。使用专用的连续波多普勒探头（右）在胸骨旁切面可显示更强的反流信号，测得速度更高，最大速度为4.9m/s，表明右心室与右心房之间的压差为96mmHg；右心房压力为10mmHg，因此估计肺动脉收缩压为106mmHg。请注意曲线峰值处微弱的线性信号（见右图第3个搏动）。这个微弱的信号是由于转接时间效应，速度测量时不应该包括在内。Dedicated CW probe，专用的连续波多普勒探头；Parasternal，胸骨旁；2D guided CWD，二维引导的连续波多普勒；Apical，心尖

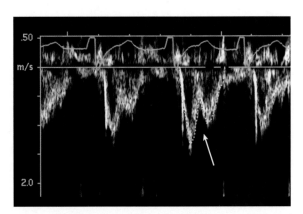

图9.36　肺动脉高压时的肺动脉速度频谱。快速加速（短时间达到峰值速度）和收缩中期切迹（箭头所指）与严重肺动脉高压一致

长期或急性肺动脉高压可出现右心室收缩功能障碍，心室的继发性扩张作为一种代偿机制来维持前向搏出量。然而，右心室扩张会引起瓣环扩张及乳头肌排列不正确，从而导致三尖瓣反流。这种叠加的容量超负荷导致右心室进一步扩张及三尖瓣反流增多。右心房扩张是由压力（v波）和容量（三尖瓣反流）均超负荷造成的。

3.继发性三尖瓣反流

继发于肺动脉高压、右心室收缩功能障碍或两者皆有的三尖瓣反流可通过胸骨旁、心尖和剑突下的彩色多普勒血流显像进行评估。严重的反流会导致下腔静脉和肝静脉的收缩期血流逆转。需要对三尖瓣解剖进行评估，以确保不存在其他引起三尖瓣反流的原因（如赘生物、风湿性、肿瘤、Ebstein畸形）。

三尖瓣反流的连续波多普勒信号强度与反流的严重程度有关，但反流速度与右心室和右心房的压差有关。急性三尖瓣反流时，收缩晚期速度快速下降，与右心房v波一致。

（三）局限性和技术考虑

超声心动图评价肺源性心脏病的主要局限是超声组织穿透力差，导致图像质量差，多普勒信号强度低。在许多慢性肺病患者中，由于肺的过度扩张使标准声窗的图像显示不清。然而，几乎所有的患者都可以用现有的仪器获得足够的图像质量。

肺动脉高压严重程度的准确评估取决于超声束和三尖瓣反流束之间是否平行。对于所有患者，都应考虑肺动脉压的低估，尤其是在多普勒信号强度不理想或多普勒数据与临床情况不一致时。没有可记录的三尖瓣反流并不表示肺动脉压正常。在这种情况下，报告应指出数据是不充分的，应该考虑其他诊断方法。通过测量黑暗频谱包络线的外边缘，可以避免三尖瓣反流信号对肺动脉压的高估，但应避免渡越时间效应导致的峰值速度的轻微频谱增宽。

（四）临床应用

对于慢性肺部疾病和右心衰竭患者，超声心动图可以确认肺心病的临床诊断、评估肺动脉高压的程度、评估右心室大小和收缩功能障碍。

对于原发性肺动脉高压患者，超声心动图在排除肺动脉高压的其他病因如房间隔缺损或二尖瓣反流方面是必不可少的。此外，无创性肺动脉压测量现在已被常规用于评估药物治疗后的肺动脉压变化。

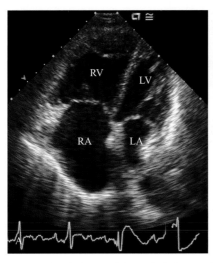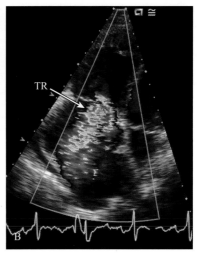

图9.37　肺源性心脏病。A.慢性肺病和继发性肺动脉高压患者舒张末期的心尖四腔心图像。右心室增大、右心室壁肥厚、室间隔矛盾运动和右心室收缩功能降低。B.彩色多普勒显示重度三尖瓣反流（TR）。LA，左心房；LV，左心室；RA，右心房；RV，右心室

对于急性肺栓塞患者，影像学很少显示右心产生或经过右心（来自深静脉血栓形成）的残余血栓。TEE成像可显示主肺动脉、右肺动脉或左肺动脉的血栓。然而，超声心动图在显示血栓的基础上诊断肺栓塞的灵敏度较低，因为在大多数情况下血栓位于肺血管较远的位置。此外，由于充满空气的气管和支气管的干扰，不可能在所有患者中充分显示肺动脉分叉。肺栓塞的间接征象包括：

- 肺动脉压力升高
- 急性右心室压力超负荷的证据
- 右心室扩张和功能障碍
- 三尖瓣反流

类似的结果也见于慢性复发性肺栓塞患者。对于有这些发现的患者，即使有不同的临床诊断或"回声原因"存在，也推荐强烈考虑肺栓塞的可能性。后来被诊断为肺栓塞的患者通常最初是由于非特异性的症状，包括胸痛、呼吸困难或心力衰竭。

（五）替代方法

心导管检查可以直接测量右心室和肺动脉压力并计算肺血管阻力。右心室大小和收缩功能可以通过血管造影来评估。

临床上，诊断肺栓塞的标准方法是CT肺血管造影术。当该方法不可行时，则采用放射性核素心室灌注扫描。只有在其他检查结果不确定的情况下（很少），才需要直接将造影剂注入主肺动脉的肺血管行造影检查。

超声心动图检查清单

"心力衰竭"患者的可能诊断		
缺血性心脏病		
瓣膜性心脏病		
高血压心脏病		
心肌病		扩张型
		肥厚型
		限制型
		其他
心包疾病		限制性
		压塞
肺源性心脏病		

室壁厚度增加的常见原因

	高血压心脏病	肥厚型心肌病	限制型心肌病
左心室肥厚	有	有	有
肥厚模式	对称性	非对称性	对称性
高血压临床病史	有	无	无
流出道梗阻	心腔中部闭塞	主动脉瓣下动力性梗阻	无
右心室肥厚	无	可能有	有
肺动脉高压	轻度	轻度	中度
左心室收缩功能	早期正常，晚期减低	正常	早期正常，晚期减低
左心室舒张功能	异常	异常	异常

心肌病：典型特征

	扩张型	肥厚型	限制型	运动员心脏
左心室收缩功能	中度至重度↓	正常	正常	正常
左心室舒张功能	可能异常	异常	异常	正常
左心室肥厚	由于左心室扩张且室壁厚度正常，左心室质量增加	非对称性左心室肥厚	对称性左心室肥厚	正常室壁厚度
心腔扩张	所有四个心腔	如果存在二尖瓣反流，左心房和右心房扩张	左心房和右心房扩张	左心室扩张
流出道梗阻	无	部分患者左心室流出道动力性梗阻	无	无
左心室舒张末期压力	升高	升高	升高	正常
肺动脉压力	升高	升高	升高	正常

心肌病的超声评价方法

方式	超声切面与血流	测量
图像	左心室大小及收缩功能	LVEDV，LVESV 心尖双平面法EF
	左心室肥厚的程度及模式	左心室质量
	动力性流出道梗阻的证据	二尖瓣SAM征 主动脉瓣收缩中期关闭
	右心室大小及收缩功能 左心房大小	
多普勒超声	相关的瓣膜反流	测量流颈宽度，如果为轻度以上，进行定量评估
	左心室舒张功能	按严重程度分级的标准舒张功能评估并评估LVEDP
	左心室收缩功能	用二尖瓣反流评估 dP/dt 计算心排血量
	肺动脉压力	用TR及ICV估测PA收缩压 用PR估测PA舒张压 估测肺血管阻力
	彩色、脉冲及连续波多普勒定量左心室流出道梗阻程度	最大流出道压力阶差

注：EF，射血分数；ICV，下腔静脉；LVEDP，左心室舒张末压力；LVEDV，左心室舒张末容积；LVESV，左心室收缩末容积；PA，肺动脉；PR，肺动脉瓣反流；SAM，收缩期前向运动；TR，三尖瓣反流。

（田新桥　黑晶晶　王　晓　译　张梦娜　校）

推荐阅读

1. Cheng RK, Masri SC: Dilated cardiomyopathy: the role of echocardiography in diagnosis and patient management. In Otto CM, editor: *The Practice of Clinical Echocardiography*, ed 5, Philadelphia, 2017, Elsevier, pp 483-504.

Review of the echocardiographic approach to the patient with heart failure due to dilated cardiomyopathy. This chapter addresses both systolic and diastolic dysfunction and right and left heart failure. The effects of pharmacologic and mechanical therapies in heart failure also are discussed.

2. Benziger CP, do Carmo GA, Ribeiro AL: Chagas cardiomyopathy: clinical presentation and management in the Americas, *Cardiol Clin* 35 (1): 31-47, 2017.

Chagas disease is endemic in Central and South America and is due to infection by the protozoan Trypanosoma cruzi. In the acute phase, a pericardial effusion is common. Chronic disease develops over several decades. In the asymptomatic phase, stress testing may be abnormal. As the disease progresses, apical aneurysms are common, but end-stage disease has an appearance similar to that of other causes of dilated cardiomyopathy.

3. Lyon AR, Bossone E, Schneider B, et al: Current state of knowledge on Takotsubo syndrome: a position statement from the Taskforce on Takotsubo Syndrome of the Heart Failure Association of the European Society of Cardiology, *Eur J Heart Fail* 18 (1): 8-27, 2016.

This comprehensive review article describes the pathophysiology, clinical presentation, and diagnostic features of tako-tsubo syndrome. Compared with acute myocarditis, tako-tsubo syndrome occurs predominantly in women (90%) older than 50 years of age who present with chest pain, dyspnea, and palpitations but who have only a low to moderate troponin risk. Echocardiography shows typical "apical ballooning" and transient mitral regurgitation. The mortality rate is 4% to 5%, and 50% of patients have acute complications.

4. Woo A: Hypertrophic cardiomyopathy: echocardiography in diagnosis and management of patients. In Otto CM, editor: *The Practice of Clinical Echocardiogra-*

phy, ed 5, Philadelphia, 2017, Elsevier, pp 505-533.

This chapter details the echocardiographic findings in hypertrophic cardiomyopathy and correlates the echocardiographic data with clinical, genetic, and pathophysiologic aspects of the disease process.

5. Choudhury L, Rigolin VH, Bonow RO: Integrated imaging in hypertrophic cardiomyopathy, *Am J Cardiol* 119 (2): 328-339, 2017.

Review of diagnostic imaging approaches in patients with hypertrophic cardiomyopathy. Detailed and clear illustration of 2D echo, CW Doppler, color Doppler, M-mode, and tissue Doppler imaging findings. Examples of findings on cardiac magnetic resonance imaging are also included. Helpful tables show the strengths of each modality and features that distinguish hypertrophic cardiomyopathy from athlete's heart, hypertensive heart disease, or an infiltrative disease.

6. Veselka J, Anavekar NS, Charron P: Hypertrophic obstructive cardiomyopathy, *Lancet* 389: 1253-1267, 2017.

This review provides a concise summary of the pathophysiology, clinical presentation, imaging findings and management options for hypertrophic cardiomyopathy.

7. Peteiro J, Bouzas-Mosquera A, Fernandez X, et al: Prognostic value of exercise echocardiography in patients with hypertrophic cardiomyopathy, *J Am Soc Echocardiogr* 25 (2): 182-189, 2012.

In 239 patients with hypertrophic cardiomyopathy, 25% had LV outflow obstruction at rest, and 18% had provocable obstruction with exercise. In addition, wall motion abnormalities were seen with exercise in 8%. Adverse cardiac events at a mean follow-up of 4.2 years occurred in 8% of patients and included cardiac death, heart transplantation, appropriate defibrillator shocks, stroke, myocardial infarction, and hospitalization for heart failure. Multivariate predictors of outcome were LV wall thickness, rest wall motion score index, and exercise capacity, but not the presence of LV outflow obstruction.

8. Pelliccia A, Maron MS, Maron BJ: Assessment of left ventricular hypertrophy in a trained athlete: differential diagnosis of

physiologic athlete's heart from pathologic hypertrophy, *Prog Cardiovasc Dis* 54 (5): 387-396, 2012.

Athletes with physiologic hypertrophy can be distinguished from patients with pathologic hypertrophy based on LV geometry, family history, cardiac magnetic resonance imaging for myocardial fibrosis, LV diastolic function, and (in some cases) periods of deconditioning to alter LV mass.

9. Nagueh SF, Bierig SM, Budoff MJ, et al: American Society of Echocardiography clinical recommendations for multimodality cardiovascular imaging of patients with hypertrophic cardiomyopathy: endorsed by the American Society of Nuclear Cardiology, Society for Cardiovascular Magnetic Resonance, and Society of Cardiovascular Computed Tomography, *J Am Soc Echocardiogr* 24 (5): 473-498, 2011.

A consensus statement with detailed information about the echocardiographic approach to diagnosis in patients with hypertrophic cardiomyopathy. Numerous illustrations and comparisons with other imaging modalities. Echocardiography is recommendation as the procedure of choice for evaluation of cardiac morphology, LV ejection fraction, outflow obstruction and LV diastolic dysfunction. Cardiac magnetic resonance imaging is recommended when echocardiography is suboptimal, with cardiac computed tomography as an alternative when cardiac magnetic resonance is contraindicated.

10. Naqvi TZ, Appleton CP: Restrictive cardiomyopathy: diagnosis and prognostic implications. In Otto CM, editor: *The Practice of Clinical Echocardiography*, ed 5, Philadelphia, 2017, Elsevier, pp 534-555.

Detailed discussion of the importance of echocardiography in the diagnosis, management, and evaluation of prognosis in patients with restrictive cardiomyopathies.

11. Redfield MM: Heart failure with preserved ejection fraction, *N Engl J Med* 375 (19): 1868-1877, 2016.

Clear and concise, clinically oriented discussion of the diagnosis and management of heart failure with preserved ejection fraction. In a patient with heart failure symptoms, features on echocardiography include：（1）an ejection fraction greater than 50%；（2）LV hypertrophy, which is typical but not always present；（3）Doppler evidence for diastolic function, which is common but not independently diagnostic；（4）left atrial enlargement, which is typical；and（5）estimated pulmonary systolic pressure that is usually greater than 35 mmHg.

12. Falk RH, Alexander KM, Liao R, et al：AL（light-chain）cardiac amyloidosis：a review of diagnosis and therapy, *J Am Coll Cardiol* 68（12）：1323-1341, 2016.

Discussion of the pathophysiology of light chain amyloidosis followed by details of diagnosis and treatment. Typical echocardiographic findings are shown along with other types of diagnostic imaging.

13. Birnie DH, Nery PB, Ha AC, et al：Cardiac sarcoidosis, *J Am Coll Cardiol* 68（4）：411-421, 2016.

In patients with systemic sarcoidosis, clinical symptoms due to cardiac involvement occur in only about 5%, but asymptomatic cardiac involvement is present in up to 25% of patients. Cardiac sarcoidosis is characterized by conduction abnormalities, ventricular arrhythmias, and heart failure. Echocardiographic findings are nonspecific, including regional wall motion abnormalities that do not fit a typical pattern for coronary disease, basal interventricular thinning, LV diastolic and systolic dysfunction, and abnormal RV systolic function.

14. Towbin JA, Lorts A, Jefferies JL：Left ventricular non-compaction cardiomyopathy, *Lancet* 386（9995）：813-825, 2015.

Left ventricular noncompaction is a type of cardiomyopathy characterized by prominent LV trabeculation, often associated with other types of congenital heart disease, with a genetic pattern of inheritance in 30% to 50% of patients. Clinical symptoms include heart failure, arrhythmias, and embolic events. Both echocardiography and cardiac magnetic resonance imaging are helpful in making the diagnosis, with an end-diastolic ratio of noncompacted to compacted myocardium greater than 2：1 often considered diagnostic.

15. Wu AH, Kolias TJ：Cardiac transplantation：pretransplant and posttransplant evaluation. In Otto CM, editor：*The Practice of Clinical Echocardiography*, ed 5, Philadelphia, 2017, Elsevier, pp 577-595.

The structure and function of the normal transplanted heart are reviewed, followed by a discussion of acute rejection and transplant vasculopathy.

16. Kirkpatrick JN：Echocardiography in mechanical circulatory support：normal findings, complications, and speed changes. In Otto CM, editor：*The Practice of Clinical Echocardiography*, ed 5, Philadelphia, 2017, Elsevier, pp 596-618.

Current review of echocardiographic evaluation of LVADs including normal flow patterns and diagnosis of device dysfunction. The clinical utility of echocardiography in optimizing flow rates and in assessing ventricular recovery is also discussed.

Different device types, echocardiographic findings, and indicators of device dysfunction are summarized in tables and figures.

17. Stainback RF, Estep JD, Agler DA, et al：American Society of Echocardiography. Echocardiography in the management of patients with left ventricular assist devices：recommendations from the American Society of Echocardiography, *J Am Soc Echocardiogr* 28（8）：853-909, 2015.

This document provides clear information on echocardiographic evaluation of LVADs. Numerous illustrations with a detailed table that summarizes recommendations. 93 references.

18. Celermajer DS, Playford D：Pulmonary hypertension：role of echocardiography in diagnosis and patient management. In Otto CM, editor：*The Practice of Clinical Echocardiography*, ed 5, Philadelphia, 2017, Elsevier, pp 633-650.

This chapter provides a detailed review of the pathophysiologic response of the RV to chronic pressure overload and the effect of pulmonary disease on the right heart. Echocardiographic approaches with detailed illustrations are provided.

19. Marwick TH, Gillebert TC, Aurigemma G, et al：Recommendations on the use of echocardiography in adult hypertension：a report from the European Association of Cardiovascular Imaging（EACVI）and the American Society of Echocardiography（ASE）, *J Am Soc Echocardiogr* 28（7）：727-754, 2015.

Detailed information about the cardiac changes seen with chronic hypertension, optimal approaches to measurement of LV mass, and differing pattern of LV hypertrophy. Recommendations for both clinical practice and research protocols are included.

第 10 章　心包疾病

一、心包解剖和生理

心包由两个浆膜面组成，这两个浆膜面包绕着一个封闭的、复杂的、囊状的潜在空间。脏层心包与心外膜是连续的。壁层心包是一种薄而致密的纤维结构，它在侧方与胸膜相贴，在下方与膈肌中央腱融合。在右心室、左心室及心尖周围，心包间隙是一个简单的椭球状结构，与心室的形状一致。在体静脉和肺静脉的入口及大血管的周围，壁层心包和脏层心包汇合到一起，从而关闭心包囊的"末端"，这些区域通常被称为心包反折。心包腔在前方和侧面包绕右心房和右房耳，在上下腔静脉与右心房交界处附近形成心包反折。心包沿着大血管向上延伸很短的距离，在大动脉周围形成一个后方的心包"口袋"——横窦。心包腔横向延伸至左心房（LA），向左心房后方延伸，在四个肺静脉之间形成一个盲的囊袋——斜窦（图10.1）。正常情况下心包腔内含有少量的液体（5～10ml），超声心动图可以探查到。

在解剖学上，心包将心脏与纵隔的其他部分，以及肺和胸膜腔隔离开，在心脏收缩、旋转和平移时起到隔离感染和减少与周围结构摩擦的作用。此外，心包提供的半刚性外壳影响心室的压力分布，并介导舒张期充盈过程中右心室和左心室之间的相互关系。心包的重要性在受到炎症、增厚或积液等疾病过程的影响时最为明显。

二、心包炎

（一）基本原则

心包炎是心包的炎症，其原因多种多样，包括细菌或病毒感染、创伤、尿毒症和透壁心肌梗死（表10.1）。临床上，心包炎的诊断基于以下四个特征中的至少两个：

- ■ 典型胸痛
- ■ 心电图上广泛的ST段抬高或P波R波抑制
- ■ 听诊心包摩擦音
- ■ 心包积液新发或增多

尽管大多数心包炎患者在病程中的某个时间点可能有心包积液，但心包积液不是心包炎诊断的必要标准，心包积液的存在也不能提示心包炎的诊断。有趣的是，心包积液的多少与心脏听诊时心包"摩擦"音的存在与否并无相关性。

（二）超声心动图方法

怀疑有心包炎的患者，超声心动图可表现为任何量的心包积液，或者有或无积液情况下的任何程度的心包增厚，或是表现为完全正常。心包积液表现为心脏周围的无回声区（图10.2）。

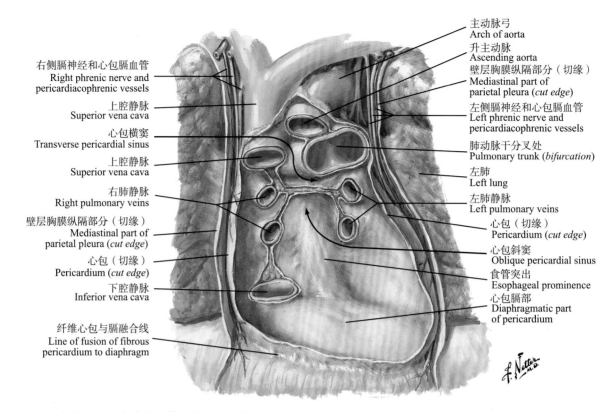

图10.1 心包解剖。将大动脉和静脉与心包分离、剪开动脉和静脉周围的两个心包窦，去掉心脏后方的心包腔后壁。箭头表示心包的横窦和斜窦

引自 Netter FH: Atlas of Human Anatomy, Basel, Switzerland, 1989, Ciba-Geigy.

Fig. 10.1 Pericardial anatomy. The posterior wall of the pericardial sac after the heart has been removed by severing its continuity with the great arteries and veins and by cutting the two pericardial sleeves that surround the arteries and veins. Arrows indicate the transverse and oblique sinuses of the pericardium. (*From Netter FH: Atlas of Human Anatomy, Basel, Switzerland, 1989, Ciba-Geigy.*)

表10.1 心包疾病的病因（附举例）
特发性
感染
病毒性
细菌性（葡萄球菌、肺炎球菌、结核）
寄生虫性（棘球蚴病、阿米巴病、弓形虫病）
肿瘤
转移性病变（如淋巴瘤、黑色素瘤）
直接延伸（如肺癌、乳腺癌）
原发性心脏恶性肿瘤
炎症
心肌梗死后（如Dressier综合征）
尿毒症
系统性炎症疾病（如狼疮、硬皮病）
心脏手术后
辐射
心内-心包相通
钝性或穿透性胸部外伤
介入操作后
心肌梗死后左心室破裂
主动脉夹层

心包增厚在二维（2D）图像上表现为心包回声增强，在M型图像上表现为左心室后有多个平行反射回声（图10.3）。然而，心包通常是图像中回声最强的结构，因此很难区分正常心包和增厚的心包。其他成像方法，如计算机断层扫描（CT）或磁共振（MR）对心包增厚的诊断更为敏感。

当怀疑有心包炎时，需要从多个切面进行检查，因为积液或增厚可能是局限性的，因此只能在某些切面上看到。如果出现心包积液，则应考虑心包填塞的可能性。如果出现心包增厚，应考虑检查是否有心包限制性生理的证据。

（三）临床应用

心包炎是一个临床诊断，根据超声心动图不能独立地做出心包炎的诊断。超声心动图检查的目的是评估心包积液或心包腔增厚，并评估心包填塞的生理（表10.2）。

三、心包积液

（一）基本原则

广泛的病变过程可导致心包积液，其鉴别诊断与心包炎相似（见表10.1）。心包积液的生理意义取决于积液的量和积液增长的速度。缓慢增长的心包积液

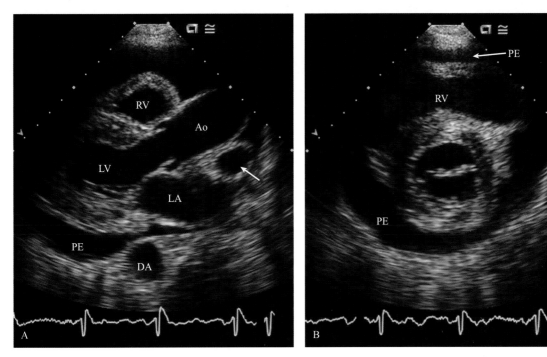

图 10.2 超声心动图中显示心包积液。胸骨旁长轴和短轴切面可见中量心包积液。在长轴切面（A）和短轴切面（B），降主动脉（DA）前方心包腔内及左心房后心包斜窦内均可见液性暗区。由心包横窦（位于主动脉后方）的心包积液的勾勒，显示出右肺动脉（箭头所指），在成人中并不常见。在长轴和短轴切面均可见右心室前方心包积液。PE，心包积液；RV，右心室；Ao，主动脉；LV，左心室；LA 左心房

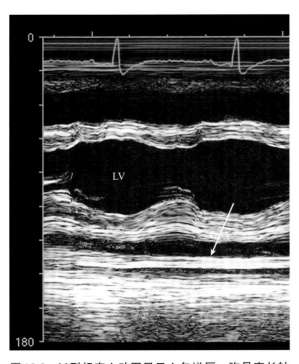

图 10.3 M 型超声心动图显示心包增厚。胸骨旁长轴和短轴切面可见中量心包积液。左心室（LV）心外膜后方可见多条平行密集回声（箭头所指）。该患者也有少量心包积液，M 型超声显示为壁层心包与左心室后壁之间的无回声区

表 10.2 心包疾病：临床–超声心动图关联

	临床表现	超声心动图发现
限制型心包炎	劳力性呼吸困难和静脉淤血症状（静脉压升高、腹水和水肿）	• 室间隔移位 • 呼气时肝静脉血流反向 • 瓣环内侧 E' 速度正常或增加，常伴有内侧 E' > 外侧 E' 速度 • 二尖瓣血流速度随呼吸的变化 • 下腔静脉扩张 • 与内侧相比，外侧纵向应变减小
心包积液	根据病因而不同；通常无症状，偶然发现	• 心包积液的量可从微小到很大量；位置可以是广泛或局部；液体回声的亮度随液体特征而变化（渗出性、漏出性或血性）
心包填塞	多变的；通常是非特异性的；包括低血压、心动过速、静脉压升高和奇脉	• 腔室塌陷 • 下腔静脉扩张 • 左、右心充盈和静脉血流模式的呼吸变异
急性心包炎	特征性胸痛和 ECG 改变；听诊心包摩擦音	• 有时出现积液有助于诊断 • 心室局部室壁运动异常提示相关心肌炎或另一种诊断 • 可出现心包填塞或限制的生理学改变

注：ECG，心电图。

引自 Otto C. The Practice of Cinical Echocardiography, ed 5. Philadelphia, 2017, Elsevier, Table 28-5.

可以变得相当大量（＞1000ml），心包腔压力几乎没有增加，而即使少量液体（50～100ml）的快速积聚也会导致心包腔压力显著增加（图10.4）。

心包填塞生理发生在心包腔内的压力超过心腔内的压力时，从而导致心脏充盈受损（图10.5）。随着心包腔压力的增加，每个心腔的充盈依次受损，低压腔（心房）在高压腔（心室）之前受累。心包内液体的压迫作用在心脏周期的各个时相中此腔室压力最低时最为明显——心房为收缩期时，心室为舒张期时。作为维持心排血量的代偿机制，充盈压会升高。在完全的心包填塞中，由于整个心脏暴露在心包腔压力升高的环境中，所有四个心腔的舒张压相等（并且是升高的）。

临床上，心包填塞生理表现为低心排血量症状、低血压和心动过速。体格检查发现颈静脉压升高，出现奇脉（吸气时体循环血压下降＞10mmHg）。奇脉的临床表现与右心室和左心室充盈排空时随呼吸的改变密切相关。

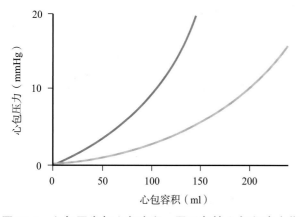

图10.4　心包压力与心包容积。图示急性心包积液（蓝线，随着积液容积的增加，心包压力急剧上升）和慢性心包积液（黄线，大量心包积液仅导致心包压力轻微升高）

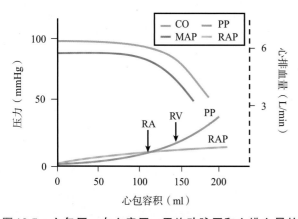

图10.5　心包压、右心房压、平均动脉压和心排血量的关系。需要注意的是，当心包压（PP）超过右心房压（RAP）时，血压[这里指平均动脉压（MAP）]和心排血量（CO）下降。当右心室（RV）压力超过图中所示位置（箭头处）时，心排血量和平均动脉压会进一步下降

（二）心包积液的诊断

超声心动图检测心包积液的敏感度和特异度非常高（表10.3）。诊断仍然依赖于多个声窗的二维经胸超声心动图；经食管超声心动图（TEE）有时有助于诊断房性后漏。三维成像不需要常规检查，但有时有助于诊断心房颤动或血肿。

表10.3　疑似心包疾病的超声心动图检查方法

	切面和数据采集	解释
二维图像	• 胸骨旁长轴和短轴切面	• 需多切面探查确定积液的量和范围
	• 心尖四腔心、两腔心、长轴切面	• 心脏腔室的塌陷和室间隔的摆动有助于填塞生理或缩窄性心包炎的诊断
	• 剑突下四腔心和短轴切面	• 包裹性积液仅在部分切面显示
	• 使用呼吸计（如果有）	• TEE有助于显示心脏后方的包裹性积液
M型超声	• 胸骨旁左心室中部水平	• 心包脏、壁层之间分离伴有心脏后方心包腔内平坦的回声和左心室后壁的正常运动可诊断为心包积液
脉冲多普勒	• 左心室和右心室流入道，呼吸配合	• 右心室和左心室充盈随呼吸的相互变化可见于心包填塞或缩窄
	• 肝静脉血流	
	• 肺静脉血流	• 在心包缩窄时，肝、肺静脉血流显示明显的逆向心房波和收缩期血流减低
	• 使用呼吸计（如果有）	
组织多普勒成像	• 间隔侧和侧壁侧的E′速度	• 缩窄性心包炎的间隔侧E′速度高于限制型心肌病
		• 缩窄性心包炎间隔侧E′速度大于侧壁侧E′速度
斑点追踪应变成像	• 心尖长轴应变	• 总的来说，缩窄性心包炎左心室整体纵向应变是正常的，但基底段侧壁的局部应变减低是典型的

1.弥漫性积液

心包积液表现为邻近心脏结构的无回声区。在没有既往心包疾病或手术史的情况下，心包积液通常是弥漫性和对称性的，心包脏、壁层之间有明显的分离（图10.6）。在心脏后方没有积液的情况下，于心脏前方出现的一个相对的回声团最有可能是心包脂肪垫。M型图像有助于心包积液的诊断，特别是在有少量积液的情况下。心包积液在M型图像上表现为心脏后方心包腔内平坦的回声反射和心外膜运动的回声反射，且二者在收缩期和舒张期均分离。

心尖切面中可以显示心包积液的外侧、内侧和心

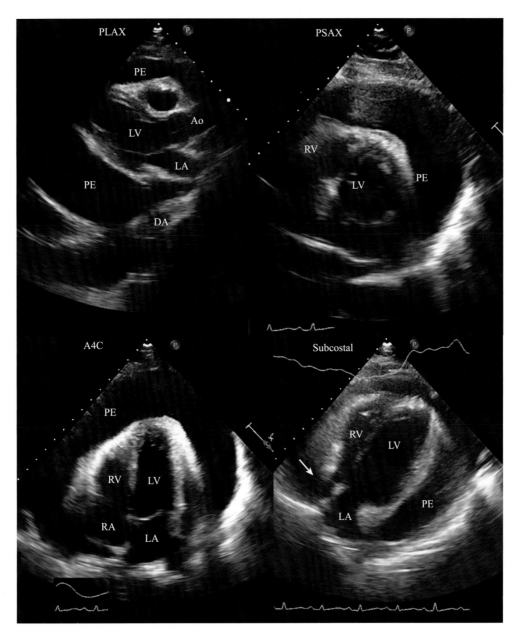

图10.6 大量心包积液。主动脉瓣机械瓣置换术后早期患者可于胸骨旁长轴（PLAX）、短轴（PSAX）、心尖四腔心（A4C）及剑突下切面探及心包积液（PE）。检查中应注意胸骨旁长轴切面上机械瓣的混响伪像和声影。Ao，主动脉；DA，降主动脉；LA，左心房；LV，左心室；RA，右心房；RV，右心室；Subcostal，剑突下

尖处的范围。在心尖四腔心切面上，位于右心房上方的孤立的无回声区最有可能是胸腔积液。剑突下切面可显示膈肌和右心室之间的积液，对超声引导下心包穿刺特别有帮助。

心脏与壁层心包分离的距离＜0.5cm时心包积液为少量，0.5～2cm时心包积液为中量，大于2cm时心包积液为大量。临床上很少需要更多的心包积液量的定量测量。

在反复发作或长期心包疾病的患者中，液体内和心外膜表面常可见纤维蛋白的沉积。当怀疑积液为恶性时，这种非特异性的发现很难与转移性病变相鉴别。提示后者的特征包括结节状外观、浸润至心肌的

证据和适当的临床情境（图10.7）。

2. 包裹性积液

在外科或经皮操作后，或在复发性心包疾病的患者中，心包积液通常是包裹性的（图10.8）。在这种情况下，心包积液由于粘连而局限于心包腔的一小部分，或者是由被粘连分开的几个独立区域的积液组成。识别包裹性积液尤其重要，因为即使是一个小的包裹性的积液，也可能对心脏的血流动力学造成损害。此外，包裹性积液不一定能进行经皮穿刺引流。

3. 与胸腔积液的鉴别

为了可靠地排除包裹性心包积液的可能性，需要从多个超声切面进行超声心动图评估。可在胸骨旁长

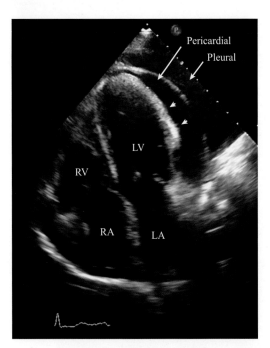

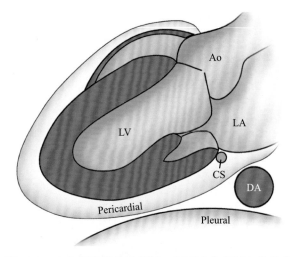

图10.9　心包积液和胸腔积液。图示心包积液与胸腔积液和降主动脉（DA）的关系。心包积液在心包斜窦内，位于左心房后方，降主动脉前方。Ao，主动脉；CS，冠状静脉窦；Pericardial，心包积液；Pleural，胸腔积液；LA，左心房；LV，左心室

图10.7　恶性心包积液。转移性淋巴瘤患者心尖四腔心切面同时探及左心室外侧心包积液和胸腔积液。沿左心室侧壁（小箭头所指）走行的不规则强回声可能是脂肪组织或受肿瘤侵犯的组织。Pericardial，心包积液；Pleural，胸腔积液；LA，左心房；LV，左心室；RA，右心房；RV，右心室

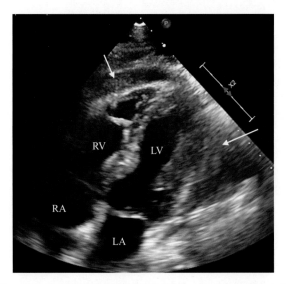

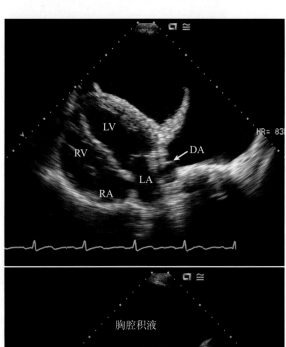

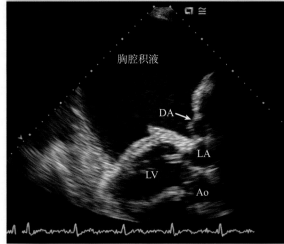

图10.8　心包血肿。剑突下切面探查，右心室前方心包腔（箭头所指）及可疑左心室外侧心包腔内（箭头所指）弱回声物与PCI术后心包血肿回声高度一致。LA，左心房；LV，左心室；RA，右心房；RV，右心室

轴和短轴切面上显示心脏底部积液的量。需要注意的是，心包积液在左心房后（在斜窦内）和左心室后都有可能存在。注意不要把冠状窦或降主动脉误认为心包积液。事实上，这些结构有助于区分心包积液和胸腔积液，因为左侧胸腔积液可向后外侧延伸到降主动脉，而心包积液则出现在降主动脉前方（图10.9）。当出现大量左侧胸腔积液时，有时可以通过将探头放置于患者背部而获得心脏图像（图10.10）。

图10.10　大量胸腔积液。探头从心尖位置（上）向外侧移动，可见大量左侧胸腔积液。通过降主动脉（DA）的位置、是否存在受压的肺组织及识别毗邻心肌的两层心包来区分心包积液和胸腔积液。患者坐位背部扫查也能获得胸腔积液图像（下），并可显示胸腔积液和降主动脉的关系。Ao，主动脉；LA，左心房；LV，左心室；RA，右心房；RV，右心室

（三）临床应用

超声心动图对心包积液的诊断是非常敏感的。即使是包裹性心包积液，如果仔细进行多个切面、多平面的检查也能敏感地显示。某些部位的包裹性积液很难评估，特别是当它们局限于心房区域时，因为积液本身可能被误认为是正常的心腔。TEE成像能更好地检测和定义心脏手术后包裹性积液的量，特别是当积液局限于心脏后方时（图10.11）。

心包脂肪组织很常见，尤其是在右心室前方，有时被误认为是积液。与心包积液不同，脂肪组织表现出良好的回声结构，这有助于将这一正常结构与积液相鉴别。心包囊肿是一种罕见的先天性液性囊，通常与右心相邻。心包囊肿在超声心动图上常被漏诊，胸部CT或MR能更好地评估。然而，当出现心包囊肿时，它们可能被误认为是心包积液或胸腔积液（见图10.2）。

心包积液的原因在超声心动图检查中并不总是明显的。在已知存在恶性肿瘤的患者，心包或心外膜的不规则肿块肯定会增加积液恶性的可能性，但这种表现可能与长期心包积液的纤维蛋白组织沉积类似。导致心包积液的邻近心脏的肿物充盈的肿块（在纵隔内的）可能被超声心动图漏诊，CT或MR等宽视野断层成像有助于此类病例的诊断。

显然，心包积液的病因是感染性的还是炎症性的还不能通过超声心动图来确定。根据每个病例的相关临床表现，诊断性心包穿刺、心包活检或两者兼行有助于正确诊断的确立。

由主动脉夹层或心脏破裂引起的心包积液（由心肌梗死或手术操作引起），很少能检测到破入心包的部位，因此当这些诊断有可能时，需要高度怀疑。左心室破裂的部位被心包粘连"限制"，导致假性室壁瘤的形成。假性室壁瘤被定义为一种与心室相连的囊状结构，瘤壁由心包构成。相比之下，真性室壁瘤的壁是由变薄的瘢痕心肌构成的（见图8.27）。

四、心包填塞

心包填塞（pericardial tamponade，又称心脏压塞）的定义是由心脏腔室被心包腔内液体压迫所导致的心脏血流动力学损害——低血压和（或）心排血量下降。

（一）超声心动图方法

当心包填塞伴弥漫性中量至大量心包积液时，相关的生理改变在超声心动图和多普勒检查中很明显（图10.12），包括：

- 右心房收缩期塌陷，超过1/3收缩期
- 右心室舒张期塌陷
- 右心室和左心室容积随呼吸的相互变化（室间隔摆动）
- 右心室和左心室充盈随呼吸的相互变化（＞25%）
- 舒张早期组织多普勒速度减低
- 下腔静脉显著扩张

1. 右心房收缩期塌陷

当心包腔内的压力超过右心房收缩压（心房压力曲线的最低点）时，右心房游离壁就会发生塌陷。由于右心房游离壁是一个薄而柔软的结构，在没有填塞生理的情况下可以发生右心房壁的塌陷。然而，右心房壁塌陷时间相对于心动周期的长度越长，心包填塞的可能性就越大。超过1/3收缩期的右心房塌陷诊断心包填塞的敏感度为94%，特异度为100%。需要对二维图像进行仔细、逐帧的分析来进行评估（图10.13）。

2. 右心室舒张期塌陷

当心包腔内的压力超过右心室舒张压且右心室壁厚度和顺应性正常时，就会发生右心室壁塌陷。右心室肥厚或心肌浸润性病变的存在允许心包腔和右心室

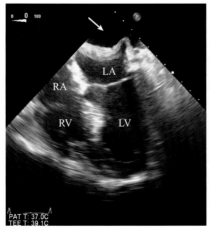
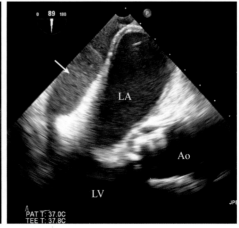

图10.11　经食管超声心动图（TEE）显示房后积液。在主动脉瓣和根部置换术后早期出现低血压的患者中，右心室或左心室周围未见心包积液，但TEE四腔心切面显示心包积液位于左心房后方，压迫左房壁，导致心包填塞。Ao，主动脉；LA，左心房；LV，左心室；RA，右心房；RV，右心室

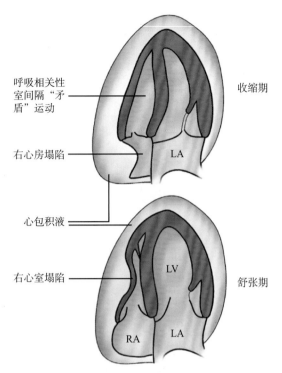

图10.12 心包填塞生理学与二维超声表现。LA，左心房；LV，左心室；RA，右心房

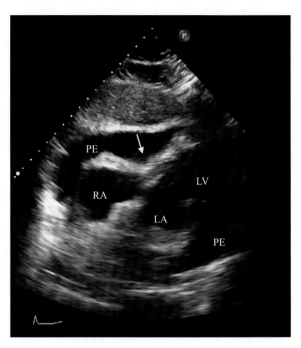

图10.14 右心室舒张期塌陷。与图10.13为同一患者，剑突下四腔心切面显示舒张期心包积液（PE）压迫或使右心室（箭头所指）塌陷。LA，左心房；LV，左心室；RA，右心房

3.心室容积的相互变化

心包填塞时，二维超声可显示左心室和右心室容积随呼吸的相互变化及由此引起的室间隔摆动。在心尖四腔心切面可观察到吸气时右心室容积的增加（舒张期室间隔向左心室侧移动，收缩期室间隔向右心室侧移动）和呼气时右心室容积的减少（室间隔运动正常化）。室间隔的这种运动模式与体格检查时所发现的奇脉相对应。这一现象的原因是心包填塞时心包腔内的总容积（心脏腔室加上心包积液）是固定的。因此，当吸气时胸腔内的负压增加，右心室充盈的增加限制了左心室的舒张期充盈，而在呼气时则正相反。

4.舒张期充盈的呼吸变化

心包填塞的患者右心室和左心室舒张期充盈的多普勒表现与心室容积的变化一致。吸气时，右心室舒张早期充盈速度增加，而左心室舒张期充盈减少（图10.15，图10.16）。此外，吸气时肺动脉血流速度积分增加，而主动脉血流速度积分减低。在急性发病的患者，这些变化可能难以显示，部分原因是呼吸改变了多普勒取样线与感兴趣血流的夹角大小，从而人为造成流速发生明显变化。舒张期充盈随呼吸的正常变化和心包填塞时的巨大变化（>25%）在临界病例中的差异甚小。填塞生理并不是一个全或无的现象。血流动力学的损害会随着心包填塞程度（心包腔压力）的增加而加剧。

5.组织多普勒舒张早期速度

二尖瓣环舒张早期组织多普勒速度（E'）在心包

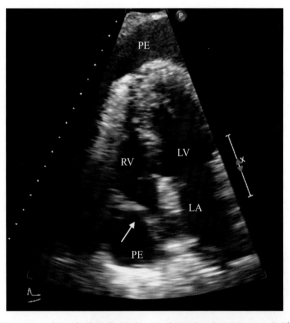

图10.13 右心房收缩期塌陷。心尖四腔心切面显示心包填塞患者右心房游离壁（箭头所指）收缩期塌陷。PE，心包积液；LA，左心房；LV，左心室；RV，右心室

腔发生压力阶差，右心室游离壁的正常轮廓不发生塌陷。右心室舒张期塌陷在胸骨旁长轴或近胸骨窗观察较好。如果在二维成像中右心室壁运动的时相不清楚，M型图像显示右心室游离壁的运动是有帮助的。与右心房收缩期塌陷相比，右心室舒张期塌陷对诊断填塞生理的敏感度稍低（60%～90%），但特异度更高（85%～100%）（图10.14）。

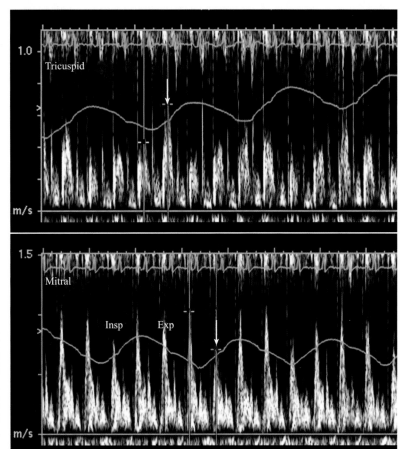

图10.15 右心室和左心室充盈随呼吸交互变化。1例心包填塞患者使用多普勒超声记录左心室流入道血流同时叠加呼吸计描记后显示：在吸气后的第一次心搏，三尖瓣口血流量增加而二尖瓣口血流（箭头所指）减少，反映右心室和左心室舒张期充盈的呼吸交互变化。Tricuspid，三尖瓣；Mitral，二尖瓣；Insp，吸气；Exp，呼气

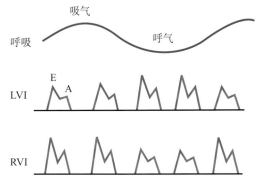

图10.16 心包填塞状态下右心室和左心室充盈量。心包填塞状态下左、右心室舒张期充盈量（LVI和RVI）的多普勒曲线示意图显示吸气时右心室舒张期充盈量增加（而左心室充盈量减少），呼气时反之

填塞时降低，在心包穿刺后恢复正常，可能反映出心排血量的变化。然而，E′并无呼吸变异，这一发现的敏感度和特异度也有待评估。

6. 下腔静脉扩张

下腔静脉淤血，即扩张的下腔静脉在下腔静脉-右心房交界处直径吸气塌陷率＜50%，也是提示填塞生理的一种敏感的（97%）、非特异性（40%）的指标。这个简单的发现反映了在心包填塞时右心房压力的升高。

（二）临床应用

1. 心包填塞的诊断

在评估心包填塞患者时，必须牢记填塞是一种临床和血流动力学诊断。此外，不同程度的填塞生理是可能的。在怀疑心包填塞的患者中，超声心动图上最重要的发现是是否存在心包积液。不存在心包积液可以排除心包填塞的诊断，但需要特别注意不要漏诊包裹性心包积液。只有少数情况下，填塞的生理机制是由其他纵隔内容物压迫引起的（如气压伤导致的气体或压迫性的肿块）。相反，对于有确凿临床证据的心包填塞患者，超声心动图上出现中到大量的心包积液可证实诊断；不需要多普勒的进一步评估，适当的干预也不应被延迟。

在介于二者之间的病例中，无论是在未考虑诊断的情况下，还是在临床证据不明确的情况下，结合临床数据，二维超声显示的腔室的塌陷和下腔静脉淤血，以及多普勒显示的右心室和左心室充盈随呼吸的明显变化均有助于诊断（见附录B，表B.10）。另一种诊断方法是右心导管检查，可显示心排血量下降，以及相对应的右心房压、右心室舒张压和肺动脉楔压下。

2. 超声引导下心包穿刺术

采用超声心动图引导可提高经皮心包穿刺无并发症的成功率。当患者位于操作规划的体位时，可根据

积液的位置、胸壁到心包的距离及没有干扰的结构来确定最佳的经皮入路。记录探头角度和心包的深度，并在准备手术部位前标记探头位置。穿刺操作后，用标准的切面图像来评估心包积液的残留量为多少（图10.17）。如果需要在手术过程中进行监测，则应确定一个可显示积液但不影响无菌区的声窗部位（或者使用无菌套管包裹探头）。需要注意的是，切面显示很难识别针尖，因为穿过图像平面的任何一段针体看起来都像针尖。手术过程中，通过在上－下和内－外方向的切面均进行扫描或使用三维成像，可使误差最小化。可通过针头注入少量震荡过的无菌生理盐水来达到超声造影的效果，也可以确认针尖在心包腔内。

■ 五、心包缩窄

（一）基本原则

缩窄性心包炎时，心包脏层和壁层粘连、增厚和纤维化，导致心腔消失和舒张期心室充盈受损。心包炎反复发作后、心脏手术后、放射治疗后及其他多种原因均可导致心包缩窄。由于其临床症状是非特异性的（疲劳和低心排血量引起的不适），并且体征表现轻微（颈静脉压升高，心音遥远）且只是在病程晚期出现（腹水和周围水肿），诊断常被延误。

缩窄性心包炎的生理特点是心脏结构周围的心包异常导致的舒张期心脏充盈受损，类似一个僵硬的"盒子"（图10.18）。舒张早期心室迅速充盈，当舒张压升高（"盒子"已"满"时）时心室充盈突然停止。压力描记图（图10.19）典型表现：

- 舒张早期心室压力短暂快速下降，继而
- 舒张中期呈高压平台（平台或平方根征）
- 随着心室充盈开始，右心房压力迅速下降（y降支）
- 右心室和肺动脉收缩压仅中等程度升高
- 右心室舒张压平台是收缩压的1/3或更多
- 容量负荷后右心室和左心室舒张压的平衡

（二）超声心动图检查

超声心动图评估可能患有缩窄性心包炎者需要仔细整合影像学和多普勒数据。除了标准的成像平面、多普勒血流和组织多普勒数据外，还需要在较低扫描

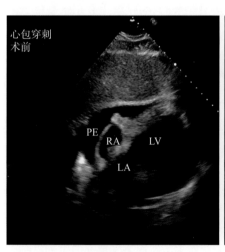
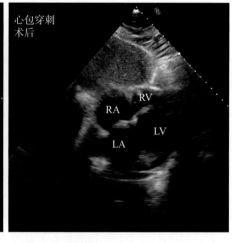

图10.17　心包穿刺。在导管室内即刻记录心包穿刺术引流700ml液体前、后剑突下四腔心切面心包图像。心包穿刺术前图像（左），可见大量心包积液（PE）、右心室腔小、右心房塌陷。心包穿刺术后图像（右）未见心包积液，右心室和左心室容积增加，右心房壁轮廓正常。LA，左心房；LV，左心室；RA，右心房；RV，右心室

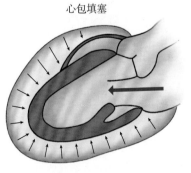
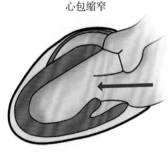
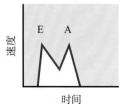
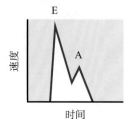

图10.18　心包填塞与心包缩窄对比。当发生心包填塞时，由于心包腔压力升高，压迫心脏，导致心脏舒张早期和晚期充盈均受限。而心包缩窄时，舒张期早期心脏迅速充盈，当心腔容量达到僵硬心包舒展极限时，充盈会突然终止

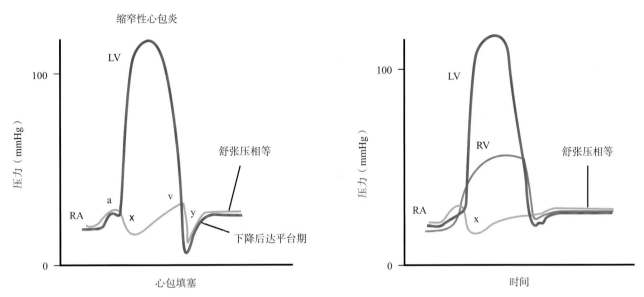

图10.19　心包填塞和心包缩窄时典型的压力曲线。LV，左心室；RA，右心房；RV，右心室

速度下（在保存的图像上显示更多的连续搏动）记录心室和心房的流入血流，同时用呼吸计描记或其他方法标记呼吸时相。

1.成像

缩窄性心包炎患者的左心室壁厚度、内径和收缩功能往往是正常的。左心房增大是由左心房压力慢性升高所致。心包增厚在二维图像上表现为心包区域回声增强（图10.20）。由于心包增厚的空间分布往往是不对称的，需要多切面仔细探查。

胸骨旁M型成像仍有助于心包增厚的诊断。胸骨旁切面M型图像显示左心室心外膜后有多重回声密度，彼此平行移动；即使在低增益设置下，这些回声密度仍然存在。具有高时间分辨率的M型图像还显示室间隔在舒张早期的突然后移、在舒张中期的运动平坦和心房收缩后的突然前移。室间隔的这种运动模式是由于舒张早期右心室快速充盈，继而由于达到压力曲线的"平台"期，右心室和左心室充盈平衡，在心房收缩后右心室充盈增加。左心室后壁心内膜在舒张期显示很少的后向运动（舒张早期到晚期＜2mm），这是由左心室舒张充盈受损所导致的"平坦的"舒张期后壁运动模式。

在剑突下切面，下腔静脉和肝静脉扩张，反映右心房压升高。

2.多普勒检查

缩窄性心包炎的多普勒表现反映其异常的血流动力学状态（图10.21，图10.22），包括：

- 右心房和左心房充盈的特征模式
- 左心室和右心室充盈的呼吸变异

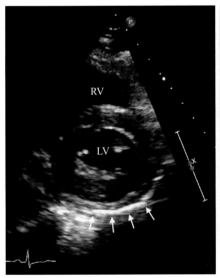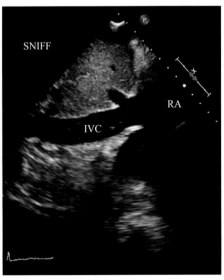

图10.20　缩窄性心包炎。胸骨旁短轴切面，左心室后方可见增厚的心包（箭头所指）和少量积液。剑突下切面显示下腔静脉（IVC）扩张，吸气时塌陷率消失。LV，左心室；RV，右心室；RA，右心房；IVC，下腔静脉；SNIFF，吸气时

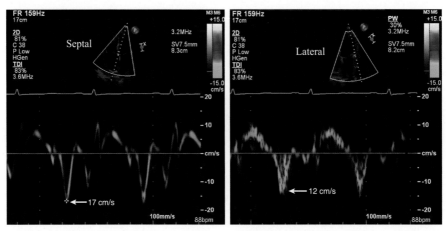

图10.21　缩窄性心包炎组织多普勒二尖瓣环位移。缩窄性心包炎的典型特征是室间隔处的E′速度高于左心室侧壁，与正常情况相反。在本例中，二尖瓣环间隔侧E′速度为17cm/s，而侧壁侧E′速度为12cm/s，这种表现有时被称为"瓣环反转"。对此可能的解释是，左心室在舒张早期充盈时，粘连的心包限制了左心室侧壁舒张，同时室间隔运动代偿性增强

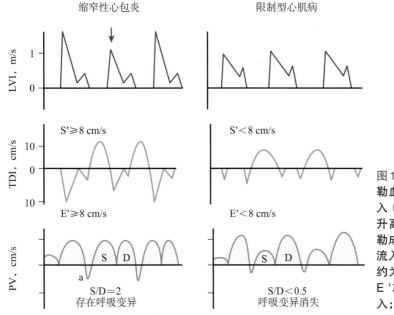

图10.22　缩窄性心包炎与限制型心肌病的多普勒血流模式示意图。缩窄性心包炎患者左心室流入（LVI）血流频谱表现为呼吸性变化，E峰速度升高，减速时间陡增，A峰速度较小；组织多普勒成像（TDI）显示E′大于8cm/s；肺静脉（PV）流入频谱显示收缩期（S）与舒张期（D）的比值约为1。相反，限制型心肌病很少发生呼吸变异，E′减低，肺静脉S/D比值降低。LVI，左心室流入；TDI，组织多普勒；PV，肺静脉

■ 等容舒张时间（IVRT）的呼吸变异

■ 组织多普勒S′ > 8cm/s和E′ > 8cm/s

肝静脉血流的脉冲多普勒频谱（剑突下切面）可测量右心房充盈，显示出显著的a波和深度的y降支（图10.23），并且吸气时流速显著增加。类似地，肺静脉血流的脉冲多普勒频谱（经胸心尖四腔心切面或TEE方法）可显示左心房充盈，也显示显著的a波、显著的y降支、显著的舒张期充盈相及收缩期心房充盈减弱。

右心室和左心室舒张期充盈均显示出高的E峰速度，反映了由初始的心房-心室高压力阶差而导致的舒张早期快速充盈。随着左心室压力的升高，血流充盈突然停止，反映了E峰减速时间缩短。由于左心室舒张压升高（"平台"）和增厚的心包的限制作用，舒张末期仅发生很少的心室充盈。因此，心室流入道血流的多普勒频谱显示心房收缩后的A峰非常小。

由于胸腔内压力的变化对两个心室充盈的影响不同（图10.24），右心室和左心室舒张流入速度出现明显的呼吸相互变化。吸气时，胸腔内负压增加，导致右心室舒张期充盈和流入血流速度增加。相反的是，左心室充盈速度随吸气而减低，随呼气而增高。虽然正常人的心室充盈速度也有类似的变化，但缩窄性心包炎患者的血流随呼吸变异更大（血流变异 > 25%）。

缩窄性心包炎患者吸气时左心室等容舒张时间（在多普勒频谱上测量从主动脉关闭到二尖瓣开放的时间）平均增加20%。缩窄性心包炎的组织多普勒表现包括舒张早期运动速度（E′）增加，与舒张早期快速充盈相一致。

3.缩窄性心包炎与限制型心肌病

尽管心包填塞和心包缩窄的血流动力学特征有一

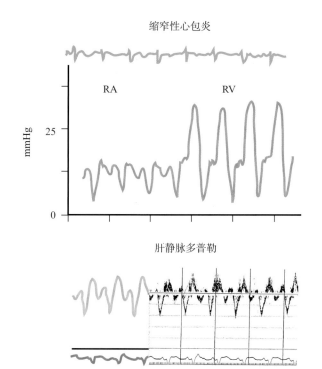

缩窄性心包炎

肝静脉多普勒

图 10.23 缩窄性心包炎患者的压力曲线和肝静脉血流。注意明显的 a 波、平坦的舒张段和明显的 y 降支，所有这些组成了"平方根图形"或压力曲线的下降支和平台期。RA，右心房；RV，右心室

些相似之处，但通常可以根据是否有心包积液来直观地鉴别这两种诊断（表 10.4）。鉴别缩窄性心包炎和限制型心肌病更为困难。二者均表现出静脉压升高、心排血量降低的临床症状和体征，二维超声心动图均显示左心室大小和收缩功能正常。心包增厚常难以显示，其他二维和 M 型表现不能可靠地区分这两种诊断。有利于缩窄性心包炎而非限制型心肌病诊断的多普勒发现包括：①心室容积和充盈参数的呼吸相变化，呼气相和吸气相的最大 E 峰血流速度相差 25% 或

更多。②肺动脉压力正常或仅轻度升高。组织多普勒 E′ 速度的相对差异也有帮助。对于限制型心肌病，室间隔侧 E′ 速度低于侧壁侧 E′ 速度（如正常模式）。而对于缩窄性心包炎，这种模式被反转了，由于侧壁被粘连的心包牵引住，室间隔侧 E′ 速度高于侧壁侧 E′ 速度，通常被称为"瓣环反转"。然而，多普勒数据并不绝对准确，因为多普勒结果在各组之间重叠，并且限制型心肌病患者的血流动力学根据疾病阶段的不同而不同（见第 9 章）。

研究表明，新的方法可能有助于鉴别缩窄性心包炎和限制型心肌病，如斑点追踪超声心动图（图 10.25）。

（三）临床应用

心包缩窄的诊断仍然存在问题，超声心动图或多普勒检查没有单一的诊断特征。然而，在临床高度怀疑缩窄性心包炎的患者，结合多个超声发现可增加该诊断的可能性，并且在某些病例中可以确诊（见附录 B，表 B.11）。相反，有时候超声和多普勒表现为以前没有疑诊该病的患者提供了第一条诊断线索（如有腹水且既往无心脏病史的患者）。

TEE 较经胸超声心动图能更准确地诊断心包增厚，敏感度达 95%，特异度达 86%。然而，CT 或 MR 对心包增厚和钙化的诊断更为明确，特别是在增厚和钙化不对称的情况下（图 10.26）。心内膜心肌活检偶尔可因存在心肌浸润性改变而证实诊断为限制型心肌病。右心导管和左心导管显示缩窄性心包炎时四个心腔的舒张压平衡。

在某些患者中同时存在这两种情况，如放射性心脏病患者，这使得缩窄性心包炎和限制型心肌病之间的鉴别更为复杂。同样，虽然缩窄性心包炎通常发生在没有心包积液的情况下，但在一些患者有重叠的情况，其临床表现与渗出性缩窄性心包炎一致。

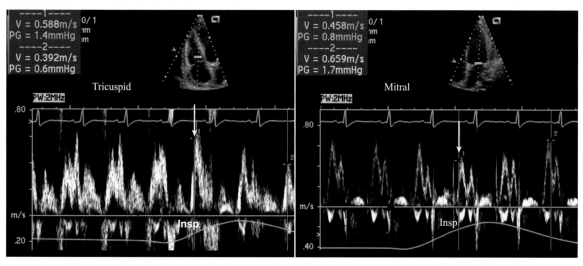

图 10.24 缩窄性心包炎患者右心室和左心室舒张期充盈的呼吸变异。吸气后第一次心搏（Insp，箭头所指）三尖瓣口血流速度增加，二尖瓣口血流速度下降，且与最大血流流速相比下降大于 25%。Tricuspid，三尖瓣；Mirtal，二尖瓣

表10.4 心包填塞、缩窄性心包炎和限制型心肌病的比较

	心包填塞	缩窄性心包炎	限制型心肌病
血流动力学			
右心房压	↑	↑	↑
RV/LV 充盈压	↑，RV＝LV	↑，RV＝LV	↑，LV＞RV
肺动脉压力	正常	轻度增高（收缩压35～40mmHg）	中至重度增高（收缩压≥60mmHg）
右心室舒张压平台		＞1/3 右心室峰值压力	＞1/3 右心室峰值压力
放射性核素舒张期充盈		快速早期充盈，晚期充盈受损	早期充盈受损
二维超声	中量到大量心包积液 下腔静脉瘀血	心包增厚，无心包积液	左心室肥厚 收缩功能正常
	心室腔小 右心室舒张期塌陷，右心房收缩期塌陷	呼吸室间隔摆动	呼吸室间隔运动无变化
多普勒超声	右心室和左心室充盈随呼吸相互变化	左心室流入血流E＞a 肝静脉显著y降支 肺静脉血流＝显著a波，收缩相减低 IVRT和E峰流速呼吸变异	（1）疾病早期左心室流入血流e＜A （2）疾病晚期E＞a （3）IVRT不变 （4）无明显呼吸变异
组织多普勒	↓E'，无呼吸变异	↑E'，侧壁侧E'＜室间隔侧E'	E'＜8cm/s，S'＜8cm/s 侧壁侧E'＞室间隔侧E'
长轴收缩期应变		正常	整体减低
其他诊断检查	治疗性/诊断性心包穿刺	CT或CMR诊断心包增厚	心内膜心肌活检

注：CMR，心脏磁共振；CT，计算机断层成像；IVRT，等容舒张时间；RV，右心室；LV，左心室。

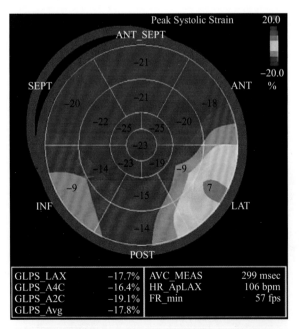

图10.25 缩窄性心包炎患者应变图像。缩窄性心包炎患者收缩期整体纵向应变（斑点追踪）牛眼图。平均收缩期整体纵向应变接近正常（-17.8%）。由于病变心包的栓系作用，相比圆周应变而言，径向应变减少更为显著。A2C，心尖两腔心；A4C，心尖四腔心；ANT，前壁；INF，下壁；POST，后壁

引自Otto CM，editor：The Practice of Clinical Echocardiography，ed 5，Philadelphia，2017，Fig.28.10.

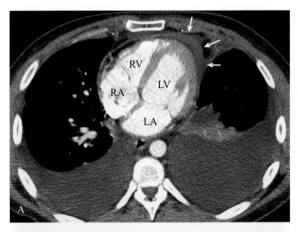

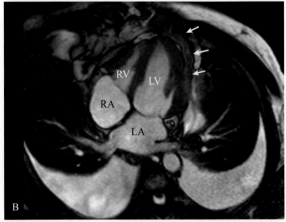

图10.26 CT和MR显示心包增厚。一名于15年前接受过放射治疗的32岁男子，胸部CT（A）显示增厚的心包（箭头所指）和双侧胸腔积液。同一患者，相近切面的心脏磁共振图像（B）显示左心室心尖部及左心室侧壁、右心室前壁心包增厚，呈低信号影（箭头所指）。LA，左心房；LV，左心室；RA，右心房；RV，右心室

超声心动图检查清单

心包疾病	
心包积液	**缩窄性心包炎**
切面	图像
·胸骨旁	·心包增厚
·心尖	·左心室大小和收缩功能正常
·剑突下	·左心房增大
与胸腔积液鉴别	·舒张期室壁运动平坦
积液量（厚度）	·舒张早期室间隔突然后移
·少量（＜0.5cm）	·下腔静脉和肝静脉扩张
·中量（0.5～2.0cm）	多普勒
·大量（＞2.0cm）	·肝静脉或上腔静脉血流频谱显著的y降支
弥漫性积液和包裹性积液	·左心室流入血流显示显著的E峰，快速的舒张早期下降斜率，A峰小或消失
中量或大量积液评估填塞生理	·吸气后第一心搏左心室IVRT增加＞20%
需要时行TEE检查，特别是术后的患者	·右心室和左心室舒张期充盈呼吸变异（相差＞25%），吸气↑右心室充盈↓左心室充盈
心包填塞	·组织多普勒↑E′＞8cm/s，S′＞8cm/s
临床表现	·瓣环逆转，室间隔侧E′＞侧壁侧E′
·心排血量低	·肺静脉血流显示明显的a波和收缩相减弱
·静脉压升高	**左心室假性室壁瘤**
·奇脉	·正常心肌向室壁瘤的突然转变
·低血压	·心肌和室壁瘤夹角呈锐角
二维超声	·瘤颈窄
·中至大量心包积液	·瘤颈直径与室壁瘤体直径之比＜0.5
·右心房收缩期塌陷（超过1/3心动周期）	·常合并血栓形成
·右心室舒张期塌陷	
·右心室和左心室容积随呼吸相互变化	
·下腔静脉淤血	
多普勒	
·右心室和左心室舒张充盈呼吸变异	
·吸气后第一心搏时右心室充盈增加	
·吸气后第一心搏时左心室充盈减少	

注：IVRT，等容舒张时间。

（王　浩　万琳嫒　译　张梦娜　校）

推荐阅读

概述

1. Welch TD: Pericardial disease. In Otto CM, editor: *The Practice of Clinical Echocardiography*, 5th ed, Philadelphia, 2017, Elsevier, pp 556-576.

Detailed chapter on pericardial disease with discussions of anatomy and physiology, pathophysiology of constriction and tamponade, a practical echocardiographic approach, and numerous illustrations of echocardiographic findings. 89 references.

2. Klein AL, Abbara S, Agler DA, et al: American Society of Echocardiography clinical recommendations for multimodal-

ity cardiovascular imaging of patients with pericardial disease: endorsed by the Society for Cardiovascular Magnetic Resonance and Society of Cardiovascular Computed Tomography, *J Am Soc Echocardiogr* 26 (9): 965-1012, 2013.

Consensus document with a textbook-style summary of pericardial anatomy, pathophysiology, and each type of pericardial disease. In addition to pericarditis, effusion, and tamponade, detailed information is provided about rarer diagnoses such as effusive-constrictive pericarditis, pericardial masses, pericardial cysts, and congenital absence of the pericardium. Detailed echo protocols are provided in an appendix. 63 pages. 58 figures plus 49 supplemental figures, 215 references.

3. Adler Y, Charron P, Imazio M, et al: 2015 ESC guidelines for the diagnosis and management of pericardial diseases: the Task Force for the Diagnosis and Management of Pericardial Diseases of the European Society of Cardiology (ESC) endorsed by: the European Association for Cardio-Thoracic Surgery (EACTS), *Eur Heart J* 36: 2921, 2015.

The section on diagnosis in these guidelines emphasizes that TTE is the "first-line imaging test in patients with suspected pericardial disease." Additional standard testing includes markers of inflammation (e.g., C-reactive protein levels), standard blood tests, electrocardiography, and chest radiography. CT and CMR imaging also are helpful, particularly for diagnosis of pericardial thickening.

4. Rodriguez ER, Tan CD: Structure and anatomy of the human pericardium, *Prog Cardiovasc Dis* 59 (4): 327-340, 2017.

Detailed review of pericardial anatomy with anatomic illustrations and histologic correlation.

5. Hoit BD: Pathophysiology of the pericardium, *Prog Cardiovasc Dis* 59 (4): 341-348, 2017.

Both cardiac tamponade and pericardial constriction result in elevated and equalized filling pressures in the atria and ventricles, septal shift with respiration, and reduced cardiac output. However, early diastolic filling is reduced in tamponade but increased with constriction. With cardiac tamponade the pericardial space continues to transmit respiratory changes in thoracic pressure that result in an in-spiratory increase in venous return. With pericardial constriction, intrathoracic pressure changes are not transmitted to the cardiac chambers, so no respiratory increase in venous return occurs.

6. Verhaert D, Gabriel RS, Johnston D, et al: The role of multimodality imaging in the management of pericardial disease, *Circ Cardiovasc Imaging* 3: 333, 2010.

Concise, well-illustrated review of different imaging modalities for pericardial disease with a useful flow chart to guide diagnostic testing.

心包炎

7. Imazio M, Gaita F: Diagnosis and treatment of pericarditis, *Heart* 101 (14): 1159-1168, 2015.

Pericarditis may be due to a wide range of causes including viral infection, inflammatory diseases, pericardial injury, and cancer (especially lung cancer, breast cancer, and lymphoma), but most cases have no identifiable cause (i.e., idiopathic). Diagnosis is based on clinical features, with echocardiography to evaluate for effusion and tamponade physiology. The review summarizes the etiology, presentation, and management of pericarditis.

8. Cremer PC, Kumar A, Kontzias A, et al: Complicated pericarditis: understanding risk factors and pathophysiology to inform imaging and treatment, *J Am Coll Cardiol* 68 (21): 2311-2328, 2016.

In this review, the authors suggest that risk factors for development of complicated pericarditis are use of early high-dose corticosteroids, failure to use colchicine, and an elevated high-sensitivity C-reactive protein level. Therapies that reduce inflammation prevent recurrent episodes and increase the likelihood of disease resolution. CMR imaging of inflammation may be helpful in monitoring therapy.

9. Imazio M: Pericardial involvement in systemic inflammatory diseases, *Heart* 97 (22): 1882-1892, 2011.

Pericardial involvement is common in patients with a systemic inflammatory disease; it usually reflects systemic disease activity, effusion size often is larger than that seen with idiopathic pericarditis, and the effusion may be the first sign of the systemic inflammatory disease. An emerging cause of pericarditis is autoinflammatory disease, caused by mutations in genes involved in regulation or activation of the inflammatory response, such as familial Mediterranean fever and the tumor necrosis factor receptor-1 associated periodic syndrome (TRAPS).

心包积液

10. Vakamudi S, Ho N, Cremer PC: Pericardial effusions: causes, diagnosis, and management, *Prog Cardiovasc Dis* 59 (4): 380-388, 2017.

Nicely illustrated review of the presentation, diagnosis, and management of pericardial effusion.

11. Veress G, Feng D, Oh JK: Echocardiography in pericardial diseases: new developments, *Heart Fail Rev* 18 (3): 267-275, 2013.

Concise review summarizing developments in the echocardiographic evaluation of pericardial disease. Includes a discussion of the role of tissue Doppler imaging with examples of E and E' changes with constrictive pericarditis. Speckle tracking echocardiography also can be used to demonstrate abnormal longitudinal mechanics in patients with restrictive cardiomyopathy, whereas abnormal circumferential deformation, torsion, and untwisting are seen in patients with constrictive pericarditis.

心包填塞

12. Chandraratna PA, Mohar DS, Sidarous PF: Role of echocardiography in the treatment of cardiac tamponade, *Echocardiography* 31 (7): 899-910, 2014.

Provides an explanation of the pathophysiology of tamponade and includes illustrations and flow charts for use of echocardiography to guide removal of pericardial fluid.

13. Refaat MM, Katz WE: Neoplastic pericardial effusion, *Clin Cardiol* 34 (10): 593-598, 2011.

Neoplastic pericardial effusions occur with direct extension or metastatic spread of the underlying malignant disease. Oncology patients also may have effusions due to opportunistic infection, complications of radiation therapy, or toxicity of chemotherapy. Management depends on the patient's prognosis and clinical presentation, with therapeutic options including pericardiocentesis, sclerotherapy, balloon pericardiotomy, and surgical intervention.

心包缩窄

14. Welch TD, Ling LH, Espinosa RE, et al: Echocardiographic diagnosis of constrictive pericarditis: Mayo Clinic criteria,

Circ Cardiovasc Imaging 7：526，2014.

In a study of 130 patients with surgically confirmed constrictive pericarditis, the three echocardiographic variables independently associated with constriction were 2D or M-mode evidence of ventricular septal shift, septal annular tissue Doppler E' velocity 9 cm/s or greater, and a hepatic vein pulsed Doppler diastolic reversal ratio (reversal velocity divided by forward velocity in diastole) of 0.79 or higher. The combination of septal shift and one of the other factors was most accurate for diagnosing constriction, with a sensitivity of 87% and a specificity of 91%. Although specificity increased to 97% when all three factors are present, sensitivity fell to 64%.

15. Miranda WR, Oh JK：Constrictive pericarditis：a practical clinical approach, *Prog Cardiovasc Dis* 59（4）：369-379, 2017.

Practical approach to echocardiographic evaluation of the patient with suspected constrictive pericarditis including flow charts, hemodynamic tracings, and echocardiographic images.

16. Coylewright M, Welch TD, Nishimura RA：Mechanism of septal bounce in constrictive pericarditis：a simultaneous cardiac catheterisation and echocardiographic study, *Heart* 99（18）：1376, 2013.

Short case report showing the correlation between direct pressure measurements in the LV and RV and the pattern of septal motion on echocardiography.

17. Butz T, Piper C, Langer C, et al：Diagnostic superiority of a combined assessment of the systolic and early diastolic mitral annular velocities by tissue Doppler imaging for the differentiation of restrictive cardiomyopathy from constrictive pericarditis, *Clin Res Cardiol* 99（4）：207-215, 2010.

In 26 patients with restrictive cardiomyopathy due to amyloidosis, compared with 34 patients with constrictive pericarditis, tissue Doppler septal annular velocities were lower for both：(1) systolic longitudinal velocity (S') (4.1 ± 1.5 vs. 7.3 ± 2.1 cm/s；P < 0.001) and (2) early diastolic longitudinal velocity (E') (4.1 ± 1.6 vs. 12.9 ± 4.9 cm/s；P < 0.001).

The combined use of an averaged (septal and lateral annular) S' cutoff value < 8 cm/s plus an E' cutoff value < 8 cm/s had a 93% sensitivity rate and an 88% specificity rate for the diagnosis of restrictive cardiomyopathy.

18. Choi JH, Choi JO, Ryu DR, et al：Mitral and tricuspid annular velocities in constrictive pericarditis and restrictive cardiomyopathy：correlation with pericardial thickness on computed tomography, *JACC Cardiovasc Imaging* 4（6）：567-575, 2011.

In 37 patients with constrictive pericarditis, the ratio of lateral and septal E' was significantly lower (0.94 ± 0.17) in patients with constrictive pericarditis compared with 35 patients with restrictive cardiomyopathy (1.35 ± 0.31；P < 0.001) or 70 normal controls(1.36 ± 0.24；P < 0.001).

其他

19. Kim MJ, Kim HK, Jung JH, et al：Echocardiographic diagnosis of total or left congenital pericardial absence with positional change, *Heart* 103（15）：1203-1209, 2017.

In 11 patients with congenital absence of the pericardium confirmed by CT or CMR imaging, echocardiography shows dynamic alterations in cardiac position with changes in patient positioning that are not seen with other cardiac conditions. In brief, when the patient is in a left lateral decubitus position, the cardiac apex is dorsally displaced at end-diastole at end-diastole and swings anteriorly in systole. This unique cardiac movement is not observed when the patient lies in the right lateral decubitus position because the heart is now positioned more anteriorly in the thorax, a position that limits further anterior motion in systole.

20. Heidenreich PA, Kapoor JR：Radiation induced heart disease：systemic disorders in heart disease, *Heart* 95（3）：252-258, 2009.

Detailed review of the late effects of radiation therapy on the heart. Acute pericarditis is less common with current radiation protocols, but it still occurs in about 5% of patients. However, about 20% of patients develop evidence of constrictive pericarditis, typically in the 10 years after mediastinal irradiation. Radiation also can lead to myocardial fibrosis, particularly that of the RV, with resultant diastolic and systolic dysfunction, and is associated with conduction system disease, premature calcific valve disease, and early coronary atherosclerosis.

21. Tower-Rader A, Kwon D：Pericardial masses, cysts and diverticula：a comprehensive review using multimodality imaging, *Prog Cardiovasc Dis* 59（4）：389-397, 2017.

Pericardial masses, cysts, and diverticula are quite rare and thus may be confusing when seen on echocardiography. Pericardial tumors sometimes appear circumferentially, mimicking a pericardial hematoma, and other times they are nodular or irregular in shape and location, depending on tumor type and the pattern of disease spread. A benign congenital outpouching of the pericardium is seen as a circumscribed echolucent area adjacent to the pericardium on echocardiography and is defined as a cyst (no communication with pericardial space) or diverticulum.

第11章 瓣膜狭窄

一、基本概念

（一）瓣膜狭窄的评估途径

心脏瓣膜狭窄可能由先天性瓣膜发育异常、炎症后病变（如风湿性疾病）或与年龄有关的钙化引起。随着瓣口开放面积减小，血流梗阻的增加导致血流速度的加快和跨瓣压力阶差的增大。在单发瓣膜狭窄的患者中，其瓣口面积减少到正常大小的1/4后，通常会出现典型的临床症状。在狭窄和反流的混合性病变中，当每一病变的严重程度只有中度时（单独评价）就可能出现临床症状。

瓣膜狭窄的继发性改变包括受压力负荷过度影响的各心腔的继发性反应。心室对压力负荷过度的反应为心肌肥厚，心房的反应为扩张。慢性压力负荷增加也可导致其他上游心腔和肺血管床（二尖瓣狭窄时）

不可逆转的变化。

瓣膜狭窄患者完整的超声心动图评价包括：
- 瓣膜显像，以确定瓣膜狭窄病因
- 狭窄程度的定量
- 共存瓣膜疾病的评价
- 左心室（LV）收缩功能的评价
- 其他上游心腔和肺血管床对慢性压力负荷增加的反应

超声心动图评估后再与相关临床资料结合，从而为患者提供完整的评价。

（二）瓣膜狭窄的血流动力学

1.高速射流

狭窄瓣膜的血流动力学特点是在狭窄口处形成一个分层的高速射流。血流速度剖面图在射流的起始断面处相对较钝（或平），并且当射流达到其缩流最窄截面积时（在解剖狭窄口的稍下游处）仍较钝（图11.1）。因此，血流最窄截面积（生理口面积）小于解剖口面积。生理口和解剖口面积的差异程度取决于孔口的几何形状和雷诺数（有关流体惯性和剪切应力属性的描述符号）。生理口面积与解剖口面积之比称为流量系数。

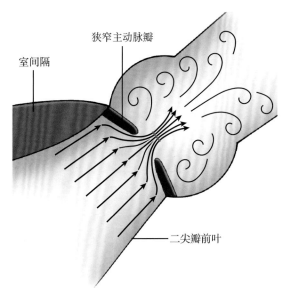

图11.1 主动脉瓣狭窄收缩期血流动力学示意图。左心室流出道以室间隔及二尖瓣前叶（AMVL）为界。随着左心室流出道血流加速和汇聚（箭头所指），主动脉瓣狭窄近心端血流速度剖面图相对平坦，邻近瓣膜狭窄处血流加速；在狭窄口处，形成一个高速层流射流，在狭窄口下游形成最窄血流束（流颈，蓝线所示）。射流范围以外的血流均受到干扰，血流中血细胞向多个方向、以不同速度移动

引自 Judge KW, Otto CM: Doppler echocardiographic evaluation of aortic stenosis, Cardiol Clin 8: 203, 1990.

高速射流的长度也取决于瓣口的几何形状，并随临床情况的不同而不同。例如，经过畸形、不规则、钙化的主动脉瓣时形成非常短小的射流；经过平滑渐细的、对称的、风湿性二尖瓣口或先天性狭窄的半月瓣口时形成较长的射流（图11.2）。

2. 压力阶差和流速的关系

根据非稳态伯努利方程，狭窄瓣膜的跨瓣压力阶差与射流速度相关：

$$\Delta P = 1/2\rho\ (v_2^2 - v_1^2) + \rho\ (dv/dt)\ dx + R\ (v) \qquad (11.1)$$

对流	局部	黏性
加速度	加速度	阻力

ΔP 是跨瓣压力阶差（mmHg），ρ 是血液密度（$1.06 \times 10^3 kg/m^3$），v_2 是狭窄射流速度，v_1 是狭窄近心端速度，（dv/dt）dx 是沿血流线各距离处速度的时间变量，R 是描述流体和孔隙黏滞损失的常数。

约在1738年，Daniel Bernoulli 通过对硬管中稳

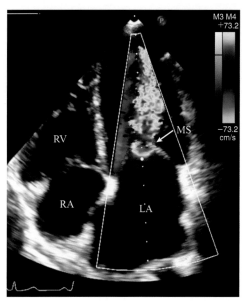

图11.2 二尖瓣狭窄（MS）射流的彩色血流成像。心尖四腔心切面显示射流方向指向左心室（LV）心尖，并显示瓣膜左心房侧界线清楚的近端血流等速面。LA，左心房；RA，右心房；RV，右心室

定水流的研究首先描述了这个方程。后来的概念由Euler进一步扩充和完善。值得注意的是，尽管临床研究表明应用这些公式能够非常准确地预测压力阶差，但这些公式并不完全适用于有顺应性的心腔及血管中搏动性血流。此方程在1976年由Holen第一次应用到二尖瓣狭窄的多普勒数据中，由Hatle在1979年应用于主动脉瓣狭窄的多普勒数据中。

去除黏性损失和加速度，代入已知的血液密度数值，并添加一个转换因子，使用米/秒（m/s）作为速度单位、毫米汞柱（mmHg）作为压力阶差单位，伯努利方程可以简化为

$$\Delta P = 4\ (v_2^2 - v_1^2) \qquad (11.2)$$

如果近端血流速度小于1 m/s（这是瓣膜狭窄常见的情况），那么它的平方会变得更小（例如，$0.8^2 = 0.64$）。因此，临床应用中近端速度常可以忽略：

$$\Delta P = 4v^2 \qquad (11.3)$$

这种简化的伯努利方程对于最大压力阶差（根据最大速度计算）和平均压力阶差（射血期内瞬时压力差积分）的计算高度准确并可重复。

3. 远端血流紊乱

狭窄射流的远端，尽管可能没有发生严格血流动力学定义上的湍流，但因多种血流速度及方向而变得杂乱无章。血流紊乱传播到远端的距离与狭窄严重度相关。此外，在流场下游出现的湍流有助于准确识别狭窄的解剖位置，如区别瓣下流出道狭窄（湍流在瓣膜心室侧）和瓣膜狭窄（湍流在瓣膜以远）（图11.3）。

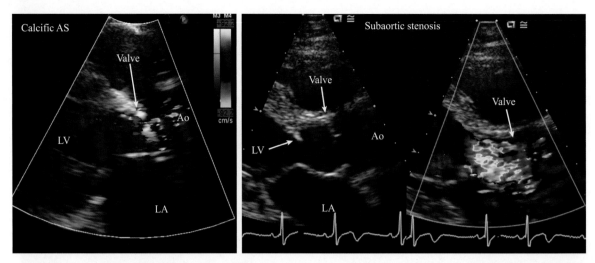

图11.3　流出道水平梗阻。胸骨旁长轴切面（左）彩色多普勒显示钙化性主动脉瓣狭窄（AS），通过狭窄后湍流的位置可以推断狭窄部位位于瓣膜水平。相反，主动脉瓣瓣下狭窄（右）的患者血流加速的位置位于瓣膜近端，经食管超声可见主动脉瓣下隔膜。Ao，主动脉；Calcific AS，钙化性主动脉瓣狭窄；Subaortic stenosis，主动脉瓣下狭窄；Valve，瓣膜；LA，左心房；LV，左心室

4.近端血流模式

狭窄瓣膜的近端，血流平稳、规则（层流），伴有正常的血流速度。靠近狭窄瓣膜的空间流速剖面取决于瓣膜的解剖、流入道几何构型及血流加速的程度。例如，在钙化的主动脉瓣狭窄中，心室收缩期血液流动加速伴有流出道几何构型的尖细流，导致靠近狭窄瓣膜的流出道形成相对平稳的血流速度（一个"平"流剖面）。邻近孔隙处血流骤然加速形成高速射流，但这个近端加速区域空间小。先天性主动脉瓣狭窄在收缩期主动脉瓣叶圆顶处血流速度加速区血流剖面大于主动脉瓣钙化。然而，无论病因如何，主动脉瓣环近端血流模式都相似，表现为相对平稳的流速剖面。

与此相反，二尖瓣狭窄的近端血流模式是完全不同的（图11.4）。左心房（LA）到左心室（LV）的压力阶差驱动血流被动地从较大的流入腔（左心房）突然进入狭窄的孔隙。显著的近端血流加速占到左心房相当大的面积。三维（3D）的速度剖面是弯曲的；也就是说，在通过狭窄的开口射流方向上邻近中心或中心处，血流速度更快，离狭窄口越远，血流速度越慢。因此，房室瓣近端血流剖面是半椭圆形的，不像狭窄半月瓣附近的血流剖面更加平坦。任何邻近狭窄口近端的三维表面积所有的血流速度是相等的，可称为近端等速表面积（proximal isovelocity surface area，PISA）。

正如第6章中所描述的，这种流体模型的重要性在于通过血流横截面积及空间平均流速的知识，能够计算出通过狭窄瓣膜的每搏量。这个概念适用于邻近狭窄主动脉瓣的层流剖面（用于连续方程）、二尖瓣狭窄的近端血流模型及反流病变中的近端等速表面积

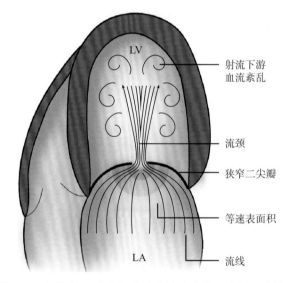

图11.4　风湿性二尖瓣狭窄的血流动力学示意图。当接近狭窄口时流体加速，以数个弯曲的近端等速表面积表示。二尖瓣狭窄射流束较长，射流下游血流紊乱发生于层流射流的邻近和远端。LA，左心房；LV，左心室

（见第12章）。

二、主动脉瓣狭窄

（一）主动脉瓣狭窄的影像学诊断

成人主动脉瓣狭窄（图11.5）的主要病因：
- 钙化性主动脉瓣狭窄（三叶或先天性二叶瓣）
- 先天性主动脉瓣疾病（二叶或单叶主动脉瓣）
- 风湿性心脏病

1.钙化性主动脉瓣狭窄

65岁以上的成人约25%存在主动脉瓣"硬化"，表现为局部回声增强，多位于瓣根部，通常不引起左心室流出道梗阻。此类患者中10%～15%在数年

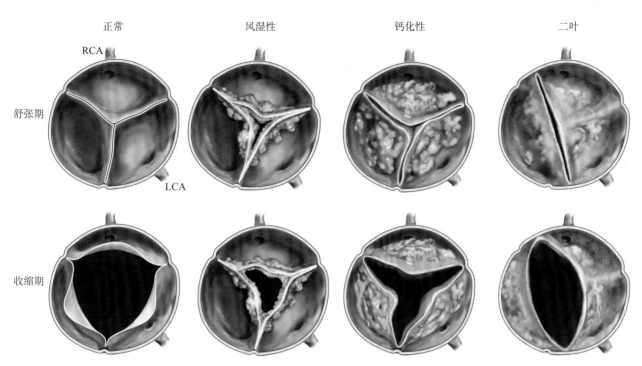

正常　　　风湿性　　　钙化性　　　二叶

舒张期

收缩期

RCA

LCA

图11.5　主动脉瓣狭窄常见病因。胸骨旁短轴切面显示舒张期（上）和收缩期（下）正常及病变的主动脉瓣。风湿性狭窄的诊断特征是交界粘连伴有二尖瓣病变，并有特征性的收缩期主动脉瓣开放呈三角形。钙化性主动脉瓣狭窄主要表现为瓣叶主动脉面边缘的纤维钙化结节，瓣叶僵硬度增加不伴交界粘连，声影和混响往往影响图像质量。先天性二叶主动脉瓣表现为两个交界和两个瓣叶（图中可见右冠瓣与左冠瓣融合而成的假嵴），收缩期瓣叶开放呈椭圆形。单叶主动脉瓣仅有一个交界，开放时瓣口呈泪滴形。LCA，左冠状动脉；RCA，右冠状动脉

引自 Jander N, Minners J: Aortic stenosis: disease severity, progression and timing of intervention.In Otto CM, editor: The Practice of Clinical Echocardiography, ed 5, Philadelphia, 2017, Elsevier, Fig.15-1.

内瓣叶进行性增厚并导致左心室流出道梗阻，通常在70～85岁出现临床症状。当梗阻存在时，二维超声显示瓣叶回声明显增强，伴有钙化和收缩期开口减小。在一些患者中通过良好的经胸超声心动图（TTE）或者经食管超声心动图（TEE）检查，在短轴切面二维或三维图像上直接测量瓣口面积是可行的。但是直接测量瓣口面积需要考虑多种因素的影响，包括主动脉瓣口复杂的解剖结构、钙化声影和混响效应等，三维图像的解读亦须谨慎。关键要保证显示瓣膜开口最狭窄处，并且要考虑瓣口非平面的几何构型情况。即使在精准操作下，直接测量的也是狭窄口的解剖瓣口面积，而多普勒数据提供的是功能性瓣口面积（图11.6）。

　　2.二叶主动脉瓣

　　70岁以下重度主动脉瓣狭窄患者中存在先天性二叶主动脉瓣者占2/3，70岁以上者占1/3。狭窄严重的情况下，二叶主动脉瓣继发钙化难以与三叶主动脉瓣钙化相区别，而在疾病的早期，胸骨旁短轴切面显示收缩期只有两个瓣叶可以明确主动脉瓣二叶化（图11.7）。收缩期长轴切面显示瓣叶向主动脉膨出，形成"穹顶样"外观。M型超声可通过偏心闭合线识别二叶瓣，但如果M型超声取样位置在瓣叶基底部而不在瓣尖，则可能导致瓣叶分离偏心程度的高估。同

样，二维超声切面如果不能和瓣尖最窄处对齐，瓣口面积的测量也是错误的。三维超声能够更清晰地显示瓣膜的解剖结构，有助于进一步明确诊断。

　　最常见的二叶主动脉瓣分型是一个大的前侧瓣叶伴前外-后内方向的闭合线，通常由右冠瓣与左冠瓣先天融合而致，占二叶主动脉瓣畸形的70%～80%（图11.8）。其次是一个大的右侧瓣叶，闭合线呈前-后走向，通常由右冠瓣与无冠瓣先天融合而致，占二叶主动脉瓣畸形的20%～30%。左冠瓣与无冠瓣融合伴内外走向闭合线的情况较少见。许多二叶瓣的大叶有脊，在舒张期闭合的瓣叶更像三叶瓣；准确识别瓣叶数目只能在收缩期。一旦二叶主动脉瓣需要评价狭窄和（或）关闭不全，则需要做多普勒检查。主动脉瓣二叶化通常伴随着主动脉窦及升主动脉扩张，主动脉扩张的类型和程度与瓣膜形态有关。

　　3.风湿性主动脉瓣狭窄

　　风湿性二尖瓣狭窄的患者中，约30%存在主动脉瓣受累。二维及三维显像可见瓣缘回声增强，交界融合，收缩期瓣叶呈圆顶状。并发的钙化性改变往往会增加风湿性主动脉瓣病变识别的难度。风湿性心脏病多先累及二尖瓣，当伴发典型的二尖瓣风湿性病变时，主动脉瓣病变病因也倾向于风湿性。

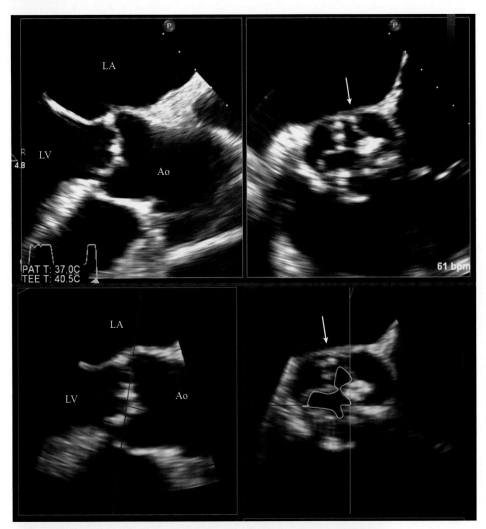

图 11.6　二维及三维经食管超声心动图（TEE）显示钙化性主动脉瓣狭窄。实时双平面 TEE（上图）显示钙化性主动脉瓣狭窄长轴观（左）和短轴观（右），可见瓣叶中度钙化，以左冠瓣为甚。在主动脉长轴和短轴方向的三维容积显像（下）中，描绘瓣口面积（箭头所指）为 1.2cm²，主动脉最大射流速度为 3.4m/s，二者是一致的。由于钙化所致的混响和声影的影响，临床常规不推荐直接描绘瓣口面积，即使通过三维图像测量亦是如此。Ao，主动脉；LA，左心房；LV，左心室

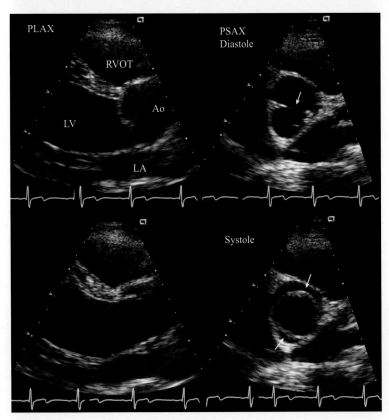

图 11.7　二叶主动脉瓣。胸骨旁长轴（PLAX）切面显示瓣叶舒张期（上）脱垂样改变，收缩期（下）圆顶样改变。胸骨旁短轴（PSAX）切面显示收缩期仅有两个瓣叶（箭头所指），瓣叶交界位于 4 点和 10 点位置。Ao，主动脉；RVOT，右心室流出道；Diastole，舒张；Systole，收缩；LA，左心房；LV，左心室

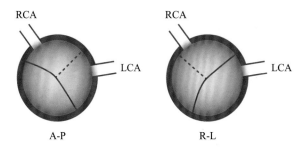

A-P　　　　　　　　R-L

图11.8　二叶主动脉瓣分型示意图。在胸骨旁短轴切面显示右冠状动脉（RCA）和左冠状动脉（LCA）开口。A-P型两个瓣叶前后排列，左、右冠瓣融合。R-L型两个瓣叶左右排列，右冠状窦与无冠状窦融合。假嵴（虚线所指）可能显示或未显示

引 自 Schaefer BM, Lewin MB, Stout KK, et al: Usefulness of bicuspid aortic valve phenotype to predict elastic properties of the ascending aorta, Am J Cardiol 99: 686-690, 2007.

4.先天性主动脉瓣狭窄

先天性主动脉瓣狭窄的诊断通常是在童年，但有些患者直到青年才出现症状，或者在儿童或青少年经历了外科瓣膜术后出现再狭窄。这些患者大多是单叶瓣伴有一个偏心孔隙和明显的收缩期圆顶样改变。

5.鉴别诊断

左心室流出道梗阻的鉴别诊断包括：
- 固定性瓣下梗阻（瓣下隔膜或肌性狭窄）
- 动力性瓣下梗阻（肥厚型心肌病）
- 瓣上狭窄

对于一个临床诊断为主动脉瓣狭窄的患者，超声心动图要明确梗阻的部位是否位于瓣膜、临床症状是否由其他诊断所导致（图11.9）。

在年轻成人中，当多普勒检查存在明确升高的跨主动脉瓣压力阶差，而主动脉瓣无明显狭窄时，应怀疑主动脉瓣下隔膜。当怀疑该诊断，TTE不能明确显示隔膜时，可以考虑做TEE（见图17.1）。对于固定性梗阻，无论是瓣下、瓣上或瓣环，射流的空间方向和连续波（CW）多普勒速度曲线的形状是相似的，但仔细的脉冲多普勒及彩色血流成像可以通过检测狭窄后湍流及流速增加的位点，来明确梗阻的位置。

在动力性流出道梗阻中，收缩晚期的连续波多普勒曲线的时相和形状是完全不同的。此外，梗阻程度随刺激干预而显著变化，在第9章有详细介绍。在偶见同时伴发主动脉瓣狭窄及主动脉瓣下狭窄的患者中，高脉冲重复频率多普勒超声有助于确定每个梗阻部位的最大速度。

（二）主动脉瓣狭窄程度定量

通过狭窄瓣膜的血流动力学公式可以准确地计算出主动脉瓣狭窄的严重程度。狭窄程度的评价标准包括：
- 主动脉瓣最大射流速度
- 平均跨瓣压力阶差

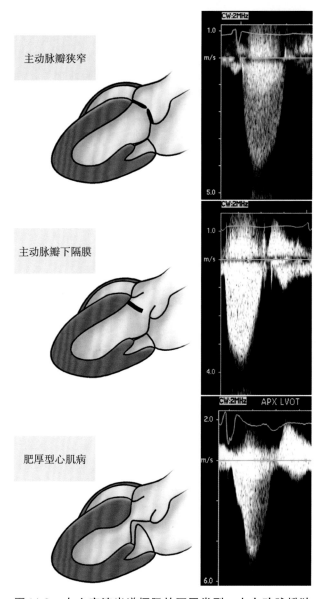

主动脉瓣狭窄

主动脉瓣下隔膜

肥厚型心肌病

图11.9　左心室流出道梗阻的不同类型。由主动脉瓣狭窄、主动脉瓣下隔膜造成的固定性瓣下梗阻及由肥厚型心肌病造成的动力性梗阻的连续波多普勒血流速度曲线的形态示例。主动脉瓣下狭窄和主动脉瓣狭窄的连续波多普勒曲线相似，但是瓣下狭窄的瓣叶粗颤导致收缩期速度曲线表面粗糙，这些都可以通过二维和彩色多普勒区分。动力性梗阻的曲线形状显著不同，速度峰值位于收缩晚期

- 连续方程测定瓣口面积

1.主动脉瓣最大射流速度

跨瓣速度是评价主动脉瓣狭窄患者的关键参数。主动脉瓣射流速度是临床预后的最强预测因子，也是系列随访研究中最可靠、重复性最强的指标。由于主动脉瓣狭窄血流速度较高（通常为3～6m/s），需要使用连续波多普勒来更好地记录主动脉射流信号。应该选用配有非成像专用的连续波多普勒超声探头进行检查。该小"印迹"专用探头有较小的覆盖区，能够得到最佳位置及角度的超声束。此外，专用连续波多普勒超声探头与同时具有成像及多普勒功能的探头相

比，有更高的信噪比。

在记录主动脉射流速度信号的过程中，需要尽可能保证超声束的方向与血流方向形成平行的截距角度。通过平行校正，余弦$\cos\theta$等于1，因而在多普勒方程式中可以被忽略（见第1章）。任何从平行截距角度的偏移都会导致对射流速度的低估。如果平行截距角度在15°以内，则流速测量的误差将等于或小于5%。当实际流速为5m/s时，如截距角度为30°则会导致测量出的流速为4.3m/s。由于流速在伯努利方程中取二次方，对流速的低估会导致计算压力阶差时出现大的错误。

主动脉射流的方向通常相对偏离主动脉瓣平面和主动脉长轴方向，因而难以通过瓣膜解剖或彩色血流多普勒图像预测其射流方向。对超声束与方向未知的主动脉射流进行平行校正这一问题的较实用的解决方法包括最佳的患者体位、多个探头角度及从不同声窗中进行仔细的搜索。最高流速信号可被认为代表了最大平行截距角度。主动脉射流最基础的探查部位包括左侧卧位心尖切面、右侧卧位右侧胸骨旁切面及颈部伸展仰卧位胸骨上窝切面。在某些病例中可从剑突下或左侧胸骨旁窗口记录到最高流速信号。即使检查非常细致，也需要充分考虑与截距角度不平行导致流速被低估的可能性。

当超声束与主动脉射流呈一条直线时，可见到平滑的流速曲线、其上清晰的峰速及沿着流速曲线外缘的谱系模糊变暗，可以听到高频及高调的信号。记录频谱应该用恰当的流速标尺（一般高于观察到的最大射流速度1m/s），壁滤波器设定在高水平上，逐渐调整增益以清晰确定最大流速。在流速曲线外缘暗淡区测量最大速度，通过描绘整个心动周期速度曲线轮廓测量速度-时间积分。

高速射流的起源需要谨慎识别。如果未充分注意到射流的时限、形状及舒张期相关血流曲线，其他高速收缩期射流（表11.1，图11.10）可能会被误认为主动脉瓣狭窄。在一些病例中，二维"引导下"的连续波多普勒超声有助于正确识别射流，继之再使用非成像探头记录最佳质量信号。

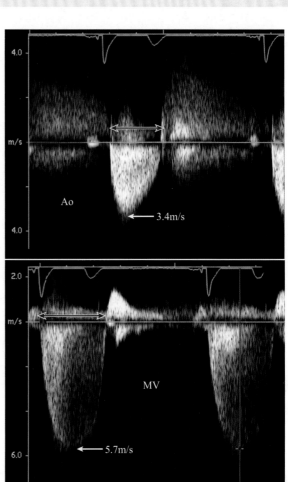

图11.10　准确识别主动脉射流。中度主动脉瓣狭窄、轻度二尖瓣狭窄、重度肺高压患者心尖切面，可见三种不同的远离探头的收缩期高速射流信号，根据时相（红色箭头所指）、形状及舒张期相关血流信号可以对其进行鉴别。Ao，主动脉瓣；MV，二尖瓣；TV，三尖瓣

2. 压力阶差

通过简化的伯努利方程，可由主动脉瓣最大流速（$V_{\max}$）计算最大跨瓣压力阶差（$\Delta P_{\max}$）：

$$\Delta P_{\max} = 4V_{\max}^2 \quad (11.4)$$

通过描绘主动脉瓣射流速度曲线轮廓（v_1，…，v_n等瞬时速度），计算收缩期内各瞬时压力阶差的平均值，可以获得平均跨瓣压力阶差（ΔP_{mean}）：

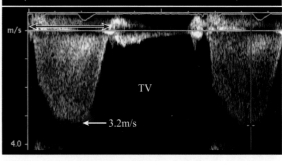

$$\Delta P_{\mathrm{mea}} = \left(\frac{4v_1^2 + 4v_2^2 + 4v_3^2 + \cdots + 4v_n^2}{n} \right)_{\mathrm{n}} \quad (11.5)$$

表11.1　其他可能误诊为主动脉瓣狭窄的收缩期高速射流

主动脉瓣下狭窄（固定性或动力性）
二尖瓣反流
三尖瓣反流
室间隔缺损
肺动脉或分支狭窄
外周血管狭窄（如锁骨下动脉）

自体主动脉瓣狭窄时，主动脉瓣狭窄的压力阶差和最大跨瓣压力阶差呈密切的线性相关，所以平均跨瓣压力阶差可从文献中回归方程估算获得：

$$\Delta P_{max} = 2.4\,(V_{max})^2 \qquad (11.6)$$

在严格注意技术细节的条件下，大量体内、动物及临床试验证实多普勒测压力阶差是准确的（附录B，表B.12）。尽管多普勒最大压力阶差和导管测压中的瞬时最大压力阶差相关，多普勒平均压力阶差和导管测压中平均压力阶差相关，但多普勒压力阶差并不与导管测压中峰值-峰值压力阶差相对应。事实上，峰值主动脉和左心室的压力峰值不同时出现，所以多普勒超声记录的瞬时速度与临床检测都不能严格匹配。比较平均压力阶差可避免个体患者中多普勒测压数据的误差（图11.11），主动脉瓣速度仍然是临床预后最强的预测因子。

在比较非同时数据记录及住院患者管理决策时，应考虑患者生理状态变化对压力阶差的影响。压力阶差取决于血流量和瓣口狭窄程度，因此在个别患者中，如跨瓣血流量增加（如焦虑、运动），则跨瓣压力阶差增加，如跨瓣血流量减少（如镇静、低血容量），则跨瓣压力阶差减少。

对于慢性狭窄或主动脉瓣口搏出量减低的成年患者，压力阶差对容积流量的依赖性可能导致瓣膜狭窄程度的错误判断。例如，伴发主动脉瓣反流的患者尽管有较高的跨瓣压力阶差，但其狭窄程度只有中度。相反，伴有左心室收缩功能不全或伴发二尖瓣关闭不全的患者，尽管狭窄严重，但跨瓣压力阶差较低。在

成人主动脉瓣狭窄中容易合并以上病变，所以判断狭窄瓣口面积对全面评价病变严重程度非常关键。

3.连续方程估测瓣口面积

根据流体连续性原理，可以计算主动脉瓣口面积（图11.12）。具体而言，主动脉瓣近端左心室流出道每搏量（SV_{LVOT}）和狭窄瓣口处每搏量（SV_{Ao}）是相等的：

$$SV_{LVOT} = SV_{Ao} \qquad (11.7)$$

如果流体是一个空间平面层流速度剖面，则：

$$SV = CSA \times VTI \qquad (11.8)$$

其中，CSA为流体横截面积（cm^2），SV为每搏量（cm^3），VTI是速度-时间积分（cm）。因为主动脉射流及近端的流体基本属于平层速度剖面，所以：

$$CSA_{LVOT} \times VTI_{LVOT} = CSA_{Ao} \times VTI_{Ao} \qquad (11.9)$$

公式中所有的变量除了CSA_{Ao}外，其余均可通过二维及多普勒超声测出。CSA_{Ao}为狭窄的主动脉瓣口（AVA）面积，所以可将公式改写为：

$$AVA = (CSA_{LVOT} \times VTI_{LVOT})/VTI_{Ao} \qquad (11.10)$$

因此，使用连续方程计算主动脉瓣口面积需要测量以下指标（图11.13）：
■ 左心室流出道（或主动脉瓣环）内径
■ 左心室流出道 VTI
■ 主动脉瓣射流 VTI

左心室流出道内径通过胸骨旁长轴切面收缩期

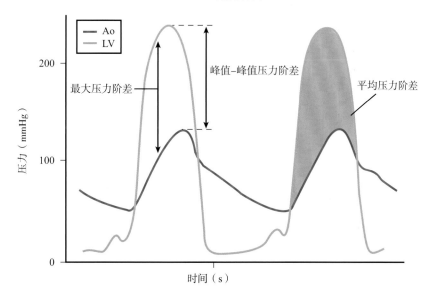

图11.11 主动脉瓣狭窄患者左心室和主动脉压力。图例为重度主动脉瓣狭窄患者应用导管直接测量左心室和主动脉压力。注意最大瞬时压力阶差大于峰值-峰值压力阶差，阴影部分代表平均压力阶差。Ao，主动脉；LV，左心室

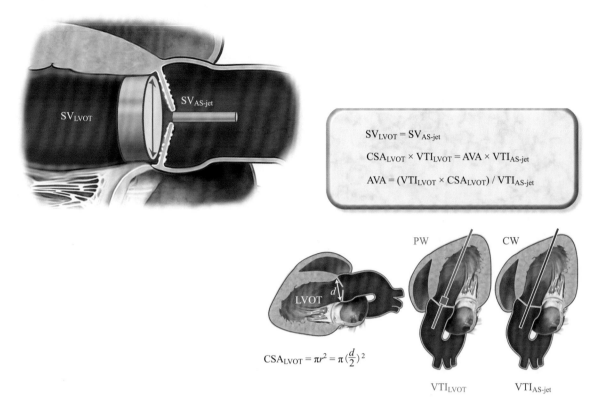

$$SV_{LVOT} = SV_{AS\text{-}jet}$$

$$CSA_{LVOT} \times VTI_{LVOT} = AVA \times VTI_{AS\text{-}jet}$$

$$AVA = (VTI_{LVOT} \times CSA_{LVOT}) / VTI_{AS\text{-}jet}$$

$$CSA_{LVOT} = \pi r^2 = \pi \left(\frac{d}{2}\right)^2$$

图11.12　连续方程法测量主动脉瓣口面积。连续方程的原理为收缩期主动脉瓣近端左心室流出道（LVOT）与主动脉瓣口最狭窄处的血流量相等。主动脉瓣口面积的计算需要在胸骨旁长轴切面测量左心室流出道内径（d）并计算圆形横截面积（CSA）；心尖切面使用脉冲（PW）多普勒测量LVOT速度–时间积分（VTI），计算主动脉瓣口每搏量（SV），使用连续波（CW）多普勒多切面探查获取主动脉瓣口射流（AS-jet）最大速度。SV_{LVOT}，左心室流出道每搏量；$SV_{AS\text{-}jet}$，主动脉瓣狭窄射流每搏量；CSA_{LVOT}，左心室流出道横截面积；VTI_{LVOT}，左心室流出道速度–时间积分；AVA，主动脉瓣口面积；$VTI_{AS\text{-}jet}$，主动脉狭窄射流速度–时间积分

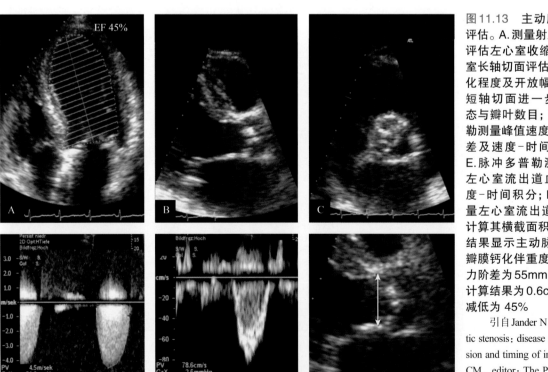

图11.13　主动脉瓣狭窄程度评估。A.测量射血分数（EF），评估左心室收缩功能；B.左心室长轴切面评估瓣膜形态、钙化程度及开放幅度；C.大动脉短轴切面进一步评价瓣膜形态与瓣叶数目；D.连续波多普勒测量峰值速度、平均压力阶差及速度–时间积分（VTI）；E.脉冲多普勒测量狭窄近端左心室流出道血流速度及速度–时间积分；F.局部放大测量左心室流出道内径（d）并计算其横截面积。影像学评估结果显示主动脉瓣为三叶瓣，瓣膜钙化伴重度狭窄，平均压力阶差为55mmHg，瓣口面积计算结果为$0.6cm^2$，射血分数减低为45%

引自Jander N，Minners J：Aortic stenosis：disease severity，progression and timing of intervention.In Otto CM，editor：The Practice of Clinical Echocardiography，ed 5，Philadelphia，2017，Elsevier，Fig.15-4.

中期二维超声测定，用于计算圆形流出道横截面积（CSA）。左心室流出道VTI通过心尖切面由脉冲多普勒测定。连续波多普勒记录高速血流信号，在显示最大速度的切面中测定主动脉瓣狭窄射流VTI。

　　临床使用连续方程，可以通过以最大流速（V）来替代VTI而使其简化，因为左心室流出道的形状和时相与主动脉瓣射流速度曲线相似，它们的比值几乎相同：

$$VTI_{LVOT}/VTI_{Ao} = V_{LVOT}/V_{Ao} \qquad (11.11)$$

连续方程可以简化为

$$AVA = CSA_{LVOT} \times (V_{LVOT}/V_{Ao}) \qquad (11.12)$$

　　潜在难点：连续方程测量瓣口面积已被证实与侵入性方法通过Gorlin公式测量的压力阶差及心排血量结果一致（附录B，表B.13）。一些测量的不一致是由于有创测量的变异性及Gorlin公式本身的局限性。然后，仍需关注多普勒和二维方法所获数据的技术局限性和无创测量方法的变异性（表11.2，表11.3）。每个实验室都应该与其他有经验的心超室或其他诊断方法进行准确性核验。

表11.2　主动脉瓣狭窄的超声评估难点

技术方面
透声条件
AS射流与超声束间截距角
流出道内径的显示
呼吸运动
学习曲线效应
结果判读方面
识别血流信号的起源（AS vs. MR）
心脏搏动间变异性（AF、PVC）
观察者内及观察者间变异性
计算误差
生理学方面
心率或每搏量的暂时变化
速度和ΔP的流量依赖
AS严重程度的进展
低流量、低压力阶差主动脉瓣狭窄
EF＜50%时：流量增大导致的流速及瓣口面积变化的评估
EF正常时：体表面积标化的AVA，心搏指数计算值，参考其他测量方法

注：AF，心房颤动；AS，主动脉瓣狭窄；AVA，主动脉口面积；EF，射血分数；MR，二尖瓣关闭不全；ΔP，压力阶差；PVC，室性期前收缩。

表11.3　主动脉瓣狭窄严重程度测量偏倚的可能原因

通过流速或压力阶差而非通过瓣口面积诊断的重度AS（AS流速＞4m/s、AVA＞$1.0cm^2$）
LVOT直径的高估
LVOT流速记录时过于靠近瓣膜
经主动脉流量高的原因：
• 中到重度主动脉瓣反流
• 高输出状态
• 高大体型
通过瓣口面积而非通过流速或压力阶差诊断的重度AS（AS流速≤4m/s、AVA≤$1.0cm^2$）
LVOT直径的低估
LVOT流速记录时离瓣膜过远
体型小
经主动脉流量低的原因：
• 低射血分数
• 心室腔小
• 中到重度二尖瓣反流
• 中到重度二尖瓣狭窄
• 低流量-低压力阶差重度AS

注：AS，主动脉瓣狭窄；AVA，主动脉口面积；LVOT，左心室流出道。

　　流出道内径：左心室流出道内径在收缩中期测量，与狭窄主动脉瓣平面接近且平行，从室间隔心内膜回声的白黑界面到二尖瓣前叶根部的白黑界面。胸骨旁长轴切面可提供最精确的测量方法，因为其依赖超声束的轴向（而不是侧向）分辨率。假设流出道横截面积（CSA）为圆形，那么：

$$CSA_{LVOT} = \pi (D/2)^2 \qquad (11.13)$$

　　注意流出道直径测量的微小错误可能导致流出道横截面积计算的较大错误。此外，在评估主动脉瓣狭窄程度所进行的测量中，流出道内径的测量观察者内部及观察者间的差异性最大。多次测量求平均值有助于减少此类潜在的误差来源。

　　为了精确计算瓣口面积，每一位患者都必须测量流出道内径。女性的流出道内径有小于男性的倾向，并且在将婴儿到成人的所有年龄段个体都考虑在内时，流出道内径的大小与体型存在关联性。尽管如此，在成人中性别或体型（体表面积、身高或体重）与流出道直径的相关性并不强。另外，对某个指定的成年患者来说，其流出道内径随时间的推移倾向于保持恒定。随访中流出道内径的显著差别很可能是测量误差所致，而非真正的随时间变化所发生的解剖学改变。

新近的三维影像技术显示左心室流出道并不是严格的圆形，因此不能通过流出道内径或主动脉瓣环的测量来确定经导管置换术人工瓣膜的大小，推荐使用多排螺旋CT三维分析来预测经导管置换术人工瓣膜的大小。然而，临床决策中仍然可以通过圆形的假设来计算瓣口面积。

流出道速度：应用脉冲多普勒超声从心尖途径记录流出道收缩流速信号。角度前倾的心尖四腔心切面或心尖长轴切面均可用于测量。将 2～3mm 长度的取样容积放置在尽可能靠近狭窄射流的加速区域。可以首先将取样容积放置于射流中，然后逐渐朝向心尖方向移动，直到获得界线清楚的峰值速度及波谱稍宽的平滑速度曲线，从而确保准确定位。存在动脉瓣关闭（而不是开放）咔嗒声表明取样容积与瓣膜直接毗连。最初选择的探头位置可以根据二维成像上的超声束与流出道长轴间的平行度进行调准，然后根据可闻及的多普勒信号及速度曲线调整探头的位置和角度，记录近端血流加速区的最高速度信号。此外，可通过在每个心尖切面上左心室流出道内侧向移动取样容积来记录平流速度剖面图。

取样容积位置选择的原理在于需要在同一解剖部位记录流出道内径及速度信号，从而精确计算经主动脉每搏量。然而，由于需要保持多普勒超声束与血流方向平行以精确测定流速，保持二维超声束和流出道方向互相垂直来精确测量流出道内径，因此只能从不同声窗非同时获得这两个记录。为了确保两个测量在同一空间位置上，可以均在紧邻狭窄瓣膜处进行测量。

在最致密波谱信号边缘测定流出道速度的最大值，通过描记收缩期流量曲线的模态速度测量速度-时间积分（VTI），将壁滤波器设置到足够低以便清晰界定出收缩射血期。

4.其他测量指标

主动脉瓣狭窄程度的其他测量指标包括每搏功损耗、压力阶差恢复、能量损耗指数、瓣膜-动脉阻抗、主动脉瓣阻抗、正常流量瓣膜面积等。根据美国超声心动图学会与欧洲超声心动图协会指南（见推荐阅读部分），以上指标在科研中有应用价值，但较少应用于临床。

临床上一种比较常用的测量方法是速度比，尤其是在图像质量欠佳、左心室流出道测量不清晰时。速度比实际上是体型大小标化的结果。显然，正常瓣口面积取决于体型大小，婴儿及儿童的瓣口面积小于成人，体型大的成人瓣口面积一般大于体型小者。将体型大小的影响考虑在内的办法是将瓣口面积"指数化"，即瓣口面积除以体表面积（BSA）：

$$主动脉瓣指数 = AVA/BSA \qquad (11.14)$$

另一种可替代的方法是将某一个体的"正常"瓣口面积的大小定义为流出道横截面积的大小。那么，从流出道到主动脉射流速度的增加就反映了瓣口面积狭窄的严重程度，而无须考虑体型大小的差别。

$$
\begin{aligned}
&如果："正常" AVA = CSA_{LVOT}, \\
&并且\quad 实际 AVA \simeq "正常" AVA \times V_{LVOT}/V_{Ao}, \\
&则\quad 实际 AVA/"正常" AVA \simeq V_{LVOT}/V_{Ao}
\end{aligned}
$$
$$(11.15)$$

流速比接近1提示轻度阻塞，流速比为0.5提示瓣口面积为正常值的1/2，而流速比为 0.25 提示瓣口面积减小至正常值的1/4。

（三）共存的瓣膜病

以主动脉瓣狭窄为主的患者中有较高比例（约80%）同时患有轻度或中度主动脉瓣反流。反流的程度可通过第12章中所描述的方法评估。虽然合并主动脉瓣反流会导致经主动脉瓣压力阶差增加（由于经主动脉瓣血流量增加），但瓣膜面积的计算仍然准确，因为连续方程中的每搏量代表的仍然是经主动脉每搏量。

主动脉瓣钙化性狭窄的成年患者合并二尖瓣反流也较为常见，多由二尖瓣环钙化所致。二尖瓣反流的严重程度可通过第12章中所描述的方法评估。当存在二尖瓣反流时应特别注意主动脉瓣口面积的计算。否则，如果由跨主动脉瓣容积流量低导致跨主动脉瓣压力阶差低，有可能会漏诊严重的主动脉瓣狭窄。

风湿性主动脉瓣狭窄患者可能合并显著的二尖瓣狭窄、二尖瓣反流或者混合型二尖瓣病变。主动脉瓣狭窄程度的评估不受这些共存病变的影响，除非存在前述提到的跨主动脉瓣容积流率降低而导致跨主动脉瓣压力阶差低时。

（四）左心室继发改变

左心室对主动脉瓣狭窄所致慢性压力负荷过度的继发改变是向心性肥大——由室壁厚度增加导致左心室质量增加，但无心腔扩大。心室肥大有使左心室壁应力正常化的趋势，因为：

$$室壁应力 \simeq (R/Th) \times P \qquad (11.16)$$

其中 R 代表心室半径，Th 代表室壁厚度，P 代表左心室压力。相对室壁厚度（室壁厚度与半径之比）是一个简单而有用的心室肥大的测量方法（可以进行体型大小的指数化）。根据第6章所讲述的内容，可以根据舒张末期心内膜及心外膜的描记来计算左心室质量。

主动脉瓣狭窄时，左心室收缩功能趋于保持完好直至病程的终末期。当出现左心室收缩功能不全时，

心中有数（ECHO MATH）：主动脉瓣狭窄程度

示例

患者男性，79岁，活动后呼吸困难，心底部3/6级收缩期杂音，向颈动脉放射，第二心音重叠，颈动脉波上升支减弱。

超声心动图检查示主动脉瓣钙化

主动脉瓣射血速度（V_{max}）	4.5m/s
速度-时间积分（VTI_{AS}）	83cm
平均压力阶差	46mmHg
左心室流出道内径（$LVOT_D$）	2.4cm
LVOT速度（V_{LVOT}）	0.9m/s
左心室流出道速度-时间积分（VTI_{LVOT}）	16cm

最大射血速度4.5m/s提示重度狭窄，最大跨瓣压力阶差及平均跨瓣压力阶差也证实了这一点。

根据主动脉瓣口最大射血速度（V_{max}）可以计算最大跨瓣压差：

$$\Delta P_{max} = 4(V_{max})^2 = 4 \times (4.5)^2 = 81mmHg$$

通过描绘连续波多普勒速度曲线的外轮廓，超声仪器能够计算收缩期内瞬时压力阶差的平均值，进而获得平均跨瓣压力阶差。平均跨瓣压力阶差的简易估测方法为

$$\Delta P = 2.4(V_{max})^2 = 2.4 \times (4.5)^2 = 49mmHg$$

为了校准瓣口容积流量的影响，需计算速度比和瓣口面积：
速度比：

$$V_{LVOT}/V_{max} = 1.1/4.5 = 0.24$$

主动脉瓣口面积：

$$AVA = (CSA_{LVOT} \times VTI_{LVOT})/VTI_{AS\text{-}jet}$$

LVOT横截面积（CSA）：

$$CSA_{LVOT} = \pi(LVOT_D/2)^2 = 3.14 \times (2.4/2)^2 = 4.5cm^2$$

因此：

$$AVA = (4.5cm^2 \times 16cm)/83cm = 0.87cm^2$$

简化的瓣口面积方程为

$$AVA = (CSA_{LVOT} \times V_{LVOT})/V_{max}$$

因此：

$$AVA = (4.5cm^2 \times 0.9cm/s)/4.5cm/s = 0.9cm^2$$

平均跨瓣压力阶差（>40 mmHg）、速度比（<0.25）及瓣口面积（<1.0 cm²）均符合重度主动脉瓣狭窄的诊断。

可能是由于流出道梗阻导致后负荷增加，因此进行瓣膜置换术后可以逆转这种左心室收缩功能不全的情况。正如第6章所述，心室收缩功能可以定性或定量评价。在未进行手术的主动脉瓣狭窄成年患者中，即使仅进行一个定性的评价也具有重大的预后意义。

（五）临床应用

1.干预时机的判定

怀疑主动脉瓣狭窄的成年患者应选择多普勒超声心动图作为诊断性检查。如前所述，一项全面的超声心动图检查应包括狭窄程度的评价、左心室收缩功能的评估及合并瓣膜病变的评定。根据瓣膜解剖、临床症状、血流动力学及左心室收缩功能，主动脉瓣狭窄程度可以分为A～D四期（表11.4）。A期病变（存在主动脉瓣狭窄风险）包括主动脉瓣硬化，指主动脉瓣瓣叶存在不规则局部增厚而无流出道梗阻（射流速度<2.0m/s）。当存在主动脉瓣硬化症时，不必进一步评估瓣膜狭窄的严重程度，由于部分此类患者经过数年后疾病会有所进展，因此应在3～5年进行再次评估。

当存在B期或C期主动脉瓣狭窄时，推荐进行病变程度的全面评估和定期随访（图11.14）。同样需要谨慎操作以确保射流速度测量的准确性，主动脉射流与多普勒超声束间的非平行截距角度能导致对射流速度的低估，从而得出不存在严重狭窄的错误结论。

根据射流速度、平均压力阶差、瓣口面积和主动脉口心搏指数，重度有症状的主动脉瓣狭窄可以分为3个亚类。当射流速度大于4m/s时，无须参考瓣口面积，即可以诊断为重度主动脉瓣狭窄。测量误差（尤其是左心室流出道内径）、体型较大或伴发的主动脉瓣反流等可能导致主动脉射流速度超过4m/s，造成主动脉瓣狭窄程度测定的明显偏差。非常高的主动脉瓣口流速（>5m/s）提示极重度主动脉瓣狭窄。

当主动脉射流速度在3～4m/s时，必须计算瓣口面积。虽然这些患者中的一部分仅有中度狭窄，但其余患者可能会有重度狭窄和相对低的心排血量（见后文）。识别重度狭窄非常关键，因为当出现临床症状和严重梗阻时宜行瓣膜置换术治疗。超声心动图在经导管主动脉瓣置换术患者评估中的应用相关讨论见第18章。

2.无症状主动脉瓣狭窄的进展和预后

在随着时间的推移观察个体患者的过程中，技术的重复性与其准确度一样重要。多普勒超声数据的重复性包括

■ 记录的变异性（如截距角、壁滤波器、信号强度、声窗）

■ 测量的变异性（如识别最大速度、流出道直径）

■ 生理的变异性（如心率、每搏量或压力阶差的暂时变化）

主动脉射流最大流速测量是可重复的，其观察者内部变异度为3.2%，观察者之间变异度为3.1%。2位有经验的超声检查者记录的流出道速度也是可重复的，观察者内部和观察者间的变异度分别为3%和3.9%。流出道内径的测量显示出最大的变异性，观察者内部和观察者之间的平均变异系数分别为5.1%和7.9%。这些变异性表明，对于中位值附近区间来说，测量值变化幅度大于以下标准提示超过变异度：最大射流速度0.2m/s，流出道速度0.1m/s，流出道内径

表11.4　主动脉瓣狭窄的分期

分期	定义	瓣膜解剖	瓣膜血流动力学	血流动力学继发改变	症状
A	AS风险	• 二叶主动脉瓣（或其他先天性瓣膜畸形） • 主动脉瓣硬化	• 主动脉瓣 V_{max} < 2m/s	• 无	• 无
B	AS进展	• 二叶或三叶主动脉瓣轻度至中度瓣叶钙化及收缩期活动幅度减低 • 风湿性病变瓣叶交界处融合	• 轻度AS：主动脉瓣 V_{max} 2.0～2.9m/s 或平均 ΔP < 20mmHg • 中度AS：主动脉瓣 V_{max} 3.0～3.9m/s 或平均 ΔP 20～39mmHg	• 可能有早期舒张功能障碍 • LVEF正常	• 无
C：无症状重度AS					
C1	无症状重度AS	• 瓣叶严重钙化或先天性瓣叶狭窄伴瓣叶开放幅度严重减低	• 主动脉瓣 V_{max} ≥ 4m/s 或平均 ΔP ≥ 40mmHg • 一般AVA ≤ 1.0cm² （或AVA ≤ 0.6cm²/m²） • 极重度AS：V_{max} ≥ 5m/s 或平均 ΔP ≥ 60mmHg	• 左心室舒张功能障碍 • 轻度左心室壁肥厚 • LVEF正常	• 无：可进行运动试验以明确症状情况
C2	无症状重度AS伴左心室收缩功能障碍	• 瓣叶严重钙化或先天性瓣叶狭窄伴瓣叶开放幅度严重减低	• 主动脉瓣 V_{max} ≥ 4m/s 或平均 ΔP ≥ 40mmHg • 一般AVA ≤ 1.0cm² （或AVAi ≤ 0.6cm²/m²）	• LVEF < 50%	• 无
D：有症状重度AS					
D1	高压力阶差有症状重度AS	• 瓣叶严重钙化或先天性瓣叶狭窄伴瓣叶开放幅度严重减低	• 主动脉瓣 V_{max} ≥ 4m/s 或平均 ΔP ≥ 40mmHg • 一般AVA ≤ 1.0cm² （或AVAi ≤ 0.6cm²/m²），伴发AR时可能偏大	• 左心室舒张功能障碍 • 左心室壁肥厚 • 可出现肺动脉高压	• 活动后气促或运动耐量减低 • 活动后胸痛 • 活动后晕厥或黑蒙
D2	低流量/低压力阶差有症状重度AS伴左心室收缩功能障碍	• 瓣叶严重钙化伴开放幅度严重减低	• AVA ≤ 1.0cm²，静息状态下主动脉瓣 V_{max} < 4m/s 或平均 ΔP < 40mmHg • 多巴酚丁胺负荷超声心动图显示AVA ≤ 1.0cm² 且 V_{max} ≥ 4m/s（任一流量状态下）	• 左心室舒张功能障碍 • 左心室壁肥厚 • LVEF < 50%	• HF • 胸痛 • 晕厥或黑蒙
D3	低压力阶差有症状重度AS伴LVEF正常，或反常性低流量重度AS	• 瓣叶严重钙化伴开放幅度严重减低	• AVA ≤ 1.0cm²，伴主动脉瓣 V_{max} < 4m/s 或平均 ΔP < 40mmHg • AVA指数 ≤ 0.6cm²/m² 且心搏指数 < 35ml/m² • 患者BP正常情况下测量（收缩压 < 140mmHg）	• 左心室壁相对厚度增加 • 左心室腔较小，每搏量低 • 限制型舒张功能障碍 • LVEF ≥ 50%	• HF • 胸痛 • 晕厥或黑蒙

注：AR，主动脉瓣反流；AS，主动脉瓣狭窄；AVA，主动脉瓣口面积；AVAi，体表面积标化的主动脉瓣口面积；BP，血压；HF，心力衰竭；LVEF，左室射血分数；ΔP，压力阶差；V_{max}，最大速度。

引自 Nishimura RA，Otto CM，Bonow RO，et al：AHA/ACC guideline for the management of patients with valvular heart disease：executive summary.A report of the American College of Cardiology/American Heart Association Task Force on Practice Guidelines.Circulation 129：2440-2492，2014.

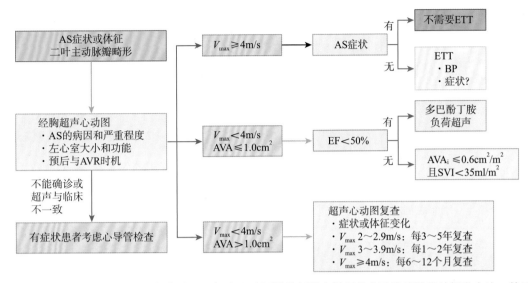

图11.14 成人主动脉瓣狭窄超声诊断推荐流程。超声心动图是诊断并定量评估主动脉瓣狭窄的标准方法，并且通常是临床决策唯一的诊断检测手段。然而，运动试验（ETT）在无症状重度主动脉瓣狭窄（AS）中也有一定的应用价值。在心搏指数（SVI）及瓣口面积指数测量准确的前提下，当存在射血分数（EF）减低需要考虑低流量重度AS时，多巴酚丁胺负荷超声心动图有助于诊断。对于轻度及中度AS，超声报告中应推荐定期影像学检查。AVA，主动脉瓣面积；AVAi，体表面积标化的主动脉瓣口面积；AVR，主动脉瓣置换术；BP，血压；V_{max}，最大速度

0.2cm，主动脉瓣口面积0.15cm²。

多普勒超声心动图一直用于随访无临床症状的成年主动脉瓣狭窄患者的疾病进展。来自这些研究中的一些观察结果有显著意义。第一，疾病的预后取决于是否存在临床症状，不取决于本身血流动力学的严重程度。在有临床症状和无临床症状的成年患者之间，所有血流动力学严重程度的测量结果均存在明显的重叠，而且在无临床症状的个体中观察到射流速度大于4m/s也并非罕见。第二，不同患者间的血流动力学进展程度是可变的。一般而言，射流速度每年增加0.3m/s，平均跨瓣压力阶差每年增加约7mmHg，瓣口面积每年减少约0.1cm²。第三，虽然血流动力学的进展可能表现为主动脉射流速度（和跨主动脉瓣压力阶差）的增加，但如果同时存在经主动脉瓣容积流率的下降，那么疾病进展时也可能不出现射流速度的变化。

在无临床症状的主动脉瓣狭窄患者中，临床结果的判定高度依赖于多普勒射流速度的测定。在那些最初射流速度小于3m/s的患者中，需要瓣膜置换术的临床症状发生率为每年8%。相比而言，那些最初射流速度3～4m/s的患者为每年17%，而那些大于4m/s者则为每年40%。基于以上数据，即使临床上病情稳定的患者，也需要定期超声心动图检查。复查超声的时间间隔在重度狭窄患者中为1年或更短的时间，在中度狭窄中为每1～2年，在轻度狭窄中为每3年及3年以上时间。

（六）低流量主动脉瓣狭窄的评估

1.主动脉瓣狭窄伴左心室收缩功能障碍

当主动脉瓣口流速低于4.0m/s而瓣口面积小于1.0cm²时，需考虑"低压力阶差，低流量"主动脉瓣

狭窄的可能。当存在心室功能障碍（射血分数＜50%）时，主动脉瓣口血流量减少，轻度或中度瓣膜狭窄的患者瓣膜开放幅度也会减小。例如，在使用左心室辅助装置时，主动脉瓣口流量非常低，主动脉瓣开放幅度则非常小。相反，低流量可能导致重度主动脉瓣狭窄表现为较低的压力阶差。诊断的主要问题是区分不能开放的僵硬瓣膜与流量正常时能够开放的正常瓣膜。

评估低流量、低压力阶差主动脉瓣狭窄伴左心室收缩功能障碍患者的第一步是寻找左心室收缩功能障碍的其他原因，评估主动脉瓣解剖（如主动脉瓣是否为二叶）和钙化情况，考虑治疗方案和并发症，以及观察患者对药物治疗的反应。如果仍然怀疑重度狭窄，下一步可进行低剂量多巴酚丁胺负荷超声心动图检查。在临床医师监测下，记录基线与负荷状态的主动脉瓣射流速度、平均压力阶差和连续方程瓣口面积。多巴酚丁胺剂量逐步升高至峰值剂量20μg/（kg·min）（图11.15，图11.16）。伴随经主动脉瓣容积流量的增加，瓣膜面积的显著增加反映了瓣叶柔软、活动性好（轻中度狭窄），而瓣膜面积固定则表明瓣叶僵硬，不能进一步开放。严重狭窄（D2期）的负荷检查结果包括射流速度＞4.0m/s或者平均压力阶差＞40mmHg，同时任意流量状态下瓣膜面积均＜1.0cm。缺乏收缩储备能力——在应用多巴酚丁胺的情况下经主动脉瓣容积流量或左室射血分数增加达不到20%以上——是预后不良的预兆。

2.低流量主动脉瓣狭窄伴左室射血分数正常

即使左室射血分数正常，如果左心室较小（如在老年女性或高血压患者中），其经主动脉瓣容积流量也可能较小。D3期主动脉瓣狭窄表现为主动脉瓣严

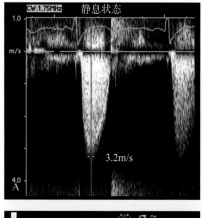
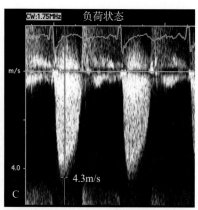
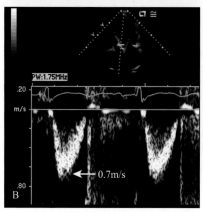
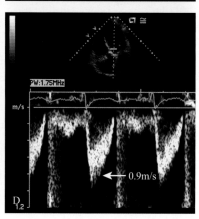

图11.15 多巴酚丁胺负荷超声心动图评估低流量、低压力阶差主动脉瓣狭窄。患者为84岁男性，主动脉瓣钙化，静息状态下主动脉瓣口速度为3.2m/s，平均跨瓣压力阶差为26mmHg（A），左心室流出道速度为0.7m/s，瓣口面积为0.8cm²（B）。多巴酚丁胺负荷试验到达峰值剂量15μg/（kg·min）时，心率从静息状态74次/分增加至95次/分，血压从静息状态132/74mmHg轻度减低至116/58mmHg。多普勒结果显示负荷峰值剂量状态下主动脉瓣口速度为4.3m/s，平均压力阶差为47mmHg（C），左心室流出道速度为0.9m/s，瓣口面积为0.8cm²（D）。以上结果符合真性重度主动脉瓣狭窄特征

引自Otto CM, Owens DS: Stress testing for structural heart disease.In Gillam LD, Otto CM, editors: Advanced Approaches in Echocardiography: Practical Echocardiography Series, Philadelphia, 2012, Saunders, Fig.11-7.

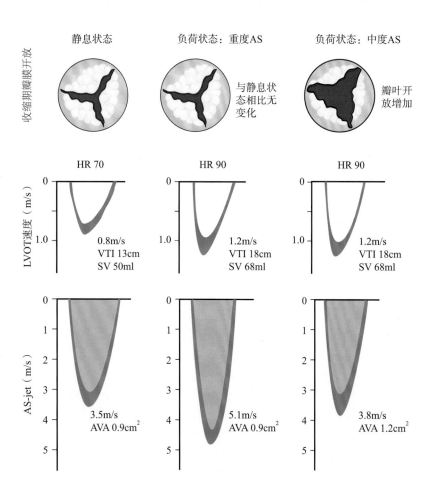

图11.16 低流量、低压力阶差主动脉瓣狭窄示意图。多巴酚丁胺负荷超声心动图显示低流量、低压力阶差主动脉瓣狭窄（AS）主动脉瓣开放及多普勒血流图的变化。假设静息状态下患者射血分数为35%，主动脉瓣开放受限，主动脉射流速度（AS-jet）为3.5m/s，主动脉瓣口面积为0.9cm²。如果存在真性重度AS（中），则负荷状态可表现为射血分数（EF）自35%升至45%，瓣口血流量增加但瓣膜开放幅度固定不变，导致主动脉瓣口速度（及跨瓣压力阶差）增加，而瓣口面积不变。如果同样的基线状态下存在"假性"AS，由于EF及主动脉瓣口每搏量（SV）的增加，推动主动脉瓣开放程度增大，主动脉瓣口速度稍增加，AVA增大。目前用于主动脉瓣解剖的影像学方法很难直接显示其收缩期瓣口，故低流量、低压力阶差主动脉瓣狭窄的诊断仍然依赖多普勒数据及多巴酚丁胺负荷试验。HR，心率；LVOT，左心室流出道；VTI，速度-时间积分；SV，每搏量；AVA，瓣口面积

引自Otto CM, Owens DS: Stress testing for structural heart disease.In Gillam LD, Otto CM, editors: Advanced Approaches in Echocardiography: Practical Echocardiography Series, Philadelphia, 2012, Saunders, Fig.11-6.

重增厚钙化、瓣口面积小于 1.0cm²、瓣口面积指数小于 0.6cm²/m²、心搏指数小于 35ml/m²、射血分数高于 50%，有时被称为"反常性"低流量主动脉瓣狭窄。然而，D3 期主动脉瓣狭窄的诊断仍然比较困难，通常只有在引起症状的其他潜在原因被处理或排除后才考虑。由于此类患者左心室收缩功能正常，左心室容积较小，限制了每搏量增加的可能，此类患者一般不考虑多巴酚丁胺负荷超声心动图检查。"推荐阅读"所列资料有这类问题相关的详细讨论。

三、二尖瓣狭窄

二尖瓣狭窄患者的超声心动图评估内容包括

- 瓣膜解剖结构、活动度及钙化
- 二尖瓣平均跨瓣压力阶差
- 二维或三维超声测定二尖瓣口面积
- 多普勒压力减半时间法测定瓣口面积
- 肺动脉压
- 伴发二尖瓣反流

（一）二尖瓣狭窄的影像学诊断

1.风湿性疾病

风湿性疾病主要影响二尖瓣，并且几乎是二尖瓣狭窄的最重要病因。风湿性心脏病的特征是瓣叶交界处融合，从而导致瓣叶在舒张期呈弓形或拱形突出（图 11.17）。瓣叶的基底部和中间部向心室尖方向运动，而瓣尖部则运动受限，原因是前叶及后叶沿着中间和侧面的交界处融合。虽然经常出现的是瓣尖部增厚，但瓣叶的其他部分也会显示出程度不同的增厚和（或）钙化。如果瓣叶基底部及中间部相对较薄，那么除了交界处融合外，瓣叶的活动是正常的。风湿性疾病的典型病程也会影响到瓣下结构，导致二尖瓣腱索的融合、缩短、纤维化及钙化。

在风湿性二尖瓣狭窄中，二维和三维经胸超声心动图（TTE）胸骨旁及心尖切面可详细评价二尖瓣结

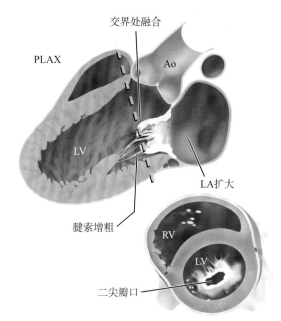

图 11.17　二尖瓣狭窄的二维超声示意图。胸骨旁长轴（PLAX）切面可见交界处融合伴舒张期二尖瓣叶的穹隆样改变，以及腱索的增粗及融合。胸骨旁短轴（PSAX）切面图像中，于二尖瓣口水平通过描记法测定瓣膜开口面积。在长轴图像上，虚线表示短轴切面的探查平面。LA，左心房；LV，左心室；RV，右心室；Ao，主动脉

构，包括评估二尖瓣的瓣叶厚度、瓣叶活动度、钙化程度及瓣下结构受累的程度（图 11.18）。如果 TTE 图像欠佳，可能需要行经食管超声心动图（TEE）来评估二尖瓣解剖结构，但二尖瓣及瓣环钙化的阴影及回声反射可能限制 TEE 对瓣下疾病的分辨率。三维成像有助于瓣膜解剖结构的显示，推荐用于瓣口面积的测量。

2.二尖瓣环钙化

老年人在进行超声心动图检查时常发现二尖瓣环

图 11.18　风湿性二尖瓣狭窄。实时双平面成像同时显示胸骨旁长轴（PLAX）切面和短轴（PSAX）切面，典型的风湿性二尖瓣在长轴切面表现为二尖瓣前叶由交界处融合导致典型的穹隆样改变（左），该患者亦存在轻微的腱索增粗及融合，左心房（LA）增大。如果能仔细地从心尖到心底部进行缓慢扫描以确定二尖瓣最小开口平面，那么胸骨旁短轴切面（右）则能够更清楚地显示交界处融合，并用于精确测量二尖瓣面积。推荐有条件的情况下使用三维成像测量瓣口面积，以确保显示瓣尖开口面积最小的切面。LA，左心房；LV，左心室；RV，右心室；Ao，主动脉

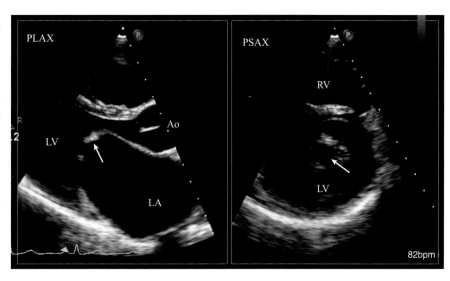

钙化。轻度二尖瓣环钙化表现为局部的钙化灶，位于二尖瓣后叶瓣环的左心室侧、靠近二尖瓣后瓣叶的基底部。在更严重的二尖瓣环钙化中，超声可见到包括整个二尖瓣后环在内的半椭圆形的回声增强。在部分合并钙化性主动脉瓣狭窄及严重二尖瓣环钙化的患者中，在二尖瓣前叶和主动脉根部之间的纤维连接区域可能受累。

超声心动图发现二尖瓣环钙化，正如主动脉瓣硬化一样，表明心血管预后不良的风险较高，甚至当瓣膜功能相对正常时亦如此。由于二尖瓣环的僵硬度增加，二尖瓣环钙化可能会导致轻到中度的二尖瓣反流。偶尔二尖瓣环钙化会扩展至二尖瓣瓣叶本身的基底部，引起舒张期血流面积变窄而造成功能性二尖瓣狭窄（图11.19）。通过谨慎的成像技术可显示薄且活动好的无交界处融合的瓣叶尖部，从而可区分钙化性瓣膜狭窄与风湿性疾病。

3.鉴别诊断

在行超声心动图检查疑似二尖瓣狭窄的患者时，最初的鉴别诊断应包括导致肺充血的其他疾病。标准的超声多普勒评估能揭示有无左心室收缩功能障碍、主动脉瓣疾病或者二尖瓣反流的存在，也应考虑到左心室舒张功能障碍的可能性。心房黏液瘤或其他心房肿瘤阻塞左心室流入道可能类似二尖瓣狭窄临床表现，这是一些少见情况，能够通过二维成像容易地获得诊断（见第15章）。罕见情况下，会在成人中发现由三房心导致轻度梗阻的患者。

（二）二尖瓣狭窄程度的定量

1.压力阶差

应用简化伯努利方程，通过经二尖瓣的流速曲线可以确定舒张期的跨二尖瓣平均压力阶差（图11.20）：

$$\text{平均二尖瓣}\Delta P = \frac{4v_1^2 + 4v_2^2 + 4v_3^2 + \cdots + 4v_n^2}{n}$$

$$(11.17)$$

伴随严重的瓣膜狭窄，平均压力阶差可能会高达20～30mmHg，但通常情况下仅为5～15mmHg。

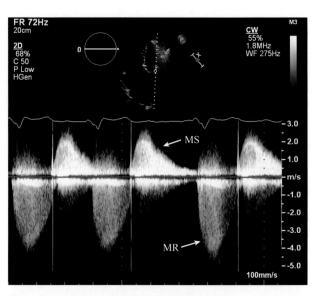

图11.20　严重二尖瓣环钙化多普勒速度曲线。在图11.19同一患者中，通过跨瓣血流速度曲线，可以使用伯努利方程计算跨瓣压力阶差，使用压力减半时间法计算瓣口面积。图像中记录到界线清楚的最大流速和清晰界定的线性减速斜率。由于存在心房颤动，A峰未显示，可见同时存在的二尖瓣反流（MR）。MS，二尖瓣狭窄

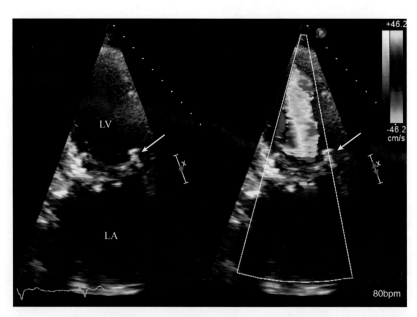

图11.19　严重二尖瓣环钙化。在严重二尖瓣环钙化的老年患者中，心尖切面彩色多普勒成像可见累及二尖瓣瓣叶的严重瓣环钙化病变（箭头所指）伴狭窄的前向血流射流。LA，左心房；LV，左心室

严重二尖瓣狭窄的压力阶差的变异性是其对容积流率及瓣口面积的依赖所致。严重二尖瓣狭窄可能伴有低心搏量（由于左心室舒张期充盈受限），导致相对低的平均压力阶差。如果容积流率增大（如在锻炼时），可以出现跨瓣压力阶差的升高。因此，考虑到压力阶差和容积流率的情况下，瓣口面积的计算有助于对二尖瓣狭窄严重性进行定量评估。

2.二尖瓣瓣口面积

直接测量瓣口面积： 与主动脉瓣狭窄相比，风湿性二尖瓣狭窄的三维解剖结构因具有平面椭圆孔而更加简单。平面椭圆孔在舒张中期的位置相对恒定（图11.21），因此舒张期瓣口二维或三维短轴图像可供直接测定瓣口面积。通过与外科手术中测量的瓣口面积和导管介入术测定的瓣口面积相比，这一方法已经得到了很好的验证。由于二尖瓣流入区域的形态与漏斗相似，在瓣叶尖部开口最窄，因而重要的是要从心尖处开始二维扫查，缓慢向二尖瓣移动图像平面以确定瓣膜最小开口。通过整体调低二维增益可追踪到黑白界面的内侧缘。三维成像方法可以用于指导图像的调整，使切面位于瓣尖最小开口处，从而更加可靠地测量二尖瓣瓣口面积。三维成像也是介入术前及术后评价交界融合程度及非对称性的最佳方法（图11.22，图11.23）。

压力减半时间法测定瓣口面积： 计算瓣口面积的

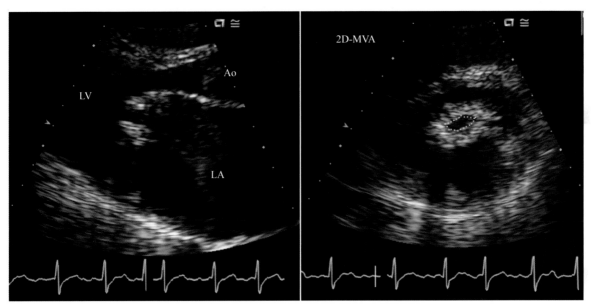

图11.21　二维经胸平面法测量二尖瓣口面积。长轴（左）和短轴（右）切面显示增厚钙化的瓣尖。可见舒张期穹隆样改变及交界处严重融合，二维平面法描绘二尖瓣瓣口面积（MVA）为0.6cm²，此外，还存在严重左心房增大。Ao，主动脉；LA，左心房；LV，左心室

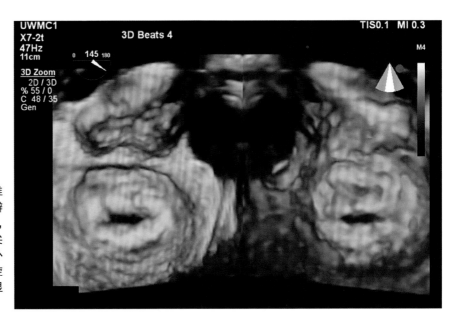

图11.22　风湿性二尖瓣狭窄三维显像。三维经食管超声显示二尖瓣狭窄，将主动脉旋转至图像正上方，为经左心房面观（左）；可见二尖瓣前后叶之间、后内侧交界与前外侧交界对称性融合；将三维图像旋转至瓣膜左心室面（右）进一步显示两个交界处的融合

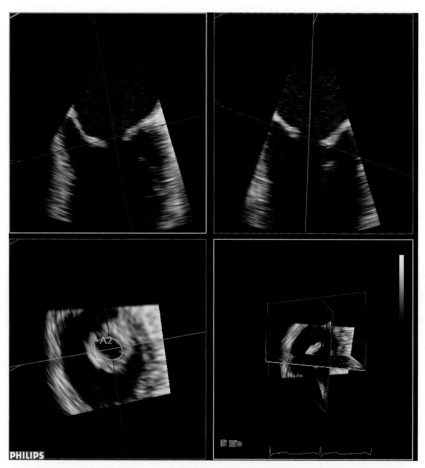

图11.23　风湿性二尖瓣狭窄三维瓣口面积描记。通过调整经食管超声全容积三维图像中红、蓝、绿色相互正交的平面，可以获得二尖瓣瓣尖水平瓣口的短轴切面（左下）；瓣口面积（A2）测量值为1.15cm²，该患者男性，36岁，伴有反复肺水肿

方法是基于以下概念，即跨狭窄瓣口压力衰减率取决于瓣口的大小：瓣口越小，压力衰减率越慢（图11.24，图11.25）。左心房和左心室顺应性对压力衰减率的影响假定可以忽略不计，这一假设不一定总是成立，尤其是在刚完成经皮瓣口成形术的患者中。

压力减半时间定义为舒张早期最大跨瓣压力阶差时间点与压力阶差降至最大值一半的时间点的时间间隔（以毫秒计）。最初应用侵袭性方法测量左心房和左心室压力来评估这一概念，结果显示对于某一确定个体，其压力减半时间是恒定的，即使在运动锻炼导致容积流率变化时亦如此，这表明这种测量方法对于某个确定瓣膜区域狭窄程度的测量结果是恒定的。

此后这一概念也被应用到跨二尖瓣多普勒流量速度曲线中。鉴于速度和压力阶差间的二次方关系，压力减半时间可以通过多普勒频谱流速曲线确定这一时间间隔，即从二尖瓣最大流速（V_{max}）时间点到流速降至$V_{max}/\sqrt{2}$时间点的时间间隔。最初的研究对多普勒减半时间数据与侵袭性Gorlin公式方法测定的瓣口面积进行比较，发现两者存在线性相关，减半时间近似220毫秒对应的瓣口面积为1cm²。经验公式为

$$MVA = 220/T_{1/2} \qquad (11.18)$$

该公式被推荐使用，并且已经在一些临床研究中显示出与侵袭性瓣口面积计算方法良好的相关性（附录B，表B.14）。

连续方程计算二尖瓣口面积：用于计算瓣口面积的连续性原理也适用于二尖瓣口面积的计算：

$$MVA = 跨二尖瓣 SV/VTI_{MS-jet} \qquad (11.19)$$

公式中SV（cm³）为每搏量，VTI（cm）为二尖瓣狭窄射流的速度-时间积分，MVA（cm²）为二尖瓣口面积。

通过左心室流出道横截面积和VTI（无主动脉瓣或二尖瓣反流的情况下）或者肺动脉直径和VTI均能确定每搏量。注意只要没有显著的二尖瓣反流，在上述任意位点测得的每搏量都能精确代表跨二尖瓣容积流量。

理论上，甚至当存在二尖瓣反流时，二尖瓣狭窄的跨二尖瓣容积流率都可以通过近端等速表面积（PISA）法精确测定。调整彩色多普勒血流参数以显

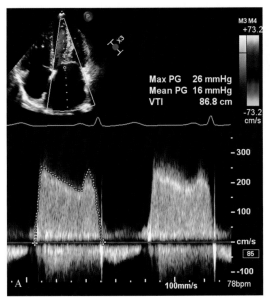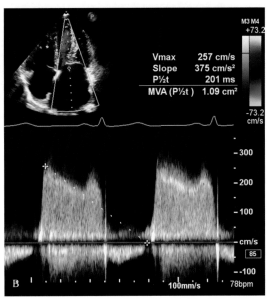

图11.24 重度二尖瓣狭窄的跨瓣压力阶差和压力减半时间。左心室流入道脉冲多普勒曲线描记结果显示二尖瓣狭窄患者舒张期平均跨瓣压力阶差（PG）为16mmHg（A），自舒张早期速度峰值处沿减速斜率描记直线，结果显示压力减半时间（P1/2 t）为201ms，提示瓣口面积为1.1cm²，压力减半时间302ms时对应的瓣口面积为0.7cm²。患者为窦性心律，舒张晚期可见A峰

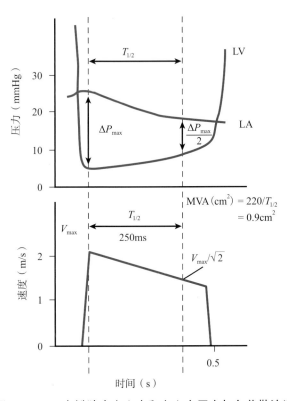

图11.25 二尖瓣狭窄左心房和左心室压力与多普勒流速曲线之间关系示意图。最大速度（V_{max}）及舒张期斜率的确定如图所示，得出压力减半时间（$T_{1/2}$）为226ms，对应的二尖瓣瓣口面积（MVA）为1cm²。由于存在心房颤动，图中未见A波。ΔP_{max}，最大压力阶差

算出来，而该半球的直径可从彩色血流图像测量出来。将该面积乘以已知的流速得出容积流率，后者可与经二尖瓣速度-时间积分联合用于连续方程中。这种方法的一个难点是容积流率必须在舒张充盈期整合，而一个单一的彩色图像仅在舒张期的一个时间点得出容积流率。由于这一问题，近端等速表面积法尚未广泛应用。

3.技术因素和潜在难点

对于任何心内血流，精确的压力阶差计算均依赖于精确的速度测量，后者要求血流方向与多普勒超声束构成接近平行的截距角（表11.5）。几乎总是能够从心尖途径记录到二尖瓣狭窄射流，但仍需要仔细调整探头位置及角度才能记录最佳信号。彩色血流图像有助于在给定的解剖断面上确定射流方向。依据最大射流速度，可以用常规脉冲、高脉冲重复频率或者连续波多普勒超声记录速度曲线。脉冲多普勒由于有较好的信噪比，可能较连续波多普勒对最大流速和舒张早期斜率的分辨率更高。

最好使用三维容积数据进行瓣口面积的直接描记。已证实在二维短轴图像上用直接描绘法测量二尖瓣口面积的方法是有效的，但是这种方法需要非常细致地扫描以准确获得瓣尖水平切面图像。如果图像质量差、存在瓣膜解剖扭曲变形或钙化导致的声影及混响，则二维或三维方法将很难确定瓣口面积。如果增益设置过高可能会低估瓣膜面积，而如果未记录到瓣叶尖部的最小面积就可能会高估瓣膜面积。降低增益设置和在短轴平面从心尖到心底部做细致的二维或三维扫描有助于避免这些潜在的问题。

示二尖瓣口左心房侧、界限清楚的半球形速度混叠区表面积。该处的流速等同于尼奎斯特极限（"混叠"速度）。混叠边界的表面积能够当作半球的表面积计

表11.5　二尖瓣狭窄程度评估中的难点
压力阶差
二尖瓣狭窄射流与超声束之间的截距角
心房颤动心搏间变异性
对跨瓣容积流率的依赖（如运动、共存的二尖瓣反流）
2D或3D瓣口面积
成像方向
断层平面
2D增益设置
瓣口测量中观察者内部和观察者间的变异性
透声条件欠佳
瓣膜成形术后的瓣膜解剖变形
压力减半时间法计算瓣膜面积
V_{max} 与舒张早期斜率的界定
非线性舒张早期流速斜率
舒张早期斜率叠加A波的窦性心律
并发主动脉瓣反流的影响
瓣口扩张术后即刻左心室及左心房顺应性的改变
连续方程计算二尖瓣口面积
精确测量经二尖瓣每搏量
注：V_{max}，最大速度

压力减半时间瓣口面积计算法在某些情况下有显著的临床限制。当合并主动脉瓣反流时，左心室接受经二尖瓣前向血流和经主动脉瓣后向血流的充盈，这可能导致左心室舒张压较无主动脉瓣反流时更加迅速地升高，导致压力减半时间的测量结果更小。相反，如果严重主动脉瓣反流妨碍二尖瓣瓣叶开放，功能性二尖瓣狭窄可能会重叠于解剖性二尖瓣狭窄上，则压力减半时间的测量结果会增大。在临床实践中，如果风湿性二尖瓣狭窄仅合并轻到中度主动脉瓣反流，压力减半时间法仍是评估狭窄严重性的有效方法。如果主动脉瓣反流严重，或者二尖瓣解剖结构不规则，那么就应该考虑到共存病变的潜在影响。

压力减半时间法主要假设左心房和左心室的顺应性未显著影响跨狭窄瓣口的压力阶差衰减率。虽然这一假设似乎在临床症状稳定的二尖瓣狭窄患者中较为可信，但是在刚刚完成经导管二尖瓣球囊扩张术的患者中这一假设并不成立。在解除二尖瓣狭窄后，左心房压下降、左心室充盈增加，伴随左心房和左心室的顺应性发生与之相反的改变。在术后的24～72小时，还不能达到平衡状态，压力减半时间法可能不能精确地反映瓣口面积。在这段调整期后，心房和心室的顺应性稳定，压力减半时间法可再次提供有效的信息。

甚至在生理情况稳定的条件下，仍需要仔细记录二尖瓣狭窄的流速曲线以精确测量压力减半时间。重

要的是使截距角与血流平行并且在整个舒张期保持恒定，以避免曲线形态的失真。应该准确界定舒张早期最大流速和减速斜率。此外，如果减速斜率呈线性，减半时间法将非常简便且重复性较高。如果在仔细调整探头位置及角度后仍不能获得线性斜率，就应该使用曲线的舒张中期斜率来测量。

在心房颤动中，由于平均跨瓣压力阶差会随着R-R间期改变，应测量多个心动周期取平均值。尽管舒张期时长有所变化，但减半时间会相对恒定，只有舒张充盈期足够长，可以清晰显示舒张早期斜率的心动周期，才适合测量。虽然为窦性心律时，减半时间法是精确的，但是心房收缩导致流速的增加可能使舒张早期斜率变模糊，尤其是当心率快时，因此减半时间测量法只有心率慢到可以清晰界定舒张中期斜率时才可能得以应用。

连续方程二尖瓣口面积测定法用于没有合并显著二尖瓣反流的患者中是最准确的。在这一亚组中，连续方程法为减半时间法提供了一个有效的备选方案，尤其是在心腔顺应性改变的情况下。就像在主动脉瓣狭窄中一样，连续方程法的准确性依赖于二尖瓣狭窄射流和超声束间的平行截距角，以及通过内径和速度数据对每搏量的准确计算。在成年患者中由于透声条件不理想，可能难以准确测量肺动脉内径以计算每搏量。左心室流出道内径几乎总是能得以可靠的描记。然而，很多二尖瓣狭窄患者合并不同程度的主动脉瓣或二尖瓣反流，导致经主动脉瓣每搏量与经二尖瓣每搏量不相等。

（三）二尖瓣狭窄的后果

1. 左心室继发改变

二尖瓣狭窄患者的左心室小而室壁厚度和收缩功能正常，但由于跨二尖瓣口的血流受限，舒张功能受损。存在左心室扩张提示并发显著的二尖瓣或主动脉瓣反流，或者存在原发性心肌功能障碍（心肌病或缺血性疾病）。

2. 左心房增大和血栓

二尖瓣狭窄的慢性压力负荷过度导致左心房逐渐扩大，范围从早期或轻度二尖瓣狭窄的左心房轻度扩大到长期严重二尖瓣狭窄的左心房容积严重扩大。伴随狭窄瓣膜所致的低容积流率，左心房增大导致血流淤滞和血栓形成。血栓最常位于左心耳，但是也可作为沿着心房壁或房间隔分布的突出的或分层的血栓出现在心房体部（图11.26）。心房血栓最常见于心房颤动时，甚至也可出现在窦性心律下。

TTE对左心房血栓的检出有高度特异度（即如果TTE能见到左心房血栓，那么该检查结果很可能是真实的），但是其敏感度低于50%。这种情况可能部分归因于在成人中进行左心房血栓成像的困难性。有时能在向侧方成像的主动脉瓣水平胸骨旁短轴切面或稍

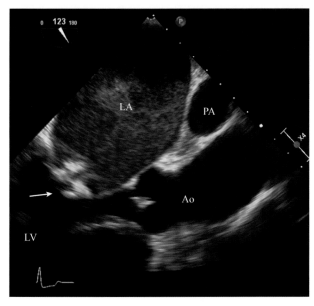

图11.26 左心房自发显影。在重度二尖瓣狭窄患者中，TEE图像显示左心房增大伴自发显影涡流，可见风湿性二尖瓣病变伴严重钙化（箭头所指）。Ao，主动脉；LA，左心房；LV，左心室；PA，肺动脉

向上成角的心尖两腔心切面显示出左心耳结构；然而，通常根本显示不到左心耳。当超声能显示到左心耳时，由于体表成像时在左心房深度的超声组织穿透力差及超声束宽伪像的影响，通常得到的图像质量太差，以致不能可靠地排除心房血栓。

TEE对左心房血栓的检出有高度的敏感度（约99%）和特异度（约99%）。应用多平面探头可以在多个成像平面清晰地描绘出左心耳图像。此外，较高的传感器频率（5～7 MHz）和较低的成像深度最终可得到高分辨率的图像。虽然心耳血栓常突入心腔，但在心房体部尤其是沿房间隔分布的分层血栓可能会更加难以识别。

3. 肺动脉高压

在二尖瓣狭窄中，左心房压力升高导致肺静脉高压及随之而来的肺动脉高压。最初，肺动脉压的升高是"被动的"；跨肺血管床的压力差（肺动脉压减去左心房压）是正常的。在这种情况下，虽然肺动脉压力是升高的，但肺血管阻力是正常的，并且在解除二尖瓣狭窄后肺动脉压力会降至正常。随着肺静脉高压的长期存在，肺血管床可出现不可逆的改变，导致肺血管阻力升高和二尖瓣狭窄解除后肺动脉高压仍持续存在。所有的二尖瓣狭窄患者均应评估肺动脉压力和阻力，详见第6章。

当临床症状较预料中的狭窄程度严重时，推荐应用运动试验来评估从静息到运动状态下的肺动脉压力变化。通过静息和刚刚运动后测得的三尖瓣反流射流数据计算肺动脉压。对运动变化的最大值的精确估计要求在必须运动后快速获取数据。

4. 二尖瓣反流

二尖瓣狭窄的患者并发某种程度的二尖瓣反流较为常见。二尖瓣反流的严重程度可以应用标准技术评估出来（见第12章），并且是决定合适治疗方案的重要因素。例如，显著的二尖瓣反流是外科或经皮球囊扩张术的禁忌证。并发二尖瓣反流升高了跨二尖瓣压力阶差（由于跨二尖瓣容积流率升高），但二维超声和压力减半时间法对瓣口面积的计算仍较为精确。

心中有数（ECHO MATH）：二尖瓣狭窄程度

示例

患者女性，26岁孕妇，胸闷，心尖区舒张期杂音，超声心动图显示风湿性二尖瓣狭窄，具体如下：

MVA_{2D}	$0.8cm^2$
平均 ΔP	5mmHg
$T_{1/2}$	260ms
二尖瓣形态评分	
瓣叶厚度	2
活动度	1
钙化	1
瓣下结构	2
总分	6
三尖瓣反流速度	3.1m/s
右心房压力估计值	10mmHg
二尖瓣反流	轻度

通过连续波多普勒速度曲线外缘边界的描绘计算平均跨瓣压力阶差，超声仪器计算整个心动周期的瞬时压力阶差并取平均值。

多普勒二尖瓣口面积（$MVA_{Doppler}$）计算方法如下：

$$MVA_{Doppler} = 220/T_{1/2} = 220/260 = 0.85cm^2$$

二尖瓣2D瓣口面积与压力减半时间瓣口面积基本一致，均符合重度二尖瓣狭窄特征。

肺动脉压力计算方法如下：

$$PAP = 4(V_{TR})^2 + RAP = 4 \times (3.1)^2 + 10mmHg = 48mmHg$$

肺动脉压力中等程度升高，与重度二尖瓣狭窄继发性改变一致。二尖瓣形态评分较低，仅存在轻度二尖瓣反流，提示二尖瓣球囊扩张术近期及远期效果较好。二尖瓣球囊扩张术前需行TEE评价左心房血栓情况。

5. 其他共存的瓣膜病变

风湿病的进程也能影响主动脉瓣（发生频率仅次于二尖瓣），并且较少影响三尖瓣。主动脉瓣受累可能会导致狭窄和（或）反流，这可通过适当的二维和多普勒超声技术评估。在二尖瓣狭窄存在的情况下，由于左心室内合并了两束舒张期的湍流，通过彩色血流成像对主动脉瓣反流的评估可能会变得复杂。在紧邻主动脉瓣的短轴切面进行主动脉瓣反流射流成像，以及应用其他多普勒方法评估主动脉瓣反流严重程度

可避免这一潜在问题。

二维成像可能难以正确评估风湿性三尖瓣狭窄。其多普勒血流形式与二尖瓣狭窄相似，并且可以应用相同的定量方法评估瓣膜狭窄的严重程度。即使在风湿性疾病未累及三尖瓣时，在二尖瓣狭窄的患者中也常见到显著的三尖瓣反流（由于肺动脉高压和瓣环扩张）。在术前仔细评估三尖瓣反流严重程度尤其重要，可确定在二尖瓣手术时是否需要行三尖瓣成形术。

（四）特定患病人群中的临床应用

1.病程、血流动力学进展和干预时机

超声多普勒是临床评价二尖瓣狭窄是否存在及严重程度的标准方法（表11.6）。单独应用超声多普勒

及临床数据可以随访疾病的进展及确定干预时限，很少需要通过心导管检查进行评估。

2.二尖瓣球囊扩张术患者

在经皮球囊二尖瓣扩张术的潜在候选者中，超声心动图评估二尖瓣形态在预测血流动力学结果和操作并发症的风险评估方面非常重要。二尖瓣的形态评估包括定性评估、附加评分系统（表11.7，表11.8）或对瓣叶活动度的定量测量。无论应用何种途径，均需考虑到的重要特征是瓣叶活动度、瓣叶厚度、瓣叶和交界处的钙化及瓣下结构的受累（图11.27）。一般而言，最佳的血流动力学结果见于薄而活动度好的瓣叶，有交界处融合但很少有钙化或腱索下结构增厚。

表11.6　二尖瓣狭窄分期

分期	定义	瓣膜解剖	瓣膜血流动力学	血流动力学继发性改变	症状
A	MS风险	• 舒张期二尖瓣呈圆顶状	• 瓣口血流速度正常	• 无	• 无
B	进展期MS	• 瓣膜风湿样改变：交界粘连，舒张期二尖瓣呈圆顶状 • 瓣口面积描记值＞1.5cm²	• 瓣口血流速度增加 • MVA＞1.5cm² • 舒张期压力减半时间＜150ms	• 轻度至中度左心房增大 • 静息状态下肺动脉压力正常	• 无
C	无症状重度MS	• 瓣膜风湿样改变：交界粘连，舒张期二尖瓣呈圆顶状 • 瓣口面积描记值≤1.5cm² •（MVA≤1.0cm²伴极重度二尖瓣狭窄）	• MVA≤1.5cm² •（MVA≤1.0cm²伴重度MS） • 舒张期压力减半时间≤150ms • 舒张期压力减半时间≥220ms伴重度MS	• 重度左心房增大 • PASP升高＞30mmHg	• 无
D	有症状重度MS	• 瓣膜风湿样改变：交界粘连，舒张期二尖瓣呈圆顶状 • 瓣口面积描记值≤1.5cm²	• MVA≤1.5cm² •（MVA≤1.0cm²伴重度MS） • 舒张期压力减半时间≥150ms • 舒张期压力减半时间≥220ms伴重度MS	• 重度左心房增大 • PASP升高＞30mmHg	• 活动耐量下降 • 活动后呼吸困难

注：为进一步评估二尖瓣狭窄的血流动力学影响应测量二尖瓣平均跨瓣压力阶差，通常重度二尖瓣狭窄时平均跨瓣压力阶差为5～10mmHg，但是平均跨瓣压力阶差易受心率及前向血流影响而产生变异，故未列入严重程度评价标准。

MS，二尖瓣狭窄；MVA，二尖瓣瓣口面积；PASP，肺动脉收缩压。

引自 Nishimura RA，Otto CM，Bonow RO，et al：AHA/ACC guideline for the management of patients with valvular heart disease：executive summary.A report of the American College of Cardiology/American Heart Association Task Force on Practice Guidelines.Circulation 129：2440-2492，2014.

表11.7　二维超声评估二尖瓣形态

分级*	活动度	厚度	钙化	瓣下结构增粗
1	瓣叶活动度大，仅瓣尖活动受限	瓣叶厚度接近正常（4～5mm）	单处回声增强	紧邻瓣下处稍增粗
2	瓣叶中部及基底部活动正常	瓣缘连续性增厚（5～8mm）；瓣叶中间部正常	瓣缘散在回声增强	增粗累及范围至腱索长度的1/3
3	舒张期瓣叶持续前移，多从基底部起	整个瓣叶广泛增厚（5～8mm）	回声增强扩大至瓣叶中间部	增粗累及腱索远端1/3
4	舒张期瓣叶无前向运动或运动幅度极小	整个瓣叶组织显著增厚（＞8～10mm）	整个瓣叶组织广泛回声增强	腱索及乳头肌广泛增粗挛缩

*超声心动图的总评分可通过分析二尖瓣瓣叶活动度、瓣膜增厚情况、钙化情况及瓣下结构增粗情况得出。根据上述标准将每一项分级为0～4分，总评分为0～16分。

引自 Wilkins GT，Weyman AE，Abascal VM，et al：Percutaneous balloon dilatation of the mitral valve：an analysis of echocardiographic variables related to outcome and the mechanism of dilatation，Br Heart J 60：299-308，1988.

表11.8 二尖狭窄解剖的法国三组分级	
超声心动图分级	二尖瓣解剖
分级1	活动良好未钙化的二尖瓣前叶及轻度瓣下病变（即细腱索长度≥10mm）
分级2	活动良好未钙化的二尖瓣前叶及重度瓣下病变（即粗腱索长度<10mm）
分级3	通过X线透视检查评估的任何程度的二尖瓣钙化，无论瓣下结构状态如何

经美国心脏病学会基金会许可引自 Iung B, Cormier B, Discimetiere P, et al: Functional results 5 years after successful percutaneous mitral commissurotomy in a series of 528 patients and analysis of predictive factors, J Am Coll Cardiol 27: 407-414, 1996.

然而，有些瓣膜结构相对较差的患者确实进行经皮扩张术后二尖瓣狭窄得到了缓解。值得注意的是，有极重度的钙化和瓣膜畸形（以及极重度的狭窄）患者，更有可能由手术操作而致残和致死。

另一个需要考虑的因素是并发二尖瓣反流的程度。因为在中度或重度反流存在时，经皮瓣口扩张术是禁忌的。此外，由于操作过程中导管可能触动任一部位的左心房血栓，在操作前需要应用TEE来评估左心房血栓。TEE或心腔内超声可用于操作中监测导管和球囊的位置，评估血流动力学结果、左心房血栓及操作并发症（图11.28）。三维超声能更可靠地评估球囊二尖瓣扩张术中交界区开放的情况（图11.29）。

在经皮瓣口扩张术后，超声多普勒检查可识别并发症并评估血流动力学结果，为未来疾病进展提供基线参考状态。潜在并发症：①二尖瓣反流程度加重；②在经房间隔穿刺的部位存在间隔缺损（通常较小）。应用标准超声多普勒技术可评估血流动力学结果，另外，还应注意在瓣口扩张术后即刻应用减半时间法进行评估的潜在不准确性。多普勒技术也有助于评估术后肺动脉收缩压。球囊二尖瓣口扩张术后长期预后的预测因子包括瓣口面积、二尖瓣反流程度及二尖瓣形态学评分。

四、三尖瓣狭窄

三尖瓣狭窄在成人心脏病中罕见，几乎所有的患者均归因于风湿性疾病伴风湿性二尖瓣病变。类癌性心脏病可影响三尖瓣和肺动脉瓣，导致狭窄或关闭不全。右心房肿瘤、大的赘生物或心房栓子（可能为源于静脉床的栓子）能够阻塞右心室流入道，类似于三尖瓣狭窄。

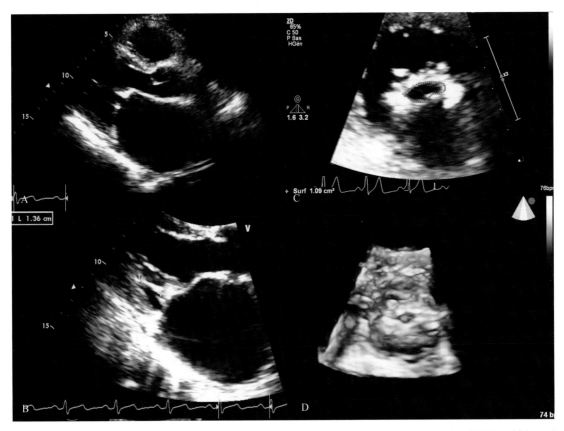

图11.27　TTE显示二尖瓣形态。A.胸骨旁长轴切面显示二尖瓣增厚，无钙化，瓣叶较柔软；B.胸骨旁短轴切面十字标记显示瓣下装置中度损害（腱索长度13.6mm）；C.胸骨旁短轴切面显示瓣尖增厚，内外交界处均融合，瓣口面积描绘以虚线表示；D.三维胸骨旁短轴切面显示瓣叶增厚及内外交界处融合

引自Otto CM，editor: The Practice of Clinical Echocardiography，ed 5，Philadelphia，2017，Elsevier，Fig.21-2.

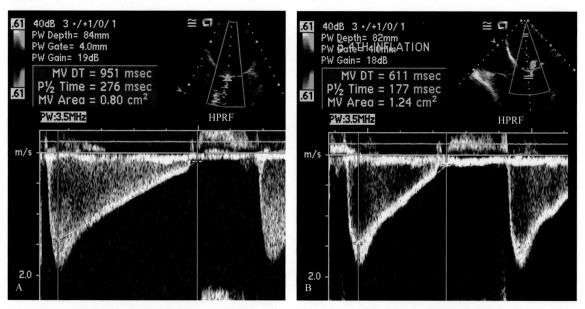

图 11.28　TEE 显示经皮二尖瓣球囊扩张术时的血流动力学变化。TEE 记录经皮二尖瓣球囊扩张的术前（A）和术后（B）跨狭窄二尖瓣的多普勒流速曲线，压力减半时间由 276ms 下降至 177ms，表明瓣膜面积从 0.8cm² 增至 1.2cm²，瓣口面积增加程度欠满意，但彩色血流显示二尖瓣反流（MR）程度增加，这限制了对二尖瓣进行进一步扩张。注意压力减半时间是从血流信号的线性舒张中期节段计算出来的，反推血流的起始，忽略了舒张早期短而陡峭的下降段

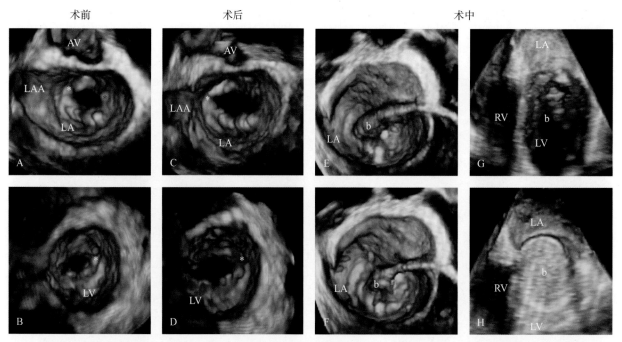

图 11.29　三维经食管超声引导经皮二尖瓣球囊扩张术。A、B. 显示重度二尖瓣狭窄患者经皮二尖瓣扩张术前的狭窄瓣口。A. 自左心房面观察二尖瓣。B. 自左心室面观察二尖瓣，红色星号标记后内侧交界融合，黄色星号标记前外交侧界融合。C、D. 示经皮二尖瓣扩张术后交界分离，注意二尖瓣瓣口面积的显著增大及交界的分离。E ～ H. 示二尖瓣球囊扩张术中的三维 TEE 监测。E. 显示压缩的球囊（b）穿过房间隔到达二尖瓣口。F. 显示压缩的球囊（b）通过二尖瓣口进入左心室。G. 显示左心室内压缩的球囊长轴断面。H. 显示压缩的球囊扩张后的长轴断面，二尖瓣交界分离。AV，主动脉瓣；LAA，左心耳；LV，左心室；RV，右心室

引自 Salcedo EE，Carroll JD：Echocardiographic guidance of structural heart disease interventions.In Otto CM，editor：The Practice of Clinical Echocardiography，ed 4，Philadelphia，2012，Saunders，Fig.5-10.

二维图像显示三尖瓣叶增厚和缩短（图 11.30），交界粘连和舒张期呈圆顶状提示风湿性改变。与二尖瓣方法相似，多普勒记录的跨瓣血流速度可计算出平均压力阶差和压力减半时间瓣口面积。

五、肺动脉瓣狭窄

成人肺动脉瓣狭窄大部分归因为先天性心脏病，可以是儿童期外科修复手术后的残余狭窄或临床不明

显的梗阻。肺动脉瓣狭窄可并发其他畸形如心室反位（先天性矫正型大动脉转位）或法洛四联症。

二维超声图像显示肺动脉瓣叶增厚和收缩期呈圆顶状。多普勒探查可见前向血流速度增加，根据伯努利方程可以计算相应的最大及平均压力阶差（图

11.31）。通常无须计算肺动脉瓣口面积，但通过使用适当的位置计算每搏量，连续方程法可以用于评估瓣口面积。二维超声可能难以鉴别肺动脉瓣上或瓣下狭窄，彩色血流和常规脉冲多普勒有助于确定狭窄后湍流位置（以推测梗阻位置）。

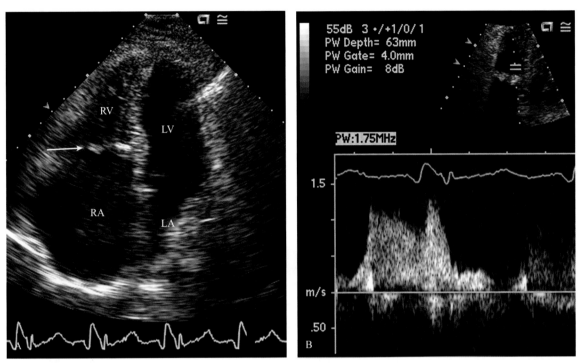

图11.30　风湿性三尖瓣狭窄。心尖四腔心切面显示风湿性三尖瓣狭窄增厚的瓣叶（箭头所指）和扩大的右心房（A）。右心室多普勒血流频谱显示轻度增加的平均跨瓣压力阶差和延长的减速时间（B）。RV，右心室；LV，左心室；RA，右心房；LA，左心房

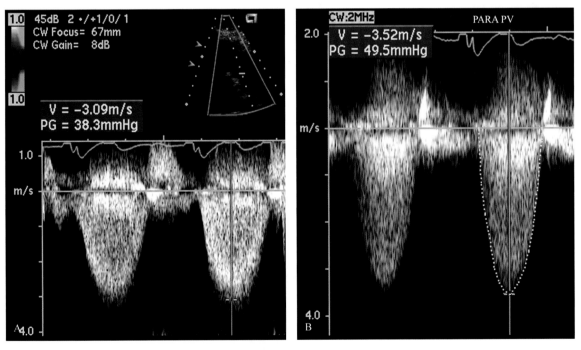

图11.31　肺动脉瓣狭窄。一位26岁女性患者，法洛四联症术后肺动脉瓣残余狭窄。使用二维超声引导下的连续波多普勒（A），经胸骨旁右心室流出道切面测定最大流速为3.1m/s，而通过一个专门的连续波多普勒探头测定的最大流速是3.5m/s（B），因为较小的传感器可以更好地成角以平行于射流束，且非成像探头有更好的多普勒信噪比

超声心动图检查清单

主动脉瓣狭窄：关键测量指标

参数	关键测量指标	临床决策阈值
瓣膜解剖	钙化 二叶（收缩期呈2个瓣叶） 风湿	
狭窄严重程度	射流速度（V_{max}） 平均跨瓣压力阶差（ΔP_{mean}） LVOT/AS速度比 主动脉瓣口面积（AVA）	$\geq$4m/s（重度），$\geq$5m/s（极重度） $\geq$40mmHg $\leq$0.25 $<$1.0cm^2，$<$0.6cm^2，
每搏量	心搏指数	$<$35ml/m^2
进展速度	系列检查中V_{max}的年度变化	$\geq$0.3m/s
伴发主动脉瓣反流	严重程度定性评估	
左心室继发性改变	左心室壁肥厚 左心室径线或容积 左室射血分数	$<$50%
其他	肺动脉压力阶差 二尖瓣反流	

注：LVOT，左心室流出道；AS，主动脉瓣狭窄。

主动脉瓣狭窄严重程度评估技术细节

评估参数	成像方法	切面	图像采集	测量
LVOT内径 LVOT$_D$	二维	胸骨旁长轴	调整深度，优化心内膜分辨率，局部放大	LVOT内缘至内缘，平行且靠近主动脉瓣，收缩中期测量
LVOT血流 V_{LVOT} VTI$_{LVOT}$	脉冲多普勒	心尖四腔（角度前倾）	取样容积2～3mm，血流轮廓外缘有清晰的峰值，取样容积自瓣膜移向心尖	描记速度频谱曲线的模型速度
AS射流 V_{max} VTI$_{AS-jet}$	连续波多普勒	心尖、SSN、其他	多切面探查，仔细定位，调整探头角度，获得最高流速信号	在高信号强度速度曲线外缘测量最大流速
压力阶差		$\Delta P_{max} = 4\,(V_{max})^2$		
连续方程		AVA（cm^2）=［π（LVOT$_D$/2）$^2\times$VTI$_{LVOT}$］/VTI$_{AS-jet}$		
简化连续方程		AVA（cm^2）=［π（LVOT$_D$/2）$^2\times V_{LVOT}$］/V_{AS-jet}		
速度比		速度比＝V_{LVOT}/V_{AS-jet}		
心搏指数		SV$_i$ =［π（LVOT$_D$/2）$^2\times$VTI$_{LVOT}$］/BSA		

注：AS，主动脉瓣狭窄；AVA，主动脉瓣口面积；BSA，体表面积；LVOT，左心室流出道；SSN，胸骨上窝；V，速度；VTI，速度-时间积分。

二尖瓣狭窄：关键测量指标

参数	关键测量指标	临床决策阈值
瓣膜解剖	瓣膜厚度及活动度 钙化 交界融合 瓣下结构受累	

续表

参数	关键测量指标	临床决策阈值
狭窄程度	2D 或 3D 瓣口面积	MVA ≤ 1.5 cm² （重度） MVA ≤ 1.0cm² （极重度）
	平均压力阶差 压力减半时间瓣口面积	存在变异，血流量依赖 ≥150ms （重度） ≥220ms （极重度）
左心房	大小（内径或容积） 经导管球囊扩张术前 TEE 除外血栓	
并发二尖瓣反流	严重程度定性及定量评估	
肺血管床	肺动脉收缩压 右心室大小和功能	＞30mmHg
其他	主动脉瓣受累 左心室大小和收缩功能	

注：MVA，二尖瓣口面积。

二尖瓣瓣狭窄严重程度评估技术细节

评估参数	成像方法	切面	图像采集	测量
二维描绘瓣口面积 （MVA₂ᴅ）	二维	胸骨旁长轴	从心尖向心底扫查，明确二尖瓣最小瓣口	描绘瓣口内缘强回声与无回声邻界面
三维描绘瓣口面积 （MVA₃ᴅ）	三维	TTE 或 TEE	采集二尖瓣口全容积图像，在 x、y、z 三个平面上进行分析	调整图像平面，获得二尖瓣尖水平图像，描绘强回声与无回声邻界面
平均压力阶差 （平均 ΔP）	脉冲（HPRF）或连续波多普勒	心尖四腔心或长轴	保持多普勒声束与二尖瓣狭窄射流方向平行，调整角度以获得平滑的轮廓、清晰的峰值及呈线性的速度下降斜率	描绘速度频谱曲线的最大速度
压力减半时间（ $T_{1/2}$ ）	脉冲（HPRF）或连续波多普勒	心尖四腔心或长轴	同平均压力阶差。调节标尺使速度曲线在屏幕上得到充分显示，HPRF 多普勒噪声通常少于连续波多普勒	自峰值速度起，沿舒张中期线性斜率作直线，MVA = 220/$T_{1/2}$

注：HPRF，高脉冲重复频率；MVA，二尖瓣口面积。

（舒先红　孔德红　译　张梦娜　校）

推荐阅读

指南

1. Baumgartner H，Hung J，Bermejo J，et al：Recommendations on the echocardiographic assessment of aortic valve stenosis：a focused update from the European Association of Cardiovascular Imaging and the American Society of Echocardiography，*J Am Soc Echocardiogr* 30：372-392，2017.

This consensus document updates recommendations for echocardiographic assessment of aortic stenosis severity. Additional details on evaluation of low flow, low gradient aortic stenosis are provided.

2. Baumgartner H，Hung J，Bermejo J，et al：Echocardiographic assessment of valve stenosis：recommendations for clinical practice. From the European Society of Echocardiography and American Society of Echocardiography，*J Am Soc Echocardiogr* 22：1-23，2009.

The original consensus document reviews approaches to the evaluation of mitral valve stenosis. Recommendations are provided for which measurements to use in clinical practice along with details on data acquisition and measurements. Tables summarize the formulas with advantages

and limitations of each. A comprehensive list of references is included.

3. Nishimura RA，Otto CM，Bonow RO，et al：2017 AHA/ACC focused update of the 2014 AHA/ACC guideline for the management of patients with valvular heart disease：a report of the American College of Cardiology/American Heart Association Task Force on Clinical Practice Guidelines，*Circulation* 135：e1159-e1195，2017.

These detailed guidelines（plus the original 2014 document）for management of adults with valvular heart disease include defi-

nitions of hemodynamic severity for valve stenosis and valve regurgitation as shown in the tables for stages of aortic and mitral stenosis.

主动脉瓣狭窄

4. Jander N, Minners J: Aortic stenosis: Disease severity, progression, timing of intervention and role in monitoring transcatheter valve implantation. In Otto CM, editor: *The Practice of Clinical Echocardiography*, ed 5, Philadelphia, 2017, Elsevier, pp 261-287.

Advanced discussion of the echocardiographic approach to the evaluation of aortic stenosis severity with a review of the impact of echocardiographic findings on the clinical decision-making process. Topics covered include stress echocardiography for the detection of symptom onset and evaluation of low output aortic stenosis, other measures of stenosis severity, and the role of echocardiography in following progressive disease. Echocardiographic monitoring of transcatheter aortic valve implantation is reviewed.

5. Otto CM, Prendergast B: Aortic-valve stenosis—from patients at risk to severe valve obstruction, *N Engl J Med* 371 (8): 744-756, 2014.

A concise overview of the causes, disease progression, outcomes and treatment of aortic stenosis including discussion of disease stages and diagnostic testing.

6. Linefsky J, Otto CM: Aortic stenosis: clinical presentation, disease stages and timing of intervention. In Otto CM, Bonow RO, editors: *Valvular Heart Disease*, ed 5, Philadelphia, 2018, Elsevier, (Chapter 9).

Comprehensive chapter on the diagnosis and disease stages of aortic valve disease. Additional chapters in this book address transcatheter aortic valve implantation, including a chapter dedicated to imaging guidance before and during transcatheter valve implantation.

7. Braverman AC, Cheng A: Bicuspid aortic valve disease and associated aortic disease. In Otto CM, Bonow RO, editors: *Valvular Heart Disease*, ed 5, Philadelphia, 2018, Elsevier, (Chapter 11).

Bicuspid aortic valve disease is present in about 1% of the population, and most of these patients will require aortic valve replacement during their lifetime. A bicuspid valve accounts for about 50% of

all aortic valve replacements. Associated dilation of the aortic sinuses and ascending aorta is common and requires careful evaluation by echocardiography and other imaging approaches.

8. Lindman BR, Clavel MA, Mathieu P, et al: Calcific aortic stenosis, *Nat Rev Dis Primers* 2: 16006, 2016.

Review article covering all aspects of calcific aortic valve disease from epidemiology and pathophysiology to medical and surgical management. A useful overview to put the role of echocardiography in perspective.

9. Lindman B, Bonow B, Otto CM: Current management of calcific aortic stenosis, *Circ Res* 113: 223-237, 2013.

Review of the current data on the clinical evaluation of aortic stenosis, including the role of echocardiography, with an emphasis on risk stratification in the asymptomatic patient to optimize timing of valve replacement. Recommendations on clinical and echocardiographic follow-up and on the timing of aortic valve replacement.

10. Clavel MA, Burwash IG, Pibarot P: Cardiac imaging for assessing low-gradient severe aortic stenosis, *JACC Cardiovasc Imaging* 10 (2): 185-202, 2017.

Detailed discussion of the approach to diagnosis in patients who suspected low flow, low gradient aortic stenosis. The recommended steps in evaluation are (1) confirm the accuracy of the standard echo measurements for aortic stenosis severity, (2) identify whether low gradient is related to a low or normal ejection fraction, (3) consider dobutamine stress echocardiography or computed tomographic calcium scoring, and (4) consider whether valve replacement would result in a larger valve area and lower gradient than the current severity of native valve disease.

二尖瓣狭窄

11. Iung B, Vahanian A: Mitral stenosis: patient selection, hemodynamic results, complications and long-term outcomes with balloon mitral commissurotomy. In Otto CM, editor: *The Practice of Clinical Echocardiography*, ed 5, Philadelphia, 2017, Elsevier, pp 395-415.

Review of the use of echocardiography in patient selection, prediction of hemodynamic results, the diagnosis of complications, and long-term outcome after mitral valvotomy. Research applications and alternate approaches are

also discussed.

12. Iung B, Vahanian A: Mitral stenosis. In Otto CM, Bonow RO, editors: *Valvular Heart Disease*, ed 5, Philadelphia, 2018, Elsevier, (Chapter 16).

Chapter providing an overview of mitral stenosis including clinical presentation, diagnosis, natural history and management. The role of echocardiography in predicting outcomes and in selection of patients for transcatheter procedures is discussed in detail.

13. Dreyfus J, Brochet E, Lepage L, et al: Real-time 3D transoesophageal measurement of the mitral valve area in patients with mitral stenosis, *Eur J Echocardiogr* 12 (10): 750-755, 2011.

In 80 patients referred to echocardiography for the evaluation of mitral stenosis, valve area by standard 2D TTE imaging correlated well with 3D TEE valve area and showed no significant difference when the 2D study was performed and interpreted by an experienced operator. The 3D valve area by an inexperienced operator also correlated with the 2D valve area measured by the experienced operator. The authors conclude that 3D TEE mitral valve area is similar to 2D TTE valve area, so 3D TEE is most helpful when TTE images are poor or when operators are less experienced in making this measurement.

三尖瓣狭窄

14. Bruce CJ, Connolly HM: Right sided valve disease in adults. In Otto CM, editor: *The Practice of Clinical Echocardiography*, ed 5, Philadelphia, 2017, Elsevier, pp 651-676.

Advanced discussion for echocardiographers of tricuspid and pulmonic valve disease in adults. Technical details of echocardiographic image acquisition and measurement are provided with numerous example and anatomic correlation.

15. Lin G: Diseases of the tricuspid valve. In Otto CM, Bonow RO, editors: *Valvular Heart Disease*, ed 5, Philadelphia, 2018, Elsevier, (Chapter 23).

Book chapter on the clinical presentation, diagnosis, and management of tricuspid valve disease.

16. Kelly MC, Jennings R, Heron M: Treatment of trivalvular rheumatic heart disease: why it matters where we live, *BMJ Case Rep* 2014: 2014.

Case example of rheumatic tricuspid valve

disease in a patient with rheumatic aortic and mitral valve involvement. Concise discussion of presentation of multivalve involvement with rheumatic heart disease.

肺动脉瓣狭窄

17. Kim Y：Pulmonic valve disease in adults. In Otto CM，Bonow RO，editors：*Valvular Heart Disease*，ed 5，Philadelphia，2018，Elsevier，（Chapter 24 ）. *Pulmonic valve disease in adults usually is congenital in etiology，either isolated pulmonic valve disease or，more commonly，in patients with surgical repair for tetralogy of Fallot. This chapter summarizes the clinical presentation，diagnosis，imaging approach，and clinical management.*

第12章 瓣膜反流

对于瓣膜反流患者，超声心动图评估包括瓣膜解剖结构、反流严重程度、容量负荷增加所致的心腔扩大、心室功能及肺动脉高压程度。在某些病例中，瓣膜反流的临床意义与异常反流的存在有关，而与反流严重程度无关。例如，在胸痛患者中发现主动脉瓣反流且伴有主动脉扩张，就应怀疑主动脉夹层是否存在；而在另外一些情况下（如二尖瓣脱垂），反流的严重程度是外科干预临床决策制订的必要因素。而在原发性瓣膜疾病所致的慢性反流中，反流严重程度及左心室对慢性容量负荷增加的反应是决定手术时机的最重要因素。

一、基本概念

（一）瓣膜反流的病因学

瓣膜反流的病因包括先天性或者获得性瓣叶结构的异常，以及瓣叶支撑结构的异常。例如，即使主动脉瓣解剖结构正常，升主动脉或者主动脉窦扩张也可导致主动脉瓣反流。同理，尽管二尖瓣叶及腱索结构正常，左心室扩张也可导致二尖瓣反流。在大多数患者中，超声心动图检查都可确定瓣膜反流的病因。对于原因不明确者，反流病因的鉴别诊断可限定在几种最可能的情况。超声心动图检查还可以提供反流在病程上是急性或慢性的线索。

在评估主动脉瓣或者二尖瓣解剖结构及反流病因时，如果经胸超声心动图（transthoracic echocardiographic，TTE）因图像质量欠佳，无法做出诊断，经食管超声心动图（transesophageal echocardiography，TEE）检查对于临床诊疗决策的制订可能会有帮助。对于主动脉疾病，升主动脉常在TTE上显示欠佳，此时需要TEE、CT或者MRI完全显示疾病的范围及严重程度。

（二）瓣膜反流的流体动力学

在很多方面，反流瓣膜（图 12.1）与狭窄瓣膜的流体动力学类似，具有以下特征：

- 反流口面积（regurgitant orifice area，ROA）
- 高速反流束
- 近端血流汇聚区
- 下游血流分布区
- 前向血流容积流量增加

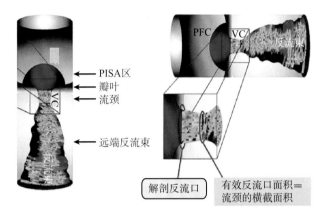

图 12.1 反流束的三个组成部分：近端等速表面积（proximal isovelocity surface area，PISA）区，即近端血流汇聚（proximal flow convergence，PFC）区；流颈（vena contracta，VC）；远端反流束。有效反流口面积定义为反流束最窄处的孔口截面积，常出现在瓣叶解剖反流口远端

引自 Roberts BJ，Grayburn P：Color flow imaging of the vena contracta in mitral regurgitation：technical considerations. J Am Soc Echocardiogr 16：1002-6，2003.

尽管瓣膜关闭不全的解剖结构相当复杂，但可认为瓣膜有一个反流口，以简单的生理学术语来说，其特征是反流口通过高速层流反流束（表 12.1）；如简化的伯努利方程 $\Delta P = 4V^2$ 所述，该高速层流反流束的瞬时速度（V）与经过瓣膜的瞬时跨瓣压力阶差（ΔP）有关。用连续波多普勒记录高速反流束，可以评估该瓣膜两侧两个心腔之间压力阶差变化的时间进程。

表 12.1 瓣膜反流的流体动力学与诊断方法的关系

流体动力学特征	诊断方法
通过反流口的质量守恒	连续方程计算反流口面积
通过反流口的高速反流束	连续波多普勒频谱的压力-速度关系
近端血流汇聚	近端等速表面积
反流口下游的血流分布	反流流入心腔的反流束面积
经过瓣膜的血流容积流量增加	反流瓣膜的前向每搏量减去正常瓣膜的前向每搏量

在反流瓣膜的上游侧，靠近瓣膜反流口时存在血

流加速现象，该血流加速现象会在靠近瓣膜反流口的上游侧形成近端等速表面积（proximal isovelocity surface area，PISA），其与二尖瓣狭窄时在左心房侧观察到的类似。近端等速表面积乘以混叠速度，提供了一种定量评估反流量的方法。反流束的最窄部分，也就是流颈，通常位于反流口下的稍远端；流颈直径反映反流口面积。

当高速反流束进入接受反流的心腔时，反流束的层流形态会变得紊乱，成为非层流形式，具有多种血流速度及多个血流方向。反流口下游反流束分布的大小受生理因素及仪器参数的双重影响，因而对于量化瓣膜反流的严重程度用处较小（表 12.2）。此外，反流束的形态和方向还受反流口解剖结构和朝向、跨瓣膜的驱动力及接受心腔的大小和顺应性的影响。如果反流束与反流口下方的心腔壁之间的距离在临界范围内，反流束则被"拉"向相邻心腔壁（如左心房二尖瓣反流），其也可以被"拉"着流向其他血流方向（如主动脉瓣反流合并二尖瓣狭窄）。在彩色多普勒成像时，与中心性反流相比，黏附于心腔壁的偏心性反流具有较小的二维反流束面积及三维反流束容积，这是因为偏心性反流束由于黏附于瓣叶或心腔壁，受其阻挡，不能充分展开；而中心性反流束则不受阻挡，在心腔能充分展开。

表 12.2 影响反流束大小及形态的因素

生理性因素
反流的容积
反流的驱动压
反流口的形态和大小
反流流入心腔壁的顺应性
反流束撞击心腔壁
反流在心动周期的持续时间
并存的其他反流或血流的影响
技术性因素
超声仪器的增益
尼奎斯特极限（脉冲重复频率）
探头频率
帧频
成像切面
深度
信号强度

（三）容量负荷过重

在瓣膜反流患者中，"总每搏量"是指心室在单次搏动中泵出的总血容量。前向每搏量是指输送到外周

循环的血容量，而反流量是指通过异常瓣膜返回的血容量（图12.2）；前向每搏量与通过异常瓣膜返回的血容量之和即为心室在单次搏动中泵出的总血容量。

二尖瓣反流

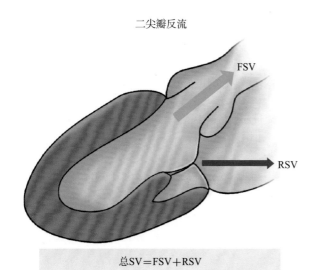

总SV=FSV+RSV

图12.2　总每搏量、前向每搏量及反流每搏量。二尖瓣反流时，总每搏量（总SV）为反流每搏量（RSV）与前向每搏量（FSV）之和

慢性瓣膜反流导致心室容量负荷进行性加重。左心室容量负荷过重会导致左心室扩张，而室壁厚度正常，从而左心室质量增加。慢性左心室容量负荷过重的一个重要临床特征是，在没有症状的情况下，收缩功能会发生不可逆转的下降。事实上，当反流存在时，由于心室负荷状态的改变，尽管射血分数还维持正常，心肌收缩力仍可发生不可逆转的下降。

超声心动图定期随访评估左心室大小和收缩功能是临床评估的标准方法，但有两个因素可能会限制该方法的可靠性。首先，图像质量欠佳或记录技术不恰当可导致数据测量有误，因此，测量左心室大小时，需要确保测量径线垂直于左心室的长轴和短轴，并调节仪器设置以获取清晰的心内膜边界；而准确描绘舒张末期与收缩末期心内膜边界以计算心室容积，取决于心内膜边界的清晰界定，标准的、无短缩的心室长轴切面及训练有素且经验丰富的操作者。如果二维成像心内膜边界显示不清，应使用左心声学造影剂来改善心内膜的识别，以提高左心室容积和射血分数测量的准确性。三维（three-dimension，3D）测量左心室容积避免了左心室短缩，且无须几何学假设，如果可行，应使用三维评估（见第6章）。

其次，还必须考虑左心室测量结果的可重复性。总体的可重复性包括记录数据时的偏差、测量数据时的偏差及生理状态的差异（如心率和负荷状态两次测量时的差异），其均可影响测量结果。这些测量差异性的来源可影响所有成像方法。在系列研究时，建议比较并列图像上的测量值，并考虑每种方法测量变异

的极限。应用二维超声引导M型测量，如果间隔一定时期，收缩末期或舒张末期的测量径线前后变化大于8 mm，则表示有确切的临床变化。而应用二维超声心动图，在同一实验室进行的一系列研究中，心室容积或射血分数的前后变化超过10%时，则表明有显著变化。三维容积在记录和测量数据时具有较低的变异性，但仍会受到生理变异的影响。

（四）瓣膜反流的检测

瓣膜反流可通过以下两种方法检测：

■彩色血流成像

■连续波多普勒超声

尽管解剖学成像提供了有关瓣膜装置和心室功能的详细信息，但它只是瓣膜反流是否存在的间接证据。在左心房和左心室扩大的情况下发现二尖瓣解剖异常，提示可能存在二尖瓣反流（mitral regurgitation，MR），但直接确认或排除诊断需要多普勒检查。虽然一些M型检查结果对于诊断瓣膜反流具有特异性（如主动脉瓣反流中二尖瓣前叶的高频抖动现象），但是这些检查结果不够敏感，无法可靠地排除瓣膜功能障碍。

彩色血流成像对反流的检测是基于对反流口下游血流扰动的识别来实现的。当仪器设置和检查技术处于最佳状态时，与血管造影相比，彩色血流成像对检测瓣膜反流非常敏感（＞90%）且极其特异（近100%）。事实上，彩色血流成像如此敏感，以至于经常检测到听诊听不到杂音的反流；正如血管造影所示，这些病例通常都是真正的阳性病例。当血流信号的来源或出现时间发生误判时，彩色血流成像可能会出现假阳性结果，如正常的肺静脉血流进入左心房有时会被误判为二尖瓣反流。当声窗欠佳或声能因深度衰减而信号强度较低时，也可以出现假阴性结果。假阴性结果还可发生于彩色血流参数设置不准确，或者检查者未能多切面全面评估瓣膜时。彩色血流成像检测瓣膜反流的其他重要参数包括帧频、尼奎斯特极限速度、彩色增益及彩色速度-方差显示。

连续波多普勒检测瓣膜反流是基于对通过反流口的高速反流束的识别。连续波多普勒的一个优势是，当从心尖切面记录时，瓣膜水平的波幅较宽；可通过频谱的速度、形态、持续时间及相关前向血流信号来正确识别反流信号的起源（图12.3）。

（五）正常个体的瓣膜反流

少量反流，也就是通常所说的生理性反流，在正常个体中存在相当高的比例（图12.4）。典型的生理性反流表现如下：

■空间上，反流局限于瓣叶对合点邻近的小片区域

■持续时间短

■仅有较小的反流容积

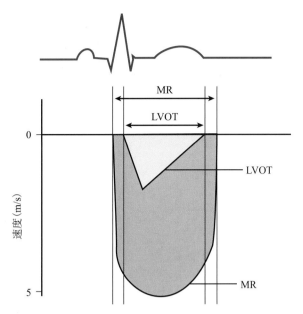

图12.3　二尖瓣反流和左心室流出道血流信号的相对持续时间。二尖瓣反流从等容收缩开始一直持续到等容舒张期结束；而左心室流出道前向血流持续时间较短，仅在射血期出现。MR，二尖瓣反流；LVOT，左心室流出道

仔细检查瓣膜反流，可在70%～80%的正常人群中检出二尖瓣反流，在80%～90%的正常人群中检出三尖瓣反流（tricuspid regurgitation，TR），在70%～80%的正常人群中检出肺动脉瓣反流（pulmonary regurgitation，PR）；这种轻度的反流是正常的，无不良临床影响。超声心动图检查正常的年轻人中只有很小一部分（5%）发现主动脉瓣反流（aortic regurgitation，AR），但可检测到的主动脉瓣反流发病率随着年龄的增长而增加；这种少量主动脉瓣反流的临床意义尚不清楚。

二、定量评估反流严重程度的方法

瓣膜反流的严重程度通常用半定量方法描述为轻度、中度或重度（表12.3）。彩色多普勒反流束的大小无法准确评估反流严重程度；其他半定量的方法包括：

■ 流颈宽度（vena contracta width，VCW）

■ 与前向血流相比，反流连续波多普勒的信号强度

■ 压力减半时间（评估主动脉瓣反流）

■ 远端血流逆流

此外，针对反流严重程度的几种定量测量（见附录B，表B.15）已得到充分验证，包括：

■ 反流容积

■ 反流分数

■ 反流口面积

反流容积（regurgitant volume，RVol）是指通过瓣膜反流的容积流率，表示为瞬时流率（以ml/s为单位），或者（更准确地）表示为心动周期内，以毫升/心搏为单位的平均流率；反流容积可通过三种不同的方法计算：

■ PISA法流率

■ 通过反流瓣膜的前向血流容积减去通过另一个可参考瓣膜的前向血流容积

■ 二维Simpson法计算的总的左心室每搏量（$SV_总$）减去多普勒法计算的左心室前向每搏量

反流分数（regurgitant fraction，RF）为

$$RF = RVol/SV_总 \qquad (12.1)$$

反流口面积（regurgitant orifice area，ROA）是

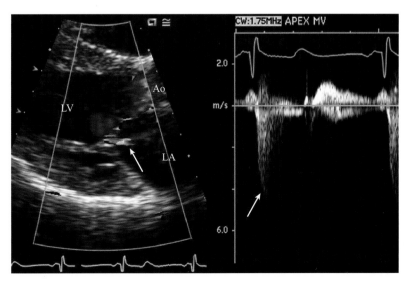

图12.4　正常二尖瓣反流。彩色多普勒（左）和连续波多普勒（右）记录的正常个体"生理性"二尖瓣反流。其彩色血流信号局限于瓣叶对合点附近的小片区域（左图箭头所指）；而与前向血流信号相比，反流的连续波多普勒信号强度低，且频谱不完整，只在收缩早期出现（右图箭头所指）。Ao，主动脉；LV，左心室；LA，左心房

表12.3　多普勒方法评估瓣膜反流

方法	多普勒参数	局限性	与其他成像方式相关性
彩色血流成像	反流束起源 反流束方向 反流束大小	受技术和生理因素影响	左心室或主动脉造影 CMR血流显像
连续波多普勒	信号强度 频谱形态	定性评估	侵入性血流动力学 CMR速度数据
流颈宽度	反流束起源处宽度	流颈宽度绝对值较小，需仔细准确测量	CMR血流显像
近端等速表面积（PISA）	计算RVol及ROA	偏心性反流准确性较低 只能计算反流峰值流速对应的RVol及ROA	CMR血流显像
心脏两个位点的容积流量	计算RVol及ROA	烦琐复杂	侵入性RVol及反流分数 CMR测量容积流量
远端血流逆流	肺静脉（二尖瓣反流） 主动脉（主动脉瓣反流） 肝静脉（三尖瓣反流）	定性评估，受充盈压及心房颤动影响	无

注：RVol，反流容积；ROA，反流口面积；CMR，心脏磁共振。

基于连续方程原理，根据反流容积和反流束的速度-时间积分（VTI_{RJ}）计算出来的，这是因为通过反流口近端和通过反流口的反流容积是相等的，

$$RVol = ROA \times VTI_{RJ} \qquad (12.2)$$

因此，反流口面积可用下面公式求出：

$$ROA = RVol/VTI_{RJ} \qquad (12.3)$$

RVol单位用cm^3表示，VTI_{RJ}单位用cm表示，ROA单位用cm^2表示。

（一）彩色多普勒成像

1.反流束大小及形态

过去，基于反流束在接受心腔中的分布大小，反流严重程度常分为1＋（轻度）到4＋（重度）；然而，这种分级系统非常不准确，特别是当反流超过轻度时，在区分中度和重度反流时，反流束面积有大量重叠。另外，由于增益和其他仪器设置及生理变化，彩色多普勒成像也会有明显变化。因而，反流束的长度或面积是评估反流严重程度的不可靠指标，不应参与患者临床决策的制订。

反流束的彩色血流成像在临床上仍可用于检测瓣膜反流是否存在，评估反流时间及了解反流病因（图12.5，图12.6）。由于彩色血流成像基本上还是脉冲多普勒超声，只是其信号处理和显示格式略有不同，因此，务必牢记信号混叠依然存在。然而，血流成像的有用性取决于多普勒信号的时间和空间位置，而不取决于绝对的血流速度。因此，信号混叠不会限制血流成像的应用，实际上，其会增强对异常流动模式的评价。另外，即使反流束方向与声束方向不平行，声窗与反流方向呈一定角度，血流成像也可完成。这些

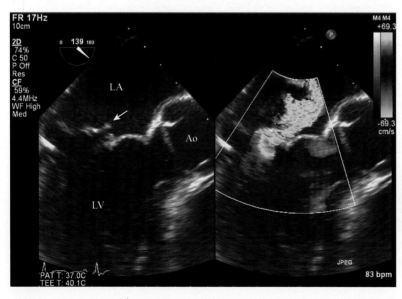

图12.5　经食管超声心动图显示偏向前叶侧的二尖瓣反流。经食管超声心动图长轴切面显示部分二尖瓣后叶呈连枷样改变（箭头所指）；彩色多普勒显示反流束偏向前叶侧（右）也证实二尖瓣反流是由单纯后叶功能障碍所致。经过二尖瓣口反流束的宽度，也就是流颈宽度的测量值符合重度二尖瓣反流特征。Ao，主动脉；LV，左心室；LA，左心房

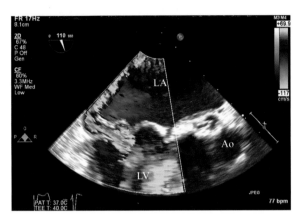

图 12.6　经食管超声心动图显示偏向后叶侧的二尖瓣反流。经食管超声心动图长轴切面显示部分二尖瓣前叶呈连枷样改变，反流束偏向后叶侧（与病变瓣叶相对）；流颈宽度符合重度二尖瓣反流特征。Ao，主动脉；LV，左心室；LA，左心房

声窗使探头和感兴趣血流区之间的距离更短，从而产生更好的信噪比。例如，主动脉瓣反流可从胸骨旁切面得到更好的评估（图 12.7）。虽然胸骨旁长轴切面主动脉瓣反流方向几乎垂直于声束，但由于反流束内的多向性血流特征，超声心动图仍可检测到舒张期的血流分布。当然，这些切面声束与血流方向存在夹角且速度超过脉冲多普勒模式下的尼奎斯特极限，因此，无法准确测定血流速度。

彩色血流成像显示的反流束因超声仪器、探头频率及特定的仪器设置不同而有所不同。对所见反流束的正确解释依赖于使用特定仪器的经验及对于仪器设置对视觉显示影响的了解。在大多数仪器上，"方差"彩色标尺设置会使绿色反流信号叠加在正常的红-蓝血流模式上，而"速度"标尺设置会在反流束上产生红-蓝及白像素嵌合的马赛克效果。因为该设置的目标是以切面成像格式识别异常血流信号的位置和时相，所以，只要准确显示反流分布的边界，所使用的精确彩色标尺就不是特别重要。

考虑到脉冲多普勒彩色血流成像的物理特性，需要注意的是，异常的彩色模式并不代表异常的血流。即使在正常的心内血流状态下，也可观察到异常的彩色模式。例如，正常情况下通过主动脉瓣的前向血流为层流，当其血流速度超过尼奎斯特极限时，就会导致信号混叠，从而出现异常的"彩色模式"。相反，如果血流速度在相应深度的尼奎斯特极限内，则异常血流信号不能显示差异或五彩镶嵌的马赛克效果。例如，在低速的肺动脉瓣反流中，即使血流模式异常，也会展现为均匀的颜色。如果每个实验室的仪器设置和流程都标准化，那么彩色图像的解释在每个研究中将比较一致。

对于彩色血流成像，推荐的仪器设置如下：

■ 相应成像深度的最大尼奎斯特极限（60～80cm/s）

■ 彩色增益调整为刚好在无运动区消除随机的彩色斑点

■ 帧频调节至最大（如通过减小扇角及降低深度）

■ 彩色速度-方差显示标尺一致

评估与瓣膜关闭和 QRS 波群有关的血流信号的准确时相，有助于正确识别血流信号。在彩色血流成像时，帧频远低于脉冲或连续波多普勒的采样频率，因此牺牲了时间分辨率以获取空间分辨率。同步记录心电图对于彩色血流图像的逐帧分析至关重要，其可确认涡流出现的准确时相。

2. 流颈

流颈（vena contracta，VC）是指反流束最窄处的直径，反映的是反流口的直径，其优点是不受反流

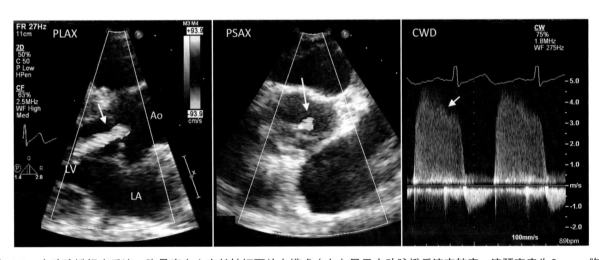

图 12.7　主动脉瓣轻度反流。胸骨旁左心室长轴切面放大模式（左）显示主动脉瓣反流束较窄，流颈宽度为 3mm；胸骨旁主动脉瓣短轴切面（中）瓣膜平面正下方也显示一个小的中心性反流束（箭头所指）；与收缩期前向血流频谱相比，连续波多普勒（右）显示出微弱的舒张期血流信号（箭头所指），其具有主动脉瓣反流的典型速度和频谱特征。PLAX，胸骨旁左心室长轴；PSAX，胸骨旁主动脉瓣短轴；CWD，连续波多普勒；Ao，主动脉；LV，左心室；LA，左心房

流率和反流压力阶差的影响，并且受仪器设置的影响较小。然而，流颈直径的绝对值较小，小的测量误差即导致大的错误而影响反流严重程度的评估，因此获取理想的原始数据并准确测量非常重要。为优化图像的时间和空间分辨率，推荐的测量流颈的切面为

- 垂直于反流束宽度
- Zoom局部放大模式
- 窄扇角
- 最浅深度

为准确识别流颈，需要调整探头角度以最大程度地显示近端加速区及反流束远端分布区（图12.8）。

流颈直径随反流口面积的动态变化而变化，如因二尖瓣脱垂而发生的收缩晚期二尖瓣反流。然而，在急性反流时，流颈宽度仍然是准确的，反流束面积则具有误导性。流颈区域的三维成像显示出了前景，特别是对于非对称性的反流口，但该技术受到低帧频限制，即使采用TEE成像，也很难获得足够质量的三维彩色图像（图12.9）。

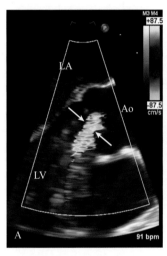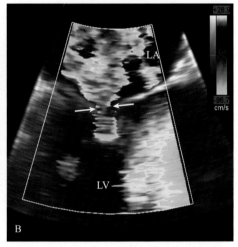

图12.8　流颈测量。A.经食管超声心动图（TEE）长轴切面显示偏心性主动脉瓣反流束。长轴切面可识别主动脉瓣反流近端血流汇聚区及其下游反流束分布区；流颈即为反流束血流汇聚区和下游分布区交界处的最窄部分；测量流颈宽度时要垂直于反流束方向（箭头所指）。B.TEE成像时，二尖瓣反流束的流颈宽度要在四腔心切面测量，其为近端血流汇聚区（左心室面）与下游分布区（左心房面）交界处的最窄部分（箭头所指）。TEE成像很难得到垂直于二尖瓣反流束的切面，但可使用较窄的扇区宽度和放大模式提高测量精度。Ao，主动脉；LV，左心室；LA，左心房

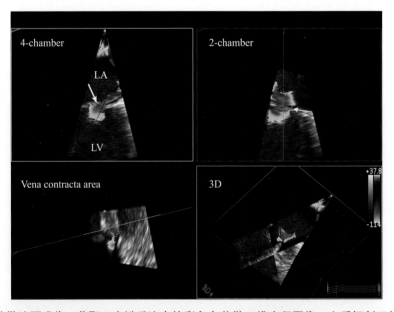

图12.9　三维彩色多普勒流颈成像。获取二尖瓣反流束的彩色多普勒三维容积图像，之后切割三维图像，以显示相当于二维四腔心切面的视图（左上），箭头所指为流颈所在位置。四分屏上颜色边框和线条相匹配，因此四腔心切面视图中的红色线条所切割平面对应于红色边框所示的两腔心切面视图（右上），依此类推。反复调整这些图像平面，以获取显示流颈面积的短轴切面视图，该面积相当于反流口面积，此例测量值为0.6cm²。右下角的3D图像显示了三个图像平面之间的相对方向。三维彩色多普勒的优势是可以可视化反流区域，但帧频低导致分辨率低是其主要缺点。3D，三维；LV，左心室；LA，左心房；4-chamber，四腔心；2-chamber，两腔心；Vena contracta area，流颈面积

3.近端血流汇聚

彩色血流成像可通过测量反流口近端的血流汇聚区计算反流容积流率。理论上，血流接近瓣膜平面会加速形成一系列等速表面，这些等速表面在反流口会产生高速反射流束。紧邻反流口，这些等速表面小、血流速度快；而距反流口越远，等速表面就越大，血流速度越慢。根据多普勒技术计算容积流量的原理，在反流时相周期取均值时，源于PISA法的容积流率（指反流血流容积流率）为（图12.10）

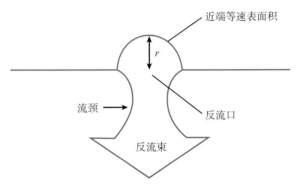

$$R_{FR} = PISA \times 混叠速度$$
$$ROA = R_{FR}/V_{RJ}$$
$$RVol = ROA \times VTI_{RJ}$$

图12.10 近端等速表面积概念图。血流接近反流口会加速，这种加速现象会在反流口近端产生一个半球形的近端等速表面积（PISA）；该半球形半径用于计算PISA，彩色多普勒混叠速度用于计算瞬时反流流率（R_{FR}）；瞬时反流流率（R_{FR}）除以反流峰值速度（V_{RJ}）可估算反流口面积（ROA）；反流口面积（ROA）乘以反流速度-时间积分（VTI_{RJ}）则可计算出反流容积（RVol）。r，半径

$$反流流率＝PISA \times 混叠速度 \qquad (12.4)$$

PISA的速度是PISA区外缘表面处的血流速度，是血流汇聚区表面，也就是红色和蓝色血流反转的交界边缘的血流速度（图12.11），在这个表面上，各个点的血流速度都相等；血流速度已知，即为仪器彩色血流标尺所示的尼奎斯特极限。为了最优显示PISA大小，准确计算反流流率，需要放大图像，在30～40cm/s调节尼奎斯特极限速度，这可以通过改变朝向血流方向的基线来实现。

当接近反流口的血流速度超过尼奎斯特极限速度时，则出现色彩倒错的血流汇聚区；由于PISA法假设这种等速表面是半球形，通过调节尼奎斯特极限速度使近端血流等速表面为半球形，等速表面距反流口中央的距离r可通过直接测量色彩倒错区边缘距反流口的轴向距离得知，因此等速表面处面积为

$$PISA = 2\pi r^2 \qquad (12.5)$$

注意，计算反流容积的PISA法类似于计算狭窄瓣膜近端的每搏量。这两种方法的不同之处在于：①不同的近端血流速度流线形状；②指定位置血流速度的测定是应用彩色血流，而不是脉冲多普勒；③当使用单帧图像的彩色数据时，需对反流持续时间进行平均。

应用式（12.3），PISA法结合连续波多普勒可通过反流口测量的速度-时间积分计算反流口面积。大

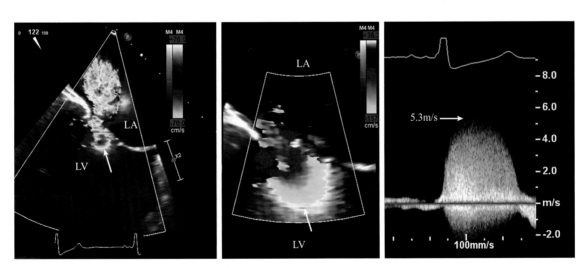

图12.11 近端等速表面积成像。TEE长轴切面显示二尖瓣反流（左），彩色多普勒参数设定为该深度的默认值（两个方向的混叠速度均为73cm/s）；该图像可显示近端等速表面积（PISA）（箭头所指），但其形态不是半球形，因此准确测量存在误差。在同一成像平面（中），应用Zoom放大模式聚焦近端反流束形态，PISA（箭头所指）可通过以下方式进行优化：①应用Zoom放大模式降低深度，缩小扇区；②将彩色速度基线沿反流方向调节至30～40cm/s。该示例在混叠速度为36cm/s时，PISA半径为1.1cm（$PISA = 2\pi r^2 = 7.6cm^2$），瞬时反流流率为273ml/s；连续波多普勒（右）测量的二尖瓣反流峰值流速为5.3m/s，因此反流口面积为0.52cm²，符合重度二尖瓣反流特征。该图与图12.9为同一名患者。LV，左心室；LA，左心房

多数临床医师不将反流持续时间内的PISA值进行平均，而是根据最大反流流率（R_{FR}，单位是ml/s）和二尖瓣反流最大反流速度（V_{MR}，单位是cm/s）来计算瞬时最大反流口面积（ROA_{max}，单位为cm^2）：

$$ROA_{max} = R_{FR}/V_{MR} \qquad (12.6)$$

这种方法假定R_{FR}和V_{MR}发生在心动周期的同一时刻。应用PISA法时，所使用切面声束应与血流方向平行；PISA法评估二尖瓣反流时，一般在心尖四腔心切面采用窄扇角和局部放大模式（即仪器上的Zoom模式），通过在一定范围内调节尼奎斯特极限速度优化半球形的血流汇聚区边界，使其清晰可视。PISA法假设的等速表面是半球形，应用的是半球形公式计算等速表面积，如果PISA是半椭圆形，或者反流口非平面，就应采用其他方法，或者在计算时进行适当的角度矫正。

（二）连续波多普勒法

连续波多普勒显示的瓣膜反流频谱可为瓣膜反流严重程度提供以下信息：

- 与前向血流相比，反流信号的密度
- 前向血流的速度
- 时间-速度频谱曲线的形状

第一，信号密度与产生反流信号的血细胞数量成正比。由于超声束相对较宽，且能记录来自整个波束长度的信号，只要适当调整声束方向，就能将大部分反流束包围在波束中。将同一瓣膜反流信号与前向血流信号的频谱密度进行比较，对定性评估该瓣膜的反流严重程度特别有帮助（图12.11）。反流信号弱（频谱密度低，或稀疏不完整）反映的是轻度反流，而反流信号密度几乎与前向血流频谱密度相等，则为重度反流。与前向血流信号相比，中度反流具有中等程度的信号密度。

第二，通过反流口的前向血流速度可提供有用信息。反流导致通过瓣膜的前向血流容积流率增加，其表现为通过该瓣膜的前向血流速度增加；反流程度越重，前向血流速度越快。当然，是否同时存在瓣膜狭窄情况也要考虑。

第三，速度曲线的形状取决于通过反流瓣膜的压力阶差时间变化。如伯努利方程所示，每一瞬时速度都与通过瓣膜的瞬时跨瓣压力阶差相关。左心室正常收缩压为100～140mmHg，左心房正常收缩压为5～15mmHg，因此，左心室与左心房收缩期压力阶差为85～135mmHg。因而，二尖瓣反流速度曲线通常显示的最大速度为5～6m/s。当心室功能正常时，收缩期二尖瓣反流速度快速加速至峰值速度，且在收缩期保持高速度；舒张期瓣膜开放前，二尖瓣反流速度迅速下降。二尖瓣反流时，收缩末期左心房压力升高（v波）会导致收缩晚期左心室与左心房之间的瞬时压力阶差下

降，从而导致瞬时反流速度下降（图12.12）。

同样，主动脉瓣反流速度曲线的形状取决于主动脉瓣舒张期压差的时间变化过程。当左心室舒张末期压力较低，而主动脉舒张末期压力正常或轻度降低时，整个舒张期通过瓣膜的压差（高流速）较大，压力下降速度较慢（图12.13）。急性或重度主动脉瓣反流会导致左心室和主动脉的压力迅速达到平衡，表现为舒张期反流速度下降更快。

连续波多普勒曲线的效用在很大程度上取决于数据记录的技术因素及正确的数据解释。高速反流信号的优化方法如下：

- 频谱扫描速度调节为100mm/s
- 调节速度范围，使感兴区信号适合并充满屏幕
- 壁滤波设置为最大水平
- 灰度增益和动态增益调整为可以显示速度曲线的暗色外缘
- 多声窗检查
- 调整探头的角度和位置

患者需采取最佳体位，调整探头角度，进行多个声窗检查，以确保声束方向和反流方向接近平行，避免低估血流速度。使用专用的小型连续波多普勒探头通常有助于检查，并可提供比二维超声引导的连续波

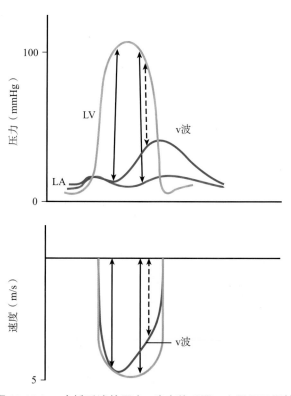

图12.12　二尖瓣反流的压力-速度关系图。上图显示慢性（黄线）和急性（蓝线）二尖瓣反流时左心室和左心房压力及多普勒速度曲线。注意，速度曲线的形态反映了左心室和左心房之间压力差的变化；因此，收缩末期左心房压的升高（v波），在多普勒曲线上反映为一个较快的速度下降。LV，左心室；LA，左心房

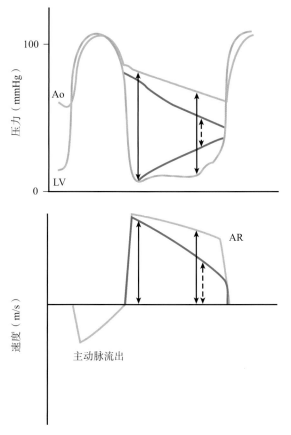

图12.13　主动脉瓣反流的压力 - 速度关系图。该图显示慢性（绿线）和急性（蓝线）主动脉瓣反流（AR）时左心室和中心主动脉压力及相应的多普勒速度曲线。正如伯努利方程所述，速度曲线的形态与跨瓣的瞬时压力差有关。急性AR时，主动脉压下降较快，左心室舒张压上升也较快，从而导致多普勒曲线上的减速斜率陡直。Ao，主动脉；AR，主动脉瓣反流；LV，左心室

多普勒更好的信噪比。此外，二维图像往往会分散检查者的注意力，使其很难专注于高速血流信号的寻找。彩色血流成像仅提供二维信息，对最佳连续波多普勒信号的定位价值有限，高速平面的血流方向仍然未知。时间因素也会影响数据质量，如果在反流时相反流束方向发生变化，在解释速度曲线的形状时就需要谨慎。

（三）远心端血流逆流

当房室瓣反流足够严重时，反流束会使心房内大量的血流发生移位，从而可在进入心房的静脉中见到血流逆流。重度三尖瓣反流时，从上、下腔静脉进入右心房（RA）的正常收缩期流入模式被逆转；将脉冲多普勒取样容积置于肝中静脉，就可显示逆流血流信号（图12.14）。重度二尖瓣反流可导致从肺静脉流入左心房的正常收缩期流入模式被逆转；这通常很难在TTE检查中显示，因为肺静脉处于远场造成信号衰竭，但却很容易通过TEE记录到（图12.15）。由于正常的静脉流入模式常与其他心律（如心房颤动）不一致，肺静脉（用于二尖瓣反流）或肝静脉（用于三尖

瓣反流）的收缩期血流逆流仅在窦性心律时才使用。

半月瓣反流时，血流通过关闭不全的瓣膜流入心室，会导致相关大血管内的血流逆流。从瓣膜平面到相关大血管血流逆流延伸的距离与反流容积成正比。例如，重度主动脉瓣反流时，在腹主动脉近心端可见到全舒张期的血流逆流；而中度主动脉瓣反流时，全

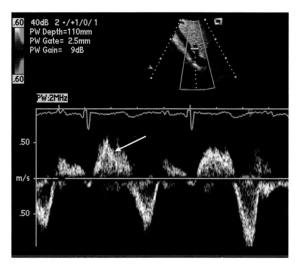

图12.14　正常窦性节律重度三尖瓣反流时，肝静脉收缩期血流逆流。肋下切面，将取样容积置于肝中静脉；重度三尖瓣反流时，在肝静脉速度曲线上可看到收缩期血流逆流（箭头所指）；舒张期也可看到前向血流进入右心房

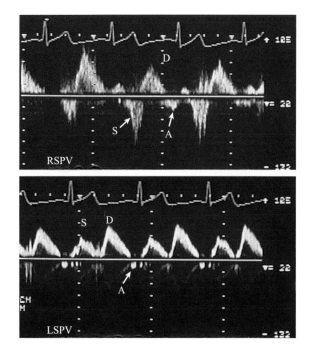

图12.15　正常窦性节律重度二尖瓣反流时，肺静脉收缩期血流逆流。一例偏心性、反流束射向前内侧的重度二尖瓣反流患者，TEE成像可见：右上肺静脉（RSPV）多普勒速度曲线（上）显示收缩期血流逆流（S，箭头所指）；左上肺静脉（LSPV，下）多普勒速度曲线显示收缩期血流频谱变钝。A，心房逆流；D，舒张期血流；S，收缩期血流

舒张期血流逆流仅延伸至胸降主动脉。

（四）心腔内两个位点的容积流量

每次心搏的反流容积可通过心腔内两个位点的二维直径测量结合脉冲多普勒血流速度计算。总每搏量由反流瓣膜的前向血流量计算，即瓣口的横截面积乘以跨瓣前向血流的速度-时间积分。前向每搏量则由另一不同（无反流）瓣膜的前向血流量计算得出（图12.16）。

例如主动脉瓣反流时，经主动脉的每搏量（SV）代表总的左心室（LV）每搏量，可通过下列公式计算：

$$SV_{总} = CSA_{LVOT} \times VTI_{LVOT} \quad （12.7）$$

式中CSA指横截面积，VTI指速度-时间积分，LVOT指左心室流出道。前向每搏量用通过二尖瓣环（MA）流入左心室的血流量表示，这是因为每个心动周期充盈心室的血液量等于输送到外周身体的血液量，可通过下列公式计算：

$$SV_{前向} = CSA_{MA} \times VTI_{MA} \quad （12.8）$$

主动脉瓣反流时，计算前向每搏量的心腔内位点还可以选择肺动脉和右心室（RV）流入道区域。反流容积可通过下列公式计算：

$$RVol = SV_{总} - SV_{前向} \quad （12.9）$$

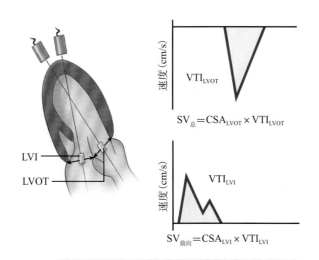

Regurg. $SV = SV_{总} - SV_{前向}$

图12.16　通过反流瓣膜与正常瓣膜的容积流量测量概念图。图示通过测量心腔内两个位点的跨瓣容积流率计算主动脉瓣的反流每搏量（Regurg.SV）。经主动脉的血流量由左心室流出道（LVOT）的横截面积（CSA）和速度-时间积分（VTI）计算得到，代表总每搏量。经过二尖瓣的血流量由二尖瓣环（MA）的横截面积和经MA流入左心室（LVI）的血流速度-时间积分计算得到，代表前向每搏量。反流每搏量是总每搏量和前向每搏量之差。SV，每搏量

反流分数和反流口面积可用式（12.1）和式（12.3）计算出来。另外，总每搏量还可以从左心室的二维或三维图像上，通过准确识别舒张末期及收缩末期心内膜边界而描绘得出。

系列动物模型及入选患者研究已证实，通过心腔内两个位点的容积流量计算反流分数和反流量是准确的；然而，由于直径和横截面积之间存在平方关系（$CSA = \pi r^2$），直径测量的小误差会导致横截面积计算的较大误差。容积流量测量的其他潜在缺陷已在第6章详细讨论。在成像质量良好的情况下，该方法能够准确量化瓣膜反流严重程度；其他情况下，比较反流瓣膜和无反流瓣膜的前向血流速度-时间积分（或峰值流速），其作为相对每搏量，对评估瓣膜反流也有帮助。

（五）局限性和替代方法

超声心动图是评估瓣膜反流的临床标准。当超声心动图的解释数据来自几种潜在评估方法的整合时，其诊断价值就会增加。不同的评估反流严重程度的方法并不烦琐冗余，而是相互交叉验证。当其他数据质量更好的方法显示出不同的结果时，就会发现另一种方法的错误或局限性。当前指南建议基于多种定量和半定量的综合方法评估瓣膜反流严重程度，并要考虑到瓣膜解剖、左心室大小、收缩功能及肺动脉压。由于瓣膜反流随负荷情况而动态变化，超声心动图检查时记录血压是必要的。

当TTE数据不理想时，则需要进行TEE检查。如果临床决策需要进一步的数据，还需要考虑其他方法。心脏磁共振成像可提供心室大小、收缩功能及反流量和反流分数的定量测量（图12.17），而且，在量化主动脉瓣反流方面，它比超声心动图重复性更好。心导管技术可用于测量心腔内压力、用造影方法显示瓣膜反流及定量计算反流严重程度。

三、主动脉瓣反流

对于主动脉瓣反流患者，超声心动图不仅可评估反流是否存在，还可评估引起反流的病因、反流严重程度及反流对左心室大小和功能的影响。

（一）瓣膜装置的诊断成像

主动脉瓣反流既可由主动脉根部异常引起，也可由瓣叶本身异常所引起（表12.4）。引起主动脉瓣狭窄的病变（先天性二叶主动脉瓣、钙化性瓣膜病变及风湿性心脏病）也可导致主动脉瓣反流，这是因为瓣叶弹性或形态的改变会导致舒张期瓣叶关闭不全。这些诊断的影像学表现已在第11章讨论。

引起主动脉瓣反流的其他疾病包括瓣膜黏液样变性，其除了影响二尖瓣外，还可影响主动脉瓣；在二维或三维图像上，瓣叶增厚冗长，舒张期瓣叶轻微脱垂进入左心室流出道；正常半月形瓣叶舒张期扭曲变

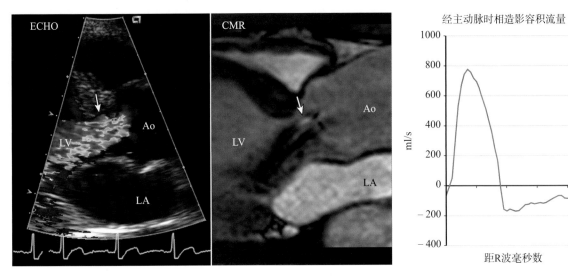

图12.17 心脏磁共振成像定量主动脉瓣反流。二叶主动脉瓣导致重度主动脉瓣反流（AR，箭头所指）的彩色多普勒成像（左）和心脏磁共振成像（CMR）（中）。使用这个脉冲序列，主动脉瓣反流在浅色的左心室腔内显示为黑色的空隙。CMR经主动脉容积流率曲线（右）可定量AR严重程度，其中收缩期曲线下面积代表总每搏量，舒张期曲线下面积用于测量反流容积。Ao，主动脉；ECHO，超声心动图；LA，左心房；LV，左心室

表12.4 主动脉瓣反流：临床与超声心动图相关性			
	慢性原发性AR	**主动脉疾病导致的AR**	**急性AR**
病因（举例）	• 二叶主动脉瓣 • 风湿性心脏病 • 钙化性瓣膜疾病 • 全身炎症性疾病	• 马方综合征 • 家族性主动脉瘤 • 高血压 • 主动脉炎	• 心内膜炎 • 主动脉夹层 • 钝性胸部创伤
临床表现和病程	• 无症状舒张期杂音 • 多年的缓慢疾病进展导致呼吸困难和运动耐量下降	• 主动脉疾病患者体格检查时出现舒张期杂音，或超声心动图显示AR	• 新发心力衰竭 • 肺水肿 • 心源性休克
左心室反应	• 进行性重度左心室扩大 • 一些发展为无症状性不可逆左心室收缩功能不全 • EF在病程后期仍可保持正常，但不是心肌功能不全的准确指标	• 左心室扩大基于AR严重程度	• 左心室大小正常，EF正常 • 左心室充盈压重度升高 • 前向心排血量减少
瓣膜解剖	• 二叶主动脉瓣 • 风湿性疾病致交界处融合且累及二尖瓣 • 钙化性病变并发狭窄	• 主动脉瓣叶冗长，致中心性反流 • 主动脉窦部或升主动脉扩张 • 窦管交界处消失是马方综合征的典型表现	• 心内膜炎瓣叶损毁致主动脉瓣穿孔或连枷 • 可能存在瓣周脓肿 • 主动脉夹层致瓣叶连枷，损毁瓣叶联合区支撑组织或瓣膜解剖变形
多普勒的主要发现	• 流颈测量 • 连续波多普勒信号 • 降主动脉血流逆流	• 流颈测量 • 连续波多普勒信号 • 降主动脉血流逆流	• 彩色多普勒显示宽流颈 • 连续波多普勒反流信号密度大，减速斜率陡直 • 降主动脉全舒张期血流逆流
重度AR的定义	• 流颈宽度 > 0.6cm • 腹主动脉近心端全舒张期血流逆流 • 反流容积 > 60ml • 反流分数 > 50% • ROA > 0.3cm^2	• 流颈宽度 > 0.6cm • 腹主动脉近心端全舒张期血流逆流 • 反流容积 > 60ml • 反流分数 > 50% • ROA > 0.3cm^2	• 重度AR的定性指标足以用于临床决策，因为治疗针对的是潜在疾病过程
重度AR干预指征	• 症状发作 • LVESD > 50mm • LVEF < 55%	• 干预的时机通常取决于主动脉扩张的严重程度和病因，而不是AR严重程度	• 升主动脉夹层需紧急手术治疗 • 心内膜炎并发急性重度AR需早期手术治疗

	慢性原发性AR	主动脉疾病导致的AR	急性AR
干预方案	• 主动脉瓣置换 • 在一些情况下可行主动脉瓣修复	• 用人工血管置换主动脉窦和升主动脉，保留主动脉瓣，即David手术 • Bentall手术用于置换主动脉根部及部分升主动脉（冠状动脉移植于人工血管）	• 主动脉根部置换治疗主动脉夹层 • 在某些情况下，瓣膜可置于窦管交界处 • 主动脉瓣置换

注：AR，主动脉瓣反流；EF，射血分数；LVEF，左室射血分数；LVESD，左心室舒张末期内径；ROA，反流口面积。
*可接受的主要干预指征；其他适应证和更多细节应参考指南。

形，因而大动脉短轴切面可显示瓣叶中心的"对吻"现象，导致超声显示为"团块"假象。

心内膜炎导致主动脉瓣反流，既可由于感染过程瓣叶穿孔，也可由于瓣叶赘生物形成致瓣叶关闭不全（图12.18）。导致主动脉瓣反流的主动脉瓣叶的其他少见异常包括先天性瓣叶部分缺失、非细菌性血栓性心内膜炎（如系统性红斑狼疮）、浸润性疾病（如淀粉样变）、系统性炎症性疾病（如强直性脊柱炎）、黏多糖贮积症、糖原贮积症等。

即使瓣叶结构本身正常，主动脉异常也可导致主动脉瓣反流，其通过改变瓣叶支撑结构的几何形状而实现。主动脉瓣环不是一个离散的纤维组织平面环，而呈一个复杂的皇冠形结构，其为三个半月瓣在窦壁上的附着点；三个瓣叶的中央部分构成瓣叶附着的最低点。主动脉基底部这个区域的扩张（通常称为主动脉瓣环扩张）可导致主动脉瓣反流，这是由于瓣环扩张导致瓣叶受牵拉，不能充分闭合。这里需要注意的是，相邻瓣叶舒张期闭合时有部分重叠区（即双层重

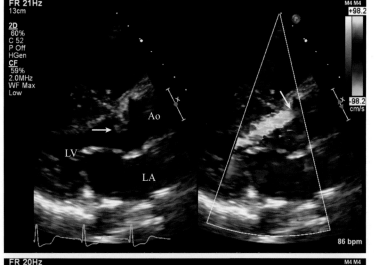

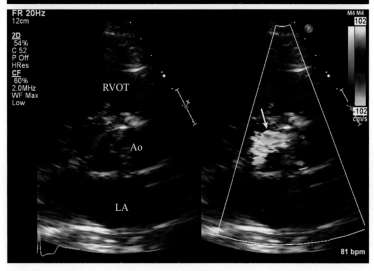

图12.18 急性主动脉瓣反流。主动脉瓣长轴（上）及短轴（下）二维成像切面显示与心内膜炎相关的瓣叶赘生物。彩色多普勒（右）示主动脉瓣反流束宽（流颈宽度6mm，箭头所指），其毗邻赘生物，提示右冠瓣穿孔或损毁。LA，左心房；LV，左心室；Ao，主动脉；RVOT，右心室流出道

叠部分），因而，轻度的瓣环扩张并不会导致瓣膜关闭不全。瓣环扩张有多种原因，包括慢性高血压、动脉囊性中层坏死，或者马方综合征。马方综合征的特征是正常的窦管交界消失，瓣环及窦部扩张（见第16章）；而动脉囊性中层坏死，虽然窦部和升主动脉扩张，但窦管交界处通常可识别。主动脉瓣二叶畸形常伴有主动脉窦及升主动脉明显扩张。梅毒性主动脉炎导致的主动脉瓣反流在美国很少见，其特征为扩张的升主动脉广泛钙化。主动脉夹层可导致主动脉瓣反流，其反流机制为主动脉扩张导致瓣膜关闭不全，或者夹层形成假腔，破坏主动脉瓣环而导致瓣叶连枷。

应用超声心动图评估疑似主动脉瓣反流患者，其鉴别诊断依赖于检查的特定指征。如果听诊发现舒张期杂音，鉴别诊断应包括肺动脉瓣反流、二尖瓣或三尖瓣狭窄及罕见的冠状动静脉瘘。在某些病例中，听诊仅可发现连续性杂音的舒张期部分（如动脉导管未闭）。如果怀疑主动脉夹层导致主动脉瓣反流，则鉴别诊断应重点关注升主动脉。

（二）左心室反应

主动脉瓣反流时，左心室会在主动脉瓣反流导致的慢性容量负荷过重的作用下进行性球形扩张（图12.19）。初始阶段，左心室功能保持正常。随着主动脉瓣反流缓慢增加，舒张期左心室仍保持其顺应性；因而，左心室舒张末期压力仍正常。通常情况下，左心室在几年内缓慢增大，而收缩功能不受损害。然而，当存在显著的血流动力学慢性容量负荷过重时，最终会发生左心室收缩功能障碍；在一些病例中，即使无临床症状，也可能发生不可逆的左心室收缩功能障碍。

与慢性反流相比，急性主动脉瓣反流时，从容量负荷过重开始到临床症状出现的时间间隔更短，意味着左心室尚未显著扩大。急性和慢性主动脉瓣反流的生理学差异可从二维超声心动图和多普勒检查结果中得到反映。

（三）主动脉瓣反流的间接征象

除了主动脉瓣解剖异常和因容量负荷过重而继发的左心室扩大外，主动脉瓣反流时还可发现其他间接征象（图12.20）：

- E点到室间隔的距离（EPSS）增加
- 二尖瓣前叶的高频抖动
- 二尖瓣前叶舒张期反向弯曲
- 反流束损伤室间隔或二尖瓣前叶

主动脉瓣反流时，如果反流束冲击二尖瓣前叶，可导致瓣叶开放受限，致使舒张早期二尖瓣最大开放时产生的E点与室间隔之间的距离增加。反流束冲击导致的二尖瓣前叶高频抖动现象可在M型超声中观察到，但二维成像少见，因为其帧频相对较低。

主动脉瓣反流时，二维长轴和短轴图像上，二尖瓣前叶舒张期呈非典型弯曲，其凹面区域对向室间隔，异常弯曲区与反流束方向一致。短轴切面常可看到一个与反流束空间位置相对应的反向弯曲离散区；这与舒张期长轴切面前叶的线性形态和短轴切面前叶对向室间隔的正常曲度形成对比。由于主动脉瓣反流时前叶的弯曲方向与二尖瓣狭窄时前叶的弯曲方向相反，这种现象有时也称为"反向穹隆"。慢性反流时，局部血流冲击室间隔或二尖瓣前叶，致使其受损纤维化，病理学家经尸检已确认为高速反流束冲击损伤所致；其在二维图像上表现为回声增强。

虽然这些间接的主动脉瓣反流征象并不能提供定量数据，但一项局限性研究表明，它们的存在提示了以前未被怀疑的诊断，应该进行完整的多普勒检查。识别主动脉瓣反流对二尖瓣前叶运动的影响和反流束冲击所致病损，可以避免对这些发现做出错误解释。

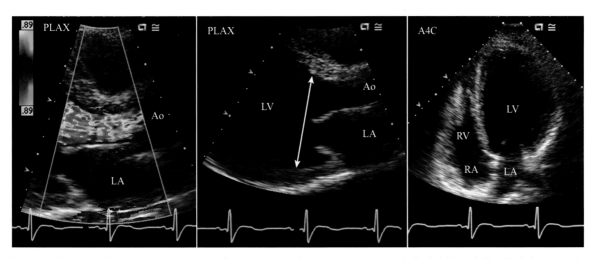

图12.19　慢性重度主动脉瓣反流时左心室显著扩大，且呈球形。左图示一位重度主动脉瓣反流的女性患者，可见左心室显著代偿性扩大。胸骨旁左心室长轴切面显示左心室基底部中度扩大（箭头所指），但是心尖四腔心切面可见左心室进一步扩大，且呈球形增大，其为主动脉瓣反流导致的典型左心室扩大。Ao，主动脉；PLAX，胸骨旁长轴；A4C，心尖四腔心；LA，左心房；LV，左心室；RA，右心房；RV，右心室

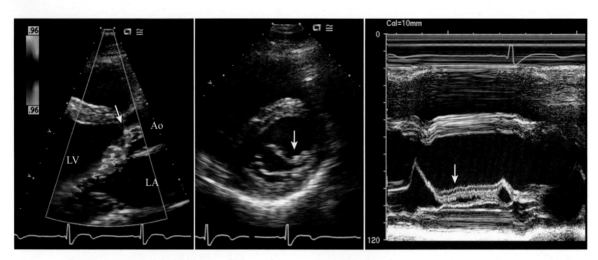

图12.20　主动脉瓣重度反流时的其他影像学表现。这是一位年轻无症状的二叶主动脉瓣合并主动脉瓣反流患者，胸骨旁长轴切面（左）彩色多普勒成像示流颈宽度为7mm，与重度主动脉瓣反流相一致。短轴切面（中）二维图像中，由于主动脉瓣反流束冲击，可见二尖瓣前叶呈反向穹隆状（箭头所指）。M型超声心动图（右）显示，E点至室间隔的距离增加，二尖瓣前叶呈高频抖动（箭头所指）。Ao，主动脉；LV，左心室；LA，左心房

（四）主动脉瓣反流严重程度评估

1. 筛查

彩色血流成像和连续波多普勒筛查主动脉瓣反流是常规超声心图检查的一部分（图12.21）。胸骨旁长轴和短轴切面有助于识别反流束的准确起源，以及评估其宽度和横截面积。轻度主动脉瓣反流只占左心室流出道的一小部分面积（见图12.7），而中度至重度反流则占左心室流出道直径或面积的较大百分比（图12.22）。偏心性反流斜行穿过左心室流出道，这一特点使测量反流束大小更加困难。中心性反流束占流出道的比例小于25%，则属于轻度反流。

在心尖切面应用连续波多普记录主动脉瓣前向血流速度信号，且需仔细调整声束与血流方向的夹角，以识别主动脉瓣反流信号。舒张期信号微弱或不存在，可证实不存在明显反流。

2. 流颈（VC）

如果筛查结果提示轻度以上主动脉瓣反流，则需测量VC宽度；如果需要临床决策，还需进一步定量反流严重程度。

胸骨左心室长轴切面彩色多普勒成像，应用Zoom放大模式优化时间与空间分辨率以显示VC；仔细调整探头角度，以清晰识别反流束最窄部分（见图12.7）。VC宽度小于0.3cm为轻度反流，无须进行进一步评估。如果VC较宽，或者数据质量较差，则需要进一步评估反流严重程度。对于偏心性反流束，要垂直于反流束长轴测量VC宽度，而不是垂直于流出道长轴。

3. 主动脉血流逆流

重度主动脉瓣反流时，剑突下切面可观察到腹主动脉近端的全舒张期血流逆流（图12.23）。这种现象类似于体格检查时发现的股动脉舒张期血流杂音（Duroziez征）。腹主动脉全舒张期血流逆流诊断重度

主动脉瓣反流的敏感度为100%，特异度为97%。假阳性结果可能源自动脉导管未闭，动脉导管未闭时，舒张期血流从主动脉流向肺动脉，而不是流向左心室。胸主动脉近端全舒张期血流逆流诊断重度主动脉瓣反流也很敏感，但特异度并不高，因为其在一些中度反流患者也可观察到。

4. 连续波多普勒

主动脉瓣反流的连续波多普勒频谱始于主动脉瓣关闭时（等容舒张期），起始阶段其速度快速增大，最快可达3～5m/s，舒张期速度逐渐下降；等容收缩期，血流速度突然减慢，主动脉瓣开放时，速度降至基线水平。与前向血流速度相比，信号强度是评估反流严重程度的一个重要指标。中度或重度主动脉瓣反流时，可很容易记录到全舒张期反流信号，而轻度主动脉瓣反流通常记录不到全舒张期反流信号；相反，反流信号仅在舒张期开始或结束时可见；这种现象可能是由于舒张期信号强度低，或者反流束方向的变化导致与声束夹角显著改变。

连续波多普勒时间-速度曲线的形状取决于舒张期瞬时跨瓣压力阶差的时间变化，因而，其可反映反流的严重程度和长期性。慢性重度主动脉瓣反流会导致主动脉脉压升高、舒张压降低。主动脉压的快速下降反映的是更快速的多普勒速度下降，即虽然舒张末期左心室压仍然很低，但减速斜率会更陡峭（图12.24）；因而，舒张期减速斜率可作为一个半定量评估主动脉瓣反流严重程度的指标。减速斜率平缓（压力减半时间＞500毫秒）提示轻度主动脉瓣反流，减速斜率陡峭（压力减半时间＜200毫秒）提示重度主动脉瓣反流。

然而，除了主动脉瓣反流严重程度外，影响左心室或主动脉舒张压的其他因素也可影响反流瓣膜压差（和速度）的进程。对于急性反流，即使只是中度

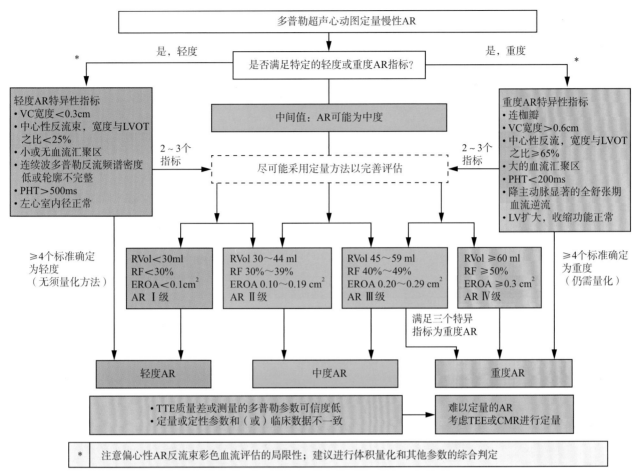

图12.21 主动脉瓣反流严重程度的多参数综合评估流程图。假设有高质量的超声心动图成像和完整的数据采集。如果成像技术上有困难，需考虑TEE或心脏磁共振（CMR）。由于图像质量差、数据技术问题、超声结果内部不一致或与临床表现不一致，AR严重程度常无法确定。AR，主动脉瓣反流；EROA，估测的反流口面积；LVOT，左心室流出道；PHT，压力减半时间；RF，反流分数；RVol，反流容积；VC，流颈

引自Zoghbi WA，Adams D，et al：Recommendations for noninvasive evaluation of native valvular regurgitation：a report from the American Society of Echocardiography developed in collaboration with the Society for Cardiovascular Magnetic Resonance，J Am Soc Echocardiogr 30（4）：303-371，Fig.25.

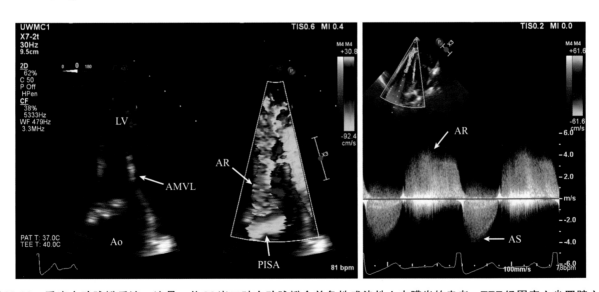

图12.22 重度主动脉瓣反流。这是一位23岁二叶主动脉瓣合并急性感染性心内膜炎的患者，TEE经胃底心尖四腔心切面（左）显示较宽的主动脉反流束及位于主动脉侧的近端血流等速表面积。连续波多普勒（右）显示舒张期主动脉瓣血流信号密度高，前向血流速度增加，提示至少中度主动脉瓣狭窄。AMVL，二尖瓣前叶；Ao，主动脉；AR，主动脉瓣反流；AS，主动脉瓣狭窄；PISA，近端等速表面积

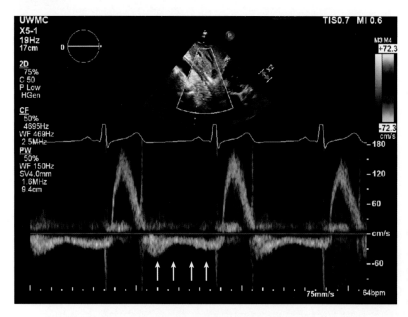

图12.23　主动脉全舒张期血流逆流。剑突下切面腹主动脉近端多普勒速度曲线显示全舒张期血流逆流，与重度主动脉瓣反流相一致。需要注意的是，在整个舒张期，舒张期血流位于基线下方，而正常的主动脉血流模式在舒张早期和晚期短暂逆转，在舒张中期无或者呈低速前向流动

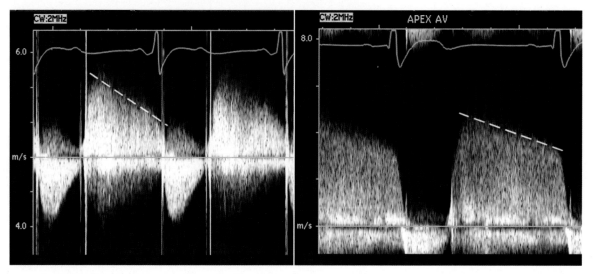

图12.24　急性和慢性主动脉瓣反流时的连续波多普勒频谱。连续波多普勒记录两例主动脉瓣反流患者，一例为主动脉夹层导致的急性主动脉瓣反流（左），另一例为主动脉瓣钙化导致的慢性主动脉瓣反流（右）；频谱显示在不同临床情况下速度曲线减速斜率的差异

反流，左心室顺应性也仍未适应（慢性容量负荷过重时，左心室顺应性有一个缓慢适应的过程），可见左心室舒张末期压显著升高。极端情况下，主动脉和左心室舒张末期压力在舒张末期相等，其会导致连续波多普勒频谱呈三角形，即从最大速度到基线呈线性减速斜率。其他影响左心室（如收缩功能障碍、缺血）或主动脉（如败血症、动脉导管未闭）舒张压的因素也会影响主动脉瓣反流速度曲线的形状。

描记主动脉瓣反流的连续波多普勒频谱时建议应用心尖切面，因为该切面可使反流束方向和声束方向接近平行。偶尔，胸骨旁切面可较好记录偏向前方或后方的偏心性反流多普勒频谱。如果胸骨上窝切面有足够的信号强度，则其频谱质量类似于心尖切面所记录到的（反向频谱）。

5.反流容积及反流分数

因成像原因，应用近端血流等速表面积定量主动脉瓣反流严重程度不太可能；可通过计算跨主动脉和跨二尖瓣的血流容积差值来计算主动脉瓣反流容积和分数。另一种方法是，在胸主动脉近端计算前向每搏量和总每搏量，在收缩期测量总每搏量，在舒张期测量反流容积。由于重度主动脉瓣反流会导致主动脉收缩期明显扩张，因此前向血流速度-时间积分需乘以收缩期主动脉横截面积；同样，舒张期反流的速度-时间积分需乘以舒张主动脉横截面积。无论是二维短轴切面还是通过主动脉弓的M型成像，都可以用来测量收缩期和舒张期主动脉横截面积。需要注意的是，这种定量方法是半定量方法的逻辑延伸，半定量方法依赖于主动脉瓣反流患者主动脉全舒张期血流逆流的存在及其空间范围。

心中有数（ECHO MATH）：主动脉瓣反流严重程度

示例

患者男性，37岁，体格检查时发现无症状舒张期杂音。超声心动图检查显示主动脉瓣呈二叶，且合并轻度以上主动脉瓣反流（AR），进一步检查结果如下：

VC宽度	5mm
降主动脉	全舒张期血流见于胸主动脉，但未见于腹主动脉近端
连续波多普勒	AR信号密度小于前向血流密度 VTI$_{AR}$ = 150cm
LVOT直径（LVOT$_D$）	2.8cm
VTI$_{LOVT}$	24cm
二尖瓣环（MA）直径	3.1cm
VTI$_{MA}$	12cm

VC宽度显示轻度以上AR，但可能是中度或重度。

腹主动脉近端全舒张期血流逆流与重度AR一致，胸主动脉血流逆流提示至少中度AR，但对重度AR特异性较低。

连续波多普勒信号密度提示至少中度AR，减速斜率 > 3m/s^2，但 < 5m/s^2，其也符合中度或重度AR特征。

下一步计算反流容积（RVol）、反流分数（RF）及反流口面积（ROA）。

应用LVOT和MA直径（MA$_D$）计算相应部位的横截面积：

$$CSA_{LVOT} = \pi \, (LVOT_D/2)^2 = 3.14 \, (2.8/2)^2 = 6.2cm^2$$
$$CSA_{MA} = \pi \, (MA_D/2)^2 = 3.14 \, (3.1/2)^2 = 7.5cm^2$$

通过每个瓣膜的每搏量（SV，cm³ = ml）则为

$$SV_{LVOT} = (CSA_{LVOT} \times VTI_{LVOT}) = 6.2cm^2 \times 24cm = 149cm^3$$
$$SV_{MA} (CSA_{MA} \times VTI_{MA}) = 7.5cm^2 \times 12cm = 91cm^3$$

反流容积（RVol）由经主动脉血流（TSV，总每搏量）和经二尖瓣血流（FSV，前向每搏量）计算：

$$RVol = TSV - FSV = 149ml - 91ml = 58ml$$

反流分数（RF）为

$$RF = RVol/TSV = 58ml/149ml \times 100\% = 39\%$$

反流口面积（ROA）为

$$ROA = RVol/VTI_{AR} = 58cm^3/204cm = 0.28cm^2$$

RVol、RF和ROA均符合中度（接近重度）AR特征。

四、临床应用

（一）主动脉瓣反流的诊断应用

超声心动图是确定成年主动脉瓣反流患者疾病分期（从有疾病进展风险到有严重瓣膜功能障碍）的重要组成部分（表12.5）。超声心动图对主动脉瓣反流的检测具有较高的敏感度和特异度，并可提供有关瓣膜病变的病因、相关情况和左心室扩大程度的信息。如果超声心动图检查过程中发现主动脉瓣反流，则超声心动图医师有责任仔细寻找反流的病因，因为这可能是主动脉扩张或者影响主动脉瓣疾病进程中的第一个线索。

（二）慢性无症状主动脉瓣反流的外科干预时机

大多数有症状的重度主动脉瓣反流患者都需要干预，但有些患者，即使没有症状，也可从瓣膜置换中获益。外科干预最佳时机的确定充满挑战，这是因为左心室收缩功能的测量取决于负荷状态，而负荷状态会因瓣膜反流的存在而改变。对于无症状且有显著反流的患者，建议定期进行超声心动图检查，以测量随访左心室大小和收缩功能的变化。对于进行性左心室扩张（左心室收缩末期直径 > 50mm，舒张末期直径 > 65mm）的患者，或者有其他收缩功能下降证据的患者（左室射血分数 < 50%），临床指南建议进行外科干预。虽然目前指南中对于主动脉瓣反流患者的外科干预时机仅依赖于左心室大小的线性测量，但是鉴于3D超声心动图测量左心室容积的准确性及重复性有所提高，未来的研究结果有望在临床决策制订时用收缩末期容积取代左心室线性直径。

五、二尖瓣反流

（一）二尖瓣装置的诊断成像

在功能上，二尖瓣装置由以下几部分组成：
- 左心房壁
- 二尖瓣瓣环
- 前叶和后叶
- 腱索
- 乳头肌
- 乳头肌附着处的左心室心肌

表12.5 慢性主动脉瓣反流的分期

分期	定义	瓣膜结构	瓣膜血流动力学	血流动力学结果	症状
A	AR危险因素	• 二叶主动脉瓣（或其他先天性瓣叶异常） • 主动脉瓣硬化 • 主动脉窦或升主动脉疾病 • 风湿热或风湿性心脏病病史 • IE	• AR严重程度：无或微量	• 无	• 无

续表

分期	定义	瓣膜结构	瓣膜血流动力学	血流动力学结果	症状
B	进展性 AR	• 三叶瓣因中到重度钙化开放呈二叶（或其他先天性瓣叶异常） • 主动脉窦扩张 • 风湿性瓣膜改变 • 既往IE	• **轻度AR** • 反流束宽度/LVOT宽度＜25% • VC＜0.3cm • RVol＜30ml • RF＜30% • ERO＜0.10cm² • 造影分级1＋ • **中度AR** • 反流束宽度/LVOT宽度25%～64% • VC 0.3～0.6cm • RVol 30～59ml • RF 30%～49% • ERO 0.10～0.29cm² • 造影分级2＋	• LV收缩功能正常 • LV容积正常或轻度LV扩大	• 无
C	无症状重度AR	• 主动脉瓣钙化性疾病 • 二叶主动脉瓣（或其他先天性畸形） • 主动脉窦或升主动脉扩张 • 风湿性瓣膜改变 • IE并瓣叶关闭异常或穿孔	• **重度AR** • 反流束宽度/LVOT宽度≥65% • VC＞0.6cm • 腹主动脉近端全舒张期血流逆流 • RVol≥60ml • RF≥50% • ERO≥0.3cm² • 造影分级3＋～4＋ • 此外，诊断慢性重度AR需要左心室扩大证据	C1：LVEF正常（≥50%）及中到重度LV扩大（LVESD≤50mm） C2：LV收缩功能异常合并LVEF下降（＜50%），或者左心室重度扩大（LVESD＞50mm，或LVESD指数＞25mm/m²）	• 无；运动试验是确定症状状态的合理方法
D	有症状重度AR	• 瓣膜钙化性疾病 • 二叶主动脉瓣（或其他先天性畸形） • 主动脉窦或升主动脉扩张 • 风湿性瓣膜改变 • 既往IE并瓣叶关闭异常或穿孔	• **重度AR** • 反流束宽度/LVOT宽度≥65% • VC＞0.6cm • 腹主动脉近端全舒张期血流逆流 • RVol≥60ml • RF≥50% • ERO≥0.3cm² • 造影分级3＋～4＋ • 此外，诊断慢性重度AR需要左心室扩大证据	• 有症状重度AR时左心室收缩功能可能正常（LVEF≥50%），轻到中度左心室收缩功能异常（LVEF 40%～50%），或重度左心室收缩功能异常（LVEF＜40%） • 出现中到重度左心室扩大	• 劳力性呼吸困难，或者心绞痛，或更严重的心力衰竭症状

注：AR，主动脉瓣反流；ERO，有效反流口；IE，感染性心内膜炎；LVEF，左室射血分数；LVESD，左心室收缩末期内径；LVOT，左心室流出道；RF，反流分数；RVol，反流容积。

引自 Nishimura RA，Otto CM，Bonow RO，et al：AHA/ACC guideline for the management of patients with valvular heart disease：executive summary.A report of the American College of Cardiology/American Heart Association Task Force on Practice Guidelines，Circulation 129（23）：2440-2492，2014.

　　这几部分任何一部分功能或解剖结构的改变都可导致二尖瓣反流（MR）（图12.25）。二尖瓣环扩张可由左心室或左心房扩大引起，其致使瓣叶关闭不全而导致二尖瓣反流。正常二尖瓣环呈马鞍状椭圆形，心尖四腔心切面显示其底部，而长轴切面显示其顶端。与主动脉瓣一样，二尖瓣叶也有一个正常的对合重叠（或称瓣叶并置区）区域，因此可耐受一定程度的瓣环扩张，而不会出现显著反流。

　　二尖瓣环面积在收缩期通常小于舒张期。二尖瓣环硬度增加（可见于二尖瓣环钙化），使二尖瓣环收缩期收缩受损，从而导致二尖瓣反流。二尖瓣环钙化

二维图像的典型表现是后叶附着处左心室侧区域回声增强；由于钙化存在，可见声影。短轴切面中，环形钙化可呈局限性或广泛性，累及整个U形的后叶瓣环；而二尖瓣前叶与主动脉后壁连续区则很少受累。二尖瓣环钙化常见于老年患者、肾衰竭患者或年轻的高血压患者（见图11.19）。

　　二尖瓣瓣叶的病变包括黏液样病变、风湿性疾病、心内膜炎、马方综合征，以及罕见的疾病如浸润性疾病（如淀粉样变、结节病，或黏多糖贮积症）和全身炎症性疾病（如系统性红斑狼疮或类风湿性关节炎）。黏液样二尖瓣病变的特征是瓣叶增厚冗长，

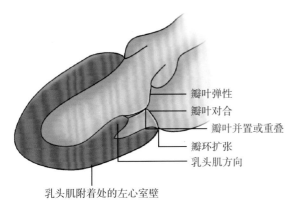

图 12.25 二尖瓣反流的病因。图示复杂二尖瓣装置任何部分的异常如何导致二尖瓣反流

瓣叶弹性
瓣叶对合
瓣叶并置或重叠
瓣环扩张
乳头肌方向
乳头肌附着处的左心室壁

腱索过度运动,部分瓣叶收缩期向左心房脱垂(图12.26,图12.27)。该病变严重程度多变,从收缩期瓣叶仅向左心房轻度移位脱垂,到双瓣叶严重黏液样变并明显脱垂或瓣叶连枷。腱索延长或断裂致使收缩期瓣叶关闭支持力不足,从而导致二尖瓣反流。腱索冗长导致瓣叶(或部分瓣体)向左心房侧严重弯曲,而瓣叶尖端仍指向左室心尖。腱索断裂时,部分瓣叶出现连枷,收缩期瓣叶移位至左心房,瓣叶尖端发生扭转,不再指向左心室心尖(图12.28)。三维 TEE 成像对二尖瓣黏液样变的评估尤为重要。精确描述前后叶受累节段有助于与临床医师沟通,并可优化瓣膜修复手术外科策略(图12.29)。腱索断裂引起的急性二尖瓣反流,其典型表现为急性肺水肿(图12.30)。

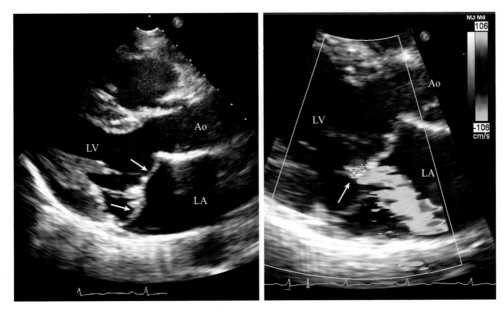

图 12.26 二尖瓣脱垂。一位年轻女性二尖瓣脱垂患者,胸骨旁长轴切面(左)显示:收缩末期二尖瓣前、后叶均越过瓣环平面(箭头所指)位于左心房侧;瓣叶增厚冗长。彩色多普勒(右)显示中心性二尖瓣反流,流颈宽度(箭头所指)为4mm。Ao,主动脉;LA,左心房;LV,左心室

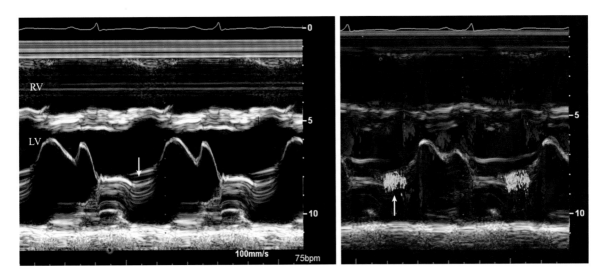

图 12.27 二尖瓣脱垂的 M 型征象。在与图 12.26 相同的患者中,二尖瓣 M 型(左)超声描记显示收缩末期瓣叶向后运动(箭头所指)。彩色 M 型显示二尖瓣反流信号位于收缩晚期(箭头所指)。RV,右心室;LV,左心室

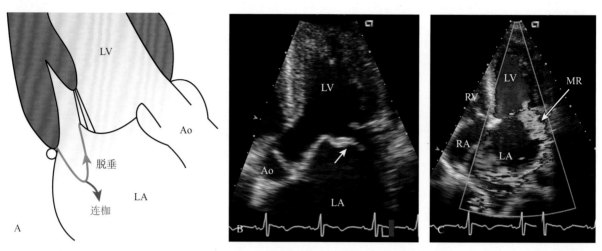

图12.28　连枷二尖瓣叶。二尖瓣叶脱垂一词表明，二尖瓣叶与乳头肌之间的腱索是完整的，因此，无论脱垂严重程度如何，瓣叶尖端仍指向左心室心尖。A.腱索断裂时，断裂腱索所连接的瓣叶变为连枷瓣叶，连枷瓣叶的尖端指向左心房顶部。B.一位年轻男性二尖瓣黏液样变患者，心尖四腔心切面可见二尖瓣前叶部分瓣叶呈连枷样（箭头所指）。需要注意的是，连枷瓣叶的尖端远离左心室心尖（中）。C.彩色多普勒显示偏心性二尖瓣反流，反流束偏向左心房侧后壁（箭头所指）。Ao，主动脉；MR，二尖瓣反流；LA，左心房；LV，左心室；RA，右心房；RV，右心室

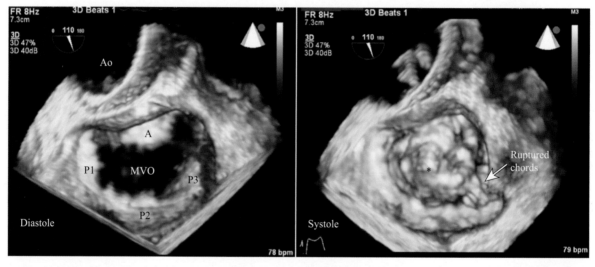

图12.29　二尖瓣三维成像。外科视角下的二尖瓣是从左心房侧观察瓣膜，在该视角下，主动脉瓣和主动脉位于图像顶端，即图像12点位置；舒张期，正常二尖瓣口（MVO）开放位置可见前叶和后叶（P1、P2及P3区）。收缩期可见前叶严重脱垂，三维图像上以瓣叶节段鼓起（星号所指）为特征，图像上还可见连枷瓣叶及两个小的断裂腱索（箭头所指），其导致偏向后叶侧的重度二尖瓣反流（见图12.6）。该患者主动脉瓣为二叶机械瓣，舒张期图像中可见瓣叶开放。Ao，主动脉；A，前叶；MVO，二尖瓣口；Ruptured chords，断裂腱索；Diastole，舒张；Systole，收缩

与风湿性二尖瓣狭窄（MS）一样，风湿性二尖瓣反流也以一定程度的瓣叶交界处融合为特征，但其腱索融合和短缩更为突出。心内膜炎时，因瓣叶损毁、穿孔或者变形而出现二尖瓣反流。马方综合征可伴有前叶增厚冗长，收缩期瓣叶向左心房侧脱垂。浸润性病变导致瓣叶不规则增厚及不能充分对合。二尖瓣年龄相关性退行性变（伴或不伴有二尖瓣环钙化）表现为瓣叶不规则增厚，回声增强。

缺血性二尖瓣反流可能是由于局部左心室功能障碍伴乳头肌或其附着处的心室壁异常收缩。对于心肌梗死患者，心肌瘢痕化会导致静息时出现二尖瓣反流。静息时心肌功能正常，但负荷或应激时可诱发心肌缺血的患者，其二尖瓣反流可能间歇性发生。缺血性二尖瓣反流的特征是瓣叶活动受限，瓣叶关闭时受到拴拉，导致收缩期二尖瓣叶呈穹隆样改变，或者收缩期二尖瓣叶被拴拉（图12.31，图12.32）。

乳头肌断裂是急性心肌梗死的并发症之一。如果整个乳头肌从其附着处的左心室壁上断裂，因可产生急性、重度二尖瓣反流，几乎没有患者可存活下来。那些存活下来的患者，超声心动图检查显示，前叶和后叶的连枷瓣叶上附着有一个团块（断裂的乳头肌，因为每个乳头肌都与两个瓣叶相连）（见图2.6）。在

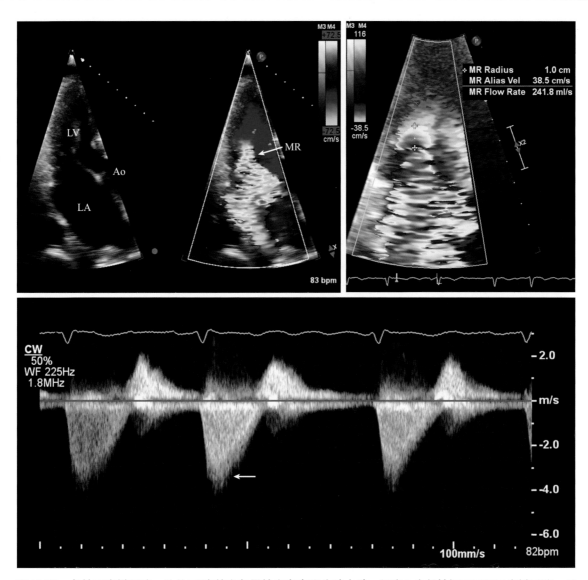

图12.30 急性二尖瓣反流。这位73岁的老年男性患者表现为肺水肿。经胸心尖长轴切面可见二尖瓣反流，反流束面积大，流颈宽（左上）。将图像应用Zoom模式放大，彩色多普勒基线调节为39cm/s，测得近端等速表面积（右上）的半径为1.0 cm，据此计算的瞬时流率为242ml/s。连续波多普勒测量的反流峰值流速为3.6m/s（下），据此计算的有效反流口面积为0.67cm²，提示重度二尖瓣反流。反流连续波多普勒频谱呈三角形（下），表明急性反流导致收缩期左心房压力迅速升高。峰值流速低反映收缩压低，左心房压高，左心室与左心房收缩压之差仅为52mmHg。Ao 主动脉；MR，二尖瓣反流；LA，左心房；LV，左心室

图12.31 继发性二尖瓣反流机制。图示二尖瓣关闭的正常动力（左）及其改变后引起的继发性二尖瓣反流（MR）。乳头肌与二尖瓣环的正常夹角决定了二尖瓣腱索的拴拉效应。乳头肌移位或左心室形态扭曲的疾病（如缺血性疾病）会对这种正常的拴拉机制产生不利影响，从而导致关闭力下降，瓣叶关闭受限。二尖瓣环扩张进一步导致瓣叶闭合不全。Ao，主动脉；PM，乳头肌；LA，左心房；LV，左心室

引自 Hung J，Delling F，Capoulade R：Mitral regurgitation：valve anatomy，regurgitant severity and timing of intervention.In Otto CM，editor：The Practice of Clinical Echocardiography，ed 5，Philadelphia，2017，Elsevier，pp 322-342，Fig.18-10.

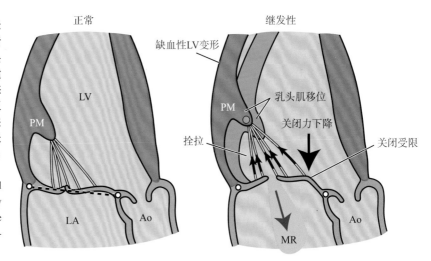

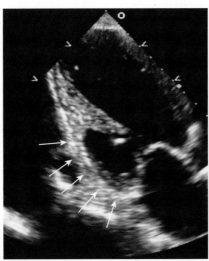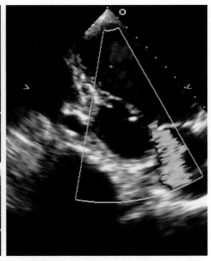

图12.32　缺血性二尖瓣反流。这是一例冠状动脉疾病患者，下壁基底段室壁瘤（左，箭头所指）形成引起左心室壁扭曲变形，导致二尖瓣叶受拴拉，瓣叶闭合受限，发展为继发性二尖瓣反流（右）

引自 Hung J，Delling F，Capoulade R：Mitral regurgitation：valve anatomy，regurgitant severity and timing of intervention.In Otto CM，editor：The Practice of Clinical Echocardiography，ed5，Philadelphia，2017，Elsevier，pp 322-342，Fig.18-11.

收缩期左心房和舒张期左心室可见断裂乳头肌的头端（见图8.24）。多普勒检查会发现重度二尖瓣反流。乳头肌部分断裂定义为乳头肌多个"头"中的其中一个断裂，或者乳头肌基底部部分断裂，其比完全断裂更常见，因为这种情况下患者存活时间更长，更有机会接受诊断评估。在这种情况下，超声心动图显示为一个小的、过度活动的乳头肌；如果一个头端断裂，可见一个团块附着在瓣叶上，其收缩期脱垂进入左心房。

瓣叶及腱索正常，而仅由左心室扩大和收缩功能障碍导致的二尖瓣反流，常称为功能性二尖瓣反流（图12.33）。功能性二尖瓣反流的机制仍有争议，一些研究认为是乳头肌方向异常所致，而另一些研究认为是瓣环扩张所致。

显然，一些由独特解剖特征疾病（风湿性或黏液样变）所致的二尖瓣反流，可通过超声心动图获得可靠诊断；但其他疾病（退行性或浸润性瓣叶异常）的解剖特征可能存在大量重叠。在一些病例中，二尖瓣反流与心室扩大和收缩功能障碍之间的因果关系很难确定。当原因不清楚时，超声心动图医师可以描述瓣膜的解剖结构，并指出这些发现的可能原因，即使特异性的组织学诊断仍然未知。

（二）左心室、左心房及肺血管系统反应

二尖瓣反流时，左心室容量负荷过重，这是因为左心室收缩时，血液不仅经主动脉瓣口进入外周动脉，还通过二尖瓣反流口进入左心房，其导致总的左心室每搏量增加。急性二尖瓣反流时，左心室排空更完全（即射血分数增加），从而维持前向心排血量。慢性反流代偿期，左心室舒张期容积增加，射血分数正常，即收缩末期容积在正常范围内，或仅轻度增加（图12.34）。虽然二尖瓣反流患者的后负荷似乎由

于血液射入低压的左心房而降低，但是射血力量降低的影响被心腔大小增加而室壁厚度不增加所抵消。因此，慢性二尖瓣反流时后负荷正常，射血分数通常在正常范围内（而不是增加）。量化左心室大小和收缩功能是慢性二尖瓣反流系列研究的主要焦点，也是临床决策的关键因素。

对于慢性二尖瓣反流，随着反流容积的增加（相应的总的左心室每搏量增加），最终出现左心室进行性扩张。与主动脉瓣反流一样，在无症状时，就可发生不可逆的左心室收缩力下降。左心房逐渐扩张以适应反流容积的增加，同时由于顺应性的增加，左心房可保持正常压力（即左心房压力-容积曲线向下和向右移动）。急性二尖瓣反流时，反流血液进入一个较小且顺应性差的左心房，导致压力显著增加，左心房压力曲线上出现v波。

肺动脉压被动升高是对慢性二尖瓣反流伴轻度左心房压升高和急性二尖瓣反流伴左心房压突然重度升高的反应。左心房压长期升高，肺血管阻力也会增加。超声心动图评估肺动脉压力是二尖瓣反流检查的基本组成部分（见第6章）。

（三）二尖瓣反流严重程度的评估

1. 筛查

二尖瓣反流的基本筛查包括彩色血流成像和连续波多普勒超声检查（图12.35）。彩色多普勒血流成像可以检测二尖瓣反流是否存在，并将轻度二尖瓣反流从中度和重度二尖瓣反流中区分出来。反流束的形状和方向有助于诊断；偏心性反流提示病理性反流，并可为反流机制提供线索。后叶异常往往会导致反流束偏向前叶侧，而前叶和乳头肌功能障碍则常导致反流束偏向后叶侧；左心室或瓣环扩张会导致中心性、对称

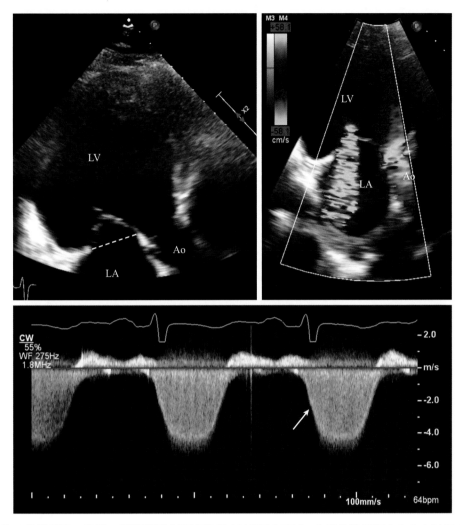

图12.33 继发性二尖瓣反流。这是一例扩张型心肌病患者（LVEF 23%），心尖长轴切面（左上）显示左心室重度扩大，收缩末期瓣叶关闭时，瓣环（虚线）与瓣叶对合点之间呈穹隆样改变。彩色多普勒显示（右上）中心性二尖瓣反流。与前向血流信号相比，连续波多普勒（下）显示反流为中等密度信号，收缩早期流速加速缓慢（箭头），反映左心室压力减半时间减小。Ao，主动脉；LA，左心房；LV，左心室

图12.34 二尖瓣反流时左心室反应。二尖瓣反流（MR）的三个不同阶段与正常生理情况下的比较。A.正常生理状态。B.急性MR时，前负荷增加和后负荷减少导致舒张末期容积（EDV）增加和收缩末期容积（ESV）减少，从而导致总每搏量（TSV）增加；然而，由于50%的TSV作为反流每搏量（RSV）反流入左心房，导致左心房压（LAP）增加，因此前向每搏量（FSV）减少。C.慢性代偿期，左心室离心性肥大，EDV显著增大；拉氏半径随EDV的增大而增大，后负荷已恢复正常。心肌功能正常和EDV的大幅增加使得急性期TSV显著增大；因而，这种情况下可保持FSV正常范围。左心房扩大可以较低的LAP容纳反流容积；此时，射血分数（EF）仍然大于正常。D.慢性失代偿期，心肌功能障碍，EF受损，从而TSV和FSV减少。EF虽然仍在正常范围，但已降至55%，LAP再次升高，由于收缩期射血量减少，从而ESV增加。

引自 Carabello BA: Progress in mitral and AR, Curr Probl Cardiol 28: 553, 2003.

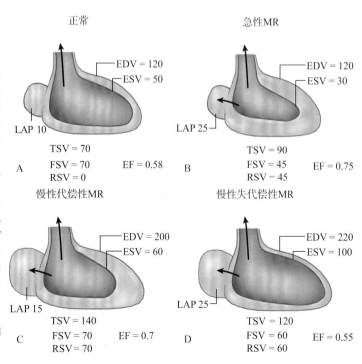

正常

EDV = 120
ESV = 50
LAP 10
TSV = 70
FSV = 70   EF = 0.58
A   RSV = 0

急性MR

EDV = 120
ESV = 30
LAP 25
TSV = 90
FSV = 45   EF = 0.75
B   RSV = 45

慢性代偿性MR

EDV = 200
ESV = 60
LAP 15
TSV = 140
FSV = 70   EF = 0.7
C   RSV = 70

慢性失代偿性MR

EDV = 220
ESV = 100
LAP 25
TSV = 120
FSV = 60   EF = 0.55
D   RSV = 60

性的反流束。除了胸骨旁长轴和短轴切面外，心尖四腔心和心尖长轴切面也会有帮助，因为这两个切面近似相互垂直。然而，如果声窗欠佳，信号会在左心房衰减，从而限制心尖切面的使用。在非倾斜切面，如果中心性反流束的面积小于4.0cm²，或者反流束面积与左心房面积之比小于20%，则符合轻度二尖瓣反流特征。

二尖瓣反流的连续波多普勒频谱显示，等容收缩期反流速度迅速上升（与左心室压上升速率或dP/dt成正比），从基线水平急剧上升到最大速度5～6m/s。当左心室压正常时，整个收缩期反流速度保持在一个高水平，其曲线与左心室压升降曲线平行。等容舒张期，反流速度迅速回到基线。与前向血流信号密度相比，二尖瓣反流信号的频谱密度与二尖瓣反流严重程度相关。另

外，显著二尖瓣反流时，二尖瓣前向血流速度增加，这与反流造成经过二尖瓣口的容积流量增加有关。

急性二尖瓣反流收缩晚期（表12.6），由于未扩张左心房的压力-容积曲线急剧增加，其曲线上通常会出现v波。在这种情况下，左心房和左心室之间的压差初始很高，但随着左心房压的升高，在收缩后期二者开始平衡；相应的多普勒速度曲线初始显示为高速，而收缩中期到后期速度下降较快。这种多普勒速度模式也称为v波（见图12.30）。

2. 流颈（VC）

如果彩色多普勒显示偏心性反流、大的反流束，或者连续波多普勒提示反流超过轻度，则应测量流颈（VC）。对于二尖瓣反流，最好应用胸骨旁长轴切面测

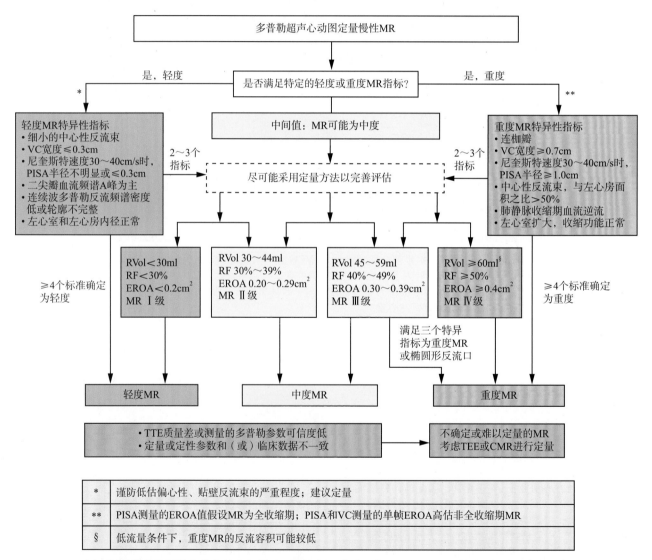

图12.35　二尖瓣反流严重程度的多参数综合评估流程图。假设有高质量的超声心动图图像和完整的数据采集。如果成像技术上有困难，需考虑TEE或心脏磁共振（CMR）。由于图像质量差、数据技术问题、超声结果内部不一致或与临床表现不一致，二尖瓣反流严重程度常常无法确定。MR，二尖瓣反流；EROA，估测的反流口面积；PISA，近端等速表面积；RF，反流分数；RVol，反流容积；VC，流颈

引自Zoghbi WA，Adams D，et al：Recommendations for noninvasive evaluation of native valvular regurgitation：a report from the American Society of Echocardiography developed in collaboration with the Society for Cardiovascular Magnetic Resonance，J Am Soc Echocardiogr 30（4）：303-371，Fig.18.

表12.6 二尖瓣反流：临床与超声心动图相关性

	慢性原发性MR	慢性继发性MR	急性MR
病因 （举例）	• 二尖瓣脱垂 • 风湿性心脏病	• 扩张型心肌病 • 慢性缺血性病变	• 心内膜炎 • 腱索断裂 • 乳头肌断裂或功能障碍
临床 表现和病程	• 无症状收缩期杂音 • 多年的缓慢疾病进展导致呼吸困难和运动耐量下降	• 心力衰竭患者体格检查时出现舒张期杂音，超声心动图检查显示MR	• 新发心力衰竭 • 肺水肿 • 心源性休克
左心室反应	• 轻度左心室扩大 • 一些发展为无症状性不可逆转的左心室收缩功能不全 • EF在病程后期仍可保持正常，但不是心肌功能不全的准确指标	• 左心室扩大和功能障碍归因于潜在的疾病进程 • 二尖瓣解剖结构的动态评估有助于功能性MR的诊断	• 左心室大小正常，EF正常 • 左心室充盈压升高 • 前向心排血量减少
瓣膜解剖	• 二尖瓣脱垂或其他原因引起MR的典型表现 • TEE检查可改进图像质量 • 多数情况下，三维成像很有帮助	• 二尖瓣叶拴拉 • 瓣环扩张 • 瓣叶厚度及解剖正常	• 瓣膜损毁致瓣叶穿孔或闭合不全 • 腱索或部分瓣叶连枷 • 诊断时可能需要TEE
多普勒的主要发现	• 流颈测量 • 连续波多普勒信号密度 • 定量反流严重程度 • 计算肺动脉收缩压（可能需要运动试验）	• 流颈测量 • 连续波多普勒信号密度 • 定量反流严重程度 • 计算肺动脉收缩压	• 彩色多普勒显示宽流颈 • 连续波多普勒信号密度大，有v波
重度MR的定义	• 流颈宽度≥0.7cm • 反流容积≥60ml • 反流分数≥50% • 反流口面积≥0.4cm^2	• 流颈宽度≥0.7cm • 反流容积≥60ml • 反流分数≥50% • 反流口面积≥0.4cm^2	• 重度MR的定性体征足以用于临床决策制订
重度MR干预指征[*]	• 出现症状 • LVESD≥40mm • LVEF≤60% • 瓣膜可修复性影响干预时机	• 尽管采取最佳的心力衰竭治疗，但仍会出现持续严重的MR症状	• 除一些冠状动脉疾病血运重建可降低MR严重程度外，通常需要紧急手术干预
干预方案	• 外科二尖瓣修复（首先） • 二尖瓣置换	• 药物治疗心力衰竭 • 心脏再同步化治疗 • 其他心脏手术时，行二尖瓣置换 • 经导管二尖瓣修复[#]	• 治疗原发疾病（如冠状动脉疾病、感染性心内膜炎） • 在ICU应用IABP稳定病情 • 急诊外科修复或瓣膜置换

注：EF，射血分数；IABP，主动脉内球囊反搏；ICU，重症监护室；LVEF，左室射血分数；LVESD，左心室收缩末期内径；MR，二尖瓣反流。

[*]主要接受的干预指征；其他适应证和更多细节应参考指南。

[#]美国处于研究阶段的医疗器械。

量VC宽度，但如果胸骨旁切面图像质量欠佳，也可使用心尖切面。二尖瓣反流流颈的理想测量方法如下：

■ TTE胸骨旁长轴切面或TEE 120°长轴切面

■ 在近端血流加速区和远端反流束分布区之间显示反流束最窄部分，即VC

■ Zoom放大模式

■ 垂直于反流束方向测量

VC宽度大于0.3cm表明需要进一步用定量方法评估二尖瓣反流严重程度。

3.近端等速表面积（PISA）

对于中心性反流，可通过PISA法计算反流容积和反流口面积。对于TTE，理想的PISA成像（见图12.10）通常需要：

■心尖四腔心或长轴切面

■窄扇角

■反流方向上，混叠速度设定为30～40cm/s

■二维成像同时显示瓣叶闭合平面

■从血流混叠区边缘到瓣叶闭合平面测量PISA半径

PISA也可通过TEE或者三维彩色多普勒成像显示；不论应用何种方法，混叠速度都需要调整到30～40cm/s，通过调节彩色多普勒基线尽量显示可清晰识别的半球形近端等速面。如果近端等速面为扁圆形，则会低估反流严重程度；如果近端等速面是椭圆形，则可能会高估反流严重程度。应用式（12.4）可计算瞬时反流容积流率。利用连续波多普勒测量二尖瓣反流峰值速度，之后应用式（12.6）计算反流口面积。对于仅在收缩晚期而不是全收缩期出现二尖瓣反流的患者，该方法会高估反流严重程度（图12.36）。

当沿瓣叶闭合线出现多条反流束时，评估反流严重程度非常复杂（图12.37）。三维成像流颈和PISA评估二尖瓣反流严重程度更准确；但目前该方法耗时耗力，需要相当多的经验，且受到三维低帧频的限制。

4.反流容积及反流口面积

当二尖瓣反流为偏心性反流，或近端等速面不是半球形时，PISA法评估二尖瓣反流严重程度的准确度较低；在这些情况下，用脉冲多普勒容积流率定量

二尖瓣反流更为合适。测量经过二尖瓣的总的左心室搏出量（SV_{mitral}）和经过左心室流出道的前向每搏量（SV_{LVOT}），总的左心室搏出量减去经过左心室流出道的每搏量即为二尖瓣反流容积（$RVol_{mitral}$）（图12.38）：

$$RVol_{mitral} = SV_{mitral} - SV_{LVOT} \qquad (12.10)$$

测量前向每搏量的替代位点是三尖瓣和肺动脉；之后应用反流容积和连续波多普勒测量的二尖瓣反流速度–时间积分可计算反流口面积［见式（12.3）］。

5.肺静脉血流逆流

当二尖瓣反流束进入左心房时，它必然会挤压已

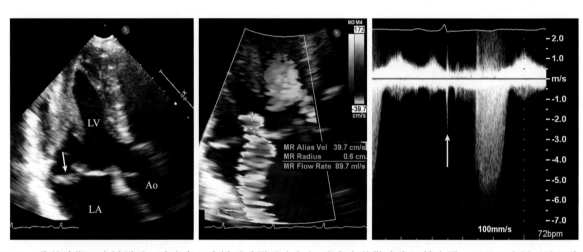

图12.36 收缩晚期二尖瓣脱垂。该患者二尖瓣后叶脱垂（左），彩色多普勒成像逐帧查看，显示二尖瓣反流只发生于收缩晚期。混叠速度调节至40cm/s时，PISA半径为0.6cm，连续波多普勒测量的二尖瓣反流峰值流速为5.4m/s，应用PISA法计算的收缩晚期反流口面积为0.16cm²。然而，该算法会高估反流严重程度，这是因为反流只发生在收缩期的后半部分；这从收缩期开始（箭头所指）到连续波多普勒追踪的血流信号（右）之间的延迟可以看出。应用连续波多普勒测量二尖瓣反流速度–时间积分，计算得到的反流容积仅为12ml，而整个收缩期的平均有效反流口面积比收缩晚期的更小。Ao，主动脉；LA，左心房；LV，左心室

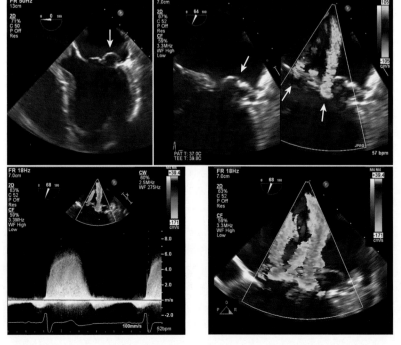

图12.37 TEE显示多条二尖瓣反流束。这位64岁的老年男性患者出现无症状收缩期杂音，TTE显示其左心室收缩末期内径为46mm，射血分数为53%，二尖瓣反流为中到重度。TTE检查四腔心切面显示二尖瓣后叶P2区（箭头所指）脱垂（左上）。TEE两腔心切面也可看到后叶P1区脱垂，彩色多普勒显示侧面和中间（右上）有三条二尖瓣反流束。连续波多普勒（左下）和PISA法（右下）用于定量反流严重程度。应用P1区和前叶之间二尖瓣反流形成的PISA计算的有效反流口面积为0.4cm²。因为有多条反流束，所以总的反流会更加严重

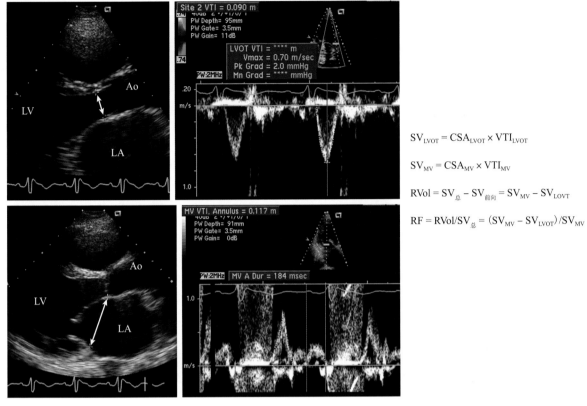

$$SV_{LVOT} = CSA_{LVOT} \times VTI_{LVOT}$$

$$SV_{MV} = CSA_{MV} \times VTI_{MV}$$

$$RVol = SV_{总} - SV_{前向} = SV_{MV} - SV_{LOVT}$$

$$RF = RVol/SV_{总} = (SV_{MV} - SV_{LVOT})/SV_{MV}$$

图12.38　通过计算经二尖瓣和经主动脉瓣容积流率定量评估二尖瓣反流严重程度。用二尖瓣环直径（4.5cm）和跨瓣环血流速度-时间积分（11.7cm）计算的总每搏量（SV）为186ml；而通过左心室流出道横截面积（CSA; 2.5cm²）和跨流出道血流速度-时间积分（10.5cm）计算的前向SV为67ml；因而反流容积（RVol）为119ml，反流分数（RF）为64%。Ao，主动脉；LVOT，左心室流出道；VTI，速度-时间积分；MV，二尖瓣；CSA，横截面积；SV，每搏量

经存在于心房腔内的血液。重度二尖瓣反流时，一些患者可看到肺静脉收缩期血流逆流。在TTE图像上，虽然部分成年患者该深度的图像信噪比并不理想，但大多数患者心尖四腔心切面可以记录到右下肺静脉血流模式。应用TEE，可以记录到所有4条肺静脉的血流模式，这对偏心性反流特别有帮助，因为偏心性反流时，收缩期血流逆流的模式在不同肺静脉可能并不一致。

当左心房重度扩张且顺应性良好时，心房腔内可容纳所有反流的血容量，而不被挤压进入肺静脉，这种情况下可出现假阴性结果（即重度二尖瓣反流，而肺静脉血流模式正常）。当偏心性反流束直接进入一支肺静脉，即使反流不严重，也会导致一条肺静脉血流逆流，从而导致假阳性结果（即反流并不严重，但出现收缩期肺静脉血流逆流或变钝）。在非窦性心律患者中也可出现假阳性结果，因为收缩期心房的正常充盈模式部分取决于之前心房收缩导致的心房排空。影响心房血流流入模式的其他生理因素包括呼吸时相、心脏节律、心房和静脉顺应性、心室舒张期充盈和年龄。因此，虽然静脉收缩期血流逆流的存在和严重程度是评价窦性心律患者房室瓣反流严重程度的有用辅助指标，但并不是特异性的表现。

（四）临床应用

1.二尖瓣反流的严重程度及诊断

超声心动图是二尖瓣反流诊断和临床决策制订的标准。超声心动图检查的第一步是评估瓣膜的解剖和运动，以及左心室大小和收缩功能，以确定反流的原因；最重要的是确定瓣膜反流是由原发性的瓣叶病变引起，还是继发于左心室扩大和收缩功能障碍；之后，根据原发性和继发性二尖瓣反流的临床和影像学参数定义疾病的分期，如表12.7和表12.8所示。

心中有数（ECHO MATH）：二尖瓣反流严重程度

示例

一位52岁的扩张型心肌病男性患者，表现为日益恶化的心力衰竭症状。超声心动图显示左心室扩大，射血分数32%，以及中心性二尖瓣反流，进一步检查结果如下：

VC宽度	8mm
连续多普勒	MR信号密度与前向血流密度相同，无v波
	$dP/dt = 840mmHg/s$
	$V_{MR} = 4.6m/s$
	$VTI_{MR} = 130cm$
PISA半径	1.2cm
混叠速度	30cm/s
右上肺静脉	收缩期血流逆流

VC宽度提示重度二尖瓣反流。

连续波多普勒信号密度提示二尖瓣反流为中到重度，无v波提示为慢性病变。dP/dt小于1000mmHg/s与左心室收缩力降低一致。彩色血流显示为中心性反流，因此PISA法可用于定量反流严重程度。

PISA由半径（r）计算得出：

$$PISA = 2\pi r^2 = 2\pi（1.0cm）^2 = 6.3cm^2$$

最大瞬时流率（R_{FR}）由PISA和混叠速度（$V_{aliasing}$）计算：

$$R_{FR} = PISA \times V_{aliasing} = 6.3cm^2 \times 30cm/s = 189cm^3/s$$

之后根据R_{FR}和二尖瓣反流速度（二尖瓣反流速度为4.6m/s，即460cm/s）计算出最大反流口面积（瞬时反流口面积）：

$$ROA_{max} = R_{FR}/V_{MR} =（189cm^3/s）/460cm/s = 0.41cm^2$$

收缩期反流容积可估计为

$$RVol = ROA \times VTI_{MR} = 0.41cm^2 \times 130cm = 53cm^3（或ml）$$

反流容积和反流口面积符合中度二尖瓣反流特征。

如果是偏心性反流，可通过经主动脉前向每搏量和经二尖瓣总每搏量计算反流容积来进行定量，正如前文主动脉瓣反流部分所述。

2.临床随访及干预时机

定期的超声心动图检查可用来随访无症状的二尖瓣反流患者。虽然反流严重程度和瓣膜解剖结构是随访的动力，但在定期随访检查中，最重要的参数是左心室大小和收缩功能。对于成人原发性重度二尖瓣反流，目前的数据表明，不论患者症状如何，只要出现进行性心室扩张，收缩末期内径大于40 mm，或有任何左心室收缩功能下降的证据（射血分数≤60%），都应考虑外科干预，以防止术后不可逆的心室功能障碍。

3.关于干预类型的决策

一旦决定外科干预二尖瓣反流，超声心动图图像对于考虑二尖瓣修复或重建是否可行，或者瓣膜解剖是否适合经导管手术非常有价值。瓣膜解剖结构和具体测量的可视化三维TEE成像对于外科手术过程至关重要（见第18章）。手术前，包含外科医师和介入心脏病专家的心脏瓣膜团队需要回顾检查图像，重点观察二尖瓣反流的病因、瓣环扩张的程度、前、后瓣叶的相对受累范围、腱索和乳头肌结构的完整性，以及心室的整体大小和收缩功能。通常情况下，后叶脱垂和瓣环扩张最适合手术修复，而更复杂和广泛的病变则手术操作更复

表12.7　原发性二尖瓣反流的分期

分期	定义	瓣膜结构	瓣膜血流动力学[*]	血流动力学结果	症状
A	MR危险因素	• 轻度二尖瓣脱垂，瓣叶对合正常 • 二尖瓣叶增厚，活动受限	• 无MR，或者中心性反流，反流束面积与左心房面积之比<20% • VC小，且<0.3cm	• 无	• 无
B	进展性MR	• 重度二尖瓣脱垂，瓣叶对合正常 • 风湿性瓣膜改变致瓣叶活动受限、中心对合消失 • 既往IE	• 中心性MR，反流束面积与左心房面积之比20%～40%，或收缩晚期偏心性MR • VC<0.7cm • 反流容积<60ml • 反流分数<50% • ERO<0.40cm² • 心血管造影分级：1～2＋	• 轻度左心房扩大 • 无左心室扩大 • 肺动脉压正常	• 无
C	无症状重度MR	• 重度二尖瓣脱垂瓣叶对合消失，或连枷瓣 • 风湿性瓣膜改变致瓣叶活动受限、中心对合消失 • 既往IE • 放射性心脏疾病瓣叶增厚	• 中心性MR，反流束面积与左心房面积之比>40%，或全收缩期偏心性MR • VC≥0.7cm • 反流容积≥60ml • 反流分数≥50% • ERO≥0.40cm² • 心血管造影分级：3～4＋	• 中度或重度左心房扩大 • 左心室扩大 • 静息或运动状态下可出现肺动脉高压 • C1：LVEF>60%，LVESD<40mm • C2：LVEF≤60%，LVESD≥40mm	• 无
D	有症状重度MR	• 重度二尖瓣脱垂瓣叶对合消失，或连枷瓣 • 风湿性瓣膜改变致瓣叶活动受限、中心对合消失 • 既往IE • 放射性心脏疾病瓣叶增厚	• 中心性MR，反流束面积与左心房面积之比>40%，或全收缩期偏心性MR • VC≥0.7cm • 反流容积≥60ml • 反流分数≥50% • ERO≥0.40cm² • 心血管造影分级：3～4＋	• 中度或重度左心房扩大 • 左心室扩大 • 肺动脉高压	• 活动耐量减少 • 劳力性呼吸困难

注：ERO，有效瓣口；IE，感染性心内膜炎；LVEF，左室射血分数；LVESD，左心室收缩末期内径；MR，二尖瓣反流。

[*]该表格提供了几种瓣膜血流动力学指标用于评估二尖瓣反流严重程度，但并非每种类型的所有标准都适用于每位患者。二尖瓣反流严重程度是分级为轻度、中度还是重度取决于数据质量和这些参数与其他临床证据的整合。

引自Nishimura RA，Otto CM，Bonow RO，et al：AHA/ACC guideline for the management of patients with valvular heart disease：executive summary.A report of the American College of Cardiology/American Heart Association Task Force on Practice Guidelines.Circulation 129（23）：2440-2492，2014.

表12.8 继发性二尖瓣反流的分期

分期	定义	瓣膜结构	瓣膜血流动力学*	相关心脏发现	症状
A	MR危险因素	• 冠状动脉疾病或心肌病患者瓣叶、腱索及瓣环正常	• 无MR，或者中心性反流，反流束面积与左心房面积之比<20% • VC小，且<0.3cm	• 左心室大小正常或轻度扩大，伴有确定的（梗死）或可诱发（局部心肌缺血）的节段性室壁运动异常 • 原发性心肌疾病伴左心室扩大和收缩功能障碍	• 可出现冠状动脉缺血或心力衰竭症状，这些症状对血运重建或药物治疗有反应
B	进展性MR	• 节段性室壁运动异常伴二尖瓣叶轻度拴拉 • 瓣环扩张致二尖瓣叶中心对合缘轻度缺失	• 反流容积<60ml • 反流分数<50% • ERO<0.40cm²†	• 节段性室壁运动异常伴左心室收缩功能降低 • 原发性心肌疾病致左心室扩大和收缩功能障碍	• 可出现冠状动脉缺血或心力衰竭症状，这些症状对血运重建或药物治疗有反应
C	无症状重度MR	• 节段性室壁运动异常和（或）左心室扩大伴二尖瓣叶重度拴拉 • 瓣环扩张伴二尖瓣叶中心对合缘重度缺失	• 反流容积≥60ml • 反流分数≥50% • ERO≥0.40cm²†	• 节段性室壁运动异常伴左心室收缩功能降低 • 原发性心肌疾病致左心室扩大和收缩功能障碍	• 可出现冠状动脉缺血或心力衰竭症状，这些症状对血运重建或药物治疗有反应
D	有症状重度MR	• 节段性室壁运动异常和（或）左心室扩大伴二尖瓣叶重度拴拉 • 瓣环扩张伴二尖瓣叶中心对合缘重度缺失	• 反流容积≥60ml • 反流分数≥50% • ERO≥0.40cm²†	• 节段性室壁运动异常伴左心室收缩功能降低 • 原发性心肌疾病致左心室扩大和收缩功能障碍	• 血运重建或药物治疗优化后，MR引起的症状仍持续存在 • 活动耐量下降 • 劳力性呼吸困难

注：ERO，有效瓣口；MR，二尖瓣反流。

*该表格提供了几种瓣膜血流动力学指标用于评估二尖瓣反流严重程度，但并非每种类型的所有标准都适用于每位患者。二尖瓣反流严重程度是分级为轻度、中度还是重度取决于数据质量和这些参数与其他临床证据的整合。

+ERO即有效反流口面积，由于血流近端汇聚为新月形而非球形，反流口不规则，采用经胸超声近端表面汇聚法（PISA法）测量继发性二尖瓣反流会导致ERO低估

引自Nishimura RA，Otto CM，Bonow RO，et al：AHA/ACC guideline for the management of patients with valvular heart disease：executive summary. A report of the American College of Cardiology/American Heart Association Task Force on Practice Guidelines.Circulation 129（23）：2440-2492，2014.

杂，成功修复的可能性较低。外科手术或经导管二尖瓣手术的术中超声心动图监测在第18章讨论。

六、三尖瓣反流

（一）三尖瓣装置的诊断成像

三尖瓣反流发生于其支持结构（瓣环，右心室）或瓣叶本身异常时。继发于瓣环扩张的三尖瓣反流通常是由于右心室扩大和收缩功能障碍，或由于肺动脉高压。左心系统疾病导致肺动脉高压，尤其是二尖瓣狭窄或反流，常引起显著的三尖瓣反流，其发生机制可能是右心室扩大和收缩功能不全。

三尖瓣叶异常也是三尖瓣反流的原因之一。风湿性心脏瓣膜病20%～30%会累及三尖瓣，几乎总是与二尖瓣和主动脉瓣受累同时发生。风湿性三尖瓣病变通常是轻度的，二维超声心动图上很难识别，除非仔细观察瓣叶成像及寻找瓣叶交界处融合的证据。风湿性三尖瓣反流较三尖瓣狭窄更常见。

类癌性心脏病是一种罕见疾病，但超声心动图表现具有特异性。类癌性心脏病（可见于转移到肝脏的类癌性肿瘤）的特征是三尖瓣叶增厚、缩短、活动僵硬，并由此导致三尖瓣反流，或三尖瓣狭窄（较少出现，见图15.10）；肺动脉瓣可受累。心内膜炎可累

及三尖瓣，导致三尖瓣反流，其最常见于有静脉药物滥用史的患者。

Ebstein畸形是三尖瓣叶的一种先天性异常，其特征是三尖瓣的一个或多个瓣叶附着点离开瓣环向心尖方向移位（见图17.9和图17.10）；其大多数情况下为隔叶单独受累，少数情况为隔叶和后叶受累，向心尖方向移位；瓣叶向心尖方向移位的程度多变。虽然正常的三尖瓣隔叶附着点略低于二尖瓣前叶，但当二者附着点距离大于1cm时，应考虑Ebstein畸形可能。被排除在泵血心腔之外的右心室部分称为房化右心室，因为从功能上，这部分右心室已经成为右心房的一部分。由于心室基底部的房化，再加上心房扩大导致的三尖瓣反流，右心房可出现重度扩大。如果三尖瓣反流显著，也可出现右心室扩大。

（二）右心室及右心房扩大

有显著血流动力学意义的三尖瓣反流，由于容积超负荷，会出现进行性右心室和右心房扩大；这种扩大使反流原因的评估复杂化，因为心腔扩大本身会进一步增加反流严重程度。

右心室容积超负荷会导致室间隔运动异常，M型超声心动图特征为舒张期室间隔后向运动（因为右心室充盈超过左心室充盈），收缩期室间隔前向运动，

这种运动模式通常被称为室间隔矛盾运动。由于舒张期跨三尖瓣充盈右心室的每搏量增加，二维短轴图像上，舒张期室间隔变"平坦"。收缩期，室间隔朝向心脏中心运动；正常情况下，朝向左心室中心移动，但当重度右心室扩张时，室间隔向右心室中心移动。

右心室扩大和室间隔矛盾运动的鉴别诊断包括导致右心室容积超负荷的其他原因，如房间隔缺损或部分型肺静脉异位引流。右心室扩大也可由肺动脉瓣疾病、左心系统疾病或肺内源性疾病引起肺动脉高压造成的压力负荷过重所致。

（三）三尖瓣反流严重程度的评估

综合多个参数评估三尖瓣反流效果最佳（图12.39）：

■ 彩色多普勒显示细小反流束提示轻度三尖瓣反流；反流束充填大于50%的右心房时提示重度三尖瓣反流。

■ VC宽度＜0.3cm提示轻度三尖瓣反流；VC宽度≥0.7cm提示重度三尖瓣反流。

■ 连续波多普勒反流频谱不完整，或频谱密度弱，提示轻度三尖瓣反流；浓密三角形的反流频谱提示重度三尖瓣反流。

■ 尼奎斯特极限速度设定在30～40cm/s时，PISA半径＜0.4cm提示轻度三尖瓣反流，PISA半径＞0.9cm提示重度三尖瓣反流。

■ 收缩期肝静脉血流正常提示轻度三尖瓣反流，肝静脉血流逆流提示重度三尖瓣反流。

评估三尖瓣反流的有用切面包括胸骨旁短轴切面、右心室流入道切面及心尖四腔心切面。轻度至中度三尖瓣反流，反流束常朝向房间隔，需与腔静脉回流或房间隔缺损的左向右分流相区别。如需制订临床决策，可采用PISA法或脉冲多普勒法计算反流容积和反流口面积。

重度三尖瓣反流会引起上腔静脉和下腔静脉收缩期血流逆流，类似于体格检查时发现颈静脉收缩期搏

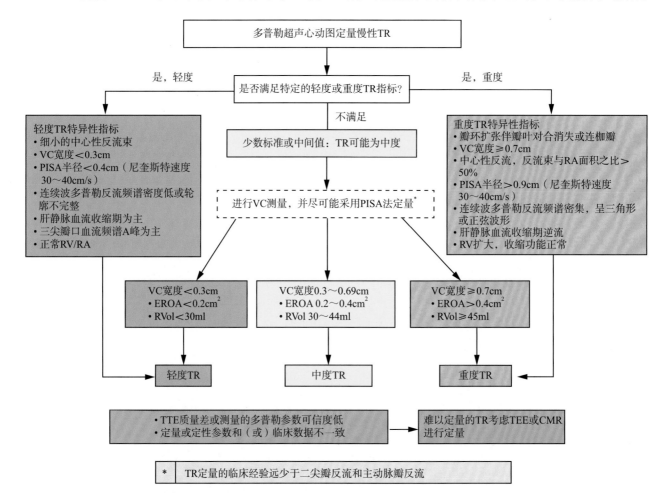

图12.39　三尖瓣反流严重程度的多参数综合评估流程图。假设有高质量的超声心动图图像和完整的数据采集。如果成像技术上有困难，需考虑TEE或心脏磁共振（CMR）。由于图像质量差、数据技术问题、超声结果内部不一致或与临床表现不一致，TR严重程度常常无法确定。TR，三尖瓣反流；RV，右心室；RA，右心房；EROA，估测的反流口面积；PISA，近端等速表面积；RVol，反流容积；VC，流颈

引自Zoghbi WA，Adams D，et al：Recommendations for noninvasive evaluation of native valvular regurgitation：a report from the American Society of Echocardiography developed in collaboration with the Society for Cardiovascular Magnetic Resonance，J Am Soc Echocardiogr 30（4）：303-371，Fig.31.

动。下腔静脉血流频谱最佳记录位置在肝中静脉，因为剑突下切面，该位置肝中静脉血流方向与声束方向平行，而且记录部位与右心房之间无静脉瓣阻挡（见图12.14）。与重度二尖瓣反流时肺静脉血流逆流一样，窦性心律情况下，肝静脉收缩期血流逆流对诊断重度三尖瓣反流有特异性。右心房的正常收缩期充盈部分取决于前一阶段心房收缩期的排空，因此心房收缩的丧失会影响收缩期的血流模式。

三尖瓣反流峰值流速反映的是跨三尖瓣的峰值压差，而不是反流严重程度。右心室收缩压正常（见于三尖瓣心内膜炎）的重度三尖瓣反流，峰值流速较低（图12.40，图12.41）。伴有肺动脉高压的轻度三尖瓣反流峰值流速高（见于原发性肺动脉高压）。然而，

相对前向血流信号密度，反流的连续波多普勒信号密度的确与反流严重程度相关。此外，速度-时间曲线的形状表明了瞬时跨瓣压差的时间进程；急性三尖瓣反流时，右心房压力曲线上出现v波，导致收缩晚期三尖瓣反流速度迅速下降，其与急性二尖瓣反流时看到的类似。

（四）临床应用

多普勒超声心动图是评估三尖瓣反流的标准临床方法。评估三尖瓣反流严重程度对于即将行二尖瓣手术的患者尤为重要（表12.9）；因为这些即将行二尖瓣手术的患者中许多有显著的三尖瓣反流，如果手术时没有发现和治疗（三尖瓣环成形术），临床症状往往在术后持续存在。

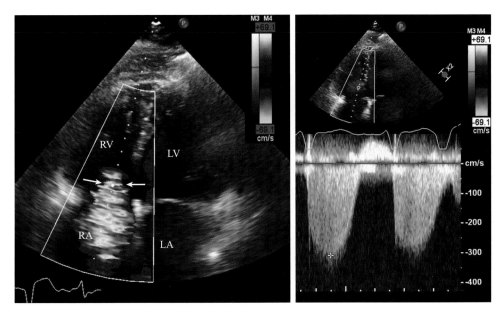

图12.40 重度三尖瓣反流伴高右心室收缩压。这是一位扩张型心肌病伴中度肺动脉高压的患者，瓣环扩张导致三尖瓣反流，彩色多普勒血流成像（左）示VC宽度8mm（箭头所指）。连续波多普勒显示反流频谱密度高，峰值流速约3m/s，提示右心室与右心房收缩压差为36mmHg。RV，右心室；RA，右心房；LA，左心房；LV，左心室

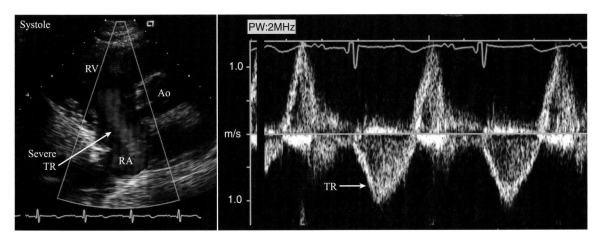

图12.41 重度三尖瓣反流伴低右心室收缩压。重度三尖瓣反流伴正常的右心室和肺动脉收缩压，彩色多普勒血流成像（左）和脉冲多普勒频谱（右）提示反流为低速层流。反流速度低是因为收缩期右心室和右心房之间压差小。Severe TR，重度三尖瓣反流；Systole，收缩；RV，右心室；RA，右心房；TR，三尖瓣反流；Ao，主动脉

表 12.9　三尖瓣反流的分期

分期	定义	原发性TR瓣膜解剖	继发性TR瓣膜解剖	瓣膜血流动力学*	血流动力学后果
A	TR危险因素	• 轻度风湿性改变 • 轻度脱垂 • 其他（如IE伴赘生物，早期类癌性病变，放射性） • 瓣环内右心室起搏器或ICD导线 • 心脏移植术后（组织活检相关）	• 正常 • 早期瓣环扩张	• 无或微量TR	• 无
B	进展性TR	• 瓣叶进行性退变或损毁 • 轻到中度脱垂，局限性腱索断裂	• 早期瓣环扩张 • 轻度瓣叶栓拉	• 中心性反流束面积<5.0cm²（轻度），或5～10cm²（中度） • VC宽度<0.7cm • 连续波多普勒反流频谱密度和轮廓：柔和，呈抛物线形 • 肝静脉血流：收缩期为主（轻度），或者频谱变钝（中度）	• 无右心室扩大 • 无或轻度右心房扩大 • 无或轻度IVC扩张，呼吸变异率正常 • 右心房压正常
C	无症状重度TR	• 瓣叶连枷或瓣叶解剖异常	• 重度瓣环扩张（>40mm，或21mm/m²） • 显著的瓣叶拴拉	• 中心性反流束面积>10.0cm² • VC宽度>0.7cm • 连续波多普勒反流频谱密度和轮廓：浓密，呈三角形且峰值前移 • 肝静脉血流：收缩期血流逆流	• 右心房、右心室、IVC扩张伴IVC呼吸变异率降低 • 右心房压升高伴"c-V"波 • 可出现舒张期室间隔平坦
D	有症状重度TR	• 瓣叶连枷或瓣叶解剖异常	• 重度瓣环扩张（>40mm，或21mm/m²） • 显著的瓣叶拴拉	• 中心性反流束面积>10.0cm² • VC宽度>0.7cm • 连续波多普勒反流频谱密度和轮廓：浓密，呈三角形且峰值前移 • 肝静脉血流：收缩期血流逆流	• 右心房、右心室、IVC扩张伴IVC呼吸变异率降低 • 右心房压升高伴"c-V"波 • 舒张期室间隔平坦 • 晚期右心室收缩功能减弱

注：ICD，植入型心律转复除颤器；IE，感染性心内膜炎；IVC，下腔静脉；TR，三尖瓣反流。

*该表格提供了几种瓣膜血流动力学指标用于评估三尖瓣反流严重程度，但并非每种类型的所有标准都必须用于每位患者。三尖瓣反流严重程度是分级为轻度、中度还是重度取决于数据质量和这些参数与其他临床证据的整合。

引自 Nishimura RA，Otto CM，Bonow RO，et al: AHA/ACC guideline for the management of patients with valvular heart disease: executive summary.A report of the American College of Cardiology/American Heart Association Task Force on Practice Guidelines.Circulation 129（23）：2440-2492，2014.

进行三尖瓣修复或心内膜炎手术时，术中TEE可用于优化指导手术操作，及时评估修复效果。

七、肺动脉瓣反流

肺动脉瓣反流通常是一种偶然的良性发现。许多正常个体检查时可以见到，其表现为通过肺动脉瓣的舒张期少量回流（图12.42）。病理性肺动脉瓣反流通常为先天性肺动脉瓣疾病所致，或是未经治疗的轻度病变，或是肺动脉瓣手术后的残余反流。成人肺动脉瓣显著反流的最常见原因是既往法洛四联症手术史。获得性肺动脉瓣反流较罕见，它可由心内膜炎、类癌综合征或者瓣膜黏液样变性引起。

由于声窗受限，评估成人肺动脉瓣解剖结构受到限制。对于先天性疾病，超声心动图检查时可见到瓣叶增厚、变形。心内膜炎时，可见到瓣膜赘生物形成，但肺动脉瓣受累少见。类癌综合征可引起肺动脉瓣增厚、缩短，类似于三尖瓣，导致瓣膜狭窄、反流或两者同时发生。肺动脉瓣黏液样变性罕见，可引起瓣叶增厚、冗长、松软，导致舒张期瓣叶整体脱垂。

彩色多普勒成像时，肺动脉瓣轻度反流表现为狭窄的反流束；连续波多普勒信号密度较前向血流信号密度小得多，舒张期频谱斜率相对平缓。重度肺动脉瓣反流表现为宽的彩色反流束（反流束宽度至少为右心室流出道宽度的70%）；连续波多普勒反流信号密度几乎与前向血流信号密度相等，反流速度舒张期急剧下降，通常在舒张末期达到零基线（图12.43）。重度肺动脉瓣反流的彩色多普勒信号通常颜色均一，这是因为反流速度低，且低于尼奎斯特极限速度。肺动脉瓣显著反流时，主肺动脉会出现全舒张期血流逆流，这种情况需与动脉导管未闭引起的舒张期血流逆流相区分。

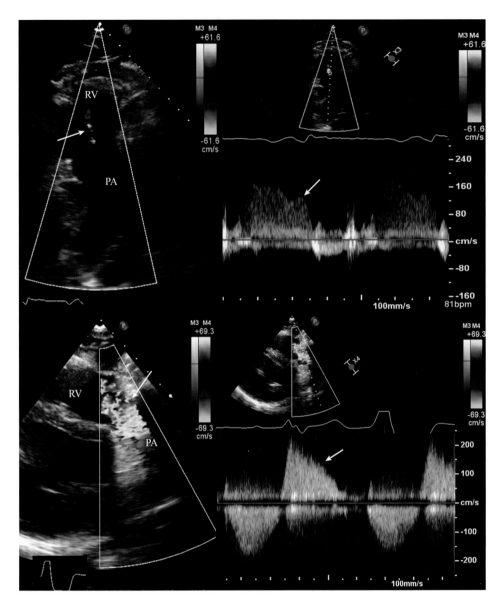

图12.42 轻度和重度肺动脉瓣反流。右心室流出道切面（左）彩色多普勒血流成像显示轻度肺动脉瓣反流（左上）的窄小反流束，以及重度肺动脉瓣反流（左下）的宽反流束，其充满右心室流出道。轻度反流时，脉冲多普勒速度曲线（右上）显示舒张期信号微弱，频谱减速斜率平缓，舒张末期速度仅略低于舒张早期（箭头所指）；而重度肺动脉瓣反流（右下），舒张期反流频谱密度与收缩期前向血流频谱密度相等，反流频谱减速斜率陡直（箭头所指），舒张末期达到基线。PA，肺动脉；RV，右心室

在未纠正或残存先天性心脏病的成年患者中，评估肺动脉瓣反流严重程度极为重要（见图17.29）。在这些患者中，肺动脉瓣反流严重程度是决定是否进行进一步手术治疗和手术特定设计的一个重要因素。

肺动脉瓣反流的速度曲线反映的是肺动脉与右心室之间的压差。舒张末期肺动脉与右心室的瞬时压差（用$4v^2$计算得到）加上估计的右心房压（根据下腔静脉内径和呼吸塌陷率估计）可估测肺动脉舒张压。这种估算肺动脉压力的方法补充了通过三尖瓣反流估算肺动脉收缩压的方法，在两者都能准确估算的情况下，可作为一种内部有效性检验。

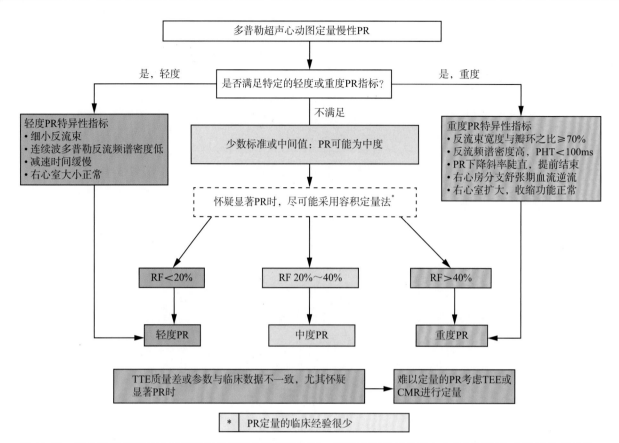

图12.43 肺动脉瓣反流严重程度的多参数综合评估流程图。假设有高质量的超声心动图图像和完整的数据采集。如果成像技术上有困难，需考虑TEE或心脏磁共振（CMR）。由于图像质量差、数据技术问题、超声结果内部不一致或与临床表现不一致，肺动脉瓣反流的严重程度常无法确定。PR，肺动脉瓣反流；PHT，压力减半时间；RF，反流分数

引自 Zoghbi WA，Adams D，et al: Recommendations for noninvasive evaluation of native valvular regurgitation: a report from the American Society of Echocardiography developed in collaboration with the Society for Cardiovascular Magnetic Resonance，J Am Soc Echocardiogr 30（4）：303-371，Fig.35.

超声心动图检查清单：瓣膜反流

主动脉瓣反流：超声心动图检查方法

参数	测量关键点	临床决策阈值
病因	瓣膜异常 主动脉扩张	
反流严重程度	流颈宽度 降主动脉全舒张期血流逆流 连续波多普勒反流束减速斜率 计算RVol、RF和ROA	$>0.6cm$ PHT$<200ms$ RVol$\geqslant 60ml$ RF$\geqslant 50\%$ ROA$\geqslant 0.3cm^2$
合并主动脉瓣狭窄	主动脉瓣峰值流速	
左心室反应	左心室内径或容积 LVEF、dP/dt	LVESD$>50mm$ LVEF$<50\%$
其他发现	升主动脉或主动脉窦扩张 主动脉缩窄（合并二叶主动脉瓣）	$>45mm、50mm、或55mm$，视具体诊断确定（见第16章）

注：LVEF，左室射血分数；LVESD，左心室收缩末期内径；PHT，压力减半时间；RF，反流分数；ROA，反流口面积；RVol，反流容积。

主动脉瓣反流严重程度的定量

参数	方式	切面	记录	测量和计算
流颈宽度	彩色多普勒成像	胸骨旁长轴	调整角度，减小深度，缩小扇角，局部放大	近端反流汇聚区和远端反流分布区之间反流束最窄部分
降主动脉舒张期血流逆流	脉冲多普勒	剑突下和胸骨上窝	取样容积 $2\sim3mm$；减少壁滤波；调节血流速度尺度	全舒张期血流逆流证据
连续波多普勒信号（强度、斜率、VTI）	连续波多普勒	心尖	仔细调整探头声束角度以获取清晰信号	比较前向和反流血流信号密度，沿频谱信号密集边缘测量反流束下降斜率
两个位点的容积流量（RVol、RF、ROA）	二维和脉冲多普勒	胸骨旁（二维）和心尖	LVOT 内径和 VTI；二尖瓣环内径和 VTI	$TSV = SV_{LVOT} = (CSA_{LVOT} \times VTI_{LVOT})$ $FSV = SV_{MA} = (CSA_{MA} \times VTI_{MA})$ $RVol = TSV - FSV$ $ROA = RSV/VTI_{AR}$

注：AR，主动脉瓣反流；CSA，横截面积；FSV，前向每搏量；LVOT，左心室流出道；MA，二尖瓣环；RF，反流分数；ROA，反流口面积；RSV，反流每搏量；RVol，反流容积；SV，每搏量；TSV，总每搏量；VTI，速度-时间积分。

二尖瓣反流：超声心动图检查方法

参数	测量关键点	临床决策阈值
病因	原发性瓣膜病变 继发性（功能性）瓣膜病变	
反流严重程度	流颈宽度 反流束方向（中心性、偏心性） 连续波多普勒信号密度 计算 RVol、RF 和 ROA	$>0.7cm$ $RVol \geqslant 60ml$ $RF \geqslant 50\%$ $ROA \geqslant 0.4cm^2$
左心室反应	左心室内径或容积 LVEF dP/dt	$LVESD \geqslant 40mm$ $LVEF \leqslant 60\%$
肺血管	肺动脉收缩压 右心室大小和收缩功能	
其他发现	左心房大小	

注：LVEF，左室射血分数；LVESD，左心室收缩末期内径；RF，反流分数；ROA，反流口面积；RVol，反流容积。

二尖瓣反流严重程度的定量

参数	方式	切面	记录	测量和计算
流颈宽度	彩色血流成像	胸骨旁长轴	调整角度，减小深度，缩小扇角，局部放大	近端反流汇聚区和远端反流分布区之间反流束最窄部分
彩色血流成像	彩色血流成像	胸骨旁和心尖	减小深度，缩小扇角	中心性和偏心性；反流束偏向前侧和后侧
连续波多普勒信号	连续波多普勒	心尖	仔细调整探头声束角度以获取清晰信号	比较前向和反流血流信号密度
近端血流等速表面积（PISA）	彩色血流成像	心尖四腔心或心尖长轴	减小深度，缩小扇角，局部放大，调节尼奎斯特极限速度以获取半球形 PISA	$PISA = 2\pi r^2$ $R_{FR} = PISA \times V_{aliasing}$ $ROA_{max} = R_{FR}/V_{MR}$ $RVol = ROA \times VTI_{MR}$
两个位点的容积流量	二维和脉冲多普勒	胸骨旁（二维）和心尖	LVOT 内径和 VTI 二尖瓣环内径和 VTI	$TSV = SV_{MA} = (CSA_{MA} \times VTI_{MA})$ $FSV = SV_{LVOT} = (CSA_{LVOT} \times VTI_{LVOT})$ $RVol = TSV - FSV$ $ROA = RSV/VTI_{AR}$

续表

参数	方式	切面	记录	测量和计算
二维左心室总SV 多普勒LVOT前向SV	二维和脉冲多普勒	胸骨旁（二维）和心尖	LVOT内径和VTI 心尖双平面左心室容积	TSV＝EDV－ESV（2D测量左心室容积） FSV＝SV$_{LVOT}$＝（CSA$_{LVOT}$×VTI$_{LVOT}$） RVol＝TSV－FSV ROA＝RSV/VTI$_{AR}$
肺静脉收缩期血流逆流	脉冲多普勒	TTE心尖四腔或TEE	四支肺静脉血流频谱	定性肺静脉收缩期血流逆流

注：MR，二尖瓣反流；CSA，横截面积；EDV，舒张末期容积；ESV，收缩末期容积；FSV，前向每搏量；LVOT，左心室流出道；MA，二尖瓣环；max，最大；AR，主动脉瓣反流；PISA，近端等速表面积；RF，反流分数；R_{FR}，反流流率；ROA，反流口面积；RSV，反流每搏量；RVol，反流容积；SV，每搏量；TSV，总每搏量；VTI，速度－时间积分；Valiasing，混叠速度。

三尖瓣反流：超声心动图检查方法

参数	测量关键点	临床决策阈值
病因	原发性瓣膜病变 继发性（功能性）瓣膜病变	
反流严重程度	流颈宽度 PISA半径 连续波多普勒信号 计算RVol、RF和ROA 肝静脉收缩期血流逆流	≥0.7cm ＞0.9cm（混叠速度30～40cm/s） 密集，呈三角形 RVol≥45 ml ROA＞0.4cm^2
右心室	右心室大小	右心室扩大，功能正常

注：PISA，近端等速表面积；RF，反流分数；ROA，反流口面积；RVol，反流容积。

肺动脉反流：超声心动图检查方法

参数	测量关键点	临床决策阈值
瓣膜结构	瓣膜异常	
反流严重程度	反流束宽度/瓣环 PR血流提前结束 肺动脉分支舒张期血流逆流 计算RF	≥70% PHT＜100ms RF＞40%
合并肺动脉瓣狭窄	肺动脉瓣收缩期血流速度	
右心室反应	右心室大小 右心室收缩功能	

注：PHT，压力减半时间；PR，肺动脉瓣反流；RF，反流分数。

（王吴刚 江 勇 译 王吴刚 校）

推荐阅读

综合

1. Zoghbi WA，Adams D，Bonow RO，et al：Recommendations for noninvasive evaluation of native valvular regurgitation：a report from the American Society of Echocardiography developed in collaboration with the Society for Cardiovascular Magnetic Resonance，*J Am Soc Echocardiogr* 30（4）：303-371，2017.
Clear recommendations and detailed description of methods for the quantitation of valvular regurgitation by echocardiography.

Essential reading for all echocardiographers.

2. Otto CM，Schwaegler RG，Freeman RV：Valve regurgitation. In *Echocardiography Review Guide*，ed 3，Philadelphia，2016，Elsevier.

This review guide summarizes basic principles, provides additional examples of images and Doppler data, reviews technical aspects of data acquisition and measurement, and demonstrates calculations for the quantitation of regurgitant severity. Self-assessment questions with explanations of the answers are also provided.

3. Stout KK, Verrier ED: Acute valvular regurgitation, *Circulation* 119: 3232-3241, 2009.

Acute valvular regurgitation often is initially missed because the clinical presentation mimics an acute pulmonary process. The echocardiographer should be alert to this possible diagnosis and be aware of the differences compared to chronic regurgitation on imaging and Doppler studies. When TTE data are suggestive but not diagnostic, TEE imaging is appropriate. Management often includes urgent surgical intervention.

二尖瓣反流

4. Hung J, Delling F, Capoulade R: Mitral regurgitation: valve anatomy, regurgitant severity and timing of intervention. In Otto CM, editor: *The Practice of Clinical Echocardiography*, ed 5, Philadelphia, 2017, Elsevier, pp 651-676.

Book chapter that provides advanced-level discussion of mechanisms of MR and approaches to the quantitation of regurgitant severity. Gives additional details and illustrations of the PISA approach, tips for optimal imaging, and potential pitfalls. 3D imaging of the PISA and vena contracta may be useful when MR is moderate to severe.

5. Zamorano JL, Fernández-Golfín C, González-Gómez A: Quantification of mitral regurgitation by echocardiography, *Heart* 101 (2): 146-154, 2015.

Educational article on the echocardiographic approach to quantitation of MR including color Doppler vena contracta width, PISA method, and volumetric methods. The role of 3D TEE for both anatomy and regurgitant severity is emphasized. A flow chart provides a simple clinical approach to patient evaluation.

6. Topilsky Y, Michelena H, Bichara V, et al: Mitral valve prolapse with mid-late systolic mitral regurgitation: pitfalls of evaluation and clinical outcome compared with holosystolic regurgitation, *Circula-tion* 125 (13): 1643-1651, 2012.

In a comparison of 111 patients with late-systolic MR and 90 patients with holosystolic MR due to mitral valve prolapse, despite similar effective regurgitant orifice areas, late systolic MR was associated with a lower regurgitant volume and fewer adverse clinical outcomes. This study emphasizes the importance of considering the timing of MR and evaluating regurgitation volume, in addition to the regurgitant orifice area.

7. Gaasch WH, Shah SP, Labib SB, et al: Impedance to retrograde and forward flow in chronic mitral regurgitation and the physiology of a double outlet ventricle, *Heart* 103 (8): 581-585, 2017.

A mathematical model of the left ventricular and chronic MR, with validation in a small group of patients, shows that impedance to backflow across the small regurgitant orifice of the mitral valve is greater than the impedance to forward flow out the aortic valve as long as regurgitant fraction is < 58%. This contradicts the traditional notion that MR is a "low after-load state" and suggests that better measures of LV stress shortening are needed in disease management.

8. Carabello BA: A tragedy of modern cardiology: using ejection fraction to gauge left ventricular function in mitral regurgitation, *Heart* 103 (8): 570-571, 2017.

Short editorial discussing the myth of a low impedance pathway in patients with chronic MR and the need for better measures of LV contractile function.

9. Asgar AW, Mack MJ, Stone GW: Secondary mitral regurgitation in heart failure: pathophysiology, prognosis, and therapeutic considerations, *J Am Coll Cardiol* 65 (12): 1231-1248, 2015.

Secondary MR in patients with primary LV systolic dysfunction is associated with adverse clinical outcomes, but management remains controversial. This review summarizes medical therapy, cardiac resynchronization therapy, and the indications for interventions to reduce MR severity, including transcatheter and surgical approaches.

10. Henri C, Piérard LA, Lancellotti P, et al: Exercise testing and stress imaging in valvular heart disease, *Can J Cardiol* 30 (9): 1012-1026, 2014.

Stress testing can be helpful in all types of valvular heart disease to ensure patients are asymptomatic and to measure the blood pressure response to exercise. Supine bicycle exercise echocardiography in patients with primary MR shows an increase in MR severity (increase of regurgitant orifice area ≥10 mm^2 and regurgitant volume ≥15 mL) and development of pulmonary hypertension (systolic pressure > 60 mmHg) in about one half of patients with only moderate MR at rest. Exercise-induced pulmonary hypertension indicates a higher risk of adverse outcome.

主动脉瓣反流

11. Evangelista A, Gay LG: Aortic valve regurgitation: quantitation of disease severity and timing of surgical intervention. In Otto CM, editor: *The Practice of Clinical Echocardiography*, ed 5, Philadelphia, 2017, Elsevier, pp 303-321.

Detailed textbook chapter on echocardiographic evaluation of the mechanism and severity of AR. The utility of vena contracta width, aortic diastolic flow reversal, and CW Doppler signal density relative to antegrade flow is discussed. The importance of evaluating aortic dimensions in adults with AR is emphasized.

12. Bonow RO, Leon MB, Doshi D, et al: Management strategies and future challenges for aortic valve disease, *Lancet* 387 (10025): 1312-1323, 2016.

This review discusses AR (as well as aortic stenosis). Adults with chronic AR are at risk of developing irreversible LV systolic dysfunction even in the absence of symptoms, a situation that necessities periodic imaging. Transcatheter options are limited, and most patients require surgical aortic valve replacement once symptoms, LV systolic dysfunction, or other indications for intervention are present. In some cases, surgical valve repair or reimplantation of the native valve within a prosthetic aortic graft is possible.

13. Michelena HI, Prakash SK, Della Corte A, et al: Bicuspid aortic valve: identifying knowledge gaps and rising to the challenge from the International Bicuspid Aortic Valve Consortium (BAVCon), *Circulation* 129 (25): 2691-2704, 2014.

A comprehensive review of bicuspid aortic valve anatomy, associated aortopathy, natural history imaging approach and future challenges.

三尖瓣和肺动脉瓣反流

14. Bruce CJ，Connolly H：Right sided valve disease in adults．In Otto CM，editor：*The Practice of Clinical Echocardiography*，ed 5，Philadelphia，2017，Elsevier，pp 322-323.

Clinical and echocardiographic features of tricuspid and pulmonic valve disease in adults are summarized．Excellent pathologic and imaging illustrations．

15. Rodés-Cabau J，Taramasso M，O'Gara PT：Diagnosis and treatment of tricuspid valve disease：current and future perspectives，*Lancet* 388（10058）：2431-2442，2016.

Review of the clinical presentation，imaging findings and management of primary and secondary tricuspid regurgitation．Diagrams show surgical approach．Potential role of novel transcatheter approaches also is presented．

替代方法

16. Krieger EV，Lee J，Branch KR，et al：Quantitation of mitral regurgitation with cardiac magnetic resonance imaging：a systematic review，*Heart* 102（23）：1864-1870，2016，2016.

MR can be quantitated in four different ways by cardiac magnetic resonance imaging：the difference between total LV stroke volume measured by tracing LV images and forward stroke volume measures by velocity-encoded ascending aortic data，（2）the difference between anatomic LV and RV stroke volume，（3）the difference between total inflow across the mitral valve and forward flow across the aortic valve，and（4）direct measurement of regurgitant flow across the mitral valve．The details of each method are presented，including consolidated data on reproducibility and clinical validity．

17. Harris AW，Krieger EV，Kim M，et al：Cardiac magnetic resonance imaging versus transthoracic echocardiography for prediction of outcomes in chronic aortic or mitral regurgitation，*Am J Cardiol* 119（7）：1074-1081，2017.

In 29 subjects with chronic AR，cardiac magnetic resonance imaging was more predictive than echocardiography of valve surgery or cardiac hospitalization over a mean follow-up of 4.4 years．In in 22 patients with chronic MR，the 2 methods performed similarly．For AR，a cardiac magnetic resonance-derived regurgitant volume ＞50 mL identified those at high risk，with 50% undergoing valve surgery versus 0% for those with regurgitant volume≤50 mL，and was more strongly associated with outcomes than regurgitant volume by TTE（P＜0.05）．For MR，6.8% of patients with regurgitant volume by TTE≤30 mL developed the primary end point versus 70% in those with regurgitant volume ＞30 mL．

第13章　人工瓣膜

在很多方面，人工瓣膜的超声心动图评价，与自然瓣膜相似。但是，仍有几个关键不同点。第一，人工瓣膜分为几个不同类型，根据设计的基本原理和大小不同，所产生的血流动力学特点不同。第二，人工瓣膜功能异常的发生机制有别于自然瓣膜。第三，由于所观察的是人工材料，尤其诸如声影等干扰，会严重影响对可疑人工瓣膜功能异常的判断（表13.1）。

随着人工瓣膜外科手术量逐年递增，人工瓣膜置换术后患者的寿命逐渐延长，超声心动图评价人工瓣膜的需要也与日俱增。知晓超声心动图评价人工瓣膜的基本方法（见本章大纲）及不同瓣膜型号、大小的血流动力学特点，才能指导合理治疗。

一、基本概念

（一）人工瓣膜类型

共有三种不同类型的人工瓣膜（图13.1，图13.2）：

- 组织瓣膜或生物瓣
- 同种移植瓣膜

- 机械瓣

生物瓣可以通过外科或经皮导管介入两种方式植入。

1.生物瓣

生物瓣由三个瓣叶构成，其解剖结构与自然主动脉瓣相似。带支架生物瓣，是将猪瓣膜或牛、马的心包修剪成自然瓣膜形态，置入布面硬质支撑结构中，每个瓣膜交界处有一个支架支撑，从而形成了主动脉瓣环皇冠样的形状（图13.3）。已上市的瓣膜，其支撑结构和瓣叶种类繁多；有些瓣膜具有抗钙化功能。无支架生物瓣采用具有一定柔韧性的纤维或组织架，而非坚硬的支架结构支撑瓣膜。无支架生物瓣一般植入作为复合生物瓣的一部分，位置多在主动脉根部。通过外科手术植入生物瓣，需要心肺流转辅助支持循环。如今，生物瓣可以通过介入途径以压缩支架的形式输入到相关病变瓣膜部位（图13.4）。

2.同种移植瓣膜

同种移植瓣膜一般取材于冷冻尸体的主动脉瓣或肺动脉瓣。通常，瓣膜和大血管共同保存，在植入活

表13.1 人工瓣膜：超声心动图相关参数比较

	主动脉瓣位机械瓣	外科主动脉瓣位生物瓣	介入主动脉瓣位生物瓣	二尖瓣位机械瓣	二尖瓣位生物瓣
血流动力学	根据瓣膜型号不同而有不同的血流动力学特点	中心呈层流、圆钝血流频谱	中心呈层流、圆钝血流频谱	根据瓣膜型号不同而有不同的血流动力学特点	中心呈层流、圆钝血流频谱
超声成像	声影和混响影响瓣膜成像	可见缝合环和三个支柱猪瓣膜或者心包修剪的瓣膜材料与自体瓣膜相似	由于瓣膜支架结构，主动脉窦部及瓣环回声增强	经胸超声：声影和混响影响瓣膜成像 经食管超声：可以清晰显示瓣膜梗阻	带支架瓣膜，血流方向朝向室间隔猪瓣膜或者心包修剪的瓣膜材料与自体瓣膜相似
正常多普勒所见	前向血流速度<3m/s，频谱轮廓呈三角形 瓣叶关闭时可出现少量偏心性AR	前向血流速度<3m/s，频谱轮廓呈三角形 无中心性AR	前向血流速度<3m/s，频谱轮廓呈三角形 少量瓣架内或瓣周AR	前向血流速度<1.9m/s，压力减半时间缩短 瓣叶关闭时可出现少量偏心性MR	前向血流速度<1.9m/s，压力减半时间缩短 无中心性MR
优点/缺点	优点：使用寿命长 缺点：需要长期抗凝	使用寿命不定，老年人耐久性可能更长 无须抗凝	长期耐久性不确定 目前建议在高危患者中使用 无须抗凝	优点：使用寿命长 缺点：需要长期抗凝	使用寿命不定，老年人耐久性更长 无须抗凝（除非合并AF）
并发症	瓣膜血栓 血管翳 瓣周AR 感染性心内膜炎	瓣叶退化 狭窄 反流 血管翳 瓣周AR 感染性心内膜炎	瓣叶退化 狭窄 反流 血管翳 瓣周AR 感染性心内膜炎	瓣膜血栓 血管翳 瓣周AR 感染性心内膜炎	瓣叶退化 狭窄 反流 血管翳 瓣周AR 感染性心内膜炎
超声随访（除每年临床评估）	术后基线随访 患者症状体征改变时复查	术后基线随访 患者症状体征改变时复查 术后5年每年常规随访	术后基线随访 患者症状体征改变时复查 术后每年常规复查	术后基线随访 患者症状体征改变时复查	术后基线随访 患者症状体征改变时复查 术后5年每年常规随访

注：AF，心房颤动；AR，主动脉瓣反流；MR，二尖瓣反流。

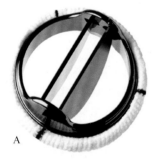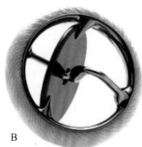

图13.1 机械瓣膜型号示例。A.双叶瓣（ST.Jude Medical Regent瓣膜）；B.单碟瓣（Medtronic-Hall瓣膜）。其他类型瓣膜型号可以通过互联网搜索

体主动脉瓣位或肺动脉位时再进行修剪。该种瓣膜的血流动力学特点与自身瓣膜相似，但由于移植异体瓣环占据一部分流出道空间，其血流速度稍快，而瓣膜也略小于正常自然瓣膜。同种异体瓣膜晚期会发生严重钙化，因此这类瓣膜不适用于主动脉根部合并脓肿的患者。

3.机械瓣

临床中可使用的机械瓣种类繁多。另外，较早植入的几种机械瓣，在部分患者中仍旧可见。目前，两大主流机械瓣包括：

■ 双叶瓣：两个半圆形瓣膜，形成两束侧方的血流和一束小的中心性血流（图13.5，图13.6）。

■ 单叶瓣：一个圆形瓣叶，与瓣环呈一定角度倾斜启闭，由一个中央或倾斜支架限制瓣叶活动范围。

过去也曾应用球笼机械瓣，并仍有可能偶尔见到。对于球笼瓣，当瓣膜开放时，球形阀进入金属"笼"中；在关闭时，则填塞瓣口。

4.带瓣管道

无论是先天性心脏病还是累及升主动脉的病变，需要对血管及瓣膜同时进行干预时，均可使用带瓣管道。管道采用生物（同种生物材料）或人工（各种纤维材料）材料，所连接瓣膜可以为机械瓣，也可以为带支架生物瓣。其血流动力学效应与自然瓣膜相类似。也可以使用无支架生物瓣。

图13.2 外科人工生物瓣膜示例。A.Carpentier-Edwards Perimount 主动脉瓣。B.ST Jude Trifecta 瓣。C.美敦力无支架生物瓣膜［版权分别为 Edwards Lifesciences, LLC, Irving, Calif（A）；ST Jude Medical, Inc.ST Paul, Minn（B）；Medtronic Inc., Minneapolis, Minn（C）所有］

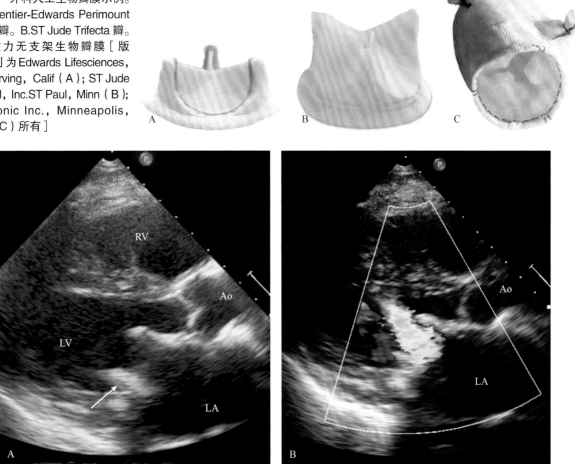

图13.3 二尖瓣位生物瓣。胸骨旁长轴切面显示二尖瓣位带支架生物瓣膜。A.箭头所示为生物瓣支架突向心室腔。B.彩色多普勒可见前向血流流向左心室腔。Ao，主动脉；LA，左心房；LV，左心室；RV，右心室

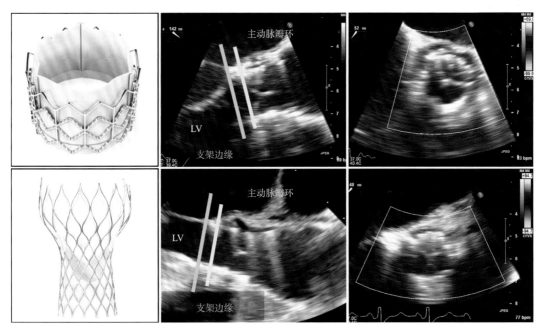

图13.4 经皮主动脉瓣生物瓣。上图为第一代球囊扩张生物瓣，支架边缘于主动脉瓣环下2～4mm处，人工瓣膜位于正常主动脉瓣高度。下图为自膨胀主动脉瓣生物瓣，支架边缘更低（距主动脉瓣环3～6mm），而人工瓣膜位置略高于瓣环水平。本例患者无明显瓣周漏。对瓣膜合适位置的理解对诊断瓣膜移位、位置异常至关重要。LV，左心房

引自 Pislaru SV，Sandhu GS.Assessment of prosthetic valve function after TAVR，JACC Cardiovasc Imaging 9（2）：193-206，2016.

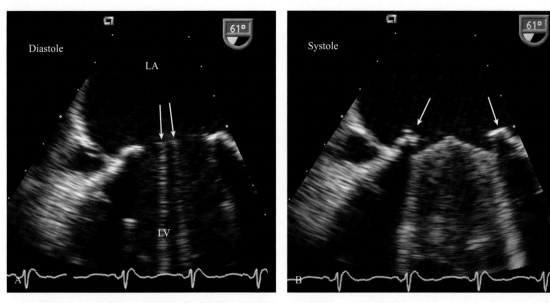

图13.5　二尖瓣位双叶机械瓣。经食管超声成像。A.缝合环和舒张期平行开放的两个瓣叶（箭头所指）；B.收缩期，两个瓣叶成钝角对合关闭，瓣叶产生混响及瓣环的后方声影（箭头所指）均影响左心瓣膜成像。Diastole，舒张；Systole，收缩

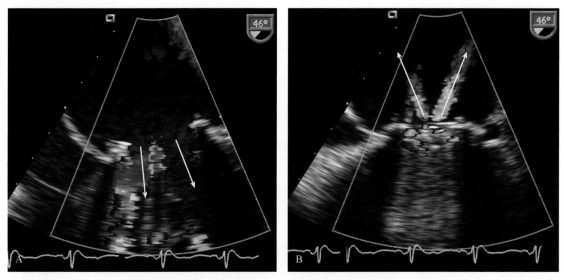

图13.6　二尖瓣位双叶机械瓣正常彩色多普勒血流成像。A.舒张期，两个瓣叶将二尖瓣前向血流分隔为两侧较宽（箭头所指）、中间较窄三束血流，红色提示局部存在血流加速；B.收缩期可见两束正常反流束（箭头所指）

（二）人工瓣膜功能异常机制

与自然瓣膜不同，引起人工瓣膜功能异常的疾病很多，主要归因为以下三类：

- 结构衰败
- 血栓形成并发症
- 感染性心内膜炎

1.原发性结构衰败

生物瓣无法合理完成开放或关闭（机械功能异常）主要由于瓣叶的纤维钙化所引起的慢性、进行性组织退化，导致瓣叶开放阻力增加（狭窄）或瓣叶对合不良（关闭不全）。通常，生物瓣功能衰竭在术后10年发生。急性生物瓣狭窄较为罕见。当单个瓣叶撕裂时，会产生急性生物瓣反流，多邻近钙化区域。

机械瓣衰败的原因可能是瓣膜设计有缺陷、瓣膜组织撕裂，导致瓣叶脱离或瓣膜关闭不全。但是，以上并发症仅见于较早的人工瓣膜。而现在的机械瓣可靠性和耐受性良好。机械瓣狭窄或反流更多见于血栓形成、瓣周血管翳形成，从而影响瓣膜的运动或关闭。

无论是机械瓣还是生物瓣，由于术后缝线松脱，缝合环周围可能发生瓣周反流，这种情况多见于瓣环组织纤维钙化严重的病例。术后迟发的新出现的瓣周反流，可能与感染（感染性心内膜炎）导致瓣膜与周围组织开裂有关。

2.血栓形成并发症

人工瓣膜，尤其是机械瓣具有血栓形成的倾向，并可能导致体循环栓塞事件或瓣叶功能障碍。由于声影及混响的干扰，除非血栓较大，否则超声心动图对于评估人工瓣膜血栓形成的意义有限。此外，临床事件可能与小于超声分辨率的较小血凝有关。因此，超声心动图无法排除人工瓣膜血栓形成的可能；发生血栓栓塞的患者，人工瓣膜本身就可能是心脏栓子来源。

3.感染性心内膜炎

人工瓣膜感染是一个严重的临床问题，所以怀疑心内膜炎就是人工瓣膜患者进行超声心动图的常见指征。生物瓣心内膜炎也可能导致赘生物形成，其特点与自然瓣膜相似。而对于机械瓣，感染常发生于瓣周，一般没有散在的赘生物存在。

（三）超声心动图评估技术因素

超声心动图评价人工瓣膜存在两个主要难点。必须将人工瓣膜的正常血流与异常血流加以区分。声影无疑成为超声心动图评估的最大技术局限。外科生物瓣和机械瓣的缝合环、经皮生物瓣的支架、机械瓣叶片均为强回声体，会产生声影和混响等干扰（图13.7）。这些混响和声影遮挡瓣叶本身的运动，影响对声影后方图像和多普勒异常的检出。在检查过程中，主要通过调整声窗和切面尽量避免声影的干扰。经食管超声心动图（TEE）能够从左心房（LA）侧观察二尖瓣结构，因此在评价二尖瓣位人工瓣膜中尤为重要。尽管同样避免不了声影和混响的干扰，但三维超声心动图对诊断也有帮助。

二、超声心动图评价方法

（一）成像

1.生物瓣

带支架生物瓣：与自然主动脉瓣相似，具有三个瓣叶结构。M型超声能够记录到收缩期（主动脉瓣

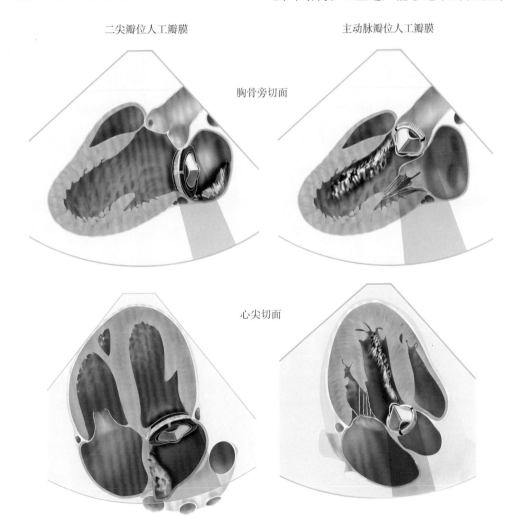

二尖瓣位人工瓣膜　　　　　　　　主动脉瓣位人工瓣膜

胸骨旁切面

心尖切面

图13.7　经胸和经食管超声心动图的人工瓣膜声影。机械瓣膜位置和超声心动图切面对声影和多普勒反流射流遮蔽的影响。经胸超声心动图，二尖瓣位机械瓣受影响的程度高于主动脉瓣位机械瓣

引自Zoghbi WA，Chambers JB，Dumesnil JG，et al：Recommendations for evaluation of prosthetic valves with echocardiography and Doppler ultrasound：a report from the American Society of Echocardiography's Guidelines and Standards Committee and the Task Force on Prosthetic Valves，J Am Soc Echocardiogr 22（9）：975-1014，2009.

开放）或舒张期（二尖瓣开放）瓣叶活动的典型"盒子"形曲线，如在自然主动脉瓣所见。但是，由于传统的瓣膜设计，个别型号瓣膜的缝合环和支架所产生的强回声影响对瓣叶活动的观察（图13.8）。对于患者植入的瓣膜型号不熟悉时，快速上网查询了解瓣膜的基本形态对检查会有所帮助。无支架生物瓣，除了在术后早期主动脉根部回声稍强，其超声特点与自然瓣膜非常相似。在对这类瓣膜的超声评价前，最好阅读患者的申请单或询问患者是否进行过心脏外科手术。

经皮主动脉瓣位或肺动脉瓣位生物瓣：与自然瓣膜非常相似，具有三个纤细的瓣叶（见图13.4）。但是，瓣周组织回声增强也是识别瓣膜的有力证据。部分经皮主动脉瓣支架较长，延伸至左心室（LV）流出道或升主动脉。经皮二尖瓣生物瓣支架呈圆柱形，部分延伸至左心室腔，因瓣膜型号不同形态有所差异。

主动脉同种异体生物瓣：与自然主动脉瓣相似，仅在左心室流出道和升主动脉处缝合的近端和远端有强回声。典型的同种异体生物瓣植入采用Mini-root技术，用异体瓣膜替换原有的主动脉瓣。该技术需要重新移植冠状动脉。过去，同种移植物通过适当修剪保证冠状动脉开放，被置于自然主动脉内。在心内膜炎患者中，同种移植的二尖瓣前叶是修补室间隔缺损或脓肿腔的一种选择。除了相关的外科改变，同种移植物的超声心动图表现与自然主动脉瓣非常相似。标准的胸骨旁长轴和短轴切面是观察瓣膜结构和运动的最佳切面。

TEE可以明显改善人工瓣膜，尤其是二尖瓣的成像质量，原因在于超声束方向与瓣叶垂直，且其间无中间结构干扰。与之相比，主动脉瓣人工瓣膜的TEE成像略有逊色，缝合环后方所产生的声影会干扰对瓣叶的观察。当瓣叶的成像欠理想时，可以采用多普勒

成像进行补充。生物瓣的寿命通常受到慢性进行性组织衰竭和纤维钙化改变的限制，最终导致瓣叶变形（导致反流）、僵硬度增加（导致狭窄）或两者兼有。超声心动图的典型改变是瓣叶回声增强、形态不规则。

2. 机械瓣

由于严重的混响和声影，机械瓣膜的经胸超声心动图（TTE）成像不尽如人意。尽管超声图像能够提供人工瓣膜类型的信息（如低位切面的双叶或倾斜碟瓣、高位切面的球笼瓣），但很显然，从患者的病历或瓣膜识别卡上明确瓣膜的准确类型和大小更为简单。评估瓣叶的运动难度很大。例如，倾斜碟瓣的前缘会在图像上产生很强的混响，从而遮挡瓣叶本身的运动。另外，由于植入瓣膜的方向不标准，部分图像的瓣叶是倾斜的。垂直于开放瓣叶的断面，能够对瓣叶清晰成像；通过TEE多平面或三维容积成像最佳（图13.9）。

由于技术局限，人工瓣膜心内膜炎或血栓的鉴别颇为棘手，混响或声影可能掩盖异常病变。TEE有助于识别二尖瓣位人工瓣左心房侧的血栓或赘生物，TEE的成像途径，能有效避免经胸超声胸骨旁和心尖切面左心房内源自人工瓣膜的声影干扰。主动脉瓣位机械瓣患者，其经胸超声胸骨旁和心尖切面能够清晰显示主动脉瓣下区域。此时，由于主动脉瓣位机械瓣后方声影会遮挡左心室流出道的成像，使用TEE成像评估价值有限。

3. 空化效应

在某些机械瓣术后患者中偶见心内自发声影。这种现象与在左心房增大和低速血流的患者中看到的左心房自发声影相似，其与血栓形成的倾向高度相关。但是即使在非低流速状态下，机械瓣的血流下游也能见到少数高亮有回声的活动气泡。机械瓣出现空化效应推测是瓣叶与瓣环之间发生碰撞所致。

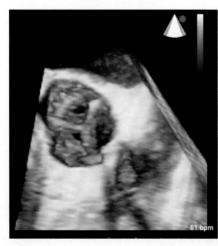 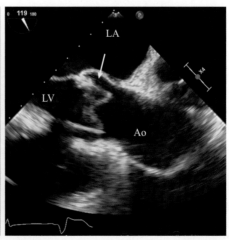

图13.8　主动脉瓣位生物瓣。三维TEE从主动脉侧观察正常带支架主动脉瓣位生物瓣。三个瓣脚位于自体主动脉瓣交界处（左）。二维长轴切面观察生物瓣相对于主动脉瓣环的位置和高度（右）。Ao，主动脉；LA，左心房；LV，左心室

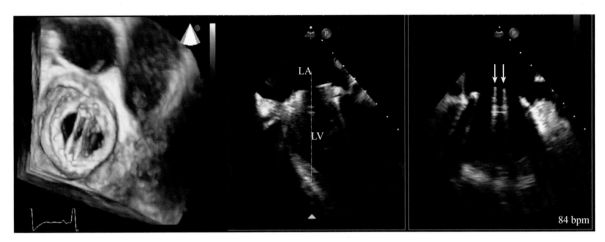

图13.9 二尖瓣双叶机械瓣的三维成像。三维（左）TEE图像舒张期，从左心房面观察瓣膜，可以清楚地看到两个开放的瓣叶碟片。二维双平面图像（右）显示收缩期机械瓣叶（箭头所指），其呈中心血流束较窄、两侧血流束较宽的典型特征。LA，左心房；LV，左心室

4.带瓣管道

由管道人工材料导致的超声波衰减，致使超声很难对管道内的生物瓣或机械瓣（如右心室至肺动脉的带瓣管道）进行成像。带瓣管道狭窄可能是由人工瓣膜狭窄或纤维组织沿管道生长导致。此外，在近端或远端吻合口处存在局限性或进行性狭窄。超声很难对管道狭窄部位成像，但通过多普勒仔细检查有助于发现异常流速。连续波多普勒可以探测高速血流信号，而脉冲多普勒或彩色多普勒可以定位狭窄的部位。

（二）正常多普勒表现

1.人工瓣膜"咔嗒"声

机械瓣瓣叶（或生物瓣的瓣叶）的运动产生一个短暂而强的多普勒信号，表现为一个窄而短时的偏强频谱。其声音与听诊时听到的瓣膜"咔嗒"声相似。

然后，与听诊不同，瓣膜开放和关闭活动均能通过多普勒频谱记录到（图13.10）。瓣膜开启和关闭相关的多普勒信号与自然瓣膜相似，但信号更强。瓣膜运动产生彩色血流伪像，彩色信号覆盖图像的大部分区域，而这些区域每个心动周期都不一致。

2.前向血流频谱形态和速度

生物瓣与自然主动脉瓣相似，具有三个瓣叶，（在主动脉瓣收缩期或二尖瓣舒张期）开放呈圆形，提供相对圆钝的层流信号。二尖瓣位生物瓣位置朝向室间隔的前中部，而不是像自然二尖瓣开放朝向心尖部。这种情况导致在心尖四腔心切面，舒张期可见左心室腔中部逆向涡流信号。

机械瓣的前向血流频谱形态因瓣膜型号不同而异，且均与正常自然瓣膜频谱形态不同。双叶机械瓣

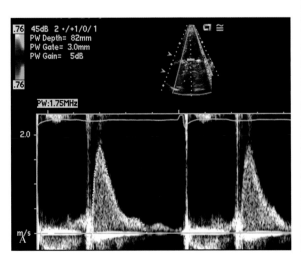

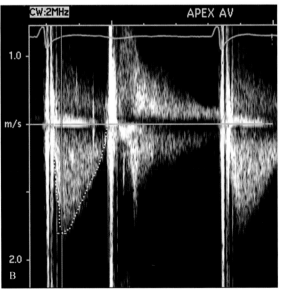

图13.10 正常机械瓣多普勒血流。该主动脉瓣和二尖瓣置换术的患者中，二尖瓣位机械瓣的前向流速加快（与自体瓣膜相比）（A），但急速下降的压力减半时间提示没有明显的狭窄。与自体瓣膜相比，主动脉瓣位机械瓣的前向流速也略有增加（B），但血流频谱呈正常的三角形。两个瓣膜的频谱都可以看到明显的瓣膜"咔嗒"声

的流体动力学比较复杂，这些因素影响多普勒超声心动图对瓣膜的评估。当瓣叶开放时，两侧瓣口较大，而中间呈狭小的中心性开口。因而其血流频谱对应三个开口呈现三个峰值，分别代表每个瓣口的峰值流速。狭长中心口的局部加速度导致瓣膜局部压力阶差增高，甚至高于整个瓣膜的总压力阶差（图13.11）。

倾斜碟瓣开放呈两个瓣口，通常一大一小，血流呈非对称性，沿着倾斜碟瓣叶表面加速。因瓣叶碟片（凸面和凹面）和缝合环设计不同，血流频谱形态略有差异。

当球笼瓣开放时，血液通过缝合环并在球笼瓣四周向前流动。当瓣膜关闭时，可以看到缝合环中球笼瓣周围有少量反流。

人工瓣膜的正常流速、压力阶差和瓣口面积取决

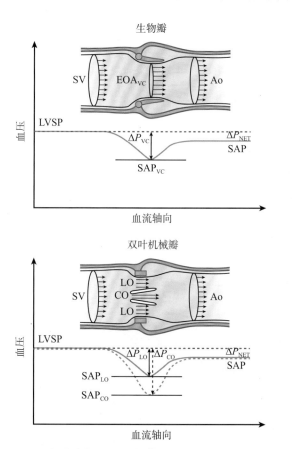

图13.11　主动脉瓣位人工瓣膜的血流动力学。图示为带支架生物瓣和双叶机械瓣左心室流出道至升主动脉（Ao）的速度和压力变化，阐述压力恢复现象。由于压力的恢复，远端主动脉的速度低于流颈水平，而动脉收缩压（SAP）高于流颈水平。这一现象在双叶瓣更明显，双叶瓣中心射流束的速度较高，因此在该水平的压降显著。在流颈水平测量的峰值流速代表峰值压差，而有创方法评估的压差通常反映左心室收缩和升主动脉之间的净压差（ΔP_NET）。EOA，有效瓣口面积；LO，侧方血流；SV，（左心室流出道测量的）每搏量；CO，中间血流；VC，流颈；LVSP，左心室收缩压；SAP，动脉收缩压；ΔP，压差。

引自Zoghbi WA, Chambers JB, Dumesnil JG, et al: Recommendations for evaluation of prosthetic valves with echocardiography and Doppler ultrasound: a report from the American Society of Echocardiography's Guidelines and Standards Committee and the Task Force on Prosthetic Valves, J Am Soc Echocardiogr 22（9）: 975-1014, 2009.

于瓣膜的类型、大小和位置。然而，与正常的自然瓣膜相比，所有的人工瓣膜都存在某种程度的固有狭窄。尤其是功能正常的人工瓣膜前向血流速度和压力阶差均高于自然瓣膜的相应值。同理，人工瓣膜的有效面积比正常瓣膜的面积小。总体而言，较大型号的瓣膜流速和压力阶差都较低，有效瓣口面积则较大。与主动脉瓣位人工瓣膜相比，二尖瓣位人工瓣膜流速和压力阶差更低，因为后者尺寸更大，舒张期从心房进入心室的被动血流与收缩期从左心室进入主动脉的高速射血相比，压力阶差更低。几种常见的人工瓣膜的正常速度、压力阶差和瓣口面积详见附录A，表A.6和表A.7。

但是，瓣膜血流动力学也受患者的体型、跨瓣流量、心率等其他临床因素的影响。目前的指南建议，在换瓣术后3个月内进行的超声心动图检查，作为以后患者新的基线超声参照。这种方法有助于检出人工瓣膜功能随时间的变化，将每位患者自身作为对照。有时植入的瓣膜相对患者的体型偏小，导致患者人工瓣膜不匹配，尽管瓣膜功能正常，但基线血流动力学符合狭窄改变（即高速、小瓣膜面积）。术后基线检查有助于鉴别患者人工瓣膜不匹配和机械瓣膜衰竭引起的进行性狭窄。

3. 正常反流

功能正常的人工瓣膜意味着几乎所有机械瓣和高比例（30%～50%）的生物瓣都存在少量反流。反流的空间模式符合每种类型瓣膜的流体动力学。生物瓣的少量反流通常呈中央性。

当双叶瓣关闭时，在平行于瓣叶开放平面的平面上可见两束交叉的反流束（见图13.6）。在垂直面上，可以看到两束更小的发散反流束。对于倾斜碟瓣，反流起自闭合处，主要反流束从主瓣口的缝合环边缘射出。对于单个瓣叶和一个中心瓣脚（如Medtronic-Hall瓣）的瓣膜，在瓣膜中心存在一个小的中心性反流。由于外科手术习惯不同，人工瓣膜在瓣环的方位有所差异，瓣膜开放的位置和反流束方向也随之改变，通常在瓣环内有小的反流束。但是，功能正常的人工瓣膜，反流量很少。

在经胸超声检查中，很难鉴别正常和病理性人工瓣膜反流，尤其是二尖瓣位人工瓣膜的反流。在彩色血流成像中，正常人工瓣膜反流颜色较均一，而病理性反流存在彩色混叠，血流呈"五彩镶嵌"改变。连续波多普勒中，正常人工瓣膜反流信号强度较低，仅在心脏周期的一部分出现。经食管超声成像可识别每种类型人工瓣膜的正常反流，需要牢记，正常人工瓣膜的反流颜色较为均一，即使有时反流束面积较大。生理性反流起源于缝合环内，并结合不同型号瓣膜的各自特点。病理性反流特点如下：

- 偏心性反流，或反流面积较大
- 反流束彩色明显混叠

■反流束起源于瓣缝合环周围（瓣周）

■二尖瓣左心室侧可见近端血流加速区

（三）人工瓣膜狭窄

1.压力阶差

评价自然瓣膜狭窄的原则，同样适用于评估人工瓣膜狭窄。取样尽量平行于血流方向，通过连续波多普勒记录瓣口前向血流速度，根据伯努利方程（$4v^2$）可以获得最大瞬时和平均压力阶差。但是人工瓣膜的峰值流速高于自然瓣膜，但速度频谱形态呈三角形（与主动脉瓣狭窄中的圆形轮廓相反）。因此，在相同峰值流速下，人工瓣膜的平均压力阶差通常小于自然瓣膜（见图13.10）。

通过多普勒成像记录到的生物瓣峰值和平均压力阶差，与直接测量的压力阶差吻合度较好（见附录B，表B.16）。机械瓣膜的情况更为复杂，因为不同型号的瓣膜流体力学不同。理论上，在既定狭窄程度上的压力阶差都是相同的，无论狭窄是由单孔还是多孔构成，伯努利方程对每个孔的血流动力学评估都有效。因此，36mmHg的峰值压力阶差将对应于穿过瓣膜的单个或多个3m/s射流。当局部加速度和黏性力可以忽略时，虽然该理论仍然成立，但个别类型瓣膜局部会产生较高的压力阶差。这一现象在双叶人工瓣膜中研究得最为广泛。

在瓣叶张开的情况下，双叶瓣膜有一个狭窄的裂隙状中央孔，两侧有两个较大的半圆形孔（见图13.11）。该狭窄中心孔的侧壁由平行的瓣叶碟片形成，碟片几乎垂直于瓣膜的缝合环。在狭窄的中心性血流中，加速力导致局部高压力阶差（对应高速血流），瓣膜远端的压力快速恢复。因此，在瓣膜上游和该中心孔之间测得的压差大于瓣膜上游和下游之间的压差。因为连续波多普勒记录了该条声束上的最高速度，所以记录到了该处较高的局部流速。尽管正确测量了局部高压力阶差，但真正需要评估的是上游-下游瓣膜压力阶差。这就解释了以下观察结果，即尽管多普勒与有创压力阶差法相关性较高，但回归线的斜率表明多普勒方法始终"高估"了整体跨瓣压力阶差。如果未识别压力恢复现象，这种高估足以导致严重狭窄的误诊。

有趣的是，在人工瓣膜狭窄的情况下，对双叶机械瓣压力阶差的高估变得不太显著。可能的机制是随着瓣叶开口减小，中央孔尺寸是逐渐减低的。在临床中，这会带来一个问题，即可能高估功能正常的双叶瓣的流速，或正确估计狭窄瓣膜的高压力阶差。此外，术后基线检查结果为后续瓣膜功能可疑障碍提供了比较参考。

2.瓣口面积

在既定瓣口面积的情况下，即使准确测量，由于人工瓣膜跨瓣速度的生理限制，所测速度也会随流量变化而变化。人工瓣膜功能正常包括：

■如果心排血量升高（如运动、贫血或发热），则跨瓣流速较高

■如果心排血量降低（如左心室功能不全），则跨瓣流速较低

因此，在临床中，血流依赖性的人工瓣膜评估更加实用。

主动脉瓣：主动脉位生物瓣血流动力学与自然主动脉瓣相似，连续方程计算瓣口面积符合逻辑（图13.12）。实际上，通过多普勒评估［人工瓣膜瓣口面积（AVA_{prost}）］和通过有创检查方法测得的可疑狭窄的主动脉瓣位生物瓣口面积存在合理相关性。对于自然主动脉瓣，连续方程计算公式包括的参数有左心室流出道速度-时间积分（VTI_{LVOT}）、左心室流出道横截面积（CSA_{LVOT}）、主动脉瓣速度-时间积分（VTI_{Ao}），连续方程公式如下：

$$AVA_{prost} = CSA_{LVOT} \times VTI_{LVOT}/VTI_{Ao} \quad (13.1)$$

在心尖切面，脉冲多普勒取样容积放置在左心室流出道近人工瓣膜处测量左心室流出道血流速度，从而避免紧邻瓣膜的小范围的血流加速区。与自然瓣膜狭窄相似，使用连续波多普勒在不同切面记录主动脉瓣最高射流速度。选取胸骨旁长轴切面，在收缩中期从室间隔心内膜面至二尖瓣前叶测量左心室流出道直径，测量位置应紧邻主动脉瓣（图13.13）。直接测量的左心室流出道内径优于直接使用植入的人工瓣膜尺寸，因为瓣膜尺寸与缝合环的外径相关，而不是瓣下

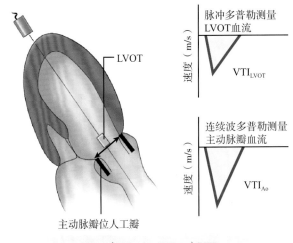

图13.12 连续方程计算主动脉瓣位人工瓣膜瓣口面积。在心尖切面，采用脉冲多普勒记录左心室流出道（LVOT）血流，取样容积紧邻人工瓣膜近端。胸骨旁长轴切面测量LVOT内径，以计算血流的圆形横截面积（CSA）。连续波多普勒用于记录任一切面所获得的最高人工瓣膜血流速度。Ao，主动脉；AVA，主动脉瓣口面积；VTI，速度-时间积分；CSA，横截面积；LVOT，左心室流出道；CSA_{LVOT}，左心室流出道横截面积；VTI_{LVOT}，左心室流出道速度-时间积分；VTI_{Ao}，主动脉瓣速度-时间积分

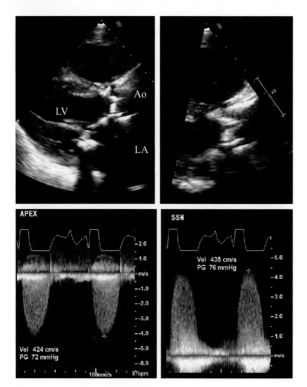

图13.13 主动脉瓣位生物瓣狭窄。该患者主动脉瓣位生物瓣狭窄，长轴切面观察到严重钙化的瓣叶，局部放大图像测量左心室流出道直径，其二尖瓣环也存在钙化。于心尖切面和胸骨上窝切面分别测量跨瓣流速，分别为4.2m/s和4.4m/s，符合人工瓣膜重度狭窄表现。加速时间延长和频谱形态圆钝均证实瓣膜重度狭窄。Ao，主动脉；PG，压力阶差；Vel，速度；APEX，心尖；SSN，胸骨上窝；LA，左心房；LV，左心室

血流区域的有效直径。根据该直径测量值，圆形横截面左心室流出道面积计算为 $\pi(D/2)^2$。使用连续方程评估主动脉机械瓣的问题比较复杂。假设认为，如果跨瓣速度-时间积分能准确反映跨瓣流速，则计算的瓣膜面积应准确。需要谨记，连续方程假设狭窄瓣口（或射流紧缩）及瓣膜近端的流速为平面。很显然，这一假设不适用于双叶瓣。瓣膜中心区域高速血流将导致跨瓣口流速的明显误差，从而导致低估瓣膜面积。然而，对于倾斜碟瓣，有限的数据表明，尽管血流动力学复杂，但连续方程还是准确的，因为连续波多普勒测量了跨瓣平均流速的近似值（附录B，表B.17）。

　　另一种评估可疑人工主动脉瓣狭窄的方法是测量跨瓣流速的"升高"。左心室流出道流速与主动脉射流速度的比值反映了狭窄的程度——如果不存在梗阻，速度比约等于1；随着狭窄程度的增加，流出道流速无明显变化，而主动脉射流速度将逐渐增加，从而导致速度比进行性下降。由于所有人工瓣膜都存在一定程度的固有狭窄，主动脉人工瓣膜"正常"速度比为0.35～0.50，而正常自然主动脉瓣为0.75～0.90。

　　该速度比有以下几方面优势：

- 考虑到了血流容积流率
- 无须测量左心室流出道内径
- 测量简单，可重复性好
- 在以后的随访中，可作为基线"正常"参考值

　　有些研究者提倡在血流速度增加时（如运动）测量流速比值，以提高排除人工瓣膜狭窄的特异性。实际上，即使多普勒速度和连续方程计算的瓣口面积高估了人工瓣膜狭窄的程度，在个体患者中，速度或瓣膜面积的变化在临床管理决策中也具有重要价值（表13.2）。

　　二尖瓣：与自然二尖瓣狭窄相似，可以使用压力

表13.2　人工瓣膜狭窄和反流：带支架生物瓣或机械瓣瓣膜功能异常提示

	严重狭窄	严重反流
AVR	V_{max} > 4 m/s 平均跨瓣压力阶差 > 35mmHg 速度比 < 0.25 频谱形态圆钝，达峰时间延迟 EOA < 0.8cm²	左心室扩大 反流束宽度/左心室流出道内径≥65% 连续波多普勒辉度增强，压力减半时间 < 200ms 降主动脉全舒张期逆流 反流容积 > 60ml 反流分数 > 50%
MVR	V_{max} > 2.5m/s 平均跨瓣压力阶差 > 10mmHg 压力减半时间 > 200ms 速度-时间积分比值 VTI_mitral/VTI_LVOT > 2.5 EOA < 1.0cm²	左心室扩大 二尖瓣中心性大量反流或偏心性反流 PISA法流颈宽度≥0.6cm 连续波多普勒辉度增强，频谱呈三角形 肺静脉收缩期逆流 肺动脉高压（尤其是新出现的肺动脉高压） 反流容积≥60ml，反流分数≥50%，EROA≥0.50 cm²
PVR	V_{max} > 3m/s（或同种异体移植瓣 > 2m/s）逐渐增加	右心室扩大 反流束/肺动脉瓣环 > 50% 连续波多普勒辉度增强，减速斜率大；反流时相到舒张中期或晚期 肺动脉舒张期逆流 反流分数 > 50%
TVR	V_{max} > 1.7 m/s 平均跨瓣压力阶差≥6mmHg 压力减半时间≥230ms	反流束面积 > 10cm² 流颈宽度 > 0.7cm 连续波多普勒辉度增强，频谱呈三角形 肝静脉全舒张期逆流 右心房明显扩大

注：AVR，主动脉瓣置换；EOA，有效瓣口面积；EROA，有效反流口面积；MVR，二尖瓣置换；PISA，近端等速表面积；PVR，肺动脉瓣置换；TVR，三尖瓣置换；V_{max}，峰值流速；VTI，速度-时间积分；LVOT，左心室流出道；mitral，二尖瓣。引自 Zoghbi WA, Chambers JB, Dumesnil JG, et al: Recommendations for evaluation of prosthetic valves with echocardiography and Doppler ultrasound: a report from the American Society of Echocardiography's Guidelines and Standards Committee and the Task Force on Prosthetic Valves, J Am Soc Echocardiogr 22（9）: 975-1014, 2009.

减半时间评估二尖瓣人工瓣膜面积。根据人工瓣膜的类型和尺寸不同，正常人工瓣膜的压力减半时间高于自然瓣膜。对于二尖瓣位生物瓣，同样采用相同的公式估计瓣口面积：

$$MVA = 220/T_{1/2} \qquad (13.2)$$

压力减半时间（$T_{1/2}$）的计算单位是毫秒，详见第11章。

令人惊讶的是，经验常数220似乎也能作为机械瓣瓣口面积的合理近似值。双叶瓣的中心孔内高速血流影响压力梯度计算的准确性。然而，压力减半时间的测量受影响较小，它取决于速度相对于最大速度下降的时间进程，而不是速度本身。

通过主动脉瓣或肺动脉瓣前向血流的测量，采用连续方程可以计算二尖瓣位人工瓣膜的面积（不合并二尖瓣反流）。

在心尖切面，采用脉冲、高脉冲重复频率或连续波多普勒记录二尖瓣生物瓣前向速度频谱。由于流入道斜向心室腔，需要注意探头的放置。经验发现使用彩色血流成像有助于判断血流方向和声束夹角。很多二尖瓣置换术患者，流入道的血流靠前，偏向室间隔中部。在这些患者中，低位胸骨旁长轴切面可以优化左心室流入道血流角度。对于自然二尖瓣狭窄，调整多普勒采集参数，可以显示平滑的减速斜率和均匀的频谱信号。

（四）人工瓣膜反流

1. 监测

本书第12章阐述的对自然瓣膜反流的评估，同样适用于人工瓣膜。人工瓣膜与自然瓣膜反流评估的主要区别如下：

- 人工瓣膜的前向血流速度更高。
- 与正常人自然瓣膜为微量反流相比，功能正常的人工瓣膜反流程度更高。
- 由于受到声影、混响、带宽伪像的干扰，对瓣膜的评估更加困难。

这些差异降低了TTE检测瓣膜反流的敏感度，因此TEE成像更为常用。

经胸彩色多普勒血流成像对检测人工瓣膜反流有一定帮助，特别是反流束直接进入左心室腔而非横穿人工瓣膜。对于主动脉瓣位人工瓣膜，胸骨旁和心尖切面不受人工瓣膜的声影干扰，可以直接扫查左心室流出道。对于二尖瓣位人工瓣膜，在胸骨旁切面，左心房侧无人工瓣膜声影干扰，从而可以评估人工瓣膜。心尖切面往往价值有限，但在个别患者，可以发现瓣周反流。除声影之外，彩色伪像也是人工瓣膜的主要影响因素之一，严重干扰对异常血流的判断。

连续波多普勒还有助于检出人工瓣膜反流，其优点是人工瓣膜深度频带较宽，信噪比较高，增强了识别较弱信号或偏心射流（即瓣周反流）的可能性（图

13.14）。假定反流信号的时相对于正确识别多普勒信号的起源极其重要。许多实验室发现使用连续波多普勒有助于检出人工瓣膜异常，将超声束与瓣膜血流方向平行，然后逐渐扩大范围，以识别任何潜在的人工瓣膜瓣周反流（图13.15）。

由于声影和混响的问题，即使是最仔细的TTE检查，对人工瓣膜反流的检出和定量评估的敏感度仍旧较低。尤其是对于二尖瓣位人工瓣膜，TEE从左心房侧扫查，避开了左心房，明显改善了图像质量和提高了发现瓣膜异常的概率。因此，当怀疑存在人工二尖瓣反流时，建议进行TEE检查（图13.16）。经胸超声发现人工瓣膜反流具有临床价值（高阳性预测值），但很难对二尖瓣反流严重程度进行准确定量。经胸超声未发现人工瓣膜反流，也不能排除病变的可能性（阴性预测值低）。

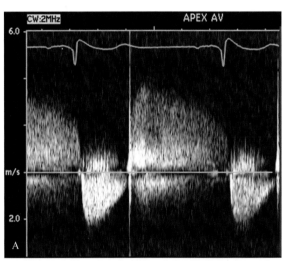

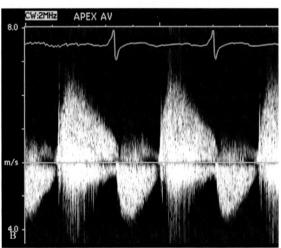

图13.14 连续波多普勒记录人工主动脉瓣反流。A.连续波多普勒记录到主动脉瓣（AV）位生物瓣患者轻度瓣膜反流。B.1年后，患者新发心力衰竭（术后11年），连续波多普勒记录到严重主动脉瓣反流，与前向血流频谱相比，反流频谱信号更强，减速时间斜率更高。由于经主动脉血流量增加，前向血流速度增快。外科直视下探查，发现靠近钙化处一个瓣叶撕裂

2.严重程度和病因学

当发现人工瓣膜反流时，第一步是判断是否是"正常"或病理性假体反流。尽管通过人工瓣膜的正常反流量较少，但 TEE 成像上反映的彩色射流区域可能是较大的血流面积。区别特征是每种瓣膜的血流特征模式，颜色均匀而不是病理性反流中观察到的五彩镶嵌血流，以及无提示明显反流的其他特征（前向流速增加、心腔大小和功能、肺动脉高压）。

外科生物瓣植入术后病理性反流的主要原因是瓣

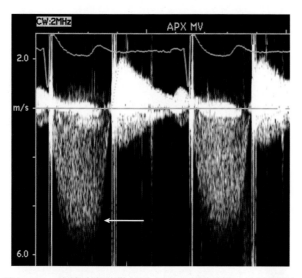

图13.15　连续波多普勒记录人工二尖瓣反流。心尖切面，连续波多普勒记录到二尖瓣位机械瓣的反流频谱。反流信号（箭头所指）紧随二尖瓣关闭后出现，一直持续到二尖瓣舒张期前向血流频谱出现之前。反流信号不如前向血流频谱高，因此提示反流不严重。由于TTE声影干扰，可能低估反流程度，因此仍旧建议行TEE检查确定二尖瓣位机械瓣反流严重度

膜退行性变导致的瓣叶损害（见图13.16）。该过程进展缓慢，表现为中心性反流程度逐渐加重，或突然出现反流，纤维钙化结节的邻近瓣叶组织断裂。机械瓣膜反流最常见原因是缝合环周围血管翳向内生长或血栓形成导致瓣叶不完全闭合。经导管主动脉瓣植入术，在瓣膜植入后可能会立即出现瓣周反流，这可能是由于所选人工瓣膜尺寸过小或自然瓣膜钙化妨碍支架完全展开，从而导致瓣膜支架或支撑笼周围出现血流（图13.17）。

人工瓣膜瓣周反流也可发生于外科机械瓣或生物瓣植入术后。术后即刻的围术期 TEE 可见少量人工瓣周反流属正常显像，通常对临床无远期不良影响。但是，程度更重或持续性的瓣周反流往往会引起症状。人工瓣膜周围反流的最常见原因是瓣环瘢痕和（或）钙化，导致固定瓣膜的缝线断裂或瓣周脓肿破坏邻近组织。经胸成像很难区分人工瓣膜瓣周反流，多数情况下，需要 TEE 检查（图13.18）。反流起源点在缝合环外部，呈偏心性射流进入反流腔室。可以有一束或多束瓣周反流存在。彩色血流成像显示近端血流加速（在二尖瓣的左室侧）进入反流口，有助于识别瓣周漏起源。三维 TEE 可以指导瓣周漏的介入治疗（详见第18章）。

尽管人工瓣膜反流的评价遵循与自然瓣膜反流相同的原则，但定量评估难度极大。定性评价仍有临床价值，包括：

- 反流形态、起源点及方向
- 经导管植入瓣膜舒张期瓣周湍流范围
- 流颈直径（如果可见）
- 连续波多普勒辉度及形态

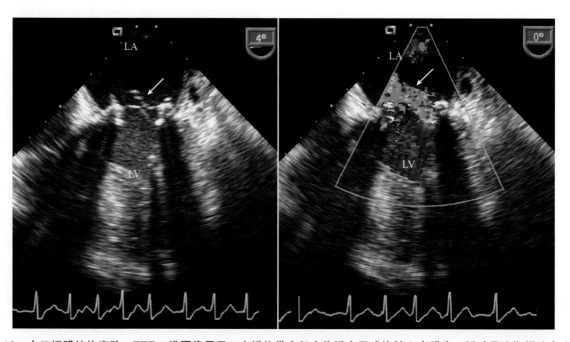

图13.16　人工瓣膜结构衰败。TEE二维图像显示二尖瓣位带支架生物瓣由于感染性心内膜炎，瓣叶呈连枷样改变（箭头所指）（左）。彩色血流信号可见偏心性反流，流颈较宽，提示人工瓣膜重度反流（右）。LA，左心房；LV，左心室

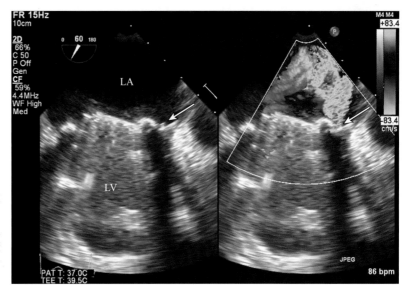

图13.17 人工二尖瓣瓣周反流。植入二尖瓣位机械瓣患者的 TEE 成像显示，在 TEE 双腔心切面，沿缝合环前缘存在瓣环与瓣周组织分离（箭头所指）（左），彩色多普勒显示重度瓣周反流（箭头所指），其为流颈较宽的大量偏心性射流（右）。瓣膜的混响干扰对 LV 成像。LA，左心房；LV，左心室

■ 远端血液逆流证据（如主动脉瓣反流在降主动脉可见舒张期逆流）

■ 人工瓣膜的前向流速

■ 估测肺动脉压力（尤其在二尖瓣反流的情况下）

人工瓣膜的前向流速度评估本就难度较大，对瓣

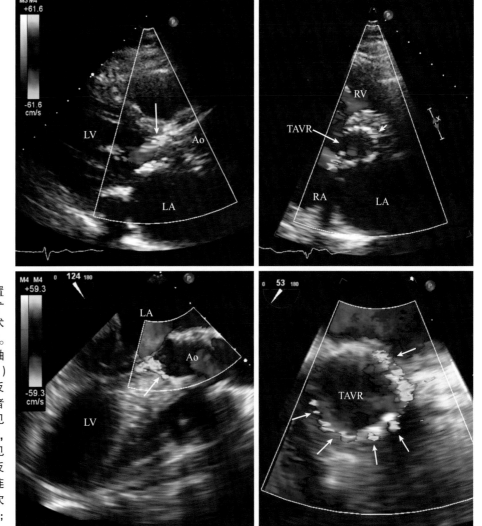

图13.18 经导管主动脉瓣置换术瓣周反流。两例球囊扩张式经导管主动脉瓣置换术（TAVR）患者的瓣周反流。第一例患者（上），TEE长轴（左上）和短轴切面（右上）可见主动脉瓣前侧少量瓣周反流（箭头所指）。第二例患者（下），TEE长轴（左下）可见主动脉瓣前方少量瓣周反流，但是将图像放大（右下）可见瓣膜支架周围多束反流，反流程度为中大量。降主动脉连续波多普勒和血流频谱可再次评价反流程度。Ao，主动脉；LA，左心房；LV，左心室；RA，右心房；RV，右心室

周漏反流量和瓣口面积的计算则难上加难，再加上射流通常呈偏心性，因此近端等速表面积（PISA）方法的应用受限。严重人工瓣膜反流的相关体征在某些临床情况下是有帮助的（见表13.2）。但是，明确病理性人工瓣膜反流的存在及其临床后果（如溶血、心力衰竭）通常比准确测量严重程度更为重要。

（五）其他超声心动图发现

除了用成像或多普勒方法评价瓣周反流外，超声心动图其他检查结果也可综合评估人工瓣膜功能。主要包括：

- 左心室大小、肥厚、左心室收缩功能
- 人工瓣膜前向血流速度
- 肺动脉压力

例如，因主动脉瓣狭窄行主动脉瓣置换术，持续的左心室肥厚增加了人工瓣膜狭窄或患者-人工瓣膜不匹配的可能性。在其他病例中，是主动脉瓣位或二尖瓣位人工瓣膜反流导致容量负荷增加，引起左心室扩张。左心室高动力状态（但之前正常）提示可能存在人工二尖瓣反流。尽管很难鉴别持续性术后异常与新出现的病理性异常，但检查之间的变化具有参考价值。

由于人工瓣膜反流而狭窄导致容量增加，人工瓣膜前向血流速度加快。在这种情况下，尽管测量的压力阶差较高，但瓣口面积仍旧不变。或者，由于高心排血量状态（如发热、贫血或焦虑），通过人工瓣膜的流速也可能增加。在这种情况下，人工瓣膜的前向流速成比例增加。

尽管成功进行二尖瓣置换术后，肺动脉高压可能持续存在，但肺动脉高压复发（术后初期下降后）通常是由人工瓣膜功能障碍所致。

三、局限性及其他替代检查手段

TTE评价人工瓣膜的主要限制是技术因素，尤其是混响、伪影和后方声影。TEE检查中，瓣膜的声影方向与经胸超声刚好相反，在一定程度上可以解决声影问题。而混响和其他超声伪影在两种方法中仍然都无法规避。

其他局限性包括高估双叶机械瓣膜的跨瓣压力阶差、对机械瓣膜的瓣膜口面积估测的实用性及区分"正常"和病理性人工瓣膜反流的问题。

重要的是，导致自然瓣膜错误评价的相同因素，在人工瓣膜评价中仍旧存在。最值得注意的因素包括超声组织穿透性、多普勒夹角、准确测量内径、正确的图像定位和正确识别多普勒信号的来源。

当超声心动图检查结果为阴性或检查结果与其他临床结果不一致时，需要采取其他诊断成像加以协助。心脏CT可以评价机械瓣瓣叶运动，目前建议在该适应证中代替X线透视。心脏CT也是评价血管翳形成和瓣周血栓的最准确方法。心脏磁共振成像也可以协助诊断，但是瓣膜的金属组件产生的伪影限制了瓣膜结构的可视化。心导管检查可直接测量心内压，以确认跨瓣压力阶差和肺动脉压。血管造影评价（左心室造影评价二尖瓣反流，主动脉根部造影评价主动脉瓣反流）有助于半定量（0～4＋）评价人工瓣膜反流。

四、临床应用

（一）人工瓣膜置换术后的基线功能评价

建议所有人工瓣膜植入术后患者进行基线超声心动图检查。即使在既定尺寸、型号和部位的瓣膜，其正常前向血流速度和人工瓣膜"正常"反流程度也存在广泛差异。每例患者的基线多普勒结果，均可以作为将来可能怀疑人工瓣膜功能障碍的参考。建议术后6～8周进行基线超声检查，因为此时患者已从手术中恢复，并进行常规随访，血流动力学状态稳定，心排血量正常。该时间段的检查，还可以评估左心室肥厚或扩张的改善、左心室收缩功能的恢复、肺动脉压的变化情况及瓣膜手术的其他长期影响。

（二）人工瓣膜狭窄

超声心动图是评价疑似人工瓣膜狭窄的首要检查方法（图13.19，图13.20）。通过人工瓣膜的前向血流速度和平均跨瓣压力阶差，尤其是与该患者既往数据相比，可能具有诊断价值。可通过连续方程估算主动脉瓣人工瓣口面积（图13.21），通过压力减半时间法计算二尖瓣（图13.22）或三尖瓣位（图13.23）人工瓣口面积。尽管多普勒检查可能高估双叶机械瓣的平均跨瓣压力阶差，但这种方法仍有助于评估个体患者瓣膜流速随时间的变化。

跨瓣前向速度增加的鉴别诊断除人工瓣膜狭窄外，还包括高心排血量状态或合并瓣膜反流。明显的人工瓣膜或人工瓣膜周反流束可大幅增加跨瓣血流量，从而导致血流速度增高和跨瓣梯度增加。而瓣口面积保持相对正常。

通过仔细的检查，几乎所有患者都可以记录跨人工瓣膜前向流速。当图像欠佳时，可能需要通过有创检查评估。这最有可能用于评价管道中的人工瓣膜（通常为右心室或右心房与肺动脉）。在这种情况下，由于血管移植物的影响，很难将多普勒声束与人工瓣膜平行进行瓣膜成像。

（三）经导管人工瓣膜植入

超声心动图是经导管瓣膜植入术前评价的标准组成部分，用于在术前评估病变的严重程度及在术后评估并发症（图13.24）和血流动力学改变（图13.25）。经导管主动脉瓣植入术目前常规用于治疗严重症状性主动脉瓣狭窄，尤其是老年人和外科手术高风险患者。除植入术后基线超声检查外，建议每年进行常规成像以评价瓣膜功能和任何相关异常（表13.3）。

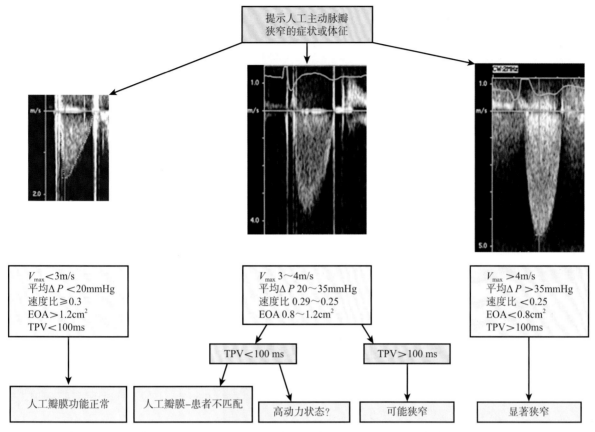

图13.19　人工主动脉瓣狭窄的评估。评价可能的人工主动脉瓣狭窄（AS）首先从评估狭窄严重程度的标准测量开始，包括前向峰值速度（V_{max}）、平均跨瓣压力阶差（ΔP）、有效瓣口面积（EOA）和左心室流出道与主动脉瓣速度的比值。每种瓣膜型号和尺寸都有可参考的正常值，因此3m/s和4m/s的简单临界值是快速评价的第一步。在狭窄严重程度的评估中，频谱形态可能有助于判断，频谱呈三角形［达峰时间（TPV）较短］提示瓣膜功能正常，频谱形态圆钝（TPV较长）提示显著狭窄

引自Zoghbi WA，Chambers JB，Dumesnil JG，et al：Recommendations for evaluation of prosthetic valves with echocardiography and Doppler ultrasound：a report from the American Society of Echocardiography's Guidelines and Standards Committee and the Task Force on Prosthetic Valves，J Am Soc Echocardiogr 22（9）：975-1014，2009.

图13.20　人工二尖瓣狭窄的评估。评价可能的人工二尖瓣狭窄（MS）从狭窄严重程度的标准测量开始，包括前向峰值流速（V_{max}）、平均跨瓣压力阶差（ΔP）、有效瓣口面积（EOA）和压力减半时间（$T_{1/2}$）。尽管每种瓣膜型号和尺寸都有正常参考范围，但这些简单临界值是快速判断的第一步。在评估狭窄严重程度的指标中，鉴别诊断包括严重狭窄、患者-人工瓣膜不匹配（PPM）和高血流动力学状态。在这种情况下，可能需要其他的影像学手段，如CT或心脏导管检查

引自Zoghbi WA，Chambers JB，Dumesnil JG，et al：Recommendations for evaluation of prosthetic valves with echocardiography and Doppler ultrasound：a report from the American Society of Echocardiography's Guidelines and Standards Committee and the Task Force on Prosthetic Valves，J Am Soc Echocardiogr 22（9）：975-1014，2009.

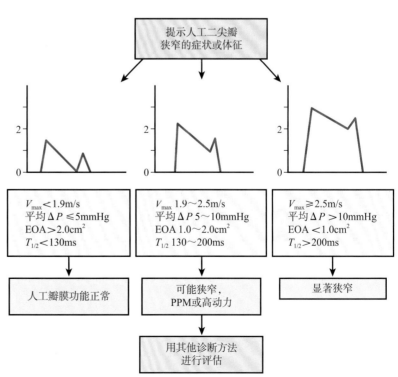

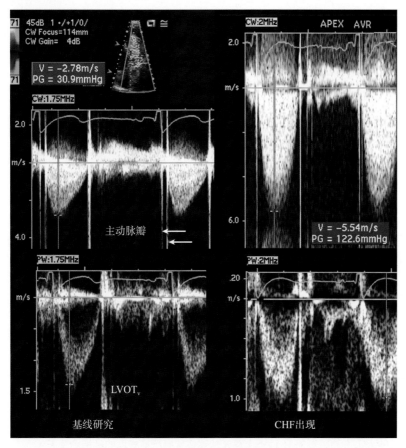

图13.21　机械主动脉瓣血栓形成。患者男性，56岁，机械主动脉瓣置换术（AVR）后出现心力衰竭症状，患者抗凝治疗依从性差。二维经胸超声成像显示人工瓣膜混响和声影，很难对瓣叶运动进行成像。然而，多普勒参数具有诊断价值，连续波多普勒记录的主动脉瓣前向血流速度从基线2.8m/s（峰值压力阶差31mmHg）增加至5.5m/s（峰值压力阶差123mmHg），伴左心室流出道（LVOT）流速（V）降低，与心排血量减少一致；该患者同时还植入了机械二尖瓣，两个人工瓣膜的"咔嗒"声提示了这一点。CHF，充血性心力衰竭；PG，压力阶差

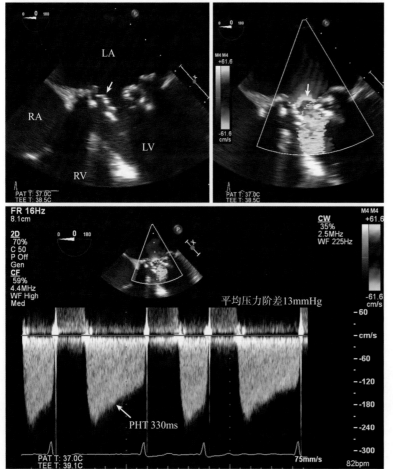

图13.22　生物二尖瓣狭窄。TEE 四腔心切面（左）显示生物二尖瓣瓣叶增厚（箭头所指），动态图像显示运动减低。彩色多普勒（右）显示舒张期狭窄的前向血流伴近端加速区（箭头所指）。连续波多普勒（下）测量的平均压力阶差和压力减半时间（PHT）可量化二尖瓣狭窄严重度。LA，左心房；LV，左心室；RA，右心房；RV，右心室

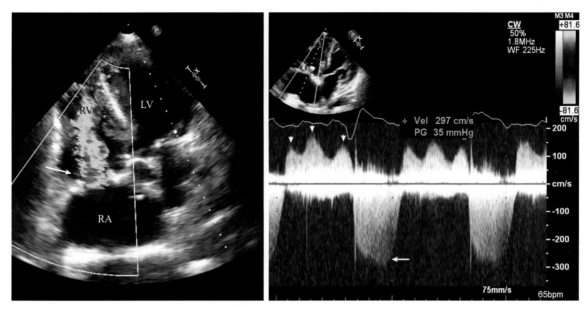

图13.23 生物三尖瓣狭窄。男性患者，36 岁，既往因 Ebstein 畸形和左心室收缩功能不全导致的慢性心力衰竭而接受过三尖瓣置换术，现心力衰竭症状恶化。三尖瓣位生物瓣的彩色多普勒（左）显示瓣膜狭窄，彩色血流充满瓣口区域。连续波多普勒（右）显示中等密度的三尖瓣反流信号，速度（Vel）为3m/s（箭头），提示仅有轻度肺动脉高压。舒张期压力阶差（PG）轻度升高，但频谱曲线显示与心房扑动一致的舒张期重复高峰（箭头所指）。RV，右心室；LV，左心室；RA，右心房

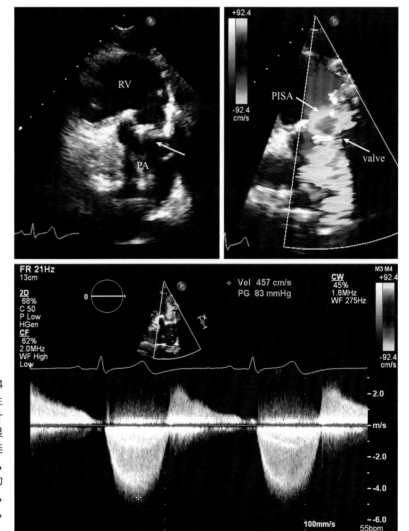

图13.24 生物肺动脉瓣狭窄。男性患者，34 岁，儿童时期行法洛四联症治疗手术，其生物瓣钙化（箭头所指），二维图像显示瓣叶相对不动（左上）。彩色多普勒（右上）显示右心室侧的血流在瓣膜水平开始加速。连续波多普勒（下）显示前向流速为4.5m/s，提示严重狭窄。连续波多普勒可见合并肺动脉瓣反流。PA，肺动脉；PG，压力阶差，PISA，近端等速表面积；Vel，速度；RV，右心室；valve，瓣膜

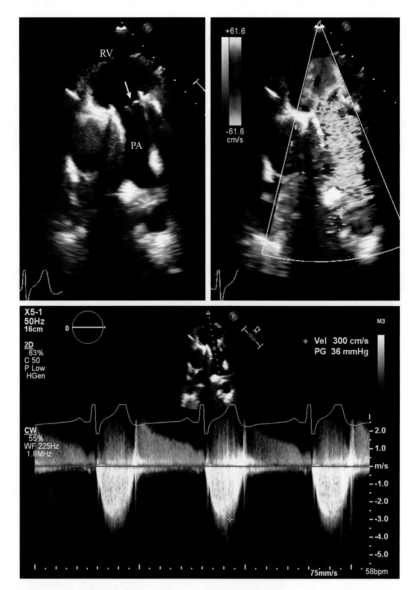

图13.25　经导管肺动脉瓣在人工瓣膜中的应用。与图13.24所示为同一患者，将经导管肺动脉瓣放置在原有外科生物瓣内。二维成像（左上）显示瓣叶回声纤细（箭头所指），收缩期开放正常。彩色多普勒（右上）仍显示右心室流出道和肺动脉（PA）的混叠信号，连续波多普勒（下）显示瓣膜的流速（Vel）为3.0m/s。然而，靠近肺动脉瓣的血流速度为2.6m/s，这些发现提示瓣膜功能正常和心排血量增高。PG，压力阶差；RV，右心室；PA，肺动脉

表13.3　经皮主动脉瓣置换的超声心动图评估

主要参数	成像方法	可能的异常改变
人工瓣膜解剖	经胸和经食管超声心动图的二维和三维长轴及短轴成像 瓣膜支架的位置 瓣叶的形态和运动	瓣膜距离主动脉瓣环过高或者过低 瓣叶增厚，血栓形成，瓣叶活动受限
跨瓣血流形态	人工瓣膜的彩色多普勒长轴和短轴切面，观察跨瓣收缩期和舒张期血流	评估瓣周反流 评估瓣周反流程度 评估瓣膜反流
人工瓣膜血流动力学	经胸超声心动图心尖切面连续波多普勒成像 记录主动脉瓣前向流速和VTI，计算平均跨瓣压力阶差和瓣口面积 探查主动脉瓣反流和测量主动脉瓣反流的压力减半时间	人工瓣膜不匹配、血栓形成、瓣膜狭窄的患者，跨瓣流速增高，瓣口面积减低；与前次检查有明显改变，多提示瓣膜血栓形成 瓣周反流的预后一般较差

主要参数	成像方法	可能的异常改变
跨瓣容积流率	心尖切面通过脉冲多普勒记录左心室流出道峰值流速和VTI，计算每搏量和瓣口面积	每搏量指数减低
左心室解剖和收缩功能	三维或二维超声心动图定性评价左心室整体和局部功能及左心室壁肥厚 计算左心室射血分数、左心室舒张和收缩期容积	左心室整体收缩功能不全，射血分数下降 可能由于冠状动脉异常，存在节段性室壁运动异常，也可能是手术并发症引起新出现的室壁运动异常 慢性压力负荷过重，导致左心室肥厚，左心室腔容积减小，每搏量指数下降
左心室舒张功能	多个多普勒参数（见第7章）	TAVI术后，由舒张功能不全导致患者症状不缓解
二尖瓣解剖和功能	二维和三维成像评估二尖瓣解剖和运动，彩色和连续波多普勒评价二尖瓣狭窄和（或）二尖瓣反流	TAVI术后，二尖瓣环钙化和瓣叶退行性改变，最常出现的就是二尖瓣反流 定量评价二尖瓣反流严重程度（见第12章）有助于临床决策 罕有TAVI术后二尖瓣前叶运动受影响
肺动脉压力	根据三尖瓣反流的速度和下腔静脉内径评估肺动脉收缩压	TAVI患者的肺动脉压增高比较常见，而且往往引起临床症状
右心室大小和收缩功能	二维成像通过评估右心室大小、TAPSE等其他参数评估收缩功能	肺动脉高压或原发性心肌病变可能导致右心室收缩不全
心包	多切面评估心包积液情况	如果术后发现心包积液，应立即通知心脏介入团队

注：TAPSE，三尖瓣环收缩期位移；TAVI，经导管主动脉瓣置换术；VTI，速度-时间积分。

（四）患者-人工瓣膜不匹配

在一些患者中，即使植入的人工瓣膜功能正常，仍无法满足其代谢需求。如前所述，这种情况被称为患者-人工瓣膜不匹配，被定义为校正有效孔口面积≤0.85cm²/m²，是高跨瓣压力阶差、持续性心室肥厚及主动脉瓣置换术后心脏事件发生率增加的预测因子。较小的瓣膜对严重瓣膜不匹配患者的影响最明显，定义为校正有效瓣口面积为0.65cm²/m²。根据患者的身材和瓣环内径，选择具有足够大的面积人工瓣膜，可以避免人工瓣膜不匹配。在某些情况下，应考虑环形扩大或其他途径，以允许植入适当大小的瓣膜或避免置换人工瓣膜。

（五）人工瓣膜反流

TTE可准确诊断主动脉瓣反流，并可区分正常与病理性反流（图13.26，图13.27）。然而，由于声影的存在，其对二尖瓣反流的检测敏感度较低，更难区分正常与病理性反流。当临床怀疑此诊断时，需要进行TEE成像。TEE检测瓣膜反流有较高的准确性，能可靠地鉴别人工瓣膜内和瓣周反流。

（六）人工瓣膜心内膜炎

由于混响和声影，TTE难以检测人工瓣膜上的赘生物（图13.28）。人工瓣膜心内膜炎的TTE特征包括，多普勒提示瓣膜功能障碍（由于瓣膜流入面上感染性血管翳导致瓣膜关闭不全或狭窄），瓣膜不

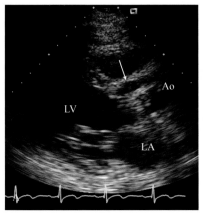
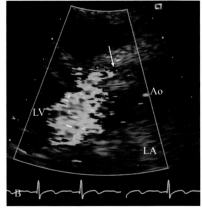
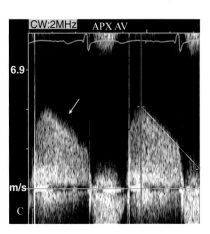

图13.26 经胸超声心动图显示主动脉瓣周反流。A.胸骨旁长轴切面显示主动脉瓣位机械瓣前方无回声间隙（箭头所指）；B.彩色多普勒显示起源于该处的舒张期湍流信号（箭头所指）进入左心室；C.连续波多普勒证实这是主动脉瓣反流，显示典型的时间-速度曲线（箭头所指），辉度和斜率符合重度反流特征。Ao，主动脉；LA，左心房；LV，左心室

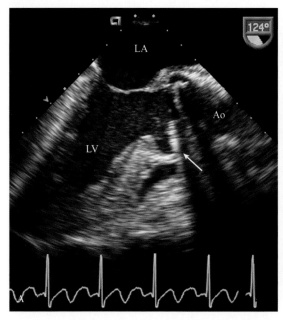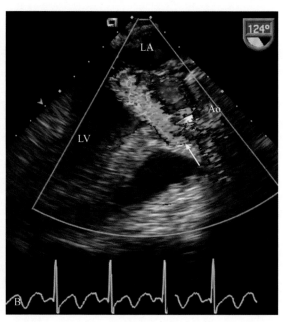

图 13.27　经食管超声心动图（TEE）显示主动脉瓣周反流。A.与图 13.26 为同一例患者，TEE 可以更好地确定邻近室间隔的瓣周裂隙（箭头所指）。TEE 探头的位置避开了人工瓣膜的声影，从而不会干扰对感兴趣区的扫查。B.彩色多普勒显示主动脉瓣周反流起源于此。LA，左心房；LV，左心室；Ao，主动脉

稳的证据（即"瓣膜摇摆"），无法解释的肺动脉压增高，或是心腔内径的间歇性变化。人工瓣膜心内膜炎常累及缝合环和瓣环，导致瓣周脓肿（"环状"脓肿），而不是典型赘生物。TTE 对脓肿的鉴别能力有限。

因此，考虑到评估可疑人工瓣膜心内膜炎的技术和病理特点，大多数患者需要进行 TEE 成像。TEE 对检测人工瓣膜心内膜炎、脓肿形成或两者兼有具有较

高的敏感度。至于自然瓣膜心内膜炎（见第 14 章），心脏脓肿回声较高或相对无回声。持续感染也可能导致动脉瘤形成而非导致脓肿（图 13.29）。

（七）人工瓣膜血栓形成

对于继发于人工瓣膜血栓形成的栓塞事件，如果血栓很小或者栓塞事件后没有形成新的血栓，甚至 TEE 检查结果也可能是阴性。一旦 TEE 提示血栓存在，对患者的临床决策至关重要。当植入人工瓣膜

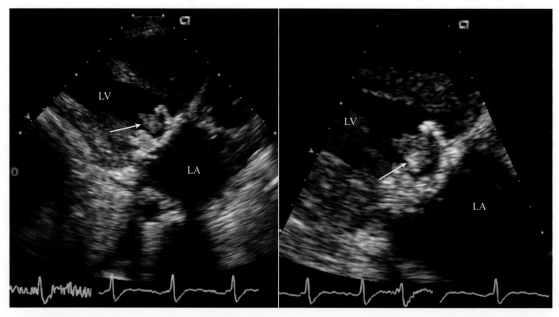

图 13.28　二尖瓣位生物瓣感染性心内膜炎。尽管经胸超声心动图对于生物瓣的感染性心内膜炎诊断意义有限，但是该患者的胸骨旁长轴切面显示在生物瓣叶上有体积较大的赘生物（箭头所指，左）。通过降低成像深度提高图像分辨率，以进一步观察生物瓣架内的赘生物（右）。LA，左心房；LV，左心室

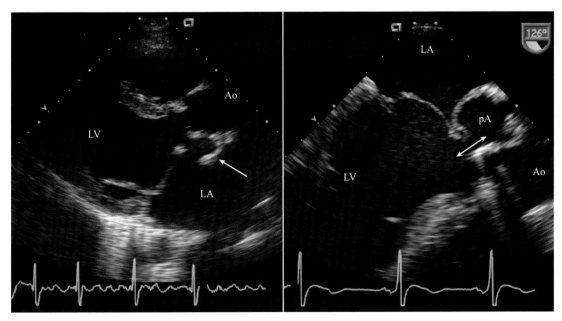

图13.29　二尖瓣-主动脉瓣瓣间纤维区假性动脉瘤。左图为28岁男性，主动脉瓣位机械瓣置换术后，经胸超声心动图胸骨旁切面可见假性动脉瘤位于主动脉瓣位人工瓣膜后方和二尖瓣前叶根部之间。右图为该患者经食管超声心动图成像显示的假性动脉瘤瘤颈（双头箭头所指）。彩色多普勒成像提示收缩期血流从左心室进入假性动脉瘤内（随后血流再次进入左心室），而在舒张期动脉瘤受压塌陷。pA，假性动脉瘤；LA，左心房；LV，左心室；Ao，主动脉

（尤其是机械瓣）患者发生栓塞事件，即使TEE结果阴性，仍旧考虑可能与人工瓣膜有关。因此在进行检查前，应考虑检查结果的潜在临床意义。如果不论是否发现血栓，治疗和后续处理均一致，则不适于进行TEE检查。如果能够证实血栓存在或排除其他可能异常，从而影响临床决策，那么有必要进行TEE检查。超声图像无法鉴别人工瓣膜心内膜炎引起的感染性血管翳与血栓，因此当发现与瓣膜相关的异常肿物时，需要进行仔细的临床和细菌学相关检查（图13.30，图13.31）。

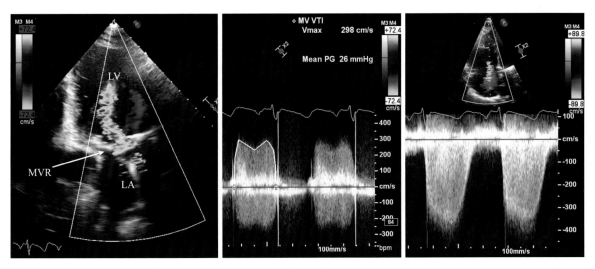

图13.30　经胸超声心动图显示二尖瓣位机械瓣血栓形成。这是一位二尖瓣位双叶机械瓣置换术后的孕妇，出现了急性心力衰竭。心尖两腔心切面彩色多普勒图像显示左心室流入道狭窄（左）。连续波多普勒测量的平均跨瓣压力阶差明显升高，约26mmHg，压力减半时间延长（中）。连续波多普勒记录的三尖瓣反流射流的峰值流速（V_{max}）为3.6m/s（右）。如右心房压力为10mmHg，估测肺收缩压为61mmHg。该患者以往的超声心动图检查显示二尖瓣的跨瓣压力阶差为4～5mmHg，而且肺动脉压正常。因此，这些阳性发现提示可能是由急性血栓形成导致的人工瓣膜狭窄。LV，左心室；LA，左心房；MVR，二尖瓣置换术

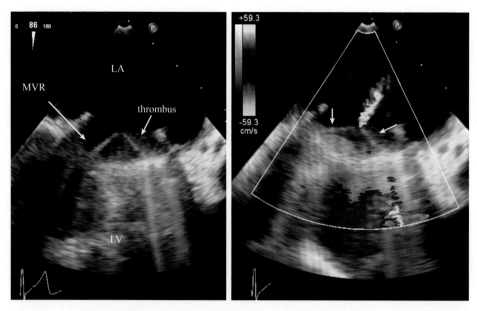

图13.31   二尖瓣位机械瓣血栓形成的经食管超声心动图图像。与图13.30同一患者，经食管超声心动图显示舒张期（左）和收缩期（右）人工二尖瓣的其中一个瓣叶正常运动（箭头所指）。另一个瓣叶固定不动，回声不清晰，与血栓形成一致，并通过手术得到证实。MVR，二尖瓣置换术；LA，左心房；LV，左心室；thrombus，血栓

超声心动图检查清单

经胸超声心动图评估人工瓣膜				
内容	成像模式	切面	记录	测量
前向流速	脉冲或连续波多普勒	心尖	• 二尖瓣或主动脉瓣前向血流速度	• 峰值流速（与相同型号和大小的瓣膜的正常血流对比）

评估瓣膜狭窄	脉冲或连续波多普勒	心尖	• 仔细放置取样位置以保证获取最高跨瓣流速
			• 近主动脉瓣左心室流出道流速
			• 测量瓣膜内径
				• 最高流速和平均跨瓣压力阶差
				• 主动脉瓣位人工瓣膜评估
				  • 连续方程估测瓣口面积（中心性血流）
				  • 左心室流出道与主动脉瓣流速比值
				  • 加速时间
				  • 连续波多普勒频谱形态
				• 二尖瓣
				  • 连续方程估测有效瓣口面积
				  • 压力减半时间

瓣膜反流	彩色多普勒和连续波多普勒	胸骨旁、心尖和胸骨上窝	• 彩色多普勒评估反流束起源、方向、大小 • 连续波多普勒评价每个瓣膜 • 肺静脉血流 • 降主动脉血流	• 流颈宽度 • 瓣周反流程度 • 连续波多普勒辉度 • 肺静脉收缩期逆流（二尖瓣反流） • 降主动脉逆流（主动脉瓣反流）
肺动脉压	连续波多普勒	右心室流入道和心尖	• 三尖瓣反流速度 • 下腔静脉宽度和呼吸变化率	• 将三尖瓣反流速度带入公式 $4v^2$ 后加右心房压得到估测肺动脉收缩压
左心室	二维或三维成像	心尖	• 左心室双平面或三维成像评估	• 三维或双平面方法计算左心室容积和射血分数

经食管超声心动图评估人工瓣膜

内容	成像模式	切面	记录	局限性
瓣膜成像	二维或三维超声心动图	食管上段	• 食管上段四腔心切面的二尖瓣成像 • 食管上段左心室长轴或短轴切面的主动脉瓣成像	• 人工主动脉瓣声影会干扰对主动脉前方结构的判断 • 主动脉瓣位和二尖瓣位的人工瓣膜，均会产生声影，干扰对二尖瓣位生物瓣的成像
前向流速	脉冲或连续波多普勒	食管上段或胃底心尖	• 二尖瓣或主动脉瓣前向流速	• 声束与主动脉瓣血流夹角的问题比较棘手；与经胸超声测量参数对比
瓣膜狭窄评估	脉冲或连续波多普勒	食管上段或胃底心尖	• 仔细放置取样位置以保证获取最高跨瓣流速	• 最大流速 • 平均跨瓣压力阶差 • 主动脉瓣：左心室流出道与主动脉瓣血流速度比值（夹角问题导致该比值不够理想） • 二尖瓣：压力减半时间
瓣膜反流	彩色多普勒和连续波多普勒成像	食管上段多角度旋转	• 记录反流束起源点、近端血流加速、反流束大小和方向	• 测量流颈宽度记录肺静脉血流频谱，仔细查找偏心性反流束
肺动脉压	连续波多普勒	右心室流入道和心尖	• 三尖瓣反流速度 • 下腔静脉内径和呼吸变化率	• 将三尖瓣反流速度带入公式 $4v^2$ 后加右心房压力得到估测肺动脉收缩压 • 多普勒声束很难与三尖瓣反流平行；通过经胸超声参数进行校正

（王 浩 权 欣 译 张梦娜 校）

推荐阅读

指南

1. Zoghbi WA，Chambers JB，Dumesnil JG，et al：Recommendations for evaluation of prosthetic valves with echocardiography and Doppler ultrasound：a report from the American Society of Echocardiography's Guidelines and Standards Committee and the Task Force on Prosthetic Valves，*J Am Soc Echocardiogr* 22（9）：975-1014，2009.

Detailed consensus document with recommendations for echocardiographic evaluation of prosthetic valves. Tables provide definitions for mild，moderate，and severe prosthetic stenosis and regurgitation. Online supplements provide tables for normal values for each valve type and size in addition to video images of typical findings. An extensive list of references is provided. Essential reading.

2. Lancellotti P，Pibarot P，Chambers J，et al：2016 Recommendations for the imaging assessment of prosthetic heart valves：a report from the European Association of Cardiovascular Imaging endorsed by the Chinese Society of Echocardiography，*Eur Heart J Cardiovasc Imaging* 17：589-590，2016.

Recommendations for use of echocardiography for evaluation of prosthetic heart valve function，timing of routine monitoring，and diagnosis of patient-prosthesis mismatch. Includes details of prosthetic valve models and types，advantages，and limitations of different imaging modalities，in addition to echocardiographic evaluation.

人工瓣膜血流动力学

3. Yoganathan AP，Raghav V：Fluid dynamics of prosthetic valves. In Otto CM，editor：*The Practice of Clinical Echocardiography*，5th ed，Philadelphia，2017，Elsevier，pp 433-454.

Review of the basic principles of fluid dynamics and the application of fluid dynamics to the evaluation of prosthetic heart valves. Extensive tables summarize in vitro data for each valve type and size. Illustrations show the flow patterns for each valve type. Mathematical descriptions of fluid dynamics are included.

4. O'Gara PT：Prosthetic heart valves. In Otto CM，Bonow RO，editors：*Valvular Heart Disease*，4th ed，Philadelphia，2013，Elsevier，pp 420-438.

Clinical review of prosthetic heart valves with sections on hemodynamics and long-term outcome for each valve type，medical management of patients with prosthetic valves，and evaluation and treatment of prosthetic valve dysfunction.

5. Chambers JB：The echocardiography of replacement heart valves，*Echo Res Pract* 3（3）：R35-R43，2016.

Concise review of the echocardiographic approach to evaluation of prosthetic heart valves with numerous images and videos. Includes summary of guidelines. Free access.

术后人工瓣膜功能障碍

6. Mahjoub H，Dahou A，Dumesnil JG，et al：Echocardiographic recognition and quantitation of prosthetic valve dysfunction. In Otto CM，editor：*The Practice of Clinical Echocardiography*，5th ed，Philadelphia，2017，Elsevier，pp 455-482.

Advanced-level review and discussion of echocardiographic evaluation of prosthetic valve dysfunction. Numerous tables summarize normal values for prosthetic valves and findings reported with abnormal valve function. Excellent photographs and echocardiographic images of each valve type. Complications reviewed include mechanical failure, thrombosis, endocarditis, patient-prosthesis mismatch, prosthetic stenosis, and regurgitation.

7. Dumesnil J, Pibarot P: Doppler echocardiographic evaluation of prosthetic valve function, *Heart* 98: 69-78, 2012.

Detailed text and elegant illustrations highlight echocardiographic evaluation of prosthetic valve dysfunction. An algorithm for the evaluation of high prosthetic valve gradients is provided, emphasizing importance of indexed effective orifice area. Causes of apparent high Doppler velocities with a bileaflet mechanical valve include a central jet artifact, occult mitral regurgitation, a high flow state, significant prosthetic aortic regurgitation, technical error, and prosthetic valve stenosis.

8. Bach DS: Echo/Doppler evaluation of hemodynamics after aortic valve replacement: principles of interrogation and evaluation of high gradients, *JACC Cardiovasc Imaging* 3: 296-304, 2010.

Focused discussion of causes of a high Doppler velocity after aortic valve replacement. Possible causes include mistaking an mitral regurgitant jet for LV outflow, overtracing the Doppler spectral signal, a high flow state (e. g., fever, anemia, hyperthyroid, aortic regurgitation), and the pressure recovery phenomenon. Causes of prosthetic valve obstruction include biologic leaflet calcification; thrombus,

pannus, or vegetation preventing normal occluder motion; subvalvular or supravalvular obstruction; and patient-prosthesis mismatch.

9. Oxorn DC, Otto CM: Surgical prosthetic valves. In Oxorn DC, Otto CM, editors: *Intraoperative and Interventional Echocardiography: Atlas of Transesophageal Imaging*, Philadelphia., 2017, Elsevier, pp 149-204.

This print and digital atlas chapter includes 20 cases of prosthetic valve dysfunction requiring surgical intervention.

Echocardiographic images and videos are accompanied by surgical views and pathological correlation.

经导管主动脉瓣置换

10. Bloomfield GS, Gillam LD, Hahn RT, et al: A practical guide to multimodality imaging of transcatheter aortic valve replacement, *JACC Cardiovasc Imaging* 5 (4): 441-455, 2012.

This review of the approach to imaging the patient being considered for transcatheter aortic valve implantation is essential reading. The 3D anatomy of the aortic valve is reviewed, the measurements needed for clinical decision making (especially aortic annulus diameter) are described, and the findings that might preclude transcatheter aortic valve implantation are summarized. The role of other imaging modalities is presented with excellent illustrations of the typical findings.

11. Pislaru SV, Nkomo VT, Sandhu GS: Assessment of prosthetic valve function

after TAVR, *JACC Cardiovasc Imaging.* 9 (2): 193-206, 2016.

Systematic review of the approach to echocardiographic evaluation of balloon-expandable and self-expanding bioprosthetic transcatheter aortic valves. Imaging should address valve position and leaflet motion, color Doppler for aortic regurgitation, CW Doppler for transaortic velocity, gradient and calculation of effective valve area, and assessment of LV size and systolic function. Complications with transcatheter valves that might be detected on echocardiography including malposition, thrombosis, obstruction, and paravalvular regurgitation. 16 figures and 15 online videos. An excellent introduction for centers doing transcatheter valve implantation.

12. Otto CM, Kumbhani DJ, Alexander KP, et al: 2017 ACC expert consensus decision pathway for transcatheter aortic valve replacement in the management of adults with aortic stenosis: a report of the American College of Cardiology Task Force on Clinical Expert Consensus Documents, *J Am Coll Cardiol* 69: 1313-1346, 2017.

Detailed checklist for management of patients undergoing transcatheter valve implantation, including key elements of imaging by echocardiography and other modalities before, during, and after the procedure. An essential reference for every echocardiography laboratory.

第14章 心内膜炎

超声心动图是评估感染性心内膜炎患者的一项基本检查。超声心动图检查如发现瓣膜赘生物，结合临床和微生物学相关资料，即可对感染性心内膜炎做出准确的诊断。另外，超声心动图检查还可用于评估瓣膜功能及发现相关并发症如瓣周脓肿或瘘管等，这些都有助于为患者选择最佳的治疗方案。

对于感染性心内膜炎患者的瓣膜赘生物及其他并发症的检出，部分患者利用经胸超声心动图（TTE）检查就可明确诊断，但经食管超声心动图检查（TEE）具有更高的敏感度和特异度。而对疑诊心内膜炎的患者，经食管超声检查确定瓣膜结构和功能正常，则可帮助排除心内膜炎的可能。

一、基本概念

病理检查证实有活动性感染引起的瓣膜赘生物、局部的组织破坏和（或）瓣周脓肿是诊断感染性心内膜炎的最可靠证据。在临床上，心内膜炎的诊断则需要结合心脏超声、实验室检查和体格检查等多方面的检查结果（表14.1）。诊断的主要标准包括可见典型微生物存在的持续性菌血症和心内膜受累的超声心动图证据。次要标准包括非特异性的细菌学和超声心动图发现、存在心内膜炎的易感因素（如既往存在瓣膜疾病或者静脉吸毒者）、有相关血管事件的发生（肺循环或体循环栓塞）、免疫学方面的表现（如肾小球肾炎）和全身感染的征象（如发热）等。

对感染性心内膜炎患者进行超声心动图检查的目的：

■ 确定是否有瓣膜赘生物的存在及其位置、大小和数量

■ 评估受累瓣膜的功能异常情况，特别是瓣膜反流

■ 明确受累瓣膜的解剖结构和任何合并的瓣膜疾病

■ 评估瓣膜功能异常对左心室大小和收缩功能的影响

■ 检测心内膜炎的其他并发症（如瓣周脓肿、心包积液等）

除此之外，超声心动图检查还可以帮助观察临床治疗后的转归情况，评估体循环栓塞的危险度及辨别外科干预治疗的适应证和时机。

当临床认为心内膜炎的可能性较小时，超声心动图可作为排除心内膜炎的检查手段。此类情况下，超声检查的目的则在于：

■ 确定是否有瓣膜赘生物

■ 评估瓣叶本身的解剖结构和功能，以及任何可能会增加感染心内膜炎概率的解剖和生理因素（如二叶主动脉瓣畸形、二尖瓣脱垂等）

但如果发现异常，则需要根据心内膜炎的诊断标准进行各项指标的全面检测。如果经胸超声未检测出赘生物，就需要根据临床实际情况，判断是否需要其他影像学检查进一步评估。

表14.1　诊断感染性心内膜炎的DUKE标准（2015年欧洲心脏病学会修订）

病理标准

微生物学：对赘生物、赘生物栓塞部位或心内脓肿的标本进行培养并检查，证明有病原微生物存在

病理性损害：经组织学检查确定为活动性内膜炎所致的心内赘生物或心内脓肿

临床标准

确诊心内膜炎：	2个主要标准或
	1个主要标准＋3个次要标准或
	5个次要标准
可疑心内膜炎：	1个主要标准＋1个次要标准或
	3个次要标准
排除心内膜炎：	明确的替代诊断
	抗生素治疗≤4天，症状消失
	抗生素治疗≤4天，手术未发现心内膜炎的病理证据
	未达到可疑心内膜炎的标准

主要标准

感染性心内膜炎血培养阳性

- 两次血培养中均分离出可致感染性心内膜炎的典型微生物，如草绿色链球菌*、牛链球菌、HACEK族细菌、金黄色葡萄球菌；或缺乏原发病灶的社区获得性肠球菌；或
- 持续血培养阳性，发现同一感染性心内膜炎的致病微生物，其定义为
  - 间隔至少12小时以上的2次血培养阳性，或
  - 首末次取样间隔至少1小时，3次血培养全部阳性或4次及4次以上培养中大多数阳性
- 单次血培养Q热立克次体阳性或其IgG抗体滴度＞1∶800

心内膜受累证据

- 感染性心内膜炎超声检查阳性
  - 赘生物
  - 脓肿、假性动脉瘤、心内瘘管
  - 瓣膜穿孔或膨突瘤形成
  - 人工瓣膜出现新的撕脱，或
- 人工瓣膜周围（植入时间＞3个月）经^{18}F-FDG PET/CT或放射性标记的白细胞SPECT/CT检查发现存在异常放射性浓聚
- 心脏CT发现明确的瓣周病变

次要标准

- 易患因素：心脏病基础或静脉使用毒品史
- 发热：＞38.0℃（100.4 °F）
- 血管征象：大动脉栓塞、脓毒性肺梗死、真菌性动脉瘤、颅内出血、结膜出血、詹韦损害
- 免疫学异常：肾小球肾炎、Osler小结、Roth斑、类风湿因子阳性
- 微生物学证据：血培养阳性（但没有达到前述的主要标准）[†]或感染性心内膜炎致病菌活动性感染的血清学证据

注：HACEK，嗜血杆菌、放线共生杆菌、人心杆菌、艾肯菌和金氏杆菌。

*包括营养变异的菌株。

[†]除外凝固酶阴性葡萄球菌单次培养阳性和不引起感染性心内膜炎的微生物单次培养阳性。

引自 Habib G，Lancellotti P，Antunes MJ，et al：2015 ESC guidelines for the management of infective endocarditis.Eur Heart J 21；36（44）：3075-3128，2015.

修订自 Li JS，Sexton DJ，Mick N，et al：Proposed modification to the Duke criteria for the diagnosis of infective endocarditis.Clin Infect Dis 30：633-638，2000.

二、超声心动图方法

（一）瓣膜赘生物

1.经胸超声心动图

在二维超声中，典型的瓣膜赘生物具有如下特征（表14.2）：

- 异常回声，呈不规则的团块状，常附着于瓣膜上
  - 附着在瓣叶的血流冲击侧
  - 运动方式取决于所附着的瓣叶的运动，但更为凌乱

例如，主动脉瓣赘生物常附着于主动脉瓣的左心室侧，在舒张期会出现快速的摆动，超出正常瓣叶的运动幅度（在M型超声上显示更为明显）。典型的主

动脉瓣赘生物在舒张期脱入左心室流出道，在收缩期进入主动脉根部（图14.1）。二尖瓣赘生物则附着于瓣叶的左心房侧，收缩期脱入左心房，舒张期进入左心室，并且超出二尖瓣正常的开放幅度，甚至会出现独立于瓣膜活动的快速运动（图14.2）。

瓣叶赘生物大小不等，小的赘生物可能使用现有任何影像学技术都无法发现，而大的赘生物长度可以超过3cm。赘生物可以附着于瓣叶的任何位置，最常见的位置是瓣叶对合线处。病变不止累及单一瓣叶，可以是其他部位的感染直接蔓延，也可以是各自独立感染。因此这里要强调的是，即便一个瓣叶上已经确定存在赘生物，仍要对其他的瓣叶进行仔细检查。大多数情况下，心内膜炎多发生于存在结构异常的瓣叶。

因为赘生物是灶性结构，只有在某些特定的解剖切面才可以看到，所以检查者需在多个声窗及二维或三维切面同时观察瓣叶上的赘生物。在某些图像质量较好的患者中，经胸三维超声心动图通常可以更好地显示赘生物，但其不足之处在于空间分辨率较低且帧频较慢。

对于可疑心内膜炎患者，需要全面扫描各种切面（包括胸骨旁、心尖、剑突下、胸骨上窝切面）来仔细检查每个瓣膜，在不同的标准切面之间缓慢变换扫查也可以提高瓣叶赘生物的检出率。例如，从胸骨旁长轴切面到右心室流入道切面就能够缓慢移动扫查、仔细寻找。利用双平面正交的显示模式也可以保证瓣叶的每个部分都被检查到。文献报道经胸超声检测瓣膜赘生物的敏感度从不足50%到高达90%不等（见附录B，表B.18）。

主动脉瓣： 主动脉瓣赘生物大多数在胸骨旁长轴和短轴切面被发现。因为赘生物经常在非常规的位置，所以仔细变化角度来扫查不同切面，如在长轴切面从内侧到外侧扫查，在短轴切面从下方到上方扫查，都可以提高主动脉瓣赘生物的检出率。同时通过选用最小的深度设置、调节增益和图像参数的方式也可以帮助获取最佳的图像。当发现在瓣叶的左心室侧附着团块样回声并表现出独立的运动方式，在舒张期脱入左心室流出道时，就可以诊断为主动脉瓣叶的赘生物（图14.3），而利用M型超声也可以更好地记录到团块的快速摆动。

附着于瓣叶的主动脉侧或者缺少独立的运动方式是主动脉瓣赘生物的不典型表现。如果瓣叶本身存在结构异常，赘生物的诊断则更加困难。例如，钙化严重的主动脉瓣的赘生物，因为钙化的遮挡和混响的干扰会影响其诊断，在这种情况下，发现赘生物独立的运动方式和舒张期脱入左心室特别有助于诊断。通过与先前的超声检查结果进行比较，近期新发的形态变化也提示瓣膜感染的可能性增大，没有明显改变则提示急性感染的可能性较小。

有些检查所见可能与主动脉瓣赘生物相混淆，如钙化结节或人工瓣膜相关的声束宽度伪像（也称作部分容积效应）、正常瓣叶的附着区域或者正常瓣叶中心对合部位的增厚（称为半月瓣小结）等。偶尔也可见一种称作Lambl赘生物的线样回声，这也是正常变异。这些小的纤维弹性突起源于主动脉瓣闭合部位的心室侧，而且随着年龄的增长，这种变异出现的比例不断增加（图14.4）。

心尖切面，包括心尖五腔心和三腔心切面，都可能会观察到可疑主动脉瓣赘生物，但也不能盲目诊断。此时可以调整探头至胸骨旁切面，由于声束和瓣叶关系在心尖切面和胸骨旁切面是完全不同的，如果同样发现异常，可在一定程度上排除伪像的干扰；典型主动脉瓣赘生物可伴有新发的或进一步加重的主动脉瓣反流，其也可帮助进行判断（图14.5）。

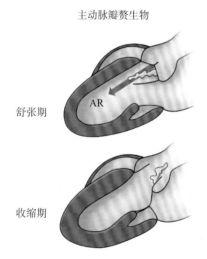

主动脉瓣赘生物

舒张期

AR

收缩期

图14.1 主动脉瓣赘生物示意图。形态不规则的活动性赘生物附着在主动脉瓣叶左心室侧，并在舒张期脱入左心室流出道。AR，主动脉瓣反流

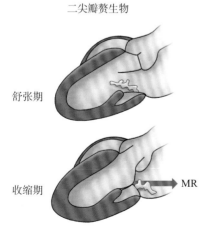

二尖瓣赘生物

舒张期

收缩期

MR

图14.2 二尖瓣赘生物示意图。形态不规则的活动性赘生物附着于二尖瓣瓣叶的左心房侧，并在收缩期脱入左心房。MR，二尖瓣反流

表14.2　心内膜炎的诊断：超声心动图与临床的关联

	定义	检查要点	诊断价值	局限性
瓣膜赘生物	附着于瓣叶上具有独立运动方式的团块	多声窗、多切面观察 标准切面间变化角度连续扫查 使用高频探头及放大模式	赘生物的检出对诊断心内膜炎具有较高的特异度 TEE诊断赘生物比TTE更为敏感	非感染性包块、治愈后赘生物及伪像可能会与活动期赘生物相混淆
瓣叶损害	新出现的或加重的瓣膜反流	使用多普勒方法检测及定量瓣膜功能异常	与赘生物相关的瓣膜功能异常有利于心内膜炎的诊断	需排除其他原因引起的瓣膜功能异常 怀疑人工二尖瓣心内膜炎时，需要同时利用TEE评估瓣叶功能
脓肿	脓肿区域毗邻瓣叶，通常见于主动脉瓣环或二尖瓣环周围	多声窗、多切面观察 标准切面间变化角度连续扫查 使用放大模式	TEE诊断瓣周脓肿比TTE更为敏感	心脏脓肿可能是无回声或高回声
炎性动脉瘤或假性动脉瘤	瓣叶、主动脉窦或主动脉瓣二尖瓣纤维连接体局部扩张（炎性动脉瘤），或破裂后包裹（假性动脉瘤）	检测各瓣叶、主动脉窦或者二尖瓣前叶与主动脉根部间的异常突起 检测主动脉周围区域异常突出的回声 使用彩色多普勒检测这些区域的血流情况	心脏超声可以较准确地发现炎性动脉瘤或假性动脉瘤，并可以指导临床决策	准确的诊断通常还需要进行TEE检查
瘘管	心腔或大血管间的异常通道	主动脉瓣瓣周脓肿可以破入左心房、右心房或右心室流出道	利用彩色多普勒结合脉冲或连续波多普勒明确血流动力学特征是诊断瘘管的关键	组织破坏的整体范围难以用常规成像方法进行评估
人工瓣膜撕脱	人工瓣膜全部或部分与瓣环组织分离	检测人工瓣膜过度的运动或摆动（＞20°）	人工瓣膜撕脱通常伴随严重的瓣周反流	人工瓣膜摆动是诊断特征，但比较少见

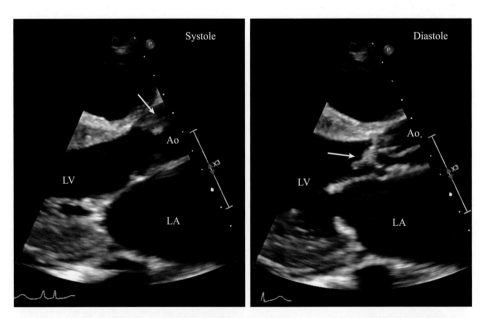

图14.3　主动脉瓣赘生物。TTE胸骨旁长轴切面检测到一枚较大的异常稍高回声团块（箭头所指）附着于前侧主动脉瓣叶，收缩期甩入主动脉，舒张期脱入左心室流出道。除了跟随瓣叶运动外，该团块亦呈现赘生物自身典型的快速振荡。LV，左心室；LA，左心房；Ao，主动脉；Systole，收缩；Diastole，舒张

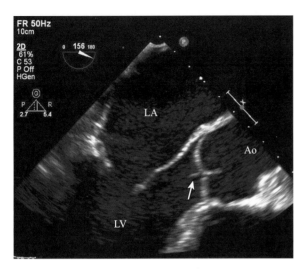

图14.4 Lambl赘生物。TEE长轴切面显示在主动脉瓣闭合线上纤薄的线样异常稍高回声，可能会被误认为瓣膜赘生物。LV，左心室；LA，左心房；Ao，主动脉

二尖瓣：典型的二尖瓣赘生物常附着于瓣叶的心房侧。诊断要点包括存在快速且独立的运动、收缩期脱入左心房及瓣叶功能异常。须在胸骨旁长轴切面和短轴切面仔细扫查瓣叶装置以确定是否有赘生物存在、赘生物大小及在瓣叶上的位置（图14.6）。心尖四腔心、两腔心及三腔心切面也有助于观察瓣叶和赘生物的解剖结构，帮助区分真正的瓣膜赘生物和超声伪像。

与主动脉瓣类似，声束宽度伪像也可能被误认为是二尖瓣赘生物，尤其是在心尖四腔心切面上二尖瓣前叶心房侧出现的看似团块状的异常回声可能是主动脉瓣钙化或人工主动脉瓣引起的声束宽度伪像。除此之外，二尖瓣其他一些病理性改变，如瓣叶的严重黏液样变、部分的连枷状瓣叶和乳头肌断裂，也是很难与瓣膜赘生物相区分的。同样，比较先前的检查结果将有助于区分瓣膜的急性感染过程与慢性基础病变。

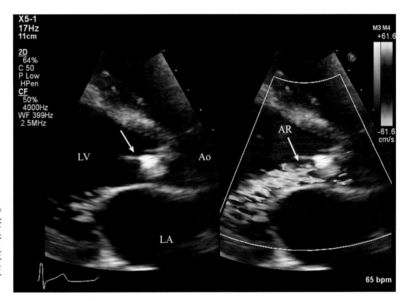

图14.5 主动脉瓣赘生物及主动脉瓣反流。在TTE心尖三腔心切面（左），主动脉瓣赘生物在舒张期脱入左心室流出道。彩色多普勒（右）同时显示赘生物周围存在宽束的主动脉瓣反流（箭头所指）。AR，主动脉瓣反流；LV，左心室；LA，左心房；Ao，主动脉

图14.6 二尖瓣赘生物。在胸骨旁长轴切面（左），典型的二尖瓣赘生物（箭头所指）在收缩期脱入左心房。在短轴切面（右），舒张期显示赘生物附着于二尖瓣前叶及后叶的内侧。同时存在少量的心包积液。LV，左心室；LA，左心房；Ao，主动脉；Systole，收缩；Long axis，长轴；Diastole，舒张；Short axis，短轴

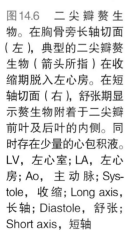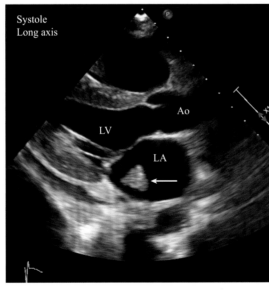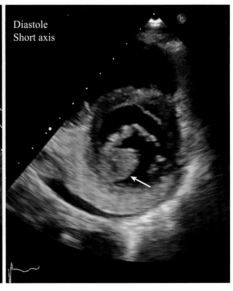

心内膜炎也可以发生在正常瓣膜（图14.7）。另外，累及二尖瓣的心内膜炎常会伴有二尖瓣反流，但也并非绝对存在。

三尖瓣：三尖瓣心内膜炎多发生于静脉吸毒者，常由金黄色葡萄球菌感染形成大的赘生物。三尖瓣赘生物多可在右心室流入道切面看到一个大的摆动的团块状回声附着于瓣叶的心房侧，并在收缩期脱入右心房（图14.8）。由于三尖瓣赘生物的摆动幅度较大，三尖瓣心内膜炎常见的并发症是脓毒性的肺栓塞。心尖四腔心和剑突下四腔心切面可以用来进一步明确三尖瓣心内膜炎的存在和累及范围，同时也可评价三尖瓣反流的严重程度和观察由此引起的右心房室扩大情况。

起搏导线感染：由于心内器械植入的病患增多，相关的感染（特别是右心起搏器或除颤器导线感染）越来越常见。如出现导线感染，治疗时不仅要延长抗生素使用时间，还需移除起搏导线和起搏器，因此进行准确诊断尤为重要。此时一般会发现小的纤维蛋白丝及小的血栓附着在起搏导线上，同时表现出独立的运动方式。在缺少明确性的超声发现以鉴别起搏导线上是否为感染性团块，但是血培养呈阳性时，应先假定为感染性病因来处理。某些起搏导线感染可以经TTE诊断，但TEE相对更加敏感，所以推荐用于进一步的明确诊断。

2.经食管超声心动图

经食管超声可以在多个二维切面上检查主动脉瓣，包括标准长轴切面（典型位置在接近120°处）和短轴切面（约在45°处）。与经胸超声一样，经食

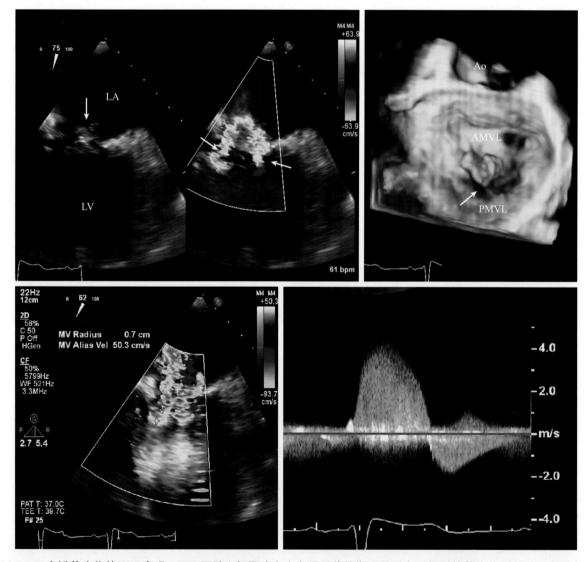

图14.7　二尖瓣赘生物的TEE表现。TEE两腔心切面（左上）显示收缩期可见形态不规则的赘生物附着于二尖瓣左心房侧。彩色多普勒（上中）显示赘生物周围出现两束二尖瓣反流。三维图像（右上）更清楚地显示赘生物（箭头所指）附着于二尖瓣前叶的中央，其下方可见二尖瓣后叶。调节彩色多普勒图像（左下）显示近端等速表面积，连续波多普勒（右下）显示收缩期高速频谱。尽管二尖瓣反流存在不止一束，但估算其中较大的反流口面积为0.39cm^2，因此二尖瓣反流评估为重度。LV，左心室；LA，左心房；Ao，主动脉；AMVL，二尖瓣前叶；PMVL，二尖瓣后叶

管超声也需仔细扫描各个切面，如在长轴切面从内侧到外侧逐步扫查、短轴切面从上方到下方逐步扫查，以充分评估瓣叶的解剖结构，提高瓣叶赘生物的检出敏感度（图14.9，图14.10）。当图像平面发生斜切时，观察主动脉瓣可能会认为瓣叶上存在异常团块。为了避免这种潜在的错误发生，要在多个切面观察并评估其运动方式（赘生物运动方式是快速独立的摆动，与正常瓣叶的运动方式有区别）。另外，采用更高的探头频率及放大感兴趣区都可以进一步提高图像质量，但同时应避免把小的瓣叶解剖变异当作

异常。应用经胃心尖切面显示主动脉瓣时，由于探头和主动脉瓣距离较远，图像质量并不一定优于经胸超声。三维全容积成像有助于同时观察主动脉瓣的主动脉侧及左心室侧，但其分辨率及帧频低于二维图像。

由于经食管探头发出的声束和二尖瓣是垂直的，在食管偏上段从0°～180°缓慢转动声束角度可以在多个切面获得清晰的二尖瓣二维图像，特别要重点观察标准四腔心切面（0°）、两腔心切面（60°）和长轴切面（120°），在以上切面利用彩色多普勒还可以评

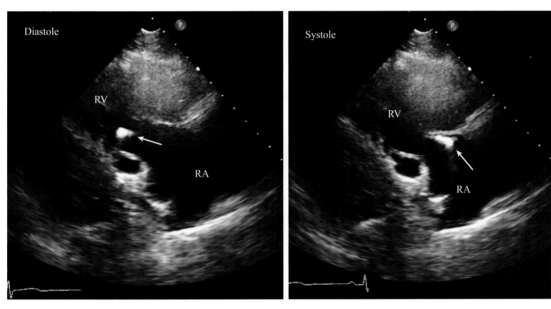

图14.8 三尖瓣赘生物。TTE右心室流入道切面显示一位有静脉吸毒史患者的陈旧性三尖瓣心内膜炎。在舒张期（左）可见高回声团块（箭头所指）附着于三尖瓣。在收缩期，团块脱入右心房，由三尖瓣关闭不完全导致大量的三尖瓣反流。血培养排除了活动性的感染，因此这些超声特征符合陈旧性心内膜炎的表现。RV，右心室；RA，右心房；Systole，收缩；Diastole，舒张

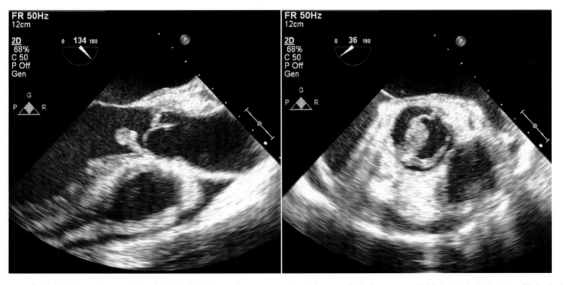

图14.9 经食管超声心动图观察主动脉瓣赘生物。在图14.8所示的同一患者中，TEE长轴切面（左）显示赘生物附着于主动脉瓣根部。短轴切面（右）显示基础病变是二叶主动脉瓣，赘生物附着于靠后侧的瓣叶上。长轴切面显示主动脉瓣后方的瓣环周围组织回声增强，应高度警惕瓣周脓肿

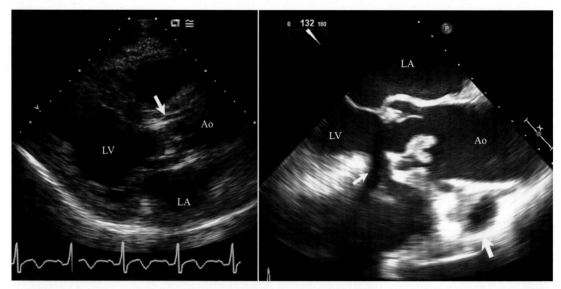

图14.10 真菌性心内膜炎。经胸超声（左）及经食管超声（右）显示一例真菌性心内膜炎。TTE图像观察到不确切的瓣膜赘生物（箭头），但TEE显示更加明确，可见强回声的球形团块，同时伴有一些小的独立运动的异常回声区（箭头所指）。LV，左心室；LA，左心房；Ao，主动脉

估二尖瓣的反流程度。由于二尖瓣远离胸壁，经食管超声一般可比经胸超声获得更清晰的图像和更重要的临床数据（图14.11）。而且基于二尖瓣与食管探头的特殊方位关系，三维成像可以获得高质量的二尖瓣左心房观图像，这些图像都有助于确定赘生物的大小和附着位置，以及识别瓣叶穿孔（图14.11）。

三尖瓣可以在TEE四腔心切面和经胃切面上观察。但因为三尖瓣比二尖瓣更接近胸壁，经胸超声通常更适用于三尖瓣病变的诊断，而经食管超声对判断是否同时累及左侧瓣膜更有帮助。当怀疑起搏导线感染时，经食管超声也可发挥作用（图14.12），同时三维成像对赘生物与起搏导线空间关系的评估具有更大

意义。

3.超声心动图诊断赘生物的准确性

虽然已经有很多研究通过比较超声检查和手术或尸检的结果来评价超声检测赘生物的敏感度，但在分析评价超声检测赘生物的特异度方面资料却很少，主要有以下两个原因。第一，大部分研究只探讨确诊的心内膜炎患者而没有纳入最终明确没有患病的研究对象。第二，当利用外科手术或尸检作为确诊瓣膜感染的标准时，只有病情加重需要外科治疗或死亡后的患者才能入选研究，而单纯超声检查认为瓣膜正常的人群却很少被纳入，因此无法确定诊断的特异度。

一些研究（附录B，表B.18）为规避这些问题而

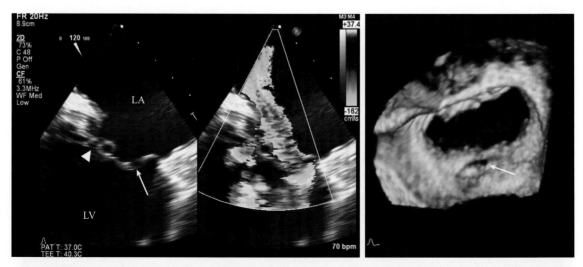

图14.11 二尖瓣穿孔。男性患者，28岁，有外周动脉栓塞病史，血培养金黄色葡萄球菌呈阳性，因此行TEE检查。在两腔心和长轴切面间的过渡切面（左）可见明显的二尖瓣连续性中断（箭头所指），中断远离正常的对合面（三角箭头所指）。彩色血流多普勒（中）显示宽且偏心的重度二尖瓣反流束穿过二尖瓣前叶根部，原因是感染性心内膜炎引起的穿孔，另外，在对合处还可见一束细小的二尖瓣反流。三维图像左心房观（右）更清楚地显示二尖瓣后叶穿孔的位置和大小。LA，左心房；LV，左心室

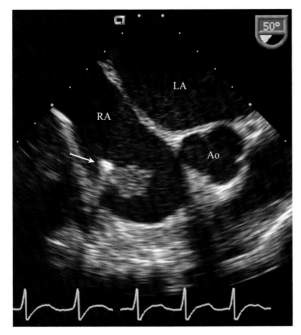

图14.12 起搏导线感染。经食管短轴切面显示右心房内起搏导线（箭头所指）上附着一个活动的、稍强回声的血栓或赘生物。LA，左心房；RA，右心房；Ao，主动脉

入选所有怀疑心内膜炎的患者（其中存在未真正患此病的患者），并且以临床结果而不是瓣膜的直接探查作为诊断参考标准。所有这些研究都证实经胸超声（93%～98%）和经食管超声（100%）在心内膜炎的排除诊断中有很高的特异度。

其实，超声检测的特异度主要取决于将瓣膜赘生物和心腔内其他团块及超声伪像进行区分的能力。易被误认为赘生物的超声发现包括：

- 乳头状弹力纤维瘤
- 二尖瓣黏液样变
- 非细菌性血栓性心内膜炎
- 系统性红斑狼疮累及瓣膜
- 血栓（特别是有人工瓣膜时）
- 声束宽度伪像
- 正常的瓣叶变异（如Lambl赘生物和半月瓣小结）

（二）瓣膜功能障碍

感染引起的瓣叶结构破坏和赘生物引起的瓣叶闭合不良可导致瓣膜反流，反流可发生在瓣叶闭合线位置或者瓣叶穿孔的位置。反流的程度从无到轻度、中度、重度不等，彩色多普勒、脉冲多普勒及连续波多普勒都可用于评估心内膜炎患者瓣膜反流的程度，同时要注意急性反流和慢性反流的鉴别，这些在第12章都有具体的描述。因为心内膜炎常发生在既往有异常的瓣叶上，急性反流和慢性反流会相互叠加在一起形成混合的效果，一定程度上限制了对反流的准确判断。

心内膜炎引起瓣叶狭窄是比较少见的。但有时大的赘生物部分阻挡在瓣叶开口也会引起一定程度的功能性狭窄。

近90%的心内膜炎患者会出现新的心脏杂音，但是约10%的患者没有杂音出现，多普勒检查也可没有反流。这种情况大多见于赘生物附着在瓣叶的基底部，对瓣叶闭合的影响较小。这些患者多数不会被临床疑诊心内膜炎，而是基于别的原因需要进行超声心动图检查，因此对于这部分患者的检查过程要更为仔细和谨慎。

（三）瓣周脓肿和心内瘘管的诊断

心内脓肿不同于其他部位的脓肿，其在超声检查中可以表现为无回声，也可以表现为高回声。典型脓肿多发生在邻近感染瓣叶的瓣环位置，而且主动脉瓣比二尖瓣更为常见。主动脉瓣位的瓣周脓肿在超声上主要表现为部分区域回声增强、室间隔基底段出现无回声区或者主动脉根部后壁增厚等（图14.13）。累及主动脉瓣环的感染还可以蔓延到邻近的二尖瓣前叶，表现为二尖瓣的瓣叶组织增厚、瓣膜赘生物形成和（或）瓣叶穿孔。主动脉壁的感染可引起瓦氏窦瘤形成，即便没有窦瘤破裂也可出现窦部扩张和变形，事实上这些都代表着脓肿已经直接和体循环的血流相沟通。

主动脉瓣瓣周脓肿破裂根据其不同的破裂位置有不同的表现。无冠状窦部位的脓肿可以在瓦氏窦位置破入右心室流出道（主动脉-右心室瘘）或者通过左心室流出道穿过室间隔破入右心室（室间隔缺损）。主动脉到右心室流出道的瘘管在多普勒检查中表现为双期左向右的血流，而室间隔缺损表现为以收缩期为主的血流。破裂也可从左心室进入主动脉瓣二尖瓣纤维连接体的脓肿区域，从而观察到左心室流出道和脓肿腔之间有交通血流（图14.14）。

右冠状窦部位的脓肿可以直接破入右心室或者右心房，通常累及邻近的三尖瓣隔瓣；也可以通过主动脉或者左心室流出道进入右侧心腔。值得注意的是，破裂如果发生于房室间隔部可以引起左心室和右心房的交通。左冠状窦部位的脓肿破裂可进入左心房或右心房，或者感染可以直接蔓延到房间隔（图14.15，图14.16）。

二尖瓣瓣周脓肿多表现为后侧瓣环增厚和回声增强，感染可以蔓延到心室肌基底段或心包腔内。经胸超声确诊此类脓肿比较困难，当临床高度怀疑时应行经食管超声检查。还有一种二尖瓣心内膜炎的少见并发症即瓣叶膨突瘤，即便感染治愈后瓣膜的这类形态异常仍可能持续存在。

三尖瓣心内膜炎可以形成环形脓肿，表现为瓣环区域的组织增厚、回声增强。

与经食管超声相比，经胸超声诊断瓣周脓肿的敏

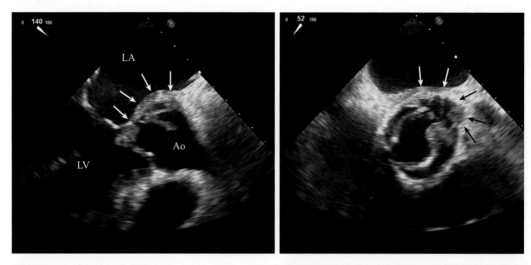

图 14.13 瓣周脓肿。 经食管超声长轴切面（左）显示，除了主动脉瓣赘生物外，同时发现主动脉后壁增厚、主动脉瓣环和主动脉窦部范围内出现不规则区域，呈无回声或稍高回声（箭头所指）。短轴切面（右）显示二叶主动脉瓣，主动脉窦部增厚、扩张、形态不规则。外科手术证实为瓣周脓肿形成。LA，左心房；LV，左心室；Ao，主动脉

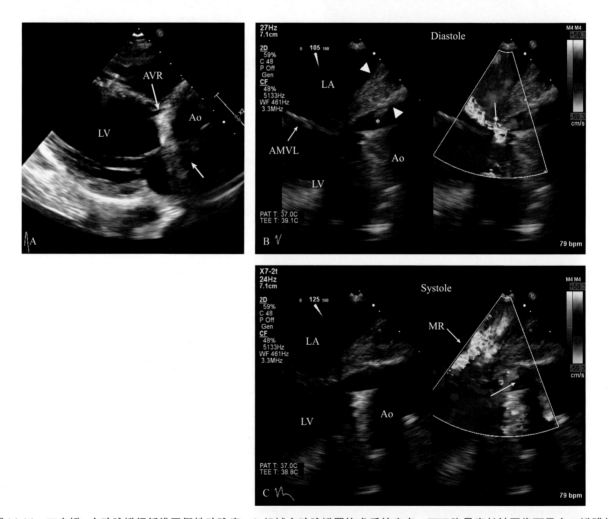

图 14.14 二尖瓣-主动脉瓣间纤维区假性动脉瘤。 A. 机械主动脉瓣置换术后的患者，TTE 胸骨旁长轴图像可见人工瓣膜的声影和混响。然而，实时图像同时发现机械瓣的左心房侧出现可疑异常稍强回声区（箭头所指），因此建议 TEE 进一步检查。B 和 C 与 A 为同一患者的 TEE 图像，长轴切面显示主动脉根部脓肿和复杂的二尖瓣-主动脉瓣间纤维区假性动脉瘤。首先主动脉后壁明显增厚（三角箭头之间），这是主动脉根部脓肿；其次在人工主动脉瓣和主动脉壁之间还存在无回声间隙（星号所指），这个空间是另外一处主动脉瓣和二尖瓣之间的纤维组织破裂所形成的假性动脉瘤。该假性动脉瘤与左心室相通，但与主动脉不相通。在舒张期（B）显示血液从假性动脉瘤回流入左心室，但同时也通过假性动脉瘤的穿孔处破入左心房（箭头所指）。在收缩期（C）显示左心室血流进入假性动脉瘤（箭头所指），同时存在二尖瓣反流。LA，左心房；LV，左心室；Ao，主动脉；MR，二尖瓣反流；AMVL，二尖瓣前叶；AVR，主动脉瓣置换术；Systole，收缩；Diastole，舒张

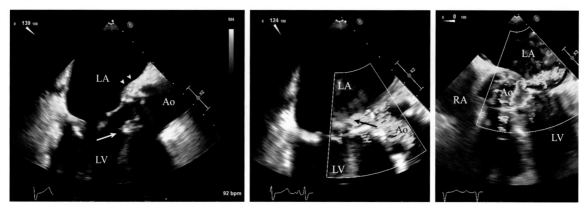

图14.15 人工生物瓣瓣周脓肿合并主动脉-左心房瘘。经食管超声长轴切面显示人工生物主动脉瓣赘生物形成（箭头所指）和主动脉后壁增厚（三角箭头所指），符合瓣周脓肿的诊断（左）。彩色多普勒长轴切面（中）和短轴切面（右）均显示主动脉窦内血流经瓣周脓肿的细小穿孔处双期分流入左心房。LA，左心房；LV，左心室；RA，右心房；Ao，主动脉

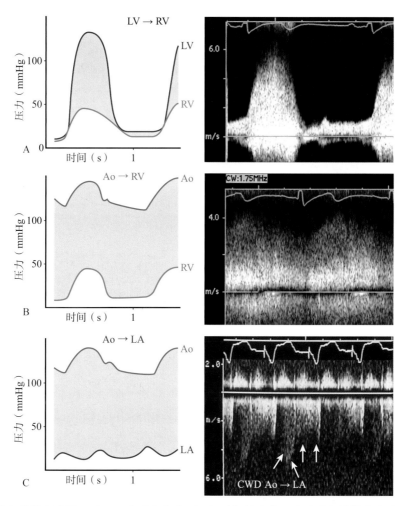

图14.16 心内瘘管的多普勒血流图。对于心内膜炎和广泛组织破坏的患者，连续波多普勒曲线的速度、时相和形态可以用来确定彩色多普勒异常血流的起源。左侧的压力曲线与右侧的多普勒记录相匹配：A.室间隔缺损导致收缩期左心室到右心室的高速左向右分流，呈弹射型曲线。如果左心室舒张压超过右心室，则可见持续性低速的左向右舒张期分流。B.主动脉瓣瓣周脓肿破裂引起从主动脉到右心室流出道的瘘管，可导致双期高速分流，反映了主动脉和右心室之间的巨大压差。收缩期分流速度因右心室收缩引起的压力阶差的减小而略有降低。C.在主动脉到左心房的瘘管中，可以看到非常高速、连续性分流，这与整个心脏周期内两个腔室之间的高压差相一致。LA，左心房；LV，左心室；RV，右心室；Ao，主动脉；CWD，连续波多普勒

感度和特异度明显偏低（附录B，表B.19），主要是因为经胸超声的组织穿透力低，图像质量不佳。高度怀疑瓣周脓肿时，需要有超声专家参与检查，查找任何提示瓣周脓肿的微小异常。但有时即使经过多个切面仔细扫查，确诊仍不容易。除此之外，由于人工瓣膜心内膜炎并发瓣周脓肿的概率较高，而且脓肿回声很容易与人工瓣膜的声影和混响混合在一起影响诊断，因此经食管超声的使用对人工瓣膜心内膜炎所致脓肿的检出特别重要（详见第13章）。

高质量的经食管超声图像会提高诊断瓣周脓肿的敏感度（87%）和特异度（96%）。另外，当二维超声发现异常的回声增强区域或者邻近瓣膜的无回声区时，彩色多普勒和脉冲多普勒可以通过检出异常区域存在与其他部位的血流交通而做出瓣周脓肿的诊断。

（四）其他超声心动图发现

除了对瓣膜病变进行直接评估外，超声检查还应评价心腔大小和功能。急性主动脉瓣反流仅能导致左心室轻度扩大，但在轻中度的慢性病变基础上叠加亚急性或急性病变可以引起心室明显扩大。二尖瓣反流可导致左心房和左心室扩大。但左心室收缩功能异常并不常见，更多的是由长期的反流所致或者继发于急性感染。二尖瓣反流引起左心房压升高或者主动脉瓣反流引起左心室舒张末压升高，都可以进一步导致肺动脉压升高。除此之外，瓣膜的严重破坏通常还可导致连枷样改变（见图13-16）。心内膜炎也常伴有少量心包积液，由瓣周脓肿蔓延引发的大量心包积液则增加了化脓性心包炎的风险。

■ 三、局限性及技术因素

（一）活动期赘生物与治愈后赘生物的比较

当心内膜炎治疗有效时，连续的超声心动图检查可以发现，瓣叶赘生物逐渐减小、活动度减低且回声增强。赘生物有时也可以突然从心腔内消失并引起栓塞；因此，活动期的心内膜炎患者如果近期发生栓塞事件，可能心腔内并不会发现明显的赘生物。当赘生物持续存在，且大小和回声未见变化时，需考虑治疗不充分或者感染持续发展；但也有些患者在急性感染过程之后赘生物仍可长时间存留。心内膜炎的诊断需要综合微生物学、临床表现（如发热、体循环栓塞、新出现杂音、心内膜炎的外周表现）和超声检查的结果，具体见表14.1，从中可知，超声检查并不能提供引起感染的微生物的有关信息。尽管某些特定的病原菌（如真菌、流感嗜血杆菌）可引起较大赘生物，但超声所见仍不能作为病因诊断的依据。

（二）非细菌性血栓性心内膜炎

非细菌性血栓性心内膜炎多见于恶病质和系统性红斑狼疮等，超声心动图表现和细菌性感染性心内膜

炎相似，但前者赘生物较小、接近瓣叶根部、回声不均匀且缺少独立运动。但这些不同不能作为独立的诊断依据，因此二者的鉴别仍需要结合临床和微生物学检查（图14.17）。

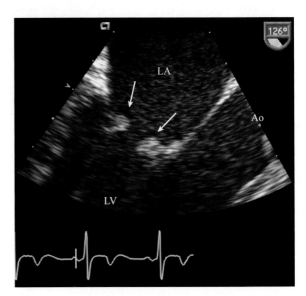

图14.17 非细菌性血栓性心内膜炎。患者女性，49岁，系统性红斑狼疮患者，经食管超声显示二尖瓣异常团块（箭头所指），提示非细菌性血栓性心内膜炎。LA，左心房；LV，左心室；Ao，主动脉

（三）伴有潜在瓣膜病的赘生物的诊断

心内膜炎常发生于既往异常的瓣膜，多是因为局部血流紊乱增加了细菌微生物驻留的风险。当有明显的瓣膜解剖异常如二叶主动脉瓣并发赘生物时，诊断一般比较容易。但更多情况下，瓣叶异常的存在会使赘生物的确诊或排除诊断更加困难。例如，主动脉瓣钙化狭窄时，瓣叶上不规则的强回声既可能是赘生物形成，也可能是瓣叶的纤维钙化改变，如若发现团块具有快速且独立的运动方式，同时舒张期脱入左心室流出道，则更有助于确诊赘生物，但缺少上述发现也不能完全排除赘生物形成。

另外，当二尖瓣存在黏液样变性时，超声发现独立的活动性团块附着于瓣叶上并于收缩期脱入左心房，既可能是赘生物，也可能是瓣叶连枷样改变或附着的腱索，此时要注意鉴别。当瓣叶既往有病变时，经食管超声可以改善二维和三维图像质量，有助于增加诊断的准确性。

（四）人工瓣膜和心内植入物心内膜炎

对可疑的人工瓣膜心内膜炎进行诊断和评估是比较困难的，主要有以下两个原因：第一，感染常发生在人工瓣膜的环形缝合部位，这导致赘生物比较分散；第二，人工瓣膜的声影及混响伪像干扰了超声检测其他异常回声。人工二尖瓣的强回声遮挡了瓣膜的左心房侧，从而瓣周的感染和人工瓣膜的功能异常都

很难被检测出来，因此经胸超声观察人工二尖瓣相对困难（见第13章）。而人工主动脉瓣的声影带来的影响相对较小，因为一旦出现主动脉瓣的反流，检查者可以从心尖切面和胸骨旁切面进行评估，从而规避掉人工瓣膜的遮挡；但是，人工主动脉瓣的声影还是会在一定程度上影响对瓣叶的观察。

对于可疑的人工瓣膜心内膜炎，经胸超声即便没有确切的发现，仍能够提供一些诊断的线索。例如，由于声影和彩色血流伪像的影响，彩色多普勒不能明确反流时，连续波多普勒如果捕获到反流频谱则提示可能存在瓣叶感染或瓣环破坏（图14.18）。但在这种情形下，反流严重程度的评估要仔细，而且经胸超声判断要慎重，必要时建议经食管超声对严重程度进行定量分析。提示人工瓣膜功能异常的其他线索还包括瓣膜前向血流速度增快（由于瓣膜反流造成前负荷增加）、肺动脉高压相关的三尖瓣反流速度增快等。

任何时候怀疑人工瓣膜心内膜炎时，都建议应用TEE检查，因为其在检测人工瓣膜心内膜炎、瓣周脓肿及评价人工二尖瓣反流等方面都具有更高的敏感度和特异度（图14.19，图14.20）。

心内膜炎导致的人工瓣膜狭窄，多是因为瓣叶上的感染性团块阻碍了人工瓣膜开放或瓣叶上游出

现感染性血管翳，但这种情况非常少见。经胸超声可能很难发现这些感染性团块，经食管超声或其他影像学方法的诊断效能则更高。人工瓣膜狭窄时经胸超声也可发现跨瓣压力阶差增加和瓣口面积减小（压力减半时间或连续方程测定），这些都可以帮助判断。

对具体患者而言，人工瓣膜的外观或者血流特征的连续变化比某一时点检测发现异常更有诊断意义。如能提供先前患者正常时的检查结果并进行对比，有利于提高超声的诊断效能。

四、临床应用

（一）疑诊心内膜炎

尽管经食管超声在检测瓣膜赘生物方面比经胸超声更加敏感，但经胸超声具有费用低廉和风险低的优点，故仍是低度可疑的患者（主要目的为排除心内膜炎）的优先选择（图14.21）。经胸超声检测瓣膜赘生物的平均敏感度为80%、特异度为98%，发现赘生物的阳性似然比为4.0、阴性似然比为0.2，也就是说当某患者在没有进行经胸超声检查前临床诊断为心内膜炎的可能性为50%，超声检查正常后其患心内膜炎的可能性将降至10%。同样，经食管超声诊断瓣膜赘生物的敏感度为97%、特异度为91%、阴性似然比为

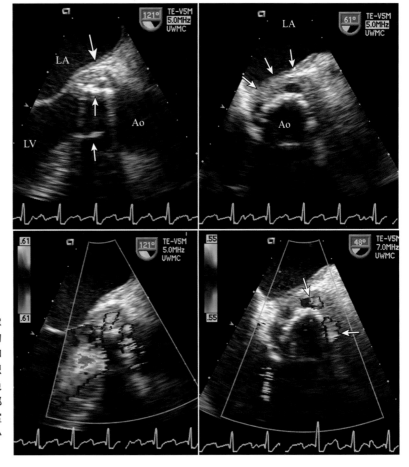

图14.18 人工生物瓣瓣周脓肿。TEE图像长轴切面（左上）显示人工生物主动脉瓣的瓣膜支架出现摆动（小箭头所指）。长轴和短轴切面（右上）均可见人工瓣膜后方组织增厚，并伴有无回声区（箭头所指）。彩色多普勒（下）示无回声区存在湍流，符合部分人工瓣膜撕脱伴瓣周脓肿形成且与左心室腔相沟通的表现。LA，左心房；LV，左心室；Ao，主动脉

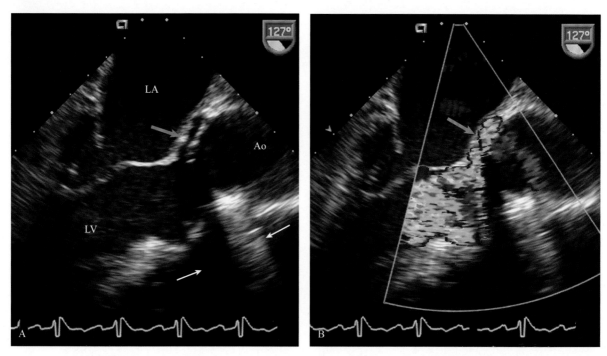

图14.19　人工瓣膜瓣周脓肿。TEE长轴切面（A）显示人工瓣膜心内膜炎，同时二尖瓣前叶与主动脉瓣缝合环之间存在无回声区（青色箭头所指）。但人工瓣膜前方因为瓣叶声影及混响伪像的干扰（白色箭头所指）而显示不清。彩色多普勒（B）显示异常无回声区有舒张期异常血流通过，提示瓣周反流及人工瓣膜撕脱。LA，左心房；LV，左心室；Ao，主动脉

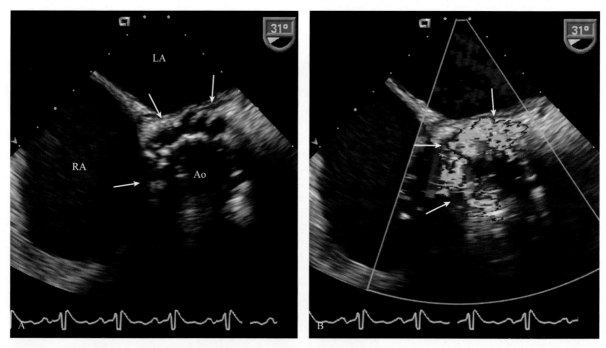

图14.20　人工瓣膜撕脱。在图14.19同一患者中，经食管超声短轴切面（A）提示不规则无回声区在缝合环的靠后部分向外扩展。彩色多普勒（B）证实人工瓣膜撕脱合并瓣周反流。LA，左心房；RA，右心房；Ao，主动脉

0.03，当某患者在没有进行超声检查前临床诊断为心内膜炎的可能性也为50%，而经食管超声检查正常，则其患心内膜炎的可能性将降至1.5%。也就是说，如果经食管超声检查无阳性发现，则可以有较大把握排除心内膜炎的诊断。

　　对于存在心内膜炎高危因素但经胸超声不能做出

诊断的患者，经食管超声检查是非常有必要的（表14.3）。高危因素包括人工瓣膜置换、先天性心脏病、既往有心内膜炎病史、新出现的心力衰竭、新出现的房室传导阻滞和社区获得性葡萄球菌菌血症等。但是在此之前经胸超声也是必需的，其检查内容包括使用连续波多普勒准确测量高速血流、标准化测量心腔大

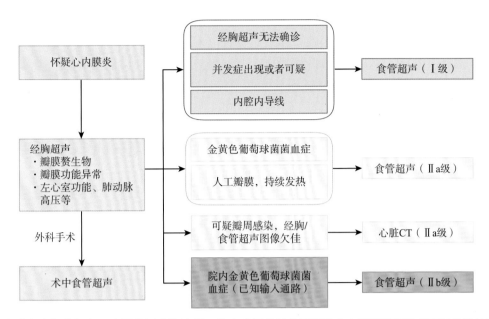

图14.21　心内膜炎诊断的超声心动图选用建议流程。临床或细菌学结果疑诊心内膜炎时经胸超声是首选检查方式。但正如上述流程图所示，除了经胸超声外通常还需要经食管超声进一步检查。推荐的级别参考美国心脏协会/美国心脏病学会2014年和2017年关于瓣膜性心脏病的指南推荐。Ⅰ级表示"推荐"，Ⅱa级表示"合理"，Ⅱb级表示"可考虑"

表14.3　感染性心内膜炎的影像学诊断方案

	TTE	TEE	其他	AHA/ACC 2014[*]	ESC 2015[†]
疑诊感染性心内膜炎（IE）					
所有临床怀疑IE的患者	*†			Ⅰ（B）	Ⅰ（B）
经胸超声无法确诊		*†		Ⅰ（B）	Ⅰ（B）
人工心脏瓣膜或心内器械		†			Ⅰ（B）
初始检查阴性但临床仍高度怀疑，5～7天复查	†	†			Ⅰ（C）
无法确认感染源的金黄色葡萄球菌菌血症	*†			Ⅱa（B）	Ⅱa（B）
人工瓣膜置换患者出现持续发热		*		Ⅱa（B）	
经胸超声有阳性发现（不包括经胸超声右心图像较好的情形）	†				Ⅱa（C）
可疑瓣周感染，但图像显示欠佳			CT	Ⅱa（B）	‡
可疑人工瓣膜心内膜炎			^{18}F-FDG PET/CT		‡
已知感染源的金黄色葡萄球菌菌血症（目的为明确心脏受累可能）		*		Ⅱb（B）	
药物治疗随访					
症状体征出现变化或可疑有并发症发生（新出现的杂音、栓塞事件、持续发热、心力衰竭、脓肿形成、房室传导阻滞）	*†	*†		Ⅰ（B）	Ⅰ（B）
简单的IE定期随访	†	†			Ⅱa（B）
围术期超声心动图					
因瓣膜IE而手术的术中经食管超声		*†		Ⅰ（B）	Ⅰ（B）
治疗结束后的跟踪观察					
IE治疗完成后的基本信息随访	†				Ⅰ（C）

注：AHA/ACC，美国心脏协会/美国心脏病学会；ESC，欧洲心脏病学会；TTE，经胸超声心动图；TEE，经食管超声心动图。

[*] ACC/AHA推荐。

[†] ESC推荐。

[‡] 编入ESC 2015心内膜炎的诊断标准（可参见表14.1），无特殊推荐分级或证据级别。

引自Nishimura RA，Otto CM，Bonow RO，et al.2014 AHA/ACC guideline for the management of patients with valvular heart disease.J Am Coll Cardiol 10；63（22）：e57-e185，2014；以及Habib G，Lancellotti P，Antunes MJ，et al.2015 ESC Guidelines for the management of infective endocarditis.Eur Heart J 21；36（44）：3075-3128，2015.

小、定量评估左心室收缩功能和测量肺动脉压等。此外，因为人工瓣膜的声影在经胸超声和经食管超声两种检查中产生的影响是相反的，所以二者联合应用可以起到互补的作用，可优化人工瓣膜两侧的图像质量，提高诊断效能。对于经胸超声已经确诊赘生物的患者，特别是累及主动脉瓣时，经食管超声检查仍然是可以进行的，以排除瓣周脓肿的可能。当然如果临床上患者持续发热、出现反复的菌血症和新发的房室传导阻滞时，高度怀疑瓣周脓肿的形成，更需要 TEE 检查协助诊断。

（二）明确诊断的心内膜炎

对于明确诊断的心内膜炎患者，超声心动图也是一项非常重要的辅助检查，其可帮助临床选择适用的外科干预措施并帮助预测近期及远期预后。超声心动图常常能清楚地确定哪些瓣膜受累，还可以帮助筛选出需进行外科干预的患者及明确干预时间（早期首诊住院手术还是择期手术）。

需要早期进行手术的情形包括瓣膜功能异常引起的心力衰竭、耐药菌感染、瓣周脓肿形成或出现心脏传导阻滞及抗菌治疗后仍持续感染。早期手术也适合于由持续存在的赘生物引起反复栓塞的情形；或者即便没有出现栓塞，但超声心动图发现活动性的瓣膜赘生物体积较大（＞1cm），也可考虑进行早期手术。对于残留瓣膜功能障碍但无急性心力衰竭表现的患者，以及出现心内膜炎复发的人工瓣膜置入患者，可以考虑择期手术。研究已证实，在植入心脏电器械（如起搏器或者心脏除颤器）的患者中导线感染是早期移除相关器械的指征。

（三）替代检查方法

尽管超声心动图仍是诊断和管理感染性心内膜炎的最主要的影像学方法，但相关研究也指出 CT 和 PET 在特定患者中亦可发挥一定的作用。CT 成像可以观察机械瓣瓣叶的运动，提供血管翳、血栓及瓣周区域异常团块的详细信息（图 14.22）。[18]F-FDG PET 成像在某些病例中可以提高对心内感染的诊断。如今，这些方法已被编入心内膜炎诊断的指南当中。

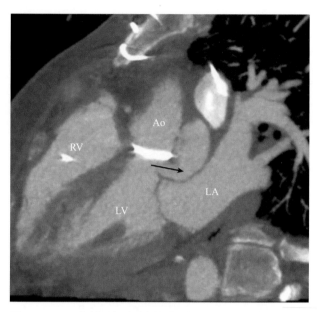

图 14.22 二尖瓣-主动脉瓣间纤维区假性动脉瘤的 CT 图像。与图 14.14 同一患者 CT 图像显示连接左心室与假性动脉瘤之间的狭窄颈部，紧邻人工主动脉瓣的高密度影。CT 成像对复杂性心内膜炎的诊断和手术决策均有帮助。LA，左心房；LV，左心室；RV，右心房；Ao，主动脉（James C. Lee 博士惠赠）

超声心动图检查清单

心内膜炎的超声表现

表现	定义	经胸超声	经食管超声
瓣膜赘生物	• 附着于瓣叶的独立运动的团块	• 敏感度 50%～80% • 特异度 90%～100%	• 敏感度 90%～100% • 特异度 90%～100%
瓣叶破坏	• 新出现或加重的瓣膜反流，主要源于瓣叶关闭后正常对合受损或腱索断裂	• 反流的准确检出和定量	• 可能在确定反流机制上更有优势
瓣叶穿孔	• 瓣叶中央或基底部组织中断，出现孔洞	• 反流易于检测，但组织缺损较难观察	• 三维超声可显示瓣叶中断
脓肿	• 脓肿区域毗邻瓣叶，常见于主动脉瓣环及二尖瓣环	• 敏感度低 • 特异度 90%～100%	• 敏感度 90%～100% • 特异度 90%～100%

表现	定义	经胸超声	经食管超声
动脉瘤	• 瓣叶、主动脉窦或主动脉瓣二尖瓣纤维连接体局部扩张	• 主动脉窦解剖结构变形，二尖瓣膨突，主动脉瓣环与二尖瓣前叶之间的区域出现外膨	• 经食管超声更敏感
假性动脉瘤	• 包括心脏或主动脉的破裂，最常见于主动脉周围及左心室基底段	• 主动脉周围或左心室后部的异常高回声或无回声区域	• 经食管超声更敏感，但经常也需要借助CT检查
瘘管	• 心腔或大血管间的异常沟通	• 彩色或连续波多普勒可通过异常血流出现的时相及速度来确定瘘管位置	• 经食管超声可以显示心内瘘管的位置和大小
人工瓣膜撕脱	• 人工瓣膜从瓣环组织上全部或部分分离	• 瓣周反流是典型表现。人工瓣膜的异常运动可用于确诊，但比较少见	• 经食管超声对人工二尖瓣撕脱比较敏感 • 人工主动脉瓣撕脱需联合应用经胸超声（观察前方）及经食管超声（观察后方）

（舒先红 李 权 译 孟庆龙 王吴刚 校）

推荐阅读

指南

1. Nishimura RA，Otto CM，Bonow RO，et al：2017 AHA/ACC Focused Update of the 2014 AHA/ACC guideline for the management of patients with valvular heart disease：a report of the American College of Cardiology/American Heart Association Task Force on Clinical Practice Guidelines，*J Am Coll Cardiol* 70（2）：252-289，2017.

2. Nishimura RA，Otto CM，Bonow RO，et al：2014 AHA/ACC guideline for the management of patients with valvular heart disease：executive summary：a report of the American College of Cardiology/American Heart Association Task Force on Practice Guidelines，*J Am Coll Cardiol* 63（22）：2438-2488，2014.

The 2014 AHA/ACC valve guidelines，in conjunction with the 2017 update，provide recommendations on the use of echocardiography for diagnosis of endocarditis as summarized in Table 14.3.

3. Baddour LM，Wilson WR，Bayer AS，et al：Infective endocarditis in adults：diagnosis, antimicrobial therapy, and management of complications：a scientific statement for healthcare professionals from the American Heart Association，*Circulation* 132：1435，2015.

This scientific statement provides guidance for diagnosis of endocarditis，including an algorithm for integrating TTE and TEE with clinical findings. Detailed recommendations for antibiotic therapy.

4. Habib G，Lancellotti P，Antunes MJ，et al：2015 ESC guidelines for the management of infective endocarditis：the Task Force for the Management of Infective Endocarditis of the European Society of Cardiology（ESC）. Endorsed by：European Association for Cardio-Thoracic Surgery（EACTS），the European Association of Nuclear Medicine（EANM），*Eur Heart J* 36（44）：3075-3128，2015.

This document provides specific guidance on the role of echocardiography in diagnosis of infective endocarditis and includes recommendations for inclusion of newer imaging approaches as shown in Table 14.1.

综述和书籍章节

5. Samad Z，Wang A：Endocarditis：the role of echocardiography in diagnosis and clinical decision making. In Otto CM，editor：*The Practice of Clinical Echocardiography*，ed 5，Philadelphia，2017，Elsevier，pp 416-432.

Review of the current role of echocardiography in management of the patient with suspected or known endocarditis. In addition to a review of the literature，this chapter provides useful tips on the echocardiographic approach with clear illustrations.

6. Bolger A：Infective endocarditis. In Otto CM，Bonow RO，editors：*Valvular Heart Disease*，ed 5，Philadelphia，2018，Elsevier. In press.

Comprehensive book chapter covering epidemiology，pathophysiology，diagnosis，complications，and treatment of infective endocarditis. In the current era，the primary cause of endocarditis is Staphylococcus，and most patients are older adults，drug users，or have implanted cardiac devices（prosthetic valve，pacer，or defibrillator）. About 15% of patients with endocarditis have negative blood cultures. Diagnosis is based on echocardiography and the modified Duke criteria.

7. Oxorn DC，Otto CM：Endocarditis. In Oxorn DC，Otto CM，editors：*Intraoperative and Interventional Echocardiography：Atlas of Transesophageal Imaging*，Philadelphia，2017，Elsevier，pp 121-148.

This chapter presents 10 cases of endocarditis with intraoperative imaging，including pathological and surgical correlation. Numerous videos in the e-book version complement the still images.

8. Cahill TJ，Baddour LM，Habib G，et al：Challenges in infective endocarditis，*J Am Coll Cardiol* 69（3）：325-344，2017.

State-of-the-art review article summarizing all aspects of infective endocarditis：epidemiology，prevention，diagnosis，microbiology，antibiotic therapy，and surgical intervention. Also discusses management of cardiac device infections and the role of newer imaging approaches，in addition to echocardiographic diagnosis.

9. Roldan CA: Echocardiographic findings in systemic disease characterized by immune-mediated injury. In Otto CM, editor: *The Practice of Clinical Echocardiography*, ed 5, Philadelphia, 2017, Elsevier, pp 692-793.

Excellent summary of echocardiographic findings that could be mistaken for endocarditis, including findings in patients with systemic lupus erythematosus, rheumatoid arthritis, ankylosing spondylitis, scleroderma, and other connective tissue disorders.

精选的临床研究

10. Fernández Guerrero ML, Álvarez B, Manzarbeitia F, et al: Infective endocarditis at autopsy: a review of pathologic manifestations and clinical correlates, *Medicine (Baltimore)* 91 (3): 152-164, 2012.

This autopsy study reports findings from before and after the introduction of echocardiography at their institution. Comparing earlier and later time periods, mean age increased from 47 to 58 years, the frequency of comorbid conditions increased from 28% to 61%, and the frequency of rheumatic valve disease declined. Isolated aortic and mitral valve endocarditis were most common. Notably, about 25% of patients had no predisposing valve disease. This review also includes case examples with photographs of pathologic findings.

11. San Román JA, Vilacosta I, López J, et al: Role of transthoracic and transesophageal echocardiography in right-sided endocarditis: one echocardiographic modality does not fit all, *J Am Soc Echocardiogr* 25 (8): 807-814, 2012.

Review of the echocardiographic approach to the evaluation of right-sided endocarditis. The authors recommend TEE in all patients with an intracardiac device and possible endocarditis. Compared with left-sided endocarditis, patients with right-sided endocarditis are more often drug users (29%), have associated pulmonary thromboembolism (25%), and have a lower in-hospital mortality rate (7% vs. 26%). Excellent anatomic and echocardiographic illustrations of normal right-sided structures that could be mistaken for endocarditis (i.e., Chiari

network, crista terminalis, Eustachian valve).

12. Rasmussen RV, Høst U, Arpi M, et al: Prevalence of infective endocarditis in patients with *Staphylococcus aureus* bacteraemia: the value of screening with echocardiography, *Eur J Echocardiogr* 12 (6): 414-420, 2011.

In 244 patients with S. aureus bacteremia, endocarditis was diagnosed in 22%. The prevalence of endocarditis was 38% in patients with prosthetic valves or intracardiac devices compared with 19% in those with native valves and no devices. The authors recommend echocardiography in all patients with S. aureus bacteremia because clinical findings are often nonspecific, disease prevalence is high, and the 6-month mortality rate is higher in those with versus those without (26% vs. 15%) endocarditis.

13. Grimaldi A, Ho SY, Pozzoli A, et al: Pseudoaneurysm of mitral-aortic intervalvular fibrosa, *Interact Cardiovasc Thorac Surg* 13 (2): 142-147, 2011.

A pseudoaneurysm of the fibrous tissue between the aortic and mitral valves is a rare complication of valve surgery. In this series of 16 patients, the 7 patients with normal valve function and no previous history of endocarditis did well with clinical and echocardiographic follow-up. In contrast, the 9 patients with a history of endocarditis all required reintervention for residual paravalvular leak or the high risk of pseudoaneurysm rupture. Illustrations show the anatomy and echocardiographic findings.

14. Viganego F, O'Donoghue S, Eldadah Z, et al: Effect of early diagnosis and treatment with percutaneous lead extraction on survival in patients with cardiac device infections, *Am J Cardiol* 109 (10): 1466-1471, 2012.

In 52 consecutive patients with cardiac device infections, percutaneous lead extraction performed within 3 days of admission was associated with a shorter duration of hospitalization and improved survival compared with those of patients with delayed lead extraction. This finding emphasizes the importance of early echocardiographic diagnosis of pacer and defibrillator lead infections.

15. Kang DH, Kim YJ, Kim SH, et al:

Early surgery versus conventional treatment for infective endocarditis, *N Engl J Med* 366 (26): 2466-2473, 2012.

This randomized study of early surgery (within 48 hours of diagnosis) for left-sided infective endocarditis with findings of severe valve dysfunction and large vegetations demonstrated better outcomes in patients with early intervention (n = 37) compared with those who received conventional treatment (n = 39), even though most (77%) of the patients in the conventional treatment group also underwent surgery during the initial hospitalization. The composite endpoint of death, embolic events, or recurrent endocarditis occurred in 3% of the early surgery group compared with 28% of the late surgery group (hazard ratio: 0.08; confidence interval: 0.01 to 0.65; P = .02) at 6 months.

16. Sivak JA, Vora AN, Navar AM, et al: An approach to improve the negative predictive value and clinical utility of transthoracic echocardiography in suspected native valve infective endocarditis, *J Am Soc Echocardiogr* 29: 315, 2016.

In 790 patients with a clinical suspicion of endocarditis who had undergone both TTE and TEE, use of strict criteria for a negative TTE study had a negative predictive value of 97%, a finding suggesting that TEE may not be necessary in all these patients. The strict criteria for a negative study result were normal cardiac anatomy on a moderate- or better-quality echocardiogram, no valve sclerosis or stenosis, no more than trivial valve regurgitation, no more than a trivial pericardial effusion, no implanted cardiac devices or central lines, and no evidence of vegetations.

17. Berdejo J, Shibayama K, Harada K, et al: Evaluation of vegetation size and its relationship with embolism in infective endocarditis: a real-time dimensional transesophageal echocardiography study, *Circ Cardiovasc Imaging* 7: 149, 2014.

In a series of 60 patients with valvular vegetations, vegetation length was longer when measured from 3D compared with 2D images, averaging 3 mm longer.

18. Miranda WR, Connolly HM, Bonnichsen CR, et al: Prosthetic pulmonary valve and pulmonary conduit endocarditis:

clinical, microbiological and echocardiographic features in adults, *Eur Heart J Cardiovasc Imaging* 17（8）：936-943, 2016.

A small case series of infective endocarditis in adults with a prosthetic pulmonic valve found that TTE was diagnostic in only 62% and TEE in only 56% of patients, but the combination of TTE and TEE established the presence of endocarditis in 88% of cases. Unlike typical left-sided endocarditis, patients more often presented with prosthetic valve obstruction（53%）than with regurgitation（29%）.

第15章 心脏占位性病变和潜在心源性栓塞物

心脏占位性病变被定义为心脏内部或紧邻心脏的异常结构。心脏占位性病变有三种基本类型：

- 肿瘤
- 血栓
- 赘生物

当发现心脏中有可疑心脏占位性病变时，应与心脏正常的变异结构相鉴别。与其他断层成像技术相比，超声心动图可以动态评估心脏内的占位性病变，从而更好地从解剖和生理方面评估。此外，其他异常结构（如与赘生物相关的瓣膜反流）和诱发占位性病变的因素（如心尖动脉瘤导致左心室血栓或风湿性二尖瓣狭窄导致左心房血栓）都可被评估。超声心动图的缺点包括与CT或心脏磁共振（CMR）成像相比，某些患者的图像质量较差，视野较窄，以及可能将超声伪影误认为占位性病变。

一、基本概念

用超声心动图评估可疑心脏占位时，首先应该排除超声伪影，从而确定是真的心脏占位。如第1章所详细讨论的，伪影可能是由电干扰、超声探头或系统引起的，或由反射超声信号形成图像的各种物理因素引起。这些包括声束厚度伪影、振铃伪像和多途径伪影。选择合适的探头、扫查技术及进行多角度扫查，有助于从正常的解剖结构中区分伪影。

除了超声伪影外，一些正常的结构和正常的变异可能被误认为心脏肿块（表15.1）。在心室中，正常肌小梁、异常肌小梁或索（心室"网"或假腱）（图15.1）、肌肉束（如节制索）或乳头状肌可能被误认为异常结构。

瓣膜解剖包括大量的正常变异及外观正常的结构（但通常不易发现），如半月瓣小结，在主动脉瓣上可能被误认为是一个心脏占位。如果瓣叶的腹部被切成切线状，当它实际上是瓣叶表面的一部分时，可能会有类似于"占位"的表现。在心房中，静脉入口附近的正常脊样突起结构（图15.2，图15.3）、正常肌小梁形成（图15.4）、术后改变（见图9.31），以及心房附近结构引起游离壁轮廓的改变（图15.5），都可能被误诊为心脏占位。

超声心动图对心内占位性病变的最终诊断是依据：

- 好的图像质量，在经胸超声心动图（transthoracic echocardiography，TTE）中，需要使用高频率（5MHz或者7.5MHz）短聚焦探头来评估左心室心尖部；另外，使用经食管超声心动图（transesophageal echocardiography，TEE）评估靠近背侧的心脏结构（如左心房，左房室瓣）。三维超声心动图能更好地评估占位的位置和几何形状。
- 尽量选择在同一个心脏解剖位置及相同的成像

表15.1　可能被误认为异常心脏肿块的结构	
左心房	冠状窦扩张（永存左上腔静脉） 心脏移植术后左上肺静脉与左心耳之间的脊 主动脉瓣钙化、主动脉瓣位人工瓣膜或心房其他部位的声束伪影 房间隔膨出瘤
右心房	右心房界嵴 Chiari网（腔静脉残瓣） 房间隔脂肪瘤样肥厚 右心耳梳状肌 心脏移植术后心房缝合线 起搏导线、漂浮导管或中心静脉置管
左心室	乳头肌 左心室网状结构（假腱索） 心尖部肌小梁丰富 二尖瓣环显著钙化
右心室	节制索 乳头肌 肺动脉漂浮导管或起搏导线
主动脉瓣	半月瓣小结 Lambl赘生物 舒张期瓣叶基底部
二尖瓣	腱索冗长 二尖瓣黏液样变性
肺动脉	左心耳（靠近肺动脉远端）
心包	心外膜脂肪组织 慢性心包积液中的纤维组织

条件来完整地观察整个心动周期，这样可以避免超声伪影的干扰。

■ 了解正常的结构、正常变异及类似于心脏占位的术后改变。

■ 最终的超声心动图诊断需要综合其他超声心动图的发现（如一例疑似左心房栓塞的患者伴有风湿性二尖瓣狭窄和左心房增大）及临床数据。

一旦明确有心脏占位性病变，接下来就是确定该肿块最有可能的性质，是肿瘤、赘生物还是血栓。由于超声心动图像对组织的显微结构和细菌种类无法确定，通常不能直接根据超声心动图表现做出明确诊断。然而，通常可以通过整合临床数据、超声心动图表现及相关回声多普勒发现做出一个合理安全的诊断。

二、瓣膜赘生物

感染性心内占位性病变包括瓣膜赘生物，见于心内膜炎（细菌或真菌感染）患者。非感染性赘生物也发生在非细菌性血栓性心内膜炎（NBTE）或者消耗性心内膜炎患者中。典型的赘生物是不规则的，附着在瓣叶上游一侧（如左心房一侧的左房室瓣，左心室一侧的主动脉瓣），并且表现出与瓣叶本身不同的不规则运动（图15.6）。心内膜炎常伴有瓣膜反流，但并不是一成不变的。由赘生物导致的瓣膜狭窄是非常少见的。瓣膜旁脓肿也表现为一种心脏占位，经胸超声心动图往往难以发现，但经食管超声心动图有较高的敏感度和特异度。感染性心包占位在第14章已详细讨论过。

三、心脏肿瘤

（一）继发性

继发性心脏肿瘤的发病率约为原发性心脏肿瘤的20倍。肿瘤可以通过邻近器官的恶性肿瘤（肺、乳腺）直接侵袭、淋巴扩散或远处病变（淋巴瘤，黑色素瘤）的转移扩散而累及心脏（图15.7）。在对恶性疾病患者的尸检报告中，虽然临床上对心脏受累的认识很少，但是约10%的病例中存在心脏病变。黑色素瘤的心包转移率最高，但由于黑色素瘤患者相对较少，心脏肿瘤可能是一种更普遍的恶性病（表15.2）。

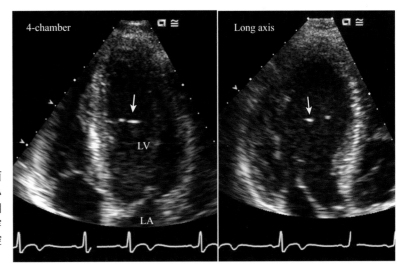

图15.1　左心室网状结构。心尖四腔心切面（左）和长轴切面（右）中可看到异常的小梁或"网状结构"，在左心室腔中显示为明亮的回声，视频图像中可以看到该结构横穿左心室腔。LV，左心室；4-champer，四腔心；Long axis，长轴

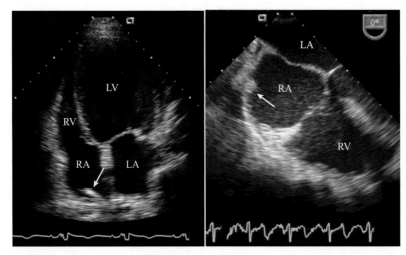

图15.2　界嵴。TTE心尖四腔心切面（左）和TEE切面（右）显示右心房界嵴正常外观。RA，右心房；RV，右心室；LA，左心房；LV，左心室

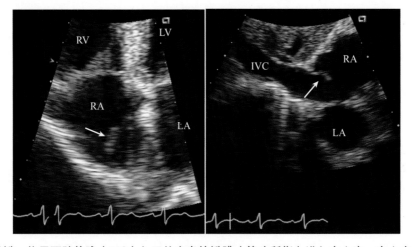

图15.3　下腔静脉残瓣。位于下腔静脉（IVC）入口处突出的瓣膜（箭头所指）进入右心房，在心尖四腔心切面（左）可能被误认为是心脏肿块。剑突下切面可更清楚地显示下腔静脉残瓣。RA，右心房；RV，右心室；LA，左心房；LV，左心室

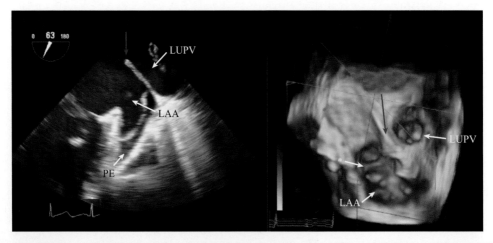

图15.4　左心耳正常解剖。食管中段60°切面，探头旋转至患者左侧（左），显示左上肺静脉，以及左心耳与左上肺静脉之间突出的组织脊（红色箭头所指）。该脊在一些患者中可能非常突出，从而引起混响伪影，被误认为是左心耳血栓。心耳侧壁周围可见少量心包积液。右图为对应的3D图像；视频中心耳呈纤维状，星号表示梳状肌。LAA，左心耳；PE，心包积液；LUPV，左上肺静脉

引自Oxorn D，Otto CM.Masses.In Oxorn D，Otto CM，editors：Intraoperative and Interventional Echocardiography：Atlas of Transesophageal Imaging，Philadelphia，2017，Elsevier，pp 385-414.

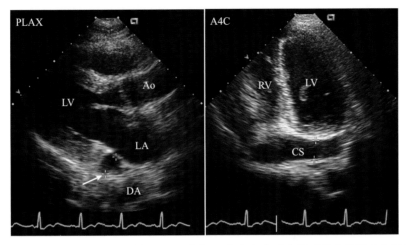

图15.5 永存左上腔静脉。诊断基于胸骨旁长轴（PLAX）切面中左心房后方的冠状窦扩张（左图箭头所指）。如果冠状窦壁出现回声脱失，冠状窦的异常轮廓可能被误认为是一个肿块。斜心尖四腔心（A4C）切面（右），可见扩张的冠状窦，其与右心房相连。Ao，主动脉；DA，降主动脉；CS，冠状窦；RV，右心室；LA，左心房；LV，左心室

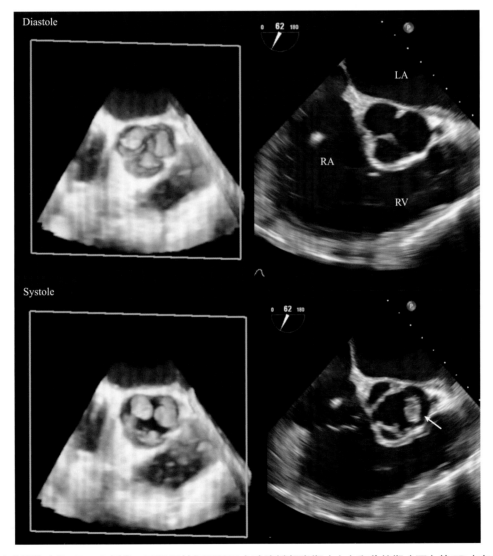

图15.6 主动脉瓣赘生物2D、3D图像。TEE短轴切面显示主动脉瓣舒张期（上）和收缩期（下）的3D（左）和2D（右）成像。3D成像显示三个赘生物，分布于主动脉瓣的每个瓣叶。2D成像显示只有一个赘生物（箭头所指），其仅收缩期可见，这是因为二维图像平面不包括整个瓣膜的三维高度，而只包括单个平面的图像。Diastole，舒张；Systole，收缩；RA，右心房；RV，右心室；LA，左心房

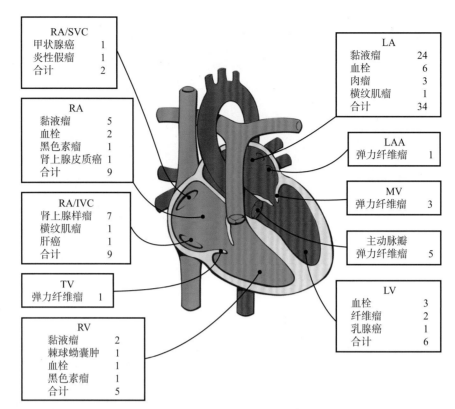

图15.7 心脏肿块在心内附着部位的分布及病理特征。在75例接受心脏肿物切除手术的患者中，肿物最常见于左心房（46%），其次为右心房/下腔静脉、上腔静脉（27%）、左心室（8%）和右心室（7%）；另外，有12%的肿块附于瓣膜上。切除肿块病理结果显示，最常见的是黏液瘤（41%）、血栓（16%）、弹力纤维瘤（13%）和肾上腺样瘤（9%）。在16%的病例中，术前或术中TEE改变了手术策略。LAA，左心耳；MV，二尖瓣；TV，三尖瓣；RA，右心房；RA/SVC，右心房/上腔静脉；RA/IVC，右心房/下腔静脉；RV，右心室；LA，左心房；LV，左心室

引自 Dujardin KS, Click RL, Oh JK: The role of intraoperative transesophageal echocardiography in patients undergoing cardiac mass removal, J Am Soc Echocardiogr 13: 1080-1083, 2000

表15.2 成人心脏转移性肿瘤的来源（按频率排序）

肺
淋巴瘤
乳腺
白血病
胃
黑色素瘤
肝
结肠

引自 Abraham KP, Reddy V, Gattuso P: Neoplasms metastatic to the heart: review of 3314 consecutive autopsies, Am J Cardiovasc Pathol 3: 195-198, 1990.

近3/4的心脏转移性肿瘤是来源于肺、乳腺或血液系统恶性肿瘤。与获得性免疫缺陷综合征（AIDS）相关的淋巴瘤常累及的心脏范围较广。

继发性心脏肿瘤可通过以下途径影响心脏：
- 侵犯心包、心外膜、心肌、心内膜
- 生物活性物质的产生
- 心脏治疗的毒性作用（如放疗或化疗）

心脏的恶性肿瘤最常累及心包和心外膜（约75%

为转移性心脏病），表现为心包积液，伴或者不伴心脏压塞（图15.8）。由于超声心动图很少能够诊断出心包积液的原因，对于恶性肿瘤患者，超声发现有心包积液（尤其是填塞）时，可提示其心脏受累可能。确诊需要化验心包液，必要时需要进行心包活检。在恶性肿瘤患者中，心包积液的鉴别诊断中除转移性疾病外，还应包括放射性心包炎和特发性心包炎（在癌症患者中很常见）。对于恶性肿瘤伴有心包积液的患者来说，需要在治疗后及后续的随访过程中评估是否有复发性的心包积液。

与心包受累相比，转移性疾病引起心肌受累较少见，但是偶尔也会见到，尤其是淋巴瘤和黑色素瘤患者。心肌内肿物可堵塞或压迫心腔，导致血流动力学的损害。另外，心内膜受累很少见。

肾细胞癌可向下腔静脉延伸，通过超声心动图可以发现（图15.9）。呈"指状"的肿瘤可以从下腔静脉突出到右心房（RA），并且肿瘤可以逆行（从肋下入路）回到肾脏。常规超声心动图技术与其他广角成像技术相联合有助于充分观察肿瘤的范围。子宫肿瘤偶尔也以这种方式出现。

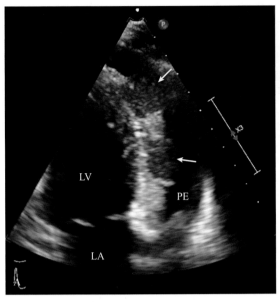
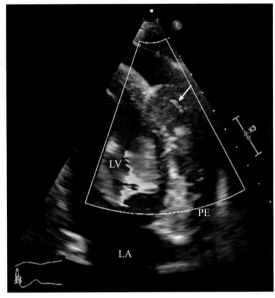

图 15.8　转移性肝细胞癌。胸骨旁长轴切面（A）和短轴切面（B）可见肿块（箭头所指）累及心肌，右心室游离壁明显增厚，心腔近乎闭塞，伴有心包积液。LA，左心房；LV，左心室；PE，心包积液

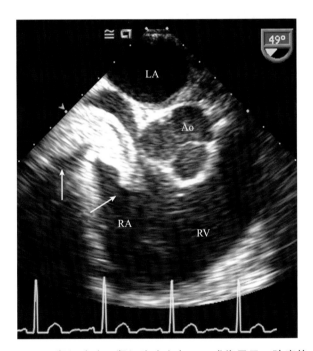

图 15.9　肾细胞癌。肾细胞癌患者 TEE 成像显示，肿瘤从下腔静脉向右心房（箭头所指）延伸，未累及心房壁、房间隔或瓣膜。Ao，主动脉；RA，右心房；RV，右心室；LA，左心房

肿瘤也可以间接地影响心脏结构，如类癌性心脏病（图 15.10）。肝转移性类癌组织产生生物活性物质，它可导致右心瓣膜和心内膜异常。典型的改变包括三尖瓣和肺动脉瓣增厚、回缩和硬度增加，从而导致瓣膜反流或者少见的瓣膜狭窄。左侧瓣膜受累很少见，可能是通过肺循环后活性分子浓度较低所致。虽然转移性类癌疾病少见，但是通过超声心动图的结果是能够确诊的，并且能够对以前没有考虑到的患者进

行诊断。约 1/3 的类癌患者有心脏受累，约 50% 的类癌患者死于严重的三尖瓣反流引起的心力衰竭。

（二）原发性

对于身体其他部位的肿瘤，良恶性心脏原发性肿瘤的区别是基于对组织的病理检查及其向邻近组织侵袭或向远处转移的趋势（表 15.3）。虽然约 75% 的原发性心脏肿瘤是良性的，但是病理上的良性肿瘤如果影响了血流动力学，可能会产生"恶性"的血流动力学后果。因此，超声心动图检查需要评估心脏肿瘤的解剖位置及其引起的生理变化。

1. 原发性良性心脏肿瘤

黏液瘤约占原发性心脏肿瘤的 27%。心脏黏液瘤常为单发，起源于房间隔的卵圆窝并向左心房突出（约 75% 病例）（图 15.11）。其他的起源部位包括右心房（RA）（18%）、左心室（LV）（4%），以及右心室（LV）（4%）。另外，同一患者也可多个心脏部位同时受累（5% 病例）。

心脏黏液瘤的临床表现包括全身症状（发热、不适）、栓塞事件和明显的二尖瓣阻塞症状。黏液瘤也可能是在其他临床适应证的研究中意外发现的。左心房黏液瘤大小不等，从很小到几乎完全充满左心房腔（图 15.12），随着肿块在舒张期经二尖瓣脱垂入左心室（相当于听诊时肿瘤的"扑通"声）。肿块通常形状不规则，其特征表现为"分叶状"或者"葡萄串样"。肿块的内部回声是不均匀的，可伴有钙化。用彩色血流成像定性和用压力减半法定量评价肿瘤对左心室舒张期充盈功能障碍的程度。在制订手术入路时，需要从多个角度（通常包括 TEE）对心内膜进行仔细的超声心动图评估，其主要的评估方面包括：

■ 确定肿瘤附着部位

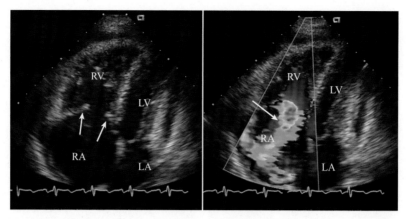

图15.10　类癌性心脏病。四腔心切面（左）可见三尖瓣叶增厚、挛缩（箭头所指）。彩色多普勒成像显示三尖瓣轻度狭窄，重度反流（右）。RA，右心房；RV，右心室；LA，左心房；LV，左心室

表15.3　成人原发性心脏肿瘤	
良性	
黏液瘤	27%
脂肪瘤	10%
乳头状弹力纤维瘤	10%
血管瘤	3%
房室结间皮瘤	1%
恶性	
血管肉瘤	9%
横纹肌肉瘤	5%
间皮瘤	4%
纤维肉瘤	3%
恶性淋巴瘤	2%
骨肉瘤	1%
囊肿	
心包	18%
支气管	2%

引自 McAllister HA，Fenoglio JJ：Tumors of the cardiovascular system.In Atlas of tumor pathology，fascicle 15，2nd series，Bethesda，MD，1978，Armed Forces Institute of Pathology.

- 确保肿瘤不涉及瓣膜结构
- 排除多发性肿瘤的情况

　　术后，应采用超声心动图评估肿瘤是否被完整切除。连续的长期随访是为了发现复发性黏液瘤，尤其是家族性多发性黏液瘤，或小于全层切除的这种疾病。

　　超声心动图诊断其他部位黏液瘤的方法与左心房黏液瘤的诊断方法相同，只是影像学和多普勒检查是为了评估该患者肿瘤受累的特定部位。同样，基于临床特征、解剖位置和超声心动图表现的诊断直到组织学证实之间均是假定的。在病理检查中，超声表现

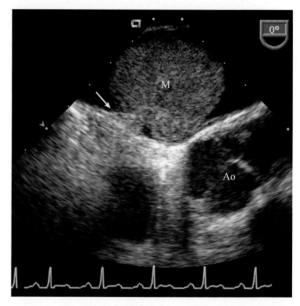

图15.11　TEE示左心房黏液瘤。TEE图像可见肿块（M）起源于房间隔，其以细蒂附着于房间隔卵圆窝处（箭头所指）。Ao，主动脉

为典型黏液瘤的可能是转移性恶性肿瘤或原发性心脏恶性肿瘤。因此，超声心动图检查应尽可能完整，以排除肿瘤、多个病变部位或不典型特征对组织的侵犯。

　　乳头状弹力纤维瘤：是一种良性心脏肿瘤，出现在瓣膜上，类似于瓣膜赘生物。乳头状弹力纤维瘤表现为附着于主动脉瓣或二尖瓣的小肿物，其运动不依赖于正常的瓣膜结构（图15.13）。乳头状弹力纤维瘤的其他附着部位包括三尖瓣或肺动脉瓣和非瓣膜部位。与赘生物不同的是，弹力纤维瘤多见于瓣膜下侧（左心室旁的二尖瓣、主动脉旁的主动脉瓣）。其组织学表现与老年人正常瓣膜中较小的 Lambl 赘生物非常相似。通常，小型乳头状弹力纤维瘤没有临床意义；较大的良性瓣膜肿瘤与栓塞事件的关系存在争议。此外，还有研究描述了一些上肢血栓形成导致全

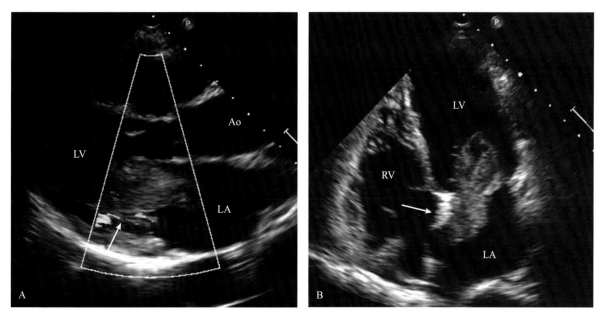

图15.12 TTE示大黏液瘤。胸骨旁长轴切面（A）示肿瘤舒张期进入二尖瓣口，导致功能性二尖瓣狭窄，彩色多普勒仅显示细窄血流束。心尖四腔心切面（B）显示肿瘤附着于房间隔（箭头所指）及黏液瘤的不均匀回声。Ao，主动脉；LA，左心房；LV，左心室；RV，右心室

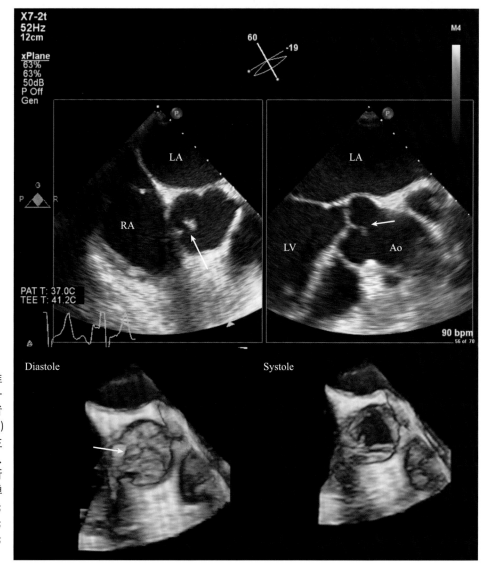

图15.13 乳头状弹力纤维瘤的2D、3D成像。这是一位不明原因全身性栓塞患者的TEE图像，2D平面（上）和3D双平面（下）显示主动脉瓣动脉侧可见一小的、可移动的回声团块（箭头所指），这是典型的乳头状弹力纤维瘤。Diastole，舒张；Systole，收缩；Ao，主动脉；LA，左心房；LV，左心室；RA，右心房

身栓塞的案例。这些肿瘤通常在TEE成像上能更好地显示。

其他在成人中看到的良性心脏肿瘤包括血管瘤和房室结间皮瘤。

房间隔增厚的脂肪组织：超声表现类似于心脏占位，常被误认为肿瘤。脂肪瘤性肥大通常累及房间隔上、下两部分，但卵圆窝除外（图15.14）。然而，其也可以表现为房间隔对称的柱形扩张。当超声心动图不能明确房间隔肥大的原因时，CT可通过显示脂肪组织的特征性密度来明确脂肪瘤的诊断。

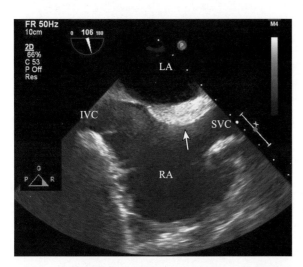

图15.14 房间隔脂肪瘤样肥厚。TEE双腔心切面显示房间隔肥厚，回声增强（箭头所指），卵圆窝处菲薄。下腔静脉入右心房口处可见腔静脉残瓣及正常的心房壁小梁结构。SVC，上腔静脉；IVC，下腔静脉；LA，左心房；RA，右心房

2. 原发性恶性心脏肿瘤

原发性恶性心脏肿瘤较为罕见。在成人中，包括血管肉瘤（图15.15）、横纹肌肉瘤（图15.16）、间皮瘤和纤维肉瘤（见表15.1）。其临床表现是可变的，可以是偶然发现的心脏造影或非特异性的全身症状（发热、不适、疲劳），严重的也可以表现为心脏压塞的相关征象和症状。最终的确诊取决于对心脏肿块的组织学检查。

超声心动图检查重点：
■ 肿瘤受累的解剖位置和范围
■ 肿瘤的生理后果（如瓣膜反流、腔内闭塞、梗阻）（图15.16）
■ 相关发现（心包积液、心脏压塞相关的表现）

与其他成像技术一样，超声心动图检查有助于指导治疗，通过该检查确定是否可以切除肿瘤，或者评估姑息性心脏手术的效果。除此之外，超声也需要特别关注瓣膜、冠状动脉及传导系统受累的情况。

（三）技术思考及替代方法

虽然超声心动图在评价心脏肿瘤方面有一定的优势，但也存在一些缺陷。其中包括：①声窗条件较差时，会导致图像质量不佳，也不利于观察肿瘤的位置和范围，甚至会导致漏诊（但TEE可一定程度上减少漏诊）；②检查时需要仔细，充分评估心脏肿瘤（超声心动图的诊断依赖于操作者，同时可以获得重要的学习曲线用于相关的数据）；③超声心动图可探查范围有限，（如与心脏相邻的纵隔和肺的结构很难评估）。其他断层成像技术，特别是CT和CMR，可包含更广泛的检查范围，可用于评估心脏和心外肿瘤受累病变之间的关系。因此，对于心脏肿瘤的患者来说，通常使用超声心动图详细评估心脏受累及肿瘤引起的生理学改变，使用CT和MRI评估心外受累情况。此外，CT和CMR提供了关于异常团块组织学特征的数据，这些数据目前无法通过超声心动图获得（图15.17）。

四、左心室血栓

（一）诱发条件

左心室血栓的形成往往发生在血流淤滞或低速血流的区域。在左心室中最常见的血流淤滞是室壁瘤，其中有低速涡流的血流。淤滞也发生于轻度的节段性室壁运动异常（如心尖运动异常）和左心室舒张功能障碍（如扩张型心脏病）。在不伴有室壁运动异常或左心舒张功能障碍时，左心室血栓形成是非常罕见的。血栓形成也经常伴随左心室假性动脉瘤。在图8.25和图8.26病例中，心脏破裂后形成的血栓位于心

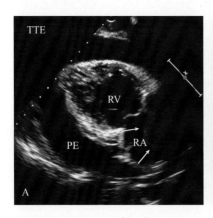

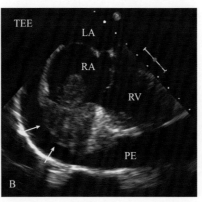

图15.15 血管肉瘤。45岁男性，诊断为原发性心脏血管肉瘤，伴有心包积液。TTE右心室流入道切面（A）可见心包积液，右心房内肿块隐约可见（箭头所指）。TEE图像可见右心房内肿块，并显示右心房壁受累（B，箭头所指）。RA，右心房；RV，右心室；PE，心包积液；LA，左心房

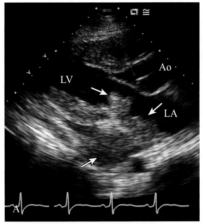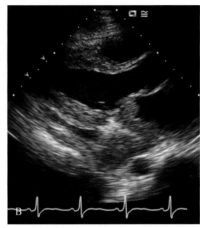

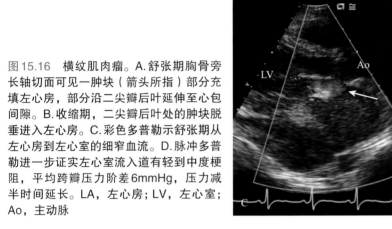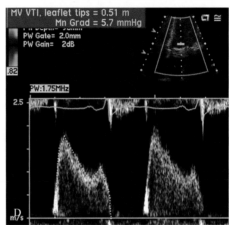

图15.16　横纹肌肉瘤。A.舒张期胸骨旁长轴切面可见一肿块（箭头所指）部分充填左心房，部分沿二尖瓣后叶延伸至心包间隙。B.收缩期，二尖瓣后叶处的肿块脱垂进入左心房。C.彩色多普勒示舒张期从左心房到左心室的细窄血流。D.脉冲多普勒进一步证实左心室流入道有轻到中度梗阻，平均跨瓣压力阶差6mmHg，压力减半时间延长。LA，左心房；LV，左心室；Ao，主动脉

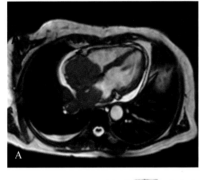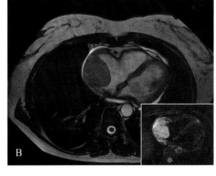

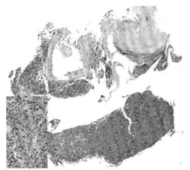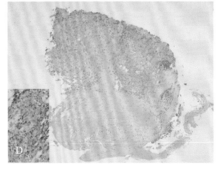

图15.17　右心房肿物的心脏磁共振成像。A和B是两例不同患者心脏肿物的心脏磁共振成像。注意B中早期增强（小插图）。A的患者心内膜活检（C）显示不典型、多形性大淋巴细胞增生；细胞CD20染色阳性（小插图），与原发性淋巴瘤一致。B的患者心内膜活检（D）显示纤维组织和非典型、多形性梭形细胞增生；细胞CD31和因子Ⅷ染色阳性（小插图），与血管肉瘤一致

引自Basso C，Rizzo S，Valente M，Thiene G.Cardiac masses and tumours，Heart 102（15）：1230-1245，2016.

包内。

即使在超声心动图检查中没有发现明确的左心室血栓，但在左心室动脉瘤、心尖运动异常，或射血分数小于20%的弥漫性左心室收缩功能不全患者中，血栓发生的可能性仍然很高。结合多普勒超声提供的血流动力学信息有助于鉴别发生血栓的高危人群，如心尖血流淤滞或心尖部持续的涡流。

（二）左心室血栓的鉴别诊断

超声心动图检测左心室血栓的敏感度和特异度较高，分别为约95%和85%～90%。仔细和彻底的检查不仅需要常规的标准切面，还需要心尖切面，以及使用高频率、短焦点的探头来提高近场分辨率。使用5MHz或7.5MHz的探头，除了观察标准的心尖四腔心切面以外，将换能器侧向移动，同时向前倾斜，还可获得心尖短轴切面。在几个切面中对心尖进行扫查，通常可以区分心尖血栓与明显的心尖小梁或假肌腱，它们是附着在壁小梁上的明亮的线状结构。通常来说，血栓的回声会比下壁的心肌更加明显，其轮廓与心内膜边界也不同。当临床或者影像学怀疑有血栓时，左心室造影检查有助于明确诊断。

典型的左心室血栓的超声心动图表现为一个突出于心内膜表面的团块状回声，而不是"环形"的伪影，与心内膜分界清楚，通常位于有室壁运动异常的区域（图15.18）。除非能看到血栓和下壁心肌之间的分界，否则很难诊断出血栓。但当心尖出现"圆形回声"和运动异常，并且伴有明显的心尖部心肌增厚时，高度怀疑有血栓形成。

（三）临床意义

超声心动图检查发现左心室血栓后，对随后栓子事件的发生有很强的预测作用，尤其是当血栓突出到静脉内或游离于心腔内时。附壁血栓发生栓塞的可能性较小。在某些情况下，尽管已经进行了仔细的扫查和左右对比，心尖图像仍不太理想。在这种情况下，也不能完全排除心尖血栓。

（四）替代方法

TTE是左心室血栓的首选检查方法。TEE成像虽然特异性度（约96%），但敏感度很低（只有40%），因为探头与心尖的距离较远，分辨率不足，容易漏诊心尖部血栓。左心室血管造影和心室核素造影对左心室血栓的诊断敏感度和特异度均较低。有研究发现，铟-114标记的血小板γ成像已显示出极高的特异度，但这种方法并不适用于常规的临床应用。增强CMR对检测左心室血栓具有很高的敏感度和特异度，并可能适用于特定的患者（见附录B，表B.20）。

五、左心房血栓

（一）诱发因素

左心房血栓形成往往是因为左心房存在血流淤滞，一般来说，左心房的血流流速减低的相关因素如下：

- 心房增大
- 二尖瓣病
- 心房颤动

风湿性二尖瓣狭窄和心房颤动患者的左心房血栓发生率最高。然而，在二尖瓣狭窄或左心室功能不佳的情况下，即使是窦性心律和只有轻度左心房增大的患者也会出现左心房血栓。左心房血栓在二尖瓣反流患者中不常见，可能是因为高速反流血流机械性破坏了左心房内血液淤滞的区域。

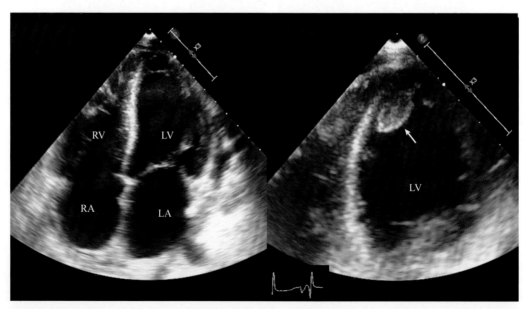

图15.18　左心室心尖部血栓。标准心尖四腔心切面（左）显示心尖部运动减低，无明确血栓形成。将探头向外侧移动，斜心尖四腔心切面（右）显示血栓凸向心室腔（箭头所指）。左心声学造影可提高疑似左心室血栓患者超声心动图的敏感度。LA，左心房；LV，左心室；RV，右心室；RA，右心房

（二）左心房血栓的鉴别诊断

TTE诊断左心房血栓受以下两个因素限制：

（1）左心房位于胸骨旁切面和心尖切面的远场，从而限制了对左心房结构和对可能的血栓的分辨率。

（2）大部分的左心房血栓位于左心耳，TTE检查很难发现。

TEE对左心房血栓的诊断具有较高的敏感度和较高的阴性预测价值。因此，当左心房血栓的存在与否对患者的治疗有影响时，TEE评价是一种辅助检查方法。在TEE中，左心房靠近探头，用7.5MHz的探头至少在两个正交视点上显示心耳，通过在0°或60°探头位置用小视野和高频探头对图像平面的心耳进行集中定位来评价左心耳。然后，同时获得双平面图像，如果需要，图像平面通过180°缓慢旋转，保持心耳在图像的中心位置，以评估是否有血栓。此外，从食管的高位置进行0°～180°的旋转扫描对左心房和房间隔区的体部进行评估（图15.19）。

淤滞的血流在TEE成像上表现为"自显影"，即低速血流的声波反射在超声心动图上看起来像白色漩涡（图15.20）。虽然出现"自发性"的对比依赖于技术因素如换能器频率和仪器增益，以及血流模式，但这一发现与左心房血栓形成和栓塞并发症的风险增加有关。

采用多普勒超声对左心耳进行检查，有助于发现具有血栓形成高风险的患者（图15.21）。当脉冲多普勒取样容积从附件进入左心房内约1cm时，正常收缩速度约为0.4m/s，小于此值与血栓形成的风险增加有关。

在一些患者中，左心耳是经胸骨旁入路显示的，从主动脉瓣水平的短轴切面开始，向下和横向变换探头的角度，以显示刚好低于肺动脉的三角形结构。从心尖两腔心切面看，轻微倾斜探头，可以显示左心

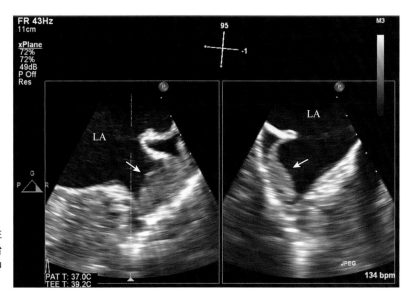

图15.19　左心耳血栓。一位45岁的女性患者存在重度二尖瓣狭窄，行球囊扩张术治疗，TTE双平面图像显示左心耳内不规则肿块，其特点与心房血栓一致。LA，左心房

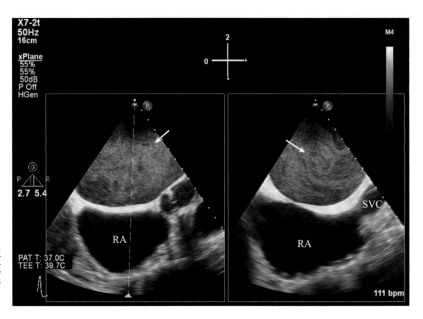

图15.20　左心房自发显影。一位风湿性二尖瓣狭窄伴心房颤动患者的二维TEE双平面显示左心房云雾状回声（箭头所指）。SVC，上腔静脉；RA，右心房

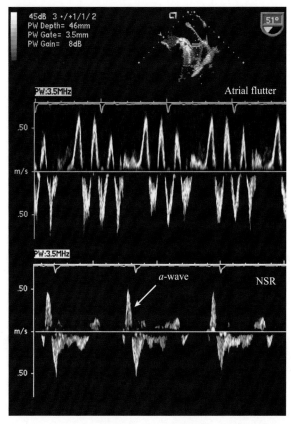

图15.21　左心耳血流模式。TEE图像上，脉冲多普勒取样容积置于左心耳开口处1cm可记录到左心耳血流。上图为心房扑动患者，左心耳的流入和流出速度大于40cm/s。窦性心律患者（下），心电图P波之后，心房收缩时血流速度大于40cm/s。相比之下，心房颤动时（见图15.23），仅能看到不规则的低速血流，从而导致血液在左心耳淤滞。TEE，经食管超声心动图；Atrial flutter，心房扑动；a-wave，a波

耳结构。如果在二尖瓣狭窄和心房颤动患者中，左心房内发现团块回声，则高度提示左心房血栓形成（图15.22）。然而，TTE检测左心房血栓的敏感度很低。对于一个临床高度怀疑左心房血栓的患者，TTE检查未发现明确血栓时，尚不能完全排除左心房血栓

的形成。

（三）预后与临床意义

左心房血栓的重要性取决于临床情况。在新发现的心房颤动和栓塞性卒中的患者中，无论影像学是否有发现左心房血栓，最有可能导致脑卒中的原因仍然是左心房血栓，因此超声是否发现左心房血栓不太可能改变临床决策。与风湿性二尖瓣狭窄相比，左心房血栓的存在是二尖瓣球囊切开术的禁忌证。在选择性心脏复律和导管介入及电生理手术如二尖瓣成形术或心房颤动消融之前，TEE经常用于对左心房血栓的评估（图15.23）。

（四）替代方法

虽然超声心动图与CT或CMR很少直接比较，但这些成像方式对左心房血栓的检测也有很高的敏感度。侵入性的心腔内超声心动图也是评估左心房血栓的一种有效方法。

六、右心血栓

右心血栓形成比较罕见，尽管在严重的右心室舒张和收缩功能异常的病例中也有报道。右心血栓主要的来源是外周静脉血栓，在从外周静脉进入肺动脉的过程中，血栓主要位于三尖瓣或者右心室肌小梁中（图15.24）。血栓通常来自留置导管或起搏导线。虽然右心血栓有时可以通过在胸骨旁仔细扫查后被发现（图15.25），但TEE能更好地发现右心血栓，评估血栓范围和发生率。

当右心腔内可见可移动的回声时，需鉴别血栓与咽鼓管残余瓣、微泡或混响伪影。咽鼓管残余瓣是静脉窦胚胎瓣中持续存在的部分，通常位于下腔或上腔静脉与右心房腔的交界处，是可移动的细线状结构。希阿里（Chiari）网是指将右心房从下腔静脉延长到上腔静脉或横过心房的较大残余物，附着在卵圆窝。微泡是可在留置静脉通路患者中看到的密闭气泡，也表现为散在的点状回声，通常位于心脏的不同部位。

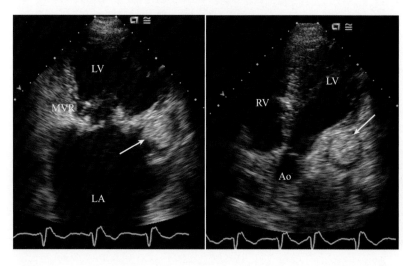

图15.22　左心耳血栓TTE图像。心尖两腔心切面（左）显示左心耳内有明确血栓（箭头所指）。心尖四腔心切面向前倾斜探头也可显示心耳内血栓（右）。Ao，主动脉；MVR，二尖瓣置换术；LA，左心房；LV，左心室；RV，右心室

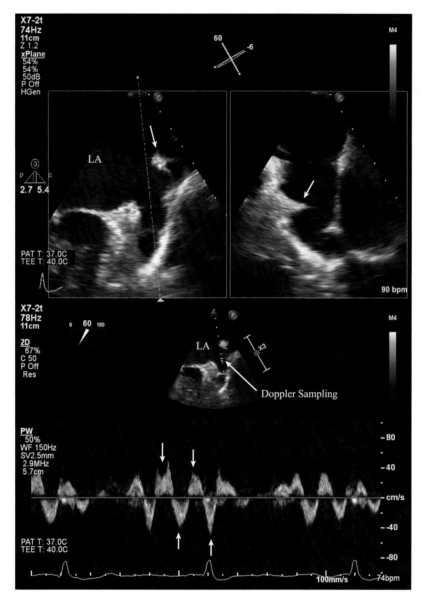

图 15.23　心房颤动合并左心耳血栓。二维 TEE 双平面显示左上肺静脉与左心耳之间的脊状结构，并有明显的梳状肌形成（上，箭头所指）。脉冲多普勒显示左心耳开口处低速不规则的流入与流出血流频谱，其与心房颤动频率一致（下）。LA，左心房；Doppler Sample，多普勒取样容积

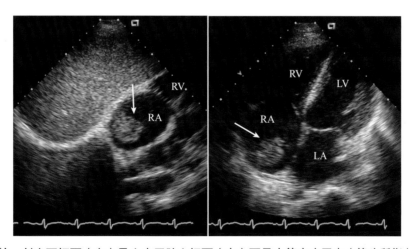

图 15.24　右心房血栓。剑突下切面（左）及心尖四腔心切面（右）可见中等密度回声（箭头所指）；其可能为来自外周静脉的转移性血栓。RA，右心房；RV，右心室；LA，左心房；LV，左心室

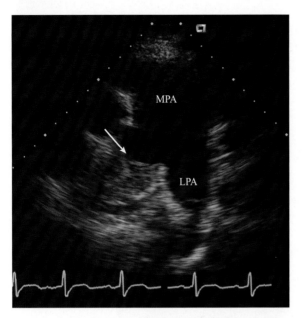

图15.25　肺动脉栓塞。一位65岁的女性患者，因复发性肺动脉栓塞，拟进行外科手术取栓。TTE图像主肺动脉及左、右肺动脉切面显示一中等偏强回声团块几乎填满右肺动脉（箭头所指）。MPA，主肺动脉；LPA，左肺动脉

▋ 七、心源性栓塞

（一）基本概念

对于怀疑系统栓塞心脏起源的患者，超声心动图评价有助于鉴别：

■ 异常心内占位（如左心室栓塞、左心房肿瘤、瓣膜赘生物）

■ 易发生心内血栓的异常（如左心室动脉瘤、二尖瓣狭窄、心房血流性淤积）

■ 可作为血栓形成的潜在管道的一些异常心脏结构（如卵圆孔未闭、房间隔缺损、主动脉粥样硬化）

■ 主动脉粥样硬化，伴或者不伴有附壁血栓

值得注意的是，对于有多次栓塞事件的患者来说，超声心动图评估可能无法显示心脏现有的血栓，即使它是导致临床事件的原因，因为现在血栓已经成为栓子并且已不在心脏。再发的血栓很难被超声发现。

（二）可识别的心源性栓塞

最近的一次系统性栓塞事件后超声心动图表现为异常心内肿块的患者，发生部分肿块栓塞的可能性很高，可能引起临床事件。已知与临床系统性栓塞事件相关的心脏肿块包括：

■ 瓣膜赘生物

■ 左心室和左心房血栓

■ 心脏肿瘤（尤其是左心房黏液瘤）

在怀疑系统性栓塞事件的患者中，10%～15%的连续病例经超声心动图证实有明确的心脏来源。在某种程度上，明确来源的低患病率可能与栓塞事件后（当肿块不再位于心脏内）的影像学改变有关。相反，

在许多患者中，栓子来源于心脏以外（如动脉粥样硬化伴或不伴有颈动脉或升主动脉内血栓），或心脏内血栓形成后不久就发生栓塞。在后一组中，即使在检查时没有发现心内血栓，也应特别注意寻找可能导致患者心内血栓形成的情况。

（三）诱发条件

心尖动脉瘤合并血栓形成的发病率较高，其他节段性室壁运动异常及弥漫性左心室收缩功能不全也易形成左心室血栓。左心室假性动脉瘤几乎总是伴有假性动脉瘤腔内的血栓形成。

风湿性二尖瓣狭窄与左心房血栓形成有关。即使不合并二尖瓣疾病，心房颤动的患者也极易发生系统性栓塞事件，这可能与左心房血栓有关。在有系统性栓塞事件并伴有阵发性或持续性心房颤动的患者中，左心房血栓形成的可能性很大，即使TEE不能显示出左心房血栓，用抗凝剂治疗仍是有效方法，可防止复发的心房血栓形成。

先天性心脏病患者也可能发生心内血栓，尤其是心房扩张或心室功能不全的患者。房间隔缺损大的患者合并外周静脉血栓时，有较高的发生系统性栓塞的风险。当主要由左向右分流时，血栓可以从右心房传递到左心房，这是血液的流动或从右心房到左心房的压力阶差瞬时改变所致。艾森门格尔综合征合并大的室间隔缺损患者存在外周静脉血栓形成的系统性栓塞的风险。然而，在有小室间隔缺损的成人中不太可能发生反常栓塞，因为与右心室相比，左心室的高压力限制了血液从右向左的流动。

人工瓣膜是栓塞的其他潜在来源，机械瓣的临床栓塞发生率高于瓣膜组织。即使使用TEE，人工瓣膜上的小血栓也很难显示，这是因为人工叶和缝合环的声影及反射。因此，即使抗凝水平似乎已经足够，栓塞事件的发生也可以一定程度上表明抗凝不足，尤其是在排除了导致临床栓塞的其他原因之后。在这些患者中，超声心动图检查的主要目的是评估人工瓣膜功能（因为大量血栓往往导致狭窄、反流或两者兼有），并排除其他心内血栓形成的来源（如相关的左心室收缩功能障碍）。

TEE可以更加详细地评估心房结构，以及识别导致其他系统性栓塞相关的解剖变异和疾病过程，包括：

■ 卵圆孔未闭

■ 房间隔膨出瘤

■ 在无外源性"造影剂"（被认为代表血流停滞，通常称为"自发显影"）的情况下，血流在左心房呈漩涡状分布

■ 主动脉粥样硬化

在解剖中，有25%～35%的卵圆孔未闭者未被发现。在胎儿发育期，房间隔不完全闭合而形成分流，含氧胎盘血从右心房流向左心房，然后到大脑。

大多数人在出生后的前几天内就会发生这种潜在的心房间交流融合。如果盖住卵圆窝的瓣膜未融合，则房间隔之间通常没有血液通道。卵圆孔在功能上是关闭的，因为左心房压通常超过右心房压。但是当右心房压短暂地超过左心房压（咳嗽或瓦尔萨尔瓦动作时），或者右心房压长期超过左心房压（如肺栓塞或慢性肺疾病）时，右向左的血流（或血栓）可以经过房间隔。

房间隔动脉瘤定义为在左心房或者右心房压力无长期升高的情况下，房间隔卵圆窝区（从间隔平面的总偏移）暂时性隆起大于15mm。间隔动脉瘤与相关开窗术的可能性很高（高达90%）。

TEE对卵圆孔未闭的检出率为5%～10%，而TTE的检出率更小。静脉注射超声造影剂（如特定的盐水）可增加对未闭孔的检测率，从而使右侧心脏结构显示得更加清楚（图15.26）。

生理盐水造影剂检测卵圆孔的注意事项：

■ 使用一个切面进行右心造影时，不会影响左心房结构的显示

■ 在右心出现三次心动周期内显示左心的造影剂

■ 记录一个较长的数字剪辑，以确保正确记录造影剂出现时间

■ 至少进行两次生理盐水造影剂的注射（一次是在静息状态时，另一次与瓦尔萨尔瓦动作同时进行）

■ 需要评估TEE诊断是否会改变临床决策

使用超声造影剂，约5%的普通人群可以在静息状态时发现卵圆孔未闭。进行造影剂注射的同时，瞬

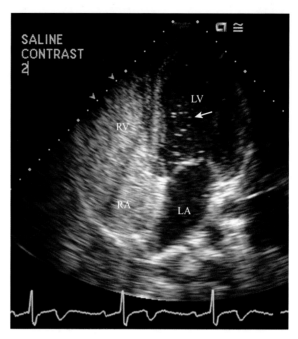

图15.26 TTE卵圆孔未闭造影检查。心尖四腔心切面注射振荡生理盐水，右心房和右心室在造影剂作用下显影充满微泡。右心显影三个心动周期内，左心可见少量微泡（箭头所指）。RA，右心房；RV，右心室；LA，左心房；LV，左心室

时增加右心房压力，经增强TEE超声心动图发现的卵圆孔未闭发生率约为25%，与尸检时的发生率相似（图15.27）。

外周静脉注射生理盐水可使极小的微泡流过肺毛细血管，造影剂在右心房出现后，经肺通道的微泡通常出现在左心房中，最后在肺静脉出现。对于房间隔

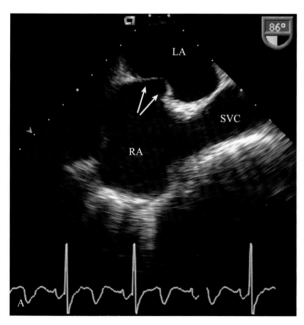

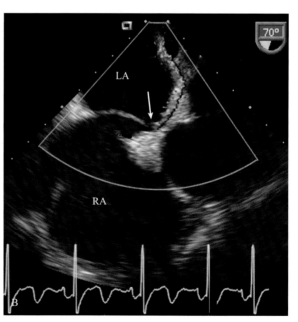

图15.27 房间隔膨出瘤和卵圆孔未闭。A. TEE上腔静脉和右心房长轴切面显示房间隔膨出瘤（箭头所指）；B. 为评估卵圆孔未闭的有用切面，彩色多普勒显示右心房经卵圆孔入左心房的细束血流（箭头所指）。LA，左心房；RA，右心房；SVC，上腔静脉

缺损或卵圆孔未闭的患者来说，在连续三个心动周期内，左心房会出现造影剂（图15.28）。

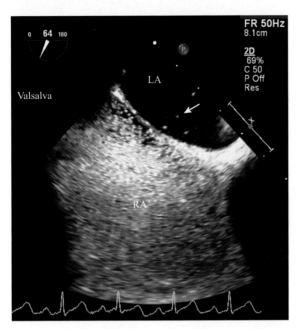

图15.28　TEE振荡生理盐水造影在卵圆孔未闭中的应用。生理盐水造影剂微泡充满右心房，瓦尔萨尔瓦（Valsalva）动作后，左心房可见少量微泡（箭头所指），符合卵圆孔未闭。LA，左心房；RA，右心房

"自发显影"发生在左心房的血流淤滞期。这种现象在TEE上比TTE多见，这是因为从食管经过时探头的频率较高，与左心房更接近，但在某些患者的经胸显像中可见，自发显影与左心房扩大和左心房血栓的形成有关，它可能是一种"血栓前"状态的标志，在这种状态下不能看到明确的心房血栓。在二尖瓣狭窄患者自发显影的极端情况下，由于双色效应，在二维成像中可以看到舒张期血流穿过狭窄二尖瓣口。

当血流停滞时，如在根尖动脉瘤区域，也可在左心室出现自发显影。机械瓣患者常出现自发显影。在此，自发显影的机制是不同的，这与瓣膜在关闭过程中微空化或气体从溶液中释放的机制有关。当然，如果慢性病导致左心房增大和心房颤动，人工二尖瓣的患者也出现一定程度的血流停滞。

降主动脉动脉粥样硬化与脑卒中和短暂性缺血发作的风险增加有关。这些病变被认为是主动脉内皮增厚的病灶，具有不规则边界和不均匀回声。动脉粥样硬化被认为是"复杂的"，如果厚度超过4mm，表明有溃疡或者存在独立活动区域。

（四）超声心动图检查系统性栓塞事件的适应证

目前对系统性栓塞的潜在心脏原因的认识尚不完全，对于可疑系统性栓塞的患者TTE和TEE的适应证存在很大争议（表15.4）。在栓塞患者中，卵圆孔未闭的发生率约为30%，而对照组的发生率为10%。20%的栓塞的患者中存在动脉粥样硬化（见第16章），而对照组为4%。其他的超声心动图在栓塞患者中发现包括左心房血栓形成发生率约为9%，自发显

表15.4　欧洲超声心动图协会对心源性栓塞的超声诊断和管理方面的建议			
临床病情	TTE	TEE	评论
急性心肌梗死	评估左心室和右心室功能，检测左心室血栓	对检测左心室血栓无效	造影改善了TTE对左心室血栓的检测敏感度
心肌病	评估左心室和右心室功能障碍，检测左心室血栓	—	造影改善了TTE对左心室血栓的检测敏感度
心房颤动	检测潜在的结构性心脏病用于指示、指导和随访有创外科手术	在引导心脏复律、消融前、复发性栓塞时排除心房血栓，并确定未来发生栓塞的风险	—
检测卵圆孔未闭	高质量图像和配合瓦尔萨尔瓦动作的振荡生理盐水造影检查，提高TTE对卵圆孔未闭检测的敏感度	对卵圆孔未闭的检测和评估敏感度最高	提示脑卒中与卵圆孔未闭之间存在相关性，其中包括：①与静脉血栓形成的时间有关；②年龄较轻（<55岁），无其他原因；③与房间隔膨出瘤相关；④大的、自发的或者可诱发右向左分流的因素
主动脉粥样硬化	经胸骨上窝切面TTE有助于识别主动脉弓粥样斑块	当TTE图像不够理想或需要斑块特征时，需TEE	—
心脏肿块	推荐给临床症状提示心脏肿块的患者，或者已知容易形成肿块的患者如果肿块切除后易复发，建议进行随访	当TTE诊断不明确时，建议进一步行TEE检查	—
心内膜炎	建议作为评价心内膜炎的首选	TTE阴性和临床可能性很高的情况下，尤其是人工瓣膜或TTE图像质量差时，建议行TEE检查	当临床高度怀疑时，尽管目前超声检查无阳性发现，仍建议7～10天重复TTE或TEE检查

续表

临床病情	TTE	TEE	评论
人工心脏瓣膜	有人工瓣膜和栓塞事件的患者必须行TTE检查	即使TTE无阳性发现，有人工瓣膜和栓塞事件的患者也必须行TEE检查	建议溶栓后进行抗凝治疗时，进行TTE或TEE随访
心内治疗装置	对于有肺栓塞事件或可疑栓塞的患者，建议使用TTE	TEE可用于对装置内血栓和感染的诊断	心脏内装置包括永久性起搏器和植入型心律转复除颤器

引自Pepi M，Evangelista A，Nihoyannopoulos P，et al：European Association of Echocardiography：recommendations for echocardiography use in the diagnosis and management of cardiac sources of embolism，Eur J Echocardiogr 11（6）：461-476，2010.

影约为17%，房间隔动脉瘤发生率为13%，以隐匿性脑卒中的发生率最高（如无明显的原发性脑血管病或其他原因）。

目前的指南原则认为，TTE与生理盐水造影检查适用于神经学或其他血管闭塞性患者：

■ 任何年龄段的突发的主要外周或内脏动脉栓塞患者

■ 较年轻的（＜55岁）脑血管栓塞患者

■ 没有其他脑血管病证据的神经性老年患者
■ 根据超声心动图的结果改变临床治疗决定的患者

超声心动图在脑血管病或者有其他造成脑血管事件原因的老年患者中的作用值得进一步探讨。如果TTE检查没有发现，鉴于TEE对诊断卵圆孔未闭、左心房血栓、房间隔动脉瘤、瓣膜静脉瘤和小的心内肿瘤有较高的敏感度（表15.5），应进行TEE检查。

表15.5 美国超声心动图学会对心源性栓塞的TTE和TEE评估标准

推荐应用	不推荐的应用
经胸超声心动图	
• 症状或状态可能与心脏病因有关，包括但不限于胸痛、呼吸急促、心悸、短暂性脑缺血发作、脑卒中或周围栓塞事件 • 可疑的心脏肿物 • 可疑的心血管源性血栓 • 血培养阳性或新的心脏杂音，初步评估怀疑IE • 对有进展或并发症风险高，或有临床症状及心脏检查结果发生变化的IE重新评估 • 已知急性肺栓塞，以指导治疗（如血栓切除和溶栓治疗） • 溶栓或血栓切除后对已知肺栓塞的重新评估，以评估右心室功能和（或）肺动脉压的变化	• 短暂发热，无菌血症或新杂音 • 一过性的菌血症，病原体通常与IE和（或）非血管内感染源无关 • 在不影响临床管理的情况下，对轻度IE需要权衡 • 非栓塞诊断已明确 • 既往有肺动脉栓塞的患者，常规检测右心室功能及肺动脉收缩压
经食管超声心动图	
• 作为评估心血管源性血栓的初始或补充检查，但不确定非心源性血栓 • 作为临床可疑IE患者的首选或补充检查，可较好地发现可能原因（如葡萄球菌菌血症、真菌病、人工心脏瓣膜或心内装置） • 在临床进行抗血小板、心脏复律和射频消融前，评估心内情况 • 其他适应证：评估先前发现的非心源性血栓与心源性血栓的关系	• 对于来源明确的心血管源性血栓，TEE不会改变临床管理 • 当预期诊断性TTE检查可以解决目前的诊断和管理问题时，常规应用TEE • 当预期治疗无变化时，监测先前TEE发现的间隔变化（如抗凝治疗后的血栓消退、抗生素治疗后的赘生物消退） • 诊断IE具有较低的前测概率（如短暂发热，已知其他感染源、血培养阴性，或心内膜炎的非典型病原体） • 当决定进行抗凝而不进行心脏复律时的评估

注：IE，感染性心内膜炎。

数据来源：Saric M，Armour AC，Arnaout MS，et al：Guidelines for the use of echocardiography in the evaluation of a cardiac source of embolism，J Am Soc Echocardiogr 29（1）：1-42，2016；Douglas PS，Garcia MJ，Haines DE，et al：CCF/ASE/AHA/ASNC/HFSA/HRS/SCAI/SCCM/SCCT/SCMR 2011 appropriate use criteria for echocardiography.A report of the American College of Cardiology Foundation Appropriate Use Criteria Task Force，American Society of Echocardiography，American Heart Association，American Society of Nuclear Cardiology，Heart Failure Society of America，Heart Rhythm Society，Society for Cardiovascular Angiography and Interventions，Society of Critical Care Medicine，Society of Cardiovascular Computed Tomography，Society for Cardiovascular Magnetic Resonance American College of Chest Physicians，J Am Soc Echocardiogr 24（3）：229-267，2011.

超声心动图检查清单

与系统性栓塞有关的超声心动图发现

潜在的栓子来源	临床背景	超声心动图发现	警告
卵圆孔未闭	• 不明原因的脑卒中	• 生理盐水造影显示房水平右向左分流 • TEE 成像更直观	• 20%～30%的人存在卵圆孔未闭
左心房血栓	• 心房颤动（在心脏复律、心房颤动消融或二尖瓣交界切开术之前）	• 左心房肿块大多位于左心耳，可移动	• TEE 是诊断左心房血栓的必要条件，因为 TTE 的敏感度较低
心内膜炎	• 菌血症 • 心内膜炎的临床标准	• 瓣膜下游的瓣膜赘生物及瓣膜损坏	• 除 TTE 外，还经常需要 TEE
人工瓣膜血栓形成	• 机械瓣或生物瓣	• 附着在瓣叶或缝合环的活动性肿块 • 瓣膜梗阻或反流	• 人工瓣膜始终是一个潜在的栓塞源，即使没有回声发现
左心室血栓	• 心肌梗死后心尖部运动消失 • 全身性运动减退伴扩张型心肌病	• 左心室心尖强回声肿块	• 最好用高频探头在 TTE 心尖切面观察 • TEE 敏感度低
动脉粥样硬化	• 卒中评估或术中主动脉移植评估	• 典型的动脉粥样化	• TEE 主动脉弓显示欠佳 • 可术中直接在主动脉上放置无菌探头
无菌性血栓性内膜炎	• 系统性炎症性疾病	• 与典型赘生物相比，瓣膜肿块的独立运动较少	• 需要血培养来排除感染性心内膜炎
房间隔脂肪瘤样肥厚	• 良性的偶然发现	• 明亮、平滑的房间隔增厚，保留卵圆窝	• 回声表现典型，但是如果诊断不明确，CT 可确定组织特征
乳头状弹力纤维瘤	• 隐源性卒中或偶然的回声发现	• 小肿块活动度大，通常以茎附着在瓣膜上	• 需要血培养排除感染性心内膜炎
心房黏液瘤	• 短暂性脑缺血发作或脑卒中	• 附于房间隔的边界清楚的肿块，常见于左心房	• 最好在 TEE 上看到，但最初诊断通常使用 TTE 成像
二次心脏肿瘤	• 肺癌或乳腺癌直接扩散至心脏，或转移性疾病	• 心包积液和肿瘤累及最常见	• 需要对具体诊断进行进一步评估
恶性原发性心脏肿瘤	• 成年人少见	• 心腔内肿块，侵犯心腔壁	• 心脏磁共振成像或 CT 提供了肿瘤受累部位和程度的更好定义

心内肿块的鉴别特征

特征	血栓	肿瘤	赘生物
位置	• 左心房（特别是当扩大或伴有二尖瓣疾病时） • 左心室（收缩功能降低或节段性收缩异常）	• 左心房（黏液瘤） • 心肌 • 心包 • 瓣膜	• 通常为瓣膜 • 偶见室壁或希阿里网
表现	• 通常是离散的，在左心室心尖部或附着在心房壁，呈球形或层状	• 多种多样：界线清晰或不规则	• 不规则形状，附着在瓣膜的近端（上游），运动与瓣膜无关
相关发现	• 潜在原因通常很明显 • 左心室收缩功能障碍或节段性壁运动异常（外嗜酸性心脏病） • 二尖瓣疾病伴左心房扩大	• 心内梗阻取决于肿瘤部位 • 临床：发热、心内膜炎的全身体征、血培养阳性	• 常出现瓣膜反流

（宋雪敏 骆志玲 译 隆吉俐 王吴刚 校）

推荐阅读

心源性栓塞

1. Di Tullio M：Echocardiographic evaluation of the patient with a systemic embolic event. In Otto CM，editor：*The Practice of Clinical Echocardiography*，ed 5，Philadelphia，2017，Elsevier，pp 802-821.

Review of the role of echocardiography in the management of patients with systemic embolic events. Topics include LA thrombus，spontaneous echo contrast，atrial septal aneurysm，patent foramen ovale，mitral valve strands，Lambl excrescences，and aortic atheroma. Includes systematic review of the literature，examples of TTE and TEE findings，and clinical implications.

2. Pepi M，Evangelista A，Nihoyannopoulos P，et al：European Association of Echocardiography：recommendations for echocardiography use in the diagnosis and management of cardiac sources of embolism，*Eur J Echocardiogr* 11（6）：461-476，2010.

Ischemic stroke is related to a cardiac embolic source in 15% to 30% of cases. This guideline document provides a concise overview of potential cardiac sources of embolism and provides recommendations for the use of TTE and TEE in the evaluation of patients with a stroke or transient ischemic attack.

3. Saric M，Armour AC，Arnaout MS，et al：Guidelines for the use of echocardiography in the evaluation of a cardiac source of embolism，*Am Soc Echocardiogr* 29（1）：1-42，2016.

Comprehensive document details the echocardiographic approach to evaluation of cardiac source of embolus with recommendations for clinical use of TTE and TEE in specific clinical situations. Includes 39 illustrations，43 online videos，and 229 references.

4. Leitman M，Tyomkin V，Peleg E，et al：Clinical significance and prevalence of valvular strands during routine echo examinations，*Eur Heart J Cardiovasc Imaging* 15（11）：1226-1230，2014.

Valvular strands were present on about 1% of 21，000 echocardiographic studies and were most often seen on the left ventricular side of the aortic valve in men 61 to 70 years of age，often with associated leaflet thickening or calcification.

心脏占位性病变和肿瘤

5. Bruce CJ：Cardiac tumors. In Otto CM，editor：*The Practice of Clinical Echocardiography*，ed 5，Philadelphia，2017，Elsevier，pp 837-860.

This comprehensive textbook chapter includes sections on cardiac myxomas，papillary fibroelastoma，other benign cardiac tumors，malignant primary and secondary cardiac tumors，and the differential diagnosis of a cardiac mass. Clinical management also is reviewed.

6. Auger D，Pressacco J，Marcotte F，et al：Cardiac masses：an integrative approach using echocardiography and other imaging modalities，*Heart* 97：1101-1109，2011.

This review presents six cases of cardiac masses and demonstrates how multimodality imaging，including echocardiography，is used for diagnosis and clinical management. Key questions imaging should address include location，size，mobility，hemodynamic effects，and extracardiac involvement. Compared with echocardiography，CT and CMR provide better assessment of extracardiac involvement and tissue characterization.

7. Bruce CJ：Cardiac tumours：Diagnosis and management，*Heart* 97：151-160，2011.

Detailed review of the clinical presentation，imaging features，and management of cardiac tumors. Key points are：（1）most cardiac masses are thrombi or vegetations（tumors are rare），most cardiac tumors originate outside the heart，and most primary cardiac tumors are histologically benign；（2）the diagnosis of a cardiac tumor depends on clinical history，location，age，presentation，and histologic features，in addition to imaging characteristics；and（3）the most common benign cardiac tumor is a myxoma，the most common tumors in children are rhabdomyomas and fibromas，the most common valve-associated tumor is a fibroelastoma，and the most common malignant tumor is a sarcoma.

8. Tamin SS，Maleszewski JJ，Scott CG，et al：Prognostic and bioepidemiologic implications of papillary fibroelastomas，*J Am Coll Cardiol* 65（22）：2420-2429，2015.

In a series of 511 patients with a papillary fibroelastoma，in the 185 patients who underwent surgical excision，recurrence was rare（1.6%），and the incidence of stroke was 2% at 1 year and 8% at 5 years. In the 326 patients with echocardiographic findings consistent with papillary fibroelastoma who did not undergo surgical excision，the risk of stroke was 6% at 1 year and 13% at 5 years. A suggested algorithm for clinical management is proposed.

9. Basso C，Rizzo S，Valente M，et al：Cardiac masses and tumours，*Heart* 102（15）：1230-1245，2016.

Educational article reviewing the clinical presentation，imaging diagnosis，and outcomes of cardiac tumors. Includes pathologic correlation and examples of CT and CMR imaging. Detailed tables with classification of primary cardiac tumors，the prevalence of metastatic disease to the heart with noncardiac tumors，and imaging pitfalls.

心脏内栓子

10. Akoum N，Prutkin JM：The role of echocardiography in atrial fibrillation and flutter. In Otto CM，editor：*The Practice of Clinical Echocardiography*，ed 5，Philadelphia，2017，Elsevier，pp 837-860.

Review of the literature on LA thrombus formation and the risk of embolic events with cardioversion. Summarizes the clinical approach to the use of echocardiography in the management of patients with atrial fibrillation of prolonged or unknown duration.

11. Donal E，Ollivier R，Weillard D，et al：Left atrial function assessed by transthoracic echocardiography in patients treated by ablation for a lone paroxysmal atrial fibrillation，*Eur J Echocardiogr* 11：845，2010.

Echocardiographic measures of LA volume，compliance，and contractility were used to assess the effects of catheter ablation for atrial fibrillation on long-term follow-up. Although LA volumes decreased and contractility increased，at 1 year LA com-

pliance remained abnormal，suggesting irreversible fibrosis.

12. Beigel R，Wunderlich NC，Ho SY，et al：The left atrial appendage：anatomy，function，and noninvasive evaluation，*JACC Cardiovasc Imaging* 7（12）：1251-1265，2014.

Atrial fibrillation occurs in 0.4% to 1.0% of the entire population，with a prevalence greater than 8% in persons older than 80 years of age. Clinical scores are used to estimate the risk of embolic events in patients with atrial fibrillation，but interest has been expressed in whether anatomic or physiologic characteristics of the atrial appendage may also be useful. The shape of the LA appendage is variable，with morphology often classified as being similar in shape to a cauliflower，windsock，cactus，or chicken wing. Atrial appendage shape，contractile function，and tissue strain all are under investigation as predictors of

stroke risk.

13. Alli O，Holmes D，Jr：Left atrial appendage occlusion，*Heart* 101（11）：834-841，2015.

Review article summarizing the indications for and long-term outcomes after placement of an LA occlusion device. Echocardiographers often are asked to evaluate atrial appendage anatomy before device placement，provide imaging guidance during device placement，and assess device positioning and complications after placement.

14. Roifman I，Connelly KA，Wright GA，et al：Echocardiography vs. cardiac magnetic resonance imaging for the diagnosis of left ventricular thrombus：a systematic review，*Can J Cardiol* 31（6）：785-791，2015.

Systematic review including 7 studies with a total of 803 patients undergoing imaging evaluation for LV thrombus. Only limited conclusions can be derived from these

data because the reference standard was variable among studies，and none directly compared different imaging modalities in the same patient. CMR imaging was very accurate for diagnosis of LV thrombus，with a sensitivity of 88% and a specificity of 99%. With transthoracic imaging，the use of left-sided contrast was associated with higher sensitivity and specificity compared with noncontrast imaging.

15. Oxorn D，Otto CM：Masses. In Oxorn D，Otto CM，editors：*Intraoperative and Interventional Echocardiography：Atlas of Transesophageal Imaging*，Philadelphia，2017，Elsevier，pp 385-414.

16. *This atlas chapter presents 17 cases of cardiac masses including normal variants，thrombi，and primary and secondary cardiac tumors with 2D and 3D TEE images and videos，in addition to surgical and pathologic correlation for each case.*

第16章　大动脉疾病

标准的超声心动图检查常规包括了主动脉和肺动脉的评估。出于描述的目的，将主动脉从主动脉瓣起分为若干段，包括：

- 主动脉瓣环
- 主动脉窦（Valsalva窦，瓦氏窦）
- 窦管交界
- 升主动脉
- 主动脉弓
- 胸降主动脉
- 腹主动脉近端

"主动脉根部"这个术语有不同的定义，可能导致沟通上的谬误。在遗传性大血管疾病的研究中，主动脉根部通常指主动脉窦（从瓣膜水平到窦管交界处）。但在外科主动脉根部置换术中，主动脉根部通常是指从主动脉瓣环至升主动脉中部的一段。因此，当主动脉异常时，应选用更加特异的术语描述其解剖位置。

对主动脉瓣环和主动脉窦的评价是常规超声心动图检查的一部分。此外，当临床怀疑主动脉疾病时，应进行升主动脉、主动脉弓、降主动脉的进一步评估。由于肺气干扰，经胸超声心动图（TTE）的图像往往不是最理想的，而经食管超声心动图（TEE）可以获得满意的主动脉疾病图像，从而提高诊断准确性。

一、基本概念

主动脉异常包括：

- 扩张
- 主动脉瘤
- 主动脉夹层
- 假性动脉瘤
- 主动脉窦瘤
- 动脉粥样硬化

主动脉最常见的异常是扩张，或主动脉直径的增加大于相应的年龄和体重预期值。很多疾病都会引起升主动脉扩张。"主动脉瘤"是指主动脉扩张超过预期直径的50%及以上（升主动脉 > 5.0cm）。主动脉瘤可累及主动脉的一个或多个节段（升主动脉、主动脉弓、降主动脉），可以呈管状或囊状形态。

高血压或动脉粥样硬化引起的"主动脉扩张"的特点：主动脉窦正常而窦管交界处缩小，病变主要是升主动脉的扩张。二叶主动脉瓣（bicuspid aortic valve，BAV）常伴有主动脉窦或升主动脉的扩张，但常在窦管交界处有部分缩小。导致升主动脉瘤的遗传性结缔组织病，如马方综合征和Loeys-Dietz综合征，其特点是窦管交界消失和主动脉窦扩大，以及升主动脉扩张，造成近端主动脉的"水气球"样外观（图16.1）。系统性炎症性疾病（如强直性脊柱炎）也与主动脉瘤相关，往往也影响瓣膜组织。主动脉瘤还可见于三期梅毒（特征性的钙化）、主动脉炎（如特发性大动脉炎和巨细胞动脉炎），以及胸部钝伤或穿通伤的病例中。大的主动脉瘤有破裂倾向，建议预防性治疗。

"主动脉夹层"是危及生命的病变，指主动脉壁内膜破裂，血流通过破裂处进入内膜和中层之间的"假"腔（图16.2）。假腔可为局限性，或由于血流的压力而波及下游管腔，通常呈螺旋状。假腔相关的并发包括：

- 主动脉真腔（供应主要的分支血管）受压且不断进展
- 夹层累及主动脉的主要分支血管
- 血栓形成
- 主动脉破裂

准确、快速诊断是否存在主动脉夹层及明确内膜破口位置，对胸痛和可疑主动脉夹层患者的治疗决策至关重要。主动脉夹层最常见的危险因素是高血压和

动脉粥样硬化。然而，主动脉夹层风险最高的患者群体包括马方综合征和其他遗传性结缔组织疾病、特纳综合征、主动脉炎和血管型Ehlers-Danlos综合征患者。先天性二叶主动脉瓣或单叶主动脉瓣患者主动脉夹层的危险增加5倍。主动脉瘤患者更易并发主动脉夹层，但马方综合征或其他结缔组织病患者的主动脉不扩张也会发生主动脉夹层。

假性动脉瘤是指主动脉外的一个含血腔，与真性动脉瘤的鉴别点在于后者包含主动脉壁的所有层次。假性动脉瘤可发生于复杂主动脉瓣或主动脉外科手术后的限制性破口，为感染性心内膜炎的并发症或继发于主动脉夹层。

主动脉窦瘤（图16.3）可能是先天性的，也可能是由感染、马方综合征或既往外科手术导致。主动脉窦瘤凸入邻近腔室，有时伴有瘘管。尤其是，右冠状窦瘤破入右心室流出道（RVOT），左冠状窦瘤破入左心房（LA）和无冠状窦瘤破入右心房（RA）。

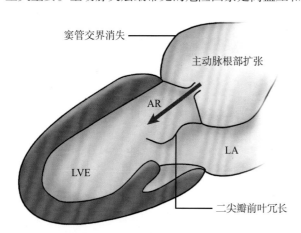

图16.1　马方综合征典型超声表现。主动脉近段明显扩张伴窦管交界消失。主动脉瓣环扩张致主动脉瓣叶对合不良，呈中心型主动脉瓣反流和继发性左心室扩大，常伴有二尖瓣前叶冗长。AR，主动脉瓣反流；LA，左心房；LVE，左心室扩大

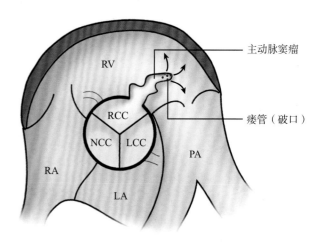

图16.3　先天性主动脉窦瘤示意图。右冠状窦一个长的"风袋状"窦瘤凸入右心室流出道。如果窦瘤有破口，即可见主动脉-右心室分流。注意左冠状窦窦瘤凸入左心房，而右冠状窦窦瘤凸入右心房。NCC，无冠状窦；PA，肺动脉；RA，右心房；RV，右心室；LA，左心房；RCC，右冠状窦；LCC 左冠状窦

主动脉的动脉粥样硬化可能导致扩张、动脉瘤或夹层。此外，存在动脉粥样硬化可作为并发冠状动脉疾病的一个重要标志，也是栓塞性脑血管事件的潜在来源。

二、超声心动图方法

（一）经胸超声心动图

1. 超声心动图成像

经胸超声心动图在胸骨旁左心室长轴及短轴可以很好地显示"近端升主动脉"（图16.4）。依靠超声波的穿透性，升主动脉各个节段的图像可以通过肋间隙探头朝向头侧移动来获得。患者左侧卧位主动脉接近

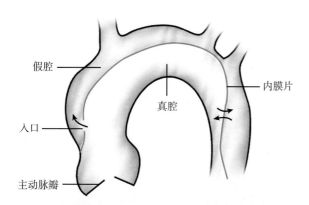

图16.2　主动脉夹层示意图。图例示破口位于窦管交界上方。破口处的内膜片随血流在管腔内飘动，与心动周期无关。如箭头所示，彩色血流成像可见降主动脉真腔与假腔间的多处血流交通

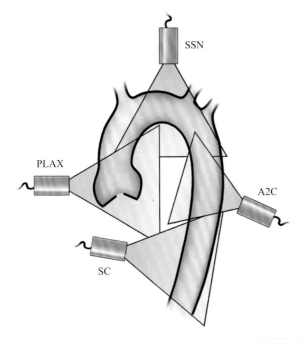

图16.4 经胸超声心动图评估主动脉。胸骨旁长轴声窗显示主动脉窦和升主动脉近段；胸骨上窝声窗可以观察主动脉弓和胸降主动脉近端；向后成角的心尖两腔心切面可以观察胸降主动脉中段；剑突下切面可以观察胸主动脉远端和腹主动脉近端。部分个体在标准胸骨旁长轴和胸骨上窝切面之间的升主脉段图像可以从高位胸骨旁位置探查获得；但大部分患者该段主动脉在经胸超声心动图成像上难以显示。SC，剑突下；PLAX，胸骨旁长轴；SSN，胸骨上窝；A2C，心尖两腔心

前胸壁可提高图像质量（图16.5，图16.6）。成年人的主动脉直径应如下测量：

- 二维长轴平面通过主动脉窦和升主动脉的中心
- 在舒张末期测量（QRS波的起点）
- 主动脉管腔定义为白黑交界至黑白交界即内缘至内缘
- 测量主动脉窦（最大径）和升主动脉中段

若主动脉直径超过正常或主动脉窦和窦管交界处的形态异常，则须另外测量更多指标（表16.1，参见附录A、表A.8、表A.9和表A.10）。若超声束与主动脉窦垂直，主动脉窦直径亦可通过瓣叶水平的M型描记测量。M型描记中常规测量前缘至前缘。M型描记的时间采样率高，对主动脉壁的辨识更准确。

主动脉弓图像通过胸骨上或锁骨上声窗显示，患者仰卧位颈部伸展。几乎所有人主动脉弓的长轴和短轴都可以显示（图16.7）。通常从胸骨上窝声窗仅能显示一小段升主动脉，但也因人而异。注意由于降主动脉的曲度，在倾斜的成像平面内它显示为渐细的锥形（即降主动脉只部分显示在图像平面中）。

在胸骨旁长轴切面的左心房后方可见"降主动脉"横截面。顺时针旋转并侧倾探头可得到降主动脉长轴。胸骨上窝切面可见降主动脉的一小部分。心尖两腔心切面侧倾和顺时针旋转探头可看到降主动脉段的长轴切面（图16.8）。

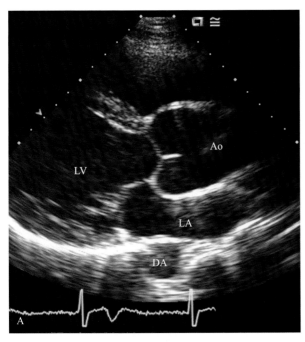

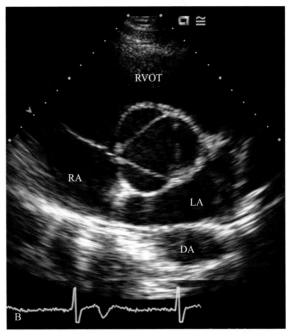

图16.5 马方综合征。胸骨旁长轴切面（A）显示主动脉窦扩张伴窦管交界消失。大动脉短轴切面（B）显示收缩期主动脉瓣三叶被牵拉，致瓣口为三角形而非正常圆形开口。LV，左心室；LA，左心房；Ao，主动脉；DA，降主动脉；RVOT，右心室流出道

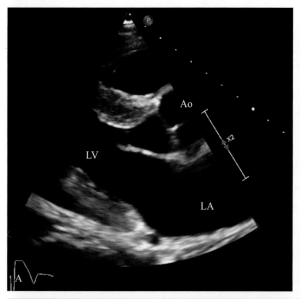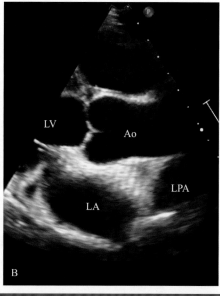

图16.6 升主动脉成像。A.马方综合征患者标准胸骨旁长轴切面仅能显示主动脉窦；B.探头上移一个肋间，可见窦管交界的正常轮廓消失，并显示更多升主动脉。LV，左心室；LA，左心房；Ao，主动脉；LPA，左肺动脉

表16.1 正常年龄的主动脉根部直径

	年龄（岁）					
	15～29	30～39	40～49	50～59	60～69	≥70
男性，BSA 2.0 m²*						
正常均值（cm）	3.3	3.4	3.5	3.6	3.7	3.8
正常上限（cm）（95% CI）	3.7	3.8	3.9	4.0	4.1	4.2
女性，BSA 1.7 m²†						
正常均值（cm）	2.9	3.0	3.2	3.2	3.3	3.4
正常上限（cm）（95% CI）	3.3	3.4	3.6	3.6	3.7	3.9

注：BSA，体表面积；CI，可信区间。
*若BSA＞2.0m²，每增加0.1m²则增加0.5mm；若BSA＜2.0m²，每减少0.1m²则减少0.5mm。
†若BSA＞1.7m²，每增加0.1m²则增加0.5mm；若BSA＜1.7m²，每减少0.1m²则减少0.5mm。
数据来源：Devereux RB，de Simone G，Arnett DK，et al: Normal limits in relation to age，body size and gender of two-dimensional echocardiographic aortic root dimensions in persons ≥15 years of age.Am J Cardiol 110: 1189-1194，2012.

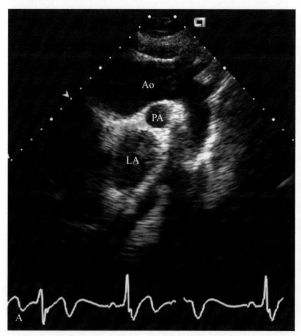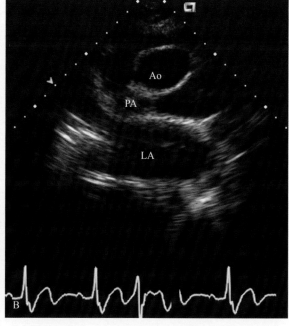

图16.7 主动脉胸骨上窝切面。A.长轴显示升主动脉、主动脉弓、降主动脉及右肺动脉短轴，右肺动脉横断面下方为左心房。B.胸骨上窝短轴切面显示主动脉弓、肺动脉和左心房。LA，左心房；Ao，主动脉；PA，肺动脉

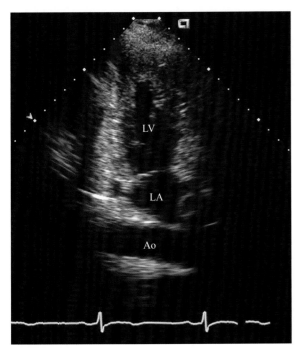

图16.8　胸降主动脉。心尖两腔心切面后倾显示胸降主动脉长轴。此为一例马方综合征患者曾因A型夹层行主动脉根部替换术。LV，左心室；LA，左心房；Ao，主动脉

剑突下切面可见胸主动脉远端和穿过膈肌的腹主动脉近端。如果患者有左侧胸腔积液，可于其右侧卧位时在左后胸（椎旁）透过积液获得主动脉图像。

2. 多普勒血流

胸骨旁切面的升主动脉彩色多普勒成像可用于观察主动脉近端的血流图，评估主动脉瓣反流的严重程度，判断主动脉瓣反流的病因，测量流颈宽度。心尖区在四腔心切面前倾成角或心尖长轴切面亦可见升主动脉。虽然心尖区升主动脉位于远场，二维图像质量

常欠佳，但这个切面的多普勒声束与血流方向几乎呈平行夹角，可用于频谱多普勒血流速度测量。

经胸骨上窝切面的降主动脉的脉冲或连续波多普勒显示远离探头的收缩期血流束，速度约1m/s。正常降主动脉内血流为

- 短暂、低速的舒张早期逆流
- 舒张中期的低速前向血流
- 舒张晚期的低速逆流

需要使用低壁滤波器设置来获得正常血流图（图16.9）。血流异常可见于主动脉疾病（如主动脉缩窄）、分流（如动脉导管未闭）或主动脉瓣疾病（如主动脉瓣反流）。近端腹主动脉的血流图与胸降主动脉类似，可从剑突下切面获得（图16.10）。

3. 经胸超声心动图检查主动脉的局限性

经胸超声心动图对于评估主动脉的主要局限性是

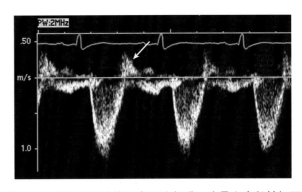

图16.9　胸降主动脉的正常血流频谱。胸骨上窝长轴切面胸降主动脉的正常脉冲多普勒频谱。收缩期前向血流峰值流速为1.1m/s，有正常收缩射血期曲线。舒张期可见早期短暂反向血流，继之可见舒张中期低速前向血流和舒张末期血流消失（或为低速反向血流信号）

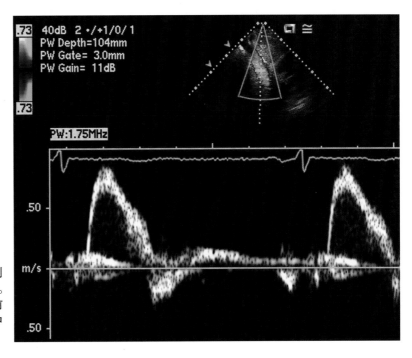

图16.10　腹主动脉近端正常血流频谱。剑突下切面示腹主动脉近端彩色多普勒（上）。脉冲多普勒（下）示正常收缩期朝向探头前向血流，继之为舒张早期反向血流及舒张中期少量前向血流

声窗和成像质量。许多个体的声窗欠佳或至少须一个或多个声窗完整评估主动脉，因此超声检查会有"缺陷"遗留。即使声窗合适，由于主动脉深部声束宽度的限制，图像质量也常较差，尤其是在心尖和胸骨旁声窗探查胸降主动脉时。声束宽度伪像、噪声和较差的侧向分辨率会使鉴别腔内缺损或伪像较为困难。由于这些局限性，对于许多急性或慢性主动脉疾病患者，应选择经食管超声心动图（TEE）或其他影像学方法。

（二）经食管超声心动图

1.超声心动图成像

在高位TEE探头平面角度旋转至45°左右时，可见主动脉瓣和主动脉窦的短轴。在食管内少许回撤探头可获得升主动脉近端短轴，但其远段受到食管（及探头）和升主动脉间含气气管的干扰，常无法显示。图像角度旋转至120°左右（图16.11）可见主动脉瓣、主动脉窦和升主动脉长轴。在长轴切面，缓慢移动探头至较高食管位可见更多升主动脉远段图像。

从高位食管水平可获得主动脉弓的最好图像。自胸降主动脉的短轴切面开始，探头回撤至主动脉弓水平，然后整个探头转向患者右侧并向下成角以获得主动脉弓的长轴切面。在部分患者，由于气管和支气管的干扰，主动脉弓成像欠佳。许多病例经胸骨上窝探查可得到高质量的主动脉弓图像。

TEE可清楚显示胸降主动脉和腹主动脉近端。胸降主动脉紧邻食管侧方并稍偏后，因此探头向后旋转可以获得主动脉横断面（0°）或长轴（90°～120°）的优质图像（图16.12）。TEE探头在不同水平需要轻微转动，因为主动脉相对于食管是弯曲的。探头在经

胃水平可探及腹主动脉的近端在胃后方。当探头从胃和食管慢慢退回时，多数检查者更喜欢在连续的横断面水平检查主动脉全程，并在探头即将退出前对主动脉弓显像，这样能确保主动脉内膜全程可见。再通过长轴切面对异常的区域进一步检查或用双平面法同时记录短轴和长轴切面。

主动脉的三维（3D）TEE成像并非常规，但其对诊断主动脉病变有帮助，如可明确主动脉夹层内膜片的解剖和范围，确定主动脉夹层入口的位置和大小及定量主动脉粥样硬化整体斑块负荷。

2.多普勒血流

主动脉的TEE彩色血流成像可显示正常的升主动脉、主动脉弓和降主动脉的前向血流，有助于评估主动脉夹层时的异常血流。但TEE方法定量评估主动脉血流速度仍有挑战。在经胃长轴切面中度旋转探头可见升主动脉，但其与血流方向夹角并不平行，会低估流速，尤其是流速较快时低估更明显。降主动脉的血流方向几乎与超声束方向垂直，这限制了频谱多普勒测量，但在主动脉远端的长轴平面使多普勒声束对准主动脉可以记录多普勒血流信号。此法因与血流方向呈非平行夹角而可能低估流速，但可用于血流图评估，如主动脉瓣反流造成的主动脉内全舒张期血流逆流。

此外，主动脉瓣的彩色多普勒评估也是标准检查的一部分，因为主动脉瓣反流常源于几种不同类型的主动脉疾病，包括：

- 二叶主动脉瓣，偏心性反流
- 瓣环扩张、瓣叶"牵拉"致瓣叶中心无法对合
- 窦或窦管交界扩张致瓣叶对合面积不够

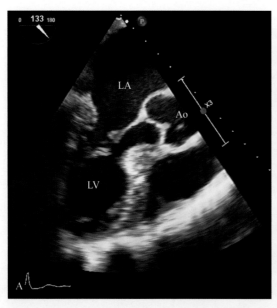
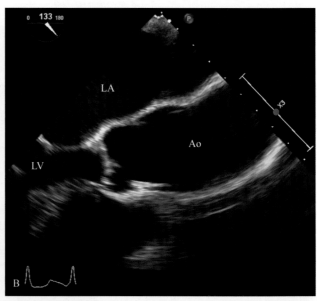

图16.11　升主动脉的TEE图像。A.左心室长轴切面，晶片角度旋转至120°左右获取，显示主动脉瓣及主动脉窦；B.升主动脉长轴切面，在左心室长轴切面基础上回撤探头获取。两个切面类似TTE，与心脏标记平行，具体旋转角度因人而异。LV，左心室，LA，左心房，Ao，主动脉

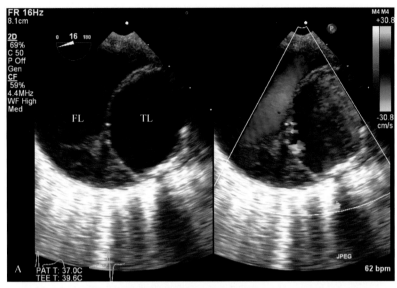

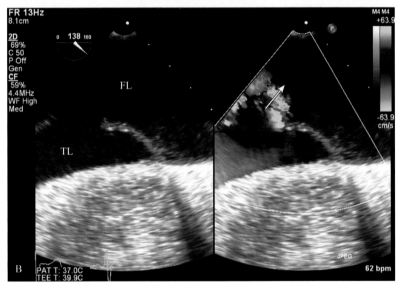

图16.12　夹层内膜片伴破口。A.TEE成像示胸降主动脉二维短轴切面，可见内膜片将主动脉腔分为伴有收缩期红色血流的较小真腔和因流速低而有自发显影的假腔；B.长轴切面可见破口及血流自真腔流向假腔（箭头所指）。FL，假腔；TL，真腔

■主动脉夹层累及瓣叶交界致瓣叶支撑不够

■夹层内膜片撕脱至瓣叶组织致单叶主动脉瓣连枷

■炎症相关的弥漫性主动脉壁和主动脉瓣增厚

主动脉瓣反流的评估包括测量流颈宽度、确认反流起点和病因，以及评估左心室大小和收缩功能（参见第12章）。

3.经食管超声心动图检查主动脉的局限性

TEE较TTE图像质量较好，可显示主动脉的更多节段，但无法完整显示升主动脉远段和主动脉弓。此外，主动脉主要分支血管用CT或MRI评估更好，TEE仅能提供有限信息。

三、主动脉扩张和动脉瘤

主动脉扩张常由胸部X线或其他原因的超声心动图检查首诊。特殊情况（如马方综合征）的主动脉扩张是系统性疾病预料中的结果（表16.2）。这些病例需要超声心动图评估是否存在主动脉异常及其程度、主动脉瓣是否受累。对于二叶主动脉瓣患者，需常规测量主动脉直径（图16.13）。

除了主动脉扩张之外，一些疾病的主动脉窦和窦管交界的形态也有改变。窦管交界消失是结缔组织病的特征，指兜状的主动脉窦和圆筒状的升主动脉间曲线上的正常切迹消失。严重者较易辨认，从主动脉窦到升主动脉为平滑曲线，无可辨认的过渡点。早期较难辨认，主动脉瓣平面与窦管交界的间距增加，过渡区轻微矫直。

超声心动图测量主动脉直径准确、可重复，需注意在血管中心（非斜面）获得真实直径，设置适当增益和使用标准测量方法。对于主动脉扩张患者，重要的是在多个不同位置测量主动脉直径并标明测量的位置和心动周期时相。主动脉有搏动，根据主

表16.2　主动脉疾病：临床与超声心动图相关性

	临床关联	超声心动图表现	成像建议
高血压心脏病	慢性高血压伴有轻度主动脉扩张	典型表现为升主动脉扩张而主动脉窦及窦管交界正常	TTE成像取较高肋间可测量升主动脉
主动脉粥样硬化	粥样硬化伴有轻度主动脉扩张 主动脉粥样病变可引起系统性栓塞，尤其是大而突出的粥样病变伴活动血栓	主动脉壁的局灶不规则增厚伴局部钙化 相关的血栓表现为一团活动的实质性回声	需要TEE评估主动脉粥样病变
二叶主动脉瓣	部分患者进展性主动脉扩张和夹层的风险升高	主动脉窦和（或）升主动脉增宽，通常窦管交界仍存在	若超声不能完整显示，推荐CT或MRI评估升主动脉
马方（及Loeys-Dietz）综合征	主动脉扩张，晶状体异位，骨骼特征，家族史	主动脉窦扩张伴窦管交界增宽（或消失） 二尖瓣前叶冗长伴脱垂	推荐每6～12个月复查主动脉成像（TTE或MRI） 推荐Loeys-Dietz综合征患者每年接受从脑血管循环至骨盆的MRI检查 推荐有胸主动脉瘤或夹层或已知基因突变患者的一级亲属接受TTE检查
系统性炎症性疾病（强直性脊柱炎等）	系统性炎症相关的关节炎约20%的患者主动脉受累	主动脉扩张、管壁增厚，特征性的增厚延伸至二尖瓣前叶根部	当出现主动脉瓣反流杂音时推荐TTE 不推荐常规监测
梅毒性主动脉炎	初次螺旋体感染后10～25年发现的升主动脉瘤	主动脉扩张伴钙化，可能累及冠状动脉近段	北美及欧洲罕见
大动脉炎或巨细胞性动脉炎	40岁以下（大动脉炎）或50岁以上（巨细胞性动脉炎）患者远端无脉系统性炎症指标升高	胸主动脉和腹主动脉扩张	TTE和TEE示主动脉扩张；主动脉壁可能增厚或不规则
主动脉夹层	急性突发胸痛，常描述为撕裂样可能放射至颈部或背部	真假腔内膜片伴血流 A型夹层包括升主动脉；B型夹层局限于降主动脉	推荐主动脉夹层的高危患者接受TEE、MRI或CT检查 具体选择哪种成像模式因人而异，亦取决于其可获得性
壁内血肿	表现为急性胸痛或背痛	主动脉壁新月形增厚；可能为局灶性	TTE可能可见壁内血肿，但TEE对其诊断敏感度更高
主动脉假性动脉瘤	典型表现可见于复杂主动脉瓣手术后或心内膜炎后	毗邻主动脉的无回声区 可见主动脉腔与假性动脉瘤间的往返血流	需要TEE、CT或MRI评估已知或可疑主动脉假性动脉瘤
外伤性主动脉疾病	减速性伤可导致主动脉破裂，多见于动脉韧带（45%）或升主动脉（23%）	主动脉弓与胸降主动脉连接处的主动脉破裂在TTE或TEE中成像较为困难	诊断推荐CT 延迟诊断可能会导致主动脉峡部的假性动脉瘤形成
主动脉窦瘤	孤立的先天性主动脉窦瘤可能为一个窦的扩张或呈"风袋"样外观 心内膜炎引起的动脉瘤伴有主动脉壁的增厚和脓肿形成	破裂可能发生于右冠状窦破入右心室流出道，右冠状窦破入右心房或无冠状窦破入左心房	彩色和频谱多普勒图像均有助于辨别主动脉窦瘤破入哪个心腔

动脉的顺应性不同从舒张末期到收缩末期直径都会变化。主动脉顺应性在不同疾病中有明显改变，但心动周期中直径的典型正常变化为2～3mm。儿童中常在收缩末期测量。但成人在舒张末期测量更为可靠，因为该时相（QRS波的起点）可重复，且舒张末期测量值受主动脉顺应性或负荷条件的影响最小。

舒张末期测量以下数据（图16.14）：

- 主动脉瓣环（该点用于左心室流出道直径测量）
- 瓣尖水平的主动脉窦（M型超声记录主动脉瓣的标准位置）
- 窦管交界
- 升主动脉
- 主动脉弓
- 胸降主动脉

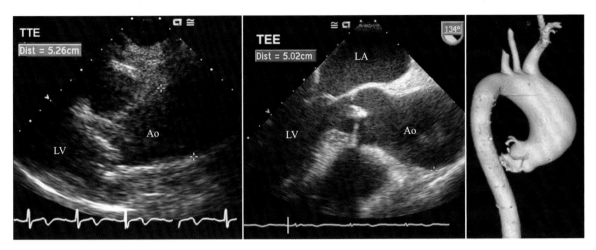

图16.13　二叶主动脉瓣相关主动脉病变。一名二叶主动脉瓣患者的TTE图像示升主动脉扩张，舒张末期最大径5.26cm（左）；TEE图像确认升主动脉扩张，但因图像平面略倾斜，其直径被低估（中）；三维重建的CT图像示主动脉扩张的位置和严重程度，但测量时相可能与超声心动图不完全一致（右）。Ao，主动脉；LV 左心室；LA 左心房；TTE，经胸超声心动图；TEE，经食管超声心动图

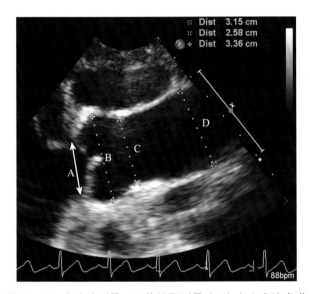

图16.14　主动脉测量。于收缩期测量（A）左心室流出道（LVOT）直径，用于计算经主动脉瓣口的每搏量，或以连续方程计算瓣口面积。于舒张末期测量主动脉窦（B）、窦管交界（C）和升主动脉中段（D）。测量位置须在超声心动图报告中特别标注。二维测量是白黑界面的内缘至内缘。M型超声测量主动脉通常为主动脉窦直径

不是每位患者都需要以上全部测量值，对主动脉扩张范围和严重性的定量评估在慢性、进展性主动脉扩张患者的随访和治疗中非常有用。每次测量均取舒张末静止帧图像黑白交界处，取多次心动周期的平均值以确保数值一致。主动脉瓣环直径在长轴切面瓣叶基底平面测量。主动脉窦最大径常规在长轴切面测量，但当解剖非对称时，也可以选择短轴切面。注意M型超声是在主动脉瓣尖用前缘-前缘法测量主动脉窦径。窦管交界是在窦部的曲线与升主动脉的管状线会合点测量。升主动脉在最大径处测量并标注该处与主动脉瓣的距离。主动脉弓在其中部测量，降主动脉

在胸段中部测量。超声报告包括真实值和预期值，以mm为单位；还包括真实值与预期值的比值（正常为1.0）（图16.15）。儿童的测量值用年龄和体型标化为Z值，有均数正常值和标准差。

连续经胸超声心动图观察主动脉扩张程度常用来监测马方综合征或其他病因的主动脉瘤。若升主动脉扩张程度达到临界值，可考虑预防性升主动脉和瓣膜替换，该值一般来说在无已知基因病或二叶主动脉瓣患者中为5.5cm，马方综合征患者中为5.0cm，Loeys-Dietz综合征患者中为4.5cm，在迅速进展、有强家族史、小体型或其他因素患者中可能更小。因此，在连续的检查中需要仔细测量以确定扩张是否随时间进展或比较稳定，以决定外科干预的最佳时机。经胸超声成像适用于大多数患者的非紧急连续评估，但CT或MRI的附加评估也适用。

四、主动脉夹层

当经胸超声心动图需要除外主动脉夹层时，需鉴别诊断的疾病很多，而主动脉夹层是许多可能诊断之一或常至少为类似诊断。因此，如果主动脉的超声表现正常，超声需检查其他胸痛的可能病因，包括：

- 冠状动脉疾病（如室壁运动异常）
- 瓣膜病（如主动脉瓣狭窄）
- 肺栓塞
- 心包炎

当临床怀疑主动脉夹层为低至中度时，超声心动图显示主动脉正常进一步降低了试验后患病的可能性，因此可能进一步考虑其他诊断。但当临床怀疑为中至重度时，经胸超声的"阴性结果"并不能充分降低试验后患病的可能，因此须尽快进行TEE、MRI或CT评估。

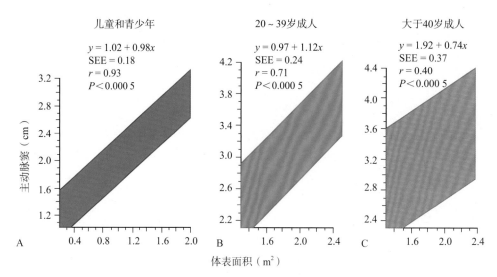

儿童和青少年

$y = 1.02 + 0.98x$
SEE = 0.18
$r = 0.93$
$P < 0.0005$

20～39岁成人

$y = 0.97 + 1.12x$
SEE = 0.24
$r = 0.71$
$P < 0.0005$

大于40岁成人

$y = 1.92 + 0.74x$
SEE = 0.37
$r = 0.40$
$P < 0.0005$

体表面积（m²）

图16.15 正常主动脉根部直径的列线图。主动脉根部直径（纵轴）与体表面积（横轴）相关。A（左，紫色）为＜20岁人群的正常主动脉根部直径范围；B（中，绿色）为20～39岁人群的正常主动脉根部直径范围；C（右，红色）为＞40岁人群的正常主动脉根部直径范围。SEE，标准误

引自 Roman MJ, Devereux RB, Kramer-Fox R, O' Loughlin J: Two-dimensional echocardiographic aortic root dimensions in normal children and adults, Am J Cardiol 64（8）: 507-512, 1989

在可能有急性主动脉综合征的患者中，以下几种情况的夹层可能最高：①潜在的易感状态；②突然发作的严重症状；③胸痛描述为"撕裂样"；④远端血管受累的证据，如脉弱、神经症状或左右臂血压差异。有主动脉夹层风险的患者包括：

- 基因条件（马方综合征、特纳综合征）
- 二叶主动脉瓣
- 高血压
- 粥样硬化
- 减速性外伤

- 涉及主动脉器械的外科或经皮手术
- 全身炎症性疾病

（一）经胸超声心动图

主动脉夹层的经胸评估包括：

- 标准和较高胸骨旁声窗观察升主动脉
- 胸骨上窝切面观察主动脉弓
- 胸骨旁和心尖声窗观察降主动脉
- 剑突下观察腹主动脉近端

存在以下情况时超声心动图诊断主动脉夹层更可靠（图16.16）：

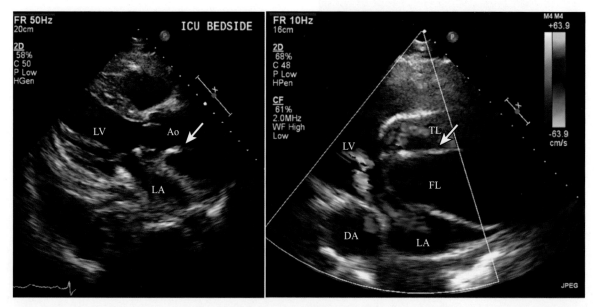

图16.16 主动脉夹层的经胸超声心动图图像。胸骨旁长轴切面示升主动脉扩张伴线样回声（箭头所指），其运动与主动脉壁不同步，为夹层内膜片（左）。上一肋间切面和调低深度的彩色血流多普勒示仅真腔里有血流，假腔内无血流（右）。LV，左心室；LA，左心房；Ao，主动脉；DA，降主动脉；TL，真腔；FL，假腔

■主动脉腔扩张

■主动脉内的线样飘动回声，其运动模式与主动脉壁不一致

■真腔和假腔内的彩色血流信号不同

若发现明确飘动的内膜片，则经胸超声心动图诊断主动脉夹层的特异性很高（附录 B，表 B.21）。但声束宽度伪影和混响可能被没有经验的观测者误认为是腔内结构，故其特异度并非 100%，尤其是图像不"典型"或图像质量不理想时。

相反，经胸超声诊断主动脉夹层的敏感度很低（如不能显示内膜瓣，不能可靠地排除诊断）。敏感度低是因为图像质量差，尤其是在窦管交界和主动脉弓之间的升主动脉节段，以及经胸途径显示的胸降主动脉的远场分辨率低。

若怀疑主动脉夹层却未见到内膜片，间接征象也可能存在，包括：

■主动脉扩张

■主动脉瓣反流

■心包积液

■新发的局部室壁运动异常

这些异常并不能确诊主动脉夹层，因有许多其他病因也会导致这些情况。但这些表现的存在与否可用于权衡临床证据是否倾向于主动脉夹层的诊断，并引导选择进一步的影像学检查。

（二）经食管超声心动图

大多数患者的主动脉 TEE 图像远优于经胸图像，因为探头与主动脉的距离更短，探头频率更高，且超声组织穿透力更好（信噪比更高）。可以在长轴和短轴观察从横膈到主动脉弓的胸降主动脉全程。

主动脉夹层的 TEE 图像特点包括：

■主动脉管腔内显示线样明亮的随主动脉收缩搏动而飘动的内膜片（图 16.17）

■彩色多普勒血流可显示真腔（以内膜为界）和假腔（以中膜为界）

■进入假腔的内膜破口

■真假两腔的其他沟通

■假腔内的血栓形成

■主动脉壁血肿（代替最初的内膜片）

升主动脉近段在 TEE 图像的主动脉瓣短轴水平可见，但升主动脉主要靠长轴切面评估。由于紧急外科干预和治疗方案决策主要取决于夹层是否起源于（或累及）升主动脉，升主动脉的评估尤为重要。请注意即使是升主动脉的一处局限夹层也会影响预后，而需要外科手术治疗。彩色血流图像可进一步确认破口，显示真假腔间的血流。真腔通常比假腔小，表现为收缩期扩张伴前向血流，假腔通常较大，但在收缩期表现为压缩伴血流减少、消失或逆向。在收缩期，血流通常由破口或破孔处自真腔流向假腔。

TEE 诊断主动脉夹层的敏感度很高（＞97%）。其特异度虽然也很高，但低于 100%，是由于对超声伪影（如混响、波束宽度伪影和成像平面倾斜）的误判。多切面仔细评估并调整仪器设置有助于避免这些假阳性诊断。

（三）主动脉夹层的并发症

超声心动图可发现主动脉夹层并发症，对诊断和治疗有重要的临床意义。主动脉夹层的并发症（图16.18）包括：

■急性主动脉瓣反流

■冠状动脉开口闭塞

■远端血管梗阻

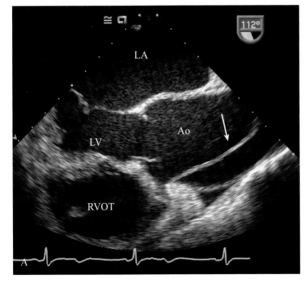
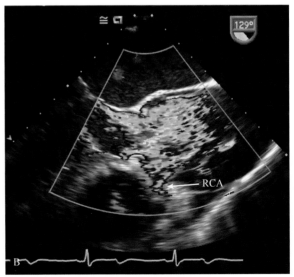

图 16.17　主动脉夹层的 TEE 图像。A. TEE 长轴切面示典型主动脉夹层，可见夹层内膜片（箭头所指）起自右冠状动脉起源处附近；B. 彩色多普勒示真腔收缩期血流紊乱，提示夹层内膜片可能延伸入右冠状动脉。LV，左心室；LA，左心房；Ao，主动脉；RVOT，右心室流出道；RCA，右冠状动脉

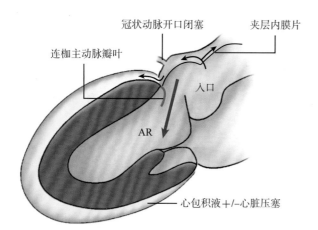

图16.18　升主动脉夹层的潜在并发症。如果夹层从破口逆向（或顺向）进展，假腔可引起：①冠状动脉开口堵塞而致心肌梗死；②主动脉瓣叶失去支撑而致重度主动脉瓣反流；③破入心包腔，可能导致心脏压塞。AR，主动脉瓣反流

- 心包积液
- 主动脉破裂（胸腔积液、纵隔血肿）

主动脉瓣反流几乎总是存在，可能是由于主动脉扩张或相关瓣膜异常引起的慢性反流，或是由于主动脉夹层逆行扩张导致进一步的主动脉扩张或主动脉瓣支撑不足而引起的急性反流。在极端病例可能会看到因夹层破坏了正常主动脉瓣交界和主动脉壁的连接而出现的主动脉瓣叶连枷。

冠状动脉开口闭塞是由于夹层片分隔了冠状动脉正常血流或压迫管腔。由此产生的室壁运动异常可由超声心动图发现——下壁为右冠闭塞，前侧壁为左主干闭塞。这种情况下的诊断难点在于认识到室壁运动异常是主动脉夹层引起的继发事件，而不是原发事件（如冠状动脉血栓形成引起的急性心肌梗死）。

远端血管闭塞极少在心脏超声检查中发现。但在远端血管闭塞患者的常规超声心动图检查除外心源性栓塞时，须考虑主动脉夹层的可能。有经验的超声医师能准确诊断主动脉夹层片引起的远端血管闭塞（而不是血栓）。

主动脉夹层破裂可有几种情况。外破裂进入纵隔或胸膜腔常导致失血及急性血流动力学衰竭。如果破裂处血栓形成，患者表现为纵隔血肿、胸腔积液（常见左侧多于右侧），或两者兼有。另外，如果主动脉瓣环处夹层破裂进入心包腔，患者可能出现心脏压塞和快速血流动力学衰竭。但部分破裂或从主动脉漏入心包表现为较少的心包积液。显然，主动脉夹层患者出现任何量的心包积液都是一个预警信号，应立即进行干预。

（四）升主动脉外科手术术后评估

除了诊断主动脉夹层和评估并发症之外，TEE也可以用于外科修复术中和术后评估残余夹层和主动脉瓣功能（表16.3）。大部分（70%～80%）紧急外科术后的急性主动脉夹层患者会有残留夹层内膜片伴真

假腔内的血流。常规手术操作是把病变主动脉节段置换一段人工血管以闭合夹层入口。在远端吻合口，夹层内膜片仍可持续存在。通常这种存在是有意的，因为可能有一些分支血管由假腔供血，而其他血管由真腔供血。因此，在既往升主动脉夹层和人工移植物修复史的患者中发现主动脉弓或降主动脉的夹层内膜片可能是稳定的残留疾病或第二次急性发病。这些情况的鉴别主要是比较既往的影像资料（如果有）和相关手术记录、临床表现和其他影像检查。

表16.3　经食管超声心动图在主动脉夹层手术中的应用	
体外循环前评估	
主动脉	内膜片
	破口*
	内膜血肿
	主动脉破裂
	主动脉假性动脉瘤
	向远端延伸
	其他撕裂
	假腔血流图，包括血栓
	分支血管受累*
	冠状动脉位置和夹层
	大血管开口受累
	潜在病理
	动脉粥样硬化性疾病
	缩窄
	之前修复位置
	插管和钳夹位置*
主动脉瓣	反流
	适合修复 vs. 置换
	同种移植物置换的大小
二尖瓣	反流
	适合修复 vs. 置换
左心室和右心室	室壁运动异常
心包	积液
体外循环后评估	
主动脉	确认近端吻合口完整
	评估假腔血流和远端撕裂的基线
主动脉瓣	确认修复瓣膜功能
二尖瓣	确认功能
左心室和右心室	室壁运动
主动脉内球囊	确认真腔位置

*经心表面或主动脉表面扫查对于完全确定这些特征可能更重要。
引自Bolger AF: Aortic dissection and trauma: value and limitations of echocardiography.In Otto CM, editor: The Practice of Clinical Echocardiography, ed 4, Philadelphia, 2012, Saunders, p.706.

在有升主动脉移植物的患者中，超声心动图随访可用于评估晚期并发症。回顾手术记录有助于超声心动图解读（图16.19）。治疗主动脉瘤或夹层的手术方法如下。

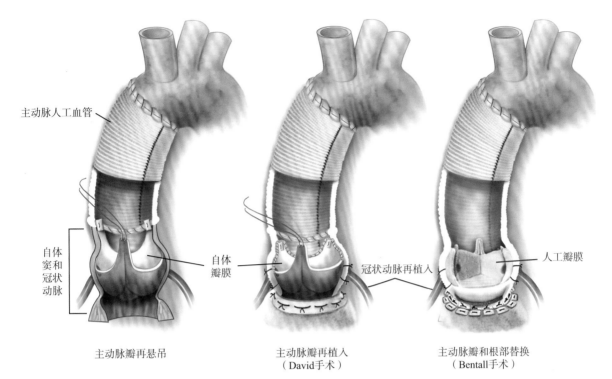

主动脉人工血管

自体窦和冠状动脉

自体瓣膜

冠状动脉再植入

人工瓣膜

主动脉瓣再悬吊

主动脉瓣再植入
（David手术）

主动脉瓣和根部替换
（Bentall手术）

图16.19　主动脉瘤和夹层的外科手术。 主动脉瓣再悬吊，把三个瓣叶交界贴到升主动脉人工血管上以保留主动脉瓣解剖和功能（左）。主动脉瓣再植入（如David手术），以人工血管替换主动脉窦，再植入主动脉瓣及冠状动脉开口，并与升主动脉人工血管缝合（中）。主动脉瓣和根部替换（如Bentall手术），复合带窦血管替换主动脉窦、升主动脉，主动脉瓣替换为人工瓣膜（生物瓣或机械瓣），冠状动脉再植入（右）

（1）升主动脉移植物置换：自窦管交界至主动脉弓的管状织物移植物。

（2）主动脉瓣再悬吊及升主动脉置换：主动脉移植物的近端吻合口在窦管交界，主动脉瓣三个交界"再悬吊"贴于移植物近端。此法中自体主动脉窦和冠状动脉保留。

（3）带瓣管道或Bentall手术：自主动脉瓣环至主动脉弓把主动脉瓣和主动脉用复合带瓣管道联合置换，自体冠状动脉开口于主动脉移植物上再植。主动脉移植物上包含了一个机械瓣或生物瓣。

（4）主动脉瓣再植或David手术：自主动脉瓣环至主动脉弓的主动脉用管道置换而自体主动脉瓣保留并缝合至人工管道上。冠状动脉再植入移植物。

（5）以上手术可同期置换部分主动脉弓。置换主动脉弓的底部称为半弓置换。

对于植入带瓣管道的患者，术后应有基线检查，以便于后期随访研究比较人工瓣膜功能（参见第13章）。人工主动脉自身表现为直径均匀的高回声圆柱形结构（图16.20）。现在大多数外科医师会把自体病变主动脉切除，但以前会把自体主动脉包裹在人工血管外面，所以超声会发现人工血管前方和后方有不规则增厚区。即使切除了自体主动脉节段，术后主动脉周围的瘢痕组织也可能比较明显。如果保留了一段（含冠状动脉开口的）自体主动脉，冠状动脉仍会保持其正常嵌入形态。这类病例需要仔细检查残留主

动脉组织和主动脉窦的扩张。当移植物连接到主动脉瓣水平时，左右冠状动脉开口会连带一小部分"纽扣状"自体主动脉组织再植到移植物上。这时主动脉组

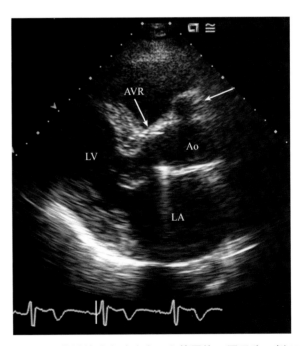

图16.20　带瓣的升主动脉人工血管置换。 图示为一例67岁男性马方综合征患者，于30年前接受了联合升主动脉和双叶机械瓣膜置换术。他的右冠状动脉附着于人工血管处，长期稳定扩张（箭头所指）。LV，左心室；LA，左心房；Ao，主动脉；AVR，主动脉瓣置换术

织的扩张、完整性消失或冠状动脉再植入的缝线裂开都会引起冠状动脉血流中断而导致心肌梗死。此外，此并发症可能导致主动脉破裂或假性动脉瘤形成。

五、主动脉壁内血肿

主动脉壁内血肿是主动脉夹层的一种变异，是主动脉壁内有局部血液聚集但没有分离的撕裂内膜片或假腔，占急性主动脉综合征患者的5%。壁内血肿的可能机制包括血管的滋养血管破入中层退行性变区域或破入穿透性粥样硬化溃疡不伴内膜撕裂。10% ~ 15%的主动脉壁内血肿的患者进展为真正的主动脉夹层，其不良临床转归与初始发病即有清楚夹层瓣的患者类似。

超声心动图中的主动脉壁内血肿表现为主动脉壁的回声增厚。经胸超声可见升主动脉的壁内血肿，但诊断其他主动脉节段需要经食管超声。胸降主动脉的壁内血肿在短轴的图像表现为一个毗邻主动脉腔的新月形团块，边界是明亮的外膜回声信号（图16.21）。长轴图像可以用于评估血肿的范围。

六、主动脉假性动脉瘤

真性动脉瘤包括主动脉壁的全层，假性动脉瘤是由于主动脉壁的完整性缺失，出现于主动脉壁外的一个含血腔。主动脉疾病外科术后，在近端或远端主动脉吻合口或冠状动脉再植入位置可能会有血液自人工血管腔内漏出，进入周围瘢痕组织或自体主动脉形成的区域。假性动脉瘤也可能发生于复杂主动脉瓣手术后，包括根部扩大、心内膜炎或组织破坏。

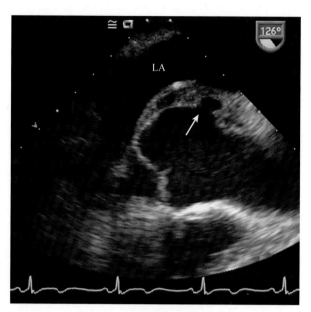

图16.21　主动脉穿透性溃疡和壁内血肿。食管中段长轴切面示升主动脉的一处穿透性溃疡（箭头所指），周围是血肿。LA 左心房

引自Oxorn DC, Otto CM: Diseases of the great vessels.In Oxorn DC, Otto CM, editors: Intraoperative and Interventional Echocardiography: Atlas of Transesophageal Imaging, ed 2, Philadelphia, 2017, Elsevier, Fig.10.98.

假性动脉瘤表现为毗邻主动脉人工血管的无回声区（图16.22）。彩色多普勒可见该区域血流，但经常需要经食管超声以获得足够图像质量。假性动脉瘤可能会破入纵隔或胸腔（两者都有可能致命），或穿过主动脉瓣环破入左心室。这类假性主动脉瓣反流包括舒张期血流自假性动脉瘤入左心室，收缩期血流自左

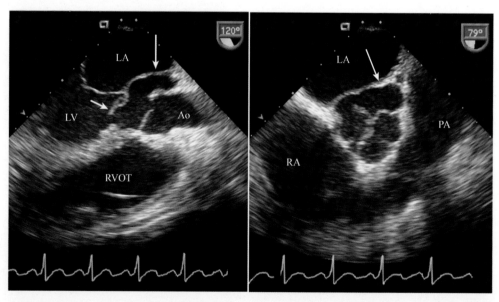

图16.22　主动脉假性动脉瘤。图示为超声心动图用于评估一例32岁的男性心源性休克患者，结果显示其有心内膜炎，且合并假性动脉瘤。经食管超声长轴示主动脉无冠瓣连枷（左，短箭头所指）伴主动脉窦后方破裂，形成主动脉和左心房间的假性动脉瘤（左，长箭头所指）。关闭位可见正常右冠瓣。彩色多普勒可见血流穿梭于假性动脉瘤和主动脉之间及重度主动脉瓣反流。主动脉和假性动脉瘤（箭头所指）交通处短轴可见主动脉瓣和窦变形（右）。LV，左心室；LA，左心房；Ao，主动脉；RVOT，右心室流出道；PA，肺动脉

心室入假性动脉瘤。这类血流信号的脉冲和连续波多普勒特征与跨瓣主动脉瓣反流相似。彩色血流图像显示血流在人工主动脉瓣的周围而不是瓣内。

七、创伤性主动脉疾病

坠落或摩托车事故的减速性伤有可能引起主动脉峡部（主动脉弓和胸降主动脉交界处，邻近动脉韧带）的主动脉破裂。某些情况下，控制血肿破裂需要进行诊断和急诊手术。增强CT是最优诊断方法。经食管超声确认损伤区域经常具有挑战，因为损伤延伸仅一小段，可能没有内膜瓣；发现主动脉外的血流亦较困难。如果确诊较晚，主动脉峡部可能可见一假性动脉瘤。

主动脉损伤包括夹层或血肿也有可能是诊断或介入操作的并发症，包括冠状动脉或瓣膜介入，罕见可能与心脏外科手术的主动脉插管或钳夹术相关。

八、主动脉窦瘤

主动脉窦瘤可能源于：
- 先天性疾病
- 急性感染（如心内膜炎）
- 炎症过程

经食管或经胸超声心动图在长轴和短轴切面均可见主动脉窦扩张变形。先天性窦瘤形态常较复杂，呈"风袋"状，表现为一团不规则的、可移动的回声从主动脉窦伸入邻近的心脏结构（图16.23）。如果窦瘤未破，则多普勒血流不明显。更常见的是存在多个破口，连续波、脉冲或彩色多普勒显示高速湍流自高压力的主动脉入低压力的毗邻结构。注意先天性主动脉窦瘤的感染可能会出现通过坏死区的血流。

获得性主动脉窦瘤形态常较规则。马方综合征的主动脉窦扩张对称性累及三个窦，呈圆滑形态。外科置换升主动脉用复合带瓣管道（并做冠脉再植）。如果情况紧急，只进行了升主动脉置换，马方综合征患者残留的主动脉窦组织会有继续扩张和破裂的风险。心内膜炎相关的主动脉窦瘤往往呈球形，但不规则，可见窦扩张和主动脉壁增厚。同样，窦瘤凸入（或破入）毗邻心腔结构取决于哪个窦受累。

九、粥样硬化性主动脉疾病

（一）主动脉粥样硬化作为栓塞的潜在来源

通过TEE成像获得的高质量主动脉图像可在许多个体中观察到广泛的粥样硬化斑块，有的病例在粥样病变上附着有活动的血栓。这些观察结果促使研究者提出了一种假说，即升主动脉和主动脉弓的粥样硬化可能成为一个栓子的发源地，最终会导致脑血管事件。由于声窗、经胸途径主动脉深度和探头频率较低导致的图像质量较差，经胸超声很难见到主动脉粥样硬化。超声评估粥样硬化的范围和程度与组织学检查相关性很好，TEE对于探查粥样硬化相关的血栓形成是敏感和特异的。

术中评估升主动脉的粥样硬化、避免在粥样硬化病变处进入主动脉现已成为主动脉插管或旁路移植手术的常规。TEE显像或直接无菌主动脉表面显像可用于此类评估。

（二）主动脉粥样硬化作为冠状动脉疾病的标志

TEE检查到的降主动脉粥样硬化斑块（图16.24）提示存在粥样硬化病变，因此可作为冠状动脉疾病的标志，敏感度为90%。反之，胸降主动脉没有粥样硬化提示没有冠状动脉疾病，特异度为90%。

十、肺动脉异常

大部分肺动脉异常为先天性的，包括狭窄后扩张、肺动脉分支狭窄、肺动脉位置异常，如大血管转

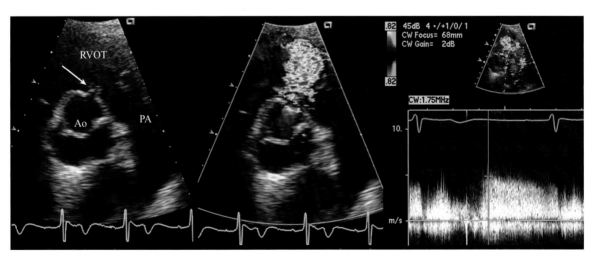

图16.23　主动脉窦瘤破裂。42岁男性，经胸超声心动图短轴切面示右冠状窦一处小的先天性主动脉窦瘤（箭头所指）破入右心室流出道（左）。连续波多普勒示自主动脉入右心室的高速血流（＞4m/s），舒张期和收缩期均有，依此确认分流来自主动脉而不是左心室（右）。Ao，主动脉，RVOT，右心室流出道，PA，肺动脉

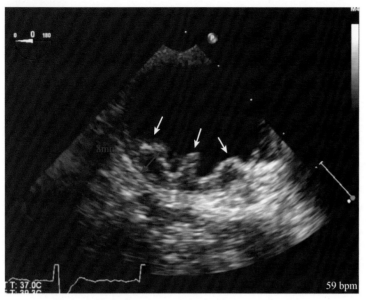

图16.24　主动脉粥样硬化。一例接受经导管主动脉瓣植入术的患者，TEE降主动脉切面示一处复杂突出的粥样硬化病变（白色箭头所指）。红色箭头示粥样硬化的厚度

引自Oxorn DC，Otto CM：Diseases of the great vessels.In Oxorn DC，Otto CM，editors：Intraoperative and Interventional Echocardiography：Atlas of Transesophageal Imaging，ed 2，Philadelphia，2017，Elsevier，Fig.10.91.

位。但肺动脉可能为主动脉系统性疾病累及，如多发性大动脉炎。肺动脉夹层罕见，但也有报道发生于慢性肺高压病例。

非复杂先天性心脏病的肺动脉扩张常见于：

- 右心容量超负荷（如房间隔缺损）
- 肺高压
- 特发性肺动脉扩张

发现肺动脉主干扩张需要仔细评估右心压力或容量超负荷。特发性肺动脉扩张很少见，只有排除其他肺动脉扩张病因后才能考虑。

肺动脉可在TTE的胸骨旁短轴主动脉瓣水平或右心室流出道切面观察。成年患者由于肺组织的遮盖，很难观察到肺动脉前壁。年轻患者可在前倾的心尖四腔心切面进一步角度前倾观察到肺动脉。大多数患者可通过剑突下切面观察到肺动脉。胸骨上窝声窗可在主动脉弓长轴切面观察到右肺动脉横断面，在其垂直切面观察到其长轴（见图16.7）。左肺动脉可从标准胸骨上窝长轴切面轻微侧向和后旋来观察。

肺动脉TEE图像可通过在0°轻微回撤探头至食管内高于左心房水平获得。该切面显示肺动脉长轴及其分叉，但因含气支气管干扰，非所有患者都能显示（图16.25）。肺动脉也可在90°左心室长轴切面向患者右侧旋转探头（类似经胸右心室流出道切面）获得。但该切面因肺动脉位于探头远场，图像质量常欠佳。

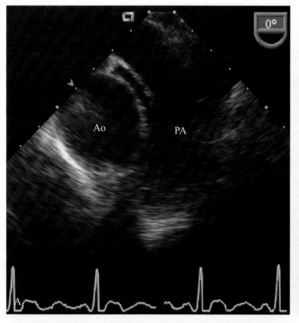

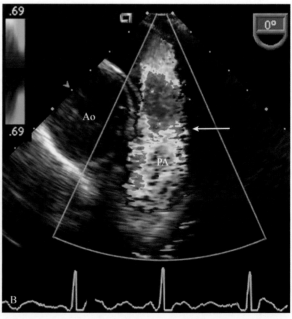

图16.25　肺动脉的TEE成像。A.食管上段0°平面显示肺动脉长轴。该切面因含气支气管干扰不能在所有患者中获得。B.彩色多普勒显示肺动脉内朝向探头的血流。因前向血流速度超过尼奎斯特极限速度（69cm/s）而出现红蓝混叠（箭头所指）。Ao，主动脉；PA，肺动脉

十一、替代方法

尽管TEE诊断急性主动脉夹层的敏感度和特异度都很高，且可在床旁快速完成，但根据临床条件，仍可推荐其他替代影像学方法（表16.4）。影像方法的选择取决于临床表现的危急程度、影像检查的频率和必需的其他额外信息。紧急情况时CT为首选诊断方法，因为放射技师全天候在岗，而超声心动图医师通常需要来到医学中心。对于主动脉疾病患者的长期连续监测，CT或MRI都适用，MRI效果更好，因可避免重复（尽管低剂量）放射线暴露。个别患者的特殊额外信息需求，如远端血管解剖（造影）、毗邻纵隔疾病（CT或MRI）或瓣膜功能（超声心动图），也会导致选择不同的影像学方法。

CT血管成像和MRI都可进行高质量的主动脉成像，诊断主动脉夹层的敏感度和特异度不劣于TEE（图16.26，图16.27）。胸部CT具有视野广、准确性高、可获得性强的优点，可用于评估主动脉疾病。胸部CT可鉴别相关心包积液，但对评价左心室或主动脉瓣功能的价值有限。CT扫描的三维重建增强了解剖发现的关联性。缺点包括使用造影剂、电离辐射和非便携性。

MRI主动脉成像的优点包括分辨率高、诊断准确性高、视野广及具备可将图像沿主动脉长轴定位的能力。与胸部CT一样，MRI仪器也是非便携的，但主动脉成像不需造影剂，无电离辐射。MRI也可评估主动脉瓣反流、心包积液和左心室功能。CT和MRI都可提供分支血管数据，而超声心动图很少具有这些信息。

表16.4　主动脉疾病的影像学诊断方法

成像方法	优点	说明
经胸超声心动图	便携、快速、价廉 评估左心室功能、瓣膜功能和心包积液 舒张末期、多位点测量主动脉	因声窗较差和图像分辨率欠佳，诊断夹层的敏感度和特异度均为中度 于舒张末期测量主动脉管腔，与主动脉长轴垂直
经食管超声心动图	对主动脉夹层有高敏感度和特异度 便携、快速 评估左心室功能、瓣膜功能、心包积液 舒张末期可多位点测量主动脉	操作有些风险 不能评估冠状动脉和分支血管解剖 舒张期测量主动脉管腔应垂直于主动脉长轴
CT	对主动脉夹层有高敏感度和特异度 视野广 冠状动脉和分支血管解剖 主动脉三维重建	非便携 电离辐射 左心室和主动脉瓣的信息少 垂直于主动脉长轴测量主动脉外径，可能比超声测量值略大
心脏磁共振	对主动脉夹层有高敏感度和特异度 视野广 远端分支血管解剖 主动脉三维重建	费用高、非便携 仅能评估近端冠脉解剖。对累及冠状动脉的夹层价值有限 垂直于主动脉长轴测量主动脉外径，可能比超声测量值略大

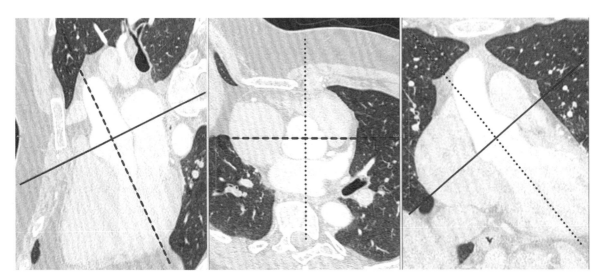

图16.26　主动脉CT图像。双斜测量示例。CT三维重建后，调整两个正交平面（左和右）穿过测量结构（本例为主动脉根部）的轴线。垂直于第一和第二平面的第三平面（中）是用于测量感兴趣结构的确切横截面。所有的主动脉节段都应以这种方式测量，以避免平面倾斜和测量错误

引自 Radke RM，Baumgartner H：Diagnosis and treatment of Marfan syndrome：an update，Heart 100（17）：1382-1391，2014，Fig.3.

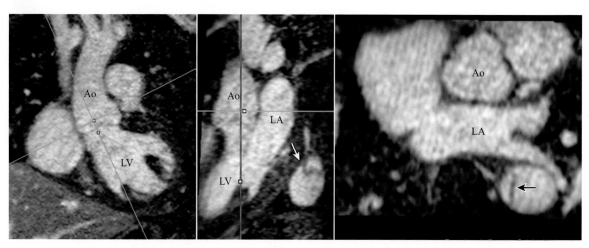

图16.27 磁共振成像。钆增强的磁共振成像可获得包括整个主动脉（Ao）的全容积数据集。如左图和中图所示，图像平面可以在两个正交视图中与主动脉长轴对齐，测量结果来自右侧正向确定的短轴图像。可见降主动脉夹层内膜片（箭头所指）（图片由Eric Krieger博士提供）。LV，左心室；LA，左心房；Ao，主动脉

超声心动图检查清单

主动脉检查

主动脉节段	方法	切面	记录	局限性
主动脉窦	TTE	胸骨旁长轴	主动脉窦、主动脉瓣环、窦管交界	主动脉无冠状窦显示欠佳
	TEE	高位食管长轴	标准长轴切面旋转至120°～130°	
升主动脉	TTE	胸骨旁长轴	上移探头获得窦管交界和升主动脉图像	仅有限节段可见，因人而异
	TTE多普勒	心尖	四腔心切面向前调整探头获得LVOT和升主动脉的脉冲或连续波多普勒血流图	若多普勒声束与血流夹角非平行，会低估血流速
	TEE	高位食管长轴	长轴切面上移动探头获得升主动脉图像	升主动脉远端常不可见
主动脉弓	TTE	胸骨上窝	主动脉弓的长轴和短轴	降主动脉远离图像平面，呈锥形
	TEE	高位食管上段	自胸降主动脉起始段短轴旋转探头至患者右侧并向下成角	并非所有患者都可见本切面 升主动脉和主动脉弓的连接处可能不可见
胸降主动脉	TTE	胸骨旁和改良心尖	自长轴切面旋转到左心室后的胸主动脉长轴 心尖两腔心切面，侧向成角并逆时针旋转探头成像主动脉	TTE显示胸主动脉的深度常限制图像质量。通常需要TEE做诊断
	TTE多普勒	胸骨上窝	胸骨上窝切面记录降主动脉的脉冲多普勒血流	需低壁滤波评估全舒张期反向血流
	TEE	主动脉短轴	图像平面向后转、探头缓慢撤出获得自横膈水平至主动脉弓水平的连续短轴切面	长轴切面可进一步评估异常发现
近端腹主动脉	TTE	剑突下	近端腹主动脉长轴	仅可见近处节段
	TTE多普勒	经胃	脉冲多普勒记录近端腹主动脉血流	需低壁滤波评估全舒张期反向血流
	TEE	经胃	经胃水平可在后方见到部分腹主动脉	不能评估全部腹主动脉

注：LVOT，左心室流出道；TTE，经胸超声心动图；TEE，经食管超声心动图。

主动脉疾病的主要特点

主动脉夹层	主要特点	相关表现
夹层内膜片	在主动脉管腔内分真腔和假腔	独立运动 破口位置 假腔血栓
壁内血肿	主动脉壁新月形增厚	
非直接表现	主动脉扩张 主动脉瓣反流 冠状动脉开口受累 心包积液	

续表

主动脉疾病的主要特点		
主动脉夹层并发症	**主要特点**	**相关表现**
主动脉瓣反流	源于主动脉根部扩张 源于瓣叶连枷	
冠状动脉闭塞	心室颤动 急性心肌梗死	
远端血管闭塞	颈动脉（卒中） 锁骨下动脉（上肢缺血）	
主动脉破裂	破入心包腔 破入纵隔 破入胸腔	心包积液 心脏压塞 胸腔积液 失血
主动脉窦瘤		
先天性	复杂形态 伸入右心室流出道 破孔	
获得性	感染或炎症 对称形态 与主动脉交通 破裂可能	
主动脉粥样硬化		
	复杂（≥4mm或活动性） 与之相关	冠状动脉疾病 脑栓塞事件

（舒先红　董丽莉　译　隆吉俐　校）

推荐阅读

指南

1. Goldstein SA，Evangelista A，Abbara S，et al：Multimodality imaging of diseases of the thoracic aorta in adults：from the American Society of Echocardiography and the European Association of Cardiovascular Imaging：endorsed by the Society of Cardiovascular Computed Tomography and Society for Cardiovascular Magnetic Resonance，*J Am Soc Echocardiogr* 28（2）：119-182，2015.

Recommendations for imaging the aorta with details of image acquisition，strengths，and limitations of each modality. Normal aortic size is related to age，body size，and sex. In children，aortic size is normalized to height，but indexing aortic size in adults is more problematic. The regressions equations in Fig. 16.5 and upper limits of normal in Tables A. 9 and A. 10 are recommended as benchmarks. All imaging modalities are subject to physiologic and measurement variability，so small changes on serial studies should be interpreted with caution.

2. Evangelista A，Flachskampf FA，Erbel R，et al：European Association of Echocardiography；Pepi M，Breithardt OA，Plonska-Gosciniak E（document reviewers）：Echocardiography in aortic diseases：EAE recommendations for clinical practice，*Eur J Echocardiogr* 11（8）：645-658，2010. Erratum in：*Eur J Echocardiogr* 12（8）：642，2011.

This guideline recommends TEE as the ultrasound procedure of choice for the evaluation of the thoracic aorta. The relationships among age，body size，and aortic diameter should be considered in the diagnosis of aortic enlargement.

Echocardiography also allows evaluation of aortic elastic properties，detection of atheroma，and diagnosis of aortic dissection. However，CT and MRI imaging are more reliable for evaluation of the arch and descending aorta. Provides details and examples of image acquisition and measurement.

3. Hiratzka LF，Bakris GL，Beckman JA，et al：2010 ACCF/AHA/AATS/ACR/ASA/SCA/SCAI/SIR/STS/SVM guidelines for the diagnosis and management of patients with thoracic aortic disease：a report of the American College of Cardiology Foundation/American Heart Association Task Force on Practice Guidelines，American Association for Thoracic Surgery，American College of Radiology，American Stroke Association，Society of Cardiovascular Anesthesiologists，Society for Cardiovascular Angiography and Interventions，Society of Interventional Radiology，Society of Thoracic Surgeons，and Society for Vascular Medicine，*Circulation* 121：e266-e369，2010.

Comprehensive guideline document including normal values for aortic dimensions，a review of multimodality imaging for aortic disease，and recommendations for the diagnosis and management of aortic disease.

主动脉瘤和夹层

4. Bolger AF：Aortic dissection and trauma：value and limitations of echocardiography. In Otto CM，editor：*The Practice of Clinical Echocardiography*，ed 5，Philadelphia，2017，Elsevier，pp 677-691.

Review of the pathophysiologic and clinical presentation of aortic dissection and the role of echocardiography for the initial diagnosis，management at the time of surgery，and long-term follow-up.

5. Tan CN，Fraser AG：Perioperative transesophageal echocardiography for aortic dissection，*Can J Anaesth* 61：362-378，2014.

Review article with nice illustrations of aortic dissection types，echo findings and approaches to surgical repair. Numerous online videos.

6. Wang CJ，Rodriguez Diaz CA，Trinh MA：Use of real-time three-dimensional transesophageal echocardiography in type A

aortic dissections: advantages of 3D TEE illustrated in three cases, *Ann Card Anaesth.* 18（1）: 83-86, 2015.

Short article highlighting the role with 3D imaging in aortic dissection.

7. Devereux RB, de Simone G, Arnett DK, et al: Normal limits in relation to age, body size and gender of two-dimensional echocardiographic aortic root dimensions in persons ≥ 15 years of age, *Am J Cardiol* 110: 1189-1194, 2012.

Based on data in 1207 apparently normal subjects, nomograms are proposed for normal aortic diameters in men and women. Using height, expected aortic diameter is calculated as: 1.519 + (age [years] × 0.010) + (height [centimeters] × 0.010) − (sex [1 = man, 2 = woman] × 0.247)

Z-score then is calculated as the difference between the measured and predicted aortic diameter divided by 0.215. A Z-score over 1.97 to 3.0 indicates mild, 3.01 to 4.0 moderate, and > 4.0 severe aortic dilation.

8. Evangelista A: Imaging aortic aneurysmal disease, *Heart* 100（12）: 909-915, 2014.

Review of multimodality imaging for evaluation of aortic aneurysmal disease with useful figures and online videos.

9. Pape LA, Awais M, Woznicki EM, et al: Presentation, diagnosis, and outcomes of acute aortic dissection: 17-year trends from the International Registry of Acute Aortic Dissection, *J Am Coll Cardiol* 66（4）: 350-358, 2015.

This registry includes data on 4428 patients with aortic dissection enrolled at 28 centers over an 18-year period. Most patients (83%) with an ascending aorta dissection present with chest pain, described as severe or worst-ever in 93%. Over this time period, the use of CT for the initial diagnosis increased from 46% to 73% of cases. In contrast, the use of TEE as the initial diagnostic test decreased from 50% to 23%. Early mortality for ascending aortic dissection decreased from 31% to 22%.

主动脉壁内血肿

10. Chou AS, Ziganshin BA, Charilaou P, et al: Long-term behavior of aortic intramural hematomas and penetrating ulcers, *J Thorac Cardiovasc Surg* 151（2）: 361-372, 2016.

In 55 patients with an aortic intramural hematoma, the initial presentation consisted of symptoms of aortic rupture (18%), with aortic dissection being less common. Over 9 months of follow-up, 57% had progressive disease, with 43% requiring late surgery. In 53 patients with penetrating atherosclerotic ulcer, 32% presented with rupture symptoms, and 30% underwent late surgery.

11. Matsushita A, Fukui T, Tabata M, et al: Preoperative characteristics and surgical outcomes of acute intramural hematoma involving the ascending aorta: a propensity score-matched analysis, *J Thorac Cardiovasc Surg* 151（2）: 351-358, 2016.

Based on a series of 460 patients with acute aortic syndromes involving the ascending aorta, compared with patients with a typical dissection, the 121 patients with aortic intramural hematoma were characterized by older age, female sex, history of hypertension and hyperlipidemia, and presentation with cardiac tamponade.

However, operative mortality was lower and long-term survival was higher in those with an intramural hematoma.

遗传性结缔组织病

12. Cheng A, Lewin M, Olson A: Echocardiography in patients with inherited connective tissue disorders. In Otto CM, editor: *The Practice of Clinical Echocardiography*, ed 5, Philadelphia, 2017, Elsevier, pp 677-691.

This chapter summarizes the different types of inherited connective tissue disorders, echocardiography findings, and clinical outcomes.

13. Detaint D, Michelena HI, Nkomo VT, et al: Aortic dilatation patterns and rates in adults with bicuspid aortic valves: a comparative study with Marfan syndrome and degenerative aortopathy, *Heart* 100（2）: 126-134, 2014.

The degree and rate of aortic dilation in 353 patients with a bicuspid aortic valve were compared with 50 patients with Marfan syndrome and 51 patients with a degenerative aortopathy, matched for sex, blood pressure, and follow-up duration. Aortic dilation was present in 87% of patients with bicuspid aortic valve, with the largest diameter in the ascending aorta (60%) or sinuses (27%). Progressive aortic dilation occurred in most patients with bicuspid aortic valve, but 43% had no change over time. In contrast, progressive aortic dilation was seen in 80% of the patients with Marfan syndrome.

14. Radke RM, Baumgartner H: Diagnosis and treatment of Marfan syndrome: an update, *Heart* 100（17）: 1382-1391, 2014.

Review of the diagnostic criteria for Marfan syndrome and the imaging approach. TTE is the primary imaging modality for diagnosis, follow-up, and family screening. In addition, CT and MRI are used to image the entire aorta on sequential studies. The authors recommend using Z-score indexed for height (not body surface area) for normalizing aortic diameters with an absolute threshold over 40 mm in adults considered abnormal.

15. Kuijpers JM, Mulder BJ: Aortopathies in adult congenital heart disease and genetic aortopathy syndromes: management strategies and indications for surgery, *Heart* 103（12）: 952-966, 2017.

Educational review article summarizes inherited aortopathies from a clinical point of view. Sections include appropriate imaging strategies for diagnosis and follow-up, pharmacological therapy, indications for surgery, pregnancy considerations, and sports participation.

主动脉粥样硬化

16. Weissler-Snir A, Greenberg G, Shapira Y, et al: Transoesophageal echocardiography of aortic atherosclerosis: the additive value of three-dimensional over two-dimensional imaging, *Eur Heart J Cardiovasc Imaging* 16（4）: 389-394, 2015. *In 67 patients, 3D imaging of 100 aortic atherosclerotic plaques provided useful information on atheroma thickness and irregularity of contour.*

17. Denny JT, Pantin E, Chiricolo A, et al: Increasing severity of aortic atherosclerosis in coronary artery bypass grafting patients evaluated by transesophageal echocardiography, *J Clin Med Res* 7（1）: 13-17, 2015.

The extent of atheroma visualized on intraoperative TEE in 124 patients undergoing coronary artery bypass grafting surgery increased significantly from 2002 to 2009. The presence of atheroma is important in optimizing the surgical approach to reduce the risk of stroke.

主动脉外科手术

18. Malaisrie SC, McCarthy PM: Surgical approach to diseases of the aortic valve and the aortic root. In Otto CM, Bonow RO, editors: *Valvular Heart Disease: A Companion to Braunwald's Heart Disease*, ed 5, Philadelphia, 2018, Elsevier. In press.

Summary of the surgical approach to both the aortic valve and aortic disease.

Illustrations are helpful in understanding the echocardiographic anatomy of the Bentall procedure (combined aortic valve and root replacement with coronary reimplantation) and the David procedure (root replacement with preservation of the native aortic valve within the graft).

19. Oxorn DC, Otto CM: Diseases of the great vessels. In Oxorn DC, Otto CM, editors: *Intraoperative and Interventional Echocardiography: Atlas of Transesophageal Imaging*, ed 2, Philadelphia, 2017, Elsevier.

20. *This atlas chapter presents images and videos for 16 patients with aortic disease who were undergoing operative intervention.*

成人先天性心脏病分为以下两个基本类别：

■ 成年期才有临床表现的先天性心脏病，既往未接受诊断或治疗

■ 既往明确诊断为先天性心脏病，接受手术治疗并存活至成年期

在既往未确诊心脏病的成年先天性心脏病患者中，先天缺陷通常不被认为是引起症状的潜在原因，因此患者可能通过超声心动图检查被首次诊断。对于这类患者，诊断的困难是如何发现与正确评估先天性异常。相反，对于既往已经确诊先天性心脏病和接受手术治疗的患者，诊断的挑战是明确术后解剖结构并评估术后残余和后遗症。与"姑息性"手术类似，许多接受"矫正性"手术的患者仍可有明显的术后残余或进行性病变。

上述两方面的问题都可以通过应用本部分阐述的超声成像的基本原理和多普勒技术，采用有条理和逻辑性的超声心动图检查方案来解决。除了详尽的成像评估和结合多普勒技术外，通常还需要结合其他成像方法，如心脏磁共振（CMR）成像或计算机断层扫描（CT），以进行全面的先天性心脏病的评估。

本章未对成人先天性心脏病超声心动图表现进行全面描述，而是针对这些患者的超声心动图检查方法和常见疾病的表现进行重点讨论。本章末尾列出参考文献，以供读者查阅参考，获取更详细的信息。

本章旨在提供先天性心脏病的初步诊断方法，而对先天性心脏病的精准成像和确诊需要进行高级培训。

一、基本概念

成人先天性心脏病包括（表17.1）：

■ 狭窄性病变

■ 主动脉和冠状动脉异常

■ 反流性病变

■ 心内分流

■ 异常连接

表17.1　未手术的成人先天性心脏病

先天性缺陷	解剖学表现	多普勒表现
二叶主动脉瓣	二叶瓣可在收缩期识别（舒张期可见界嵴）	轻度狭窄和（或）反流
单叶主动脉瓣	畸形的主动脉瓣收缩期呈穹隆状；三维成像是观察单叶瓣口的最佳方法	主动脉瓣狭窄（从轻度到重度）/主动脉瓣关闭不全
主动脉瓣下隔膜	隔膜从二尖瓣前叶延伸至室间隔，观察多需借助TEE	主动脉瓣近端探及高速血流信号；主动脉瓣反流是由高速射流束引起的瓣膜退变所致
肺动脉（瓣）狭窄	肺动脉瓣或瓣下狭窄。瓣膜狭窄时，肺动脉瓣叶增厚，收缩期呈穹隆状	中度肺动脉（瓣）狭窄（更严重的狭窄通常在儿童时期被发现并治疗）
先天性二尖瓣病变	前叶裂（常与原发性房间隔缺损相关），二尖瓣瓣上环、降落伞型二尖瓣或双孔二尖瓣	前叶裂反流 先天性二尖瓣狭窄
主动脉缩窄	缩窄难以观察，因为胸主动脉从胸骨上窝处不易显示；约50%的患者伴有二叶主动脉瓣、升主动脉搏动增强和腹主动脉搏动减弱	重度梗阻时，胸主动脉表现为收缩期高速血流和全舒张期的血流；非平行夹角限制了对非手术患者严重程度的定量评估
主动脉窦瘤（瓦氏窦瘤）	根据累及主动脉窦不同，扩张菲薄的主动脉窦呈"风袋"状突入毗邻心脏结构	根据累及窦部不同，瘘可能从Ao至RA、LA、RV或LV
冠状动静脉瘘	瘘管难以观察，但冠状窦和冠状动脉近心端常扩张	冠状窦或异常心外膜回声结构内血流紊乱
冠状动脉异常	冠状动脉起源于对侧主动脉窦 左冠状动脉异常起源于PA（ALCAPA） 右冠状动脉异常起源于PA（ARCAPA）	当冠状动脉起源于PA时，血流从冠状动脉逆行进入PA。由于心肌缺血，常见LV功能不全
三尖瓣下移畸形（Ebstein畸形）	附着于间隔的三尖瓣隔瓣向心尖移位；RA明显扩大（部分解剖RV成为生理上的RA）	三尖瓣反流，房间隔缺损
房间隔缺损	RV和RA容量超负荷，伴有RVE、RAE及室间隔反常运动 TEE可显示房间隔三维解剖结构	$Q_p:Q_s$：根据LVOT（或Ao）与PA的多普勒每搏量测量结果计算得出
	继发性：卵圆窝区出现房间隔中断，最佳观察切面为胸骨旁短轴切面或心尖四腔心切面	穿过房间隔缺损的左向右彩色血流图像；IV超声造影显示部分右向左分流或左向右分流的"负性显影"
	原发性：邻近中心纤维体的房间隔缺损；与房室瓣膜异常（二尖瓣前叶裂）和流入部室间隔缺损相关。最佳观察切面为四腔心切面	穿过房间隔的左向右彩色血流图像；常伴有二尖瓣反流
	静脉窦型：位于下腔静脉-RV交界处的缺损（常伴有异常PVR） TEE有助于观察缺损 若$Q_p:Q_s$升高，无明确的继发性或原发性房间隔缺损的证据，则应怀疑此类疾病	TEE彩色图像显示缺损部位及左向右分流，可能与肺静脉异常反向（血流）有关 CMR图像有辅助作用，通常很有帮助
部分型肺静脉异位引流	RVE、RAE及室间隔反常运动均反映右心系统容量超负荷（通常与ASD相关）	当$Q_p:Q_s>1$时，无证据显示穿越房间隔血流，则应怀疑此类疾病
室间隔缺损	小室间隔缺损：膜部、肌部或流出道型缺损难以显像；膜部缺损通常被三尖瓣隔叶部分或完全关闭（室间隔膜部瘤）	脉冲或连续波多普勒示收缩期左向右高速射流束；彩色血流图像显示缺损右心室侧血流紊乱；肺动脉压正常
	艾森门格室间隔缺损：与LV和RV大小及室壁厚度相当的大缺损	穿过心室缺损处的低速双向血流；重度肺动脉高压
动脉导管未闭	LV及LA轻度扩大；在成年人中少见	PA舒张期血流反向（通常沿PA前壁）；胸主动脉舒张期血流反向
先天性矫正型大动脉转位（cc-TGA）	心房与心室及心室与动脉对位关系不一致，因为存在双重对位关系不一致，血流在生理上反而是正常的：RA-LV-PA；LA-RV-Ao常合并相关缺陷，包括肺动脉瓣狭窄、室间隔缺损、心脏传导阻滞和三尖瓣下移畸形（Ebstein畸形）伴房室瓣反流	未合并相关缺陷时，生理功能正常；当合并其他缺陷时，多普勒表现为肺动脉瓣狭窄、室间隔缺损、房室瓣反流
永存左上腔静脉	冠状窦扩张；胸骨上窝切面未显示无名静脉	经左臂注射造影剂首先使冠状窦显影，然后是RA
法洛四联症	Ao增宽，骑跨，室间隔缺损，肺动脉瓣或瓣下狭窄	右心室流出道和（或）跨肺动脉瓣高速射流；穿过室间隔缺损双向血流

注：Ao，主动脉；ASD，房间隔缺损；IV，静脉内；LVOT，左心室流出道；PA，肺动脉；PVR，肺静脉反向（血流）；$Q_p:Q_s$，肺循环-体循环分流比；RAE，右心房扩大；RVE，右心室扩大

■复合或复杂先天性疾病

（一）狭窄

先天性狭窄性病变，包括右心室（RV）流出道梗阻或左心室（LV）流出道梗阻（瓣膜下、瓣膜或瓣膜上）、左心室流入道阻塞（先天性二尖瓣狭窄、三房心）和大血管狭窄［主动脉缩窄、肺动脉（PA）分支狭窄］，以上病变较为常见。

先天性狭窄性病变的解剖结构与获得性瓣膜病变不同，但两者的病理生理学和血流动力学表现相似，即狭窄上游流速正常，近狭窄处的下游血流紊乱。狭窄处存在高速射流，其速度（ V ，单位 m/s）与跨狭窄处的压差（ ΔP ，单位 mmHg）有关，如简化的伯努利（Bernoulli）方程所示：

$$\Delta P = 4V^2 \qquad (17.1)$$

当射流方向与超声束的走向平行时，对狭窄程度和心内血流动力学的定量测定结果是可靠的。例如，若跨肺动脉瓣血流的峰值流速为 4.5m/s，则右心室与肺动脉之间的收缩峰值压差约为 80mmHg。先天性狭窄病变狭窄程度的定量评估包括计算获得性瓣膜狭窄的最大和平均压力阶差。同样，在可能的情况下，使用连续方程（主动脉瓣）或压力减半时间法（二尖瓣）计算瓣膜面积。

先天性狭窄与获得性狭窄有一些不同之处需要注意。第一，心室流出道的先天性狭窄，无论是右心室还是左心室，都可能累及瓣上或瓣下区域，而非（或同时）累及瓣膜本身（图17.1）。通过常规脉冲多普勒超声或彩色血流成像仔细评估，识别狭窄下游的血流紊乱，有助于确认梗阻的确切部位。第二，存在多发狭窄时，多普勒超声技术很难定量评估单个梗阻对整体狭窄程度的影响。第三，因为近端血流区域的解剖结构呈锥形，先天性狭窄的近端血流模式以流速明显升高为特征（如主动脉缩窄或合并先天性肺动脉狭窄）。此时，为了准确评估压力梯度，在伯努利方程中需要包括近端血流速（ V_{prox} ）及射流峰值流速（ V_{jet} ）：

$$\Delta P = 4 (V_{jet}^2 - V_{prox}^2) \qquad (17.2)$$

否则，成人先天性狭窄的评估与获得性狭窄的评估就并无不同，具体方法在第11章详细阐述，并用于该组患者的评估。

（二）反流

先天性瓣膜反流的精准成像可以明确患者具体的反流机制。对房室瓣而言，重点是乳头肌的数量和位置，瓣下结构（尤其是异常结构），瓣叶的大小、形状、厚度、冗余度和运动，以及瓣环的大小和形状。畸形包括瓣叶黏液性改变、瓣叶位置异常（Ebstein畸形）及瓣下附件异常（房室管缺损）（图17.2）。大血管扩张或瓣叶穿孔均可造成半月瓣反流。三维成像有助于评估瓣叶结构及反流机制。

先天性反流与获得性反流的病理生理机制是相同的。心腔接收回流血流导致容量负荷过多，心腔进行性扩张（最终导致功能不全），血流紊乱。对先天性反流的评估方法与获得性反流类似，已在第12章中详细阐述。

（三）分流

异常心内交通的特征是血流穿过缺损处，缺损血流的方向、出现的时期和体积是由开口的大小、缺损

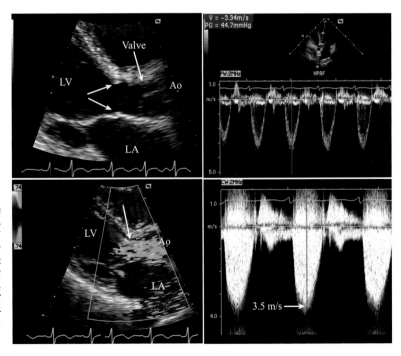

图17.1　主动脉瓣下狭窄。一位伴有收缩期杂音患者的胸骨旁长轴二维切面（左上）显示左心室流出道有细微的隆起（箭头所指）。彩色多普勒（左下）显示该区域血流速度增加，提示可能存在主动脉瓣下隔膜（箭头所指）。高脉冲重复频率多普勒（右上）显示该部位血流加速至少达到3.3m/s，连续波多普勒（右下）显示流出道峰值速度为3.5m/s。Ao，主动脉；Valve，瓣膜；LA，左心房；LV，左心室

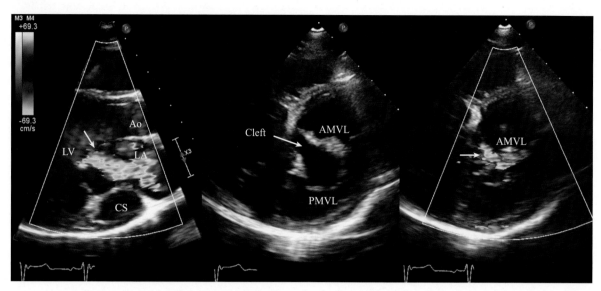

图17.2　二尖瓣前叶裂。经胸超声检查胸骨旁长轴切面（左）显示二尖瓣反流束（箭头所指）似乎起源于二尖瓣前叶（AMVL）中心。偶然发现扩张的冠状窦（CS）与永存左上腔静脉。二尖瓣水平短轴切面二维图像显示裂口（Cleft）位于二尖瓣前叶（中）；彩色多普勒显示反流起源于裂口（右）。Ao，主动脉；PMVL，二尖瓣后叶

两侧压力阶差和缺损两侧血管床的相对阻力决定的。如果左心压力超过右心压力（肺血管阻力低），则左向右的分流占主导地位。

此外，在心动周期中右侧的压力瞬时超过左侧的压力，会短暂地出现少量右向左的分流。常规脉冲多普勒超声或彩色血流成像发现血流紊乱位于缺损下游：室间隔缺损（VSD）的室间隔右侧、房间隔缺损（ASD）的右心房（RA）、动脉导管未闭的肺动脉。

与狭窄或反流的瓣口相似，通过分流口的血流速度与缺损两侧的压力阶差有关，如伯努利方程所述。因此，由于左心室收缩压远超过右心室收缩压（约100mmHg），小型室间隔缺损通常为收缩期高速血流信号（约5m/s）（图17.3）。相反，由于左心房与右心房的压差小，通过房间隔缺损的血流通常为低速血流。

心腔内左向右分流会使受血腔容量慢性超负荷，从而使受影响的心腔扩张。对于房间隔缺损，可以看见右心房、右心室扩大，间隔矛盾运动。对于动脉导管未闭，左心房和左心室容量超负荷。虽然室间隔缺损会导致右心室容量超负荷，但实际上右心室大小通常正常，因为左心室在收缩期通过缺损处直接将分流束喷射进肺动脉。相反，因为左心腔接收肺静脉的血流量增加，可以看到左心房和左心室扩张。

通过心内分流的血流量（Q）——肺循环-体循

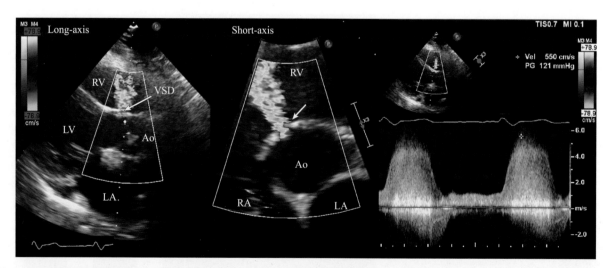

图17.3　小型膜部室间隔缺损。胸骨旁长轴切面（左），彩色多普勒显示自小型室间隔缺损（VSD）进入右心室流出道的收缩期杂乱血流。短轴切面（中）显示主动脉瓣左心室侧缺损的确切位置，这是膜部VSD的典型位置。由于左心室与右心室收缩期存在较大的压差，胸骨旁切面连续波多普勒（中）显示一束朝向探头的高速（5.5m/s）血流信号（伴有一些波段干扰）。由于左心室舒张期压力稍高于右心室，舒张期仍可见左向右低速血流。Ao，主动脉；Long-axis，长轴；Short-axis，短轴；LA，左心房；LV，左心室；RA，右心房；RV，右心室

环分流比（$Q_p : Q_s$）——是通过多普勒超声测量心内两个部位的每搏量确定的（图17.4）。在房间隔缺损（ASD）的情况下，肺循环血流量（Q_p）通过肺动脉横截面积（CSA）和速度–时间积分（VTI）计算，而体循环血流量（Q_s）通过测量左心室流出道（LVOT）横截面积和速度–时间积分计算：

$$Q_p = CSA_{PA} \times VTI_{PA} \quad\quad (17.3)$$
$$Q_S = CSA_{LVOT} \times VTI_{LVOT} \quad\quad (17.4)$$

所以：

$$Q_p : Q_s = \frac{CSA_{PA} \times VTI_{PA}}{CSA_{LVOT} \times VTI_{LVOT}} \quad\quad (17.5)$$

当二维（2D）图像对于直径测量（用于计算圆形横截面面积）准确，并且多普勒流速与超声束平行时测量，这种方法是相对准确的。评估$Q_p : Q_s$的潜在误差与任何多普勒方法测量的搏出量相同（参见第6章）。

心中有数（ECHO MATH）：分流率计算

举例：

一名26岁女性因运动耐量降低接受超声心动图检查，图像显示其右心房和右心室扩大，并伴有间隔反常运动和以下多普勒数据：

右心室流出道速度	1.8m/s
速度–时间积分（VTI_{RVOT}）	32cm
内径	2.6cm
左心室流出道速度	1.1m/s
速度–时间积分（VTI_{LVOT}）	16cm
内径	2.4cm

右心扩大提示可能存在房间隔缺损。分流比例是通过右心室流出道（RVOT）测量的肺循环血流量（Q_p）与左心室流出道（LVOT）测量的体循环血流量（Q_s）的比值计算的。每个测量点的横截面积（CSA）按圆形计算：

$$CSA_{RVOT} = \pi (D/2)^2 = 3.14 (2.6/2)^2 = 5.3cm^2$$
$$CSA_{LVOT} = \pi (D/2)^2 = 3.14 (2.4/2)^2 = 4.5cm^2$$

计算各点的血流（搏出量）：

$$Q_p = CSA_{RVOT} \times VTI_{RVOT} = 5.3cm^2 \times 32cm = 170cm^3$$
$$Q_s = CSA_{LVOT} \times VTI_{LVOT} = 4.5cm^2 \times 16cm = 72cm^3$$

所以：

$$Q_p/Q_s = 170/72 = 2.4$$

这个计算结果表示缺损分流量大，可能导致进行性右心功能不全，必须及时处理缺损。

由于显著的左向右分流，肺动脉压开始升高，随着时间的推移进展为不可逆转的肺动脉高压。当肺血管阻力等于或超过体循环血管阻力时，分流方向逆转，导致体循环血氧饱和度降低和发绀。由心内分流导致的不可逆肺动脉高压，伴有肺循环压力和体循环压力相等，称为艾森门格综合征。其可以发生在婴儿期，特别是存在大型室间隔缺损时，但同样可以发生在长期右向左分流率达2：1患者中。

（四）连接关系

当存在心房与心室异常连接、心室与大血管异常连接或者两者同时存在时，超声诊断更加困难。成人中，透声不佳也会影响检查结果。但使用系统的方法也可以正确评估解剖结构。

因为心脏在胸部的位置变异较大，超声医师不能仅凭借胸腔内心腔位置来识别心脏的解剖结构。右位移（dextroposition）指心脏位置向右移动，而其他解剖结构正常，如右肺容量减少或严重脊柱侧弯所致心脏改变。超声声窗右移，但图像切面与正常解剖相似。右位移时，心尖指向右侧，但心室、心房关系正常。长轴切面所在截面从左肩部指向右髋部，心尖切面位于胸骨中线或者胸骨右缘。对比来看，镜像右位心（dextrocaradia），心脏解剖与正常人是镜像关系（右侧心腔是正常心脏的左侧心腔）。心脏位于右半胸部，心尖处于锁骨中线上。因此声窗在右侧胸部，图像切面与正常心脏呈镜像关系。内脏转位（situs inversus）是指胸腹腔脏器从右向左翻转。

心房位置（atrial situs）是指右心房和左心房在胸腔的位置。下腔静脉大多数时候引流入右心房，因此肋下追踪下腔静脉汇入的腔室即可确定右心房的位置。因此肋下窗口通常是复杂性先天性心脏病检查的起始点。而另一个心房被确定为左心房，尽管肺静脉正常情况下引流入左心房，但也有例外情况（如部分型或完全型肺静脉异位引流）。

解剖学右心室和左心室可通过几个特征来区别（图17.5）。解剖学右心室有

- 突出的肌小梁
- 节制索
- 漏斗区
- 更靠近心尖部的房室环
- 三尖瓣

只有当左心室和主动脉根部关系正常时，二尖瓣前叶和主动脉瓣才会存在纤维连接。当解剖学右心室与主动脉根部连接时，可以在房室瓣的基底部与大血管间见肌性环带。当解剖学心室连接异常存在时，泵血入肺血管床的心室称为肺动脉下心室（subpulmonic ventricle）。泵血入主动脉的心室称为体循环心室（systemic ventricle）。

房室瓣的发育形成对应适当的心室解剖，所以二尖瓣是区分左、右心室的另一个特征。当有二尖瓣前叶裂时要特别留意，因为此时其与三尖瓣非常相似。除了房室瓣瓣叶数量，房室瓣环的相关位置也有

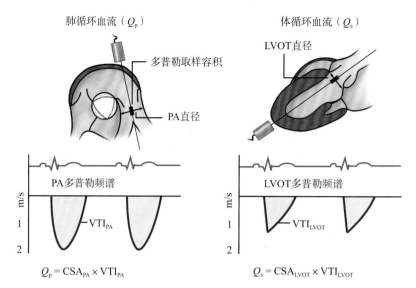

图 17.4　多普勒分流比计算。肺循环血流量（Q_p）通过在多普勒取样部位测量肺动脉（PA）内径和 PA 血流的速度-时间积分（VTI），根据肺动脉每搏量计算得出。假定横截面积（CSA）为圆形。同样，体循环血流量（Q_s）通过左心室流出道（LVOT）内径和速度-时间积分计算得出。CSA_{PA}，肺动脉横截面积；CSA_{LVOT}，左心室流出道横截面积；VTI_{PA}，肺动脉速度-时间积分；VTI_{LVOT}，左心室流出道速度-时间积分

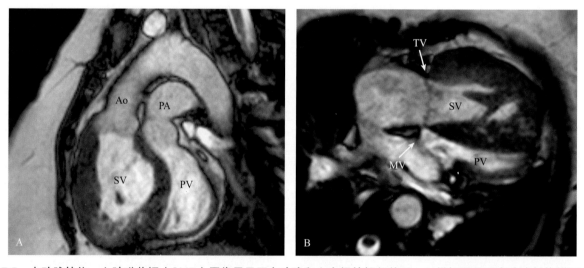

图 17.5　大动脉转位。心脏磁共振（CMR）图像显示了大动脉和心室间的解剖关系。A. 纵切面显示大动脉与体循环心室（SV）和肺循环心室（PV）之间的并列关系。主动脉（Ao）在肺动脉（PA）的前面。B. 在四腔心平面，体循环心室是解剖学右心室，表现为节制索、突出的肌小梁，以及与二尖瓣（MV）相比，三尖瓣（TV）根部附着处更近心尖。体循环心室轻度肥厚。肺循环心室是解剖学左心室

鉴别意义，相比二尖瓣环，三尖瓣环更靠近心尖。需要注意的是心室大小、形态及室壁厚度并不能用来区分二者，因为先天性病变可能导致任一心室的扩张和肥厚。

　　心房与心室确定后，注意力应集中于大血管上。通过追踪主动脉远端的弓部及头颈部血管可以很好地定位主动脉根部。显示冠状动脉起源可以帮助判断，但要考虑冠状动脉异常起源于肺动脉的情况。肺动脉的确认可以依靠其形成的左右分支结构辨认。

　　先天性心脏病中，胸腔内大血管的位置及其毗邻结构经常变化。正常情况下肺动脉根部位于主动脉前

内侧，后向其后外侧走行，同时右肺动脉位于升主动脉后方。正常情况下，主动脉瓣环位于右心室流出道后方，主动脉根部向内向前延展，继而向侧后走行形成主动脉弓部。主动脉瓣与肺动脉瓣正常大致呈垂直关系，肺动脉瓣在胸腔内略高于主动脉瓣。伴随着大血管的转位，这些位置关系发生改变。所以半月瓣处于相同的断层切面，主动脉与肺动脉互相平行，而不是呈正常的"十字交叉"关系。如果主动脉向前、向左，即为 L 转位，主动脉向前、向内（向右）即为 D 转位。

　　大多数心腔和大血管间有异常连接的患者都合并

相关异常，需要进行超声心动图评估，包括心内分流、狭窄和反流性病变、肺动脉高压及心室功能不全。下列方法有助于此类患者的超声心动图检查：

■ 了解患者的临床病史，包括手术史和已完成的诊断性检查

■ 制订超声心动图检查中要回答的特定临床问题在检查期间，临床医师和超声医师应一起判断：

■ 心腔、大血管及其连接关系

■ 相关缺陷

■ 每种病变导致的生理改变

■ 检查结束时仍未解决的临床问题

另外，超声医师应该提出其他合适的成像方式来解决不确定的问题。

二、先天性狭窄性病变

（一）先天性主动脉狭窄

虽然先天性二叶主动脉瓣是最常见的先天性心脏病（报道普通人群的发病率为1%～2%），在纤维钙化导致主动脉瓣狭窄前，二叶主动脉瓣可以在50岁或更长的时间里维持正常功能。值得注意的是，先天性二尖瓣反流较少发生，但出现在青年时期时表现为舒张期杂音及运动不耐受的症状。

青年人出现明显左心室流出道梗阻时，应考虑二叶瓣以外的病变，特别是单叶主动脉瓣、主动脉瓣下隔膜或肥厚型心肌病。在超声图像上单叶主动脉瓣膜增厚、变形，并伴有收缩期弯曲。胸骨旁高位短轴切面显示收缩期单尖瓣偏心开放。三维经胸超声心动图（TTE）或经食管超声心动图（TEE）可以进一步明确瓣膜解剖。多普勒超声心动图可以测量各种类型主动脉瓣狭窄的跨瓣压力阶差和瓣膜面积。儿童期或青春期接受过瓣膜切开术的患者，常发生主动脉瓣再狭窄，平均13年后其发病率高达40%。

（二）主动脉瓣下狭窄

先天性主动脉下梗阻解剖学病因多样，包括肌性或膜性的梗阻。正常情况下，隔膜通常位于距主动脉瓣平面下方1～1.5cm处，但有时隔膜紧邻主动脉瓣。因为成人声窗差，无论哪种情况隔膜均难以发现。当左心室流出道探测到高速血流，但主动脉瓣叶显示正常时，应考虑主动脉瓣下隔膜的可能。TEE可以直接显示主动脉瓣下隔膜，特别是使用多平面成像或三维成像时。常规脉冲多普勒、高脉冲重复频率多普勒和彩色血流成像有助于从TTE或TEE证明，与主动脉瓣狭窄相反，主动脉瓣前向血流流速加快和狭窄后血流紊乱发生在主动脉瓣左心室侧，提示存在主动脉瓣下梗阻。患者常伴随的主动脉瓣反流，是由于主动脉瓣叶长期暴露在高速的瓣下射流中，造成主动脉瓣"喷射损伤"，罕见的原因是主动脉瓣下隔膜与主动脉瓣的纤维附着损伤。

（三）先天性右心室流出道梗阻

右心室流出道梗阻分为瓣下（肌性流出道）、瓣膜及瓣上（肺动脉主干或其主要分支）梗阻。肺动脉狭窄可以孤立出现，但多数是作为复杂畸形的一部分（如法洛四联症）或与其他异常（如矫正型大动脉转位）相关。脉冲多普勒能测定流出道的梗阻程度，彩色血流成像可以确定血流速度增加及狭窄后血流紊乱的解剖位置。梗阻在二维或三维成像上可表现为肺动脉瓣下肌性突出、变形的穹窿状肺动脉瓣叶，或肺动脉狭窄。如果存在明显梗阻，通常可见代偿性右心室肥厚。

梗阻程度通常借助伯努利方程由多普勒超声（图17.6）测量，但如果存在连续性狭窄，只能评估总体的梗阻程度。存在肺动脉狭窄时，需要注意，三尖瓣反流速度仍然可以准确反映右心室与右心房的压力差，但不再指示肺动脉收缩压。可以通过以下方法计算肺动脉收缩压（PAP）。

（1）右心室（RV）收缩压（RVSP）根据三尖瓣反流速度（VTR）计算；右心房（RA）压（RAP）根据下腔静脉内径和呼吸变异度估算：

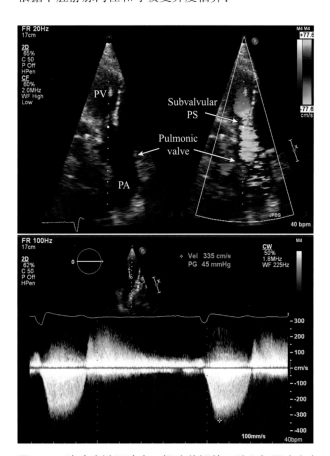

图17.6 肺动脉瓣下狭窄。探头前翘的五腔心切面（上）上，彩色多普勒显示完全性大动脉转位患者的肺动脉瓣近端流速增高。连续波多普勒（下）显示血流速度为3.4m/s，舒张期可见中重度肺动脉瓣反流。PA，肺动脉；PS，肺动脉瓣狭窄；PV，肺循环心室；Pulmonic valve，肺动脉瓣；Subvalvular，瓣下

$$RVSP = 4V_{TR}^2 + RAP \qquad (17.6)$$

（2）RV-肺动脉（PA）压力阶差（ΔP_{RV-PA}）通过肺动脉狭窄射流速度（V_{PS}）估算：

$$\Delta P_{RV-PA} = 4V_{PS}^2 \qquad (17.7)$$

（3）肺动脉收缩压通过RV收缩压减去跨肺动脉瓣压力阶差得出：

$$PAP = (\Delta P_{RV-PA} + P_{RA}) - \Delta P_{RV-PA} \qquad (17.8)$$

肺动脉瓣反流束的舒张末期流速也有助于判断PA压力，它反映了PA和RV之间的舒张压差（高者多见于肺动脉高压，低者多见于肺动脉狭窄，或PA舒张压正常）。

心中有数（ECHO MATH）：肺动脉瓣疾病患者的肺动脉压计算

举例：

一名24岁患者因心脏杂音接受超声心动图检查提示：

右心室流出道速度	1.6m/s
PA流速	3.1m/s
三尖瓣反流束	3.4m/s
估算的右心房压	5mmHg（下腔静脉内径小、呼吸变异度正常）

由于右心室流出道流速升高，最大肺动脉瓣压力阶差需使用伯努利方程中的近端速度（V_{prox}^2）计算：

$$\Delta P = 4(V_{jet}^2 - V_{prox}^2)$$
$$\Delta P = 4[(3.1)^2 - (1.6)^2] = 4[9.6-2.6] = 28mmHg$$

如果不包含近端流速，压力阶差会被高估为38mmHg。

由于存在肺动脉狭窄，计算肺动脉收缩压（PAP）是从估算的RV压力中减去肺动脉瓣压力阶差：

$$PAP = (\Delta P_{RV-PA} + P_{RA}) - \Delta P_{RV-PA}$$
$$PAP = (4V_{TR}^2 + P_{RA}) - \Delta P_{RV-PA}$$
$$= [4(3.4)^2 + 5] - 28 = 23mmHg$$

因此，即使三尖瓣反流所示RV收缩压为51mmHg，计算所得PA收缩压也是正常的。

三、先天性主动脉和冠状动脉异常

（一）主动脉缩窄

降主动脉近端的先天性狭窄通常位于动脉导管开口的近端，很少见到导管开口以远的缩窄。缩窄通常较为局限，只累及主动脉的一小段，但有时也累及较长节段，表现为管状狭窄。对于成人，胸骨上窝切面很难显示缩窄部位。因为超声断层图像斜切心脏时往往偏离了相应的解剖断面，即使是正常人，降主动脉看起来也偏细。对于既往接受过主动脉缩窄修复手术的成年患者，再狭窄可发生在不同年龄段，其取决于手术的方式和患者接受手术时的年龄。对于手术者和未手术者的缩窄，TEE成像显示降主动脉长轴切面有助于主动脉缩窄的诊断，尽管目前CT和CMR成像仍是标准的临床诊断方法。

多普勒检查显示缩窄处血流速度增高，当梗阻严重时，顺行血流持续至舒张期（图17.7），有时也称为舒张期消失。若缩窄近端的血流流速增快，则应将近端流速纳入伯努利方程，用于估测压力阶差。对于未手术患者，因缩窄处的射流偏心性明显，很少能实现超声束和射流方向平行，而导致对梗阻严重程度的低估。对于既往接受缩窄修复手术的患者，再狭窄时射流的方向更对称，更可能实现与超声束的平行并对压力阶差做出正确估测。在上述两种情况下，其他评估缩窄严重程度的临床方法都可应用（如对比上肢和下肢的血压）。

（二）主动脉窦瘤

主动脉窦（瓦氏窦）瘤是一种先天性动脉瘤，表现为一薄而扩张的瘤体，向邻近的心脏结构突出，常伴有破口形成通道（取决于累及的窦的部位）。在超声心动图上，先天性动脉瘤常有"风袋"样表现，呈长的、卷曲的、可移动的囊袋，从主动脉窦部延伸至邻近的心脏结构（见图16.3）。上述表现与心内膜炎引起的动脉瘤的对称性扩张形成对比。无冠状窦瘤突入右心房，左冠状窦瘤突入左心房，右冠状窦瘤突入右心室流出道。若存在破口，脉冲和彩色多普勒超声显示由左向右的分流至破入的心腔，伴随心腔内血流

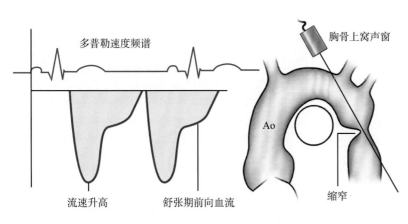

图17.7　主动脉缩窄。胸骨上窝切面，连续波多普勒显示缩窄处的收缩期流速增快，前向血流持续至舒张期。成年患者缩窄的影像学表现常不理想。Ao，主动脉

紊乱。连续波多普勒技术显示收缩期高速血流和舒张期血流信号。

（三）冠状动静脉瘘

冠状动静脉瘘是一种罕见的先天性异常，在青年人中表现为持续性心脏杂音。异常通道通常起自冠状动脉，并引流入冠状窦或右心房。冠状动静脉瘘在超声心动图上表现为异常扩张区域的舒张期或双期连续性血流，此外，在引流入心腔的瘘口处出现湍流（图17.8）。

（四）冠状动脉起源异常

超声心动图可诊断的其他冠状动脉异常（特别是当TTE或TEE图像质量很高时）包括回旋支起源于右冠状窦、右冠状动脉起源于左冠状窦或左冠状动脉主干起源于右冠状窦。

冠状动脉异常起源于肺动脉很少在成年期被偶然发现并首次确认，因为该病引起的心肌缺血通常在儿童期就出现严重的临床症状。

左冠状动脉起源于肺动脉（ALCAPA）或右冠状动脉起源于肺动脉（ARCAPA）时，来自主动脉的血流在起源自主动脉的冠状动脉中是顺行的，而在异常起源的冠状动脉中逆行，并引流入肺动脉。基于此，超声心动图可根据主肺动脉的舒张期异常血流来诊断这类罕见的病变。

四、先天性反流性病变

（一）三尖瓣下移畸形（Ebstein畸形）

三尖瓣下移畸形的特点是三尖瓣的一个（通常是隔侧）或多个瓣叶的基底段粘连在右心室内膜上，导致三尖瓣附着部向心尖移位（图17.9）。在三尖瓣畸形中，三尖瓣环与二尖瓣环之间的距离超过正常值10mm。严重情况下，三尖瓣几乎移位到右心室心尖顶端，同时可合并三尖瓣叶增厚、畸形，患者几乎都存在不同程度的三尖瓣反流，一般来说，患者无右心室舒张期梗阻（图17.10）。

由于三尖瓣叶附着点向心尖移位，部分解剖学右心室会成为生理性右心房的一部分，这种"房化"的心室增进了右心房扩大的表现，其扩大是由三尖瓣反

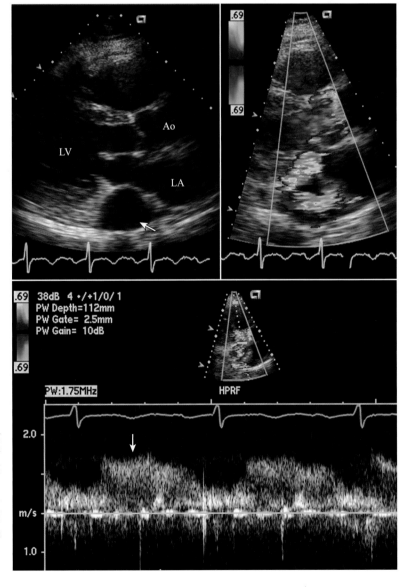

图17.8　冠状动静脉瘘。患者女性，24岁，听诊闻及连续性杂音，二维长轴切面（左上）显示冠状窦呈扩大的无回声区（箭头所指）。彩色多普勒（右上）显示主动脉到该冠状窦区的涡流信号。结合其他图像切面，证实为右冠状动脉-冠状窦房室瘘。脉冲多普勒（下）记录到低速血流，主要在舒张期（箭头所指），但也延伸至收缩期，证实是冠状动静脉瘘。Ao，主动脉；LA，左心房；LV，左心室

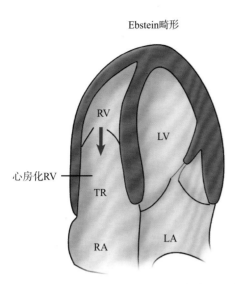

Ebstein畸形

图17.9　Ebstein畸形。注意三尖瓣向心尖移位和右心室的"心房化"。典型病例可见三尖瓣反流（TR）伴右心室和右心房增大。RA，右心房；RV，右心室；LA，左心房；LV，左心室

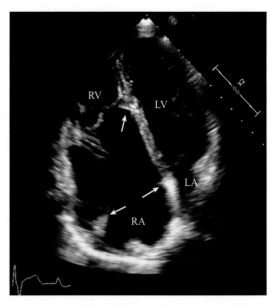

图17.10　Ebstein畸形的影像学表现。心尖四腔心切面，与三尖瓣环（下箭头所指）相比，三尖瓣附着点向心尖移动（上箭头所指），右心室和右心房增大。从三尖瓣环水平到下移瓣膜附着处的右心室部分通常被称为"房化右心室"

流导致慢性心房容量超负荷而导致。三尖瓣下移畸形是一种孤立的解剖异常，或与旁路房室传导异常（预激综合征）、房间隔缺损或其他先天性畸形（如心室转位）有关。三尖瓣解剖异常纠正后常导致房室瓣反流和慢性心室容量负荷增加。

（二）二尖瓣裂

二尖瓣先天性畸形包括由降落伞型二尖瓣（单组乳头肌）引起的先天性二尖瓣狭窄、双孔二尖瓣、二尖瓣瓣上环或者其他瓣叶及乳头肌的发育异常。成人最常见的是二尖瓣前叶裂，常伴有房室间隔缺损或原发孔型房间隔缺损，但有时单独存在，导致二尖瓣反流。二尖瓣前叶裂的最佳观察切面是胸骨旁短轴切

面，而在长轴切面上从外到内不同角度可显示瓣叶边缘至中间不同位置的运动情况（见图17.2）。如果二尖瓣裂在收缩期瓣叶节段对位正常，则二尖瓣功能正常，反之则引起二尖瓣大量反流。成人二尖瓣黏液样变三维图像通常证实二尖瓣前叶或后叶裂的深度，但需与先天性二尖瓣前叶裂相鉴别。

五、心内分流

（一）房间隔缺损

1.解剖

房间隔缺损公认有三种解剖分型（图17.11）。最常见的是继发孔型房间隔缺损，在发育过程中，继发

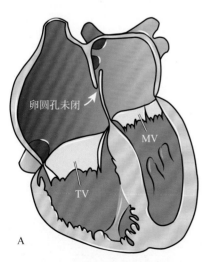

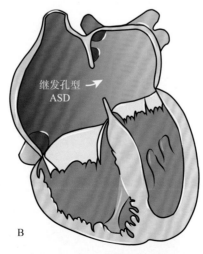

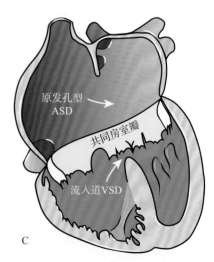

图17.11　心房水平分流术示意图。A.卵圆孔未闭。B.继发孔型房间隔缺损。C.原发孔型房室间隔缺损合并共同房室瓣及伴发的流入道室间隔缺损。MV，二尖瓣；TV，三尖瓣；ASD，房间隔缺损；VSD，室间隔缺损

引自Lin J，Aboulhosn JA：Contgenital shunts.In Otto CM，editor：The Practice of Clinical Echocardiography，ed 5，Philadelphia，2017，Elsevier，p 881，Fig.44.2.

隔未能覆盖第二房间隔孔而导致房间隔中央部分（卵圆窝）缺失。典型的继发孔型房间隔缺损是房间隔中段的椭圆形缺损，直径为 1 ～ 2cm。

原发孔型房间隔缺损是指邻近中央纤维体的房间隔部分缺失。发育过程中，第一房间隔的异常形成与第一房间孔闭合失败有关，常伴有房室瓣异常，尤其是二尖瓣前叶裂。另一种更严重的发育异常——房室管或心内膜垫缺损，即中央纤维体的整体缺失，会导致房室间隔缺损和房室瓣异常（图 17.12，图 17.13）。

第三种类型的房间隔缺损是静脉窦型房间隔缺损，RA 和 LA 间的异常交通与胚胎性静脉窦和心房之间的异常融合有关，因此位于心房与上腔静脉或下腔静脉交界处附近。部分型肺静脉异位引流与静脉窦畸形有关，但也可独立发病，通常在成年后确诊。肺静脉异位引流直接汇入 RA 或上、下腔静脉。

2. 经胸成像

TTE 探查继发孔型房间隔缺损的敏感度为 89%，原发孔型房间隔缺损的敏感度为 100%，但静脉窦型房间隔缺损的敏感度仅为 44%。因为经肋下 TTE 成像显示房间隔缺损时，超声束垂直于房间隔平面，其结果十分可靠。经心尖或胸骨旁切面成像时，由于超声束和感兴趣结构之间呈平行关系，房间隔出现回声失落（即没有声束反射入探头）。继发孔型房间隔缺损

房水平分流示意图

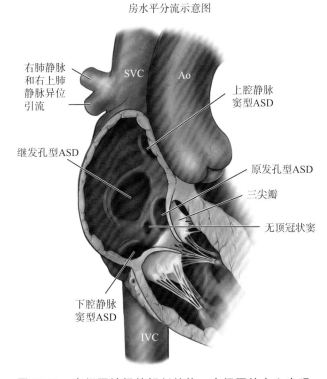

图 17.12 房间隔缺损的解剖结构。房间隔的右心房观，可显示不同类型房间隔缺损（ASD）的位置。Ao，主动脉；IVC，下腔静脉；SVC，上腔静脉；ASD，房间隔缺损

引自 Lin J, Aboulhosn JA: Contgenital shunts.In Otto CM, editor: The Practice of Clinical Echocardiography, ed 5, Philadelphia, 2017, Elsevier, p 883, Fig.44.3.

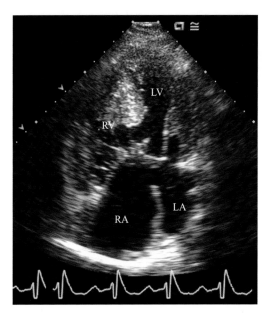

图 17.13 房室通道缺损病例。患有唐氏综合征的年轻女性，房间隔缺损（ASD）合并室间隔缺损（VSD）（也称为房室通道缺损）。收缩期心尖四腔心切面显示 ASD、VSD 和共同房室瓣。收缩期 RV 和 LV 的压力相等，舒张期四个腔室的压力均相等，这些征象符合艾森门格生理改变，除非存在严重肺动脉狭窄。RV，右心室；LV，左心室；RA，右心房；LA，左心房

位于房间隔中央（图 17.14），原发孔型房间隔缺损位于房室瓣环附近。静脉窦型房间隔缺损的 TTE 成像较为困难，因此对于原因不明的右心增大或室间隔矛盾运动的患者，应考虑此类疾病的可能。

如果房间隔缺损合并明显的左向右分流，可出现 RA、RV 增大及与右心容量负荷过重一致的间隔矛盾运动（图 17.15）。事实上，右心容量负荷过重的表现通常是超声心动图检查中发现的第一个异常。分流流量是通过测量 PA（肺循环血流量）和 LV 流出道（体循环血流量）的每搏量来进行定量诊断的（图 17.16）。

肋下切面血流的方向与超声束平行，故房间隔缺损（ASD）彩色血流成像的最佳切面是从肋下显示。其他切面（包括胸骨旁和心尖）的彩色血流成像也有助于诊断，因为 ASD 的诊断依据是紊乱血流出现的位置和时间，而非血流的绝对速度。彩色血流成像显示从左心房（LA）到 RA 的双期宽带血流，以舒张期为主。分流较大时，分流束在舒张期通过开放的三尖瓣进入 RV。间隔 LA 侧的近端血流加速现象通常很明显。

然而，某些情况下，跨 ASD 的舒张－收缩期低速血流易与 RA 的其他静脉血流混淆。必须注意避免将汇入 RA 的上腔静脉误诊为 ASD，尤其在高流量状态下（如妊娠）容易产生误导。有时沿房间隔的三尖瓣反流束也会难以鉴别。

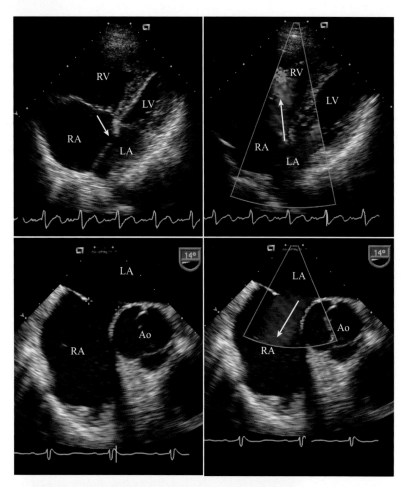

图17.14　继发孔型房间隔缺损。TTE斜四腔心切面（左上）显示房间隔缺损（箭头所指），并伴有明显的RA和RV扩大，这是由左向右分流所致；彩色血流成像左向右的分流见右上图。TEE成像可以更精确地定位和测量间隔缺损（左下）。因为压差小，跨越缺损处的左向右血流速度很低，所以可见均匀一致的彩色血流信号（右下）。Ao，主动脉；RA，右心房；RV，右心室；LA，左心房；LV，左心室

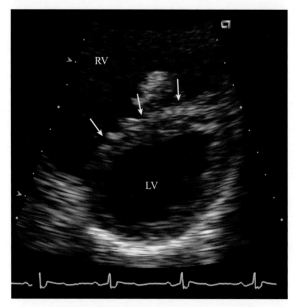

图17.15　继发孔型房间隔缺损引起的右心室增大。舒张期胸骨旁短轴切面显示平坦的室间隔（箭头所指），符合右心室容量超负荷表现。RV，右心室；LV，左心室

3.造影超声心动图

对于原发性或继发性ASD的患者，即使分流方向主要是从左向右，外周静脉注射振荡盐水也可显示穿过房间隔的微泡。对此的解释是，RA压力轻微

短暂超越LA时，允许少量血液（和微泡）从右向左穿过房间隔。RA的高对比度也可以显示通过ASD的"负"对比射流；也就是说，从LA流入RA的血液在声像图上可表现为无回声对比的区域。

当有典型的二维、多普勒和彩色血流成像时，基本不需要超声造影检查帮助诊断ASD。使用超声造影识别极轻微的右向左分流的原理也可用于检测卵圆孔未闭，其可作为全身性栓塞事件的潜在来源（详见第15章）。

4.经食管成像

TEE被推荐用于成人ASD的术前评估，指导经导管封堵缺损及外科修复时的术中评估。此外，在无明确的ASD或其他导致容量超负荷的原因（如三尖瓣反流）时，如果存在右心容量负荷过重的证据，则应进行TEE成像，以评估静脉窦型ASD或部分型肺静脉异位引流的可能（图17.17）。

TEE评估ASD的方法（图17.18）：

■在四腔心切面显示房间隔中部的卵圆孔区域

■将TEE图像平面旋转20°～30°，0°～90°检查房间隔的整个表面，以及可用于锚定经导管封堵器的边缘大小

■注意将上腔静脉和下腔静脉汇入RA的入口包括在房间隔的视野内，以免遗漏静脉窦型缺损

■获取房间隔的实时、全容积三维图像，更好地

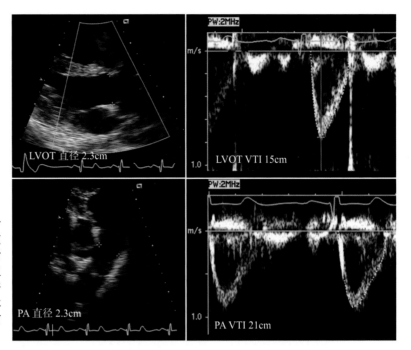

图17.16　房间隔缺损患者分流比的计算。体循环血流量（Q_S）由左心室流出道（LVOT）内径（2.2cm）和多普勒速度-时间积分（VTI；15cm）计算（上），肺循环血流量由肺动脉（PA）内径（2.3cm）和多普勒速度-时间积分（21cm）计算（下）。本例Q_P为87ml，Q_S为57ml，所以Q_P：Q_S仅有1.5，这是一个临界数值

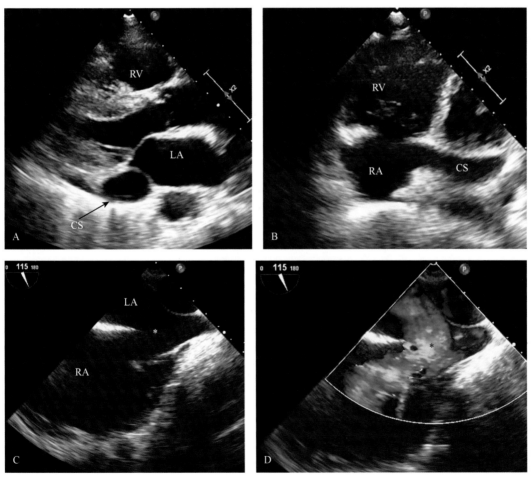

图17.17　静脉窦型房间隔缺损。上腔静脉窦型房间隔缺损患者，永存左上腔静脉（SVC）回流至冠状窦（CS），部分型肺静脉异位引流（右上肺静脉引流至上腔静脉）。A.胸骨旁长轴切面显示显著扩张的冠状窦；B.心尖四腔心切面显示右心房、右心室显著扩大，可见扩张的冠状窦血流汇入右心房；C.TEE经食管中段两腔心切面显示上腔静脉部分骑跨于房间隔，静脉窦型缺损明显（星号所指），后方可见右肺动脉扩张；D.经食管中段两腔心切面彩色多普勒显示静脉窦型缺损处左向右分流（星号所指）。RA，右心房；RV，右心室；LA，左心房；CS，冠状窦

引自 Lin J，Aboulhosn JA：Contgenital shunts.In Otto CM，editor：The Practice of Clinical Echocardiography，ed 5，Philadelphia，2017，Elsevier，p 889，Fig.44.9.

评估缺损的大小和形状（图17.19）

■ 在成像的同时或之后，使用彩色多普勒技术显示跨越缺损处的血流

■ 识别四条肺静脉汇入心房的入口，并用彩色和脉冲多普勒技术记录每条静脉的血流模式

TEE成像也有助于指导经导管封堵ASD（图17.20）。

（二）室间隔缺损

1. 解剖

室间隔缺损常有4种解剖分型（图17.21），其中最常见的为膜周部室间隔缺损，位于室间隔膜部，紧邻主动脉瓣内侧及三尖瓣隔瓣外侧。儿童中较小膜周部室间隔缺损常通过紧邻的三尖瓣隔瓣跨过缺损自然

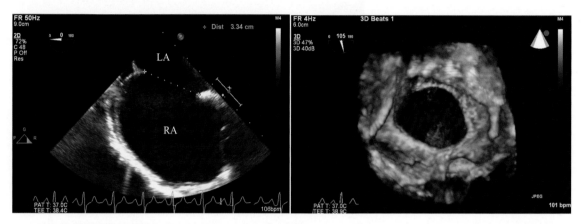

图17.18　继发孔型房间隔缺损的三维TEE图像。TEE成像在标准0°切面（左）二维成像上显示大的继发孔型房间隔缺损。三维全容积成像左心房观更容易显示缺损的形状和大小（右）。LA，左心房；RA，右心房

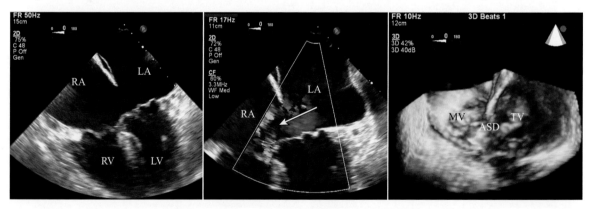

图17.19　原发孔型房间隔缺损。患者男性，64岁，TEE 四腔心切面（左）显示原发孔型房间隔缺损，彩色多普勒（中）显示大房缺处左向右分流（箭头所指）。三维图像（右）显示房间隔缺损与二尖瓣（MV）、三尖瓣（TV）的毗邻关系。LA，左心房；RA，右心房；LV，左心室；RV，右心室；ASD，房间隔缺损

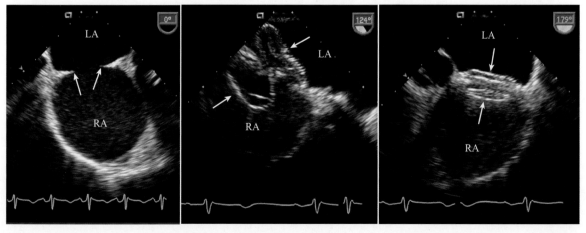

图17.20　经导管继发孔型房间隔缺损封堵术。经皮放置房间隔缺损（ASD）封堵器时的TEE监测示：①继发性ASD（左）；②封堵器穿过缺损，LA面放置到位后，RA面被打开（中）；③封堵器LA和RA面充分展开，关闭缺损（右）。LA，左心房；RA，右心房

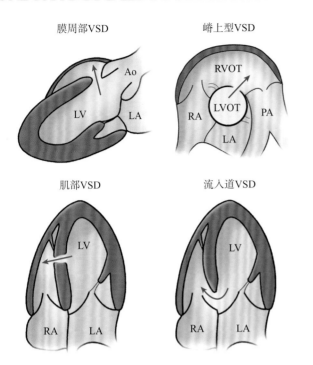

膜周部VSD　　　　峰上型VSD

肌部VSD　　　　流入道VSD

图17.21　室间隔缺损解剖。膜周部室间隔缺损（VSD）显示于胸骨旁长轴切面稍向内侧，紧邻主动脉瓣。峰上型室间隔缺损在短轴切面显示清晰，位于肺动脉瓣下方，血流显示从左心室流出道（LVOT）至右心室流出道。肌部室间隔缺损可在室间隔肌部的任何位置，并常多发。流入部室间隔缺损显示于心尖四腔心切面，常合并房室间隔缺损。Ao，主动脉；RVOT，右心室流出道；VSD，室间隔缺损；LA，左心房；LV，左心室；RA，右心房；PA，肺动脉

愈合。若膜周部室间隔缺损完全愈合，在成人中通常难以发现，但是我们常能发现残余的蛛丝马迹，即室间隔膜部瘤，有时可在闭合部位看到，且无室水平左向右分流的表现。未完全闭合导致持续存在小型室间隔缺损，从二维超声图像很难与室间隔膜部瘤相鉴别。然而，即便缺损很小，彩色血流和连续波多普勒图像也可显示室水平异常分流，从而证实诊断。

肌部室间隔缺损可发生在间隔肌部的任何位置，并常多发。若缺损很小，X线断层成像技术难以显示，即便是多平面技术也难以显示。在此，多普勒峰值流

速具有诊断性意义。

流入部室间隔缺损是由中央神经管完全发育不良所致。缺损位于主动脉瓣下方、紧邻二尖瓣及三尖瓣环。流入部室间隔缺损通常合并其他中央神经管畸形，如原发孔型房间隔缺损、房室瓣畸形或完全型房室管缺损。

峰内型室间隔缺损位于右心室流出道（室间隔峰上方）、主动脉瓣侧下方。这些缺损在成人少有首诊。

2. 成像

二维超声心动图容易检查出较大缺损，但是小缺损很容易漏诊。膜周部室间隔缺损在胸骨旁长轴切面最容易显示，角度稍偏于内侧（见图17.3）。主动脉水平下方短轴切面，室间隔缺损显示在主动脉瓣右冠开口下方10点位置、邻近三尖瓣隔瓣。在这个切面，峰内型室间隔缺损位于2点位置，主动脉瓣左冠开口下方、邻近肺动脉瓣。通过从标准长轴切面对探头进行横向角度成像，可以在长轴平面上显示峰内型室间隔缺损。肌部室间隔缺损在基底段-心尖段左心室短轴切面、心尖四腔心切面或三维重建全部室间隔平面连续扫查，容易明确诊断。流入部室间隔缺损在心尖四腔心切面或在胸骨旁短轴二尖瓣水平切面易于检查。

成人多数室间隔缺损分流量少，因此心腔大小及功能正常。当室间隔缺损出现大量左向右分流时，左心室、左心房容量负荷过重引起左心室及左心房扩大。右心室大小一般正常，因为收缩期室水平分流直接流入肺动脉，并且由于分流流入低压肺血管床，左心室收缩功能正常。室水平大量分流，继发肺血管高压，导致艾森门格生理改变伴有右心室肥厚及右心室扩大（图17.22）。

3. 多普勒表现

彩色多普勒血流成像显示室间隔右侧血流紊乱（左向右分流）。血流紊乱是否存在及其位置是诊断室间隔缺损的依据，即使在没有明显回声中断的情况下也是如此。缺损处可探及花色血流，血流加速位置在室间隔左侧、紧邻缺损。多普勒超声诊断室间隔缺损

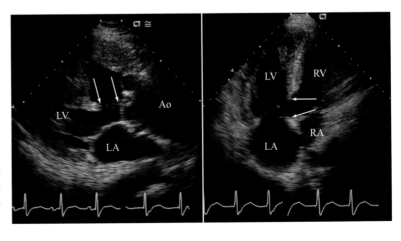

图17.22　巨大室间隔缺损。患者女性，26岁，伴有艾森门格生理性改变，胸骨旁长轴切面（左）和心尖四腔心切面（右）可见巨大的室间隔缺损（箭头之间）。存在严重的右心室壁肥厚。由于右心室和左心室压力平衡，多普勒检查显示缺损处低速双向血流。LA，左心房；LV，左心室；RA，右心房；RV，右心室

的敏感度为90%、特异度为98%。

连续波多普勒超声显示高速左向右分流的血流信号，频谱类似二尖瓣反流频谱，其曲线形状取决于左心室及右心室瞬间压力差（见图14.16）。舒张期，左向右分流以低速持续存在（与舒张期LV-RV压差成正比），时间-速度曲线形状与二尖瓣狭窄相似。这种短暂逆流并不常见，存在于等容舒张期及收缩期。这种舒张期血流及短暂逆流都是低速血流，除非在多普勒频谱记录上设置较低的高通滤波器，否则难以探查。因为这种逆流很少见，静脉注射造影剂检测心室水平心内分流的敏感度低于心房水平。

成年室间隔缺损患者很少需要计算肺循环-体循环分流比，因为小缺损伴少量左向右分流或儿童期大缺损伴大量分流导致艾森门格生理改变，来平衡左心室、右心室的压力。如果需要计算分流比，则测量主

动脉内体循环血流量，并计算肺动脉内肺循环血流（如果室间隔缺损血流不紊乱）或者通过二尖瓣的肺循环（肺静脉反流）。

（三）动脉导管未闭

动脉导管未闭由于超声局限性在成人中难以诊断，但是，左心慢性容量负荷过重引起左心房、左心室扩大。脉冲多普勒超声及彩色血流成像在胸骨旁肺动脉短轴切面和肺动脉右心室流出道切面，都可以探及导管处的左向右分流（图17.23，图17.24）。舒张期肺动脉内源于导管的血流，典型者沿肺动脉侧壁走行，对于诊断动脉导管未闭的敏感度为96%，特异度为100%。因为舒张期前向血流流入动脉导管，在胸骨上窝切面降主动脉的血流显示全舒张期逆流。这一发现须与主动脉反流引起的舒张期逆流相鉴别，因为这两种情况有时在成年患者中同时存在。

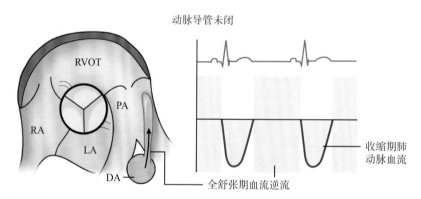

图17.23　动脉导管未闭。彩色血流成像显示，从降主动脉（DA）流入肺动脉（PA）的血流（箭头所指），常沿肺动脉侧壁流动。脉冲或连续波多普勒显示肺动脉血流全舒张期反向及异常的收缩期血流，因为在整个心脏周期中，主动脉压均超过肺动脉压（在听诊时闻及连续性杂音）。RVOT，右心室流出道；RA，右心房；LA，左心房；DA，降主动脉；PA，肺动脉

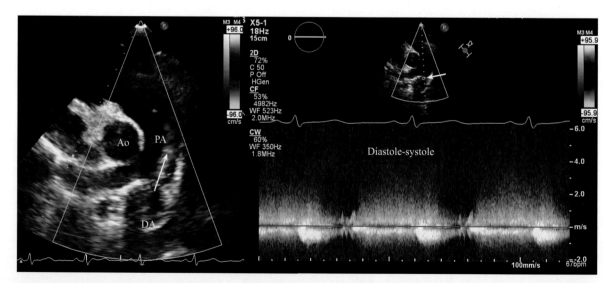

图17.24　动脉导管未闭的超声心动图表现。胸骨旁短轴切面（左）显示舒张期在肺动脉（PA）内，肺动脉瓣远端出现彩色射流（箭头所指），其源于降主动脉（DA）。连续波多普勒（右）显示舒张期和收缩期均朝向探头的特征性高速血流，这是因为在整个心动周期中，主动脉压均高于肺动脉压。从舒张期到收缩期没有间断的血流称为连续性血流。Ao，主动脉；Diastole-systole，舒张-收缩

六、成人先天性心脏病的其他表现

矫正型大动脉转位

先天性矫正型大动脉转位有不同的名称和缩写：cc-TGA（"先天性矫正型"）、L-TGA（主动脉位于转位肺动脉的左侧），或心室倒置，因为解剖学右心室充当体循环的心室，解剖学左心室充当肺循环的心室。通过矫正的转位，有氧和无氧血液流经心脏的生理路径是正常的：全身静脉血液返回右心房，穿过二尖瓣进入解剖学左心室，后被射入肺动脉；肺静脉血流返回左心房，穿过三尖瓣进入解剖学右心室，后被射入主动脉（图17.25）。成年患者如未合并相关缺陷，通常是被"偶然"发现的（图17.26）。然而，常合并相关缺陷，包括室间隔缺损、肺动脉狭窄、完全性心脏传导阻滞和Ebstein畸形。常见体循环的心室扩张和收缩功能不全，但尚不清楚是由于右心室的解剖结构不匹配体循环的心室功能，还是由于右冠状动脉的血供不足，或与相关房室瓣膜反流有关。

在超声心动图检查中，通过辨认并行排列的解剖学心室和血流路径来诊断矫正型转位。对相关异常进行二维和多普勒成像。此外，大血管位置改变，互相呈平行关系（胸骨旁长轴切面显示最佳），两组半月瓣位于同一水平（胸骨旁短轴切面显示最佳）。通常，主动脉环位于肺动脉瓣的左前方（构成L-TGA中的"L"）。矫正型转位还与心脏右旋（心尖指向右

侧）有关，此时心脏结构位于胸骨正后方，难以获取声窗，使得超声心动图检查更加困难。

"偶然发现"的先天性畸形

少数先天畸形没有不良的临床效应，但如果不能识别，可能被误认为是病理情况，并进行其他（可能有害的）诊断性检查。持续性左上腔静脉在正常人中罕见（0.3%～0.5%），在其他先天性心脏病人群中发病率稍高（3%～10%）。因为左上腔静脉回流入冠状窦，在胸骨旁长轴短轴切面及向后倾斜的心尖四腔心切面上可以看到扩张的冠状窦（见图15.5）。向后倾斜的心尖四腔心切面可以很好地显示扩张的冠状窦汇入右心房。如果仍有疑问，可经左臂注射超声造影剂来明确诊断，冠状窦会首先显影，后右心房显影。经右臂注射超声造影剂只会使右心房显影。扩张的冠状窦经常突入左心房，尤其在胸骨旁长轴切面，有时会被误诊为左心房肿块。

特发性肺动脉扩张是另一种少见的良性异常。当肺动脉增大，但没有肺动脉狭窄（导致狭窄后扩张）或其他先天性畸形的证据时，可诊断为特发性肺动脉扩张。

希阿里（Chiari）网是一种突出的下腔静脉瓣膜，其纤维延伸至界嵴、冠状窦瓣或两者；在接受TEE检查的患者中，2%可见这种情况。这些纤维连接呈松弛有孔的"网状"结构，在心动周期中快速无序地运动。在二维成像上，右心房内快速移动的小强回声点

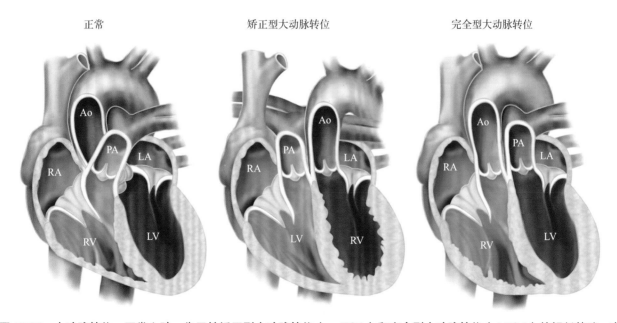

图17.25　大动脉转位。正常心脏、先天性矫正型大动脉转位（cc-TGA）和完全型大动脉转位（d-TGA）的解剖基础。在cc-TGA患者中，全身静脉血回流至右心房，通过二尖瓣进入解剖学左心室（肺动脉下心室）后射入肺动脉（PA）。肺循环静脉血回流入左心房，通过三尖瓣进入解剖学右心室（主动脉下心室）后射入主动脉（Ao）；常合并Ebstein畸形，导致全身性房室瓣反流、肺动脉狭窄、室间隔缺损（VSD）和完全性心脏传导阻滞。主动脉位于左前侧，与肺动脉互相平行。d-TGA，主动脉起自右心室，而肺动脉起自左心室。在矫正手术前，通过房间隔缺损（ASD）或室间隔缺损（VSD）的心内分流将氧合血液输送至全身各处。Ao，主动脉；PA，肺动脉；LA，左心房；LV，左心室；RA，右心房；RV，右心室

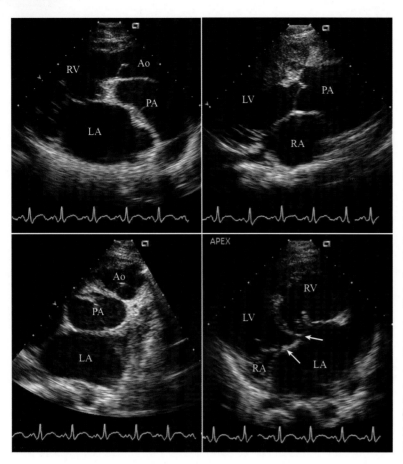

图17.26 先天性矫正的大动脉转位。两幅长轴图像均从胸骨旁获取，主动脉（Ao）和肺动脉（PA）呈平行关系。可见主动脉下心室和前位主动脉，房室瓣和半月瓣之间有明显的肌性分离。通过追踪远端的弓部及头颈部血管可以辨认出前侧大血管为主动脉（左上）。略向侧偏的长轴切面显示静脉左心室和后位（扩张的）肺动脉（右上）。注意房室瓣和半月瓣之间的纤维连续性。在短轴切面上（左下），可以看到主动脉瓣与肺动脉瓣在同一平面，并位于肺动脉瓣前方。标准的心尖四腔心切面（右下）可见解剖学右心室作为主动脉下心室位于患者左侧。注意相对于二尖瓣叶附着点（箭头所指），三尖瓣隔叶向心尖移位。该患者存在明显的主动脉下心室（解剖学三尖瓣）房室瓣反流，导致左心房扩大。RA，右心房；RV，右心室；LA，左心房；LV，左心室

提示此类疾病。虽然希阿里网本身是良性的，但常合并房间隔膨出瘤或卵圆孔未闭（见图15.27）。

七、姑息性成人先天性心脏病的常见类型

（一）手术分类

自从1938年首例动脉导管未闭结扎术之后，许多先天性心脏病的姑息性和根治性手术都有了长足的进步。这些手术的分类，如表17.2及下列所示：

- 解除狭窄
- 闭合
- 分流
- 肺动脉环缩
- 心房调转
- 大动脉调转
- 外管道

表17.2列出了每种手术大致开始的时间，说明了在不同年代患者最常用的手术类型有所不同，并给出了历史原因。与早期手术相比，目前的手术和介入治疗方法提供了更完整的解剖和生理矫正。然而，根据持续观察，许多早期手术的患者似乎在成人期存活时间更长。

缓解先天性狭窄病变的方法包括主动脉缩窄矫治术，肺动脉瓣、主动脉瓣及二尖瓣的手术矫治或经皮球囊扩张术，以及解除左心室流出道梗阻的Konno术。常见的并发症包括残余狭窄和瓣膜反流。

闭合先天性心内分流，如房间隔缺损、室间隔缺损、动脉导管未闭，其手术方式是最简单的，使用的方法包括直接缝合缺损边缘（一期闭合）、使用外科心包或合成补片覆盖缺损，或使用经皮封堵器封堵。最常见的远期并发症是残余分流。

在低肺血流量（如法洛四联症、完全型大动脉转位、肺动脉闭锁或三尖瓣闭锁）时，通过建立新的心内分流来增加肺血流量。这些新分流可以从体循环动脉到肺动脉（BT分流、Potts、Waterston），可以从腔静脉到肺动脉（Glenn术），也可以在房水平分流（Blalock-Hanlon或球囊房间隔切开术）。在某些情况下，这些新建分流在之后的根治手术时会被移除（"取下"）。上述分流术的并发症包括：

- 分流管道的扭曲和闭合导致肺血流量减少
- 分流过多导致肺动脉高压
- 血栓形成

肺动脉环缩术是一种姑息性手术，它使肺动脉出现功能性狭窄，从而减少肺血流量，并"保护"肺血管系统，避免不可逆转的肺动脉高压。当无法手术或者必须延期手术时，左向右分流量较大的患者需要进行环缩手术。如果环缩程度不够，仍然会发生肺动脉高压。如果环缩带发生远端移位，则会导致左、右肺动脉分支不同程度的梗阻。

表17.2 幸存成人先天性心脏病的常见手术方式

手术类型	手术名称	手术适应证	手术方法	应用的时间年限
分流	BT分流术	肺血流量减少（如TOF、肺动脉闭锁、三尖瓣闭锁）	经典型：将锁骨下动脉与肺动脉吻合（改良或无改良） 外管道（锁骨下动脉保持完整）	1945年至20世纪90年代 1945年至今
	Potts手术	同上	降主动脉与左肺动脉吻合	1946年至20世纪60年代中期
	Waterston手术	同上	升主动脉与右肺动脉吻合	1962年至20世纪80年代
	Glenn手术	Fontan术前解剖单心室	经典Glenn：上腔静脉与横断后的右肺动脉吻合 双向Glenn：上腔静脉与不横断的右肺动脉吻合	1959年至20世纪80年代 1985年至20世纪90年代
心房混合	房间隔造口术	TGA（早期姑息）、二尖瓣闭锁、复杂性先天性心脏病	亦称Blalock-Hanlon手术	1950年至20世纪80年代早期
	球囊房间隔造口术	TGA、三尖瓣闭锁、左心室发育不良合并限制性PFO	经皮房间隔造口术，亦称Rashkind手术	1966年至今
闭合	房间隔缺损闭合术	房间隔缺损伴明显分流	直接缝合，补片修补 经皮封堵器封堵	1954年至今 1990年至今
	室间隔缺损闭合术	单发室间隔缺损或者合并其他畸形（TOF）	直接缝合，补片修补	1954年至今
	动脉导管结扎术	动脉导管未闭	结扎或离断动脉导管 经皮封堵器封堵	1938年至今 1981年至今
	心内膜垫缺损修复术	心内膜垫缺损（亦称房室间隔缺损）	闭合房间隔缺损和室间隔缺损，修补房室瓣畸形（如二尖瓣裂隙）	1955年至今
肺动脉环缩	手术减少肺动脉血流	大量的左向右分流畸形	肺动脉环缩来减低肺动脉血流和压力	1952年至今
心房内转流	Mustard/Senning手术	TGA（被动脉调转术取代）	心房板障将体静脉血流经解剖学左心室回流到肺动脉，肺静脉血流经解剖学右心室回流到主动脉	1959至20世纪90年代
解除狭窄	主动脉缩窄修补术	主动脉缩窄	缘对缘吻合、补片扩大、人工血管移植、锁骨下皮瓣修复术 再狭窄的球囊扩张	1944年至今 1983年至今
	肺动脉瓣成形术	TOF、肺动脉狭窄	肺动脉狭窄的外科治疗 经皮球囊扩张治疗肺动脉狭窄	1948年至今 1982年至今
	经导管肺动脉瓣植入术	肺动脉瓣手术后残余反流或者再狭窄	经导管置入带瓣人工血管或者人工瓣膜	2010年至今
	主动脉瓣切开术	先天性主动脉狭窄	直接瓣膜切开或经皮球囊扩张术	1954年至今
	二尖瓣修补术	先天性二尖瓣狭窄	瓣膜联合部切开，最初为不需要体外循环的"封闭式手术"	1949年至20世纪90年代（封闭） 1960年至今（开发）
	Konno手术	左心室流出道梗阻不适于瓣膜切开，或者左心室流出道过小，无法置入人工瓣膜	用室间隔补片扩大左心室流出道，再行主动脉瓣置换	1976年至今

续表

手术类型	手术名称	手术适应证	手术方法	应用的时间年限
复杂修补	大血管调转术	d-TGA（完全型大动脉转位）	升主动脉与主肺动脉调转，移植冠脉到新的升主动脉（亦称Jatene术）	1988年至今
	Fontan手术	解剖单心室、三尖瓣闭锁、心室双入口、左心室发育不良综合征	体静脉不经右心室直接回流肺动脉：①右心房肺动脉吻合术（已经淘汰）。②心腔内隧道。③外管道，见图17-34	1971年至今
	Rastelli手术	d-TGA＋VSD＋肺动脉瓣下狭窄、永存动脉干、右心室双出口	直接用外管道连接右心室与肺动脉，用室缺补片将左心室与主动脉分隔在一起	1968年至今
	Double-Switch手术	cc-TGA（生理矫治）	心房内流转（Mustard或Senning）同时进行大血管调转	2000年至今
	TOF修补术	TOF	室间隔缺损补片修补，解除肺动脉狭窄，通常伴有跨环补片或者生物瓣	1954年至今
	左心室发育不良综合征修补术	左心室发育不良综合征	三阶段手术：第一阶段：肺动脉用于增宽发育不良的升主动脉（Damus-Kaye-Stansel吻合术），B-T分流用于增加肺动脉血流，以上统称为Norwood手术第二阶段：用Glenn术取代B-T分流第三阶段：Fontan术作为完结	1981年至今

注：cc-TGA，矫正型大动脉转位；d-TGA，完全型大动脉转位；PFO，卵圆孔未闭；TGA，大动脉转位；TOF，法洛四联症；VSD，室间隔缺损。

其他心内修复术包括Fontan手术，该手术将体静脉直接引流入肺动脉，无须经过右心室，适用于右心缺如（如三尖瓣闭锁）的患者及其他更复杂的病例（如表17.2所示）。当先天性心脏病术后的患者进行超声心动图检查时，应该提供详细的相关资料（如病历等），这对于超声心动图检查的计划、实施和结果会有很大帮助。

（二）法洛四联症

法洛四联症的三个主要特点（图17.27，图17.28）：

- 膜周部室间隔缺损
- 主动脉"骑跨"于室间隔缺损之上
- 右心室流出道梗阻——瓣上、瓣下或瓣膜梗阻

法洛四联症的第四个特点是继发于流出道梗阻的右心室壁肥厚。法洛四联症在没有手术治疗的情况下死亡率很高，所以接受手术的成年人法洛四联症患者非常少见。成人法洛四联症患者修补术后的特点：明显的室间隔补片，主动脉根部扩大，有一定程度残余流出道梗阻。然而，术后最主要的问题是后期肺动脉瓣反流（图17.29）。重度肺动脉瓣反流时，由于反流束为低速层流，彩色多普勒表现往往并不明显。由于肺动脉与右心室舒张压相同，在脉冲或连续波多普勒的探测下，血流信号在舒张晚期才会到达基线显示反流，所以一般表现为舒张末期反流。一系列研究认

为，虽然CMR在定量测量右心室容积和射血分数方面是金标准，但超声心动图评价右心室大小和收缩功

法洛四联症

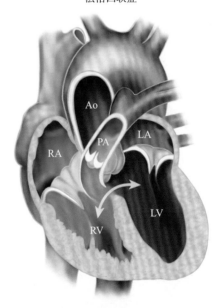

图17.27　法洛四联症。法洛四联症（TOF）示意图显示巨大的室间隔缺损及扩张的主动脉（Ao）跨越（或骑跨）于缺损之上。还有肺动脉狭窄（瓣下或瓣膜）和代偿性的右心室壁肥厚。PA，肺动脉；Ao，主动脉；RA，右心房；RV，右心室；LA，左心房；LV，左心室

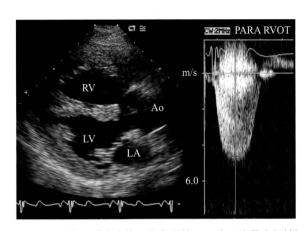

图 17.28 法洛四联症术前。患者男性，23 岁，胸骨旁长轴切面可见骑跨的主动脉和室间隔缺损（左）。连续波多普勒显示肺动脉瓣狭窄的最大流速约 5.0m/s，符合重度肺动脉狭窄及低肺动脉压表现。Ao，主动脉；PARA，胸骨旁；RVOT，右心室流出道；RV，右心室；LV，左心室；LA，左心房

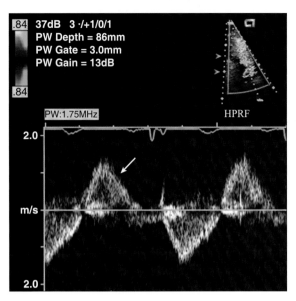

图 17.29 法洛四联症修补术后重度肺动脉瓣反流。患者女性，34 岁，法洛四联症修复术后进行性右心室扩大，CW 多普勒显示肺动脉瓣前向层流及低速反流（箭头所指），符合重度肺动脉瓣反流表现。因为流速较低，检查时容易遗漏，所以当怀疑此项诊断时，应该逐帧查看图像

能也非常重要。

（三）完全型大动脉转位

完全型大动脉转位（通常缩写为 d-TGA）中，原本应回流入解剖学左心室的肺静脉血被射入肺动脉，而回流入解剖学右心室的体静脉血被射入主动脉。最初的存活取决于通过房间隔缺损或室间隔缺损提供含氧的混合血进入体循环，接下来外科通过房水平或动脉水平调转重新将体静脉接回肺动脉，并将肺静脉接回主动脉。

完全型大动脉转位的老年患者需要进行心房调转手术，而较年轻的成年患者需要进行动脉水平调转或者 Rastelli 手术（图 17.30，图 17.31）。对于完全型转位，心房调转（Mustard 或者 Senning 手术）将体静脉接回肺动脉（通过解剖学左心室），将肺静脉接回主

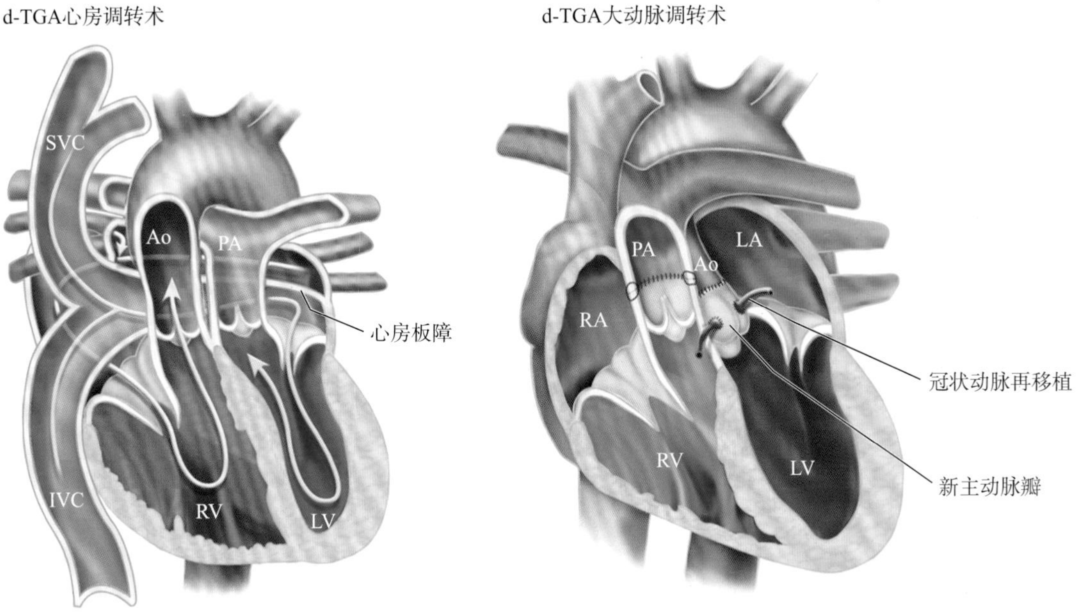

d-TGA 心房调转术   d-TGA 大动脉调转术

图 17.30 完全型大动脉转位心房和大动脉调转术。通过心房调转，如 Mustard 或者 Senning 手术，心房板障引导体静脉回流入解剖学左心室（然后流往肺动脉），肺静脉回流入解剖学右心室（再流往主动脉）（左）。成人往往需要 TEE 才能充分显示板障（右）。通过大动脉调转，肺动脉和主动脉被切开并重新连接到正确的心室，冠状动脉口被重新植入新的主动脉（原肺动脉窦现与主动脉相连）。有时会出现晚期并发症，如主动脉扩张和主动脉瓣反流。d-TGA，完全型大动脉转位；IVC，下腔静脉；SVC，上腔静脉；PA，肺动脉；Ao，主动脉；RA，右心房；RV，右心室；LA，左心房；LV，左心室

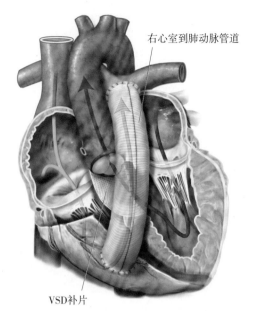

右心室到肺动脉管道

VSD补片

图17.31　Rastelli修复。当大动脉转位（TGA）伴有室间隔缺损和肺动脉狭窄时，Rastelli手术包括一块补片，以引导左心室血流通过室间隔缺损流入主动脉，并以一个带瓣管道连接右心室与肺动脉。VSD，室间隔缺损

引自Deen JF，Krieger EV：Transposition of the great arteries. In Otto CM，editor：The Practice of Clinical Echocardiography，ed 5，Philadelphia，2017，Elsevier，p 951，Table 48.2.

动脉（通过解剖学右心室）。这些板障的三维解剖很复杂，也很难通过TTE检查阐明，因为在该深度超声穿透力很差（图17.32）。TEE方法可以提高图像质量，但是需要有经验的超声医师通过多平面充分评估板障。该手术晚期并发症包括板障阻塞、板障渗漏、功能（解剖学右）心室的收缩功能障碍和心律失常。

动脉调转手术已经取代了心房板障修补。主动脉和肺动脉被切断并重新连接到正确的心室腔，从而产生正常的生理性血流模式。该手术的并发症与冠状动脉的重新移植及吻合口位置的瓣上大血管梗阻有关。长期来看，也可见主动脉窦扩张伴主动脉反流（解剖学肺动脉根部和瓣膜）（图17.33）。完全型转位的患者即使接受了心脏或动脉转位手术，超声心动图或其他影像学检查依然可以显示主动脉和肺动脉的转位位置。

（四）Fontan生理学

三尖瓣闭锁或其他类型的复杂先天性心脏病患者，只有一个功能心室（单心室生理），使用各种方法以确保足够的血液流入肺循环进行氧合。Fontan手术在未干预心室腔的情况下，将体静脉连接到肺动脉。目前这种连接是从下腔静脉直接连接至肺动脉（侧方通路或者心外通道），以及从上腔静脉直接连接至肺动脉（双向Glenn连接）（图17.34）。当伴有

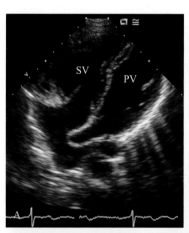

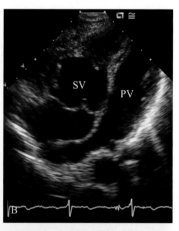

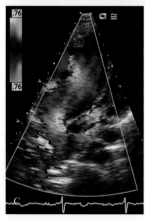

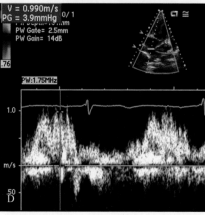

图17.32　完全型大动脉转位房间隔板障修复术。患者男性，38岁，儿时接受过房间隔板障修复手术，心尖切面（A和B）显示体循环心室是解剖学右心室，伴有突出的肌小梁、节制索及三尖瓣。肺循环心室是解剖学左心室。随着图像向后倾斜，可见板障的肺静脉回流通道（A）。彩色多普勒（C）显示血流正常流入，通过脉冲多普勒（D）记录到舒张期低速血流证实。心尖切面向前倾斜（B），可见板障的体静脉回流通路。再向前倾斜可见主动脉和肺动脉平行排列。SV，体循环心室；PV，肺循环心室

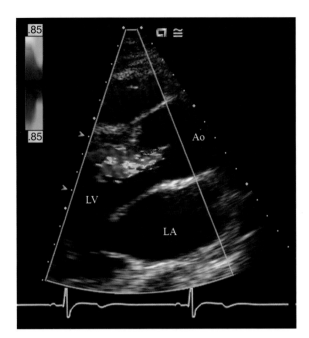

图17.33　完全型大动脉转位动脉调转术后主动脉瓣反流。患者男性，24岁，儿童时期接受过完全型大动脉转位的动脉调转手术，胸骨旁左心室长轴切面显示新生主动脉瓣（原来的肺动脉瓣），可见主动脉瓣中度反流伴主动脉窦扩张。Ao，主动脉；LA，左心房；LV，左心室

严重右心房扩大时，右心房-肺动脉的连接仍然可在较早期的Fontan手术患者中偶尔见到。由于体静脉回流入肺动脉的手术路径存在诸多差异，大致分为心房通路或侧方通路，评估Fontan手术患者的情况十分困难。虽然TTE可能足以评估多普勒血流模式，但为了全面显示感兴趣区，必须借助TEE成像（图17.35）。Fontan手术的后期并发症包括板障阻塞、房水平分流和血栓形成。

八、超声心动图检查的局限性和替代方法

（一）右心室容积和射血分数的测量

在成人先天性心脏病的临床决策中，右心室大小和功能需要准确的定量测量，如经修复的法洛四联症和肺动脉瓣反流的患者。超声心动图将右心室大小分为正常、轻度、中度或重度扩张，并可对收缩功能进行类似的定性评估。CMR成像可以精确测量右心室的大小和容积，目前建议结合定期超声心动图对患者进行管理（图17.36）。

（二）分流比值的计算

多普勒超声心动图对分流比的准确计算依赖于心内两个部位每搏量的准确测定。如第6章所述，每搏量的测定会受到几个因素影响。计算肺循环-体循环分流比的其他方法包括：①心导管测量心内血氧饱和度和全身耗氧量；②首次通过放射性核素心血管显像评估早期再循环模式的时间-活度曲线。

（三）心脏影像解剖学

成年先天性心脏病患者的TTE成像受到超声图像质量的限制（表17.3）。即使图像质量可以接受，TTE

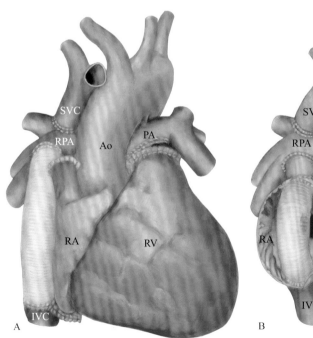
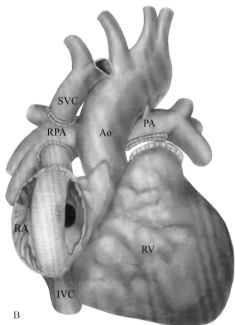

图17.34　Fontan手术。对于三尖瓣闭锁患者，使用心内Fontan管道将体静脉直接与肺动脉（PA）相连，并将上腔静脉（SVC）与右肺动脉（RPA）吻合或用内部侧方通路将下腔静脉（IVC）重新连至上腔静脉。早期Fontan修复术直接将右心房（RA）连至肺动脉。长期随访发现这类患者常有严重的右心房扩大。Ao，主动脉；RV，右心室。

引自Child J：Echocardiographic evaluation of the adult with postoperative congenital heart disease.In Otto CM，editor：The Practice of Clinical Echocardiography，ed 3，Philadelphia，2007，Saunders，Fig.44.15.

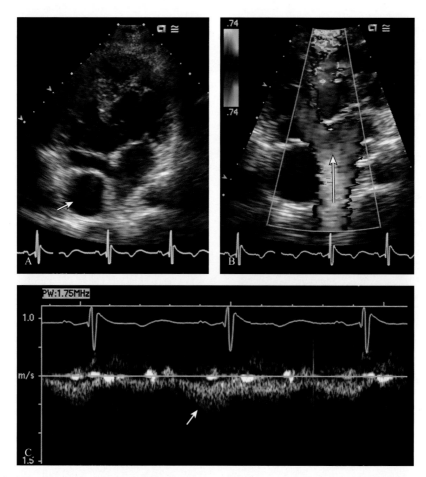

图17.35　Fontan管道的TTE成像。单心室患者的心尖四腔心切面（A）可显示一个巨大的室间隔缺损、两组房室瓣及一个房间隔缺损。Fontan管道显示为毗邻左心房的圆形结构（箭头所指）。彩色多普勒显示肺静脉血液流入心室（箭头所指）；因为Fontan管道中血液流速很低并且与声束垂直，彩色多普勒（B）无血流信号显示。脉冲多普勒（C）显示导管内低速连续血流（箭头所指）。为了更好地显示Fontan管道，通常需要借助TTE或者CMR成像

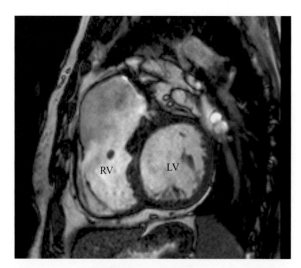

图17.36　CMR成像显示右心室容积。一例儿时接受过法洛四联症修复术的患者，术后出现重度肺动脉瓣反流，CMR图像显示右心室严重扩张。通过描记一系列平行断面上舒张末期和收缩末期右心室的边界，来定量计算右心室容积和射血分数。RV，右心室；LV，左心室

的横向分辨率和探查深度也会影响后方导管、房间隔补片回声、静脉窦型房间隔缺损或者肺静脉异位引流的显示。TEE可以提高图像质量，特别是对后方结构，在这类患者群体中对TTE成像具有辅助作用。尽管三维成像在某些情况下很有帮助，但是超声图像质量的限制及声学伪像始终存在。在成人先天性心脏病中，三维成像对房间隔缺损、房室瓣解剖的三维可视化及心室功能的定量测量非常有帮助。此外，三维成像在经导管介入治疗过程中具有重要地位，可以指导手术，及时检测并发症，并在术后评估解剖及血流。

超声心动图对心外解剖结构的评估限制了对肺动脉分支、全身动脉或者静脉到肺动脉的分流及升主动脉和主动脉弓异常的评估。其他断层成像技术特别有助于评估超声难以探及的胸腔心脏结构及纵隔异常。CT和CMR成像都很有帮助，两者在技术上都具有广泛观察视野的优点（图17.37）。通过CT和CMR成像，数据在基于左心室长轴的方向上被重新格式化成标准的长轴和短轴视图，便于识别异常结构。

超声心动图的其他局限性，是由于使用了断层扫

表17.3 先天性心脏病的替代诊断成像程序

诊断方法	优点	缺点
超声心动图（TTE，包括多普勒）	·详细的二维成像可确定解剖结构，可辨别：解剖腔室、瓣膜和大血管；血流通道；结构异常 ·多普勒评估狭窄和反流病变 ·检测心内分流 ·评估心室大小和收缩功能 ·$Q_p:Q_s$的计算 ·估测肺动脉压 ·非创伤性，无不适感	·在一些个体中由于透声条件差影响图像质量 ·确定后方结构欠佳 ·$Q_p:Q_s$的计算基于准确的内径测量 ·不能直接测量心腔内压力 ·量化右心室大小和功能受限
超声心动图（TEE）	·良好的成像质量，特别是对于心脏后方的结构 ·多普勒可详细评估肺静脉、房间隔和房室瓣 ·引导监测经导管介入治疗	·心脏前方的结构处于超声成像远场 ·心尖部可能显示不清 ·切面倾斜限制了心腔大小的定量测量 ·操作有一定风险，患者感觉不适
计算机断层扫描（CT）	·心动周期门控可详细进行解剖成像 ·良好显示主动脉解剖及内径、冠状动脉的解剖结构、心外血管异常和心脏结构在胸腔的确切位置	·静脉注射造影剂 ·接触放射线 ·生理性数据较少
心脏核磁共振（CMR）成像	·详细的解剖成像 ·能良好显示心脏后方结构、心外血管异常和心脏结构在胸腔的确切位置 ·使用不同的CMR序列，血液存在内在对比性 ·图像可依照心脏长轴和短轴重新排列 ·动态-CMR成像可重复量化右心室和左心室功能 ·可评估瓣膜狭窄和反流 ·量化$Q_p:Q_s$	·昂贵，不方便携带 ·装有起搏器及除颤器的患者检查面临挑战 ·有些患者具有幽闭恐惧症
心导管检查	·直径测量心腔内压力 ·检测和定量心内分流 ·评估心室大小和收缩功能 ·冠状动脉解剖 ·计算肺血管阻力	·侵入性（有风险和不适） ·昂贵 ·需要注射造影剂显示心脏结构

注：$Q_p:Q_s$，肺循环-体循环分流比。

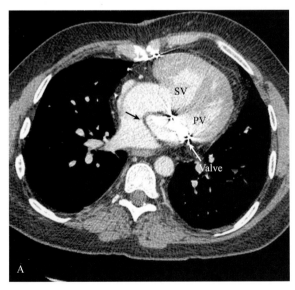
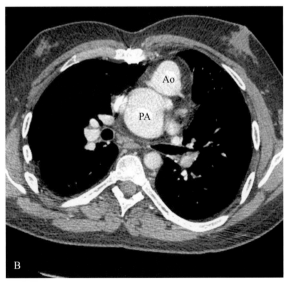

图17.37 完全型大动脉转位患者的CT增强图像。A.心房板障修复（箭头所指）引导肺静脉回流至体循环心室（SV）。该患者还接受了房室瓣机械瓣置换术。B.在大动脉水平，主动脉（Ao）位于肺动脉（PA）的前方，略偏左。PV，肺循环心室；Valve，瓣膜

描方法，断层扫描技术不能充分评估冠状动脉解剖结构，需要CT或者冠脉造影；另外，尽管三维成像在图像质量达标时有所帮助，但超声心动图依然容易漏诊多发的室间隔缺损，除非在大量断层层面上进行仔细评估。数字剪影技术对室间隔缺损边界进行多角度心室造影，对多发室间隔缺损的检测具有很高的可靠性。血管造影的局限性包括造影剂注射的风险、成本和侵入性。

（四）心内血流动力学

虽然评估心内血流动力学的金标准仍然是心导管直接测压，但心内血流动力学的间接信息许多来源于连续波多普勒信号。肺动脉压可通过评估肺动脉瓣反流、三尖瓣反流束或两者来近似计算。多普勒技术可精确测量狭窄瓣膜的最大和平均压力阶差。根据反流速度曲线的形状，可以推断慢性反流和是否存在v波。根据舒张末期的主动脉瓣反流速度、左心室舒张充盈模式或肺静脉血流模式可以估计左心舒张末期压力。然而，对于成年先天性心脏病患者，做出适当的临床决策仍然经常需要有创的压力测量，特别是肺血管阻力（是患者治疗中的一个重要因素）的评估需要有创的数据。

九、综合诊断方法

无论首先对患者进行哪种影像学检查（超声心动图、导管检查、CT或CMR成像），下一步都应该考虑从解剖学和生理学两方面进行诊断获得数据，以及这些诊断是否正确。然后，应确定其余重要的临床问题，再用最合适的检查回答这些问题。当使用这些方法时，超声心动图通常是评估心脏解剖学和生理学的初步筛查方法，或者仅用于回答特定的临床问题。

超声心动图检查清单

先天性心脏病分类
先天性狭窄性病变
瓣下
瓣膜
瓣上
大血管（如主动脉缩窄）
先天性反流性病变
Ebstein 畸形
二尖瓣裂
心内交通异常
房间隔缺损
室间隔缺损
动脉导管未闭
心室与大血管连接异常
完全型大动脉转位（d-TGA）
先天性矫正型转位（l-TGA 或 cc-TGA）
法洛四联症
三尖瓣闭锁
永存动脉干

成人先天性心脏病超声心动图检查方法
检查前
回顾临床病史
获取先前手术过程的详细信息
回顾前期诊断检查结果
提出具体问题
检查顺序
判定心腔、大血管及其连接
判定相关缺陷，并评估每个病变的生理学改变
反流和（或）狭窄（定量方法详见第11章和第12章）
分流（计算 $Q_p : Q_s$）
肺动脉高压（计算肺动脉压）
心室功能不全（如果解剖学允许，测量射血分数）
检查结束后
将超声和多普勒结果与临床资料相结合
总结检查结果
明确哪些临床问题仍没有解决，并对后续诊断检查提出合适建议

成人先天性心脏病心脏结构判定的线索		
结构	**解剖特征**	**超声方法**
右心房	• 下腔静脉汇入右心房	• 从肋下切面开始判定右心房
右心室	• 突出的肌小梁 • 节制索 • 漏斗部 • 三尖瓣 • 瓣环根部附着位置	• 心尖四腔心切面比较2个瓣环的附着部位

续表

结构	解剖特征	超声方法
肺动脉	• 分叉	• 胸骨旁长轴或心尖四腔心切面角度大幅前倾
左心房	• 肺静脉通常汇入左心房	• 心尖四腔心切面和胸骨旁长轴、短轴切面
左心室	• 二尖瓣 • 瓣环的根部位置 • 二尖瓣前叶和半月瓣之间的纤维连续性	• 心尖四腔心切面和胸骨旁长轴、短轴切面
主动脉	• 发出主动脉弓和动脉分支	• 从胸骨旁长轴切面开始，向上移动探头追踪血管至其分支血管

（江 勇 王 浩 译 吴伟春 校）

推荐阅读

1. Otto CM，editor：*The Practice of Clinical Echocardiography*，ed 5，Philadelphia，2017，Elsevier. Section on Adult Congenital Heart Disease（Stout K，section editor）.

This textbook provides only a basic introduction to echocardiography in adults with congenital heart disease. Health care providers who plan to perform or interpret echocardiographic studies in these patients are encouraged to read the following additional chapters：

Lin J，Aboulhosn J：Chapter 44：Congenital Shunts

Bhatt A，DeFaria Yeh D：Chapter 45：Left Heart Abnormalities

Kim Y：Chapter 46：Right Heart Abnormalities

Valente AM，Sanders SP：Chapter 47：Complex Conotruncal Abnormalities Deen JF，Krieger KV：Chapter 48：Transposition of the Great Arteries Burchill LJ，Wald RM，Mertens L：Chapter 49：Single Ventricles：Echocardiographic Assessment After the Fontan operation

2. Lewin MB，Stout K：*Echocardiography in Congenital Heart Disease*，Philadelphia，2012，Elsevier.

This Otto Practical Echocardiography Series book provides a concise and practical approach to the evaluation of the pediatric or adult patient with congenital heart disease. Bulleted text is amply illustrated, and online cases with videos provide further examples.

3. Silvestry FE，Cohen MS，Armsby LB，et al；American Society of Echocardiography；Society for Cardiac Angiography and Interventions：Guidelines for the echocardiographic assessment of atrial septal defect and patent foramen ovale：from the American Society of Echocardiography and Society for Cardiac Angiography and Interventions，*J Am Soc Echocardiogr* 28（8）：910-958，2015.

Review of the anatomy of the interatrial septum and types of atrial septal defects followed by detailed descriptions of the imaging views and protocols recommended for TTE or TEE evaluation of the atrial septum. The role of echo monitoring during transcatheter closure also is summarized. 55 figures, 28 videos, 159 references.

4. Valente AM，Cook S，Festa P，et al：Multimodality imaging guidelines for patients with repaired tetralogy of Fallot：a report from the American Society of Echocardiography：developed in collaboration with the Society for Cardiovascular Magnetic Resonance and the Society for Pediatric Radiology，*J Am Soc Echocardiogr* 27（2）：111-141，2014.

This comprehensive document summarizes the use of multimodality imaging in management of patients with tetralogy of Fallot.

Echocardiography is recommended for serial follow-up of cardiac function；however，CMR now is the reference standard for measurement of RV size and function，as well as severity of pulmonic regurgitation in adults with repaired tetralogy of Fallot. CT is an alternative when CMR is not possible；nuclear scintigraphy is useful for measurement of pulmonary perfusion.

Invasive hemodynamic study and angiography are needed in some cases and are essential during catheter-based interventions. Detailed scanning protocols and recommended reporting elements are provided. 18 figures，7 tables，195 references.

5. Cohen MS，Eidem BW，Cetta F，et al：Multimodality imaging guidelines of patients with transposition of the great arteries：a report from the American Society of Echocardiography developed in collaboration with the Society for Cardiovascular Magnetic Resonance and the Society of Cardiovascular Computed Tomography，*J Am Soc Echocardiogr* 29（7）：571-621，2016.

Review and recommendations for multimodality imaging in patient with transposition of the great arteries.

Echocardiography is the primary diagnostic imaging modality for periodic evaluation，including before and after surgical or transcatheter intervention. TTE may need to be supplemented by TEE，depending on image quality and the clinical situation.

CMR is primarily useful after surgical intervention for evaluation of baffles，conduits，and extracardiac structures，including branch PAs and the aortic arch. CT is an alternate approach when CMR is not possible. Nuclear scintigraphy is used to asses myocardial viability or pulmonary blood flow. Stress imaging is helpful after the arterial switch operation when coronary ischemia is a clinical concern. Cardiac catheterization and angiography are needed in selected cases and are essential during interventional procedures. 51 figures，24 videos，227 references.

6. Hornung TS，Calder L：Congenitally corrected transposition of the great arteries，*Heart* 96：1154-1161，2010. *Review of the anatomy，clinical presentation，*

and diagnostic approach to the adult with congenitally corrected transposition of the great arteries. Medical and surgical treatment options are discussed. In some patients, a "double-switch" surgical repair may be considered, with both an interatrial baffle to direct systemic and pulmonary venous return to the correct anatomic ventricle and an arterial switch to connect the aorta and PA to the correct ventricles.

7. Kochar A, Kiefer T: Coronary artery anomalies: when you need to worry, *Curr Cardiol Rep* 19（5）: 39, 2017.

Coronary artery anomalies include coronary arteries arising from the opposite sinus of Valsalva, coronary fistula, and congenital coronary aneurysms. Multimodality imaging with CT angiography and magnetic resonance imaging provide a definitive diagnosis, but these patients are often first identified with TTE.

8. Sreedhar R: Acyanotic congenital heart disease and transesophageal echocardiography, *Ann Card Anaesth* 20（Suppl）: S36-S42, 2017.

Concise review article describing TEE finding with ASDs, VSDs, atrioventricular canal defects, patent ductus arteriosus, coarctation of the aorta, pulmonic stenosis, and cor triatriatum.

9. Dijkema EJ, Leiner T, Grotenhuis HB: Diagnosis, imaging and clinical management of aortic coarctation, *Heart* 103（15）: 1148-1155, 2017.

Review article on clinical presentation, diagnosis, and management of aortic coarctation. Often echocardiography provides the initial clues to the diagnosis, but CMR now is considered the preferred imaging modality for definitive diagnosis and clinical follow-up. Excellent illustrations of multimodality imaging.

10. Khraiche D, Ben Moussa N: Assessment of right ventricular systolic function by echocardiography after surgical repair of congenital heart defects, *Arch Cardiovasc Dis* 109（2）: 113-119, 2016.

Right ventricular dilation and systolic dysfunction are common in adults with previous interventions for congenital heart disease, such as tetralogy of Fallot with residual postoperative pulmonic valve regurgitation. CMR is the reference standard for evaluation of the RV in these patients. Newer approaches such as 2D strain and 3D echo quantitation of RV volumes and ejection fraction also show promise and may be more widely used in the future.

11. Biglino G, Capelli C, Bruse J, et al: Computational modelling for congenital heart disease: how far are we from clinical translation?, *Heart* 103（2）: 98-103, 2017.

Introduction to the concept and methodology for computation modeling of the complex anatomy and intracardiac flow dynamics seen in patients with congenital heart disease. Patient-specific simulations allow preprocedure planning in complex cases with the ability to assess the likely impact of a specific intervention.

12. Vettukattil JJ: Three dimensional echocardiography in congenital heart disease, *Heart* 98: 79-88, 2012.

Review of 3D echocardiographic applications in congenital heart disease with several illustrations. Practical points for 3D image acquisition include starting from a probe position perpendicular to the structure of interest, using high gain settings to provide uniform echogenicity, centering the image with an appropriate sector width and elevation, synchronization of full volumes with the electrocardiogram and respiration to avoid artifacts, and using 3D zoom on TEE imaging.

13. Simpson J, Lopez L, Acar P, et al: Three-dimensional echocardiography in congenital heart disease: an expert consensus document from the European Association of Cardiovascular Imaging and the American Society of Echocardiography, *J Am Soc Echocardiogr* 30（1）: 1-27, 2017.

The document reviews 3D echocardiographic imaging in patients with congenital heart disease. 3D imaging complements 2D imaging for assessment of congenital shunts, stenotic and regurgitant valve lesions, and evaluation of abnormal cardiac connections. The strength of recommendation for 3D imaging is high for evaluation of the atrial or ventricular septum; tricuspid, mitral, or aortic valve; and LV outflow tract when subaortic obstruction is present. 3D imaging is less useful for evaluation of the aortic arch, RV outflow tract, pulmonic valve, or branch PAs. 3D imaging is particularly important for guidance of transcatheter procedures.

第18章　心脏外科及介入术中超声心动图

超声心动图在心脏手术过程中不可或缺，包括外科手术、经导管介入手术及二者联合的杂交手术中。检查方式分为经胸超声心动图（TTE）、经食管超声心动图（TEE）、经心表超声心动图和心腔内超声心动图（ICE），选用取决于特定的手术方式或监测需要。TTE检查由专业的心脏超声医师完成，而经心表或心腔内超声心动图由心脏外科医师或介入医师来完成。术中TEE由经过培训的心血管麻醉医师或心脏专科医师来完成。

在图像切面、解剖学表现和血流多普勒模式方面，诊断性TEE与术中TEE基本相似（见第3章）。如前面章节所述，评价心脏收缩和舒张功能、瓣膜功能、先天性心脏病等的标准方法也同样适用于术中TEE检查。飞速发展的三维超声心动图在心脏外科手术的监测中非常重要，而在一些经导管心脏介入手术中已经不可或缺。

通常需要在诱导麻醉后体外心肺转流之前或介入术前这一时间窗口完成术前基线TEE检查，最后在外科或介入操作结束后脱离体外心肺转流下进行术后TEE检查。术中TEE可以提供与诊断性TEE一样清晰的图像，具有重要的诊断价值，但术中TEE在以下方面不同于标准的诊断性TEE。

- 时间限制使得术中TEE只能进行针对性的检查
- 心脏负荷状态改变会影响瓣膜和心脏功能的评估
- 基线和术后评估需要在相匹配的心脏负荷状态下
- 基于成像信息的紧急决策可能是必需的
- 及时识别TEE影像信息的局限
- 超声医师和手术医师的清楚沟通非常必要

本章简要介绍术中TEE的基本概念和主要临床应用。术中TEE的操作者应当学习培训指南并参阅本章推荐阅读（表18.1），此外需要了解其他的术中成像技术，如外科术中经心表超声心动图、导管室内的透视成像及心腔内超声心动图等（见第4章）。

一、基本概念

（一）适应证

术中TEE的适应证范围很广，从基本的术中心血管功能监测到复杂心脏手术后的功能评估（表18.2）。TEE除用于心肺转流支持下的心脏手术中外，也用于其他外科手术和经导管手术中的监测。在影像引导手术取代心脏直视手术的趋势下，TEE对心脏的结构和

表18.1　基本和高级围术期超声心动图培训建议*

资格	基本	高级	能力维持
TEE解读和报告数量（监督下）	150	300	50例/年（25例独立完成）
TEE操作数量（监督下）	50	150	每3年Ⅰ类CME 15h
项目负责人	高级围术期培训	高级培训外加150例额外检查	参加CQI项目
项目（围术期检查量和多样性）	广泛多样	全疾病谱	
培训文件	NBE证书或培训负责人认证		

注：CME，超声心动图继续医学教育；CQI，持续质量改进；NBE，（美国）超声心动图国家委员会。
*本表显示了获取或维持能力推荐的最少检查数量。
引自Mathew JP，Glas K，Troianos CA.et al.ASE/SCA recommendations and guidelines for continuous quality improvement in perioperative echocardiography.Anesth Analg.2006 Dec；103（6）：1416-25.

表18.2　术中TEE的适应证

临床情形	手术	时机和目的
心室功能监测	高危患者心脏术中体外循环前后	左心室容积，整体和局部功能
	高危患者的非心脏手术中	左心室容积，整体和局部功能
心脏外科手术	二尖瓣修复	二尖瓣反流机制和严重程度
		术后评估二尖瓣反流残留和并发症
	人工瓣膜置换	评估植入瓣膜
		排查并发症
	复杂心脏瓣膜手术	主动脉瓣膜悬吊及主动脉根部修复
		冠状动脉重植
	心内膜炎	瓣膜累及和功能异常
		瓣膜修复或置换后评估
	肥厚型心肌病	心肌切除前后的左心室流出道解剖结构评估
		主动脉瓣下狭窄的证据
	主动脉夹层修复	撕裂内膜的位置和血流的评估
		术后残留夹层的评估
	先天性心脏病	手术前后的复杂解剖和功能
经导管介入手术	经导管主动脉瓣植入术（TAVI）	植入术前后的主动脉瓣解剖和功能
	经导管二尖瓣手术（球囊成形、二尖瓣钳夹、经导管二尖瓣植入）	手术前后的二尖瓣功能 术中引导
	人工瓣膜功能异常	引导、监测经导管瓣周漏封堵 引导瓣中瓣植入
	房间隔缺损或卵圆孔未闭封堵	基线缺损大小和解剖评估 术后残余分流 并发症评估
	肥厚型心肌病室间隔消融	基线和消融术后左心室流出道梗阻的评估 确定理想的消融位置
心内装置置入	管道置入 心室辅助装置 主动脉置管（避开粥样硬化）	引导放置
一般手术并发症	外科或经导管术后局部心包积液 外科术后心内气体	积液定位、定量和血流动力学影响 识别和处理

功能的实时评估作用显得更加重要。

（二）术前诊断

对于择期的外科和经导管介入手术，需要术前明确诊断和治疗方案（图18.1）。在冠状动脉造影、心脏MRI、心脏CT检查之外，诊断性TEE已成为术前计划的一部分。应有足够时间对诊断资料进行充分分析，特别是处理诊断不一致之处，或采取进一步检查，也可以跟患者一起对治疗方案的制订进行讨论。

术前对心脏瓣膜病和先天性心脏病进行超声评估非常重要，可以从诊断技术及患者生理两方面的原因上说明。从技术上看，TTE是评估瓣膜狭窄病变的最佳方式，在胸部体表可以大幅度变换探头位置和角度来确保记录到最大血流速度，而在TEE检查中探头位置受限常低估瓣膜狭窄程度。从生理学角度看，麻醉过程中心脏负荷状态的改变，如后负荷减少会导致瓣膜反流程度的低估。

即便术前评估已经完成，术中基线TEE对下列情形也很重要：

- 明确诊断
- 提供瓣膜可修复性的额外信息
- 为术后评估提供可比较的基线信息
- 检查有无其他异常
- 监测左心室（LV）功能

择期手术患者术中基线TEE检查有意外发现时，需根据具体发现和手术紧急程度进行个性化的处理。通常手术可能需要针对性做出调整，如对二尖瓣修复术中意外发现的卵圆孔未闭进行处理。但重大的意外发现需要与患者或家属及相关心脏科医生进行沟通或重新安排手术。

急诊情况下，心肺转流前的术中基线TEE可能是患者的初次诊断检查。如将主动脉夹层患者迅速转运到手术室，在诱导麻醉后即刻行TEE检查是最理想的方式。这时候需要TEE操作者明确诊断、评估并发症，迅速告知外科医师检查结果。

（三）血流动力学

在手术室评估心脏血流动力学和心室功能受下列因素影响：

- 正压机械通气
- 容量状态
- 继发于主动脉钳闭阻断的心肌"顿抑"
- 心肺转流术的影响
- 药物治疗

全身麻醉通常由吸入剂和阿片类药物及肌松剂来实现，这些药物都会改变心脏的前后负荷。许多药物损伤心肌收缩力或降低全身血管阻力。撤除体外心肺转流时，血管扩张剂或血管升压药会被用于维持正常的全身血管阻力，心室收缩功能受损时需要使用正性肌力药物。基线下或停止心肺转流后的正压机械通气时胸腔内压升高会减少全身静脉血液回流，在心室充盈量低时影响更为显著。前负荷、后负荷加上心肌收缩力的改变可能导致瓣膜反流严重程度的变化（图18.2）。前向血流速度和压力阶差会随血流量的变化而改变。

TEE图像和多普勒数据在与患者基线状态类似的负荷状况下记录最佳，心肺转流术后负荷状态应与基线状态相匹配。基本参数如心率和血压应记录在超声心动图图像中，如有可能也要测量全身血管阻力和充盈压及心排血量这些数据，以确保负荷状态可比较。体外循环撤除后检查时前负荷状态可通过输液扩容来优化，通常用TEE观察左心室大小来估测左心室充盈状态，后负荷可根据需要通过药物调整以与基线状态相匹配。

（四）外科操作与仪器

开胸心脏外科手术过程中，可以直接在TEE图像中观察到一些手术操作对心脏的影响（图18.3）。例如，在二尖瓣修复术时被反转的左心耳可表现为左心房内"占位"，当左心耳恢复其正常形态时，该"占位"消失。可以观察心肺转流术的插管是否在正确位置，其产生的声影和混响伪像会限制心脏功能评价。心脏停搏液的灌注可产生声学对比剂效应，可看到灌注心肌的回声增强。开胸外科手术时心脏内空气有特征性的强回声表现，术中TEE可帮助判断手术结束时心腔内有无残留空气（图18.4）。手术电刀的电子信号干扰可在TEE图像中产生伪像，使彩色多普勒信号中断。

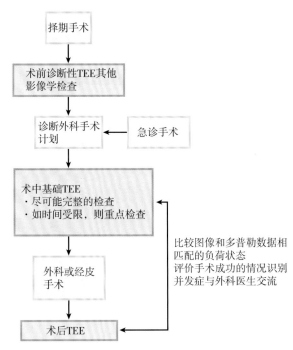

图18.1　术中TEE与临床决策流程图

比较图像和多普勒数据相匹配的负荷状态
评价手术成功的情况识别并发症与外科医生交流

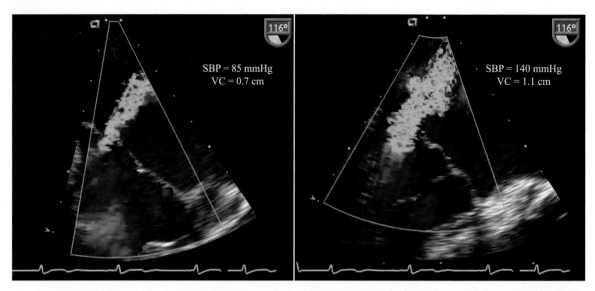

图18.2　心脏负荷状态对二尖瓣反流程度的影响。彩色多普勒血流成像显示流颈（VC）的变化，收缩压（SBP）为85mmHg时，流颈宽度为0.7cm，无其他干预的情况下，数分钟后当SBP升高至140mmHg时，流颈宽度变为1.1cm（Donald C. Oxorn博士惠赠）

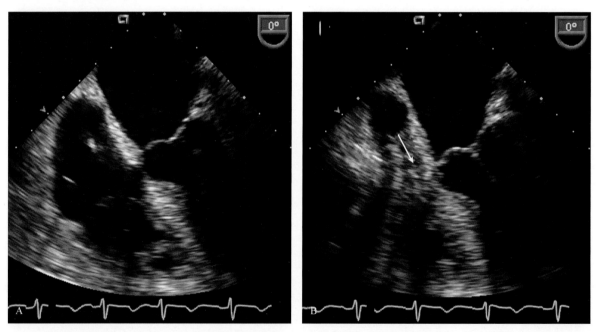

图18.3　术中经食管超声心动图显示心外局部按压征象。图示当外科医师手指按压右心时（箭头所指）正常基线TEE四腔心切面（左）及相同切面（右）（Donald C. Oxorn博士惠赠）

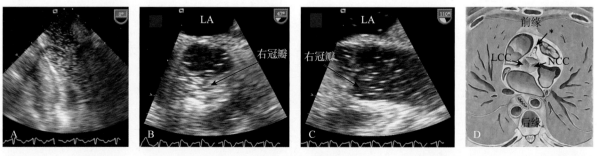

图18.4　气栓：右冠状动脉。A.主动脉阻断钳释放后左心房室腔内充满气泡回声。主动脉瓣短轴切面（B）和长轴切面（C）显示气体聚集于右冠瓣附近。横截面示意图（D），患者仰卧位，右冠瓣（箭头所指）位于最上方，故气体易聚集在右冠状窦，并有可能导致右冠状动脉栓塞。LCC，left coronary cusp，左冠瓣；NCC，noncoronary cusp，无冠瓣；LA，左心房

引自Oxorn DC: Intraoperative and procedural echocardiography: basic principles. In Otto CM, editor: The Practice of Clinical Echocardiography, ed5, Philadelphia, 2017, Elsevier, Fig.4.7.

（五）时间限制

术中评估期间应尽可能进行系统全面的TEE检查。在有时间限制的急诊情形下，应优先获取最需要的资料，记录最重要的图像和多普勒数据，确保资料充足以应对临床决策所需。大多数患者在进入手术室前已经做过完整的诊断性检查，所以术中基线TEE主要关注那些需要与术后图像进行对比的切面。

在术中优先选用简单快速而不是更复杂的定量方法。例如，瓣膜反流可通过测量流颈宽度来定量，而不是优化近端等速血流信号及计算反流量或反流分数。左室射血分数最常用目测估计，而不是描记舒张末期和收缩末期内膜边界后用双平面法来计算。采集三维（3D）图像、半自动识别心室内膜边界的方法可简化左心室功能定量。同步二维（2D）双平面成像（图18.5）、同步2D及彩色多普勒成像皆有助于在短时间内采集所需的全部图像。超声心动图操作者需将采集图像资料的不足之处与外科医师进行沟通。如果超声心动图意见对手术决策至关重要，就需要提供没有电刀干扰的条件来完成检查。

二、超声心动图检查方法

（一）切面

术中TEE主要针对患者的具体临床问题，应有重点地进行检查。但完整的检查通常也仅需数分钟，所以条件允许时应尽可能进行全面检查（表18.3）。美国超声心动图学会和心血管麻醉医师学会推荐了20个标准的2D切面，并辅以3D（图18.6）及多普勒资料。每一切面记录2秒动态图像，假定获取每一切面

平均用时30秒，有经验的操作者也能在10分钟内完成全部所需图像的采集。此外，还需有额外的时间来评价TEE异常发现、记录彩色和多普勒频谱信息，并与麻醉医师和心脏科医师进行讨论。

时间条件允许的前提下，推荐使用2D双平面法及3D容积法对左心室收缩功能进行定量分析（图18.7）。3D容积成像在具体疾病的诊断及治疗中目前已成为常态，如在房间隔封堵或二尖瓣反流的经导管瓣膜手术中进行3D成像。

采集图像之外，推荐对大多数患者进行多普勒检查。术中TEE应至少在2个相互垂直交叉的切面上用彩色多普勒评价主动脉瓣、二尖瓣和三尖瓣的反流。肺动脉瓣的评价比较困难，仅在特殊情况下才需要，如先天性肺动脉瓣疾病、心脏移植后、或者右心室（RV）辅助装置植入术后。额外的多普勒数据采集仅限于特殊的临床适应证。例如，当存在明显反流时，需要测量记录流颈。彩色多普勒也可检测心内分流，如卵圆孔未闭。如果没有放置肺动脉导管，连续波（CW）多普勒有助于评价瓣膜狭窄、关闭不全及估测肺动脉压力。脉冲多普勒可以通过肺静脉评估左房充盈、左室舒张充盈和左心耳功能。

（二）采集顺序

有几种不同的图像采集顺序，只要能获取所需的诊断性图像，任何一种采集顺序都是合适的。部分超声心动图操作者喜欢在每一个探头位置都采集所有图像。按下面这种顺序采集省时且便于记忆。

- 食管中段
- 经胃

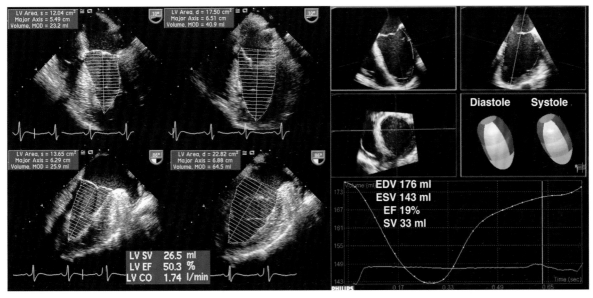

图18.5 2D及3D TEE计算射血分数。左侧四腔心（左上）及两腔心（左下）切面测量收缩期（s，左半边图像左侧）及舒张期（d，左半边图像右侧）面积并用碟片法（MOD）计算容积参数，计算每搏量（SV）、射血分数（EF）及心排血量（CO）。右侧图像使用3D TEE测量射血分数。Diastole，舒张；Systole，收缩；EDV，舒张末期容积；ESV，收缩末期容积

引自Oxorn DC: Interaoperative and procedural echocardiography: basic principles.In Otto CM, editor: The Practice of Clinical Echocardiography, ed 5, Philadelphia, 2007, Elsevier, Fig.4.5.

表18.3 全面TEE检查的内容及顺序

切面	内容
食管中段切面	
评估初步指征	心内膜炎评估、心源性栓子、急性主动脉综合征等
左心室大小及功能	探头放置的深度要包括整个左心室，换能器角度为0°～130°。整体和局部功能，左心室3D容积成像及射血分数值
右心室大小及功能	探头放置的深度能包括整个右心室，换能器角度为0°～70°
左心房	减少探头深度于二尖瓣以下，换能器角度在0°和90°之间扫查心房
左心耳	双平面成像，调整探头位置减少左上肺静脉与左心耳间的嵴的伪像。心房颤动时脉冲多普勒测量血流速度
右心房	减少探头深度于二尖瓣以下，换能器角度在0°和90°之间扫查心房
二尖瓣	多切面显示2D及彩色多普勒图像，换能器角度为0°～130°。反流程度定量，测量流颈宽度，轻度以上的反流通过PISA法计算有效反流口面积。二尖瓣狭窄测量跨瓣压力阶差。3D成像时在迎面观中应旋转画面使主动脉瓣显示在画面的上方
主动脉瓣	多切面显示2D及彩色多普勒图像，换能器角度为0°～130°。轻度以上反流测量流颈。3D成像时在迎面观中应旋转画面使主动脉右冠瓣显示在画面的下方
升主动脉（食管上段）	换能器角度为100°。如果有扩张，需要测量内径（窦部、窦管交界、升主动脉中段）
三尖瓣	多切面显示2D及彩色多普勒图像，换能器角度为0°～60°
肺动脉瓣	显示2D及彩色多普勒图像，换能器角度70°
房间隔及双腔静脉切面	二维及彩色多普勒（调低尼奎斯特极限），换能器角度为100°。怀疑有分流时，3D正面观及行振荡盐水声学造影试验。如果存在分流，要进一步评估
肺静脉	二维及彩色多普勒成像，换能器角度在0°和100°显示左、右肺静脉。如果存在明显二尖瓣反流，利用脉冲多普勒来评估反向血流
心包	换能器角度0°扫查心脏
经胃切面	
心室功能	评估双心室大小及功能，换能器角度为0°和120°。向右旋转探头观察右心室及三尖瓣。存在明显二尖瓣反流时正面观及彩色多普勒观察二尖瓣
深部经胃切面	探头从经胃切面再往前推送。如有需要可用多普勒观察左心室流出道
主动脉切面	
胸降主动脉	从膈肌到主动脉弓的图像。双平面图像，换能器角度0°和90°。如果存在严重的主动脉瓣反流，则脉冲多普勒评估反向血流。显示动脉粥样硬化斑块

注：PISA，近端等速表面积。

引自 Freeman RV: The comprehensive diagnostic transesophageal echocardiogram: integrating 2D and 3D imaging，Doppler quantitation and advanced approaches，In Otto CM，editor：The Practice of Clinical Echocardiography，ed 5，Philadelphia，2017，Elsevier，pp 56-57.

■食管上段

这个顺序（图18.5）从食管中段四腔心切面开始，调节探头深度显示整个左心室，调节换能器角度可显示两腔心及长轴切面（见图3.3、图3.7及图3.9）。二尖瓣交界联合切面可显示内侧和外侧的瓣叶交界，近似于换能器角度60°时的两腔心切面。调节换能器角度至约90°时，另一两腔心切面可以显示更多的二尖瓣节段和左心耳图像。这些切面也可以评价节段性室壁运动：四腔心切面（后间隔和侧壁）、两腔心切面（下壁和前壁）和长轴切面（后壁和前间隔）。全容积三维成像可以测量左室射血分数值，评估左心室节段性室壁运动、左心室整体及局部纵向应变。

自长轴切面回撤探头，聚焦显示主动脉瓣和二尖瓣。然后在食管内继续向上移动探头显示升主动脉，先是长轴（见图3.10），然后调节换能器角度显示升主动脉短轴，同时可显示肺动脉长轴。探头前进显示主动脉瓣短轴图像（见图3.13），然后显示三尖瓣和肺动脉瓣。向右旋转探头并调节换能器角度，可显示右心房（RA）和双腔静脉图像（见图3.12）。在这个位置可以对主动脉瓣及二尖瓣进行多心动周期实时全容积3D成像。

经胃标准切面包括左心室中部短轴和二尖瓣水平短轴切面，接着调节图像平面至约90°显示两腔心切面（见图3.16及图3.18）。再向右旋转探头管体，获

三维经食管超声心动图图像采集方案

左心室	1.经食管中段从0°、60°或120°获得左心室图像 2.采用双平面模式检验左心室是否位于第二视图中间,并与原图成90° 3.使用广角及多心动周期模式获取图像	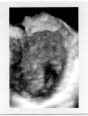
右心室	1.经食管中段从0°获得斜右心室图像,以便使右心室位于图像中间 2.使用广角及多心动周期模式获取图像	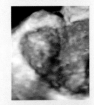
房间隔	1.0°旋转探头 2.使用窄角、单心动图周期或广角、多心动周期模式获取	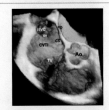
主动脉瓣	1.食管中段60°获得主动脉瓣短轴切面,食管中段120°获得长轴切面 2.使用窄角、单心动周期或广角多心动周期获取	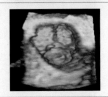
二尖瓣	1.食管中段0°、60°、90°或120°获得二尖瓣切面 2.使用双平面模式检验二尖瓣环是否在正交90°的两个切面图像正中 3.使用窄角、单心动周期模式获取	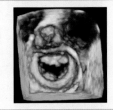
肺动脉瓣	1.食管上段90°或食管中段120°三腔心切面旋转探头将肺动脉瓣显示在图像中间 2.使用窄角、单心动周期模式获取	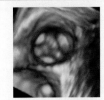
三尖瓣	1.食管中段0°～30°斜四腔心切面获取,以便三尖瓣在图像正中,或胃底40°前屈探头获取 2.使用窄角、单心动周期模式获取	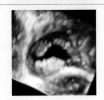

图18.6 经食管三维超声心动图切面

引自 Hahn RT, Abraham T, Adams MS, et al: Guidelines for performing a comprehensive transesophageal echocardiographic examination: recommendations from the American Society of Echocardiography and the Society of Cardiovascular Anesthesiologists, J Am Soc Echocardiogr 26(9): 921-964, 2013.

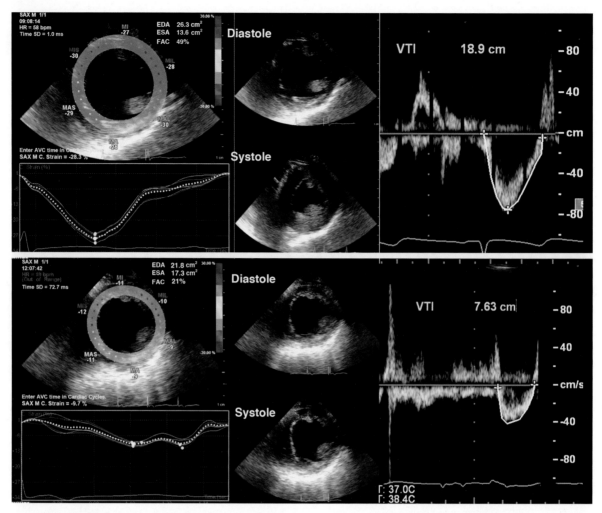

图18.7 左心室功能评价。体外循环前后评价左心室功能的替代指标。上面三幅图显示二尖瓣置换患者在体外循环前的环向应变（左）舒张末期面积（EDA）、收缩末期面积（ESA，中）及左心室流出道速度-时间积分（VTI，右）。在下方三幅图中同样的测量是在长时间体外循环和主动脉阻断恢复之后进行的。这三个参数都出现了衰减。随着时间推移和心脏的复苏，这些指标逐渐回归到基线水平。Diastole，舒张；Systole，收缩；EDA，舒张末期面积；ESA，收缩末期面积；FAC，面积变化率

引自 Oxorn DC: Intraoperative and procedural echocardiography: basic principles.In Otto CM, editor: The Practice of Clinical Echocard iography, ed 5, Philadelphia, 2017, Elsevier, Fig.4.6.

取主动脉长轴及右心室流入道切面。部分患者在深部经胃位置前屈探头可获取四腔心切面。当在食管内缓慢后撤探头时，显示从膈肌到主动脉弓的一系列短轴切面，可检查胸降主动脉。当有异常发现时，在短轴切面基础上转动换能器角度约90°显示其长轴切面来进一步检查。在食管上段位置，调整探头和换能器角度获得短轴切面可以完整观察主动脉弓。

另一种采集方法是至少用相互垂直的两个切面来评价任一关注的结构，结合2D图像、彩色多普勒和频谱多普勒来评价。以此顺序采集时完整的检查应包括：

■ 四个心脏腔室（左心室、右心室、左心房、右心房）

■ 四个瓣膜（主动脉瓣、二尖瓣、三尖瓣、肺动脉瓣）

■ 两个大动脉（主动脉、肺动脉）

■ 腔静脉和肺静脉回流（下腔静脉、上腔静脉、四条肺静脉）

■ 房间隔和左心耳

这种方法对于重点检查有用，从主要关注的结构部位开始，时间允许则继续对其他结构进行评价。即便采用不同的检查顺序，解剖顺序的思路也可以提供快速检查单，以保证对每个解剖结构都完成检查。必要时对关注区域在2D检查中结合3D成像（如二尖瓣修复手术中使用3D成像）来显示二尖瓣。

（三）报告和图像存储

在术中TEE的图像采集过程中即可将结果直接反馈给外科医师以帮助快速做出决策。整个外科手术期间，术中TEE的结果都应当以口头或以书面形式辅助手术决策。此外，患者病历中应该包括一个永久的书面或电子报告，内容包括适应证、对手术操作的描述

及诊断发现。报告应当说明是否做了全面检查（大多数推荐采用20个标准切面），或是针对某一临床情况的重点或局限性检查。每个医学中心的术中TEE影像报告和其他超声影像报告都应当以数字格式存储，以备查阅或与后续检查对比。

三、局限性和技术因素

（一）图像平面方向

同常规超声心动图检查一样，术中2D TEE图像也遵从长轴、短轴、四腔心和两腔心切面的图像标准，并在标准切面之间扫描，以确保全面检查。3D成像也要符合标准定向（见第4章）。心内解剖标志可用于指导图像的对齐。表中提供的探头换能器角度仅作为获取特定切面的常用角度指南，实际角度因患者而异。此外，食管和心脏解剖关系的个体变异会导致切面方向发生变异，所以并不总是能获取所谓的"正确"切面。

（二）多普勒取样角度

在TEE图像上多普勒声束方向和关注区域的血流方向并不总是平行的。探头位置受食管和心脏解剖关系限制，即便仔细调整探头位置及图像平面，取样线角度可能仍然不能做到平行，这可能导致低估血流速度。取样线夹角对彩色多普勒影响有限，因为彩色多普勒显示血流与血流紊乱的空间模式相对应，当然这也会影响测量速度的准确性。对于频谱多普勒，TEE对二尖瓣的流入血流或反流、左心耳和肺静脉内血流的取样线很容易与血流方向平行（图18.8）。在高位食管水平，也可以接近平行采集到肺动脉血流频谱。然而，多普勒声束和左心室流出道血流及跨主动脉血流方向一致性的取得比较困难，在食管中段切面取得平行是不大可能的。有时，通过经胃长轴切面或深部经胃切面位置前屈探头四腔心切面可以获得更好的方向一致性。即使这样仍有可能低估血流速度，特别是用TEE评价主动脉瓣狭窄程度时。

（三）手术室及介入设备的技术问题

外科术中或介入术中TEE检查期间，超声心动图操作者需要小心外界干扰或技术伪像。插管、导管和其他装置可能产生声影或混响伪像，这都会使感兴趣

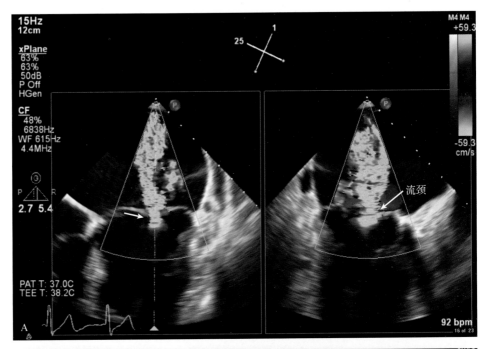

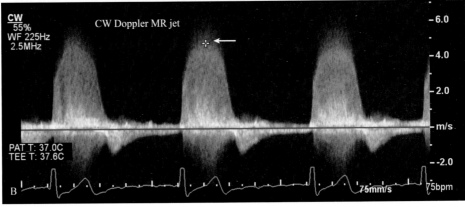

图18.8　经食管超声心动图定量二尖瓣反流。二尖瓣反流（MR）的彩色多普勒显示引导频谱多普勒取样线平行于血流方向。A.功能性反流的中央反流束的流颈宽度（箭头所指）为2.6mm。B.连续波多普勒（CW Doppler）图像显示反流信号密度（箭头所指）较前向血流的信号小，符合轻中度反流的诊断

区的结构或血流显示不清（图18.9）。电刀或其他设备的电信号干扰妨碍图像和多普勒数据（图18.10）。如果不能通过重新调整探头位置避免混响伪像和声影，则可能需要考虑其他方法，如用无菌探头行心外膜扫描。电子设备应尽可能暂停使用，以便在没有信号干扰的情况下记录超声心动图资料。

（四）仪器设置的优化

通过预设仪器参数、优化图像记录并减少检查期间额外的参数调整，可以使术中TEE操作更便利。由QRS信号触发来采集并记录1个或2个心动周期的动态图像，或设置固定的采集时间长度（如果心电图信号不足以进行连续触发）。

通常，检查都是从探头预设的频率、深度、增益、图像处理和扇面宽度开始，上述每一个参数在TEE检查过程中可能都需要调整以获取最佳的图像记录。应当采用较高的探头频率（7MHz）优化近距离结构（如左心耳）的分辨率，而为了获得更好的穿

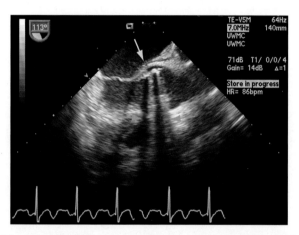

图18.9　TEE显示声影和混响伪像。机械主动脉瓣心内膜炎患者TEE长轴切面显示起源于人工瓣（黄色箭头所指）后方的声影和混响伪像，以黑（声影）白（混响）条带交替延伸（蓝色箭头之间），使远方的结构（包括瓣膜前部和左心室流出道）显示不清

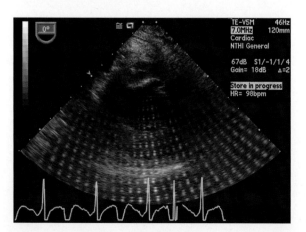

图18.10　电信号干扰。经胃短轴切面，手术电刀的电信号伪影不仅产生几何伪影图案，而且使二维图像变得模糊。当存在电信号干扰时，多普勒血流信息是不可靠的

透性，可能需要较低的探头频率（5MHz或3.5MHz）以在四腔心切面或经胃切面观察左心室心尖部。调节深度以显示感兴趣结构，如在四腔心切面起始深度15～16cm观察心室功能，然后减小深度至刚好超过二尖瓣检查瓣膜功能（图18.11）。当检查心耳、主动脉瓣或二尖瓣时，使用放大模式可改进图像分辨率和帧频。根据图像质量的需要来调节增益。

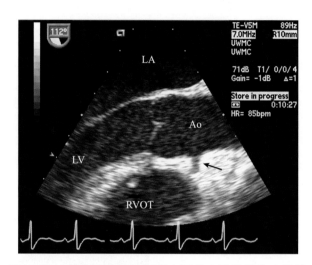

图18.11　主动脉瓣长轴切面。评估主动脉瓣和主动脉窦时，可在长轴切面调浅画面深度，使用图像放大模式，提高超声发射频率以优化图像分辨率。图中右冠状动脉（RCA）起源可见（箭头所指）。RVOT，右心室流出道；LA，左心房；LV，左心室；Ao，主动脉；HR，心率

根据临床实际情况来定制显示三维超声心动图像。许多操作者发现从实时3D图像开始显示很有帮助，使用窄幅放大模式可以优化帧频。调大增益丰富关注结构的显示，旋转并剪切图像来显示感兴趣的病变。额外采集四个心动周期的全容积数据，便于进一步剪切和使用高密度的影像数据来进行分析。

利用彩色多普勒成像技术，可调整彩色框使其深度只包含感兴趣区域的血流，这样就可取得更高帧频的成像，因为较浅的深度意味着更短的脉冲重复频率。然而，彩色取样框应该总是延伸到图像的顶部，因为排除图像的这一部分并不能提高帧频。通常在开始时采用相对宽的扇面宽度记录彩色血流数据，以确保观察到全部血流紊乱的空间范围，然后将扇宽变窄，以获得更高的帧频。为计算流颈或近端等速表面积，需调节彩色标尺的基线和尼奎斯特极限使血流束宽度和近端加速区得以清晰显示（图18.12）。

频谱多普勒与其他多普勒的记录采用同样的原则。调节灰阶增益和低通（"屏障"）滤波器以优化血流信号，调节速度标尺，使血流信号落在速度范围内并接近充满，依据感兴趣血流来上下调整零基线，以50～100mm/s的时间标尺来记录频谱数据。

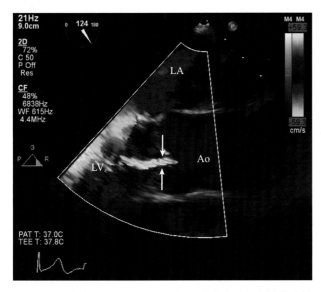

图18.12 主动脉瓣反流流颈宽度。测量流颈宽度最准确的方法是将感兴趣区域图像放大，图像平面及彩色多普勒显示参数调整到显示出明显的近端血流汇聚区、最窄的流颈部位及远端反流束的扩散。此图中所示流颈宽度为3mm，与轻度反流一致。LA，左心房；LV，左心室；Ao，主动脉

四、外科术中应用

随着新的外科和经皮穿刺方法的发展，外科手术和介入术中TEE的临床应用不断演进。本部分简要讨论该方法目前已确立的临床应用适应证的一些范例。外科手术和介入术中的超声心动图检查操作者应获得额外培训，并学习更多相关参考资料。

（一）心室功能监测

术中TEE可用于高危心脏或非心脏手术患者（表18.4）。左心室的图像可持续监测：

■ 心室前负荷（左心室容积）
■ 左心室整体收缩功能
■ 左心室局部收缩功能
■ 右心室功能

通常心室腔的大小是充盈容积的直接反映，可以用来优化预负荷。尽管基线下快速测量舒张末期和收缩末期内径可以提供有用的可对比数据，但一般在手术过程中多定性评估心室大小。在大多数患者中，充盈量和压力的增加与心室容积的增加相关。相反，尽

参数	切面	附加成像	临床要点
左心室功能			
左心室容积	• 食管中段四腔心和两腔心切面的左心室图像；描记收缩末期和舒张末期来计算左心室容积	• 获取多心动周期全容积图像进行3D测量	
心排血量	• 食管中段长轴切面测量直径计算左心室流出道横截面积 • 通过经胃长轴或心尖部切面记录脉冲多普勒速度-时间积分	• 使用3D放大或全容积模式对左心室流出道进行多平面重建来测量其面积	• 测量应在收缩期进行 • 以左心室流出道横截面积乘以速度-时间积分来计算每搏量，再乘以心率即心排血量
射血分数	• 3D或2D双平面法在四腔心或两腔心切面测量左心室容积和射血分数	• 经胃底左心室乳头肌短轴切面，测量左心室收缩和舒张末期的面积变化	• 使用3D处理软件计算容积和射血分数值
整体收缩功能的其他测量	• 各心肌节段心内膜和心肌增厚的目测评价	• 经食管中段四腔心切面获得二尖瓣图像，用组织多普勒测量二尖瓣环侧壁的S'峰	
应变	• 在食管中段和经胃底左心室乳头肌短轴切面用斑点追踪法测量应变	• 正确识别感兴趣区域是至关重要的	• 整体纵向应变是测量整体左心室收缩功能的另一种方法。用靶心图来显示局部功能
舒张功能	• 经食管中段四腔心切面用脉冲多普勒采集二尖瓣血流图 • 肺静脉成像获取脉冲多普勒血流图	• 食管中段四腔心切面二尖瓣环侧壁的组织多普勒成像	• 通过二尖瓣流入血流测量E峰、A峰和减速时间（DT） • 通过组织多普勒测量E'峰、A'峰 • 计算E/E'
右心室功能			
右心室整体收缩功能	• 经胃底窗口，将M型与三尖瓣外侧环运动方向平行，进行TAPSE测量	• 经胃底窗口，将组织多普勒取样门与三尖瓣外侧环运动方向平行，进行S'峰评估	• 测量TAPSE和S'峰
局部室壁运动	• 心内膜和心肌增厚的目测评价	• 用斑点追踪法测量应变	• 获取3D容积
心内装置的位置和功能			

表18.4 外科手术或介入术中TEE的基本原则

续表

参数	切面	附加成像	临床要点
IABP的位置	• 降主动脉成像	• 识别球囊顶端的位置（暂时延迟球囊充盈会有帮助）	• 左锁骨下动脉成像 • 评估球囊顶端与左锁骨下动脉的距离
LVAD的流入管	• 食管中段四腔和两腔心切面的左心室图像	• 评估套管尖端相对于心室壁的位置	• 同时考虑3D成像来评估套管的位置 • 彩色多普勒评估速度
LVAD的流出管	• 经食管中段长轴切面，寻找进入升主动脉的插管	• 使用彩色多普勒来评估速度	
经皮跨主动脉左心室辅助装置	• 食管中段长轴切面	• 评估主动脉瓣病变	• 评估装置进入左心室的深度 • 评估二尖瓣功能
全人工心脏	• 用食管中段四腔心切面评价机械性房室瓣 • 同时观察心房和邻近的心包或胸腔积液	• 食管中段长轴切面观察人工主动脉瓣和肺动脉瓣	• 寻找机械瓣中央的"冲洗"血流 • 警惕积液引起的心房压迫
V-V ECMO	• 经双腔静脉切面成像腔静脉和三尖瓣 • 获得经胃的右心长轴视图	• 使用彩色多普勒确保血流束通过装置从三尖瓣进入右心室	
冠状窦插管	• 食管中下段四腔探头后屈位切面	• 探头内旋的双腔静脉切面	
股静脉插管	• 双腔静脉切面		

注：IABP，主动脉内球囊反搏；LVAD，左心室辅助装置；TAPSE，三尖瓣环收缩期位移；V-V ECMO，V-V模式体外膜氧合。
引自 Hall MT，Oxorn DC: Intraoperative and procedure echocardiography: basic principles.In Otto CM，editor: The Practice of Clinical Echocardiography，ed 5，Philadelphia，2017，Elsevier.

管充盈压力足够，但限制性心脏病、心包狭窄、严重右心功能不全或处于高收缩状态的患者心室容积较小。

整体收缩功能通常是在胃短轴切面目测评估的。目测心室大小的面积变化快速准确且与目测射血分数相关（见第6章）。尽管基线时2D或3D的射血分数测量得到了很好的验证和推荐，但考虑到术中血流动力学快速变化，其重复测量并不总是可行的。同样，虽然基于多普勒技术可以可靠地测量主动脉或肺动脉心排血量，但时间条件限制了这些方法的实际使用。另外，心排血量通常由右心导管技术连续监测。

经胃短轴视图也可用于监测局部心室功能，因为它包括所有三条主要冠状动脉供应的心肌（图18.13）。局部心室功能的急性变化提示冠状动脉缺血，尽管局部室壁运动的变化并不总是由心外膜冠状动脉疾病引起的。局部心肌功能障碍的其他原因包括低血容量、传导异常和心肺转流术后心肌顿抑。TEE在逆转缺血的干预过程中对心室功能的监测可以评估治疗的效果。评价右心室收缩功能很重要，因为心脏停搏不充分或空气栓塞可能导致心脏功能障碍，在体外循环撤除时右冠状动脉首先受到影响。冠状动脉搭桥术（即冠状动脉旁路移植术）桥血管分布区的冠状动脉缺血可能是由于机械阻塞或移植静脉的扭结或移植的胸廓内动脉痉挛。

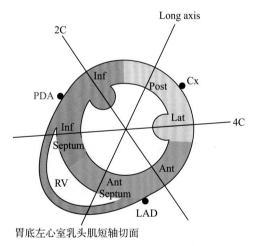

图18.13 经胃短轴切面示意图显示局部壁运动与冠状动脉的解剖关系。交叉线显示食管中段四腔心（4C）、两腔心（2C）切面和长轴切面中的心肌节段。后间隔（Inf Septum）和下壁（Inf）由冠状动脉后降支（PDA）灌注；前间隔（Ant Septum）和前壁（Ant）由冠状动脉左前降支（LAD）灌注；侧壁（Lat）和后壁（Post）由冠状动脉左旋支分支（Cx）灌注。RV，右心室；Long axis，长轴切面

（二）心脏瓣膜疾病

1.二尖瓣修复术

在接受择期二尖瓣修复的患者中，术中基线TEE提供了有关二尖瓣解剖和反流机制及严重程度的额外

详细2D和3D信息（图18.14）。如果需要，可以在四腔心、长轴切面或通过三维方式测量瓣环尺寸。

即使进行了全面的术前检查，术中超声心动图操作者也要熟悉并记录患者基线病变特征图像，以便与修复后的检查进行比较。使用标准的二尖瓣解剖术语有利于超声心动图操作者和外科医生之间的沟通。前叶和后叶分别在内侧和外侧瓣膜联合处汇合，后叶所占瓣环周长比前叶多。二尖瓣后叶可分为三个小的扇叶区，这种分区是以外科医师从左心房侧观察瓣膜的角度来标记的。因此，后叶分区从外侧标记为P1，内侧为P3，二者中间为P2，前叶对应的部位分别以A1、A3、A2来命名。

探头位于食管中部时行旋转扫描，四腔心和长轴切面均显示两个瓣叶的中心扇叶（A2和P2）。当图像平面从0°旋转到45°时，首先看到A3和P1，然后进一步旋转，P3和P1都在"双联合切面"中看到，通常旋转角度为60°到90°。该切面中，可以看到内侧和外侧联合部，P3和P1附着在瓣环上。前叶中间部位（A2）的扇叶位于居中的部分，随心脏舒缩进出该图像平面。

二尖瓣分区的另一种显示方法是从四腔心切面开始，然后向上倾斜探头平面或稍微回撤探头，以显示更多的前/外侧部位（A1和P1），然后向后倾斜或推进探头以显示后/内侧部位（A3和P3）。从两腔心切

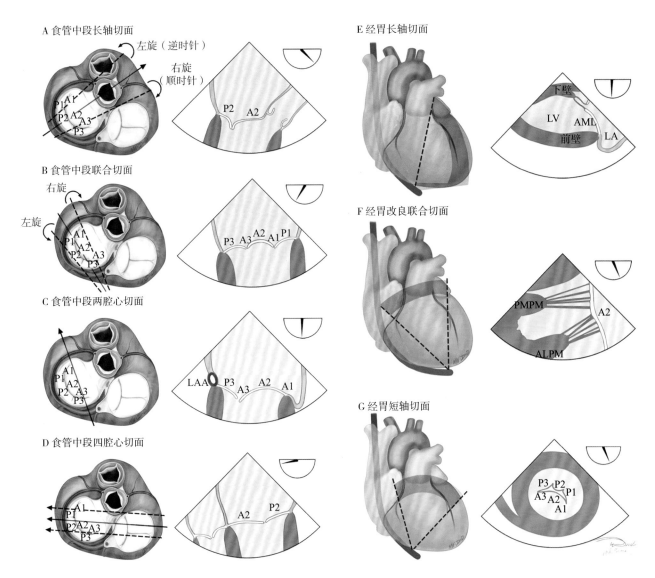

图18.14　评估二尖瓣的标准经食管二维切面。直线表示不同切面时扫描平面的预期位置。在食管中段长轴和联合位置，虚线表示从标准位置向左（逆时针）或向右（顺时针）转动探头的相应图像变化。以瓣环直径和左心室心尖位置为标志，确保长轴切面能可靠地显示A2/P2的对合处，交界联合切面能显示A1/A2和A3/P3的对合处。在食管中段四腔心切面中，虚线表示从标准位置回撤/前屈或向前/后屈探头的位置变化效果。ALPM，前外侧乳头肌；AML，二尖瓣前叶；LAA，左心耳；PMPM，后内侧乳头肌

引自Drake DH，Zimmerman KG，Sidebotham DA：Transesophageal echocardiography for surgical repair of mitral regurgitation.In Otto CM，editor：The Practice of Clinical Echocardiography，ed 5，Philadelphia，2017，Elsevier，Fig.19.4.

面或双联合切面，向患者右侧旋转探头平面显示前叶的全部三个区，向左旋转探头平面显示后叶的全部三个区。经胃短轴二尖瓣切面也有帮助。

3D超声心动图能很好地显示拟手术修复二尖瓣反流患者的二尖瓣解剖结构（图18.15）。超声探头位于二尖瓣后方，其发射声束垂直于二尖瓣闭合面，成像质量优异并能在图像内包含整个瓣膜。随着3D成像可以实时或快速图像重建且越来越广泛被应用，二尖瓣的3D成像检查将成为术中评估的标准方法。

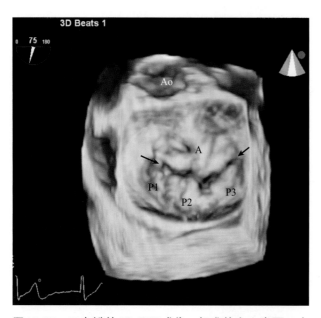

图18.15　二尖瓣的3D TEE成像。标准的左心房面二尖瓣三维观，前叶（A）在瓣膜的上方处，后叶从外侧（P1）到内侧（P3）如图所示分三个节段。该例患者二尖瓣呈轻度弥漫性小叶增厚和脱垂，在内外侧联合都有对合不充分（箭头）。Ao，主动脉

二尖瓣修复患者的反流病变机制多为黏液样变，少数为风湿性心脏病。对于原发性瓣膜病，解剖结构描述要分节段从厚度、冗长度和运动度这三个方面来描述，并描述任何区域存在的瓣叶钙化、融合或挛缩。脱垂是指小叶在收缩期进入左心房的运动，由于腱索未受损伤且完整附着，收缩期瓣叶呈弧形（图18.16）。连枷是指由于腱索断裂，在收缩期腱索断裂节段的瓣叶尖端翻转进入左心房。继发性二尖瓣反流常由缺血性疾病引起，是由于左心室扩张和局部室壁运动异常通过乳头肌和腱索对瓣叶产生拴系牵拽效应，使瓣叶收缩期运动受限，从而导致瓣叶关闭不全。风湿性心脏病或扩张型心肌病也可导致瓣叶运动受限。

彩色多普勒有助于确定二尖瓣反流的机制。反流束的起源部位表明了对合不全的区域。心房内反流束的方向在后叶功能不全时朝前，在前叶功能不全时朝后，功能性反流时为中心性。一种以上的反流机制并存时，可以看到复杂的或多个反流束。

由于负荷状态改变对瓣膜反流有潜在影响，最好在麻醉前完成反流严重程度的评估。同时为了与术后检查图像相比，麻醉后基线时的反流严重程度也需要评估。反流束大小和形状不是反映反流严重程度的可靠指标，它们受许多因素的影响，包括血流驱动力、腔室大小和顺应性及心脏节律。评估术中二尖瓣反流严重程度的观察测量指标建议如下：

- 流颈宽度
- 相对于前向血流的连续波多普勒信号强度
- 肺静脉收缩期逆向血流

一个简单、可靠的评估反流严重程度的方法是测量流颈宽度，测量位置要选取在反流束最窄处，即瓣

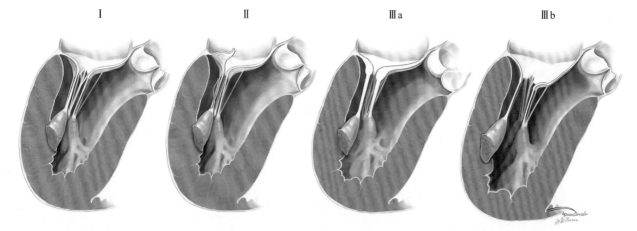

图18.16　瓣叶功能不全的Carpentier分类。Ⅰ型功能不全是指瓣叶运动正常情况下的二尖瓣反流，多为瓣环扩张、瓣叶穿孔和瓣叶裂缺。Ⅰ型功能不全也可由退行性病变和继发性病变合并引起。Ⅱ型功能不全是指瓣叶运动过度，如退行性病变引起的瓣叶脱垂和连枷。Ⅲ型功能不全是指瓣叶运动受限。Ⅲa型其瓣叶限制主要发生在舒张期，如风湿性疾病、放射性瓣膜病和营养不良性钙化。Ⅲb型瓣叶限制主要发生在收缩期，Ⅲ型可以是对称的或非对称的，如扩张型心肌病（对称）和心肌梗死（不对称）

引自 Drake DH，Zimmerman KG，Sidebotham DA：Transesophageal echocardiography for surgical repair of mitral regurgitation．In Otto CM，editor：The Practice of Clinical Echocardiography，ed 5，Philadelphia，2017，Elsevier，Fig.19.2.

膜心室侧近端反流加速处和左心房内血流束扩展区域之间的最窄直径。使用图像放大、快速帧频和仔细的图像对齐（参见第12章）可以提高准确性。与前向血流信号相比，连续波多普勒信号也提供了快速定性反流严重程度的测量方法。窦性心律患者肺静脉收缩期血流逆转提示出现重度反流，在偏心性血流时需要检查所有四条肺静脉的血流情况。在非窦性心律时，肺静脉血流模式因节律而改变，不能准确反映反流的严重程度。如果需要进一步量化，可在手术室采用近端等速表面积法来完成。

在瓣膜手术修复和心肺转流撤除后，再次进行二尖瓣成像和多普勒检查。调整心脏负荷状态使其与基线状态相匹配，在相同的仪器设置下记录相同的图像平面和多普勒血流（图18.17）。最常用的二尖瓣修复术是将部分后叶矩形切除（通常是P2），对切除的边

缘进行对接缝合，并放置成形环加固。精确的修复方法因患者而异，更复杂的修复方法包括前叶改良、使用人工腱索和腱索移位或缩短。术后评估需要知晓确切的修复技术情形，来区分预期的术后变化与异常情况。术中TEE的应用使得学术性医学中心或社区医疗中心的二尖瓣修复手术有了更高的成功率。

TEE探查到的二尖瓣成形术的并发症包括：
- 持续二尖瓣反流
- 二尖瓣收缩期前向运动
- 二尖瓣狭窄
- 心室收缩功能异常
- 左回旋支损伤
- 三尖瓣反流

二尖瓣修复成功后没有或仅有微量的二尖瓣反流。优化负荷状态后，如果二尖瓣有超过轻微量的反

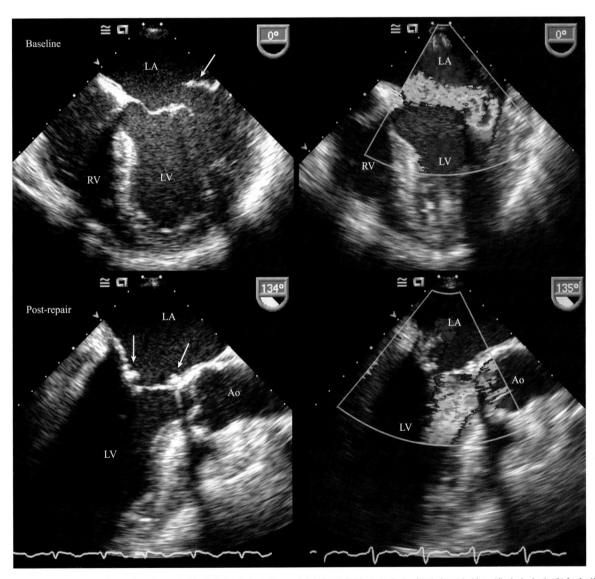

图18.17　二尖瓣成形术。对一例二尖瓣黏液样变患者行二尖瓣成形术前（上）和术后（下）的二维（左）和彩色多普勒（右）TEE成像。修复前，四腔心切面可见严重二尖瓣脱垂伴部分瓣叶连枷及彩色多普勒示中重度二尖瓣反流。修复后，长轴切面显示成形环的截断面（箭头所指）。在与基线检查相似的负荷状态下未探测到瓣膜反流。Baseline，基线；Post-repair，修复后；Ao，主动脉；LA，左心房；LV，左心室；RV，右心室

流，应考虑马上进行再次修复或瓣膜置换。过度缩小二尖瓣环会产生二尖瓣叶的收缩期前向运动，进而导致左心室流出道梗阻和二尖瓣反流，尽管这种并发症在目前的外科技术条件下并不常见。有些修复术后会出现功能性二尖瓣狭窄，通过记录术后二尖瓣血流速度很容易发现。心脏停搏导致的心功能不全通常是暂时性的，术后持续的心功能不全可能为术前就存在这种情况，而在二尖瓣功能改善后更为明显，或为手术并发症如冠状动脉空气栓塞所致。二尖瓣病变通常伴随三尖瓣反流，应在基线和修复后的检查中对其进行评估。

2. 瓣膜狭窄

如有可能，在患者进入手术室之前应充分评估其主动脉瓣狭窄情况（见第11章）。如果某些患者可以从经胃长轴切面记录左心室流出道和主动脉流速，TEE则可能通过连续方程计算瓣膜面积。遗憾的是，这种方法可能会严重低估狭窄严重程度，因为TEE检查中无法使多普勒声束与血流束平行，导致速度测量数据不准确。瓣膜的短轴切面可以确定瓣膜解剖结构问题，用平面描记法可测量瓣膜面积。另外，在一些患者中，主动脉瓣口三维几何形态复杂、解剖结构扭曲使得观察极具挑战性，通过3D成像（见图11.6）有助于在最小的主动脉瓣口处测量。瓣膜钙化引起的混响和声影伪像也会影响二维或三维平面测量的精度。

在某些特定情况下，术中TEE评估尤其有帮助：

- 二叶主动脉瓣的检测
- 瓣膜钙化程度
- 主动脉窦和升主动脉扩张

例如，在接受冠状动脉旁路移植术的患者中，主动脉瓣置换术适用于中重度无症状狭窄。在难以确定的情况下，合并二叶主动脉瓣或瓣叶弥漫钙化时更倾向于进行瓣膜置换。反之，轻微瓣膜钙化且仅有轻到中度的主动脉瓣狭窄不需要干预。二叶主动脉瓣病变

常伴有主动脉扩张。术中TEE可提供更好的主动脉窦和升主动脉的图像，利于更准确测量。如果术前未发现明显的主动脉扩张，手术方式可能要相应改变来包括主动脉根部置换。对于经皮或杂交主动脉瓣置换术，术中TEE用于监测手术操作过程，确保瓣膜放置在正确位置，并提供瓣膜功能的即时评估及检测手术中的任何并发症（图18.18）。

3. 心内膜炎

术中TEE对于心内膜炎接受瓣膜手术的患者是必不可少的检查（见第14章）。TEE检查包括以下内容：

- 明确赘生物的存在及定位
- 瓣膜功能障碍的机制
- 反流严重程度
- 瓣周脓肿
- 其他并发症，如瘘管、假性动脉瘤

考虑到心内膜炎的复杂瓣膜破坏，有必要和外科医生共同仔细审视图像以规划手术。即使有一个完整的术前评估，在检查和手术之间还可能会有新的情况发生，所以术中超声心动图操作者应该再次进行较完整的检查和图像采集。基线术中检查也可提供图像便于术后对比。

4. 人工瓣膜功能障碍

人工瓣膜植入后，TEE评估有助于确认其功能正常。人工瓣膜正常情况下会有轻度反流，植入后即刻的少量瓣周反流也不少见。但明显的瓣周漏提示缝合线裂开，需要立即干预处理。机械瓣膜的朝向和功能很容易观察（图18.19）。偶尔过多保留的二尖瓣组织或其他解剖因素会妨碍机械瓣膜的叶片运动。

（三）主动脉疾病

1. 主动脉夹层

术中TEE可准确地对主动脉夹层的存在和范围做出诊断。通常，这些患者在CT检查发现升主动脉夹层后被迅速送入手术室，来不及进行TEE检查。术

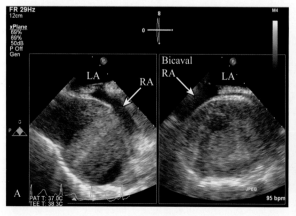
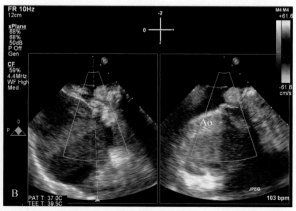

图18.18　主动脉手术后局部心脏压塞。A.复杂主动脉瓣和根部置换术及冠状动脉再植入手术的患者，其术后早期低血压是由局部心包血栓压迫右心房造成的，借助3D TEE的同步双平面模式在四腔心和双腔静脉（Bicaval）切面中可以看到。B.彩色多普勒显示右心房受压后其内狭窄的血流束。LA，左心房；RA，右心房；Ao，主动脉

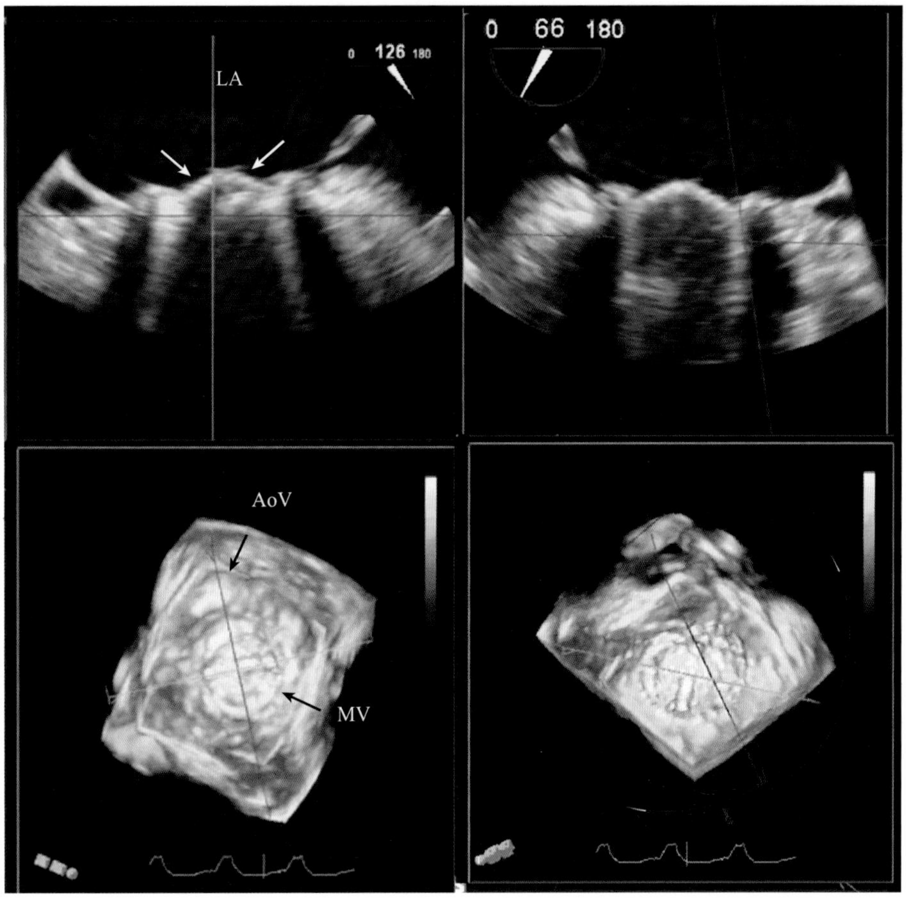

图18.19　机械二尖瓣置换术中经食管超声心动图检查。左侧图像示人工二尖瓣被植入其"解剖"位置，人工瓣膜两个叶片的位置与自体二尖瓣前后叶位置相匹配。左下图为外科医生视角（外科医生在手术台右侧打开左心房时的视角），红线与瓣膜相交，从而在左上图中看到重建的食管中段二维长轴切面。白色箭头指示瓣叶对称闭合。右侧图像示瓣膜被植入到"非解剖位置"，人工瓣膜叶片的方向与自体瓣叶的位置成90°扭转。在3D图像（右下）中，绿线与瓣膜相交，重建出一个近乎双交界联合处的二维切面（右上），瓣叶仍然对称地闭合。AoV，主动脉瓣；MV，二尖瓣

引自Oxorn DC, Otto CM: Surgical prosthetic valves. In Oxorn DC, Otto CM, editors: Intraoperative and Interventional Echocardiography: Atlas of Transesophageal Imaging, ed 2, Philadelphia, 2017, Elsevier, Fig.5.25.

中TEE检查可确认撕脱夹层的存在和起始部位，并可评估主动脉瓣功能（图18.20）。尤为重要的是，要鉴别主动脉夹层是否累及急需外科干预的升主动脉（A型），仅累及降主动脉（B型）的多采用药物保守治疗。

完整的主动脉检查包括食管中段的主动脉窦部和升主动脉的短轴及长轴切面，确保从主动脉瓣环水平缓慢后撤探头，向上方尽可能远端的部位检查（见第16章）。在舒张末期测量主动脉内径，从黑白交界的内缘到对侧内缘，在瓣环、窦部、窦管交界处和升主动脉中部测量。探头朝向降主动脉并从食管中缓慢后撤，从下方经胃到高位的经食管切面可对胸降主动脉进行成像。连续的短轴切面确保观察到整个内膜表面。应该在每个短轴层面补充长轴切面，尤其当有异常发现时，但采用这种方法时其长轴平面的内侧或外侧异常易被遗漏。在降主动脉远、中、近端分别测量其内径。通过高位TEE可以观察主动脉弓，旋转和倾斜图像平面以显示其长度。在每个切面调整深度和增益设置以优化夹层、壁内血肿或动脉粥样硬化斑块的显示。彩色多普勒有助于显示夹层的真假管腔内的血流方式。当出现重度主动脉瓣反流时，经降主动脉长轴切面通过频谱多普勒可显示全舒张期血流逆流。

其他与手术相关的主要异常如由右冠状动脉受累引起的节段性室壁运动异常，以及由于主动脉即将破裂而出现的心包积液。修复后，撕脱夹层通常会持续存在于降主动脉内，修复后的TEE图像可作为后续随访观察的基线资料。如果主动脉瓣行再悬吊修复，术后需对其瓣叶启闭活动及血流进行影像学检查和多普勒评价。

2.主动脉粥样硬化

心脏外科手术通常涉及主动脉插管或操作处理，这与动脉粥样硬化斑块栓塞引起的不良神经事件有关（图18.21）。突出的、活动的或大的（＞3mm）动脉粥样硬化斑块是风险增加的标志。动脉粥样化可以通过TEE检测，尽管可以在升主动脉表面进行环形扫查获得整个内膜表面的完整成像。推荐的最小主动脉外检查包括升主动脉的三个短轴切面（近端、中端和远端）和两个长轴切面（近端和远端）。任何位置的斑块都应通过测量厚度和标记其是否活动来描述。

（四）心肌病

1.肥厚型心肌病

术中TEE用于指导梗阻性肥厚型心肌病患者左心室流出道梗阻部位的室间隔切除范围，评估：

■室间隔肥厚的程度和部位
■即刻血流动力学结果
■手术并发症

根据距主动脉瓣的距离和心肌节段对肥厚程度及位置进行仔细评估，可以对切除心肌的深度、宽度及

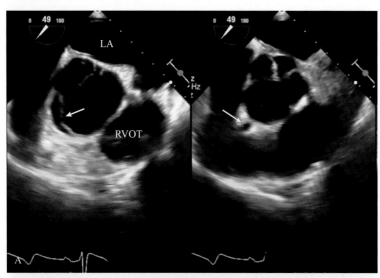

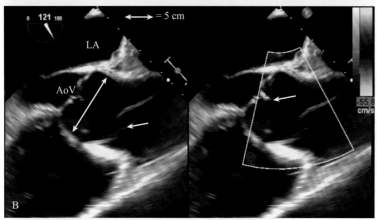

图18.20　主动脉夹层术中经食管超声心动图。A.食管中段TEE短轴切面，收缩期可以看到撕脱的夹层内膜片及破口（箭头所指，左）。右上图在舒张期可见右冠状动脉（箭头所指）。B.长轴切面，左图清楚显示了撕脱的夹层内膜片（箭头所指）。瓦尔萨尔瓦动作时主动脉窦内径扩张达到5cm。右下图中箭头指示主动脉瓣反流。LA，左心房；AoV，主动脉瓣；RVOT，右心室流出道

引自 Oxorn DC: Intraoperative and procedural echocardiography: basic principles.In Otto CM, editor: The Practice of Clinical Echocardiography, ed 5, Philadelphia, 2017, Elsevier, Figs.10.23 and 10.24.

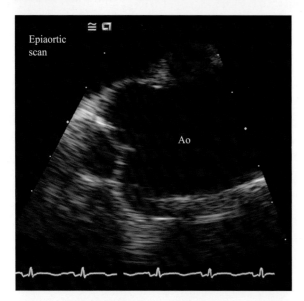

图18.21　主动脉表面扫描。长轴切面显示主动脉瓣、主动脉窦和近端升主动脉（Ao），在心脏外科手术过程中，无菌袖套包裹的超声探头直接放置在心脏前方表面进行扫描。本例未见明显动脉粥样硬化

部位的梗阻水平，并可评价二尖瓣反流情况。用连续波多普勒从深部经胃切面或经胃长轴切面记录左心室流出道压力阶差，但是声束角度不平行于血流方向会导致低估左心室流出道压力阶差。

手术后，TEE可以评估残余流出道梗阻并检测并发症，如室间隔缺损。二尖瓣收缩期前向运动（SAM）引起的左心室流出道梗阻通常也伴有显著的二尖瓣反流，当SAM消失后，这种反流也会随之消失。术后TEE的异常发现使得约4%的病例需进行额外手术。

2.心室辅助装置

当考虑植入心室辅助装置时，术中TEE可用于排除患者预先存在的手术禁忌证，如严重的主动脉瓣反流使得左心室负荷无法减轻。另一个例子是卵圆孔未闭，左心压力降低后会出现右向左分流，导致动脉氧饱和度降低或矛盾栓塞。主动脉粥样硬化斑块的存在也影响主动脉流入套管的放置，还应排除左心室或左心房血栓。

此外，术中TEE评估下列情况（表18.4）有助于心室辅助装置植入：

■流入和流出管道放置

■心室容积与收缩功能

■多普勒评价流入和流出管道血流速度

长度进行量身定制（见第9章）。从食管中段和经胃的两个部位进行成像，使用多图像平面来全面评估室间隔解剖。彩色多普勒可定位左心室流出道血流加速

■体外心肺转流撤除前指导心内排气

左心室辅助装置包括使用插管及心外泵将血液从左心室泵入主动脉的体外装置。一些泵的工作模式为脉冲血流，另一些为非脉冲的连续轴流模式。一些装置是经皮植入的，驱动血液从左心房（经房间间隔插管）进入主动脉。此外，也有嵌入心脏的装置。这些辅助装置仍处在技术演进阶段，还在不断发展变化，因此超声心动图医生需要知晓特定设备的技术信息，包括插管的使用、装置或套管最佳置入位置及预期的血流动力学模式（图18.22）。心室辅助装置的并发症包括心内血栓形成、由插管位置不佳或血栓形成导致的流入或流出管道阻塞、泵内阀门回流和流量不足。用TEE评价非脉冲装置存在挑战，心室大小是调节此类装置流量的一个依据。在连续流动装置中，过多的左心室引流会导致心室腔塌陷而阻塞流入管道和流速下降。

3. 心脏移植

心脏移植术后应用TEE评价主动脉与肺动脉的吻合情况，对右心房和左心房吻合口进行评估以确保没有腔静脉或肺静脉回流阻塞，并作为后续诊断性检查的心房解剖基线资料。肺移植术后，四条肺静脉都需要进行成像检查并记录其多普勒血流以确保血流模式正常。心脏或肺移植后评价右心室大小和收缩功能尤为重要。

（五）先天性心脏病

在先天性心脏病治疗的外科手术和介入手术中TEE的应用必不可少（见第17章）。术后即时评估可以确认室间隔和房间隔缺损的成功封堵，确认修复或置换瓣膜功能良好及导管的闭合状态。除了简单的房间隔缺损的封堵手术，大多数先天性心脏病术中TEE的操作应该由经过专门培训且具有先天性心脏病诊治经验的超声心动图医生来完成。

五、经导管及复合手术中的TEE应用

结构性心脏病介入治疗术中超声心动图成像方法与心脏外科术中TEE的基本方法相似。术前要进行完整的TTE诊断性检查，并根据需要进行其他影像学检查，以决定介入治疗的时机和类型。术前TEE在许多情况下也是适用的，可以很好地呈现解剖结构并有助于制订手术计划。手术过程中可以通过切面显示的解剖来引导监测手术操作，3D成像在经导管介入手术中特别有帮助（表18.5）。术后通过图像和多普勒数据来评估手术效果并检测并发症。

超声心动图成像可用于指导多种类型的结构性心脏病的介入治疗（图18.23）。结构性心脏病介入治疗的迅速发展要求超声心动图医师与介入团队密切合作，提供及时有效的影像支持。

介入术中TEE监测通常需要患者全身麻醉，因为在清醒时患者无法长时间忍受探头的存在。当手术本身需要全身麻醉时，这个问题就不需要考虑，但是在其他情况下，可以选择更合适的方法如TTE或心腔内超声心动图来替代。

（一）房间隔缺损封堵术

经导管卵圆孔未闭或继发房间隔缺损封堵治疗是在超声心动图引导下进行的，通常同时使用2D和3D TEE图像（图18.24）。介入医师也可以将心腔内超声心动图作为一种替代方式来进行手术指引（见图4.19）。

（二）经导管瓣膜植入术

对拟行经导管主动脉瓣植入术（TAVI）的重度主动脉瓣狭窄患者，TTE成像可显示瓣膜解剖结构及瓣叶钙化程度，定量狭窄严重程度，评估左心室形态及功能（表18.6）。建议在手术前进行多模态成像。TAVI瓣膜大小通过门控增强CT血管成像确定，它可

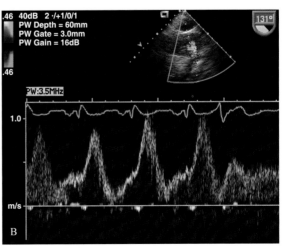

图18.22　左心室辅助装置。A.左心室辅助装置患者的TEE显示血流从流出管（箭头所指）流入升主动脉的彩色多普勒信号；B.脉冲多普勒显示收缩期血流为主，速度约为1m/s，伴舒张期持续前向血流。Ao，主动脉

表 18.5　超声心动图在瓣膜疾病经导管介入治疗中的应用

手术类型	术前评估	术中监测	并发症评估
经导管主动脉瓣植入术	主动脉瓣狭窄严重程度 瓣叶数目和钙化程度 瓣环直径（2D TTE 或 TEE）	主动脉瓣叶长度（小于瓣环至冠状动脉开口距离） 左心室流出道形态（避免主动脉瓣下室间隔膨突影响） 评估主动脉粥样硬化 人工瓣膜的位置和功能	人工瓣瓣周反流 二尖瓣反流 冠状动脉口阻塞（左心室壁运动异常） 心脏压塞 主动脉夹层或破裂
二尖瓣球囊扩张术	二尖瓣狭窄严重程度 二尖瓣瓣叶形态 交界融合、钙化 合并二尖瓣反流 左心房血栓	房间隔穿刺 扩张球囊位置 二尖瓣瓣口面积及跨瓣压力阶差变化 二尖瓣反流严重程度	加重二尖瓣反流 房间隔缺损
经导管二尖瓣修复术	瓣膜解剖 二尖瓣反流严重程度 二尖瓣反流机制 二尖瓣对合长度及深度 连枷瓣叶的间隙及宽度	房间隔穿刺 输送系统位置 残余反流	瓣叶或腱索撕裂 心包积液 装置植入位置不佳
人工瓣瓣周反流封堵术	二尖瓣人工瓣瓣周反流的有无和严重程度 人工瓣功能 左心房血栓	瓣周漏的大小及位置（3D TEE） 导管放置 封堵器置入固定	残余反流 封堵装置移位 心包积液/心脏压塞

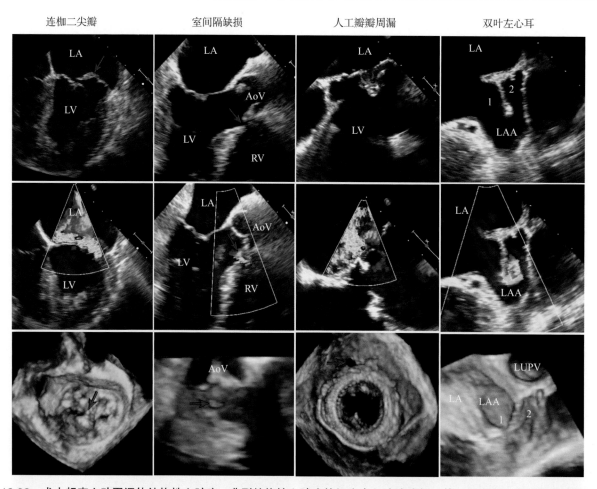

图 18.23　术中超声心动图评估结构性心脏病。 典型结构性心脏病的经皮介入治疗病例。第一例患者二尖瓣后叶连枷（箭头所指），拟行二尖瓣钳夹修复。第二例患者为膜部室间隔缺损（箭头所指），拟行经皮室间隔修补术。第三例患者经过两次开胸手术人工二尖瓣置换，存在人工二尖瓣瓣周漏（箭头所指），拟行经皮瓣周漏修补术。第四例患者存在双叶左心耳的解剖变异，考虑左心耳封堵器。AoV，主动脉瓣；LUPV，左上肺静脉；LA，左心房；LV，左心室；LAA，左心耳

引自 From Salcedo EE，Carroll JD：Echocardiographic guidance of structural heart disease interventions.In Otto CM，editor：The Practice of Clinical Echocardiography，ed 4，Philadelphia，2012，Saunders.

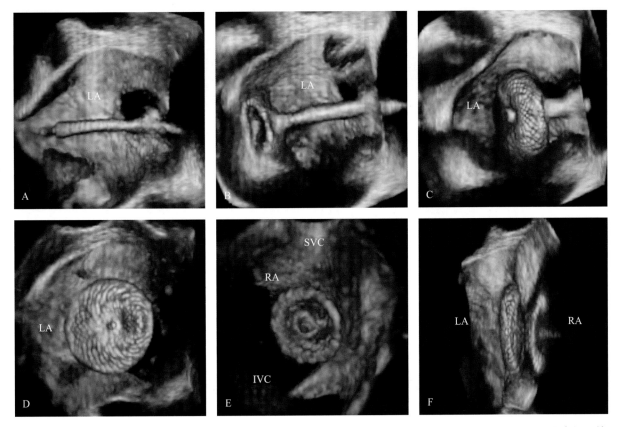

图18.24　3D TEE指引Amplatzer（St Jude Medical，Minneapolis，Minn）房间隔缺损封堵器。A～F均为房间隔的3D放大模式图像，A～D.从左房侧视角显示，E为右心房侧视角，F为前后方向视角。A.显示输送鞘管穿过房间隔缺损进入左心房（星号所示）。B.封堵器左心房面圆盘开始释放。C.封堵器左心房面圆盘完全展开同时导管回拉。D.将导管向后拉，直至左半边圆盘贴紧房间隔。E.右心房内右心房面圆盘释放，位于上腔静脉（SVC）下方和下腔静脉（IVC）前上方。F.显示封堵器轮廓，可以看到封堵器一侧圆盘位于左心房，另一侧圆盘位于右心房。LA，左心房；RA，右心房

引自 From Salcedo EE，Carroll JD：Echocardiographic guidance of structural heart disease interventions.In Otto CM，editor：The Practice of Clinical Echocardiography，ed 4，Philadelphia，2012，Saunders.

表18.6　TAVI影像检查表

感兴趣区域	推荐方法及关键措施	附加评估
	术前	
主动脉瓣形态	□ TTE • 三叶、双叶和单叶 • 瓣膜钙化 • 瓣叶运动 • 瓣环形态及大小	□ TEE特别适用于主动脉瓣下膜性结构 □ 如超声心动图不能诊断可行心脏MRI检查 □ 如有MRI禁忌，则行心电门控胸部CTA
主动脉瓣功能	□ TTE • 主动脉瓣最大流速 • 跨主动脉瓣平均压力阶差 • 主动脉瓣口面积 • 搏出量指数 • 主动脉瓣反流的有无及严重程度	□ 附加参数 • 无量纲指数 • 主动脉瓣口面积测量（心脏超声、CT、MRI） • 低流量、低压力阶差同时伴有射血分数减低的主动脉瓣狭窄患者行多巴酚丁胺负荷试验 • 怀疑低流量、低压力阶差的患者进行主动脉瓣钙化评分
左心室形态及其他发现	□ TTE • 左室射血分数，节段室壁运动 • 室壁肥厚、舒张功能情况 • 肺动脉压估测 • 二尖瓣（反流、狭窄、瓣环钙化） • 主动脉窦部解剖及大小	□ CMR：识别心肌病 □ 心肌缺血及瘢痕检测：CMR、PET、DSE、铊-核素显像 □ CMR检测心肌纤维化和瘢痕
瓣环大小	□ CTA-心电门控多心动周期胸部增强CT，通常在R-R时间窗收缩期的30%～40%时相进行重建	□ 长/短径 □ 长/短径平均值 □ 瓣环面积 □ 周长

续表

术前		
感兴趣区域	推荐方法及关键措施	附加评估
主动脉根部测量	□ 心电门控多心动周期胸部增强CT，通常选取在舒张期60%～80%时相重建	□ 冠状动脉开口高度 □ 主动脉窦中部（窦与交界联合之间，窦和窦之间） □ 窦管交界处 □ 升主动脉（主动脉瓣环上40cm处，升主动脉最宽处，肺动脉水平） □ 主动脉根部及升主动脉钙化情况 □ 更多测量参照表18.1
冠状动脉疾病及胸部解剖	□ 冠状动脉造影 □ 非门控胸部CTA	□ 冠状动脉疾病严重程度 □ 旁路移植物：位置及数量 □ 右心室至胸壁的距离 □ 主动脉与胸壁的关系
非心脏成像	□ 颈动脉超声 □ 脑血管MRI	□ 根据病史考虑
血管入路（成像依赖肾功能）	推荐方法	关键参数
肾功能正常（GFR＞60）或终末期肾病不会恢复正常	□ TAVI CTA*	□ 主动脉、大血管和腹主动脉 □ 夹层、动脉粥样硬化、狭窄、钙化 □ 髂动脉/锁骨下动脉/股动脉等血管内径、钙化及迂曲情况
肾功能临界值	□ 增强MRA □ 直接股动脉造影（低剂量造影剂）	□ 医院内部处理方案 □ 外周血管的管腔内径和迂曲度
急性肾损伤或预期可恢复的终末期肾病	□ 非增强胸部、腹部和骨盆CT □ 非增强MRA □ 平衡风险和收益，可以考虑使用TEE	□ 外周血管的钙化程度和迂曲度
围术期		
成像目标	推荐方法	额外细节
介入计划	□ TAVI CTA	□ 预测最佳瓣膜释放的透视投射角度
确认瓣环尺寸	□ 术前MDCT	□ 必要时行主动脉根部增强造影 □ 3D TEE确认瓣环大小†
瓣膜位置	□ 全身麻醉下选择透视	□ TEE（如果使用全身麻醉）
瓣周漏	□ 直接主动脉根部血管造影	□ TEE（如果使用全身麻醉）
手术并发症	□ TTE □ TEE（如果使用全身麻醉） □ 心腔内超声心动图（替代）	□ 参考后附推荐阅读18.
长期术后		
成像目标	推荐方法	额外细节
评估瓣膜功能	□ TTE（有关检查频度，参考后附推荐阅读18.）	□ 超声心动图的关键检查点 • 主动脉瓣最大流速 • 主动脉瓣平均跨瓣压力阶差 • 主动脉瓣口面积 • 瓣周漏及瓣膜反流
左心室形态和其他心脏发现	□ TTE • 左室射血分数、节段室壁运动 • 肥厚，舒张功能 • 肺动脉压估计 • 二尖瓣（反流、狭窄、瓣环钙化）	

注：CMR，心脏磁共振；CT，计算机断层扫描；CTA，计算机断层扫描血管成像；DSE，多巴酚丁胺负荷超声心动图；ECG，心电图；GFR，肾小球滤过率；MDCT，多排计算机断层扫描；MRA，磁共振血管造影；MRI，磁共振成像；PET，正电子发射断层扫描；TAVI，经导管主动脉瓣植入术。

*TAVI CTA：指胸部、腹部和骨盆的单一动脉期CTA，除非另有说明；通常，使用ECG门控多相采集来采集胸部。采集和重建至少应包括收缩末期，通常在R-R时间窗的30%～40%。

†TEE：考虑到使用CT，TEE在TAVI术前测量瓣环大小的作用不大。TEE围术期使用仅限可应用的病例。

引自Otto CM, Kumbhani DJ, Alexander KP, et al: 2017 ACC expert consensus decision pathway for transcatheter aortic valve replacement in the management of adults with aortic stenosis: a report of the American College of Cardiology Task Force on Clinical Expert Consensus Documents, J Am Coll Cardiol 69（10）: 1313-1346, 2017.

以显示测量瓣环和窦部的3D形状，以及测量瓣叶到冠状动脉开口的距离。

随着TAVI技术的成熟，TEE在TAVI中的作用也在不断变化。最初，大多数TAVI是在全身麻醉下进行的，在持续的TEE引导下定位瓣膜，在植入后即刻评估功能，并检测并发症（图18.25）。现在越来越多的TAVI是在镇静情况下进行，仅使用透视图像来引导瓣膜的放置，而在术后用TTE来检测并发症及评估瓣膜功能。从长远来看，超声心动图主要用于监测瓣膜功能，瓣周漏作为预后不良的重要征象尤其需要密切监测。

（三）经导管二尖瓣修复术

基于二尖瓣的复杂解剖结构，目前数种经导管减少二尖瓣反流的术式正处在研究或审批的不同阶段。最常用的方式是在二尖瓣前后叶中部放置一个夹合器来改善前后叶对合（图18.26）。其他手术方式还有放置类似瓣环成形环的装置来使自体瓣环形状和大小发生变化，如在冠状窦中安置紧邻瓣环的装置。这些手术方式需要对二尖瓣解剖结构进行详细的评估，并针对每种手术方式进行特定的测量，如瓣环直径、瓣叶对合及瓣叶膨起高度。术中对感兴趣解剖结构区域进行清晰的实时3D显像可以指导经导管二尖瓣修复术（图18.27）。术中TEE可以测量二尖瓣舒张期跨瓣压力阶差并评估每步操作后的残余反流（图18.28）。TEE还可以在术后对二尖瓣残余的功能不全行长期监测。

（四）其他经导管干预

超声心动图还可用于引导肥厚型心肌病的经导管室间隔消融术（请参阅第9章）、人工瓣膜瓣周漏封闭术（图18.29）、心肌梗死后室间隔缺损封堵术或者左心耳封堵术（图18.30）。

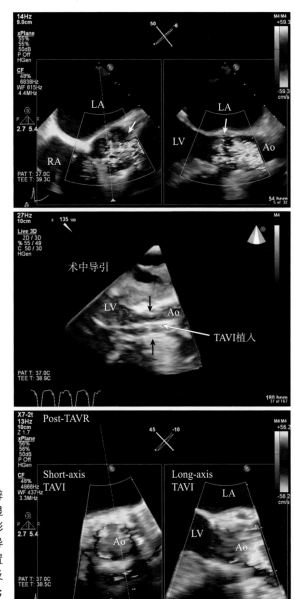

图18.25　TEE指引经导管主动脉瓣植入。TEE适用于全身麻醉的经导管主动脉瓣植入术（TAVI）患者的术中监测。该示例显示了严重主动脉瓣狭窄患者在短轴和长轴切面中的基线（上）彩色多普勒成像。3D成像有助于瓣膜定位（中），图中可看到的导引钢丝的线状亮回声从主动脉（Ao）进入左心室。图中瓣膜位置由黑色箭头指示伴有后方混响伪影。瓣膜植入后（下），短轴及长轴切面显示通过瓣膜的正常层流。Ao，主动脉；LA，左心房；LV，左心室；RA，右心房；Short-axis，短轴；Long-axis，长轴

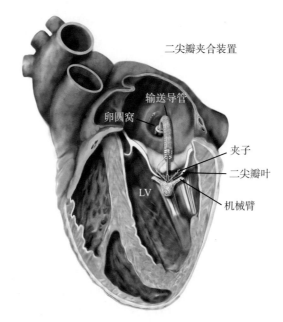

二尖瓣夹合装置

输送导管

卵圆窝

夹子

二尖瓣叶

机械臂

LV

图18.26 经导管二尖瓣修复。MitraClip夹合系统，输送鞘管通过卵圆窝进入左心房，并在二尖瓣叶尖端附近的左心室（LV）中张开夹合臂

引自 Salcedo EE，Quaife RA，Kim MS，Carroll JD：Transcatheter mitral valve repair：role of echocardiography in patient selection，procedural guidance and evaluation of outcomes. In Otto CM，editor：The Practice of Clinical Echocardiography，ed 5，Philadelphia，2017，Elsevier，Fig.20.2.

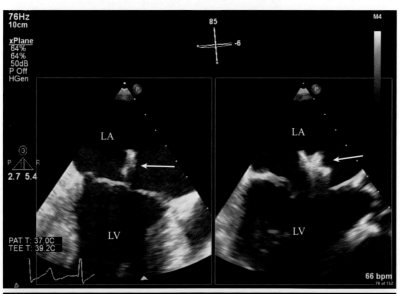

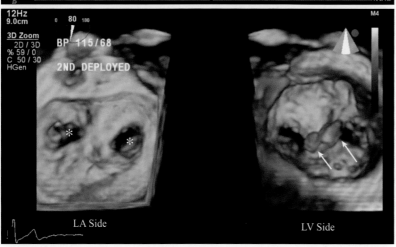

图18.27 术中TEE引导二尖瓣夹合装置放置。TEE对于指导正确放置二尖瓣夹合装置以减少反流至关重要。在两腔心切面中，结合使用3D和2D成像，将夹子（箭头所指）引导到二尖瓣左心房侧的正确位置（上两图所示）。右上图可见TEE指导下夹子张开夹合臂及随后对前后叶夹合，并评估夹合后残余二尖瓣反流的程度。下两图显示的是夹子夹合后3D成像图，箭头所指为瓣叶中间部位的夹子，星号所指是夹合后的二尖瓣双孔。BP，血压；LA，左心房；LV，左心室；LA Side，左心房侧；LV Side，左心室侧

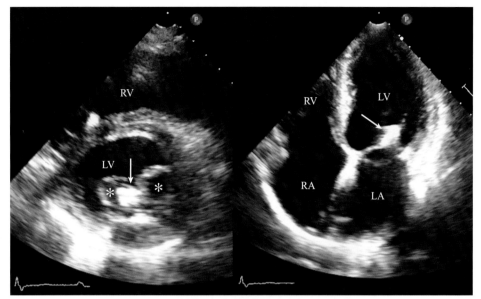

图18.28 二尖瓣夹合后的TTE。放置二尖瓣夹合器后，TTE切面显示二尖瓣的典型外观（箭头所指），包括胸骨旁短轴切面中的双孔二尖瓣形态（星号所指）（左）及心尖四腔心切面显示夹合后瓣叶运动改变（右）。LA，左心房；LV，左心室；RA，右心房；RV，右心室

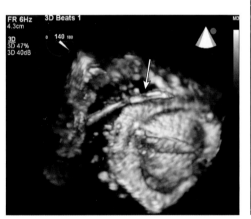

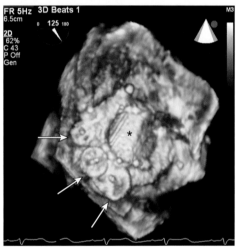

图18.29 瓣周漏封堵。重度人工二尖瓣瓣周反流患者（星号所指），瓣环周围放置了多个经导管封堵器（箭头所指）以减少反流

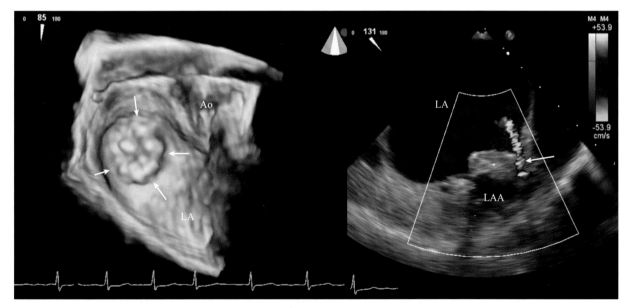

图18.30 左心耳封堵后的TEE。3D TEE成像显示左心耳（LAA）封堵器封闭左心耳入口（箭头所指）。2D彩色多普勒显示封堵器周围有少量残余分流（星号所指）。Ao，主动脉；LA，左心房

超声心动图检查清单

术中TEE的基本原则

- 尽可能于术前明确诊断
- 基线TEE的目标：
  - 确认诊断
  - 提供有关可修复性的其他信息
  - 用于与术后比较
  - 评估左心室和右心室功能
  - 检查其他异常
- 进行完整检查，除非有临床或时间限制
- 在与基线相似的负荷状态下记录术后图像
- 交流讨论检查中的发现
- 在报告中记录TEE发现，并存储TEE图像

外科或经导管手术术中影响心脏血流动力学的因素

心率和血压
正压机械通气
容量状态
继发于主动脉阻断的心肌"顿抑"
体外循环的影响
药物治疗

经导管介入的影像

手术方式	术前检查	术中指导[*]	术后评估
经导管主动脉瓣置换术	TTE、CT	TEE可选	TTE
经导管二尖瓣修复术	TTE、3D TEE	3D TEE必做	TTE、TEE
球囊二尖瓣扩张分离术	TTE 和 TEE	TEE 或 ICE	TTE
经导管瓣膜反流封堵术	3D TEE	3D TEE必做	TTE、TEE
房间隔缺损或卵圆孔未闭封堵	TTE、3D TEE	TEE 或 ICE	TTE、TEE
肥厚型心肌病室间隔消融	TTE	TTE 或 TEE	TTE
经导管肺动脉瓣置换术	TTE、CT	TEE可选	TTE
左心耳封堵术	TEE、CT	TEE必做	TEE

注：ICE，心腔内超声心动图。
*透视检查的补充。

术中TEE的关键数据

手术方式	术前	术中	术后
二尖瓣修复	• 瓣膜解剖 • 可修复性 • 反流 　• 机制 　• 严重程度	• CPB前的基线解剖和反流 • CPB后的残余二尖瓣反流	• 评估并发症 　• 持续二尖瓣反流 　• 二尖瓣SAM 　• 功能性二尖瓣狭窄 　• 三尖瓣反流 　• 冠状动脉回旋支损伤 • 左心室功能
瓣膜狭窄	• 瓣膜解剖和钙化 • 狭窄程度 • 左心室功能 • 肺动脉压	• 基线左心室功能 • 基线瓣膜解剖和功能 • CPB后评估修复后瓣膜或人工瓣膜	• 瓣周反流 • 左心室功能
心内膜炎	• 赘生物 • 脓肿形成 • 瓣膜功能 • 左心室功能 • 肺动脉压	• 基线瓣膜解剖及功能 • CPB后瓣膜功能	• 术后瓣膜功能 • 左心室功能

续表

手术方式	术前	术中	术后
人工瓣膜功能障碍	• 瓣膜血栓形成 • 血管翳形成 • 瓣周反流	• 基线检查指导手术干预 • CPB后评估新的人工瓣膜	• 基线人工瓣膜功能 • 随访取决于残余病变和瓣膜类型
主动脉夹层	• 确认诊断 • 远端夹层的范围 • 冠状动脉口受累 • 主动脉瓣功能 • 心包积液	• CPB后的记录修复远端仍残留的夹层情况 • 评估真假管腔的血流量 • 主动脉瓣功能 • 左心室功能	• 长期随访主动脉瓣和左心室功能 • 远端残余撕脱夹层
肥厚型心肌病	• 间隔增厚的位置和程度 • 主动脉下动态梗阻严重程度 • 二尖瓣反流	• 残余主动脉瓣下梗阻 • 室间隔缺损 • 残留二尖瓣反流	• 长期血流动力学结果 • 左心室收缩和舒张功能
先天性心脏病	• 复杂解剖的诊断 • 手术计划 • 结合其他影像学检查	• 每个病变解剖学和血流动力学的基线评估 • CPB后残余病变	• 长期的解剖和功能结果 • 心室功能 • 肺动脉压

注：CPB，体外循环；SAM，收缩期二尖瓣前向运动。

（舒先红　赵维鹏　译　吴伟春　校）

推荐阅读

综合

1. Oxorn DC: Intraoperative and procedural echocardiography: basic Principles. In Otto CM, editor: *The Practice of Clinical Echocardiography*, ed 5, Philadelphia, 2017, Elsevier.

This atlas (print, online, and smart device) uses a case-based format to show cine and still-frame echocardiographic and Doppler images with correlation between the clinical presentation and outcome, radiologic studies, and surgical findings. Suggested readings are provided for each case. Includes 154 cases, spanning the full range of intraoperative TEE studies, including coronary disease, mitral and aortic valve disease, endocarditis, prosthetic valves, right-sided valve disease, adult congenital heart disease, hypertrophic cardiomyopathy, pericardial disease, disease of the great vessels, and cardiac masses.

2. Hahn RT, Abraham T, Adams MS, et al: Guidelines for performing a comprehensive transesophageal echocardiographic examination: recommendations from the American Society of Echocardiography and the Society of Cardiovascular Anesthesiologists, *J Am Soc Echocardiogr* 26 (9): 921-964, 2013.

Consensus statement on the approach to a comprehensive TEE study both for diagnostic studies in the pre- and postprocedure setting and for intraprocedural monitoring. Sections include training and certification, indications, patient sedation, instrument controls and manipulation, and views for specific cardiac structures. Detailed tables provide excellent summaries of the TEE exam. An essential reference for procedural echocardiography. 172 references.

3. Oxorn D, editor: *Intraoperative Echocardiography*, Philadelphia, 2012, Saunders.

This book in the four-volume Practical Echocardiography Series (series editor: Otto CM), provides a comprehensive overview of intraoperative TEE. Information is presented in a concise, bulleted text format with key points and numerous illustrations. Chapters include mitral and aortic valve disease, prosthetic valves, ventricular function, aortic disease, and congenital heart disease.

4. Thys DM, Brooker RF, Cahalan MK, et al: Practice guidelines for perioperative transesophageal echocardiography: an updated report by the American Society of Anesthesiologists and the Society of Cardiovascular Anesthesiologists Task Force on Transesophageal Echocardiography, *Anesthesiology* 112 (5): 1084-1096, 2010.

TEE is recommended for all valvular heart disease surgical procedures and should be considered in coronary bypass grafting surgery. The goals of the TEE exam are to: (1) confirm and provide additional detail about the preoperative diagnosis, (2) evaluate for unsuspected pathology, (3) adjust the anesthesia and surgical plan as indicated, and (4) evaluate the results of surgical intervention. TEE or intracardiac echocardiography also should be used during catheter-based interventions for structural heart disease. In patients undergoing noncardiac surgery, TEE is recommended in patients with suspected or known heart disease that may result in clinical deterioration during the procedure, and it should be used in patients with unexplained hypotension or hypoxemia. Table 1 in this reference provides sensitivity and specificity data for diagnosis of numerous conditions by perioperative TEE.

心室功能监测和非心脏手术

5. Oxorn DC: Intraoperative and procedural echocardiography: basic principles. In Otto CM, editor: *The Practice of Clinical Echocardiography*, ed 5, Philadelphia, 2017, Elsevier.

Review of the use of TEE by a cardiac anesthesiologist for monitoring ventricular function in the operating room. This chapter also has detailed sections on special situations, including separation from cardiopulmonary bypass, off-pump coronary bypass surgery, positioning of intravascular devices, and transplant surgery.

6. Gouveia V, Marcelino P, Reuter DA: The

role of transesophageal echocardiography in the intraoperative period, *Curr Cardiol Rev* 7（3）：184-196，2011.

In patients undergoing noncardiac surgery, TEE provides data on cardiac output and ventricular preload. Using TEE to optimize loading conditions leads to decreased perioperative mortality and morbidity. A practical approach to TEE evaluation in noncardiac surgery is presented.

7. Sidebotham S, Merry A, Leggett M, et al: *Practical Perioperative Transesophageal Echocardiography: Text with DVD*, ed 2, Oxford, 2011, Butterworth-Heinemann.

This 384-page book with DVD provides a concise overview of TEE that is helpful for TEE imaging in all clinical settings, with a focus on perioperative TEE and critical care echocardiography.

心脏手术

8. Drake DH, Zimmerman KG, Sidebotham DA: Transesophageal echocardiography for surgical repair of mitral regurgitation. In Otto CM, editor: *The Practice of Clinical Echocardiography*, ed 5, Philadelphia, 2017, Elsevier, pp 343-374.

Comprehensive book chapter with beautiful illustrations and online videos detailing the role of echocardiography in patients undergoing surgical mitral valve repair.

9. Woo A: Hypertrophic cardiomyopathy: echocardiography in diagnosis and management of patients. In Otto CM, editor: *The Practice of Clinical Echocardiography*, ed 5, Philadelphia, 2017, Elsevier, pp 505-533.

This chapter on all aspects of echocardiography in patients with hypertrophic cardiomyopathy includes a section on intraoperative echocardiography and on outcomes following myectomy. It has several figures on intraoperative evaluation and more than 20 references in this section.

10. Sidebotham DA, Allen SJ, Gerber IL, et al: Intraoperative transesophageal echocardiography for surgical repair of mitral regurgitation, *J Am Soc Echocardiogr* 27（4）：345-366, 2014.

Review article providing a practical approach, with an example, to TEE evaluation in patients undergoing surgical mitral valve repair.

心室辅助装置

11. Kirkpatrick JN: Echocardiography in mechanical circulatory support: normal findings, complications and speed changes. In Otto CM, editor: *The Practice of Clinical Echocardiography*, ed 5, Philadelphia, 2017, Elsevier, pp 596-618.

This chapter details echocardiographic evaluation of ventricular assist devices. The types of devices and changes in cardiac structure after device implantation are also summarized. Approaches to diagnosing assist device malfunction and effect of changes in pump speed on cardiac output and function are also presented.

经导管手术

12. Salcedo EE, Quaife RA, Kim MS, et al: Transcatheter mitral valve repair: role of echocardiography in patient selection, procedural guidance and evaluation of outcomes. In Otto CM, editor: *The Practice of Clinical Echocardiography*, ed 5, Philadelphia, 2017, Elsevier, pp 374-394.

Advanced textbook chapter on TEE evaluation and procedural guidance in patients undergoing transcatheter mitral valve repair. Artist-drawn illustrations show how each type of transcatheter mitral repair works, with 2D and 3D echo images and videos showing typical findings, results and complications.

13. Zamorano JL, Badano LP, Bruce C, et al: EAE/ASE recommendations for the use of echocardiography in new transcatheter interventions for valvular heart disease, *Eur J Echocardiogr* 12（8）：557-584, 2011.

Detailed review of current transcatheter interventions with recommendations for echocardiographic evaluation before, during, and after the procedure. Illustrations show examples of procedural complications and how measurements should be made. Procedures included are TAVI, closure of prosthetic paravalvular regurgitation, and transcatheter mitral valve repair procedures.

14. Tsang W, Lang RM, Kronzon I: Role of real-time three dimensional echocardiography in cardiovascular interventions, *Heart* 97（10）：850-857, 2011.

Practical guide to 3D TEE imaging for transcatheter interventions, including mitral valvotomy, mitral regurgitation procedures, LA appendage device occlusion, closure of atrial septal defects and patent foramen ovale, TAVI, and transcatheter occlusion of paravalvular leaks.

经皮瓣膜植入术

15. Bloomfield GS, Gillam LD, Hahn RT, et al: A practical guide to multimodality imaging of transcatheter aortic valve replacement, *JACC Cardiovasc Imaging* 5（4）：441-455, 2012.

Clear and well-illustrated summary of the role of imaging in transcatheter valve implantation, including patient selection, detailed evaluation of valve anatomy, procedural guidance, and postprocedure follow-up. The importance of correct measurement of aortic annulus diameter and measurement of leaflet length versus annular-coronary ostial distance is emphasized. Other imaging modalities are also needed in patient evaluation and should be integrated with the echocardiographic data.

16. Zamorano JL, Badano LP, Bruce C, et al: EAE/ASE recommendations for the use of echocardiography in new transcatheter interventions for valvular heart disease, *J Am Soc Echocardiogr* 24（9）：937-965, 2011.

This European Association of Echocardiography and American Society of Echocardiography consensus statement reviews the indications and procedural aspects of TAVI. The key elements in echocardiographic evaluation are delineated, with clear illustrations for each measurement.

Periprocedural complications detectable by echocardiography include deployment of the valve toward the aorta or LV, aortic regurgitation (central or paravalvular), mitral regurgitation or distortion of mitral anatomy by the delivery system, coronary ostial occlusion, tamponade, and aortic dissection.

17. Hahn RT, Kodali S, Tuzcu EM, et al: Echocardiographic imaging of procedural complications during balloon-expandable transcatheter aortic valve replacement, *JACC Cardiovasc Imaging.* 8（3）：288-318, 2015.

This compendium of examples from a large clinical trial shows potential complications associated with TAVI and approaches for prevention. Includes 35 figures and 42 online videos.

18. Otto CM, Kumbhani DJ, Alexander KP, et al: 2017 ACC expert consensus decision pathway for transcatheter aortic valve replacement in the management of adults with aortic stenosis: a report of the American College of Cardiology Task Force on Clinical Expert Consensus Documents, *J Am Coll Cardiol* 69（10）：1313-1346, 2017.

Practical clinical approach with simple checklists for implementation into practice detailing recommended multimodality imaging approach in patients being considered for TAVI.

超声心动图检查的正常参考值

表 A.1 超声心动图心腔定量的正常参考值

心腔	测量	正常范围（女）	正常范围（男）	单位
左心室	舒张期内径	3.8 ~ 5.2	4.2 ~ 5.8	cm
	收缩期内径	2.2 ~ 3.5	2.5 ~ 4.0	cm
	二维舒张期容积	46 ~ 106	62 ~ 150	ml
	BSA 标化后舒张期容积指数	29 ~ 61	34 ~ 74	ml/m²
	二维收缩期容积	14 ~ 42	21 ~ 61	ml
	BSA 标化后收缩期容积指数	8 ~ 24	11 ~ 31	ml/m²
	射血分数	54 ~ 74	52 ~ 72	%
	室间隔厚度	0.6 ~ 0.9	0.6 ~ 1.0	cm
	后壁厚度	0.6 ~ 0.9	0.6 ~ 1.0	cm
	左心室质量（二维方法）	66 ~ 150	96 ~ 200	g
	BSA 标化后左心室质量指数	44 ~ 88	50 ~ 102	g/m²
	相对壁厚度	0.22 ~ 0.42	0.24 ~ 0.42	
左心房	前后径	2.7 ~ 3.8	3.0 ~ 4.0	cm
	BSA 标化后左心房前后径指数	1.5 ~ 2.3	1.5 ~ 2.3	cm/m²
	左心房容积	22 ~ 52	18 ~ 52	ml
	BSA 标化后左心房容积指数	16 ~ 34	16 ~ 34	ml/m²
右心房	右心房上下径	1.9 ~ 3.1	1.8 ~ 3.0	cm
	右心房左右径	1.3 ~ 2.5	1.3 ~ 2.5	cm
	二维右心房容积	9 ~ 33	11 ~ 39	ml/m²
		正常范围（男与女）		
右心室	右心室基底内径	2.5 ~ 4.1		cm
	剑突下右心室壁厚度	0.1 ~ 0.5		cm
	右心室流出道近端内径	2.1 ~ 3.5		cm
	右心室流出道远端内径	1.7 ~ 2.7		cm
	面积变化分数	35 ~ 63		%
	TAPSE	1.7 ~ 3.1		cm

注：范围根据平均值加或减 2 个标准差计算。BSA，体表面积；TAPSE，三尖瓣环收缩期位移。

数据来源：Lang RM，Badano LP，Mor-Avi V，et al：Recommendations for cardiac chamber quantification by echocardiography in adults：an update from the American Society of Echocardiography and the European Association of Cardiovascular Imaging，J Am Soc Echocardiogr 2015.

表A.2　左室射血分数与左心房容积的正常范围及严重程度分级标准

	男性				女性			
	正常范围	轻度异常	中度异常	重度异常	正常范围	轻度异常	中度异常	重度异常
左室射血分数（%）	52～72	41～51	30～40	＜30	54～74	41～53	30～40	＜30
左心房最大容积/BSA（ml/m²）	16～34	35～41	42～48	＞48	16～34	35～41	42～48	＞48

注：BSA，体表面积。

引自 Lang RM，Badano LP，Mor-Avi V，et al：Recommendations for cardiac chamber quantification by echocardiography in adults：an update from the American Society of Echocardiography and the European Association of Cardiovascular Imaging，J Am Soc Echocardiogr 2015.

表A.3　正常成年人超声心动图的瓣环和大血管内径

	范围（cm）	范围（cm/m²）	
		BSA标化	正常上限[*]
主动脉（舒张末期）[*]			
瓣环内径	1.4～2.6	（1.3±0.1）cm/m²	＜1.6cm/m²
瓣尖水平的内径	2.2～3.6	（1.7±0.2）cm/m²	＜2.1cm/m²
升主动脉内径	2.1～3.4	（1.5±0.2）cm/m²	
弓部内径	2.0～3.6		
二尖瓣瓣环			
舒张末期	2.7±0.4		
收缩末期	2.9±0.3		
肺动脉			
瓣环内径	1.5～2.1		
主肺动脉	0.9～2.9		
下腔静脉内径			
距右心房连接1～2cm处	正常＜1.7		

注：BSA，体表面积。

[*]与年龄和体型相关的主动脉内径标准化方法，详情请参阅第16章。

数据来源：Roman et al：Am J Cardiol 64：507，1989；Pini et al：Circulation 80：915，1989；Schnittger et al：J Am Coll Cardiol 2：934，1983；Kircher et al：Am J Cardiol 66：493，1990.

表A.4　正常多普勒前向流速

	正常范围（m/s）
升主动脉	1.0～1.7
左心室流出道	0.7～1.1
左心室流入道	
E	0.6～1.3（0.72±0.14）
减速斜率	5.0±1.4
A	0.2～0.7（0.47±0.4）
肺动脉	0.5～1.3
右心室流入道	
E	0.3～0.7

续表

	正常范围（m/s）
右心房充盈血流（SVC、HV）	
收缩期	0.32～0.69（0.46±0.08）
舒张期	0.06～0.45（0.27±0.08）
左心房充盈血流（肺静脉）	
收缩期	0.56±0.13
舒张期	0.44±0.16
心房收缩期	0.32±0.07

注：E，舒张早期峰值；A，舒张晚期峰值；SVC，上腔静脉；HV，肝静脉。

数据来源：Wilson et al: Br Heart J 53: 451, 1985; Hatle, Angelsen: Doppler ultrasound in cardiology, ed 2, Philadelphia, 1985, Lea & Febiger; Van Dam et al: Eur Heart J 8: 1221, 1987; 9: 165, 1988; Jaffe et al: Am J Cardiol 68: 550, 1991; Appleton et al: J Am Coll Cardiol 10: 1032, 1987.

表A.5　正常人群中年龄对左心室舒张功能参数的影响

参数	平均值（95%CI）		
	21～49岁[*]	>50岁[*]	>70岁[†]
E（m/s）	0.72（0.44～1.0）	0.62（0.34～0.9）	0.44（0.25～0.76）
A（m/s）	0.4（0.2～0.6）	0.59（0.31～0.87）	59（0.38～0.84）
E/A	1.9（0.7～3.1）	1.1（0.5～1.7）	0.8（0.5～1.2）
减速时间（ms）	179（139～219）	210（138～282）	140（90～230）
IVRT（ms）	76（54～98）	90（56～124）	—

注：CI，可信区间；IVRT，等容舒张时间。

[*] 数据来源：Cohen Gl, Pietrolungo JF, Thomas JD, Klein AL: A practical guide to assessment of ventricular diastolic function using Doppler echocardiography, J Am Coll Cardiol 27: 1753-1760, 1996.正常参考值来源于61名21～49岁及56名50岁以上正常志愿者。

[†] 数据来源：Sagie A，Benjamin EJ，Galdersisi M，et al: Reference values for Doppler indexes of left ventricular diastolic filling in the elderly, J Am Soc Echocardiogr 6: 570-576, 1993.正常参考值源自 Framingham Heart Study 中的114名健康老年人。

表A.6　不同厂家主动脉瓣位机械瓣和生物瓣的正常多普勒参数

瓣膜	型号	峰值压力阶差（mmHg）	平均压力阶差（mmHg）	峰值速度（m/s）	有效瓣口面积（cm²）
机械瓣					
St. Jude Medical	19	35.17±11.16	18.96±6.27	2.86±0.48	1.01±0.24
双叶瓣	21	28.34±9.94	15.82±5.67	2.63±0.48	1.33±0.32
	23	25.28±7.89	13.77±5.33	2.57±0.44	1.6±0.43
	25	22.57±7.68	12.65±5.14	2.4±0.45	1.93±0.45
	27	19.85±7.55	11.18±4.82	2.24±0.42	2.35±0.59
	29	17.72±6.42	9.86±2.9	2±0.1	2.81±0.57
	31	16.0	10±6	2.1±0.6	3.08±1.09
Medtronic-Hall	20	34.37±13.06	17.08±5.28	2.9±0.4	1.21±0.45
倾斜碟瓣	21	26.86±10.54	14.1±5.93	2.42±0.36	1.08±0.17
	23	26.85±8.85	13.5±4.79	2.43±0.59	1.36±0.39
	25	17.13±7.04	9.53±4.26	2.29±0.5	1.9±0.47
	27	18.66±9.71	8.66±5.56	2.07±0.53	1.9±0.16

续表

瓣膜	型号	峰值压力阶差（mmHg）	平均压力阶差（mmHg）	峰值速度（m/s）	有效瓣口面积（cm²）
ATS Open Pivot	16	47.7±12	27±7.3	3.44±0.47	0.61±0.09
双叶瓣	19	47±12.6	26.2±7.9	3.41±0.43	0.96±0.18
	21	25.5±6.1	14.4±3.5	2.4±0.39	1.58±0.37
	23	19±7	12±4	—	1.8±0.2
	25	17±8	11±4	—	2.2±0.4
	27	14±4	9±2	—	2.5±0.3
	29	11±3	8±2	—	3.1±0.3
Björk-Shiley	17	—	—	4.1	—
倾斜碟瓣	19	27.0	—	3.8	1.1
	21	38.94±11.93	21.8±3.4	2.92±0.88	1.1±0.25
	23	33.86±11	17.34±6.86	2.42±0.4	1.22±0.23
	25	20.39±7.07	11.5±4.55	2.06±0.28	1.8±0.32
	27	19.44±7.99	10.67±4.31	1.77±0.12	2.6
	29	21.1±7.1	—	1.87±0.18	2.52±0.69
	31	—	—	2.1±0.14	—
Carbomedics	17	33.4±13.2	20.1±7.1	—	1.02±0.2
双叶瓣	19	33.3±11.19	11.61±5.08	3.09±0.38	1.25±0.36
	21	26.31±10.25	12.68±4.29	2.61±0.51	1.42±0.36
	23	24.61±6.93	11.33±3.8	2.42±0.37	1.69±0.29
	25	20.25±8.69	9.34±4.65	2.25±0.34	2.04±0.37
	27	19.05±7.04	8.41±2.83	2.18±0.36	2.55±0.34
	29	12.53±4.69	5.8±3.2	1.93±0.25	2.63±0.38
生物瓣					
Carpentier-Edwards	19	43.48±12.72	25.6±8.02	—	0.85±0.17
带支架生物瓣	21	27.73±7.6	17.25±6.24	2.37±0.54	1.48±0.3
	23	28.93±7.49	15.92±6.43	2.76±0.4	1.69±0.45
	25	23.95±7.05	12.76±4.43	2.38±0.47	1.94±0.45
	27	22.14±8.24	12.33±5.59	2.31±0.39	2.25±0.55
	29	22.0	9.92±2.9	2.44±0.43	2.84±0.51
	31	—	—	2.41±0.13	—
Carpentier-Edwards pericardial	19	32.13±3.35	24.19±8.6	2.83±0.14	1.21±0.31
带支架生物瓣	21	25.69±9.9	20.3±9.08	2.59±0.42	1.47±0.36
	23	21.72±8.57	13.01±5.27	2.29±0.45	1.75±0.28
	25	16.46±5.41	9.04±2.27	2.02±0.31	—
	27	19.2±0	5.6	1.6	—
	29	17.6±0	11.6	2.1	—

续表

瓣膜	型号	峰值压力阶差 （mmHg）	平均压力阶差 （mmHg）	峰值速度 （m/s）	有效瓣口面积 （cm²）
CryoLife-O′Brien （无支架）	19		12±4.8		1.25±0.1
无支架生物瓣	21		10.33±2		1.57±0.6
	23		8.5		2.2
	25		7.9		2.3
	27		7.4		2.7
Edwards Prima （无支架）	19	30.9±11.7	15.4±7.4	—	1±0.3
无支架生物瓣	21	31.22±17.35	16.36±11.36	—	1.25±0.29
	23	23.39±10.17	11.52±5.26	2.8±0.4	1.49±0.46
	25	19.74±10.36	10.77±9.32	2.7±0.3	1.7±0.55
	27	15.9±7.3	7.1±3.7	—	2±0.6
	29	11.21±8.6	5.03±4.53	—	2.49±0.52
Medtronic Freestyle （无支架）	19		13.0		
无支架生物瓣	21		7.99±2.6		1.6±0.32
	23		7.24±2.5		1.9±0.5
	25		5.35±1.5		2.03±0.41
	27		4.72±1.6		2.5±0.47
Medtronic Mosaic Porcine	21		12.43±7.3		2.1±0.8
有支架生物瓣	23		12.47±7.4		2.1±0.8
	25		10.08±5.1		2.1±1.6
	27		9.0		—
	29		9.0		—

数据来源：Rosenhek R，Binder T，Maurer G，et al: Normal values for Doppler echocardiographic assessment of heart valve prostheses，J Am Soc Echocardiogr 16：1116-1127，2003.

表A.7　不同厂家二尖瓣位机械瓣和生物瓣的正常多普勒参数

瓣膜	型号	峰值压力阶差 （mmHg）	平均压力阶差 （mmHg）	峰值速度 （m/s）	压力减半时间 （ms）	有效瓣口面积 （cm²）
机械瓣						
Carbomedics双叶瓣	23	—	—	1.9±0.1	126±7	—
	25	10.3±2.3	3.6±0.6	1.3±0.1	93±8	2.9±0.8
	27	8.79±3.46	3.46±1.03	1.61±0.3	89±20	2.9±0.75
	29	8.78±2.9	3.39±0.97	1.52±0.3	88±17	2.3±0.4
	31	8.87±2.34	3.32±0.87	1.61±.29	92±24	2.8±1.14
	33	8.8±2.2	4.8±2.5	1.5±0.2	93±12	—

续表

瓣膜	型号	峰值压力阶差（mmHg）	平均压力阶差（mmHg）	峰值速度（m/s）	压力减半时间（ms）	有效瓣口面积（cm²）
St. Jude Medical 双叶瓣	23		4.0	1.5	160	1.0
	25	—	2.5±1	1.34±1.12	75±4	1.35±0.17
	27	11±4	5±1.82	1.61±0.29	75±10	1.67±0.17
	29	10±3	4.15±1.8	1.57±0.29	85±10	1.75±0.24
	31	12±6	4.46±2.22	1.59±0.33	74±13	2.03±0.32
Medtronic-Hall 倾斜碟瓣	27			1.4	78	
	29			1.57±0.1	69±15	
	31			1.45±0.12	77±17	
生物瓣						
Carpentier-Edwards 带支架生物瓣	27		6±2	1.7±0.3	98±28	
	29		4.7±2	1.76±0.27	92±14	
	31		4.4±2	1.54±0.15	92±19	
	33		6±3		93±12	
Carpentier-Edwards 心包带支架生物瓣	27		3.6	1.6	100	
	29		5.25±2.36	1.67±0.3	110±15	
	31		4.05±0.83	1.53±0.1	90±11	
	33		1.0	0.8	80	
Medtronic Intact Porcine 带支架生物瓣	29		3.5±0.51	1.6±0.22		
	31		4.2±1.44	1.6±0.26		
	33		4±1.3	1.4±0.24		
	35		3.2±1.77	1.3±0.5		

数据来源：Rosenhek R，Binder T，Maurer G，et al：Normal values for Doppler echocardiographic assessment of heart valve prostheses，J Am Soc Echocardiogr 16：1116-1127，2003.

表A.8　基于体表面积的主动脉窦期望直径计算公式

年龄（岁）	主动脉窦期望直径（cm）（BSA）
<20	1.02 + 0.98
20～39	0.97 + 1.12
≥40	1.92 + 0.74

注：BSA，体表面积。

数据来源：Roman MJ，Devereux RB，Kramer-Fox R，O'Loughlin J：Two-dimensional echocardiographic aortic root dimensions in normal children and adults，Am J Cardiol 64：507-512，1989.

表A.9 体表面积2.0m²，按年龄划分的男性主动脉根部正常直径

	年龄（岁）					
	15～29	30～39	40～49	50～59	60～69	≥70
正常均值（cm）	3.3	3.4	3.5	3.6	3.7	3.8
正常上限（cm）（95% CI）	3.7	3.8	3.9	4.0	4.1	4.2

注：CI，可信区间。

引自Goldstein SA，Evangelista A，Abbara S，et al：Multimodality imaging of diseases of the thoracic aorta in adults：from the American Society of Echocardiography and the European Association of Cardiovascular Imaging：endorsed by the Society of Cardiovascular Computed Tomography and Society for Cardiovascular Magnetic Resonance，J Am Soc Echocardiogr 28（2）：119-182，2015.

表A.10 体表面积1.7m²，按年龄划分的女性主动脉根部正常直径

	年龄（岁）					
	15～29	30～39	40～49	50～59	60～69	≥70
正常均值（cm）	2.9	3.0	3.2	3.2	3.3	3.4
正常上限（cm）	3.3	3.4	3.6	3.6	3.7	3.9

引自Goldstein SA，Evangelista A，Abbara S，et al：Multimodality imaging of diseases of the thoracic aorta in adults：from the American Society of Echocardiography and the European Association of Cardiovascular Imaging：endorsed by the Society of Cardiovascular Computed Tomography and Society for Cardiovascular Magnetic Resonance，J Am Soc Echocardiogr 28（2）：119-182，2015.

（王吴刚　胡岚雅　译）

附录B 证据列表

表B.1 验证二维超声心动图左心室容积测量的精选研究

第一作者及发表年份	容积/方法	n	r	回归方程	SEE	参考标准
Schiller 1979	改良 Simpson法	30				
	舒张期容积		0.80	Echo = 0.7 Angio-1ml	15ml	
	收缩期容积		0.90	Echo = 0.7 Angio-2ml	8.5ml	
	射血分数		0.87	Echo = Angio + 5%	7.6%	
Folland 1979	改良 Simpson法	35				
	射血分数		0.78	Angio = 1.01 Echo + 0.04	9.7%	单平面 Angio
	射血分数		0.75	Radionuclide = 0.75 Echo + 0.07	8.7%	放射性核素
Parisi 1979	改良 Simpson法	50				
	舒张期容积		0.82	Angio = 1.08 Echo + 30ml	39ml	单平面 Angio
	收缩期容积		0.90		29ml	
	射血分数		0.80		9%	
Silverman 1980	双平面面积-长度法	20				
	舒张期容积		0.96	Echo = 1.05 Angio-3.64		双平面 Angio
	收缩期容积		0.91	Echo = 1.37 Angio-1.37		
	射血分数		0.82	Echo = 9.87 Angio + 0		
Starling 1981	Simpson法	70				
	舒张期容积		0.80	Echo = 0.66 Angio + 42ml	34ml	单平面或双平面（n = 30）LV Angio
	收缩期容积		0.88	Echo = 0.72 Angio + 18ml	27ml	
	射血分数		0.90	Echo = 0.76 Angio + 12%	7%	
Quinones 1981	改良方法	55	0.93		6.7%	放射性核素
	射血分数		0.91		7.4%	Angio
Tortoledo 1983	改良方法	52				
	舒张期容积		0.88	Angio = 1.07 Echo-7.3ml	28ml	单平面 Angio
	收缩期容积		0.94	Angio = 1.0 Echo + 1.3ml	19ml	
	射血分数		0.92	Angio = 0.93 Echo + 3.5ml	7%	

续表

第一作者及发表年份	容积/方法	n	r	回归方程	SEE	参考标准
Erbel 1983	Simpson法	46				
	舒张期容积		0.91	Echo = 0.66 Angio + 0.8ml	26ml	单平面 LV Angio
	收缩期容积		0.94	Echo = 0.57 Angio + 18ml	19ml	
	射血分数		0.80	Echo = 0.61 Angio + 13%	9%	
Zoghbi 1990	Echo-倾斜法	24				
	舒张期容积		0.92	Angio = 0.80 Echo + 37ml	23ml	双平面 Angio
	收缩期容积		0.96	Angio = 0.97 Echo-1ml	16ml	
	射血分数		0.82	Angio = 1.17 Echo-4%	10%	
Smith 1992	TEE Simpson法	36				
	舒张期容积		0.85	Echo = 0.75 Angio + 0.2ml	42ml	LV Angio（单平面）
	收缩期容积		0.94	Echo = 0.78 Angio-3.5ml	22ml	
	射血分数		0.85	Echo = 0.82 Angio + 9.0ml	8%	

注：TEE，经食管超声心动图；SEE，标准误；Echo，超声心动图；Angio，造影术；LV，左心室。

数据来源：Schiller et al: Circulation 60: 547-555, 1979; Folland et al: Circulation 60: 760-766, 1979; Parisi et al: Clin Cardiol 2: 257-263, 1979; Silverman et al: Circulation 62: 548-557, 1980; Starling et al: Circulation 63: 1075-1084, 1981; Quinones et al: Circulation 64: 744-753, 1981; Tortoledo et al: Circulation 67: 579-584, 1983; Erbel et al: Circulation 67: 205-215, 1983; Zoghbi et al: J Am Coll Cardiol 15: 610-617, 1990; Smith et al: J Am Coll Cardiol 19: 1213-1222, 1992.

表B.2 验证3D超声心动图左心室容积测量的临床研究

第一作者及发表年份	方法	n	r	一致性界限 SEE	参考标准
Gopal 1993	正常成人	15	EDV 0.92	7ml	CMR
			ESV 0.81	4ml	
Sapin 1994	患者（平均年龄48岁）	35	EDV 0.97	11.0ml	LV Angio
			ESV 0.98	10.2ml	
Gopal 1997	LV异常患者	30	EDV 0.90	31.8ml	CMR
			ESV 0.93	24.1ml	
Kuehl 1998	患者	24	EDV 0.9	23.9	LV Angio
			ESV 0.94	17.2	
			EF 0.93	7.0ml	
Mele 1998	患者	50	EDV 0.95	15.2	LV Angio, RN, CMR
			ESV 0.96	11.4	
			EF 0.92	6.2ml	
Qin 2000	患者（13名患者有LV室壁瘤）	29	LV 容积 r = 0.97	-28ml（平均差）	CMR
Lee 2001	患者	25	EDV 0.99	11.3ml	CMR
			ESV 0.99	10.2ml	
			EF 0.92	6%	
Kawai 2003	患者	15	EDV 0.94	EDV 21.6ml	CT
			ESV 0.96	ESV 14.8ml	
			EF 0.93	EF 7.6%	

Bland-Altman 一致性分析

续表

第一作者及发表年份	方法	n	r	一致性界限 SEE	参考标准
Jenkins 2004	RT 3D	50	EDV 0.98	（0±5）ml	CMR
			ESV 0.99	（1±4）ml	
			EF 0.92	（0±2）%	
			LV 质量 0.87	（0±13）g	
Jenkins 2006	RT 3D	110	在机分析		CMR
			EDV 0.78	（-44±35）ml	
			ESV 0.86	（-21±28）ml	
			EF 0.64	（-2±10）%	
			离机分析		
			EDV 0.86	（-15±28）ml	
			ESV 0.91	（10±22）ml	
			EF 0.81	（-1±8）%	
Soliman 2008	RT 3D	24	EDV 0.98	（-0.1±19.8）ml	CMR
			ESV 0.98	（-4.2±8.3）ml	
			EF 0.97	（0.2±6.2）%	
			LV 质量 0.98	（-5.8±15.4）ml	
Muraru 2010	RT 3D	23	EDV 0.98	-2.7（-14.9＋9.5）ml	CMR
			ESV 0.98	-1.7（-9.8＋6.4）ml	
			EF 0.95	-0.1（-4.8＋5.1）	
Macron 2010	RT 3D（2个心动周期）	66	EDV 0.94	（-17±21）ml	CMR
			ESV 0.96	（-9±16）ml	
			EF 0.92	（1±6）%	
Marsan 2011	RT 3D（应用于LV室壁瘤患者）	52	EDV 0.97	（21.6±40.4）ml	CMR
			ESV 0.98	（19.8±40.1）ml	
			EF 0.97	（-0.9±4.5）%	
Chang 2011	RT 3D（单心动周期）	109	EDV 0.91	（41.4±36.5）ml	CMR
			ESV 0.94	（-7.91±33.1）ml	
			EF 0.91	（-8.26±12.8）%	
Aurich 2014	RT 3D	47	EF 0.74（2D 自动EF）	（9±17）%	CMR
			EF 0.73（3D）	（9±17）%	
Yang 2016	RT 3D（单心动周期）	34	EDV 0.93	（-31.8±25.8）ml	CMR（同一天）
			ESV 0.95	（-28.5±28.2）ml	
			EF 0.91	（6.4±6.3）%；Y	

注：LV，左心室；RT 3D，实时三维；SEE，标准误；EDV，舒张末期容积；ESV，收缩末期容积；EF，射血分数；CMR，心脏磁共振；Angio，造影术；CT，计算机断层扫描；RN，放射性核素。

数据来源：Gopal et al：J Am Coll Cardiol 22：258-270，1993；Sapin et al：J Am Coll Cardiol 24：1054，1994；Gopal et al：J Am Soc Echocardiogr 10：853，1997；Kuehl et al：J Am Soc Echocardiogr 11：1113-1124，1998；Mele et al：11：1001，1998；Qin et al：J Am Coll Cardiol 36：900-907，2000；Lee et al：J Am Soc Echocardiogr 14：1001-1009，2001；Kawai et al：J Am Soc Echocardiogr 16：11011-11015，2003；Jenkins et al：J Am Coll Cardiol 18：878-886，2004；Jenkins et al：J Am Soc Echocardiogr 19：1119-1128，2006；Soliman et al：Am J Cardiol 15：778-783，2008；Muraru et al：Eur J Echocardiogr 11：359-368，2010；Macron et al：Circ Cardiovasc Imaging 3：450-455，2010；Marson et al：Ann Thorac Surg 91：113-121，2011；Chang et al：J Am Soc Echocardiogr 24：853-859，2011；Aurich et al：J Am Soc Echocardiogr 27（10）：1017-1024，2014；Yang et al：J Am Soc Echocardiogr 29（9）：853-860，2016.See also Dorosz JL，Lezotte DC，Weitzenkamp DA，et al：Performance of 3-dimensional echocardiography in measuring left ventricular volumes and ejection fraction：a systematic review and meta-analysis，J Am Coll Cardiol 59（20）：1799-1808，2012.

表 B.3　验证多普勒容积流量测量的精选研究

第一作者和发表年份	取样位置和方法	n	r	回归方程	SEE	参考标准
Huntsman 1983	升主动脉	100	0.94	DOP = 0.95x + 0.38	0.58L/min	TD CO
Fisher 1983	二尖瓣叶	52	0.97	DOP = 0.98x + 0.02	0.23L/min	Roller 泵
Meijboom 1983	二尖瓣叶	26	0.99	DOP = 0.97x + 0.07	0.13L/min	EM 流量和Roller 泵
	RVOT	26	0.99	DOP = 0.96x + 0.11	0.16L/min	Roller 泵
Lewis 1984	二尖瓣环	35	0.96	TD = 0.91x + 5.1	5.9ml	TD SV
	LVOT	39	0.95	TD = 0.91x + 7.8	6.4ml	TD SV
Stewart 1985	二尖瓣叶	29	0.97	DOP = 0.98x + 0.3	0.3L/min	Roller 泵
	主动脉瓣环	33	0.98	DOP = 1.06x + 0.2	0.3L/min	Roller 泵
	肺动脉瓣环	30	0.93	DOP = 0.89x + 0.4	0.5L/min	Roller 泵
Bouchard 1987	主动脉瓣叶	41	0.95	DOP = 0.97x + 1.7	7ml	TD SV
Dittmann 1987	二尖瓣环	40	0.86	DOP = 0.88 + 1.75	0.80L/min	TD CO
	LVOT（M 型）	40	0.93	DOP = 0.94x + 0.44	0.59L/min	TD CO
DeZuttere 1988	二尖瓣口（瞬时）	30	0.91	DOP = 0.92x + 0.35	0.53L/min	TD CO
Hoit 1988	二尖瓣叶	48	0.93	DOP = 1.1x-0.45	0.36L/min	TD CO
Otto 1988	LVOT（主动脉瓣狭窄近端）	52	0.91	DOP = 1.0x + 0.03	0.25L/min	EM 流量和定时采集
Burwash 1993	LVOT（主动脉瓣狭窄近端）	75	0.86	流量探头 CO = 0.92 DOP + 0.26	0.50L/min	跨时间流量探测仪
Lefrant 2000	升主动脉	58名患者 （314 配对资料）	0.84	DOP = 0.84 TD + 1.39		TD CO
Gentles 2001	升主动脉	20名复杂CHD 儿童	0.96	DOP = 0.98 Fick -0.08ml		Fick CO
Chandraratna 2002	肺动脉（连续）	50名ICU 患者	0.92	DOP = 0.93 TD + 0.60	0.7L/min	TD CO

注: RVOT, 右心室流出道; LVOT, 左心室流出道; CHD, 先天性心脏病; ICU, 重症监护室; CO, 心排血量; DOP, 多普勒; EM, 电磁流量计; SEE, 标准误; SV, 每搏量; TD, 热稀释法。

数据来源: Huntsman et al: Circulation 67: 593-601, 1983; Fisher et al: Circulation 67: 872-877, 1983; Meijboom et al: Circulation 68: 437-445, 1983; Lewis et al: Circulation 70: 425-431, 1984; Stewart et al: J Am Coll Cardiol 6: 653-662, 1985; Bouchard et al: J Am Coll Cardiol 9: 75-83, 1987; Dittman et al: J Am Coll Cardiol 10: 818-823, 1987; DeZuttere et al: J Am Coll Cardiol 11: 343-350, 1988; Hoit et al: Am J Cardiol 62: 131-135, 1988; Otto et al: Circulation 78: 435-441, 1988; Burwash et al: Am J Physiol 265: H1734-H1743, 1993; Lefrant et al: Intensive Care Med 26: 693-697, 2000; Gentles et al: J Ultrasound Med 20: 365-370, 2001; Chandraratna et al: J Am Soc Echocardiogr 15: 1381-1386, 2002.

表 B.4　与右心导管直接测量比较，验证无创肺动脉压测量的精选研究

第一作者及发表年份	方法	n	r	回归方程	SEE
肺动脉压					
Kitabatake 1983	达峰时间（RVOT）	33	-0.88	log（平均 PAP）= 0.0068（AcT）+ 2.1mmHg	—
Stevenson 1989	TR 射流	50	0.96	—	6.9mmHg
	达峰时间（PA）		0.63		16.4mmHg
	IVRT		0.97		5.4mmHg
	PR		0.96		4.5mmHg
Yock 1984	TR 射流	62	0.95	多普勒 ΔP_{RV-RA} = 1.03 ΔP + 0.71mmHg	7mmHg
Berger 1985	TR 射流	69	0.97	$PA_{收缩期}$ = 1.23（DOP ΔP）-0.09mmHg	4.9mmHg

第一作者及发表年份	方法	n	r	回归方程	SEE
Currie 1985	TR射流	127	0.96	DOP $\Delta P_{\text{RV-RA}} = 0.88\ \Delta P + 2.2\text{mmHg}$	7mmHg
Pepi 1994	TR射流和基于IVC的RAP	110	0.99	—	5.4mmHg
Lee 1989	PR	29	0.94	DOP PAP$_{舒张期}$＝0.95（cath）−1.0mmHg	平均差：（3.3±2.2）mmHg
Chandraratna 2002	PR	50	0.91	DOP PAP$_{舒张期}$＝0.82（cath）＋0.96	3.3mmHg
Aduen 2009	TR射流计算的平均PAP	102		Bland Altman −1.5（−1.2～4.3）mmHg	差值相对数的中位数 17%
	TR 平均 ΔP			6.1（4.0～8.1）mmHg	21%
	PR 峰值速度			−5.6（−7.8～−3.4）mmHg	28%
Er 2010	基于TR平均 ΔP 估测的平均PAP	164	0.93	Bland Altman 0.3（＋12～−12）mmHg	PAP$_{平均}$≥25.5mmHg预测肺动脉高压的准确性为98%
Aduen 2011	基于TR平均 ΔP 估测的平均PAP	117		多普勒与心导管测量的平均PAP比较，平均压差（−1.6±7.7）mmHg	准确率81%
Nagueh 2011	心力衰竭患者的PASP、PADP、RAP、左心室每搏量	79		SV：$r=0.83$（$P<0.001$） PA 收缩压（TR射流）：$r=0.83$（$P<0.001$） PA 舒张压（PR射流）：$r=0.51$（$P=0.009$） RAP（IVC法）：$r=0.85$（$P<0.001$）	
肺血管阻力					
Gurudevan 2007	收缩期三尖瓣环速度（tS$_m$）	50	−0.71	PVR = 3698−1227×ln（tS$_m$）dyne-s-cm^{-5}	tS$_m$＞10 对于PVR＞1000 dyne-s-cm^{-5}的敏感度为80%，特异度为100%
Abbas 2003	$V_{\text{TR}}/\text{VTI}_{\text{RVOT}}$	44	0.93	PVR =（$V_{\text{TR}}/\text{VTI}_{\text{RVOT}}$）×10 + 0.16	SD（0.0±0.41）Wood
Farzaneh-Far 2008	$V_{\text{TR}}/\text{VTI}_{\text{RVOT}}$	22	0.70	（$V_{\text{TR}}/\text{VTI}_{\text{RVOT}}$）＞0.12 预测 PVR ＞1.5 Wood	敏感度100% 特异度86%

注：AcT，加速时间；DOP，多普勒；IVC，下腔静脉；IVRT，等容舒张时间；ΔP，压力阶差；PA，肺动脉；PADP，肺动脉舒张压；PAP，肺动脉压；PASP，肺动脉收缩压；PR，肺动脉瓣反流；PVR，肺血管阻力；RA，右心房；RAP，右心房压；SEE，标准误；SV，每搏量；TR，三尖瓣反流；V，速度；VTI，速度−时间积分；SD，标准差；wood，血管阻力单位

数据来源：Kitabatake et al：Circulation 68：302-309，1983；Stevenson et al：J Am Soc Echocardiogr 2：157-171，1989；Yock et al：Circulation 70：657-662，1984；Berger et al：J Am Coll Cardiol 6：359-365，1985；Currie et al：J Am Coll Cardiol 6：750-756，1985；Pepi et al：J Am Soc Echocardiogr 7（1）：20-26，1994；Lee et al：Am J Cardiol 64：1366-1370，1989；Chandraratna et al：J Am Soc Echocardiogr 15：1381-1386，2002；Aduen et al：J Am Soc Echocardiogr 22：814-819，2009；Er et al：PLoS One 5（12）：e15670，2010；Aduen et al：Chest 139：347-532，2011；Nagueh et al：Circ Cardiovasc Imaging 4：220-227，2011；Gurudevan et al：J Am Soc Echocardiogr 20：1167-1171，2007；Abbas et al：J Am Coll Cardiol 41 1021-1027，2003；Farzaneh-Far et al：Am J Cardiol 101：259-262，2008.

表B.5　验证多普勒测量左心室充盈压的精选研究						
超声参数	参考标准	r	节点	敏感度（%）	特异度（%）	参考
二尖瓣口血流						
E/A	PAWP	0.72	E/A＞1.1 预测 PAWP＞12mmHg			Appleton 1993
E/A	LVEDP		E/A＞2.0 与 LVEDP＞20mmHg 相关	100	100	Channer 1986
DT	PAWP	−0.90	DT≤120ms 预测 PAWP≥20mmHg	100	99	Giannuzzi 1994

续表

超声参数	参考标准	r	节点	敏感度（%）	特异度（%）	参考
DT	LVEDP	-0.74	DT＜140ms 预测 LVEDP ≥20mmHg	90	99	Cecconi 1996
DT	LAP	0.73	DT＜180ms 预测 LAP ≥20mmHg	100	100	Nishimura 1996
ΔA-瓦尔萨尔瓦动作时的速度	LVEDP	0.85	A波速度下降（21±15）cm/s 预示 LVEDP＜15mmHg。反之，A波增加（18±13）cm/s 预示 LVEDP＞25mmHg			Schwammenthal 2000
肺静脉血流						
a_{dur}	LVEDP		a_{dur}＞0.35m/s 预测 LVEDP＞15mmHg			Nishimura 1990
a_{dur}	LVEDP		a_{dur}＞A_{dur} 预测 LVEDP＞15mmHg	85	79	Rossvold 1993
a_{dur}	LVEDP		a_{dur}＞A_{dur}＋20ms 预测 LVEDP＞12mmHg	71	95	Appleton 1993
A_{dur}/a_{dur}	LVEDP	-0.70	A_{dur}/a_{dur}≤0.9 预测 LVEDP ≥20mmHg	90	90	Cecconi 1996
$PV_S/(PV_S＋PV_D)$	LAP	-0.88	$PV_S/(PV_S＋PV_D)$＜55% 提示 LAP ≥15mmHg	91	87	Kuecherer 1990
$PV_D DT$	LAP	-0.92	$PV_D DT$＜175ms 预测 LAP＞17mmHg	100	94	Kinnaird 2001
组织多普勒						
E/E′	PAWP	0.87	PAWP=1.24（E/E′）+1.9mmHg			Nagueh 1997
E/E′	平均 LVDP	0.64	E/E′＜8 预测正常 LVDP；E/E′＞15 预测平均 LVDP＞15mmHg		86	Ommen 2000
E/E′	LVDP（a波前）	0.74	E/E′≥9 预测 LVDP（＞12mmHg）升高	81	80	Kim 2000
E/E′	HFrEF 中BNP 水平和临床结果		间隔 E/E′ 与 BNP 水平及心血管不良事件相关（r=0.38）（HR：1.91；CI：1.25～2.96）			Tang 2011
E/E′	HFrEF 中直接测量 LA 压	0.46	间隔 E/E′≥15 可准确预测 LAP ≥15mmHg，其 ROC 面积＞0.9	84	91	Ritzema 2011
E/E′	HRrEF 中的 PAWP	0.61	平均 E/E′＞15 预测 PAWP＞15mmHg，其 ROC 面积 0.92，无 LBBB 或 CRT 时准确性高	89	91	Nagueh 2011

注：A_{dur}，二尖瓣血流A峰持续时间；a_{dur}，肺静脉血流A峰持续时间；BNP，B型钠尿肽；CI，可信区间；CRT，心脏再同步化治疗；DT，E峰减速时间；E，二尖瓣血流舒张早期速度；E′，舒张早期心肌多普勒组织速度；E/A，舒张早期和晚期充盈速度之比；HFrEF，射血分数降低的心力衰竭；HR，风险比；LAP，左心房压；LBBB，左束支传导阻滞；LVDP，左心室舒张压；LVEDP，左心室舒张末压；PAWP，肺动脉楔压；PV_D，舒张期肺静脉血流速度；PV_S，收缩期肺静脉血流速度；$PV_D DT$，舒张期肺静脉血流速度减速时间；ROC，受试者操作特征曲线。

数据来源：Appleton et al: J Am Coll Cardiol 22: 1972-1982, 1993; Channer et al: Lancet 1: 1005-1007, 1986; Giannuzzi et al: J Am Coll Cardiol 23: 1630-1637, 1994; Cecconi et al: J Am Soc Echocardiogr 9: 241-250, 1996; Nishimura et al: J Am Coll Cardiol 28: 1226-1233, 1996; Schwammenthal et al: Am J Cardiol 86: 169-174, 2000; Nishimura et al: Circulation 8: 1488-1497, 1990; Rossvold et al: J Am Coll Cardiol 21: 1687, 1993; Kuecherer et al: Circulation 82: 1127-1139, 1990; Kinnaird et al: J Am Coll Cardiol 37: 2025-2030, 2001; Nagueh et al: J Am Coll Cardiol 15: 1527-1533, 1997; Ommen et al: Circulation 102: 1788-1794, 2000; Kim et al: J Am Soc Echocardiogr 13: 980-985, 2000; Tang et al: J Card Fail 17（2）: 128-134, 2011; Ritzema et al: JACC Cardiovasc Imaging 4（9）: 927-934, 2011; Nagueh et al: Circ Cardiovasc Imaging 4（3）: 220-227, 2011.For E/E′ also see: Sharifov OF, Schiros CG, Aban I, et al: Diagnostic accuracy of tissue Doppler index e/e′ for evaluating left ventricular filling pressure and diastolic dysfunction/heart failure with preserved ejection fraction: a systematic review and meta-analysis, J Am Heart Assoc 5（1）: e002530, 2016.

表B.6 负荷超声心动图与冠状动脉造影诊断准确性的研究

第一作者及发表年份	n	负荷类型	敏感度（%）	特异度（%）	准确率（%）
Armstrong 1987	123	TME	87	86	88
Ryan 1988	64	TME	78	100	86
Marwick 1992	179	TME	84	86	85
Quinones 1992	112	TME	74	88	78
Ryan 1993	309	UBE	91	78	87
Marwick 1995	161	TME/UBE	80	81	81
Luotolahti 1996	118	UBE	94	72	92
Roger 1997	340	TME	78	41	69

注：TME，跑步机测试；UBE，骑自行车。

数据来源：Armstrong et al：J Am Coll Cardiol 10：531-538，1987；Ryan et al：J Am Coll Cardiol 11：993-999，1988；Marwick et al：J Am Coll Cardiol 19：74-81，1992；Quinones et al：Circulation 85：1026-1031，1992；Ryan：J Am Soc Echocardiogr 6：186-197，1993；Marwick et al：J Am Coll Cardiol 26：335-341，1995；Luotolahti et al：Ann Med 28：73-77，1996；Roger et al：Circulation 95：405-410，1997. See also Ashley EA，Myers J，Froelicher V：Exercise testing in clinical medicine，Lancet 356（9241）：1592-1597，2000；and Dowsley T，Al-Mallah M，Ananthasubramaniam K，et al：The role of noninvasive imaging in coronary artery disease detection，prognosis，and clinical decision making.Can J Cardiol 29（3）：285-296，2013.

表B.7 多巴酚丁胺负荷超声心动图与冠状动脉造影诊断准确性的研究

第一作者及发表年份	n	CAD（%）	显著狭窄（%）	敏感度（%）	特异度（%）
Cohen 1991	70	27	70	86	95
Sawada 1991	103	44	50	89	85
Mazeika 1992	50	26	70	78	93
Martin 1992	40	35	50	76	60
Segar 1992	85	—	50	95	82
Marcovitz 1992	141	21	50	96	66
Marwick 1993	217	65	50	72	83
Lewis 1999	92	27	50	50	81
Eroglu 2006	36	78	50	93	75
Nedelijkovic 2006	166	42	50	96	92

注：CAD，冠状动脉性心脏病。

数据来源：Cohen et al：Am J Cardiol 67：1311-1318，1991；Sawada et al：Circulation 83：1602-1614，1991；Mazeika et al：J Am Coll Cardiol 19：1203-1211，1992；Martin et al：Ann Intern Med 116：190-196，1992；Segar et al：J Am Coll Cardiol 19：1197-1202，1992；Marcovitz et al：Am J Cardiol 69：1269-1273，1992；Marwick et al：J Am Coll Cardiol 22：159-167，1993；Lewis et al：J Am Coll Cardiol 33（6）：1462-1468，1999；Eroglu et al：Eur Heart J 27（14）：1719-1724，2006；Nedelijkovic et al：Cardiovasc Ultrasound 4：22，2006.See also：Heijenbrok-Kal MH，Fleischmann KE，Hunink MG.Stress echocardiography，stress single-photon-emission computed tomography and electron beam computed tomography for the assessment of coronary artery disease：a meta-analysis of diagnostic performance.Am Heart J.2007 Sep；154（3）：415-23.

表 B.8　运动负荷超声心动图对预后价值的研究

第一作者及发表年份	n	女性（%）	研究组别	结局（事件发生率）	中位随访时间（年）	结局的多元预测因子
Arruda-Olson 2002	5798	43	CAD	心因性死亡/心肌梗死（4.4%）	3.2	• 运动负荷（MET） • 运动 WMSI
Marwick 2001	5375	37	CAD	所有死亡（12%）	5.5	• Duke 平板运动积分 • 静息状态下室壁运动（瘢痕心肌） • 负荷状态下室壁运动（缺血心肌）
Elhendy 2002	4347	49	CAD	心因性死亡/心肌梗死（3.1%）	3.0	• 静息状态下 EF • 负荷状态下室壁运动（缺血心肌）
Bergeron 2004	3260	55	胸痛和（或）呼吸困难	心因性死亡/心肌梗死（3.3%）	3.1	• 既往心肌梗死 • EF • 静息到运动 ΔWMSI
Shaw 2005	4234 名女性			2.4% 的女性心因性死亡	5	• 左心室功能及缺血程度 • 无、单支和多支血管缺血的运动女性，调整风险后 5 年生存率分别为 99.4%、97.6% 和 95%（$P < 0.0001$）
	6898 名男性			男性占 3.3%		• 负荷状态下，男性在缺血恶化各个水平上的风险都要高 2.0 倍（$P < 0.0001$）
Peteiro 2010	2947	395	CAD	死亡率（5.6%），MACE（12.8%）	1.9±1.6	• 最大运动量 WMSI 预测 MACE（HR：2.19，95% CI：1.30 ~ 3.69，$P = 0.003$）和死亡率（HR：1.58；95% CI：1.07 ~ 2.35；$P = 0.02$）
Arruda 2001a	2632	44	CAD 年龄≥65 岁	心因性死亡/心肌梗死（5.6%）	2.9	• 运动负荷 • 运动 ΔEF • 静息到运动 ΔESV
Arruda 2001b	718	18	既往 CABG	心因性死亡/心肌梗死（10.6%）	2.9	• 运动负荷 • 运动 ΔEF
Elhendy 2001	563	40	糖尿病和 CAD	心因性死亡/心肌梗死（8.9%）	3.0	• 运动负荷 • 静息状态下 EF • 缺血程度
Elhendy 2003	483	42	CAD 和心电图示 LVH	心因性死亡/心肌梗死（12.4%）	3.0	• 运动负荷 • 静息状态下 WMSI • 静息到运动 ΔEF
McCully 1998	1325	52	负荷超声心动图正常	总体和无心脏事件生存率	1.9	• 研究组的总体生存率明显好于从生命表中获得的年龄和性别匹配组（$P < 0.0001$） • 1 年、2 年和 3 年无心脏事件生存率分别为 99.2%、97.8% 和 97.4% • 随访的人均年心脏事件发生率为 0.9%
Bouzas-Mosquera 2009	4004	41	负荷心动图正常	死亡（7.8%），MACE（4.6%）	4.5±3.4	• WMSI 从静息到运动的变化可预测死亡率（HR：2.73；CI：1.40 ~ 5.32；$P = 0.003$）和 MACE（HR：3.59；CI：1.42 ~ 9.07；$P = 0.007$）。

注：Δ，变化；CABG，冠状动脉旁路移植术；CAD，怀疑或已知的冠状动脉疾病；CI，可信区间；EF，射血分数；ESV，收缩末期容积；LVH，左心室肥厚；MACE，主要不良心脏事件；MET，代谢当量；WMSI，室壁运动积分指数。

数据来源：Arruda et al：J Am Coll Cardiol 37：1036-1041，2001a；Arruda et al：Am J Cardiol 87：1069-1073，2001b；Arruda-Olson et al：J Am Coll Cardiol 39：625-631，2002；Bergeron et al：J Am Coll Cardiol 43：2242-2246，2004；Bouzas-Mosquera：J Am Coll Cardiol 53（21）：1981-1990；2009；Elhendy et al：J Am Coll Cardiol 20：1623-1629，2002；Elhendy et al：J Am Coll Cardiol 37：1551-1557，2001；Elhendy et al：J Am Coll Cardiol 41：129-135，2003；Marwick et al：Circulation 103：2566-2571，2001；McCully et al：J Am Coll Cardiol 31（1）：144-149，1998；Peteiro et al：Eur Heart J 31（2）：187-195，2010；Shaw et al：Eur Heart J 26（5）：447-456，2005.

表 B.9 药物负荷超声心动图对预后价值的精选研究

第一作者及年费	n	女性（%）	研究组别	结局（事件发生率）	中位随访时间（年）	结局的多元预测因子
Biagini 2005a	3381	33	CAD	心因性死亡，MI（30%）	7±3.4	• 静息状态WMA • 缺血
Marwick 2001	3156	43	CAD	心因性死亡（8%）	3.8±1.9	• 静息状态WMA • 缺血
Chaowalit 2006	2349	43	糖尿病	死亡，MI，晚期冠状动脉血管再生（57%）	5.4±2.2	• 缺血程度 • 心室功能 • 未能达到目标心率
Poldermans 1999	1659	29	怀疑CAD者行DSE	心因性死亡（6.5%），MI（7.7%），血管再生（12%）	3.0	• 负荷诱导缺血（HR：3.3；95% CI：2.4～4.4） • 充分休息 WMA（HR：1.9；95% CI：1.3～2.6）
Biagini 2005b	1434	33	CAD ≥65 岁	心因性死亡/MI（40%）	6.5	• 静息状态WMA • 缺血
Chuah 1998	860	44	CAD	心因性死亡/MI（10%）	2±0.8	• 负荷状态WMA • 静息到负荷 ΔESV

注：CAD，怀疑或已知的冠状动脉疾病；CI，可信区间；DSE，多巴酚丁胺负荷超声心动图；ΔESV，收缩末期容积变化；MI，心肌梗死；WMA，室壁运动异常。
引自Biagini et al：J Am Coll Cardiol 45：93-97，2005a；Marwick et al：J Am Coll Cardiol 37：754-760，2001；Chaowalit et al：J Am Coll Cardiol 47：1029-1036，2006；Biagini et al：Gerontol A Biol Sci Med Sci 60：1333-1338，2005b；Chuah et al：Circulation 97：1474-1480，1998；Poldermans et al：Circulation 99：757-762，1999.

表 B.10 心脏压塞超声心动图的特征性表现

特征性表现	敏感度（%）	特异度（%）
任一心腔壁塌陷	90	65
右心房塌陷	68	66
右心室塌陷	60	90
右心房＋右心室塌陷	45	92
异常静脉回流	75	91
异常静脉回流＋1个塌陷	67	91
异常静脉回流＋2个塌陷	37	98

引自Merce J，Sagrista-Sauleda J，Permanyer-Miralda G，et al：Correlation between clinical and Doppler echocardiographic findings in patients with moderate and large pericardial effusion：implications for the diagnosis of cardiac tamponade，Am Heart J 138（4）：759-764，1999.

表 B.11 缩窄性心包炎超声心动图的5种特征性表现

变量	敏感度（%）	特异度（%）	阳性预测值（%）	阴性预测值（%）
个体变量				
#1 室间隔运动异常	93	69	92	74
#2 二尖瓣E峰速度变化 ≥14.6%	84	73	92	55
#3 间隔侧 e′ 速度 ≥9cm/s	83	81	94	57
#4 间隔侧 e′/侧壁侧 e′ ≥0.91	75	85	95	50
#5 HV 呼吸变异率 ≥0.79	76	88	96	49
上述组合 #s 1、3和5				

续表

变量	敏感度（%）	特异度（%）	阳性预测值（%）	阴性预测值（%）
#1［有或无 #s 3 和（或）5］	93	69	92	74
#1 和 #3（有或无 #5）	80	92	97	56
#1 和 #s 3 和（或）5	87	91	97	65
#1 和 #s 3 和 5	64	97	99	42

注：HV，下腔静脉。

引自 Welch TD，Ling LH，Espinosa RE，et al：Echocardiographic diagnosis of constrictive pericarditis：Mayo Clinic criteria，*Circ Cardiovasc Imaging* 7（3）：526-534，2014.

表B.12 瓣膜狭窄中，验证多普勒压力梯度的精选研究（体内同步数据）

第一作者及发表年份	n	研究组/模型	r	范围（mmHg）	SEE（mmHg）
Callahan 1985	120	瓣上缩窄（瓣尖）	0.99（ΔP_{max}）	7179	5.2
			0.98（ΔP_{mean}）	N/A	4.3
Smith 1985	88	瓣上缩窄（瓣尖）	0.98（ΔP_{max}）	5～166	5.3
			0.98（ΔP_{mean}）	5～116	3.3
Currie 1985	100	主动脉瓣狭窄的成年人	0.92（ΔP_{max}）	2～180	15
			0.92（ΔP_{mean}）	0～112	10
Smith 1986	33	主动脉瓣狭窄的成年人	0.85（ΔP_{max}）	27～138	N/A
Simpson 1985	24	主动脉瓣狭窄的成年人	0.98（ΔP_{max}）	0～120	N/A
Burwash 1993	98	慢性主动脉瓣狭窄（瓣尖）	0.95（ΔP_{max}）	10～128	8.4
			0.91（ΔP_{mean}）	5～77	5.3

注：N/A，无法使用；ΔP，压力阶差；SEE，标准误。

数据来源：Callahan et al：Am J Cardiol 56：989-993，1985；Smith et al：J Am Coll Cardiol 6：1306-1314，1985；Currie et al：Circulation 71：1162-1169，1985；Smith et al：Am Heart J 111：245-252，1986；Simpson et al：Br Heart J 53：636-639，1985；Burwash et al：Am J Physiol 265：H734-H1743，1993.

表B.13 主动脉瓣口面积测定的精选研究

第一作者及发表年份	比较	n	研究组	r	范围（cm²）	SEE（cm²）
Hakki 1981	简化 vs. 原始Gorlin公式	60	主动脉瓣狭窄	0.96	0.2～2.0	0.10
Zoghbi 1986	连续方程 vs. Gorlin公式	39	主动脉瓣狭窄	0.95	0.4～2.0	0.15
Otto 1986	连续方程 vs. Gorlin公式	48	主动脉瓣狭窄	0.71	0.2～3.7	0.32
Oh 1988	连续方程 vs. Gorlin公式	100	主动脉瓣狭窄	0.83	0.2～1.8	0.19
Danielson 1989	连续方程 vs. Gorlin公式	100	主动脉瓣狭窄	0.96	0.4～2.0	—
Cannon 1985	Gorlin公式 vs. 瓣膜开放录像	42	脉冲式流动模型中的猪瓣膜	0.87	0.6～2.5	0.28
	新公式 vs. 实际瓣口面积	42	脉冲式流动模型中的猪瓣膜	0.98	0.6～2.5	0.11
Segal 1987	连续方程 vs. 实际瓣口面积		带孔口的体外脉冲式流动模型	0.99	0.05～0.5	0.016
	Gorlin 公式 vs. 实际瓣口面积			0.87		0.047
Cannon 1988	Gorlin公式 vs. 已知瓣口面积	135	人工主动脉瓣	0.39	0.6～2.3	—
Nishimura 1988	连续方程 vs. Gorlin公式	55	BAV前	0.72	0.2～0.9	0.10
			BAV后	0.61	0.5～1.3	0.17
Desnoyers 1988	连续方程 vs. Gorlin公式	42	BAV前	0.74	0.3～1.3	—

第一作者及发表年份	比较	n	研究组	r	范围（cm²）	SEE（cm²）
Tribouilloy 1994	TEE vs. 连续方程TEE vs. Gorlin公式	54	主动脉瓣狭窄	0.96 0.90	0.3 ～ 2.0	0.110.12
Kim 1997	TEE vs. Gorlin公式	81	主动脉瓣狭窄	0.89	0.4 ～ 2.0	0.04
Bland Altman 一致性分析平均差						
Goland 2007	3D TEE AVA vs. 2D TTE AVA	33	主动脉瓣狭窄	0.99	0.45 ～ 1.98	0.00（-0.15 ～ 0.15）
	3D TEE AVA vs. Gorlin AVA	15		0.86	0.4 ～ 1.4	0.01（-0.20 ～ 0.22）
De la Morena 2009	3D TEE AVA vs. TTE 2D AVA	59	主动脉瓣狭窄	0.72	0.3 ～ 1.3	4.04（0.37 ～ 0.45）
Furukawa 2012	TEE 3D AVA vs. TEE 2D AVA	25	主动脉瓣狭窄	0.95	0.4 ～ 1.1	-0.14（-0.41 ～ 0.12）

注：AVA，主动脉瓣口面积；BAV，球囊主动脉瓣成形术；SEE，标准误；2D AVA，二维成像平面法测量瓣口面积；3D AVA，三维成像平面法测量主动脉瓣口面积；TEE，经食管超声心动图；TTE，经胸超声心动图。

数据来源：Hakki et al: Circulation 63: 1050-1055, 1981; Zoghbi et al: Circulation 73: 452-459, 1986; Otto et al: J Am Coll Cardiol 7: 509-517, 1986; Oh et al: J Am Coll Cardiol 11: 1227-1234, 1988; Danielson et al: Am J Cardiol 63: 1107-1111, 1989; Cannon et al: Circulation 71: 1170-1178, 1985; Segal et al: J Am Coll Cardiol 9: 1294-1305, 1987; Cannon et al: Am J Cardiol 62: 113-116, 1988; Nishimura et al: Circulation 78: 791-799, 1988; Desnoyers et al: Am J Cardiol 62: 1078-1084, 1988; Tribouilloy et al: Am Heart J 128: 526-532, 1994; Kim et al: Am J Cardiol 79: 436-441, 1997; Goland et al: Heart 93（7）: 801-807, 2007; de la Morena et al: Eur J Echocardiogr 11（1）: 9-13, 2010; Furukawa et al: J Cardiol 59（3）: 337-343, 2012.

表B.14 二尖瓣口面积测定的精选研究

第一作者及发表年份	比较	n	研究组	r	范围（cm²）	SEE（cm²）
Gorlin 1951	MVA Gorlin公式计算MVA vs.尸检或手术	11	MS	0.89	0.5 ～ 1.5	0.15
Libanoff 1968	$T_{1/2}$ 静息状态下 vs. 运动状态	20	二尖瓣疾病	0.98	20 ～ 340ms	21ms
Henry 1975	2D 超声 vs. 手术直接测量	20	接受手术治疗的MS 患者	0.92	0.5 ～ 3.5	—
Holen 1977	MVA多普勒法计算MVA vs. Gorlin	10	MS	0.98	0.6 ～ .4	0.18
Hatle 1979	$T_{1/2}$ vs. Gorlin MVA	32	MS	0.74	0.4 ～ 3.5	—
Smith 1986	2D 超声 vs. Gorlin	37	单独MS	0.83	0.4 ～ 2.3	0.26
		35	之前行联合切开术	0.58		0.28
	$T_{1/2}$ MVA vs. Gorlin	（37）	单独MS	0.85		0.22
		（35）	之前行联合切开术	0.90		0.14
Come 1988	$T_{1/2}$ MVA vs. Gorlin	37	MBC 前	0.51	0.6 ～ 1.3	—
			MBC 后	0.47	1.2 ～ 3.8	—
	Gorlin vs. Gorlin		重复导管	0.74	0.4 ～ 1.4	
Thomas 1988	预测 vs. 实际 $T_{1/2}$	18	MBC 前		0.93 ～ 0.96	
			MBC 后		0.52 ～ 0.66	
Chen 1989	$T_{1/2}$ MVA vs. Gorlin	18	MBC 前	0.81	0.4 ～ 1.2	0.11
			MBC 后即刻	0.84	1.3 ～ 2.6	0.20
			MBC 后24 ～ 48h	0.72	1.3 ～ 2.6	0.49
Faletra 1996	2D 超声 vs. 直接测量	30	接受二尖瓣置换的MS 患者	0.95	0.6 ～ 2.0	0.06
	$T_{1/2}$ vs. 直接测量	30		0.80		0.09
	连续方程 vs. 直接测量	30		0.87		0.09
	流率面积 vs. 直接测量	30		0.54		0.10

续表

第一作者及发表年份	比较	n	研究组	r	范围（cm^2）	SEE（cm^2）
Bland Altman一致性分析平均差						
Dreyfus 2011	3D TEE测量MVA vs.2D TTE测量MVA	80	MS	0.79	0.45～2.20	0.0004±0.22
Schlosshan 2011	3D TEE测量MVA vs.2D MVA	43	MS	0.87	0.5～2.5	−0.16±0.22
	3D TEE测量MVA vs. $T_{1/2}$ MVA			0.73		−0.23±0.28
	3D TEE测量MVA vs.连续方程计算MVA			0.83		0.05±0.22

注：MBC，二尖瓣球囊扩张；MS，二尖瓣狭窄；MVA，二尖瓣面积；SEE，标准误；$T_{1/2}$，压力减半时间。

数据来源：Gorlin et al：Am Heart J 41：1-29，1951；Libanoff et al：Circulation 38：144-150，1968；Henry et al：Circulation 51：827-831，1975；Holen et al：Acta Med Scand 201：83-88，1977；Hatle et al：Circulation 60：1096-1104，1979；Smith et al：Circulation 73：100-107，1986；Come et al：Am J Cardiol 61：817-825，1988；Thomas et al：Circulation 78：980-993，1988；Chen et al：J Am Coll Cardiol 13：1309-1313，1989；Faletra et al：J Am Coll Cardiol 28：1190-1197，1996；Dreyfus J et al：Eur J Echocardiogr 12（10）：750-755，2011；Schlosshan D et al：JACC Cardiovasc Imaging 4（6）：580-588，2011.

表B.15 验证多普勒超声心动图定量评估反流严重程度的精选研究

第一作者及发表年份	方法	参考标准	n	r	SEE
反流束面积					
Spain 1989	反流束面积	LV造影，TD-CO	15名MR患者	0.62（RF）	—
Tribouilloy 1992	反流起点反流束宽度	LV造影，TD-CO	31名MR患者	0.85（RSV）	—
Enriquez-Sarano 1993	反流束面积	两个位点多普勒法测量的SV	80名MR患者	0.69（RF）	$4.4cm^2$
流颈					
Tribouilloy 2000	流颈宽度	多普勒法测量EROA和RV	79名AR患者	0.89（EROA）	$0.08cm^2$
				0.90（RV）	18ml
Hall 1997	流颈宽度	多普勒法测量EROA和RV	80名MR患者	0.86（EROA）	$0.15cm^2$
				0.85（RV）	20ml
PISA					
Recusani 1991	PISA（半球形）	旋转流量计	体外恒定流量	0.94～0.99（流率）	1.0～1.6L/min
Utsunomiya 1991	PISA（半球形）	实际流量秒表和圆柱体	体外脉冲式流动	0.99（流率）	0.53L/min
Vandervoort 1993	PISA	实际流量	体外稳定流动	0.98～0.99（流率）	—
Giesler 1993	PISA	LV造影，Fick CO	16名MR患者	0.88（RSV）	17ml
Chen 1993	PISA	两个位点多普勒法测量的SV	46名MR患者	0.94（RSV）	18ml
连续波多普勒					
Teague 1986	AR半降时间	LV造影，Fick CO	32名AR患者	约0.88（RF）	11%
Masuyama 1986	AR半降时间	LV造影，ID-CO	20名AR患者	约0.89（RF）	—
两个位点的容积流率					
Ascah 1985	经二尖瓣口 vs. 经主动脉瓣口SV	EM-流量	30个流量犬模型	0.83（RF）	—

续表

第一作者及发表年份	方法	参考标准	*n*	*r*	SEE
Kitabatake 1985	经主动脉瓣口 vs. 经肺动脉 SV	LV 造影，TD-CO	20 名 AR 患者	0.94（RF）	—
Rokey 1986	经二尖瓣口 vs. 经主动脉瓣口 SV	LV 造影，TD-CO	19 名 MR 患者和 6 名 AR 患者	0.91（RF）	7%
远端血流逆流					
Boughner 1975	降主动脉舒张期血流逆流	LV 造影，Fick CO	15 名 AR 患者	0.91（RF）	—
Touche 1985	降主动脉舒张期血流逆流	LV 造影，TD-CO	30 名 AR 患者	0.92（RF）	8.8%
3D 多普勒血流成像					
Marsan 2009	3D 流颈	CMR	64 名功能性 MR 患者	0.94	−0.08（−7.7 ～ −7.6）ml/ 心动周期
Zeng 2011	3D 流颈	定量多普勒	49 名 MR 患者	$r^2 = 0.86$	0.02 cm²
Perez de Isla 2012	3D 流颈	CMR	32 名 AR 患者	0.88	—

注：AR，主动脉瓣反流；CMR，心脏磁共振；CO，心排血量；EM，电磁流量计；EROA，有效反流口面积；ID，指标扩大；MR，二尖瓣反流；PISA，近端等速表面积；RF，反流分数；RSV，每搏反流量；SEE，标准误；SV，每搏量；TD，热稀释法。

数据来源：Spain et al：J Am Coll Cardiol 13：585-590，1989；Tribouilloy et al：Circulation 85：1248-1253，1992；Enriquez-Sarano et al：J Am Coll Cardiol 21：1211-1219，1993；Tribouilloy et al：Circulation 102：558-564，2000；Hall et al：Circulation 95：636-642，1997；Rescusani et al：Circulation 83：594-604，1991；Utsunomiya et al：J Am Soc Echocardiogr 4：338-348，1991；Vandervoort et al：J Am Coll Cardiol 22：535-541，1993；Giesler et al：Am J Cardiol 71：217-224，1993；Chen et al：J Am Coll Cardiol 21：374-383，1993；Teague et al：J Am Coll Cardiol 8：592-599，1986；Masuyama et al：Circulation 73：460-466，1986；Ascah et al：Circulation 72：377-383，1985；Kitabatake et al：Circulation 72：523-529，1985；Rokey et al：J Am Coll Cardiol 7：1273-1278，1986；Bougher et al：Circulation 52：874-879，1975；Touche et al：Circulation 72：819-824，1985；Marsan et al：JACC Cardiovasc Imaging 2（11）：1245-1252，2009；Zeng et al：Circ Cardiovasc Imaging 4（5）：506-513，2011；Perez de Isla et al：Int J Cardiol 166（3）：640-645，2011。

表B.16 验证多普勒超声人工瓣膜的平均压力阶差与有创数据对比的精选研究

第一作者及发表年份	瓣膜类型（位置）	*n*	*r*	SEE（mmHg）	平均差
Sagar 1986	Hancock 和 B-S（二尖瓣）	19	0.93	2.5	—
Sagar 1986	Hancock 和 B-S（主动脉瓣）	11	0.94	7.4	—
Wilkins 1986	Starr-Edwards，B-S porcine（二尖瓣）	11	0.96	—	—
Burstow 1989	混合（主动脉瓣）	20	0.94	3	—
	混合（二尖瓣）	20	0.97	1.2	—
Baumgartner 1990	St. Jude	体外	0.98	1.9	（10±3）mmHg
	Hancock	体外	0.98	1.4	（2±1）mmHg
Stewart 1991	Bioprosthetic（主动脉瓣）	体外	0.78 ～ 0.98	—	多普勒法高估
Baumgartner 1992	St. Jude	体外	0.98	2.0	（13±8）mmHg
	Medtronic-Hall	体外	0.99	0.5	（0.8±0.6）mmHg
	Starr-Edwards	体外	0.97	2.0	（8±4）mmHg
	Hancock	体外	0.99	1.5	（1.9±1.6）mmHg

注：SEE，标准误。

引自 Sager KB，et al：J Am Coll Cardiol 7：681-687，1986；Wilkins GT，et al：Circulation 74：786-795，1986；Burstow DJ，et al：Circulation 80：504-514，1989；Baumgartner H，et al：Circulation 82：1467-1475，1990；Stewart SF，et al：J Am Coll Cardiol 18：769-779，1991；Baumgartner H，et al：J Am Coll Cardiol 19：324-332，1992。

表 B.17 多普勒超声计算人工瓣膜瓣口面积准确性的精选研究

第一作者及发表年份	瓣膜类型（位置）	n	比较方法	r	SEE	平均差
Sagar 1986	Hancock 生物瓣和 B-S 倾斜碟瓣（二尖瓣）	12	$T_{1/2}$ 法 vs. Gorlin 公式	0.98	$0.1cm^2$	—
Wilkins 1986	Porcine 生物瓣（二尖瓣）	8	$T_{1/2}$ 法 vs. Gorlin 公式	0.65	—	—
Rothbart 1990	生物瓣（主动脉瓣）	22	连续方程 vs. Gorlin 公式	0.93		
Chafizadeh 1991	St. Jude 机械瓣（主动脉瓣）	67	连续方程 vs. 真实的瓣口面积	0.83	—	多普勒所得有效瓣口面积小于真实瓣口面积
Baumgartner 1992	St. Jude 双叶碟瓣	体外实验	连续方程 vs. Gorlin 公式	0.99	0.08	$0.4 \sim 0.6cm^2$
	Medtronic-Hall 倾斜碟瓣	体外实验		0.97	0.10	$0 \sim 0.25cm^2$
	Hancock 主动脉瓣	体外实验		0.93	0.10	$0 \sim 0.25cm^2$

注：SEE，标准误；$T_{1/2}$，压力减半时间。

引自 Sager KB, et al: J Am Coll Cardiol 7: 681-687, 1986；Wilkins GT, et al: Circulation 74: 786-795, 1986；Rothbart R, et al: J Am Coll Cardiol 15: 817-824, 1990；Chafizadeh ER, Zoghbi WA: Circulation 83: 213-223, 1991；Baumgartner H, et al: J Am Coll Cardiol 19: 324-332, 1992.

表 B.18 超声心动图诊断瓣膜赘生物准确性的精选研究

第一作者及发表年份	研究纳入标准（参考标准）	瓣膜数量	人工瓣比例（%）	经胸超声心动图		经食管超声心动图	
				敏感度	特异度	敏感度	特异度
Mugge 1989	明确诊断的心内膜炎（部分通过手术和尸检验证）	91	23	53/91（58%）	—	82/91（90%）	—
Jaffe 1990	明确诊断的心内膜炎（部分通过手术和尸检验证）	38	16	38/44（86%）	—	—	
Burger 1991	体征及实验室检查疑诊心内膜炎或根据临床转归情况判断	101	—	35/39（90%）	61/62（98%）	—	
Shively 1991	体征及实验室检查疑诊心内膜炎或根据临床转归情况判断	66	18	7/16（44%）	49/50（98%）	15/16（94%）	50/50（100%）
Pedersen 1991	体征及实验室检查疑诊心内膜炎或根据临床转归情况判断	24	42	5/10（50%）	13/14（93%）	10/10（100%）	14/14（100%）
Daniel 1993	均与人工瓣膜相关且经手术证实的心内膜炎	33	100	12/33（36%）	—	27/33（82%）	—
Sochowski 1993	初次检查经胸超声阴性但临床仍疑诊心内膜炎	65	12	—	—	阴性预测值＝56/65（86%）	
Shapiro 1994	体征及实验室检查怀疑存在心内膜炎	68	—	23/34（68%）	31/34（91%）	33/34（97%）	31/34（91%）

数据来源：Mugge et al: J Am Coll Cardiol 14: 631-638, 1989；Jaffe et al: J Am Coll Cardiol 15: 1227-1233, 1990；Burger et al: Angiology 42: 552-560, 1991；Shiveley et al: J Am Coll Cardiol 18: 391-397, 1991；Pedersen et al: Chest 100: 351-356, 1991；Daniel et al: Am J Cardiol 71: 210-215, 1993；Sochowski, et al: J Am Coll Cardio/21: 216-221, 1993；Shapiro et al: Chest 105: 377, 1994.

表 B.19　超声心动图诊断瓣周脓肿准确性的精选研究

第一作者及发表年份	研究纳入标准	瓣膜数量	人工瓣膜比例（%）	经胸超声心动图		经食管超声心动图	
				特异度	敏感度	特异度	敏感度
Daniel 1991	通过手术和尸检确诊的心内膜炎	137	25	13/46（28%）	90/91（99%）	40/46（87%）	87/91（96%）
Jaffe 1990	通过手术和尸检确诊的心内膜炎	7	—	5/7（71%）	—	—	—
Karalis 1992	通过手术和尸检确诊的心内膜炎	55	46	13/24（54%）	—	24/24（100%）	—

数据来源：Daniel et al：N Eng/J/Wed 324：795-800，1991；Jaffe et al：J Am Coll Card/o/15：1227-1233，1990；Karalis et al：Circulation 86：353-362，1992.

表 B.20　多种影像学检查对心内血栓诊断的敏感性和特异性

检查方式	敏感度（%）	特异度（%）
左心房血栓		
经胸超声心动图*	53～63	95～99
经食管超声心动图†	99	100
CT增强扫描‡	36～100	72～94
血管造影‡	70	88
心脏磁共振§	100	94
左心室血栓		
经胸超声心动图‖	92～95	86～88
经食管超声心动图¶	40±14	96±3.6
左心室造影#	26～31	—
心脏磁共振增强检查¶	88～93	85～99

*Shrestha et al：Am J Cardiol 48：954-960，1981；Chiang et al：J Ultrasound Med 6：525-529，1987；Bansal et al：Am J Cardiol 64：243-246，1989.

†Aschenberg et al：J Am Coll Cardiol 7：163-166，1986；Olson et al：J Am Soc Echocardiogr 5：52-56，1992；Hwang et al：Am J Cardiol 72：677，1993.

‡Tang et al：J Interv Card Electrophysiol 22：199，2008；Patel et al：Heart Rhythm 5：253，2008；Gottlieb et al：J Cardiovasc Electrophysiol 19：247，2008.

§Ohyama et al：Stroke 34：2436，2003.

‖Visser et al：Chest 83：228-232，1983；Stratton et al：Circulation 66：156-165，1982.

¶Srichai et al：Am Heart J 152：75，2006.

表 B.21　主动脉夹层的诊断

第一作者及发表年份	n	方法	敏感度（%）	特异度（%）	夹层发生率（%）	参考标准
Victor 1981	42	TTE	80	96	36	血管造影
Erbel 1987	21	TTE	29	—	100	手术或血管造影
		TEE	100			
Hashimoto 1989	22	TTE	71	—	100	血管造影（17）和（或）手术（12）
		TEE	100			
		CT	100			
Ballal 1991	61	TEE	97	100	56	血管造影、手术或尸检
		CT	67	100		

续表

第一作者及发表年份	n	方法	敏感度(%)	特异度(%)	夹层发生率(%)	参考标准
Nienaber 1992	53	TTE	83	63	58	血管造影、手术或尸检
		TEE	100	66		
		CMR	100	100		
Nienaber 1993	110	TTE	59	83	56	手术（62）、尸检（7）或血管造影（64）
		TEE	98	98		
		CMR	98	87		
		CT	94	83		
Chirillo 1994	70	TEE	98	97	57	手术
Keren 1996	112	TEE	98	95	40	CT、CMR、血管造影、手术或尸检
Evangelista 1996	13	TEE	99	100	49	手术、尸检及CMR
Silverman 2000	78	CMR	100	100	65	手术
Yoshida 2003	45	CT	100	100	78	手术

		敏感度(%)	特异度(%)	似然比* 阳性	似然比* 阴性
Shiga 2006	1139例（荟萃分析）				
	TEE	98（95～99）	95（92～97）	14.1（6.0～33.2）	0.04（0.02～0.08）
	CT	100（96～100）	98（87～99）	13.9（4.2～46.0）	0.02（0.01～0.11）
	CMR	98（95～99）	98（95～100）	25.3（11.1～57.1）	0.05（0.03～0.10）

注：TTE，经胸超声心动图；TEE，经食管超声心动图；CMR，心脏磁共振；CT，计算机断层扫描。

*在大多数临床情况下，似然比大于10和小于0.1被认为是证实或排除诊断的有力证据。

数据来源：Victor et al：Am J Cardiol 48：1155-1159，1981；Erbel et al：Br Heart J 58：45-51，1987；Hashimoto et al：J Am Coll Cardiol 14：1253-1262，1989；Ballal et al：Circulation 84：1903-1914，1991；Neinaber et al：Circulation 85：434-447，1992；Neinaber et al：N Engl J Med 328：1-9，1993；Chirillo et al：Am J Cardiol 74：590-595，1994；Keren et al：J Am Coll Cardiol 28：627-636，1996；Evangelista et al：J Am Coll Cardiol 27：102-107，1996；Silverman et al：Int J Card Imaging 16：461-470，2000；Yoshida et al：Radiology 22：8430-8435，2003；Shiga et al：Arch Intern Med 10：166（13）：1350-1356，2006。

（王昊刚　王翠翠　译　孟庆龙　校）